临床医师诊疗丛书

名誉总主编　夏穗生　黄光英
总　主　编　陈安民　徐永健

神经内科疾病诊疗指南

第3版

主　编　王　伟　卜碧涛　朱遂强

科学出版社
北　京

内 容 简 介

全书分总论和各论两篇，总论介绍了神经系统疾病的病史采集、体检方法、常见症状与综合征、特殊检查方法、诊断技术及定位诊断；各论详细介绍了各种神经系统疾病及其病因、病理、诊断和治疗。书末附有神经系统疾病常用药物，意识障碍、肌张力增高、帕金森病病情分级、脑卒中患者临床神经功能缺损程度评分标准，以及癫痫发作的分类。

本书内容全面实用、语言简练，可供住院医师、低年资主治医师及实习医师参考使用。

图书在版编目(CIP)数据

神经内科疾病诊疗指南 / 王伟，卜碧涛，朱遂强主编. —3版. —北京：科学出版社，2013. 11

(临床医师诊疗丛书 / 陈安民，徐永健总主编)

ISBN 978-7-03-039041-7

I. 神… II. ①王… ②卜… ③朱… III. 神经系统疾病-诊疗-指南 IV. R741-62

中国版本图书馆 CIP 数据核字(2013)第 259296 号

责任编辑：沈红芬 戚东桂 / 责任校对：张小霞 刘亚琦
责任印制：赵 博 / 封面设计：范璧合

科学出版社 出版
北京东黄城根北街 16 号
邮政编码：100717
http://www.sciencep.com
北京厚诚则铭印刷科技有限公司印刷
科学出版社发行 各地新华书店经销
*
1999 年 9 月第 一 版 开本：787×960 1/32
2013 年 11 月第 三 版 印张：27 7/8
2025 年 1 月第二十四次印刷 字数：770 000
定价：78.00 元
(如有印装质量问题，我社负责调换)

《临床医师诊疗丛书》编委会

《神经内科疾病诊疗指南》
(第 3 版)编写人员

顾　问　方思羽　阮旭中　杨明山　张苏明

主　编　王　伟　卜碧涛　朱遂强

副主编　潘邓记　唐洲平　张　旻　杨　渊
薛　峥　骆　翔

编　者　(按姓氏笔画排序)

丁凤菲　卜碧涛　于步润　王　伟
王　敏　王　晶　王义辉　王芙蓉
王宏毅　方思羽　田代实　史庭慧
朱　舟　朱文浩　朱遂强　刘　娜
刘晓艳　刘登华　江　红　许　峰
阮旭中　孙昌兰　杨　渊　杨明山
李　悦　李志军　张　旻　张　萍
张　强　张苏明　陈　博　郑　凯
胡晓晴　赵　明　姜亚平　骆　翔
徐光锦　徐沙贝　徐金枝　高波廷
郭　光　郭国际　唐荣华　唐洲平
唐颖馨　黄晓江　康慧聪　渠文生
熊永洁　潘邓记　薛　峥

秘　书　刘　慧

《临床医师诊疗丛书》第3版前言

《临床医师诊疗丛书》于1999年第一次出版，共32个分册；2005年经过修订增至35个分册。本丛书出版至今，大部分分册累积印数达上万册，获得各方好评，深入人心。

随着近年来医学科学飞速发展，临床上新理论、新技术和新方法不断出现，第2版中的内容已显陈旧，难以全面反映学科发展水平和当前临床现状。因此，根据客观形势的变化情况对本丛书加以修订补充，既是时代迅猛发展的迫切要求，也是学科逐步完善的必经步骤。

此次修订保持了前两版的编写风格，仍是在反映学科最新进展的基础上，侧重疾病的诊断与治疗，坚持“使用方便”的原则。我们对35个分册进行了全面的修改，重点突出临床实践部分以及近几年来疾病诊断与治疗的一些新理论、新技术和新方法（特别是国内外新的诊断与治疗标准的介绍和医学名词的更新）。另外，本次改版新增《重症医学临床诊疗指南》、《医院感染预防与控制指南》、《过敏性疾病诊疗指南》、《临床输血指南》、《临床营养指南》、《创伤外科临床诊疗指南》6个分册，根据学科发展将原《胸心外科疾病诊疗指南》细分为《心血管外科疾病诊疗指南》和《胸外科疾病诊疗指南》，共计42个分册。此次改版还增加了线条图、流程图、影像图和表格等，便于读者理解和记忆。

本丛书十余年来一直受到医学界同仁的广泛支持和帮助,我们再次深表感谢;同时也恳请大家继续关注和喜爱《临床医师诊疗丛书》第 3 版,并提出宝贵意见,以便我们持续改进。编委会对科学出版社的精心编辑表示衷心感谢。

陈安民　徐永健

华中科技大学同济医学院附属同济医院

2013 年 4 月

《临床医师诊疗丛书》第2版前言

《临床医师诊疗丛书》1999年出版了第1版，共32个分册，本次对32个分册进行了全面的修改，另外增加了《老年疾病诊疗指南》、《临床病理诊断指南》、《临床护理指南》3个分册。第2版共35个分册，保持了第1版的编写风格，重在临床“使用方便”四字。本次修改过程中，突出了近几年来疾病诊断与治疗的一些新理论、新技术、新方法。

本丛书自出版以来，受到了广大读者的欢迎。各个分册都进行了重印，不少分册多次重印。我们感谢大家对本丛书的厚爱，同时也恳求广大读者再次提出宝贵意见，以便再版时修正。编委会对原总主编夏穗生、黄光英、张良华三位教授对本丛书第1版所做出的贡献，对科学出版社的精心编辑一并表示感谢。

陈安民　徐永健
华中科技大学同济医学院附属同济医院
2005年5月

《临床医师诊疗丛书》第1版前言

临床医学参考书籍可谓浩如烟海。从大型的学术专著到简明的临床应用手册,内容和形式层出不穷。然而对大多数工作在临床一线的中青年医师来说,尚缺一类便携式专科参考书。这类书在内容上应介乎前述两类参考书之间,既不像大型学术专著那样从基础到临床,庞杂繁复,查阅不便,又不至于像综合性的临床手册过于简单,不能满足临床诊断治疗细则的需要。有鉴于此,我们组织各临床专业科室的专家编撰了这套《临床医师诊疗丛书》。

同济医科大学建校已近百年,一直是国家卫生部直属重点高等医科院校。同济医院是同济医科大学的附属医院,为卫生部第一批评定的三级甲等医院,也是全国文明窗口十家示范医院之一。我们编撰这套《临床医师诊疗丛书》是以这所综合性大型教学医院多年来不断修订的临床诊疗常规为依据,博采各临床专业专家学者们的经验及心得,集临床医学精髓之大成,以现代性、实用性为特色,面向临床一线专业医师和技术人员。

全书由32个分册组成,包括26个临床医学二、三级专业学科和6个临床诊疗辅助专业分册。各分册结合综合性医院的诊疗常规,自临床的一般性问题到专科性疾病,从病因、病理至诊断、治疗,从常用的诊疗技术到高新专科手术及疗法,层次分明地予以阐述,重点在于实用性强的临床诊断、鉴别诊断及治疗方式、方法。

我们的目的及愿望是既为综合性大型医院提供一套全面系统的诊疗常规参考书，又能为临床主治医师、住院医师、研究生、实习医师奉献一套“新、全、实用”的“口袋”书。

全书编写历经一年，全体参编人员付出了艰辛的劳动，经过科学出版社编辑同志们的精心雕琢，全书各分册得以先后面世，我们谨对上述同仁的勤奋工作致以衷心的谢意。本丛书参编人员达数百人之多，故文笔文风殊难一致；限于编写者的水平，加之时间紧迫，疏误之处在所难免，祈望读者不吝赐教，以便再版时予以订正。

夏穗生　黄光英　张良华
同济医科大学附属同济医院
1998年9月

目　录

第一篇　总　论

第二篇 各 论

第一篇

总　论

第一章　病史采集及神经系统的解剖生理与神经系统检查

第一节　病史采集

完整和确切的病史不仅是诊断神经系统疾病的重要依据，而且对病变部位的确定、病情的了解及预后的判断均有重要意义，神经科病史采集的要求除与内科相同外，应包括下列有关问题及症状：

1. 病史提供者是患者本人或他人，若系他人应说明病史可靠程度及与患者的关系。

2. 起病的时间。

3. 头痛：头痛的部位是局限于某个部位或整个头部；头痛的性质是胀痛、跳痛、裂痛、箍紧痛、钻痛、割痛或隐痛；头痛的规律是持续性、波动性或阵发性，如有阵发性加重，要询问与时间、体位、头位及脑脊液压力增高的因素（咳嗽、喷嚏、屏气、用力、排便）有无关系；头痛是否影响工作和睡眠；头痛伴发症状，如有无恶心、呕吐、眩晕、视物不清、复视、颈项僵硬、脉搏缓慢、瘫痪、失语、抽搐、意识障碍、发热等。

4. 疼痛：对于身体其他部位的疼痛，必须了解其部位及范围，尤其要注意是否沿着神经根或周围神经支配区放射；疼痛是发作性或持续性；疼痛的性质是酸痛、胀痛、灼痛或抽痛；疼痛的规律表现为当体位和脑脊液压力变动时，有无加重；伴发的症状包括有无冷热感、麻木感、皮疹、水疱、肢体无力等。

5. 抽搐：要询问抽搐起病发生的时间，若抽搐发作时患者有意识丧失，抽搐情况必须由目睹者加以补充，以便了解详细的情况，如抽搐发作前有无先兆症状，抽搐是全身性或局限性，抽搐时有无意识丧失，有无头、眼向一侧扭转或偏斜，有无舌咬伤及小便失禁，每次抽搐发作持续的时间多久，发作后是否头痛、呕吐、意识模糊、精神异常及肢体瘫痪，间歇期有无其他症状，过去治疗的效果如何。

6. 瘫痪：首先要了解瘫痪发生的时间及瘫痪出现的缓急，肢体瘫痪的部位、程度以及伴随的其他症状，包括麻木、疼痛、抽搐、失语、大小便障碍。

7. 麻木：要询问麻木发生与起病的时间，麻木的性质和范围，麻木的发展过程及伴随的症状。

8. 视力障碍：患者所诉的视力障碍可能包括视力降低、视野缺损、复视、屈光异常等眼部疾病所致的视物不清，因此，必须进一步询问清楚，还要询问视力障碍与起病的时间关系。

9. 眩晕：必须问清楚是眩晕还是头晕，眩晕系指患者本身和(或)外界物体有旋转或移动感，头晕表现为头脑昏昏沉沉，不清晰感；还要了解眩晕发生的时间，眩晕伴发的症状，如恶心、呕吐、出汗、脸色苍白、耳鸣及听力改变。

第二节 神经系统的解剖生理及检查

(一) 一般检查

神经系统是身体的一个组成部分，神经疾患患者亦可能同时有身体其他部位的损害及疾病，因此，其神经系统检查应在全身检查的基础上进行，全身检查的方法及项目与一般内科检查相同。

(二) 意识

意识是指人对自身和环境的感知能力。意识障碍是由于大脑皮质及脑干网状结构发生严重结构损害或功能抑制所造

成。根据人对言语和疼痛刺激的反应程度,意识有以下几种表现:

1. 清醒:是指对外界各种刺激有正常的反应。

2. 嗜睡:是意识障碍的早期表现,为持续性病理性睡眠状态,能被轻刺激或言语所唤醒,醒后能回答问题,并能配合体格检查,但刺激一停止,就很快入睡。

3. 昏睡:昏睡需强烈刺激或反复高声呼唤才能唤醒,醒后反应迟钝,不能完全配合体格检查及正确回答问题。

4. 昏迷:是最严重的意识障碍,即患者意识活动完全丧失,对高声呼唤无任何反应,无自主运动。昏迷可分为浅昏迷和深昏迷:浅昏迷表现为对强烈的疼痛刺激有轻微反应,吞咽、咳嗽、角膜及瞳孔对光反射存在,眼球浮动。深昏迷则对任何强烈刺激均无反应,吞咽、咳嗽、角膜及瞳孔对光反射消失,眼球固定不动。

5. 去皮质综合征:患者双眼睁开,眼球可向各方向无意识转动,能吞咽和咳嗽,对光反射存在。上肢屈曲,下肢伸直,可有病理反射。初看起来意识似清醒,但实际上患者无皮质活动,仅有上述皮质下的低级神经活动,患者不能认识周围事物,不能理解别人的言语和动作,亦不会说话和回答问题。这是由于皮质广泛性受损(如缺氧性脑病、脑炎、脑外伤等)后的恢复过程中,皮质下中枢及脑干损害较轻,先恢复,而皮质损害较重,仍处于抑制状态所致。因中脑及脑桥上行网状激活系统未受损,故可保持睡眠觉醒周期。

有关意识水平的评估,目前临床多采用格拉斯哥昏迷量表(Glasgow coma scale, GCS),见表1-1。其内容主要包括睁眼动作、言语反应和动作反应3项,最小得分3分,提示预后不良,最大得分15分,提示预后良好。

(三)精神状态

精神状态亦是大脑功能的重要表现,大脑病变尤其是额叶、颞叶往往出现精神障碍。临床常用的精神检查主要着重以下三方面:

表 1-1　格拉斯哥昏迷量表

项目	内容	评分
睁眼动作	自动睁眼	4
	呼唤能睁眼	3
	疼痛刺激能睁眼	2
	任何刺激不睁眼	1
言语反应	能交谈、定向力好	5
	能交谈、定向力障碍	4
	不适当用词	3
	不能理解的声音	2
	无语言反应	1
运动反应	按吩咐做肢体活动	6
	肢体对疼痛能拨开医生的手	5
	肢体对疼痛呈逃避反应	4
	肢体对疼痛呈异常屈曲(去皮质强直)	3
	肢体对疼痛呈伸直状态(去脑强直)	2
	肢体对疼痛无反应	1

1. 记忆:记忆是储存于脑内的信息或经验的再现,是整个大脑的功能,其中以颞叶、边缘系统、乳头体等部位与记忆功能关系最为密切。记忆检查的方法有顺背数字、倒背数字、回忆近日来的生活事件,亦可给患者 5 位数字,要求即刻重复一遍,2 分钟与 5 分钟再分别重复一遍,了解患者有无记忆减退或遗忘,有无虚构(错构),如能正确完成,记忆功能基本正常。

2. 智能:智能是人们运用以往积累的知识和经验,以获得新知识及解决新问题的能力;智能活动是由感知、记忆、思维等多种精神活动共同参与来进行的,脑组织广泛性病变或感知、记忆、思维等活动发生障碍,都可影响智能。脑组织广泛损伤的患者在意识清晰情况下出现的全面智能减退,称为痴呆。智能的检查通常根据记忆力、计算力、常识、判断力、定向力等测试结果,综合估计患者有无智能减退或痴呆。计算的检查常用简单的算术应用题,要求以心算方法完成,如“100-7”连续递减法。常识分生活、历史、地理等方面,检查要注意患者的文化程度。判断力可通过比较事物的异同来检查,如要求区别矮子与小孩,汽车与火车等。定向力要了解患者对时间、地点和人物的辨别能力。

3. 情感:情感和情绪在精神医学中常作为同义词,它是指人们对客观事物所持的不同态度和因之而产生的相应内心体验。情感活动与边缘系统、下丘脑及新皮质(额、颞叶皮质)的生理功能有关,人的情感活动通过面部感情、手势、躯体姿势、语调、呼吸等自主神经功能的变化,以及观察患者在谈话时的外部情感反应,根据情感反应强烈程度、持续时间及是否与所处环境相符合,而确定有无情感的高涨、低落、淡漠、不稳、倒错或恐惧、焦虑。

(四) 言语功能

言语的检查包括两方面:①言语感受,主要检查声音言语和文字言语的理解;②言语表达,主要检查用声音言语和文字言语的表达能力。言语障碍是指对口语、文字或手势的应用或理解的各种异常,言语障碍可分为构音困难和失语两种类型。

1. 构音困难系指神经系统器质性疾病引起的发音不清而用词准确,可由下列病变引起:

(1) 双侧上运动神经元损害:其构音困难表现为言语含混不清,特别是唇音及齿音更明显,常伴有吞咽困难、饮水呛咳及情感障碍等假性延髓麻痹症状。

(2) 脑神经运动核或脑神经麻痹:构音困难是由于舌肌、软腭或声带麻痹引起,表现为不能发舌音、发唇音障碍、说话带鼻音、声嘶或发音困难。

(3) 锥体外系疾病:构音困难是由于构音器官肌张力增高、震颤引起,如帕金森病,表现为语音低、单调、音节快而不连贯。

(4) 小脑系统损害:构音困难系由于构音器官不协调或强

迫运动造成,表现为暴发性言语或吟诗状言语。

(5) 肌肉病变:构音困难主要由于构音器官肌肉的无力或萎缩所致,表现为语音不清,构音障碍。

2. 失语:常见有3种。

(1) 运动性失语:又称表达性失语或Broca失语。表现为能理解别人的言语,但说不出话或仅能说出某些单词,这是由于主侧(优势)半球额下回后部及中央前回下部的言语中枢受损所致。

(2) 感觉性失语:又称听觉性失语或Wernicke失语。患者只能听见言语的声音、不能理解言语的意义,患者不但不能理解别人对他讲的内容,亦不能发觉自己讲话的错误,这是由于主侧(优势侧)半球颞上回后部损害所致。

(3) 命名性失语:又称遗忘性失语,其特点是患者好像把物体名称的词忘记,说不出物体的名称,但能说明它们的性质和用途,当别人告知该物体的名称时,他能辨别对方说得对或不对,命名性失语是主侧(优势侧,右利者为左侧)颞中及颞下回后部的损害所引起。

(五) 脑神经

脑神经共12对,一般用罗马数字按次序命名。

1. 嗅神经(Ⅰ)

(1) 解剖生理:嗅神经是感觉神经,感受器在鼻黏膜,传导部分为嗅丝穿筛板到嗅球,经嗅束、嗅三角、前穿质、透明隔等处;中枢在颞叶的钩回、海马回的前部及杏仁核。

(2) 检查方法:被检查者闭目,用手指压塞一侧鼻孔,医生用茶叶、香皂、香烟等物轮流置于另一侧鼻孔下面,嘱其说出嗅到的气味。嗅觉的精密检查方法可应用Elsberg法。

(3) 损害的临床表现:嗅觉的感受器和传导部分受损,可引起病侧的嗅觉减退或消失。中枢病变不引起嗅觉消失,因两侧有较多联络纤维。颞叶的损伤或瘢痕常出现幻嗅,也就是无刺激物存在,但患者闻到实际上没有的气味,多为难闻的臭味,如臭蛋味、臭肉味,也可为香味,有时在幻嗅之后有奇特的梦样状态,伴有咂嘴、下颌嚼动及吞咽动作或全身抽搐等钩回发作症状。

2. 视神经(Ⅱ)

(1) 解剖生理:视神经为感觉神经,感受器为视网膜的圆柱细胞和圆锥细胞,前者位于视网膜周边部,与周边部视野有关,后者集中于黄斑的中央窝,与中央视野有关;视神经发自视网膜鼻侧的纤维,经视交叉后,与对侧眼球视网膜颞侧的纤维结合,构成视束,经外侧膝状体换神经元后,再经内囊后肢、视辐射,终止于枕叶视中枢皮质。

(2) 检查方法:视神经的检查包括视力、视野、瞳孔和眼底,双眼分别检查。视力:检查近视力时,将国内通用近视力表置于眼前30cm处,视力表视力有0.1~1.5,小于1.0为视力减退。远视力检查用国际远视力表,视力用分数表示,分子表示患者检查的距离,一般为5m,分母为正常人看到该行的距离。例如,视力5/10指患者在5m处仅能看清正常人在10m处应能看清楚的一行。视野:粗查用手试法,细查则用视野计,正常单眼视野为内侧60°,外侧90°~100°,上方50°,下方60°~70°。瞳孔:检查其大小,并用电筒观察对光反射。眼底:用眼底镜检查视盘的形态、大小、颜色、边缘及生理凹陷,还要注意动、静脉及视网膜的情况。

(3) 损害的临床表现

1) 视力减退或丧失:见于视神经炎及长期颅内压增高所致的继发性视神经萎缩。

2) 视野改变:主要表现为各种视野缩小和偏盲。管状视野见于视神经萎缩;双颞侧偏盲为视交叉中部损害;一眼鼻侧盲为一侧视交叉外侧部病变;双眼同向偏盲为对侧视束或视辐射全部受损;双眼同向上象限盲为对侧颞叶的视辐射下部受损;双眼同向下象限盲为对侧顶叶的视辐射上部损伤。

3) 瞳孔:患侧瞳孔扩大,患侧的直接对光反射及对侧的间接对光反射减弱或消失,患侧间接对光反射正常,这种瞳孔改变见于视神经损害。

4) 眼底改变:视盘水肿见于颅内压增高,表现为视盘充血、边缘模糊、生理凹陷消失,视盘凸起,静脉怒张、迂曲,视网膜出血及水肿。视神经萎缩:表现为视盘颜色变浅,呈灰白色或苍白色,血管细小、伴视力减退或消失,由球后视神经炎或肿瘤直接压迫引起者为原发性萎缩,由颅脑疾病等原因引起颅内压增高所致者为继发性视神经萎缩,二者的区别为:前者视盘边缘清楚,生理凹陷扩大,筛板清晰可见;后者视盘边缘较模糊,筛板不清。

3. 动眼神经(Ⅲ)、滑车神经(Ⅳ)、展神经(Ⅵ)

(1) 解剖生理:动眼神经是第Ⅲ对脑神经,运动核在中脑上丘水平导水管腹侧灰质中,其纤维自大脑脚的动眼神经沟穿出,经蝶鞍外侧,穿过海绵窦外侧壁,由眶上裂进入眶内。动眼神经支配以下肌肉:内直肌(使眼球向内侧转)、上直肌(使眼球向上和稍向内转)、下直肌(使眼球向下和稍向内转)、下斜肌(使眼球向上和稍向外转)、提上睑肌(提起上睑、睁眼);动眼神经还含有副交感神经纤维,支配瞳孔括约肌(使瞳孔缩小)及睫状肌。滑车神经是第Ⅳ对脑神经,运动核在中脑下丘水平导水管的腹侧,其纤维走向背侧顶盖进入前髓帆,并在该处交叉后出髓,绕中脑向前,穿过海绵窦侧壁,经眶上裂入眶内,支配上斜肌(使眼球向外下方转)。展神经是第Ⅵ对脑神经,其核位于脑桥中部背面中线两侧,其纤维从脑桥腹侧外出,经岩骨尖部上缘及鞍旁海绵窦外侧壁,从眶上裂入眶内,支配外直肌(使眼球向外侧转)。

(2) 检查方法

1) 眼睑和眼裂:嘱患者平视前方,观察有无眼睑下垂及两侧眼裂大小。

2) 瞳孔:注意两侧瞳孔的形状、大小,并用电筒从侧面分别照射眼睛,检查瞳孔对光反射,直接感光的瞳孔缩小称为直接对光反射,未直接感光的瞳孔亦缩小称为间接对光反射。

3) 眼球位置:观察眼球有无凸出、凹陷或斜视。

4) 眼球运动:嘱患者头部不动,注意检查者的手指,做向左、右、上、下活动,或其他方位的转动,以发现有无眼肌瘫痪、眼球震颤及复视。复视的检查,有时需让患者的患眼戴上红色眼镜,健眼戴绿色眼镜仔细检查。

(3) 损害的临床表现:①眼睑下垂;②外斜视,表现为眼球转向外方；③复视，即一物视为两物，尤其是当向瘫痪肌肉收缩的方向注视时更为明显，这是因为物像不能投射到双眼视网膜相应的区域，双眼的物像不能合为一个所致；④眼球不能向内、向上和向下转动；⑤瞳孔扩大，这是由于动眼神经的副交感神经纤维受损，瞳孔括约肌麻痹所致；⑥瞳孔对光反射消失或减弱。滑车神经核或交叉前纤维受损引起对侧上斜肌麻痹，若前髓帆交叉后的滑车神经损害则使同侧上斜肌麻痹。滑车神经单独受损较为少见，症状不明显，患眼向下外运动可减弱或出现复视，临床上滑车神经损害常合并动眼神经损害。展神经损害时，出现内斜视，眼球不能向外转，并有复视。

4. 三叉神经（Ⅴ）

（1）解剖生理：三叉神经是混合神经，包含感觉和运动纤维，其感觉细胞（即第一神经元）是半月节神经细胞，其周围突分为三个分支，第一支分布于面部上 1/3 的皮肤、黏膜和其他组织，第二支（上颌支）分布于面部中 1/3 皮肤，第三支分布于面部下 1/3 的皮肤。半月节的中枢突进入脑干，第二神经元是脑桥三叉神经感觉核，发出纤维交叉到对侧，构成三叉丘系上升至丘脑；第三神经元由丘脑开始至中央后回。三叉神经的运动核也在脑桥，与两侧的皮质脑干束联系，其运动纤维由脑桥出来后沿三叉神经第三支（下颌支）走向面部，支配咀嚼肌：颞肌、咬肌、翼内肌和翼外肌。

（2）检查方法

1）感觉：用针、棉花及盛冷水（5～10℃）、热水（40～45℃）的玻璃管分别检查痛觉、触觉及冷、热觉。

2）角膜反射：请患者向对侧外上方注视，检查者用棉花轻触角膜周边部，观察眼睑闭合的敏感性，同侧眼睑闭合称为直接角膜反射，对侧闭合称为间接角膜反射。

3）运动：先观察两侧颞部及颊部肌肉有无萎缩，然后检查者将双手接触颞部、颊部，嘱患者做咀嚼动作，以了解两侧收缩力是否相等；再嘱患者张口，注意下颌有无偏斜。

4）下颌反射：患者口微张，检查者将左拇指末节置于下颌中部，右手用叩诊锤叩击该指，观察口部闭合情况。正常时，此反射轻微。

(3) 损害的临床表现

1) 感觉障碍:三叉神经某分支供应范围的剧烈疼痛或痛、温、触觉的减退、消失。

2) 角膜反射减弱或消失:见于三叉神经第一支损伤时,因角膜反射的传入神经是三叉神经第一支,中枢是脑桥的三叉神经感觉核和面神经核,传出神经是面神经。

3) 咀嚼肌在三叉神经第三支损伤时出现萎缩和收缩无力,张口下颌偏向病侧。

4) 两侧皮质脑干束损害时,下颌反射增强。

5. 面神经(Ⅶ)

(1) 解剖生理:面神经由运动纤维、感觉纤维和副交感纤维组成。运动核位于脑桥下部的腹外侧,核分上、下两部,其纤维先向后绕展神经核,再前行于脑桥下端,离开脑干后在听神经上方进入内耳孔,经面神经管,茎乳孔支配上面部表情肌(额肌、皱眉肌及眼轮匝肌)及下面部表情肌(颊肌、口轮匝肌)。味觉纤维起源于面神经管内膝状神经节,周围支支配舌前2/3的味觉,中枢支终止于孤束核。副交感纤维发自脑桥下部的上涎核,其纤维经中间神经、膝状神经节、鼓索,支配舌下腺、颌下腺。泪腺分泌纤维可能发自第四脑室底部的核群。

(2) 检查方法

1) 运动:先观察额纹及鼻唇沟是否变浅、口角是否低垂或向一侧歪斜,然后嘱患者做蹙额、皱眉、闭眼、露齿、鼓腮及吹口哨动作。

2) 味觉:嘱患者伸舌,检查者用棉签分别蘸少许糖、醋、盐或奎宁溶液涂于舌的不同部位,辨味后令其指出事先写在纸上的甜、酸、咸、苦(对不识字者可用符号代替)四字之一,患者不要缩舌和讲话,先试可疑一侧,再试健侧,每测试一种味觉后要漱口。

(3) 损害的临床表现

1) 中枢性面瘫:由于皮质运动区或皮质脑干束损害引起,表现为对侧下半部面肌瘫痪,如鼻唇沟变浅,口角轻度下垂,但皱眉、蹙额、闭眼无障碍。

2）周围性面瘫：由面神经核或其面神经纤维损害所致，表现为损伤侧的上、下面部表情肌的瘫痪或无力，由于损伤部位不同，附加症状略有差异。①茎乳孔以下损伤：单有周围性面瘫。②面神经管内损伤：周围性面瘫合并舌前2/3味觉障碍。③膝状神经节损伤：合并耳部疼痛和疱疹。④内听道孔附近损伤：合并听神经及其他脑神经症状。⑤脑桥损伤：可合并损伤侧的展神经、三叉神经麻痹和对侧偏瘫。

6. 位听神经（Ⅷ）

（1）解剖生理：位听神经由耳蜗神经和前庭神经两部分组成。

1）耳蜗神经：起自内耳螺旋神经节的双极细胞，周围突起终止于Corti器的毛细胞，中枢突起形成耳蜗神经，至脑桥的耳蜗神经核，换神经元后，部分纤维经斜方体至对侧，部分纤维在同侧形成外侧丘系，终止于颞横回的皮质听觉中枢。

2）前庭神经：起源于内耳前庭神经节，周围支至椭圆囊及球状囊的囊斑和三个半规管的壶腹嵴，中枢支组成前庭神经，止于前庭神经核，再发出纤维构成前庭小脑束、前庭脊髓束及内侧纵束的一部分。

（2）检查方法

1）听力检查：一般可用低语、听表声和音叉检查，即在静室内观察患者用单耳（另一侧塞住）能听到低语、表声和振动音叉的距离，两侧对比，并与检查者比较；听力的精细检查可用电测听器。音叉检查（用128Hz音叉）还可以通过以下试验鉴别神经性耳聋和传导性耳聋。①林尼（Rinne）试验：将振动的音叉先置于患者的耳后乳突上（测骨导），待听不到后，将音叉移至耳前（测气导），如仍能听到，则为Rinne试验阳性，如听不到，则先试气导、后测骨导。②韦伯（Weber）试验：将振动的音叉柄置于额部或头顶正中，比较两耳音响是相等或偏于一侧。

2）前庭功能检查：①变温试验，正常时冷水（15～20℃）灌注外耳道引起眼球震颤快相向对侧，热水（35℃左右）灌注则向同侧，持续1.5～2分钟，伴眩晕。②旋转试验，患者坐于转椅上,头前倾30°,将椅子在20秒内向同一侧旋转10次后急停,引起眼球震颤,其快相向旋转方向对侧,持续30秒,伴眩晕。

(3) 损害的临床表现

1) 耳蜗神经:蜗神经受刺激时出现耳鸣,破坏性损害出现神经性耳聋,Rinne试验阳性(气导>骨导,但二者时间均缩短),Weber试验偏向健侧。神经性耳聋必须与传导性耳聋相鉴别,后者表现为Rinne试验阴性(骨导>气导),Weber试验偏向患侧。

2) 前庭神经的症状:①眩晕,这是前庭刺激症状,常伴有恶心、呕吐;②眼球震颤;③平衡障碍,步态不稳,Romberg征阳性;④变温试验:反应减弱。旋转试验后眼球震颤持续少于15秒,提示前庭功能障碍。

7. 舌咽神经(Ⅸ)、迷走神经(Ⅹ)

(1) 解剖生理:舌咽神经和迷走神经都含运动、感觉和副交感神经纤维。

舌咽神经:①感觉神经元在颈静脉孔附近的岩神经节和上神经节,周围支传导舌后部、咽部的感觉,舌后1/3的味觉,颈动脉窦和颈动脉球的内脏感觉(与脉搏、血压的调节反射有关),中枢支进入延髓孤束核。②运动纤维起自延髓疑核上部,经颈静脉孔出颅,分布于茎突咽肌(功能是提高咽穹隆),与迷走神经共同完成吞咽动作。③副交感纤维起自延髓下涎核,经耳神经、岩浅小神经到耳神经节,节后纤维支配腮腺分泌。迷走神经:①感觉,体感纤维起自颈静脉孔附近的颈静脉神经节,周围支分布于外耳道及耳郭凹面的一部分皮肤,中枢支进入三叉神经脊束核;内脏感觉纤维起源于结状神经节,分布于咽喉、食管、气管、胸腹腔各内脏,中枢支进入孤束核。②运动纤维,发自疑核下部,经颈静脉孔,支配软腭、咽部及喉部肌肉。③副交感纤维,起自迷走神经背核,分布于胸、腹腔各内脏器官。

(2) 检查方法:舌咽、迷走神经因解剖生理有密切关系,又常同时受损,故二者检查方法合在一起。

1) 运动:首先注意声音是否嘶哑或带鼻音,有无饮水呛咳、吞咽困难，然后令患者张口，观察两侧软腭弓高度是否一致，发“啊”音时两侧软腭是否上提，必要时可用间接喉镜检查声带的运动，以确定有无迷走神经的分支喉返神经麻痹。

2）感觉：用棉签轻触软腭及咽后壁，了解有无感觉障碍。舌后1/3的味觉，一般用直流电极检查。

3）咽反射：嘱患者张口，用棉签或压舌板分别轻接触两侧咽后壁，观察有无作呕动作。

4）眼心反射和颈动脉窦反射：详见自主神经检查。

（3）损害的临床表现：①声音嘶哑、饮水呛咳、吞咽困难等。②张口可见损伤侧的软腭弓较低，做“啊”发音时，健侧软腭上提正常，损伤侧受限。③咽部感觉缺失，咽反射消失。

8. 副神经（Ⅺ）

（1）解剖生理：副神经由延髓支及脊髓支组成，延髓支起自疑核，脊髓支起自颈1～5前角细胞，其纤维经枕骨大孔入颅，两支纤维合成一束经颈静脉孔出颅，支配斜方肌的上部和胸锁乳突肌；斜方肌上部的功能为耸肩，胸锁乳突肌功能为使头转向对侧，两侧同时收缩则为头前屈。

（2）检查方法：首先观察患者是否有胸锁乳突肌、斜方肌萎缩，有无斜颈及垂肩，然后嘱患者做对抗阻力的转头及耸肩动作。

（3）损害的临床表现：损伤侧的斜方肌及胸锁乳头肌萎缩，向对侧转头及耸肩无力。

9. 舌下神经（Ⅻ）

（1）解剖生理：舌下神经核位于第四脑室底、延髓背部的舌下三角深处，其纤维在橄榄体与锥体之间离开延髓，经舌下神经管出颅，分布于同侧舌肌；舌下神经核只接受对侧皮质延髓束支配。

（2）检查方法：首先观察舌在口腔内的位置，然后嘱患者伸舌，注意伸舌后是否偏斜，有无肌萎缩及震颤。

（3）损害的临床表现

1）核下性损伤：舌在口腔内的休息位置被健侧的茎舌肌牵向健侧，但在伸舌时却被健侧的颏舌肌将舌前部推向损伤侧,并可见肌萎缩和肌束震颤。

2) 核上性损伤:伸舌偏向损伤对侧,无舌肌萎缩和肌束震颤,但常伴有偏瘫。

(六) 感觉系统

1. 解剖生理

(1) 感觉的分类:感觉分为特殊感觉(包括视、听、嗅、味觉)和一般感觉两大类。一般感觉又分为浅感觉、深感觉和复合感觉。浅感觉又名皮肤感觉,包括痛觉、温度觉和触觉;深部感觉又名本体感觉,包括震动觉、运动觉和位置觉;复合感觉又名复杂感觉,包括形体觉、定位觉和图案觉。

(2) 感觉的传导道通路:浅感觉的传导通路由三个神经元组成。第一个神经元的胞体位于脊髓后根神经节内,其周围突沿周围神经走向皮肤及黏膜,中枢突则沿后根进入脊髓,终止于脊髓后角。第二神经元由后角细胞开始,其纤维经脊髓前连合交叉至对侧脊髓的前索和侧索,组成脊髓丘脑束,上行经延髓、脑桥、中脑,终止于对侧的丘脑外侧核。第三神经元由对侧的丘脑细胞开始,其纤维上升经内囊后肢,终止于对侧大脑皮质中央后回及顶上小叶的细胞,这些细胞就是皮肤分析器的中枢。深部感觉和部分触觉的传导通路亦由三个神经元组成:第一神经元的细胞体位于脊髓后根神经节内,其周围突沿周围神经进入深感觉和触觉的感受器,中枢突沿后根进入同侧脊髓的后索组成薄束和楔束两个传导束,薄束在内侧是传导下肢深感觉的纤维,楔束在外侧,传导上肢的深部感觉;薄束和楔束终止于同侧延髓的薄束核和楔束核。第二神经元由薄束核和楔束核开始,其纤维越过延髓的中线交叉到对侧,组成内侧丘系,经对侧脑桥、中脑,终止于丘脑外侧核。第三神经元由丘脑细胞开始,构成丘脑皮质束,经内囊后肢终止于中央后回。

2. 检查方法

(1) 浅感觉:检查痛觉时用针或竹签轻刺皮肤,请患者回答痛或不痛;温度觉用装有冷水(5 ~ 10℃)及热水(40 ~ 45℃)的试管分别接触皮肤,请患者辨别冷、热;触觉用棉花束或毛笔接触皮肤,请患者在感受接触时说“有”或“无”。

(2) 深感觉

1) 运动觉:检查者用拇指和食指轻夹患者手指和足趾两侧,上下移动5°左右,令患者说明被移动的方向,若辨认有困难,可加大移动角度或测试较大关节。

2) 位置觉:患者闭目,检查者将其肢体放于某一位置,嘱用另一肢体模仿或说出所放位置。

3) 振动觉:将振动的音叉(C128)柄置于骨隆起处,让患者回答有无振动感。

(3) 复合感觉

1) 形体觉:嘱患者闭目,将常用物品,如钢笔、牙刷、手电,由患者单手抚摸后说出该物品名称。

2) 定位觉:患者闭目,检查者用手指或笔杆轻划其皮肤,嘱患者指出刺激部位,正常时手掌部位误差不超过3~4cm。

3) 图案觉:患者闭目,检查者用手指或笔杆在患者皮肤上画简单图形,如圆圈"○"、三角"△",或写数字,请患者辨别。

3. 损害的临床表现:感觉系统因脑损害部位不同,临床表现有4种类型。

(1) 皮质型:顶叶皮质中枢损害表现为对侧半身的复合感觉障碍,这是主要的体征;浅感觉可以正常、轻度损害或局限于一个肢体;深感觉障碍较明显,并可出现感觉性癫痫,表现为短暂发作性感觉异常。

(2) 内囊型:内囊损伤引起对侧偏身(包括面部)感觉障碍,常伴有偏瘫和偏盲。

(3) 丘脑型:丘脑损伤引起对侧偏身症状。①感觉障碍:各种感觉都受损,而以深感觉和触觉障碍较明显。②丘脑性疼痛:对侧偏身发作性剧烈的疼痛,烧灼样痛。③感觉过度,表现为皮肤受刺激后,经过一个潜伏期才有感觉,这种感觉定位不明确,如点状刺激感受为片状,而且伴有非常不舒服的感觉。

(4) 脑干型:延髓外侧损伤表现为同侧面部和对侧偏身痛、温觉障碍,这是由于损害三叉神经脊束、脊束核和脊髓丘脑束所致。脑桥及中脑一侧病变,产生对侧面部及偏身一切感觉均发生障碍,这是由于损害了脊髓丘脑束、内侧丘系和三叉丘系。

（七）运动系统

运动系统由锥体系统、锥体外系统、小脑系统和周围神经元组成。

1. 锥体系统和周围运动神经元

（1）解剖生理：锥体系统即上运动神经元、中枢运动神经元，包括中央前回运动区及其发出的纤维——皮质脊髓束和皮质脑干束。大脑皮质中央前回及中央旁小叶、额上回和额中回后部的大锥体细胞发出纤维组成皮质脊髓束和皮质脑干束（又名皮质延髓束）。皮质脊髓束经内囊后肢、中脑、脑桥的基底部，在延髓的下端发生交叉，进入对侧的脊髓侧束，继续下行，并不断分出纤维终止于各脊髓节段的前角细胞。皮质脑干束通过内囊膝部，进入脑干，终止于对侧或两侧不同水平的脑神经运动核。周围运动神经元，又名下运动神经元，包括脊髓前角细胞、脑神经运动核及其发出的纤维，支配肌肉运动功能。脊髓前角细胞接受对侧大脑皮质运动区及皮质脊髓束支配，而脑神经运动核只有面神经核下部和舌下神经核接受对侧皮质脑干束支配，其他脑神经运动核均为接受双侧支配。脊髓前角细胞还接受锥体外系统及小脑系统的神经冲动。

（2）检查方法

1）肌肉形态：观察两侧肢体肌肉有无萎缩或肥大。

2）肌张力：肌张力是指肌肉在静止放松情况下的紧张度和弹性。肌张力的高低通过观察肌肉肌腹的饱满程度，触摸肌肉的硬度及被动伸屈其肢体所感受的阻力来判断。肌张力增高时，肌腹明显、肌肉坚硬，被动运动时阻力大，关节运动范围缩小；肌张力减低时，肌腹不明显、肌肉松弛，被动运动时阻力减低或消失，关节运动范围增大。

3）肌力：肌力是指随意运动时肌肉收缩的力量。检查方法是嘱患者两侧上下肢各关节做伸屈等运动，观察其运动范围是否正常，能否克服检查者所给予的阻力。肌力的评价采用0～5级的分级法（括弧内的“%”表示保存的肌力）。0级（0%）：肌肉完全不能收缩。1级（10%）：肌肉可收缩，但不能使肢体移动。2级（25%）：肢体可在床上做自主运动，但不能做对抗地心引力的抬起动作。3 级(50%):肢体可抗地心引力,抬离床面,但不能克服外加阻力。4 级(75%):能做抗阻力的运动,但较正常差。5 级(100%):正常肌力。临床上又常将肌力减弱或消失称为瘫痪(麻痹),1~4 级肌力称为轻瘫或不全瘫痪,0 级肌力称为完全瘫痪。瘫痪根据其范围及形式可分为:偏瘫,同一侧上、下肢瘫痪;单瘫,一个肢体的瘫痪;四瘫,四肢的瘫痪;截瘫,两下肢的瘫痪;交叉性瘫痪,一侧脑神经周围性瘫痪和对侧肢体的中枢性瘫痪。瘫痪根据其性质又可分为:中枢性瘫痪,又名上运动神经元瘫痪,其特点是痉挛性瘫痪,肌张力增高,腱反射亢进,无肌萎缩,有病理反射,电生理检查无变性反应;周围性瘫痪,又名下运动神经元瘫痪,其特点是弛缓性瘫痪,肌张力减低,腱反射减退或消失,有肌萎缩,无病理反射,电生理检查有变性反应。中枢性瘫痪的急性期,由于断联休克作用,瘫痪肢体表现为弛缓性瘫痪,肌张力低,腱反射减弱或消失,亦无病理反射;一般临床所指的中枢性瘫痪特点系指休克期过后的表现。锥体束损害所致中枢性瘫痪的肌张力增高,称为痉挛性肌张力增高,其特点是上肢的屈肌和旋前肌、下肢的伸肌和内收肌的张力增高明显,被动运动开始时阻力增大,终了时较小。

肢体轻瘫的检查方法:

上肢平举试验:两上肢向前平举,掌心朝下,轻瘫侧上肢出现逐渐旋前(即掌心朝向外侧)、下垂,小指常轻度外展。手指肌力试验:①嘱患者将大拇指先后与其他各指连成环状,由检查者分开,结果病侧易分开。②分指试验:患者在保持双侧手指尽量分开时,可见患侧手指间距离逐渐缩小。

Mingazini 试验:患者仰卧,两下肢抬起,并于膝及髋关节屈成直角,患侧下肢不能支持,逐渐下垂。

Barre Ⅰ 试验:患者俯卧,保持两下肢的膝关节屈曲成直角或钝角时,患侧下肢逐渐下垂。

Barre Ⅱ 试验:患者俯卧,尽力屈曲膝关节,使足跟紧靠臀部,患侧足跟与臀部的距离比健侧大。

膝下垂现象:患者仰卧,检查者先将患者两下肢于膝关节屈曲成90°,松手后,轻瘫侧下肢逐渐滑下并外旋,而健侧下肢仍维持屈曲位或稍伸直。

(3) 损害的临床表现:锥体系统因损伤部位不同,临床表现有3种类型。

1) 皮质型:大脑皮质运动区的破坏性病变通常表现为对侧中枢性单瘫,这是由于运动区范围较广,病变只损及一部分所致,当然广泛的病变亦可引起对侧中枢性偏瘫。刺激性病变可在对侧肢体相应部位出现阵发性局部抽搐,临床称为部分性运动性发作;若抽搐由局部肢体向同侧和对侧扩散,临床称为Jackson 发作。

2) 内囊型:表现为对侧偏瘫,这是由于皮质脊髓束密集,易全部受损所致,常伴有对侧中枢性面瘫、舌瘫及对侧偏身感觉障碍和偏盲。偏瘫、偏身感觉障碍和偏盲称为三偏综合征,这是内囊损伤的临床特点。

3) 脑干型:脑干损伤最主要的临床特点是交叉性瘫痪,这是由于损伤同侧水平面的脑神经运动核和尚未交叉至对侧的皮质脊髓束及皮质延髓束之故。一侧中脑损害出现 Weber 综合征,表现为病灶侧动眼神经麻痹,对侧肢体中枢性瘫痪;一侧脑桥损害出现 Millard-Gubler 综合征,表现为病灶侧的展神经及面神经瘫痪,对侧肢体中枢性瘫痪。

2. 锥体外系统

(1) 解剖生理:锥体外系统是多神经元结构,它的解剖结构、生理功能尚未完全阐明,主要由旧纹状体(苍白球)和新纹状体(尾状核和壳核)组成,亦包括丘脑底核、红核、黑质。这些结构之间有神经纤维互相联系,它们与大脑之间亦有联系。苍白球接受来自尾状核、壳核、大脑皮质区等部位的纤维;同时发出纤维到达丘脑底核、黑质、红核、中脑顶盖和脑干网状结构等处;主要形成网状脊髓束,此外,还有红核脊髓束、顶盖脊髓束,这些传导束影响脊髓前角细胞的功能。丘脑底核、黑质系通过到达红核的纤维,再作用于脊髓。锥体外系统的主要功能是维持和调节身体的姿势及张力,并担负那些半自动性、刻板的、反射性的运动,如走路时,两上肢自由摆动的联合运动、表情运动等。

(2) 检查方法

1) 不自主动作:观察患者有无不能控制的动作,若发现不自主动作,必须注意其部位、强度,是持续出现或间歇出现,有无规律,是刻板固定动作,还是反复多变,各种生理状态如休息、活动、情绪、睡眠对其影响,不自主运动属于哪一型等。

2) 肌张力:检查方法同锥体系统,嘱患者放松、避免紧张,检查者握住患者肢体,用不同的速度和幅度来回活动其各关节,注意所感受的阻力。

3) 注意面部表情、说话声音、肢体自主运动情况、站立姿态、步态和联合运动。

(3) 损害的临床表现

1) 肌张力增高-运动减少综合征:帕金森综合征即属此类,其临床表现详见帕金森病。

2) 肌张力减低-运动过多综合征:如舞蹈症,临床表现详见舞蹈症。

3) 手足徐动症:损害部位亦位于新纹状体,其临床特点为肌张力忽高忽低,肌张力在痉挛时增高、松弛时降低。不自主运动时而见于某些肌肉,时而发生于另一些肌肉,以上肢远端及头面部最多见,腕及手指常做出缓慢交替性、奇形怪状的强制性伸屈动作,面部表现为各种"鬼脸",舌时而伸出,时而缩回,头部时而扭向一侧,时而转向另一侧。

4) 其他类型:扭转痉挛,由新纹状体损伤所致;偏身投掷症,可能由丘脑底核损伤引起。

3. 小脑系统

(1) 解剖生理:小脑位于颅后窝内,在脑桥、延髓、第四脑室的背面,上方以小脑幕与大脑枕叶分隔,下方为小脑延髓池。小脑可分为三个部分:中间的小脑蚓部及两侧的小脑半球。小脑通过三对小脑脚与中脑、脑桥、延髓相连,由此再与中枢神经系统其他结构相连系。

1) 小脑下脚(绳状体):主要成分为到达小脑蚓部的传入纤维,如脊髓小脑后束、脊髓-橄榄-小脑束、网状小脑束、前庭小脑束;也有传出纤维,如小脑前庭束、小脑网状束,到达延髓后再经前庭脊髓束、网状脊髓束，终止于脊髓前角细胞。小脑下脚的功能为调节较简单的协调动作，如坐、站、走。

2）小脑中脚（桥臂）：主要为来自对侧额中回前部，颞中回、颞下回后部及枕叶皮质的纤维，在脑桥换神经元后进入小脑半球皮质，调节肢体较复杂的动作和有意识的动作。

3）小脑上脚（结合臂）：主要为小脑传出纤维，包括齿状核-红核丘脑束，通过丘脑与大脑皮质及锥体外系发生联系；此外，亦有传入纤维，即脊髓小脑前束。小脑的功能为调节躯体的平衡、肌张力和随意运动功能。

（2）检查方法：首先观察患者日常活动的功能，如穿衣、系扣、取物、进食、书写、站立、步态是否协调。然后用下列方法检查其共济功能：

1）指鼻试验：患者将上肢外展、伸直，用食指末端触其鼻尖，检查时要从不同的方向和用不同的速度，并于睁眼、闭眼重复进行，两侧分别试验，观察动作是否平稳、圆滑、准确，接触鼻子的力量是否适当。

2）轮替动作试验：嘱患者快速、反复地做前臂的内旋和外旋动作，如双手的掌面和背面交替轻拍大腿或床面，观察其动作的速度、幅度、节奏及力量是否均匀，并两侧进行对比。

3）反跳试验（肌回缩试验）Ⅰ：嘱患者用力屈肘，医生握其腕部并用力向相反方向外拉，然后突然放松，观察前臂是否用力屈曲并撞击其胸部；反跳试验Ⅱ：嘱患者闭眼，维持两上肢向前平伸，检查者用手分别或同时向下推动患者前臂，观察上肢上下摆动的幅度及持续时间，并进行两侧对比。

4）跟膝胫试验：患者仰卧，嘱其一侧下肢先伸直抬起，然后屈曲膝关节使该足跟置于对侧膝盖上，然后沿胫骨前缘向下移动，观察内容同指鼻试验。

5）Romberg 征：嘱患者双足并拢站立，两上肢向前平伸，先睁眼后闭眼，观察是否站立不稳、摇晃、向一侧倾倒。

6）后仰试验：嘱患者双足并拢站立，向后弯身，此时，正常人头向后仰时，双膝屈曲，身体向后弯。

7）辨距不良：可用翻手试验检查，嘱患者两上肢向前平伸,手掌朝上,然后迅速反转使手掌朝下。

8）误指试验:嘱患者上肢向前平伸,食指接触检查者固定不动的手指上,然后让患者抬高伸直的上肢至垂直位,再将食指接触检查者的手指,两手分别在睁眼和闭眼时进行检查,正常人闭眼后误差不超过2°~5°。

9）步态:嘱患者先后按下列方式行走——普通行走,沿着直线行走,每步将一侧足跟碰到另一侧足尖的纵列式行走,观察行走的方向有无偏斜、伸足和落下的姿势,身体是否摇晃。

10）其他检查:包括言语、书写、肌张力和眼球震颤。言语检查主要通过与患者谈话,了解有无构音困难。眼球震颤是眼球不自主有节律的短暂来回运动,其运动方向可为水平性、垂直性、旋转性或混合性,一般以快速方向为眼球震颤的方向,检查方法为:在检查眼球运动时进行观察。

（3）损害的临床表现

1）指鼻试验:共济失调表现为动作快慢不一、不协调、摇晃,小脑半球损害因辨距不良,常出现手指超过目标,或在未达到目标即停止,亦可在接近鼻尖时动作缓慢,或出现意向震颤。感觉性共济失调(深部感觉障碍所致)的指鼻试验,在睁眼时仅有轻度障碍,闭眼时则明显异常。

2）轮替试验:小脑损伤出现动作缓慢、笨拙、无节奏;当要求轮替动作加快时,更为明显。

3）反跳试验Ⅰ:正常人由于对抗肌收缩,前臂屈曲立即被制止,小脑损伤的患者,由于缺乏对抗的协同运动而出现阳性反应,即前臂屈曲过猛,以致撞击其胸部或面部。反跳试验Ⅱ:小脑损害患者同样由于主动肌收缩时,对抗肌的协调运动发生障碍,故出现患侧上肢过度向上和向下摆动过度及时间过长。

4）跟膝胫试验:小脑损伤时,抬腿及足跟触膝出现辨距不良和意向性震颤,下移时摇晃不稳。

5）Romberg征:小脑损伤患者,睁眼、闭眼都站立不稳,闭眼时稍加重,小脑蚓部病变呈现向前、后或两侧摇晃,一侧小脑半球或前庭病变患者站立时,向病侧摇晃、倾斜。深感觉障碍的患者,在睁眼时尚能借视觉维持平衡,但在闭眼后即表现摇晃不定,为经典的 Romberg 征阳性。

6）后仰试验:小脑损伤患者因协调功能障碍,此时头不后仰,膝不屈曲,致使身体重心离开足部而容易后倒。

7）辨距不良:小脑半球损伤患者,病变侧手掌翻转过度,内收的拇指朝向下方。

8）误指试验:超过 15°属病态。小脑半球损伤患者,仅同侧上肢向患侧偏斜;前庭病变患者,两侧上肢均向病侧偏斜;深部感觉障碍者,闭眼检查时偏斜明显,但无固定方向。

9）步态:小脑蚓部病变或小脑弥漫性病变患者行走时举步缓慢,下地用力过重,而且因平衡困难,为维持重心稳定,防止跌倒,常将双足分开,但步态仍不稳,左右摇摆,上下身动作亦不协调,上半身落后于下半身,不能沿直线行走,状如醉汉,此种步态不能用视力纠正,故睁眼与闭眼行走无明显差别;而深部感觉障碍引起的共济失调步态是由于患者不能辨别肢体的位置和运动的方向所致,可通过视觉的帮助而减轻;因此,在闭目或在黑暗中则症状加重,这是与小脑性共济失调的不同点。

10）其他检查:小脑损伤患者的言语,由于构音肌肉运动不协调而出现共济失调性构音困难,表现为吐音不清,音量大小不等、强弱不同,呈呐吃样或暴发性言语,或断缀性的吟诗状言语。小脑损害患者的书写功能由于辨距不良、协调不能,因此,书写时出现笔尖将纸刺破、字线不规则、歪歪斜斜、字行距不等、字越写越大。小脑损害患者常出现水平性眼球震颤,这是由于小脑病变患者常合并前庭、前庭核和顶核损害所致。

（八）反射

反射是机体对外界环境刺激所引起的规律性反应,是一切神经活动的基础,它的完成需要一个完整的反射弧才能实现。

反射弧是由感受器、传入神经、神经中枢、传出神经和效应器五个部分组成。各反射弧均有其一定的解剖生理基础,反射弧受损可出现反射异常。因此,通过检查反射活动,有助于确定损害的部位。人体的反射多种多样,根据刺激部位和反射性质的不同,可将反射分为深反射（又称腱反射）、浅反射（包括皮肤及黏膜的反射)、病理反射和病理现象。

1. 浅反射

(1) 角膜反射:已在脑神经中叙述。

(2) 咽反射

反射弧:传入神经为舌咽神经;中枢为延髓孤束核-网状结构-疑核;传出神经为舌咽神经、迷走神经。

检查方法:已在脑神经中叙述。

(3) 腹壁反射

反射弧:传入神经为第7~12肋间神经。中枢为胸髓第7~12节段的后角细胞及前角细胞。后角细胞还发出上行纤维至对侧大脑顶叶皮质,再由大脑运动区发出纤维随锥体束下行,止于第7~12胸髓前角。传出神经为第7~12肋间神经。

检查方法:患者仰卧,两下肢略屈曲,以使腹壁放松,若患者腹壁过于松弛时,检查者可用左手将皱折的腹壁向下拉平,用骨针或竹签由外向内侧轻划两侧腹壁皮肤,根据刺激部位及脊髓中枢的不同,分别称为上、中、下腹壁反射,刺激沿肋缘下称为上腹壁反射(胸7~8),平脐称为中腹壁反射(胸9~10),沿腹股沟上平行方向称为下腹壁反射(胸11~12)。正常反应为该侧腹肌收缩,脐向刺激部位偏移。

(4) 提睾反射

反射弧:传入神经为生殖股神经皮支;中枢为腰1~2节段的后角细胞及前角细胞;传出神经为生殖股神经肌支。

检查方法:用骨针或竹签由上向下轻划大腿内侧上部皮肤,正常反应为同侧提睾肌收缩,睾丸上提。

(5) 跖反射(足跖反射)

反射弧:传入神经为胫神经;中枢为骶1~2的后角及前角细胞;传出神经为胫神经。

检查方法:用骨针或竹签轻划足底外侧缘自跟部向前方至小趾根部的肉球时转向内侧,正常引起足趾屈肌群收缩,足趾跖屈。

(6) 肛门反射

反射弧:传入神经为肛尾神经;中枢为骶4~5;传出神经

为肛尾神经。检查方法:用骨针或竹签轻划肛门周围皮肤,正常反应为肛门外括约肌收缩。浅反射损害的临床表现:浅反射的脊髓反射弧任何部分受损害,均可引起浅反射减弱或消失。肛门括约肌可能受两侧皮质中枢支配,故一侧皮质脊髓束受损,不影响肛门反射。而提睾反射、足跖反射等经过皮质的长反射弧与腹壁反射相似。因此,任何部位一侧皮质脊髓束受损,可使经过皮质的长反射弧中断而出现这些浅反射减弱或消失。如大脑皮质至脑干的一侧皮质脊髓束损害,则产生病灶对侧的腹壁反射、提睾反射、足跖反射减弱或消失;脊髓内一侧皮质脊髓束受损害,引起同侧病变水平以下的这些浅反射减弱或消失。

2. 深反射:是肌腱、骨膜等深部感受器受刺激引起的肌肉急速收缩反应,反射弧由两个神经元即感觉神经元和运动神经元直接联系而成。深反射反应的强弱可用消失(-)、减弱(+)、正常(++)、亢进(+++)、阵挛(++++)来表示。临床上深反射的检查方法有以下几种:

(1) 桡骨膜反射

反射弧:传入、传出神经为桡神经;中枢在颈5~6。

检查方法:患者卧位时,双前臂置于腹部上,坐位时,检查者用左手握住患者的双手使其前臂置于半屈半旋前位,用叩诊锤分别叩击两侧桡骨茎突,反应为肱桡肌收缩,引起肘关节屈曲、前臂旋前和手指屈曲。

(2) 肱二头肌反射

反射弧:传入和传出神经为肌皮神经;中枢在颈5~6。

检查方法:卧位时患者双前臂半屈,手置于腹部,检查者以左手拇指或中指置于患者肱二头肌肌腱上,右手用叩诊锤叩击该指,反应为肱二头肌收缩,引起前臂屈曲;坐位时,检查者将其肘部用左手托住,左拇指置于肱二头肌肌腱上,右手用叩诊锤叩击。

(3) 肱三头肌反射

反射弧:传入和传出神经为桡神经;中枢在颈6~7。

检查方法:卧位时,双臂半屈,检查者左手抬起被检查者肘部，用叩诊锤叩击鹰嘴突上 1.5～2cm 的肱三头肌肌腱，反应为肱三头肌收缩，前臂伸展；坐位时，患者上臂稍外展，前臂半屈，检查者以左手托住其肘部内侧，用叩诊锤叩击。

(4) 类 Rossolimo 征

反射弧：传入和传出神经为正中神经及尺神经；中枢在颈 8～胸 1。

检查方法：检查者用左拇指及其他 4 指握持患者第 2～5 指的基节，并使患者腕关节背伸，第 2～5 指远端松弛屈曲。检查者的右手掌朝上，用快速屈曲第 2～5 指的动作，使指尖的掌面短促叩击患者第 2～5 指尖的掌面。阳性反应为患者拇指或所有手指急速轻度屈曲，两侧阳性可见于正常人。只有当反射极明显或一侧阳性，才有临床意义。

(5) 霍夫曼(Hoffmann)征

反射弧：传入和传出神经为正中神经；中枢在颈 7～胸 1。

检查方法：检查者以右手食、中两指夹住患者中指的中节，并使腕关节略背屈，检查者以拇指向下迅速弹刮患者的中指指甲，此时，中指的指深屈肌突然被牵引。正常时不起反应。当深反射亢进时，呈阳性反应：拇指及其他各指屈曲。

(6) Mayer 反射

反射弧：传入和传出神经为桡神经；中枢在颈 6～8。

检查方法：检查者用力屈患者中指的掌指关节，正常引起拇指伸直内收。此反射属深反射的一种正常关节反射，当锥体束损害时消失。

(7) Leri 反射

反射弧：传入和传出神经为桡神经；中枢在颈 5～8；传出神经为肌皮神经、正中神经。

检查方法：嘱患者伸直前臂，检查者以一手轻托患者肘部，另一手屈曲患者第 2～5 手指及腕关节，正常反应为肘关节屈曲。此反射也属正常关节反射，当锥体束损伤时消失。

(8) 膝反射

反射弧：传入和传出神经为股神经；中枢在腰 2～4。

检查方法：患者平卧，下肢膝关节约屈曲成 120°，检查者用左手或前臂托住其腘部，足跟接触床面；坐位时，两小腿自然下垂，用叩诊锤叩击股四头肌肌腱，反应为股四头肌收缩，小腿伸直。

（9）跟腱反射（踝反射）

反射弧：传入和传出神经为胫神经；中枢在骶1～2。

检查方法：仰卧位时，下肢外旋，膝关节略屈曲，检查者用左手轻推其足掌，使足稍背屈，叩击跟腱，反应为腓肠肌及比目鱼肌收缩、足跖屈；俯卧位时，屈膝至90°，检查者以左手使足稍背屈，叩击跟腱；跪位，患者跪于椅上，双足悬于椅边外约20cm，检查者用左手轻推其足使背屈，叩击跟腱。

（10）屈趾反射（Rossolimo 征）

反射弧：传入和传出神经为胫神经；中枢在腰5～骶2。

检查方法：患者仰卧，下肢伸直，用叩诊锤轻叩足趾基底部跖面，或检查者以第2～5指掌面，迅速弹击各趾跖面，使其突然向背面，此时屈趾肌受牵张，阳性反应为第2～5趾向跖面弯曲，见于锥体束损害，正常人无此反应。

（11）Bechterew 征

反射弧：反射及反射弧同屈趾反射。

检查方法：用叩诊锤叩击足背第3～4跖骨处。阳性反应为足趾跖屈。

（12）髌阵挛（膝盖阵挛）

检查方法：患者仰卧，下肢伸直，检查者以拇指及食指夹髌骨上缘，急速向下推动，并维持向下的推力，保持股四头肌的紧张度。正常人无此反应。在锥体束损害，腱反射极度亢进时，出现髌骨一连串的节律性上下颤动。

（13）踝阵挛

检查方法：患者仰卧，膝关节微屈，检查者用左手托腘窝，右手握其足前端，急骤推向背屈，并用手保持背屈。正常无反应。当锥体束损害、腱反射极度亢进时，引起比目鱼肌及腓肠肌阵挛性收缩、足背交替性上下伸屈的阵挛。深反射损害的临床表现：深反射由脊髓反射弧完成，但锥体束对深反射有抑制作用，深反射的异常表现为减弱、消失、亢进、阵挛和两侧不对称。减退或消失是反射弧受到不完全的破坏所致，见于周围神经、前后根、脊髓前后角及脊髓后索的病变。亢进或阵挛是由于上运动神经元受损，以致对脊髓反射弧的抑制被解除所引起，脊髓内一侧锥体束受损，产生病变水平以下同侧深反射亢进。延髓以上脑内一侧锥体束受损，则产生对侧上、下肢深反射亢进。深反射两侧不对称是由于一侧反射异常，或两侧异常而以一侧为重所致，通常说明神经系统受损伤。

3. 病理反射：病理反射是中枢神经系统损害才出现的反射，它是由于锥体束损害失去对脊髓的抑制而产生，临床上重要的病理反射有 8 种。

（1）Babinski 征：检查方法同跖反射，阳性表现为踇趾指缓慢背屈、上翘，其余四趾呈扇形分开。

（2）Oppenheim 征：检查者用拇指、食指紧压患者胫骨前内侧，由上往下推移，阳性同 Babinski 征。

（3）Gordon 征：用手紧捏腓肠肌，阳性反应同 Babinski 征。

（4）Chaddock 征：用骨针或竹签由后向前轻划患者外踝后下方，阳性同 Babinski 征。

（5）Schaefer 征：用手紧捏患者跟腱，阳性同 Babinski 征。

（6）Gonda 征：用手紧压患者第 4 趾或小趾，使其强烈跖屈，数秒后突然放松，阳性同 Babinski 征。

（7）Pussep 征：用骨针或竹签沿足外侧缘从足跟划向小趾根部，阳性为踇趾背屈，小趾外展。

（8）Stransky 征：缓慢拉小趾至最大外展位，维持 1～2 秒钟，然后突然放松，阳性同 Babinski 征。

4. 病理现象

（1）强握反射：用移动的物体或手指接触患者的手掌时，引起该手不自主紧握动作，称为强握反射阳性，除婴幼儿外，一侧阳性提示对侧额叶损伤。

（2）摸索反射：用物体接触患者手指的掌面时，手向刺激物方向移动，连续接触，引起手向各方向摸索，直到握住该物为止，称为摸索反射，亦见于对侧额叶损伤。

（3）掌心下颌反射：用骨针或竹签沿大鱼际肌内侧由近端

向远端急速轻划,引起同侧颏肌收缩为阳性,见于假性延髓麻痹、广泛性皮质损害,有时亦见于锥体束损伤。

(4) 吸吮反射:轻划唇部引起吸吮动作,称为吸吮反射阳性,除婴儿外,提示双侧皮质延髓束受损引起的假性延髓麻痹,弥漫性大脑损害。

(5) 撅嘴(翘嘴)反射:轻叩上、下口唇中央,引起口轮匝肌收缩的翘嘴动作,其临床意义与吸吮反射相似。

(九) 自主神经系统

通过一般检查和神经系统的检查,观察患者的体温、脉搏、血压、皮肤和黏膜颜色、皮肤温度、出汗、唾液、泪液分泌、瞳孔对光反射及大小便功能,已可获得自主神经功能的大致情况。在需要时,可增加下列检查:

1. 眼心反射:传入神经为三叉神经眼支;传出神经为迷走神经;中枢在延髓。

检查方法:患者仰卧数分钟后,测 1 分钟脉搏,然后闭合眼睑,检查者用食指与拇指,或食指与中指缓慢地逐渐加强地压一眼或两眼的侧面,以不引起眼球疼痛为原则,压迫 10 ~ 15 秒后再测脉搏。正常反应为脉搏减慢 6 ~ 8 次/分,迷走神经功能低下者无反应,迷走神经兴奋者,每分钟减慢超过 15 次。

2. 颈动脉窦反射:反射弧:传入神经为舌咽神经颈动脉分支;传出神经为迷走神经和交感神经;中枢在延髓。

检查方法:患者仰卧,头稍转向对侧,检查者用手压迫颈动脉分叉部(相当于胸锁乳突肌前上方 1/3 处),在 5 ~ 30 秒内逐渐增加压力,直至感到颈动脉搏动为止,在压迫前、后测脉搏及血压。正常反应为脉搏减慢 6 ~ 8 次/分,血压稍下降,这些现象在压迫 2 ~ 4 秒即出现,5 ~ 50 秒最明显;迷走神经紧张者,脉搏减少超过 8 次/分;交感神经紧张者,可无反应;在病理状态下,可出现血压明显降低,甚至晕厥、抽搐。因此,颈动脉压迫试验要慎重,有颈动脉窦过敏者不宜做此检查。

3. 皮肤划纹反射

(1) 白色划纹:用钝物,如钝的棒端轻划皮肤,正常反应为经 8 ~ 12 秒潜伏期后,出现白色反应,持续 1 ~ 5 分钟,此反应在大腿和小腿明显，上肢潜伏期长，持续时间短；白色划纹产生的机制是由于弱刺激引起血管痉挛、血管收缩所产生。

(2) 红色划纹：以钝物稍用力和缓慢地划皮肤，正常反应为5～10秒后引起血管扩张，局部呈红色。

异常反应：对轻重刺激皆出现白色者，称为白色划纹症，提示交感神经功能亢进，对任何刺激都引起血管痉挛。相反，若轻、重刺激都引起红色划纹，提示副交感神经兴奋性增高。当血管舒张明显，以致血浆渗出，皮肤隆起时，称为隆起划纹。

4. 体位变换试验

立卧反射：患者在站立时，测其脉搏，然后平卧10～15秒，再测其脉搏，正常反应为脉搏减慢6～8次/分。

异常反应：脉搏减慢超过10～12次/分，提示迷走神经兴奋性增高。

卧立反射：在安静平卧姿势时测血压和脉搏1分钟后，嘱患者在3秒内站起，并于每30秒测血压和脉搏1次，连续2～5分钟。正常反应为脉搏加快6～12次/分，收缩压下降小于1.33kPa (10mmHg)，如脉搏增加超过12次/分，提示交感神经兴奋性增高。收缩压下降超过2.67kPa (20mmHg)或舒张压下降超过1.33kPa (10mmHg)，提示交感神经功能降低。

（许　峰　张苏明　方思羽）

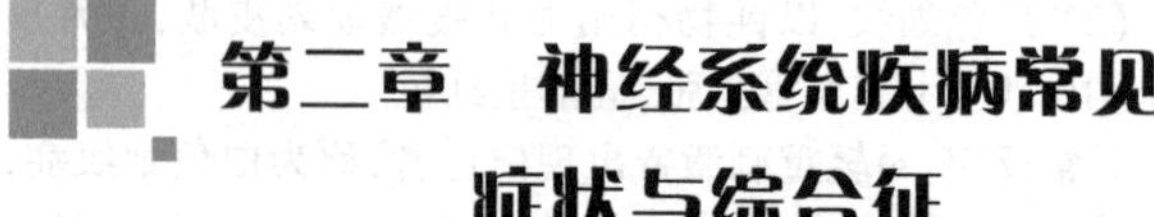

第二章　神经系统疾病常见症状与综合征

第一节　头　　痛

头痛(headache)是指因各种伤害性刺激所产生的致痛因子,作用于头颅内、外对疼痛敏感组织的疼痛感受器,经痛觉传导系统的神经结构,传入到中枢部分,进行分析、整合后所产生的一种局部或全头颅的痛楚与体验。

【病因及发病机制】

头痛的分类十分复杂,国际头痛分类委员会 2004 年 1 月发表的头痛分类标准中将头痛分为 14 类 250 多种。本章按临床使用分为:

(一) 血管性头痛

血管性头痛为颅内外血管舒缩障碍所致。

1. 偏头痛或类偏头痛型血管性头痛 (详见第十三章)。

2. 非偏头痛型血管性头痛:非偏头痛型血管性头痛为全身感染、发热、缺氧、中毒及循环障碍等所致。

(1) 发热性头痛:因发热致血管扩张。

(2) 高血压性头痛:各型各期高血压所致。

(3) 中毒性头痛:各种内、外毒素致急、慢性中毒所致。常见于扩血管药、饮酒及咖啡、吸入 CO_2 等。

(4) 脑血管病性头痛:各型出血、缺血性脑血管病,脑动、静脉炎,脑动脉瘤,脑动、静脉畸形。

(5) 其他:①过度用脑(主动性脑充血);②膀胱、直肠过度充盈(加压效应致脑动脉扩张);③内脏疾病,如心力衰竭、肺气肿、贫血、肾病、纵隔肿瘤、中暑等。

(二) 紧张性头痛(肌肉收缩性头痛、张力性头痛)

紧张性头痛为头颈部肌肉急、慢性发作性收缩所引起。

(三) 头部神经痛

头部神经痛为头部感觉神经病损而致,如三叉神经痛、舌咽神经痛、枕大神经痛、耳大神经痛、蝶腭神经痛、膝状神经痛、翼状神经痛等。详见第七章。

(四) 牵引性头痛

牵引性头痛是因疼痛敏感组织受压迫、牵引而致。

1. 颅内高压性头痛:因各种原因所致脑水肿、囊肿、脓肿、血肿、肉芽肿及脑肿瘤。

2. 颅内低压性头痛:因休克、脱水、外伤、腰穿、脑脊液漏等引起颅内低压所致。

(五) 脑膜刺激性头痛

脑膜刺激性头痛为脑膜因生物源(细菌、螺旋体、病毒、寄生虫)毒素、代谢产物、空气、细胞、血液、异物等刺激而引起。

(六) 牵涉性头痛

牵涉性头痛为头部邻近组织病损所致。

1. 颈源性头痛:见于颈椎外伤、骨折、肿瘤、脓肿、颈椎病及颈部皮肤、肌肉炎症、外伤。

2. 眼源性头痛:见于青光眼、屈光不正、斜视、眼部各种炎症、肿瘤、外伤。

3. 鼻源性头痛:见于鼻、鼻窦的炎症、外伤、肿瘤。

4. 耳源性头痛:见于各种外、中耳炎症、乳突炎、外伤、肿瘤等。

5. 齿源性头痛:见于牙周炎、下颌骨炎症、外伤、肿瘤、颞颌关节病等。

6. 咽源性头痛:见于扁桃体炎、脓肿、肿瘤、鼻咽癌等。

7. 颅骨、头皮、皮下组织、肌肉的外伤、炎症、肿瘤等。

(七) 功能性头痛

功能性头痛为高级神经功能失调、痛阈降低所致,又称心因性头痛或非器质性头痛。

（八）其他

其他为外伤后头痛、各种发作性头痛（头痛型癫痫）、丛集性头痛、混合性头痛（常见头痛的一种）、难分类型头痛。

【诊断】

（一）症状

1. 头痛起病方式

(1) 急性头痛：见于急性感染、外伤、出血、青光眼。突发剧烈头痛首先考虑蛛网膜下腔出血和脑出血。

(2) 慢性头痛：见于紧张性头痛、慢性感染、脑外伤后遗症，呈进展性加重多见于占位病变。

(3) 反复发作者见于血管性头痛、丛集性头痛、高血压病。

2. 头痛的部位

(1) 颅外病变：疼痛较表浅或局限在其附近或神经分布区内，如颅外动脉的炎症引起的疼痛部位常常分布于炎症血管周围，而鼻旁窦、牙齿、眼、上颈段颈椎的病变会引起定位不那么准确的疼痛，主要分布于前额、上颌或是眶周。

(2) 颅内病变：疼痛较深在而弥散，幕上病损常分布在额、额顶等头颅前半部；幕下病损疼痛居耳后、枕部及上颈部。通过头痛部位的定位确定病变性质并非绝对，需根据伴随症状仔细鉴别。

3. 头痛性质：血管性头痛常为跳痛、搏动性阵痛；神经痛为电击样、放射状刺痛；紧张性头痛为紧箍感或重压感；功能性头痛为弥漫而又无定处的胀痛或钝痛。

4. 头痛的程度：头痛的程度主观性很强，与患者的性格相关，可以起到指示作用的事件主要为头痛是否影响日常生活，是否影响入睡或是从睡梦中痛醒。

(1) 轻度头痛指患者可忍受，不影响日常生活及工作，功能性头痛、紧张性头痛多属此。

(2) 中度头痛：尚可忍受，但常影响日常生活和工作，部分血管性头痛、紧张性头痛、轻度神经痛属此。

(3) 重度头痛：不能忍受，不能坚持日常生活及工作，见于占位病变后期、急性脑血管病、颅高低压性头痛、脑膜刺激性头痛、血管性头痛持续发作、重症神经痛。

5. 头痛发生时间及持续时间:①清晨头痛多见于颅内高压、额窦炎;神经痛多在日间发作;丛集性头痛常于夜间睡眠中痛醒。②神经痛持续时间短则数秒钟;血管性头痛持续数小时到1~2天;牵涉性头痛可持续数日;功能性头痛可迁延数月;持续时间、性质多变而又进展性头痛多见于占位性病变。

6. 头痛的伴随症状

(1) 恶心、呕吐:高压性头痛、血管性头痛常见,前者持续,后者短暂。

(2) 眩晕:多见于颅后窝病变,如小脑炎症、肿瘤及后循环缺血。

(3) 体位改变:脑室系统病损、颅后窝病变常有强迫头位;低压性头痛常于卧位时头痛消失,坐位或立位时加重。

(4) 视力障碍:颅高压性头痛呈视物模糊,血管性头痛呈视觉先兆(光点、暗点),眼源性头痛亦可有视力减退。

(5) 自主神经症状:恶心、呕吐、多汗、面色改变、心率改变,常见于血管性头痛。

(6) 癫痫样发作:见于头痛型癫痫、脑占位病变、脑寄生虫病、脑血管畸形。

(7) 精神症状:紧张性及功能性头痛常伴失眠、焦虑、紧张;额叶肿瘤可伴记忆、定向、计算、判断力明显减退及情感淡漠等。

7. 头痛的影响因素:①用力、转体、咳嗽、摇头可使颅高压性头痛加剧,应用脱水剂可缓解。②压迫颞、枕、颈部血管可使血管性头痛减轻;反之,应用扩血管药可加剧。③局部按摩、热敷,横纹肌松弛,可使肌紧张性头痛缓解,而持续收缩则可使之加重。④功能性头痛于精神紧张、疲劳时加重,放松时或心理因素解除后减轻。

(二) 体征

1. 一般检查:注意发现精神、意识、瞳孔、呼吸、脉搏、体温、心率等生命体征变化及病理性改变。

2. 全面的神经系统检查有助于对颅内、外神经系统疾病的发现及诊断。

3. 头、颈部检查有助于发现颅外病损及颈部病损的阳性体征。

4. 五官检查可提供有关眼、耳、鼻、咽、喉、口腔等部位疾病的阳性发现及病损诊断。

（三）实验室检查

1. 三大常规

（1）血常规：感染性疾病常见白细胞总数及中性粒细胞增多，嗜酸粒细胞增多见于寄生虫及变态反应性疾病。

（2）尿常规有助于糖尿病、肾病的诊断。

（3）粪常规可发现寄生虫卵或节片。

2. 血液生化及血清学检查：可查肾功能、肝功能、血糖、血脂、免疫球蛋白、补体及有关抗原、抗体，为病原学及某些特异性疾病提供有益的诊断线索。

3. 脑脊液检查：可发现颅压高低、有无炎性改变及其性质，常行常规、生化及特异性免疫学、病原学检查。

（四）特殊检查

1. 脑电图、脑地形图：可提供脑部疾患的异常变化。

2. 诱发电位：依病情可选择视、听、感觉、运动及事件相关等诱发电位检查，可发现相应神经功能传导障碍的分布情况。

3. TCD 及 CVA：有助于发现颈内、外血管病变及了解其血流动力学的改变情况。

4. 影像学检查

（1）颅骨平片：可发现先天性异常、颅压增高、垂体肿瘤、病理性钙化及局部骨质破坏与增生；鼻颏及鼻额位片可发现各鼻窦的炎症、肿瘤；颅底片可发现骨折、肿瘤。

（2）颈椎四位片：正、侧及左、右斜位片有助于骨折、肿瘤、退行病变及关节紊乱症的诊断。

（3）CT 及 MRI：对脑及颈段脊髓的炎症、肿瘤、血肿、囊肿及血管出血、梗死、寄生虫病变有重要诊断意义。

（4）脑血管造影或脑血管成像（MRA、CTA）：对血管病变、畸形、炎症、血管瘤可提供定位、定性诊断，对占位病变亦可发现间接征象。

(5) SPECT 及 PET：为脑血流、脑代谢提供有价值的参考指标。

【治疗】

(一) 病因治疗

治疗原则包括抗感染、除毒害、防外伤、切肿块、纠颅压、去病因。

(二) 对症治疗

对症治疗依其发病机制选用以下方法：

1. 针对产生头痛的机制：血管性头痛视病情、病期选用血管调整药物，发作期用缩血管药，非发作期可用扩血管药；肌收缩性头痛可选用舒筋、松肌的中西药；压力性头痛可予降或升颅压疗法；头痛型癫痫予以抗癫痫治疗；功能性头痛应予心理治疗及调整高级神经活动功能。

2. 阻断病灶疼痛刺激的传入

(1) 封闭疗法：用局部麻醉药、乙酸泼尼龙于病灶周围、神经干、神经根、硬膜外等处行封闭治疗(详见第七章)。

(2) 理疗：如在病灶周围及神经传导路径上行局部麻醉药的离子透入。

(3) 手术：选择性破坏痛觉传导的周围神经根、脊髓(三叉)视丘束、丘脑腹外侧核等。

3. 提高痛觉阈值，降低大脑对疼痛觉的感受。

(1) 药物止痛：详见附录一。

(2) 理疗止痛。

(3) 外治疗法止痛：推拿、按摩、拔火罐、爆灯火、热敷等。

(4) 针灸(电刺)止痛：可选用弯针、耳针、头针、颈针、梅花针、神经干针进行治疗。

(5) 中医药止痛：辨证施治或对症治疗。

4. 减轻紧张情绪及焦虑，可选用各种镇痛剂、心理治疗及反馈疗法。

(熊永洁　薛　峥　于步润)

第二节 眩　　晕

眩晕(vertigo)迄今尚无统一的定义,有称为对自身或外物的一种运动性幻觉;也有称为对空间位向感觉的一种自我体验错误。患者常有天旋地转、视物晃动、周围景物转动、房屋倾倒之运动感及自身升降浮沉、倾斜转动不稳定等异样感觉,常伴眼球震颤、倾倒、错定物位及恶心、呕吐、苍白、出汗等自主神经症状或视觉、听觉障碍。由眼动系统、前庭系统、本体感觉系统等传入外物及自身的动、静态方位信息,经中枢神经相应部位整合、协调处理引起一系列平衡反应,而达到视线稳定、姿势及空间位相感受正确的平衡状态。一旦上述各系统的功能和结构受到病损,均可导致眩晕。

【病因及发病机制】

(一) 前庭源性疾病

前庭源性疾病由前庭系统病损引起。

1. 外周性前庭系统疾病:多由耳部疾病所致,故亦称耳源性眩晕。

2. 中枢性前庭系统疾病:为前庭的中枢结构病损所致,故又称中枢性眩晕或脑源性、神经源性眩晕。

(二) 非前庭源性疾病

1. 眼源性疾病:常见有急性眼外肌麻痹、屈光不正、青光眼及 Cogan 综合征。

2. 本体感觉系病损:常见有多发性神经炎、慢性乙醇中毒、遗传性共济失调脊髓型及其他脊髓背束病损性疾病。

3. 其他:由于躯体各系统疾病所引起,亦称非典型性眩晕。

【诊断】

(一) 临床表现

1. 症状

(1) 真性眩晕(旋转性眩晕):多为自身或外物的旋转、翻滚、晃动等运动感,且常伴恶心、呕吐、倾斜、眼震、平衡障碍等症状,又称为系统性眩晕。

(2) 非真性眩晕(非旋转性眩晕):又称假性眩晕或非系统性眩晕,多为自身摇晃、漂浮、升沉等自身不稳定感,可有眼及全身疾病的相应症状或病史。

2. 体征

(1) 真性眩晕:常有眼球震颤、肢体倾斜或倾倒、错定物位、平衡障碍等。

(2) 假性眩晕:常伴有眼疾及全身有关疾病的相应体征,一般不伴眼震及明显自主神经症状。

(二) 实验室检查及特殊检查

1. 眼科检查:包括视力、视野、复相分析、瞳孔、眼底检查等。必要时,查眼震电图、视网膜电图、视动功能及视觉诱发电位等,以明确或排除眼部疾病及视神经疾病。

2. 耳科检查:耳镜检查可观察耳道、鼓膜病变;听力测定可行耳语、音叉试验及电听力测定、耳蜗电图或听觉诱发电位等。

3. 前庭功能检测:①平衡障碍可行过指试验、Romberg 或 Mann 试验及步态观察有无倾斜或倾倒;②眼球震颤诱发试验可行位置性诱发、变温试验(冷热水交替)、旋转椅试验、直流电试验等,以观察眼球震颤与自主神经反应出现的潜伏期、持续时间、方向、类型,双侧对比以及更加客观、敏感、可靠的眼震电图测定。

4. 神经科理学检查:有助于脑部疾病的定位诊断。

5. 血及脑脊液检查:有助于对感染、代谢内分泌疾病、血液病、血管病、尿毒症、中毒性疾病等的定性诊断。

6. 血流动力学检查:TCD、脑循环动力(CVA)有助于脑部血管狭窄、闭塞及血流速度、血流量等测定,对脑血管病的诊断有重要意义。

7. 影像学检查:颈椎、内听道、颅底 X 线平片有助于发现颈椎病、听神经瘤、颅底畸形;脑血管造影可发现血管畸形、动脉瘤、血管狭窄及阻塞的部位;CT 及 MRI 可发现骨折、出血、梗死、占位病变或炎症病灶。

8. 其他:如脑电图、脑地形图、心电图,可依病情选择检查。

（三）鉴别诊断

前庭中枢性眩晕与前庭周围性眩晕的鉴别见表 2-1。

表 2-1 中枢性眩晕与周围性眩晕的鉴别

	中枢性眩晕	周围性眩晕
病损部位	前庭系统颅内段病损	前庭系统颅外段病损
起病	多逐渐起病，呈持续性	多急性起病，呈阵发性
眩晕的性质	多为移动感、不稳感或旋转感	多为旋转感、摇动感
眩晕的强度	较轻	较重
持续时间	长（数天、月、年）	短（数时、天）
听觉症状	不明显或多为双侧	伴耳鸣、耳聋，多为一侧
自主神经症状	不明显	明显（恶心、呕吐、苍白、出汗、心慌）
眼球震颤	粗大、水平、旋转、垂直性	细小、水平或旋转性
前庭功能试验	多正常	多减弱或无反应
眼震与眩晕	程度不一	程度一致
中枢神经症状	常有	常无
平衡障碍	轻而易代偿，为时短	重而难受，为时长

【治疗】

（一）病因治疗

对病因明确者，应给予针对性治疗。如为感染，应给予特异性抗感染治疗。

（二）发病机制治疗

1. 前庭抑制剂：前庭抑制剂可以改变感受器的感受阈及其神经突触的感觉，以镇静剂为主。

（1）巴比妥类药：苯巴比妥钠，0.03g，3 次/日；或 0.1 ~ 0.2g，肌内注射，1 ~ 2 次/日。

（2）苯甲二氮䓬类：地西泮，2.5 ~ 5mg，3 次/日；或 5 ~

10mg,肌内注射,1～2次/日。艾司唑仑:1～2mg,2～3次/日。

(3) 丁酰苯类药:氟哌利多,1～2mg,3次/日。

(4) 吩噻嗪类药:氯丙嗪,12.5～25mg,3次/日;异丙嗪,25mg,肌内注射,1～2次/日。

(5) 其他:奋乃静、水合氯醛等,依病情选用。

2. 调整内淋巴、水、电解质平衡

(1) 限制水、盐摄入:水分<1500ml/24h;盐0.8～1.2g/d。

(2) 利尿剂:①氢氯噻嗪,25mg,3次/日。②呋塞米,40～140mg/d。③氯噻酮,100mg/d。④乙酰唑胺,250mg,3次/日或500mg加入葡萄糖液250ml中,静脉滴注,每6小时1次。⑤其他,氯化铵、甘露醇、山梨醇亦可选用,但呋塞米及依他尼酸钠因可致听、前庭神经受损,宜慎用或忌用。

3. 调整耳蜗血管壁的渗透性,改善微循环药剂

(1) 钙离子拮抗剂:①氟桂利嗪(flunarizine),5～10mg/d,睡前服用。②桂利嗪(cinnarizine),25mg,3次/日。③尼莫地平(nimodipine),20mg,3次/日。

(2) 山莨菪碱:20mg加入5%葡萄糖液250ml中,静脉滴注;或10mg,肌内注射,1次/日。

(3) 2%利多卡因(lidocaine)溶液:1mg/(kg·d)加入5%葡萄糖液中,静脉滴注。

(4) 4%碳酸氢钠溶液:7ml/(kg·d),静脉滴注。

(5) 其他:烟酸、妥拉唑林等。

4. 调整本体感觉器官及中枢神经活动性的药剂

(1) 抗胆碱能药物:①阿托品,0.5mg,3次/日。②苯丙胺太林,15mg,3次/日。③樟柳碱,1～3mg,3次/日,肌内注射,1～2次/日。④其他,东莨菪、石杉碱甲(哈伯因)、溴甲胺太林等亦可选用。

(2) 抗组胺药剂:①盐酸苯海拉明,25～50mg,3次/日。②茶苯海明(dramamine),50mg,3次/日。③布克利嗪(安其敏),25～50mg,3次/日。④地芬尼多(眩晕停,difenidol),25mg,3次/日。⑤其他:赛克力嗪、赛庚啶、异丙嗪等亦可选用。

(3) 麻醉类药物:利多卡因、普鲁卡因等亦可选用。

(4) 拟交感药物:如右旋苯丙胺(dextren),5~10mg,2~3次/日。

(三) 对症治疗

1. 镇吐药:①甲氧氯普胺(metoclopramide),5~10mg,3次/日。②舒必利(sulpiride),600mg/d。③硫乙拉嗪(torecan),10~30mg,2次/日。④其他,如多潘立酮。

2. 抗癫痫药:苯妥英钠、苯巴比妥钠、勃氏合剂对眩晕性癫痫发作及基底动脉偏头痛发作伴眩晕者有效。

(四) 心理治疗

解除恐惧心理,建立治愈信心,正确对待休息与锻炼。

(五) 中医药治疗

辨证施治:分肝阳上亢、气血亏虚、肾精不足、痰浊中阻、淤血阻滞、六淫外袭等六型而分别选方施治。

(六) 康复及前庭锻炼疗法

康复中可采用各种理疗,或在发作间歇期选用若干激发眩晕的动作和姿势,反复锻炼,使中枢在多次接受不正常刺激后,逐渐变得习以为常而不致发生眩晕,称为前庭习服锻炼疗法。

(七) 其他疗法

脊椎牵引疗法、高压氧疗法、脱敏疗法、紫外线照射自身血充氧疗法、激光疗法、激素应用(免疫性疾病)等均可依据病情选用。

(八) 外科手术疗法

依据病情可分别选用前庭神经切除或切断术、交感神经破坏术、内淋巴囊减压术、前庭感受器破坏术等。

(刘登华　于步润)

第三节　晕　厥

晕厥(syncope)是指突发性、短暂性、一过性意识丧失和昏倒,系由许多疾病导致一过性脑供血不足,致使脑组织由常态供氧而迅即陷于缺氧状态所突发，但可呈自然迅速恢复，不留任何后遗症的良性过程。引起晕厥的血流阈值，全脑为25～30ml/(100g脑组织·min)，而与意识维持有关的脑干网状结构激活系统出现较轻的血流低下即可造成晕厥。

【病因及发病机制】

（一）神经介导的反射性晕厥

血管迷走神经性晕厥、颈动脉窦性晕厥、条件性晕厥(急性出血、咳嗽、打喷嚏、吞咽、排便、腹痛、排尿后、运动后、餐后等)、神经痛(舌咽神经痛、三叉神经痛)致脑供血不足而引发的晕厥。

（二）直立性晕厥

原发性自主神经调节失常综合征(如单纯自主神经调节失常、多系统萎缩、帕金森病伴有自主神经功能障碍)、继发性自主神经调节失常综合征(如糖尿病性神经病变、淀粉样变性神经病变)、药物和乙醇诱发的直立性晕厥、血容量不足(出血、腹泻、Addison病)

（三）原发于心律失常的晕厥

缓慢性心律失常：病窦综合征、房室传导系统疾病。

快速性心律失常：阵发性室速、阵发性室上速、遗传性综合征(如长QT综合征、Brugada综合征)、起搏器功能不良、药物促心律失常作用等。

（四）器质性心脏病或心肺疾病

主动脉瓣狭窄、急性心肌梗死/缺血、肥厚型心肌病、主动脉夹层、心房黏液瘤、心包疾患/心脏压塞、肺栓塞/肺动脉高压、先天性心脏病、二尖瓣脱垂、反射性心搏骤停。

（五）脑血管性晕厥

短暂性脑缺血发作(TIA)、锁骨下窃血综合征、脑动脉硬化症、高血压脑病、低血压、颈动脉狭窄、椎-基底动脉供血不足、血管性头痛、颅脑损伤、中暑、过度的剧烈运动等，造成脑供血不足而引发晕厥。

（六）血源性疾病

严重贫血、低血糖症、低氧血症、过度换气综合征(低碳酸血症)、低钠综合征、药物毒血症等,因血流量、血含能量(氧、糖)不足及药物毒性作用而导致晕厥。

【诊断】

(一) 临床表现

1. 症状

(1) 发作前症状(先兆):头部、腹部及全身不适、头晕、眼花、耳鸣、心悸、面色苍白、出冷汗、打呵欠、流涎等,如能及时低头平卧,可以防止发作。

(2) 发作时症状:第一阶段,意识模糊伴眩晕、呕吐、面色发白,肢体无力、摇摇欲坠,头向前垂下。第二阶段,意识丧失,肌张力低下,患者跌倒在地,背伸直,眼球上转。第三阶段,可出现强直性痉挛,历时1~2秒,较少见。

(3) 发作后症状:清醒后感乏力、恶心、头部不适、嗜睡、出汗、面色苍白等。

2. 体征

(1) 血压变化:低血压休克、高血压脑病等及各种直立性低血压可有血压变化。

(2) 颈动脉窦过敏:心率减慢或心脏停跳、血压下降或休克。

(3) 心血管体征:心律失常、脉搏减弱或消失、心界扩大。

(4) 呼吸道症状:过度换气型呼吸障碍、连续剧烈咳嗽。

(5) 神经系统体征:伴阳痿、多汗等自主神经症状,偏瘫、复视、震颤、共济失调多为脑源性晕厥。

(6) 其他:屏气、用力、吞咽、排尿等动作可诱发晕厥,发作期观察,可见面色苍白、瞳孔扩大。眼底可呈高血压、动脉硬化性眼底。

(二) 实验室检查

血液检查可示贫血、低血氧、低血糖、高血糖;血气分析可示低氧、低碳酸血症;血液毒物检测等有助于血源性晕厥的诊断。

(三) 特殊检查

1. 心电图示心律失常、心肌缺血或梗死等,有助于心源性晕厥的诊断。

2. 脑电图示广泛同步慢波化(发作期)。

3. TCD、CVA、SPECT、PET 等项检测,可提示脑血管狭窄,血流不畅,脑供血不足。

4. 脑血管造影可提示血管狭窄及偷漏情况。结合第 2、3 项检查,有助于脑源性晕厥的诊断。

5. CT、MRI 检查有助于引起脑源性晕厥病变的发现。

6. X 线检查可发现有颈椎病及颅脊部畸形改变等。

7. 诱发试验

(1) 直立倾斜试验:血管迷走神经反射性晕厥多呈阳性。

(2) 颈动脉窦按摩试验:颈动脉窦性晕厥常呈阳性,行此检查应小心,并应备急救用药。

(3) 双眼球压迫法:迷走神经兴奋者多呈阳性。

(4) 屏气法(Weber 法):屏气晕厥常示阳性。

(5) 深呼吸法:呼吸过度所致血源性晕厥常呈阳性。

(6) 吹张法(Valsalva 法):心源性及反射性晕厥常呈阳性。

(四) 鉴别诊断

1. 晕厥与其他症状鉴别

(1) 晕厥与昏迷:晕厥为短暂、突发一过性意识丧失,而昏迷则多渐起而进行性加重,持续时间长,恢复慢。

(2) 晕厥与眩晕:眩晕为自身或周围景物旋转感,无意识障碍。

(3) 晕厥与癫痫小发作:癫痫小发作为时更短,终止亦快,常不伴跌倒、抽搐,脑电图示典型 3 周/秒棘慢波。

(4) 晕厥与发作性睡病:发作性睡病为不择场合和时间的发作性睡眠,为时较长,可唤醒而无意识丧失。

(5) 晕厥与癔症;癔症无意识丧失而具意识范围狭窄,常无阳性体征发现,既往多有类似发作,与精神因素有关,暗示可以加强或终止发作。

2. 各型晕厥的鉴别

(1) 心源性晕厥:可检获各种阳性心脏病症,如心律失常、阻塞性器质性心脏病、心电图异常、心瓣膜病等及其相应表现。

(2) 血源性晕厥:可检获严重贫血、血糖、血氧含量降低及低血钠、低碳酸血症及其相应表现。

(3) 血管源性晕厥:可检测出头颈部血管炎症、狭窄、闭塞、痉挛、偷漏症等致脑供血不足的阳性体征及相应疾病的体征。

(4) 反射性晕厥

1) 单纯性晕厥:常因紧张、激动、焦虑、恐惧、疲劳、饥饿、闷热、久立等因素而引起,且常有既往类似发作史。

2) 颈动脉窦晕厥:可查出颈部局灶性病变,且颈动脉按摩试验阳性。

3) 直立性晕厥又可分为特发性晕厥:具直立性低血压、无汗、阳痿三主症,另可伴多种神经征:复视、震颤、强直、肌萎缩、排尿排便障碍、Horner 征等;症状性晕厥:常见于心血管病,内分泌病,糖、卟啉代谢障碍,脊髓病变及交感神经切除术后,故可获相应病史及体征。

4) 药源性晕厥:有服降压药,扩血管药,交感神经阻滞药,肌肉松弛药,镇静、安眠、麻醉药史及其相应表征。

5) 排便性晕厥:多见于老年人夜间起床后以机械为手法排便时。

6) 咳嗽性晕厥:多发生于剧烈咳嗽数秒钟后,常有呼吸道病史及相应表征。

7) 屏气性晕厥:儿童多见,在哭笑过程中发生屏气而起,发作时伴呼吸停止,面色青紫或灰白,屏气试验可诱发。

8) 吞咽性晕厥:因咽喉、食管、胃部病变及机械性刺激,引起吞咽动作,激惹迷走神经而发生晕厥。

9) 舌咽神经痛性晕厥:常在舌咽神经痛同时突起,并具有心动过缓、血压下降,苯妥英钠及阿托品可终止发作。

【治疗】

(一) 应急处理

1. 立即将患者保持平卧或头低位(10°~15°),并转移到空气新鲜场所,防止受凉。

2. 立即指压或针灸人中、内关、百会、十宣等穴位。晕针者忌用。

3. 立即给予50%葡萄糖液60ml静脉注射或饮糖水，糖尿病高血糖者忌用。

4. 中枢兴奋药，如嗅吸氨溶液、皮下注射咖啡因0.25～0.5g。

5. 心率快者可用心肌抑制剂，如普萘洛尔、洋地黄；心率慢者可用阿托品、异丙肾上腺素；心脏停搏者应立即行胸外心脏按压。

6. 密切观察患者血压、脉搏、呼吸、瞳孔、意识变化，检查有无外伤。

（二）非发作时治疗要点

1. 病因治疗

（1）心源性晕厥应治疗各种原发心脏病，必要可安装按需或非同步心脏起搏器。

（2）血管源性晕厥除治疗原发病外，可选用扩血管药物及调整血压、改善血流及脑循环代谢药剂。

（3）血源性晕厥：应治疗贫血，补糖，输氧，排毒，纠正水、电解质及酸碱平衡失调。

（4）反射性晕厥：应防止各种诱因，避免精神刺激、过劳、过热、饥饿等。

（5）直立性晕厥：避免久立及长期卧床者突然体位改变，尽量下身穿着弹力袜、紧身裤。盐酸米多君（管通）对于改善直立性低血压有治疗作用。

2. 心理治疗：对患者进行卫生宣教，了解该病发作规律，避免相关的诱发因素，降低对疾病本身的紧张恐惧情绪。

3. 中医药治疗：属中医厥逆之证，可依据病情选用独参汤、四阳饮、大补元煎、理中汤、安厥汤等，并可配以针灸。

（刘登华　于步润）

第四节　昏　迷

昏迷（coma）是高级神经活动的极度抑制状态，表现为意识完全丧失，对外界的刺激无意识反应并引起运动、感觉和反射功能障碍,大小便失禁等。昏迷是临床上常见的危急症状,死亡率很高,需要临床医生迅速正确地采取诊疗措施,以免脑组织发生严重不可逆损伤。

【病因】

昏迷是颅内病变或影响脑代谢的其他躯体疾病阻断脑干网状结构上行激活系统,不能维持大脑皮质的兴奋状态,或者是大脑皮质受到广泛损害以及上述二者均遭到损害所致,按引起昏迷的病因和病变部位的不同分为两类。

1. 颅内病变:如颅内出血、炎症、肿瘤、外伤和大面积脑梗死等。

2. 影响脑代谢的全身性疾病:脑以外各种躯体疾病所引起的脑缺氧、低血糖、高血糖、尿毒症、肝性脑病、水与电解质紊乱、酸碱平衡失调和高热等,以及物质滥用、中毒、营养障碍、重症感染等。

【诊断】

有些病因是显而易见的,如外伤。

(一) 临床表现

1. 仔细收集病史

(1) 起病形式:①急性起病者要考虑脑血管意外、颅脑外伤、心肌梗死和各种中毒等;②亚急性起病者则应考虑病毒性脑炎、脑膜炎、肝性脑病和尿毒症等;③逐渐发生者应考虑颅内占位性病变和慢性硬脑膜下血肿等;④阵发性肝性脑病考虑肝性脑病和间脑部位肿瘤等;⑤一过性昏迷则可能为一过性脑供血不足和 Adams-Stokes 综合征等。

(2) 昏迷患者当时所处的环境:①附近有高压线者要考虑电击伤;②炎夏季节应考虑中暑;③室内有煤气味则可能为一氧化碳中毒。

(3) 过去史:①有高血压史,可能为高血压脑病、脑出血和大面积脑梗死等;②有脑外伤史,外伤后立即出现昏迷者为脑震荡或脑挫裂伤,外伤后昏迷有中间清醒期为硬脑膜外血肿,数日或数月后出现昏迷为硬脑膜下血肿;③有糖尿病史,可能为糖尿病昏迷,如注射胰岛素或服抗糖尿病药过多则可能为低血糖昏迷;④有肾病史,可能为尿毒症昏迷;⑤有心脏病史,可能有脑栓塞、心脑综合征和心肌梗死等;⑥有肝病史,可能为肝性脑病、门脉侧支循环性脑病;⑦慢性肺部疾病史,可能为肺性脑病;⑧癌症病史,首先考虑脑转移癌;⑨中耳炎病史,可能为耳源性颅内并发症,如脑膜炎和脑脓肿;⑩内分泌病史,如肾上腺功能不全危象(Addison 危象)、甲状腺危象、垂体危象等;⑪药物使用史,如镇静药、抗癫痫药、阿片制剂、抗抑郁药和抗精神病药等。

2. 首发症状:以剧烈头痛起病者要考虑蛛网膜下腔出血、脑出血、颅内感染和颅内压增高等;以高热抽搐起病者,结合季节要考虑乙型脑炎和癫痫持续状态等;早期表现为精神症状者,有脑炎和颞叶癫痫的可能;以眩晕或头晕为首发症状者,应考虑急性椎-基底动脉系统血液循环障碍、第四脑室部位的脑囊虫病等。

3. 体征

(1) 一般体格检查

1) 呼吸:呼吸时气味有一定的诊断意义,糖尿病酸中毒可有酮味(烂苹果味),尿毒症者可有尿臭,肝性脑病者可有肝臭,乙醇中毒者可有酒味。呼吸频率,深浅及节律是否规则,如潮氏呼吸(Cheyne-Stokes respiration),其表现为呼吸逐渐加深加快,达到最高峰后,呼吸又变浅变慢,继而呼吸停止数秒,有时可停 30~40 秒,这种过度换气与无呼吸期的交替出现,形成潮式呼吸,昏迷患者出现潮式呼吸提示间脑受损,往往继发于颅内压升高。在天幕上占位性病变的患者,潮式呼吸常发生在天幕疝的早期。当延髓有病变时,可出现深浅及节律完全不规则的呼吸,称为共济失调性呼吸(ataxic breathing),也提示病情危重。呼吸变慢,可见于阿片制剂或巴比妥类药物中毒,偶见于甲状腺功能减退。快速深大呼吸,可见于肺炎、糖尿病酮症酸中毒、尿毒症酸中毒、肺水肿,偶见于颅脑疾病所致中枢神经性过度换气。

2) 脉搏和心率:有感染时脉搏和心率可增快,中毒性休克时脉搏缓慢、微弱或不规则,急性颅内压增高时脉搏缓而强,亚急性心内膜炎或二尖瓣狭窄伴心房颤动，可能为脑栓塞。

3）血压：血压显著升高，尤其伴有呕吐时，常见于脑出血和高血压脑病等所致颅内压升高，血压过低（收缩压低于13.33kPa）可见于心肌梗死、体内出血、糖尿病、乙醇或巴比妥类药物中毒、主动脉夹层动脉瘤、败血症、Addison病等。

4）体温：昏迷前即有高热，提示有严重感染性疾病，如脑膜炎脑炎等。急性昏迷，初不发热，但数小时后有高热，常提示有脑干出血或脑室出血，昏迷后2~5天逐渐有高热，提示伴有肺部感染。体温过低，见于乙醇或巴比妥类药物中毒、溺水、冷冻、周围循环衰竭、黏液性水肿等。

5）皮肤、黏膜的改变：唇发绀见于缺氧，一氧化碳中毒者皮肤呈樱桃色，皮肤有瘀点、瘀斑见于脑膜炎双球菌感染，皮肤潮红见于感染性疾病及乙醇中毒，皮肤苍白见于休克，皮肤黄染见于肝胆疾病，头面部有外伤，可能为脑外伤，有唇、舌咬伤见于癫痫发作。另外，要对心、肺、腹各脏器进行仔细检查。

（2）昏迷患者的神经系统检查（见昏迷患者的神经系统检查节）。

4. 昏迷和意识障碍的类型

（1）嗜睡：是意识障碍的早期表现，意识清晰度水平降低较轻微，在安静环境下患者呈嗜睡状态，轻微刺激可唤醒，当刺激消失时患者又入睡。

（2）昏睡：患者环境意识和自我意识消失，强烈刺激可以唤醒，但患者意识仍模糊，反应迟钝，且反应维持时间很短，很快又进入昏睡状态。

（3）意识模糊：又称反应迟钝状态，患者对外界反应迟钝，思维缓慢，注意、记忆、理解都有困难，对时间、地点、人物有定向障碍。

（4）谵妄状态：在意识模糊的基础上伴有知觉障碍，出现恐怖性错觉和幻觉，不协调性精神运动性兴奋是突出的症状，患者烦躁不安、活动增多、辗转不宁，对所有的刺激反应增强，且很多是不正确的，有定向障碍。

（5）昏迷：对外界的刺激不能引起有意识的反应并引起运

动、感觉和反射功能障碍,大小便失禁。根据昏迷程度的深浅,分为浅昏迷、中等昏迷、深昏迷和过深昏迷。

(6) 醒状昏迷:又称去皮质综合征,是昏迷的一种特殊类型,是双侧大脑皮质广泛损害和抑制,皮质下功能已恢复。患者仰卧,眼睑睁闭自如或睁眼若视,或眼球无目的地转动,对外界刺激不能引起反应,不会说话,可有无意识哭叫;吞咽动作、瞳孔对光反应、角膜反应和咀嚼动作均存在,还保持着觉醒和睡眠的节律。常有去皮质强直,表现为双上肢屈曲内收,前臂紧贴前胸,双下肢强直性伸展。

(二) 实验室检查

1. 尿常规发现有红细胞、白细胞、蛋白和管型,血浆尿素氮和肌酐明显增高,提示为尿毒症昏迷。

2. 血糖增高加之尿酮阳性,提示糖尿病昏迷。

3. 血糖明显降低,为低血糖昏迷。

4. 血氨明显增高,肝功能不正常,为肝性脑病。

5. 腰穿检查为血性脑脊液,为蛛网膜下腔出血。

6. 脑脊液混浊或清亮,白细胞增多,以多核细胞为主,压力增高、蛋白增高、糖低或正常,为化脓性脑膜炎。

7. 脑脊液白细胞增多,以淋巴细胞为主,蛋白含量增高、糖和氯化物含量减低,结核抗体阳性,为结核性脑膜炎。如真菌涂片和培养为阳性,为真菌性脑膜炎。

(三) 常见病因鉴别诊断

1. 伴有局灶或偏身体征:脑出血、脑梗死、硬膜下血肿、颅脑外伤、脑脓肿、血栓性血小板减少性紫癜等。

2. 伴脑膜刺激征:脑膜炎、脑膜脑炎、蛛网膜下腔出血、脑膜癌、寄生虫疾病、垂体卒中等。

3. 无局灶或偏身体征,也无脑膜刺激征:各种中毒、低血糖、糖尿病、尿毒症、肝性脑病、肺性脑病、电解质紊乱、甲状腺疾病、Addison 病、重症感染、心源性疾病、癫痫、严重营养障碍、脑震荡、高热或体温过低、急性脑积水等。

【治疗】

昏迷的治疗需要一个诊疗团队良好的协调配合。无论何种病因，初诊时在迅速判断意识水平和瞳孔情况后应立即尽可能地维持正常的呼吸和循环功能，有脑疝征象者应立即处理颅高压情况，然后通过详细的病史、周密的体格检查及辅助检查找寻昏迷的病因，在抢救过程中严密监测生命体征，并进行频繁的评估。

（一）病因治疗

对颅内出血或肿瘤，要立即考虑手术清除的可能；脑膜炎要针对不同性质给予足量的抗生素；低血糖昏迷立即静脉注射50%葡萄糖60～100ml；糖尿病昏迷应立即请内科协助抢救；中毒则给予相应的解毒剂；等等。

（二）支持性措施

1. 维持循环血量：如果存在休克，应立即首先处理，考虑深静脉穿刺，补液，静注多巴胺或间羟胺维持收缩压在100mmHg以上；心力衰竭者注射毛花苷C；心搏骤停应采取措施帮助心脏复苏。

2. 保持气道通畅、充分给氧：应置患者于侧卧位，及时用吸引器清除分泌物或呕吐物，根据情况可给予呼吸兴奋剂，必要时使用口咽通气管或行气管插管，人工或机械辅助呼吸。应做动脉血气分析，监测血氧饱和度。

3. 保持电解质、酸碱和渗透压平衡：注意做生化检查，根据结果及时予以纠正。高血钾者给胰岛素16U加入50%葡萄糖100ml或10%葡萄糖500ml中静脉滴入，低血钾者给10%氯化钾20～30ml加入5%葡萄糖或生理盐水500ml中静脉滴入，有酸中毒或碱中毒应采取相应措施纠酸或纠碱。

（三）抗癫痫药物治疗

频繁痫性发作或癫痫持续状态静脉注射地西泮10～20mg，如抽搐仍不能完全控制，可给地西泮100mg加入5%葡萄糖液500ml中缓慢静脉滴注，一般维持10～12小时，还可选用苯巴比妥钠0.2～0.3g肌内注射或6%水合氯醛50ml保留灌肠，以及鼻饲丙戊酸钠200mg，每日3～4次。

（四）脑水肿和脑疝的处理

给20%甘露醇125～250ml静脉注射或快速滴注，6小时

1 次,还可应用甘油果糖注射液或复方甘油注射液每次 250ml 静脉滴注每日 2 次。

七叶皂苷钠,可减轻脑水肿,每次 10～20mg,静脉输注,每日 1 次。

占位性病变所致颅内压增高,应注意瞳孔情况,复查 CT 追踪病变的大小、局灶性水肿的程度及监测脑组织的移位情况,可考虑进行颅内压监测。

（五）保护大脑,降低脑代谢,减少脑耗氧量

可采用人工冬眠、冰帽、低温毯等药物或物理方法降低患者体温。

（六）促进脑细胞代谢药物的应用

由于各种原因引起的昏迷均伴有脑细胞代谢功能障碍,应用脑细胞代谢促进剂,可帮助疾病向好的方向转化,促进苏醒,减少由昏迷所引起的后遗症,详见增智能药物。

（七）中枢神经系统苏醒剂的应用

引起昏迷的直接原因虽已控制,病变仍继续发展,两侧大脑皮质和网状结构上行激活系统的超限抑制没有解除,患者仍不能苏醒,在这种情况下,可应用中枢神经系统苏醒剂。

1. 胞磷胆碱注射液(胆碱胞嘧啶核苷二磷酸酯的单钠盐),每次 750～1000mg,静脉滴注,每日 1 次。

2. 纳洛酮,每次 2mg,静脉滴注,每日 1 次。

3. 纳美芬,每次 0.2～0.4mg,静脉滴注,每日 1～2 次。

4. 醒脑静注射液(中药安宫牛黄丸注射液)每次 20ml 加入 5% 葡萄糖盐水 250ml 中静脉滴注,每日 2 次。

（八）预防继发感染

（徐沙贝　杨明山）

第五节　瘫　　痪

肌肉的随意收缩能力(力度、速度、幅度)低下或消失称瘫

痪(paralysis)或麻痹。随意运动的解剖生理基础包括向心部分(运动分析器的感受与传入部)、中枢部分(皮质中央前回及其相联系结构)及离心部分(上、下运动神经元与效应器——骨骼肌)。其病理生理基础为上述结构中特别是中枢及传出部分的组织结构受损。

【病因】

1. 神经系统感染:如各种急、慢性脑炎、脑膜炎、脊髓炎、脊膜炎、神经根炎、神经炎、肌炎,以及神经系统寄生虫病、脓肿、肉芽肿等及其联合病损,艾滋病及朊蛋白病亦属此。

2. 血液循环障碍:各种脑及脊髓原发或继发性血管病变,如出血、栓塞、血栓形成、血管炎、动脉瘤、动静脉畸形、血管瘤、血管畸形等。

3. 神经系统外伤:脑挫伤、脑裂伤、脑压迫、脑血肿、脑积气、脊髓外伤、神经丛及周围神经外伤、产伤、弹伤、冲击伤及放射性损伤。

4. 神经系统肿瘤:如颅内原发或继发性转移性肿瘤,脊髓原发或继发性、转移性肿瘤,中枢神经系统白血病,周围神经肿瘤,多发性神经纤维瘤病等。

5. 神经系统中毒:如药毒(医用药品、化学药品、农药)、工业毒物、生物毒、细菌毒、食物毒、重金属毒等均可致脑、脊髓、周围神经受损。

6. 营养及代谢障碍:维生素 B 族缺乏所致的维生素 B_1 缺乏病(脚气病)、陪拉格病、威立克脑病、柯萨可夫综合征;糖尿病及肝、肾、内分泌疾病所致的脑、脊髓、神经病损等。

7. 神经系统脱髓鞘及变态反应性疾病:各型脑白质营养不良症、髓鞘溶解、视神经脊髓炎、多发性硬化症、弥漫性硬化(希尔德病)及继发于出疹性疾病或疫苗接种后所致的急性播散性脑脊髓炎、多发性脱髓鞘性周围神经病等。

8. 先天性疾病:脑型瘫痪、脑穿通畸形、扁平颅底、脑脊髓脊膜膨出、脑-脊髓空洞症、结节性硬化、颈肋等。

9. 变性病:运动神经元疾病。

10. 肌病:肌营养不良症、周期性瘫痪、重症肌无力症、肌炎及各种先天性疾病。

【诊断】

（一）临床表现

1. 症状

（1）自觉病肌无力、易疲劳、难以完成日常生活或职业性活动、动作。

（2）自觉肌容积变小、肌萎缩、肌肉跳动、肌活动范围受限或过度。

（3）引起瘫痪疾病的相关病史及症状，如外伤、产伤、感染、中毒、肿瘤、变性、代谢营养障碍等病史及相应症状。

2. 体征

（1）肌力检查：各种器械、轻瘫试验或全瘫征均呈阳性，示其力量减弱或消失。

（2）观察肌群、关节肢体随意运动之幅度、范围变小或消失。

（3）随意运动的速度减慢或消失。

（4）肌张力检查：中枢性瘫痪肌张力增高，周围性瘫痪肌张力减退，脑脊髓或神经休克期肌张力亦减退。

（5）肌容积检查：周围性瘫痪、肌营养不良常示肌萎缩，肌营养不良病尚可有假肥大、长期中枢性瘫痪可致失用性萎缩。

（6）反射功能检查：浅反射减退，腱反射亢进，见于中枢性瘫痪；腱反射减退见于周围性瘫痪，中枢性瘫痪尚可出现病理征。

（7）相应疾病的有关阳性体征：如肌炎类的肌痛、压痛，重症肌无力的阳性肌疲劳试验；脑病的颅高压征；脊髓肿瘤的脊髓压迫征；脑干病变的交叉瘫痪征；脊膜神经根病损的脑膜刺激征、神经根牵引征等。

（二）实验室检查

1. 腰穿及脑脊液检查：可反映出炎症、高颅压、椎管受阻性病损。

2. 血液检查：对感染、血液病、糖尿病及肝、肾疾病可查获相应的改变，肌酶谱升高常示肌炎、肌营养不良症。

（三）特殊检查

1. 神经电生理诊断：周围性瘫痪常示电变性反应、神经传导速度异常及相应肌电图改变；脊髓病损常示有脊髓诱发电位、运动诱发电位异常；脑部病损常现脑电图、脑干诱发电位、事件相关电位异常；重症肌无力患者肌疲劳试验阳性。

2. TCD、DSA 等检查：有助于血管病变的动力学及形态学检测判断。

3. 颅、脊部平片及脑脊髓 CT、MRI 检查：对外伤、肿瘤、脑卒中、感染的诊断有帮助，对某些先天性畸形亦有诊断价值。

4. 活检：病变组织活检有助于疾病的确诊及鉴别。

（四）鉴别诊断

有关真性瘫痪与假性瘫痪的鉴别见表 2-2。

表 2-2　真性瘫痪（器质性）与假性瘫痪（功能性）的鉴别

	真性瘫痪	假性瘫痪
病因	可找出相应结构病损	无器质性病损，但有明显精神因素
瘫痪体征	有相应的典型瘫痪征	无典型瘫痪征，且与生理解剖不符
病理变化	可查获相应病理变化	无病理改变可寻
暗示治疗	无效	有效

瘫痪的定位、定性诊断详见第五章；中枢性与周围性瘫痪的鉴别，详见第一章。

【治疗】

（一）病因治疗

（二）病理生理机制治疗

1. 恢复神经组织结构完整性

（1）改善神经组织的营养，促进生长，可选用：①维生素 B_1，100mg，肌内注射，1 次/日。②维生素 B_{12}，100μg，肌内注射，1 次/日。③维生素 B_6，10mg，1 次/日。④谷氨酸，1.0g，3 次/日。⑤γ-氨基丁酸（γ-GABA），1.0g，3 次/日。⑥能量合剂，辅酶 A 50U、ATP 20～40mg、细胞色素 c 15～30mg 每日静脉滴注 1 ~ 2 次或分别肌内注射。⑦神经生长因子、神经营养因子、胰岛素、蛋白合成激素、神经节苷脂(GM_1)、神经组织必需氨基酸等。⑧中药、针灸。

(2) 理疗:①紫外线局部照射;②平置性直流电;③其他,如泥疗、中波透热、高压氧、激光。

2. 恢复神经组织正常功能

(1) 改善神经组织营养。

(2) 消除被动抑制:①地巴唑,5 ~ 10mg,3 次/日。②溴化新斯的明,15mg,3 次/日。③溴化吡啶斯的明,30 ~ 60mg,3 次/日。④石杉碱甲,50 ~ 100μg,3 ~ 4 次/日。⑤加兰他敏,2.5 ~ 5mg,肌内注射,1 ~ 2 次/日。⑥其他,如山莨菪碱、樟柳碱、硝酸一叶萩碱、中医及针灸。

(三) 促进代偿功能

促进代偿功能主要为医疗体育。

1. 被动运动:包括推拿、按摩、柔捏、锤击,以及对瘫痪肢体各关节进行被动伸展、收缩、旋转、摆动等最大范围的活动及牵引。

2. 主动活动:应当由粗到细,循序渐进。

(1) 意向性锻炼:对瘫痪肢体进行想象性活动。

(2) 连带性锻炼:用健肢助患肢活动,或以大关节带动小关节进行连带性锻炼。

(3) 功能锻炼:卧→ 翻身→ 坐→ 站→ 立→ 行→ 上、下梯→跑、脱衣、持筷、系带、解扣子、穿鞋等。

(4) 职业性锻炼:缝衣服、织毛线、打算盘、打字、运算电脑、写字、绘画等。

(四) 维持组织正常状态

1. 肌萎缩的治疗:见第一篇第二章“肌萎缩”。

2. 肌挛缩的治疗

(1) 一般措施,瘫痪肢体置功能位置,瘫痪肢体行医疗体育和各种理疗,以防关节固定及变形。

(2) 药物治疗:①卡立普多(肌安宁),0.35g,3 ~ 1 次/日。②强筋松,0.2g,3 次/日。③地西泮,2.5 ~ 5mg,3 次/日。④甲

丙氨酯(眠尔通),0.2～0.4g,3 次/日。⑤巴氯芬(baclofen),15～30mg/d。⑥盐酸乙哌立松(妙纳,Myonal),1.5g/d。⑦用无水乙醇、5%～25%酚溶液注入传入的运动神经纤维,尚可用热水、电凝。⑧中医药,针灸。

(3) 外科治疗:切除神经根或挛缩肌腱。

(五) 中医治疗

1. 辨证论治。

2. 针灸治疗:①体针;②水针(穴封);③电针;④耳针;⑤头针;⑥颈针;⑦神经干针;⑧脊髓针;⑨激光针灸。

(六) 心理治疗、反馈治疗

(胡　琦　于步润)

第六节　抽　　搐

抽搐是全身或局部骨骼肌阵发性地强烈不自主收缩,伴有意识丧失的抽搐则称为惊厥。发作形式可为强直性(肌肉持续的收缩)、阵挛性(肌肉断续性的收缩)和强直-阵挛性(先后出现强直性和阵挛性肌肉收缩)。抽搐一词在临床上的应用比较广泛,此处仅指痫性抽搐以及其他原因引起的全身抽搐或双侧肢体抽搐,而不包括锥体外系疾病所致的不随意运动。

抽搐是一种常见的临床症状,其病因及临床表现形式不尽相同。现将常见抽搐发作的相关病因、鉴别诊断和治疗分述如下:

一、特发性癫痫

特发性癫痫在儿童和青少年多见,首次发病年龄有两个高峰:一为 5 岁前后,另一为青春期。临床表现往往呈全面强直-阵挛发作,发作常包含三个期:强直期、阵挛期和发作后期。脑电图有相应的改变。有些可能与遗传因素有关。病程相对较长,间歇期神经系统检查无明显异常,患者也无自觉症状。小剂量的单一用药就能取得较好疗效，临床预后良好。

治疗：①发作时主要是防止跌伤和注意呼吸道通畅；发作频繁时可予苯巴比妥0.2g肌内注射。②间歇期治疗首选丙戊酸钠，剂量为成人600～1800mg/d，儿童20～50mg/(kg·d)，分3次口服；拉莫三嗪、托吡酯、左乙拉西坦等也可作为首选。以上药物需要长期服用，发作完全控制3～5年或更长时间，可逐渐减量，经1～3年无发作才可完全终止服药。

二、继发性癫痫

常见病因为颅内感染、颅内肿瘤、颅脑外伤、脑寄生虫病、脑血管病、脑变性病及脑先天性疾病。临床表现除原发疾病症状、体征外，抽搐发作可为全身性强直阵挛发作及部分运动性发作。

三、热性惊厥

热性惊厥是指6个月至3岁的小儿在发热过程中合并的急性惊厥发作，但无颅内感染等特定原因，神经系统检查亦无异常。根据临床表现可分为两型：

1. 单纯热性惊厥(良性惊厥)：发病年龄多在出生后6个月至3岁，具有典型的临床表现和转归，惊厥与发热有密切关系，多在热起的24小时以内、体温骤升至39℃以上时发生。90%以上表现为全身强直-阵挛性发作。惊厥时间短暂，多在1分钟以内，发作后一般情况好，可有发作后短暂嗜睡，常伴有啼哭。一次发热过程中只出现一次发作，这可能与发作后惊厥阈升高有关。脑电图可有节律变慢或枕部高幅δ波，热退1周后脑电图恢复正常，患儿多有家族史，预后较好，虽然以后在发热疾病时还会复发，但转变为癫痫者极少。

2. 复杂热性惊厥：发病年龄常在6个月以下或6岁以上，呈不典型经过，发病与高热关系不密切，低热也可引起发作，表现为局灶性发作，单次惊厥发作持续15分钟以上，在一次热性疾病中24小时内反复发作≥2次，热退后2周脑电图检查仍存在异常,一年内频繁复发累计总数大于5次,日后发展为癫痫的概率较高。由于反复长时间的抽搐和呼吸暂停而产生脑缺氧、缺血、水肿、血液循环障碍,造成脑组织坏死,神经细胞消失及瘢痕形成,促使以后容易发生癫痫,智能减退、行为异常等改变。

治疗:包括5个方面。

1. 控制抽搐:首选地西泮,剂量为0.3~0.5mg/(kg·次),缓慢静脉注射,婴儿一次剂量不超过5mg,5~10岁一次可用5~10mg,必要时一日可重复用4次;也可用地西泮直肠栓剂或地西泮注射液0.4~0.5mg/(kg·次)直肠导入。其次可肌内注射苯巴比妥钠,剂量为5~8mg/(kg·次),亦可用10%水合氯醛保留灌肠,用法为15~20ml稀释1~2倍后一次灌入。

2. 病因治疗:积极治疗原发病,根据不同感染采用相应的抗生素。

3. 降温:可肌内注射或口服退热药及物理降温,亦可应用人工冬眠疗法。

4. 降低颅内压及消除脑水肿:可用甘露醇、甘油果糖、肾上腺皮质激素(如地塞米松)。

5. 抗癫痫治疗:对于复杂热性惊厥,若地西泮不能有效控制发作,可长期口服丙戊酸、托吡酯或苯巴比妥,疗程为1~2年,个别需适当延长。

四、代谢性疾病

(一) 维生素D缺乏性手足搐搦症

本病又称婴儿手足搐搦症,是婴儿时期常见的无热惊厥原因之一。主要是由于维生素D缺乏,导致血游离钙水平降低,增强了神经肌肉的兴奋性,引起反复的抽搐发作,表现为:

1. 手足搐搦:多见于6个月以上的婴儿和儿童,呈双手腕部屈曲,手指伸直,拇指内收于掌心,而足踝关节伸直,足趾向下弯曲的姿势。

2. 癫痫样抽搐:多见于婴儿时期,其特点是在无发热的情况下,突然出现全身性抽搐,类似癫痫大发作,持续时间数秒至数分钟,并可反复发作,间歇期患儿基本正常。

3. 喉痉挛及支气管痉挛症:大多见于2岁前婴幼儿,发作时表现为声带肌肉突然痉挛,可致呼吸困难,吸气时发出高尖的鸡鸣声。由于呼吸困难,可继发脑缺氧而引起全身抽搐。患儿大多伴有佝偻病体征及典型的X线征,血钙降低、碱性磷酸酶增高,心电图QT间期延长等改变。

治疗:包括3个方面。

1. 控制抽搐:癫痫样抽搐发作期或频繁发作者可给予苯巴比妥钠5~8mg/kg肌内注射或10%水合氯醛0.4~0.5ml/kg保留灌肠,间歇期可口服丙戊酸钠20~30mg/(kg·d);出现喉痉挛要及时进行人工呼吸,必要时行气管插管或气管切开。

2. 补钙:10%葡萄糖酸钙5~10ml以等量的生理盐水或10%葡萄糖稀释后,缓慢静脉注射,每日2次,连用2~3天,同时给予10%氯化钙5~10ml,每日3次口服,连用7天。

3. 维生素D:补钙1周后予以足量维生素D,5000~10 000IU/d,直至佝偻病恢复期。若口服无效,可给予维生素D_2或维生素D_3 30万~60万IU,肌内注射1次。

（二）甲状旁腺功能减退症

该病主要表现为手足搐搦、癫痫样发作、低钙和高磷血症。最常见于甲状腺次全切除术损害或切除了甲状旁腺,其次还包括甲亢放射性核素碘放疗或甲状腺癌放疗等病因。一般最先表现为手足搐搦,数日或数年后才出现癫痫发作,常呈全身强直-阵挛性发作,可能是由于脑组织内病理性水潴留引起。特发性的甲状旁腺功能减退引起的手足搐搦大多在出生后2年发病,约70%的患者伴有癫痫样发作。

治疗:

1. 发作期:给予10%葡萄糖酸钙10ml静脉注射,每日2次,并可联合应用苯巴比妥钠0.1~0.2g肌内注射或地西泮10mg静脉注射。

2. 间歇期:维生素D_2或D_3 5万~20万IU/d口服,同时予葡萄糖酸钙6~12g或乳酸钙4~8g/d口服。宜进高钙低磷饮食，少吃乳类、蛋黄和菜花。

（三）维生素 B_6 缺乏症

这是一种罕见的维生素反应性氨基酸病。抽搐是本病的重要症状，常发生于出生后几周至 10 个月内，尤其多见于 2～4 个月的婴儿，全身性抽搐发作较频繁，一日可连发数次，每次持续时间不等。患儿有早发抽搐（甚至在子宫内时）、生长停滞、肌张力增高-运动过度、易激惹、震颤及听觉惊吓反应增强的特点，如不及时治疗，部分患儿可出现不可逆性的精神运动发育迟滞。这些症状与维生素 B_6 缺乏引起 γ-氨基丁酸代谢障碍有关。脑电图可有阵发性癫痫样波，并出现类似于高幅失律的表现。

治疗：

1. 抗癫痫药无效，但维生素 B_6 100mg 肌内注射或 25～100mg 静脉注射 1 次，可控制抽搐。

2. 日常饮食补充：正常维生素 B_6 需要量，婴儿为 0.3～0.5mg/d，儿童为 0.5～2mg/d。牛奶或其他食物均含有维生素 B_6，但因维生素 B_6 不耐高温，因此应避免食物加热时间过长或多次煮沸。另外，婴儿喂养时应及时添加辅食，维持营养均衡。

（四）维生素 B_6 依赖症

多见于婴儿，是一种少见的常染色体隐性遗传疾病。临床表现为出生早期即出现难以控制的惊厥发作。大多在生后数小时或 1 周内可有各种类型的发作，强直-阵挛性发作最常见，常呈惊厥持续状态，局灶或多灶性阵挛发作、一侧性发作或肌阵挛发作也较常见，肌阵挛发作可为自发性或由外界触觉、声刺激所诱发。患儿常伴有应激性增强、听觉过敏、精神异常及智能减退。脑电图可出现各种阵发性异常表现。

治疗：各种抗癫痫药均不能控制发作，但静脉注射大剂量维生素 B_6（100～200mg/次）后，发作可在数分钟内消失，但在停药后数天内又复发。需终身口服维生素 B_6 治疗，剂量为 10～100mg/d，分次口服，或 2～10mg 肌内注射，每日 1 次。

（五）低血钠、高血钠及低血镁

通过影响细胞膜的通透性，改变膜内外离子分布引起抽搐发作，儿童尤为多见，常呈阵发性全身抽搐，低镁血症还伴有手足搐搦。诊断依靠患者引起电解质紊乱的病史、相应的临床表现及实验室检查。

低血钠的治疗：①病因治疗，治疗原发病。②补钠，可严格控制入水量，并给予3%的氯化钠溶液以每小时0.5～1mmol/L的速度静脉滴注，使血钠逐步提高至120～125mmol/L。避免过快纠正血钠水平，以免发生脑桥中央髓鞘溶解症。

高血钠的治疗：若患者病情稳定、无症状，采用口服补充水分，病情严重者则可予5%葡萄糖加0.45%氯化钠溶液静脉注射，使血钠在48～72小时内逐渐降至正常。应随时注意患者的血钠水平和神经功能，以防纠正过快。

低血镁的治疗：10%硫酸镁10ml加入5%葡萄糖500ml中缓慢滴注（每分钟不超过1.5ml），并密切观察心电图改变。同时可适当补充葡萄糖酸钙。

（六）碱中毒

由于肌肉在碱性状态时钙的离子化减少，外周血中游离钙降低，引起神经肌肉兴奋性增高，严重时可发生全身肌肉抽搐。多见于因过度换气导致呼吸性碱中毒时，患者可有眩晕、手足和口周麻木或针刺感、肌阵挛及手足搐搦。

治疗：①积极治疗原发病，适当应用地西泮等镇静剂；②手足搐搦者可给予10%葡萄糖酸钙或10%氯化钙10ml静脉注射；③长期的呼吸性碱中毒可应用β-肾上腺能阻滞剂。

（七）低血糖

抽搐通常发生于血糖降至2.8mmol/L（50mg/dl）时，少数病例在低于2.2mmol/L（40mg/dl）才发生。低血糖时，由于中枢神经系统缺乏能量来源而出现功能障碍，出现不同程度的抽搐，多表现为癫痫大发作或癫痫持续状态。脑电图可出现弥漫性慢波。发作前常有饥饿、无力、出汗、焦虑、脸色苍白、心动过速、意识蒙眬等前驱症状，发作时注射葡萄糖有效。胰岛细胞瘤所致的低血糖最易引起发作性抽搐及昏迷，抽搐多于清晨、夜间、延迟进食及运动后的空腹情况下发生。

治疗：①发作时口服糖水或快速静脉注射50%葡萄糖

40～60ml 可控制抽搐发作。②病因治疗，如胰岛细胞瘤引起者可行手术切除进行根治。③各种原因引起的严重或反复发作的低血糖，导致脑组织损害，并出现长期癫痫发作者可给予丙戊酸钠 0.2～0.4g，每日 3 次口服。

（八）糖尿病昏迷

血糖一般在 33mmol/L（600mg/dl）以上，可引起局灶性抽搐或全身性癫痫发作，多见于高渗性昏迷，因大量失水，血糖过高，细胞外液呈高渗状态，引起脑细胞内严重脱水所致。酮症酸中毒出现癫痫发作相对少见，多由于酸性代谢产物及电解质紊乱影响中枢神经系统所致。

1. 糖尿病高渗性昏迷的治疗

（1）补液：立即纠正脱水状态，若患者血压偏低，血 Na^+ ≤150mmol/L 用等渗液；血 Na^+ ≥150mmol/L 且无低血压者可用低渗液（0.45% NaCl）；若患者有休克，除给予生理盐水外，应间断输血浆或全血。补液应在 2～3 日内逐渐补足，不宜过快和过多，以免发生肺水肿和脑水肿。

（2）胰岛素：一开始即给予胰岛素静脉滴注，但剂量宜小，按血糖每增高 5.6mmol/L（100mg/dl）给予普通胰岛素 10U，当血糖下降到 13.9mmol/L（250mg/dl）时暂停胰岛素。

2. 酮症酸中毒的治疗

（1）胰岛素：每小时 4～6U 普通胰岛素静脉滴注。

（2）补液：立即补充生理盐水，当血糖降至 13.9mmol/L（250mg/dl）时改用 5% 葡萄糖加胰岛素继续输注，补充液体的量及速度视失水程度而定。

（3）补充电解质。

（4）纠正酸中毒。

（九）尿毒症

癫痫发作可见于 30% 以上的急性肾衰竭患者，可因高血压，水、电解质、酸碱平衡失调及钙磷代谢异常等因素所致。常为全身性或多灶性肌阵挛发作，也可为全面性强直-阵挛发作，偶见单纯部分性发作。慢性肾衰竭的患者，在病情出现周期性恶化时可有癫痫发作。另外，部分尿毒症患者在透析治疗后，由于血液中代谢废物的迅速清除，造成脑组织内渗透压增高，产生脑水肿，从而引发癫痫发作，甚至癫痫持续状态。

治疗：①控制抽搐，首选地西泮 10mg 静脉注射，亦可应用苯巴比妥，但需注意药物蓄积作用；②透析治疗；③纠正水、电解质紊乱和酸碱失衡；④营养支持治疗。

（十）肝性脑病

患者出现癫痫发作的情况较尿毒症少得多，多发生于疾病晚期，患者已处于深昏迷状态，瞳孔散大，肌张力减低，各种反射消失，对各种刺激无反应。脑电图出现双侧对称的 δ 波。

治疗：①控制癫痫发作，因患者肝功能严重受损，而多种镇静剂和抗惊厥药都经肝脏代谢，会加重肝脏负担，故不宜应用。地西泮对肝脏影响较小，可用 10mg 静脉注射。②护肝治疗。③降低血氨。④有脑水肿及颅内压增高者，给予甘露醇脱水降颅压。

（十一）苯丙酮尿症

癫痫常在 1 岁以前发病，发生率为 25% ~ 33%，多表现为全身性抽搐及婴儿痉挛症，具有反复发作及药物不易控制的特点。但随年龄增长，发作次数减少，脑电图有高波幅棘慢波及高幅失律等异常改变，患者常伴精神发育迟滞、皮肤色白细腻，头发呈棕黄色。

治疗：①根据癫痫发作类型，选择相应的抗癫痫药物。②对于婴儿血中苯丙氨酸含量持续高于 2600μmol/L（20mg/dl）者，采取低苯丙氨酸饮食疗法，使血中苯丙氨酸维持在 650 ~ 1300μmol/L（5 ~ 10mg/dl）直至青春期，以减少癫痫发作和防止智能低下。

五、心血管疾病

（一）高血压脑病

在原来高血压的基础上，血压骤然急剧升高导致急性全脑功能障碍。由于脑血管自动调节功能障碍，引起弥漫性脑水肿，加之小动脉壁本身的变性坏死、点状出血及多发性小栓塞，引起脑循环急性障碍和脑功能损伤，从而引起一系列临床表现。患者多有颅内压增高症状，可伴有不同程度的意识障碍、抽搐及局灶性神经功能缺损症状，严重者合并呼吸功能衰竭症状。其抽搐的发作形式多为全身性，也可呈局限性，甚至出现癫痫持续状态。脑电图表现为枕部伴或不伴有局限性异常的弥漫性慢波，有时节律较差。

治疗：

1. 迅速降低血压：争取尽快将血压降至160/100mmHg左右或接近患者平时血压水平，但不宜降得过低。首选硝普钠30～100mg加于5%葡萄糖500ml，避光静脉滴注或亚宁定12.5～25mg静脉推注后5～40mg/h静脉滴注或静脉泵入，亦可用酚妥拉明5～10mg缓慢静脉注射。

2. 控制抽搐：首选地西泮10～20mg静脉注射，亦可用苯巴比妥钠0.2～0.3g肌内注射或10%水合氯醛20～30ml保留灌肠。

3. 减轻脑水肿，降低颅内压：20%甘露醇250ml快速静脉滴注，每6～8小时一次或呋塞米20～40mg静脉注射。

（二）急性心源性脑缺血综合征（即阿-斯综合征）

本病是指由于严重心律失常、心脏排血受阻、心肌缺血等各种原因引起的心排血量减少或心脏停搏，使大脑急性供血不足或中断所致的短暂意识丧失及抽搐发作。一般心搏停止5～10秒以上便出现意识障碍，15秒以上即可发生晕厥和抽搐。其抽搐发作时间极短，仅持续数秒至十余秒，表现为突然倒地，双眼上翻，先为全身强直，角弓反张，双手握拳，随即双上肢及面部阵挛性抽搐，伴有意识丧失、瞳孔散大、发绀、流涎，偶有二便失禁。发作时心音及脉搏消失，血压明显下降或测不到。脑电图开始呈弥漫性慢波，抽搐时脑电活动突然抑制，电位低平，抽搐停止后又出现慢波，意识恢复后4～6Hz慢波逐渐消失，不发作时脑电图正常。

治疗：

1. 病因治疗：消除心脏停搏的病因及应用相应的抗心律失常药物，争取尽早安装人工心脏起搏器。

2. 营养脑细胞、防治脑水肿治疗：以减轻脑缺氧，改善脑循环。

六、屏 气 发 作

屏气发作又称呼吸暂停症，是婴幼儿期的一种神经症性发作，为儿童心理行为障碍的常见表现，见于6个月至6岁儿童，高峰期在6～18个月。发作多有明显的诱因，如生气、恐惧、兴奋、受惊吓或疼痛等。表现为用力啼哭2～3声后呼吸突然停止在呼气相，并持续屏气，继而出现面唇青紫，意识丧失，头后仰，全身强直，角弓反张，常有震颤或肢体阵挛样抽动，约1分钟后全身肌肉放松并恢复呼吸，片刻后神志清醒。脑电图背景可有慢波样改变，但无癫痫样放电。随着年龄增长，发作次数逐渐减少，一般在5岁前自行消失。

治疗：①避免诱因，保持情绪稳定。②严重者可进行适当的行为治疗。③一般无须药物治疗，但发作频繁时可考虑使用丙戊酸钠或苯巴比妥。④防止脑缺氧的继发性损害。

七、全身型破伤风

本病的特点是在受累肌肉紧张性收缩的同时，伴有阵发性痉挛。患者病前有皮肤及黏膜外伤史，起病多从咀嚼肌开始，随后面部表情肌及颈、背、腹、四肢肌相继受累，最后累及膈肌。咀嚼肌痉挛引起牙关紧闭，张口困难；面肌痉挛引起苦笑面容；四肢及躯干肌肉痉挛引起角弓反张；膈肌、肋间肌及喉肌的强直性抽搐可导致呼吸困难。病重者在全身强直性抽搐的基础上有发作性加剧，每次持续数秒，伴有剧烈疼痛，但通常无意识丧失，可自发出现或是由外界的轻微刺激所诱发，发作间歇期肌肉仍呈紧张的强硬状态，脑电图无痫性放电。

治疗：①控制强直性抽搐。首选地西泮，轻型，10mg肌内注射，重型，10～20mg静脉注射，半小时后可重复注射，或给100～200mg，溶解于5%葡萄糖生理盐水，并于12小时内缓慢静脉滴注。其次可肌内注射苯巴比妥钠0.1～0.2g，成人每日

3 次。也可用10% 水合氯醛溶液，口服剂量每次10～15ml，保留灌肠量每次20～40ml。氯丙嗪有降低组织耗氧，减轻肌痉挛，抑制中枢神经系统和降温作用，故在重症患者亦较常用，剂量为25～50mg 肌内注射或静脉滴注，每8小时1次。②处理伤口。③滴注破伤风抗毒素，早期应用，皮试阴性后，给予1万～6万U稀释于5% 葡萄糖溶液中缓慢静脉滴入。④入住隔离病室，避免声、光等刺激。⑤防止并发症，保持呼吸道通畅、使用抗生素等。⑥对症支持治疗。

八、狂 犬 病

狂犬病引起的全身肌肉抽搐仅发生于兴奋期。最典型的临床表现为恐水：饮水、闻流水声，甚至谈及饮水均可引起咽喉肌严重痉挛，外界多种刺激如声、光、电也可引起咽肌痉挛，其他症状包括多汗、流涎、构音障碍、咽下困难、精神异常、高度兴奋、面肌抽搐，严重时可继发全身阵发性抽搐，因呼吸肌痉挛出现呼吸困难。病前有被疯犬或病兽咬伤或抓伤史。

治疗：①控制痉挛，可用地西泮静脉注射、静脉滴注，苯巴比妥钠肌内注射，剂量及方法可参考破伤风的治疗。②咽、喉和呼吸肌痉挛而出现呼吸困难，若应用解痉镇静剂无效时，可进行气管切开，间歇正压给氧及应用肌松弛剂，如筒箭毒碱15～20mg 肌内注射或静脉滴注，氯琥珀胆碱50～100mg 加于5% 葡萄糖中静脉滴注。③处理伤口。④隔离于安静而光线较暗的房间。⑤对症支持治疗。

九、癔症性抽搐

癔症性抽搐多与情感因素有关。起病突然，缓慢或突然倒地，呼之不应，全身僵直，常见的姿势是双腕及掌关节屈曲，指间关节伸直，大拇指内收，呈典型的“助产士手”，双下肢伸直；也可表现为肢体阵发性抽动，但无规律，无强直期和阵挛期，呈舞动或抖动的形式，常伴捶胸顿足、面色潮红、哭笑叫骂等情感反应；有时则呈角弓反张状。发作时不伴有意识丧失，亦无舌咬伤、尿失禁及摔伤。双目常紧闭，强行拨开其眼睑时有违拗现象，可见眼球转动，瞳孔大小正常，对光反射灵敏。呼吸时而急促，时而停顿、闭气，但无发绀。发作可持续数分钟至数小时，但暗示或强刺激可中断其发作。

治疗：

1. 心理治疗：根据患者的性格特征、心理社会问题及临床特点采用相应的方法，帮助患者正确认识疾病的本质和确信其可治愈性及不遗留残疾。

2. 暗示疗法：在心理治疗的基础上应用针灸、电刺激或药物，结合语言暗示而达到治疗效果。

3. 镇静剂：对于急性情感或行为障碍者，必要时可配合应用镇静剂。

（王芙蓉）

第七节　肌　萎　缩

肌萎缩（muscular atrophy）是指肌肉的容积、形态较其正常缩小、变细，组织学上其肌纤维变小或数量减少甚而消失而言。正常成人中，男性肌纤维直径为48～65μm，女性为33～53μm，如果男性<35μm、女性<28μm，则可认为肌萎缩。

【病因及发病机制】

（一）肌源性疾病

因肌膜功能障碍、肌肉结构异常、神经-肌肉传递障碍或直接压伤而致。

1. 先天性肌病：肌纤维中央轴空性肌病、肌管性肌病、棒状体肌病、良性先天性肌病等。

2. 肌营养不良症：进行性肌营养不良症、营养不良性肌强直症等。

3. 炎性肌病：多发性肌炎、皮肌炎、混合性结缔组织病，以及病毒、细菌、寄生虫等引起的感染性肌炎。

4. 外伤性肌病：直接损伤或局部断裂、挤压、缺血所致。

5. 代谢性肌病

(1) 与遗传有关的代谢性肌病：糖原沉积病、家族性周期性瘫痪、脂蛋白异常症、家族性肌球蛋白尿症、脂质代谢异常性肌病等。

(2) 非遗传性代谢性肌病：糖尿病性肌病、周期性瘫痪、线粒体肌病、亚急性酒精中毒及营养代谢障碍性肌病。

6. 内分泌性肌病：甲状腺、甲状旁腺功能紊乱，脑垂体功能不足，皮质醇增多症等引起的肌病。

7. 中毒性肌病：亚急性或慢性乙醇中毒性肌病，氯贝丁酯(安妥明)、6-氨基己酸、长春新碱、依米丁、氯喹等药物中毒性肌病等。

8. 其他：缺血性肌病、癌性肌病、恶病质性肌病、激素性肌病、重症肌无力晚期、反射性肌萎缩、失用性肌萎缩、局部肌内注射引起的针性肌病、顶叶性肌萎缩、交感性营养不良症等。

(二) 神经源性疾病

系周围神经元病损导致神经营养障碍及失用性肌萎缩。

1. 脊髓前角细胞病损：脊髓灰质炎后遗症、脊髓性肌萎缩症、脊髓空洞症、脊髓内肿瘤、脊髓炎、脊髓卒中、多发性硬化症。

2. 脑干病变：脑干炎、脑干肿瘤、脑干卒中、延髓空洞症、进行性延髓麻痹症等主要引起头面部和眼球运动肌、咽喉肌、舌肌、咀嚼肌萎缩。

3. 脑、脊髓神经根病损：多发性神经根炎、脊膜神经根炎、神经根型脊椎关节病、椎管内脊髓外病损、脑底蛛网膜炎。

4. 脑、脊神经病：脑、脊神经炎，多发性神经炎，单神经炎，神经外伤，神经性进行性肌萎缩症，末梢神经炎，神经丛损伤，胸出口综合征，肘管、腕管、跗管综合征，神经卡压综合征，肩手综合征，斜角肌间隙综合征，周围神经肿瘤，中毒性周围神经病等。

【诊断】

(一) 临床表现

1. 症状

(1) 起病年龄：先天性肌病多起于儿童或青年，运动神经元疾病多起于壮年。

(2) 起病情况：肌炎、多发性肌炎多急或亚急性起病；先天性肌病、遗传性肌病多为隐匿性起病。

(3) 家族史：先天性肌病、遗传性疾病常有家族史、遗传史。

(4) 萎缩肌的分布：多发性肌炎以颈肌、近端肌为重；肌营养不良症可为面-肩-肱型，肢带型为多见；神经根、神经病损其萎缩与其相应支配部位相符合。

(5) 主要表现为受累肌肉易疲劳及肌肉无力感。

(6) 其他：肌炎常有疼痛及压痛；神经炎常有压痛及感觉障碍或其他感染（麻风、白喉）、中毒（铅、药毒）等症状及病史；代谢障碍及内分泌疾病亦有相应的疾病史及病症。

2. 体征

(1) 病损肌肉呈现萎缩、变细，肌腹变平、不丰满。

(2) 肌肥大：肌强直症可呈真性肥大；肌营养不良症可呈假性肥大。

(3) 肌肉压痛：炎症性肌病常有压痛。

(4) 肌强直：肌营养不良性强直症可见肌强直或叩击性肌强直。

(5) 肌张力减退：萎缩肌肉肌张力减退。

(6) 肌纤维颤动和肌束震颤：前者见于核性损害，后者见于根性损害。

(7) 肌腱反射：肌源性、神经源性病损均呈现病损肌肉腱反射低下或消失。

(8) 肌力检查：各种轻瘫试验阳性，肌力减退。

(二) 实验室检查

1. 血液检查

(1) 肌酶谱检查：血清肌酸磷酸激酶（CPK）、乳酸脱氢酶及其同工酶（$LDH_{1\sim5}$）、丙酮酸激酶（PK）、醛缩酶（ALD）、谷草转氨酶（AST）、谷丙转氨酶（ALT）等均有增高，见于肌源性疾病。

(2) 血液生化检查：血钾降低见于周期性瘫痪，血肌红蛋白、肌酐亦可见升高。

(3) 其他:血糖、内分泌测定可提示相应的疾病,血抗横纹肌抗体、抗乙酰胆碱受体抗体测定有助于肌炎、重症肌无力症的诊断,风湿、类风湿检查及免疫球蛋白测定有助于判别结缔组织疾病。

2. 尿液:肌肉广泛损害时,尿肌酸多增高。

(三) 特殊检查

1. 肌电图检查及脊髓诱发电位测定:有助于鉴别肌肉、神经、脊髓源性疾病。

2. 肌活检:行组织化学或病理检查有助于肌病类型的鉴别。

(四) 鉴别诊断

1. 神经源与肌源性肌萎缩的鉴别,见表2-3。

表2-3 神经源与肌源性肌萎缩的鉴别

	神经源性肌萎缩	肌源性肌萎缩
发病年龄	成年	儿童、青年
家族史	无	有
受累部位	远端为重	近端重
肌束纤维震颤	有	无
感觉障碍	有	无
肌肥大	无	有
锥体束征	有或无	无
肌酶谱改变	无	升高
肌电图	神经源性损害	肌源性损害
活检	神经源性损害	肌源性损害

2. 肌萎缩与消瘦的鉴别:消瘦因全身营养不良或久病后引起,为全身性普遍表现,肌电图及肌酶谱多属正常。肌萎缩多限于部分区域或以局部为重的特征性分布。

【治疗】

1. 病因治疗:针对感染、缺血、压迫、肿瘤等病因进行针对性治疗。

2. 营养支持疗法:除饮食应加强营养外,尚可予以营养性药物,如大量维生素(B 和 E)、蛋白质、氨基酸、脂肪乳、能量合剂等,必要时可选用胰岛素低血糖疗法。

3. 改善微循环:可用扩血管药物及循环代谢改善药物。

4. 中医药治疗

(1) 药物:本症多属中医痿症,中医认为脾主肉、脾主四肢,故治法以补脾益肾、补中益气为主,可选用补中益气汤(丸)、右归丸、黄芪桂枝五物汤等加减或辨证论治。

(2) 针灸、水针、电针:治痿独取阳明,故以本经穴为主,常选取肩髃、臂、曲池、尺泽、手三里、外关、合谷、鱼际、环跳、髀关、风市、血海、伏兔、足三里、阳陵泉等。

5. 康复治疗:按摩、推拿、医疗体操及其他理疗。

6. 肌细胞移植术及基因治疗:正在研究中。

(李 悦 于步润)

第八节 颅内压增高

颅内压增高(intracranial hypertension)是临床上较为常见、多种疾病共有的综合征。由于颅骨构成近乎密闭的坚硬容器,颅腔内容物(脑组织、脑脊液、血液)的体积增加而失去代偿时,均可导致颅内压增高,其增高的程度使脑灌注压降低或形成脑疝时,甚至会危及生命。正常颅内压侧卧位时儿童为 50 ~ $100mmH_2O$,成人为 60 ~ $180mmH_2O$,由多种病因导致颅腔内容物增加,侧卧位腰椎穿刺测得的脑脊液压力超过 $200mmH_2O$ 即为颅内压增高。颅内压增高临床表现复杂,对其早期正确诊断,尽早治疗。

【病因】

颅腔内容物的任何一部分容积增加,而其他部分容积又不能代偿性减少时，均可导致颅内压增高。颅内压增高可见于神经系统乃至其他各科的许多疾病，本书仅就常见者做一简介。

（一）脑组织容积增加

1. 脑本身体积增加（脑水肿）：脑部的肿瘤、炎症、创伤、手术以及血管病变使脑细胞外间隙的水分增加（血管源性脑水肿）；各种原因引起的脑缺血、缺氧和毒血症，可使脑细胞内水分增加（细胞毒性脑水肿），包括窒息、尿毒症、肝性脑病、药物与食物中毒等。

2. 颅内占位性病变：颅内血肿、脓肿、肉芽肿及肿瘤扩充了颅内容物的容积。

（二）颅内血容量增加

1. 脑静脉回流受阻：如静脉窦血栓形成。

2. 颅内血管性疾病：如毛细血管扩张症。

3. 胸、腹、肢体等部位严重挤压伤引起脑血管扩张。

（三）脑脊液增加（脑积水）

1. 脑脊液分泌增加：常见于脑膜炎的炎症反应。

2. 脑脊液吸收障碍：常见于脑膜炎或脑外伤后粘连，蛛网膜下腔出血后，蛛网膜颗粒闭塞，脑脊液吸收受阻。

3. 脑脊液循环受阻：常由发育畸形或颅内占位性病变压迫了脑脊液循环通道所致。

【临床表现】

（一）一般性症状或体征

颅内压增高的基本症状是头痛、呕吐及视盘水肿，称为“颅内压增高的三大主征”。

1. 头痛：头痛常为颅内压增高最先出现的症状，部位呈弥漫性，以额枕部较明显，呈撕裂样或搏动性持续疼痛，清晨及夜间加重是其重要特点，咳嗽及用力的动作可使疼痛加剧。

2. 呕吐：典型表现为喷射性呕吐，多在头痛剧烈时伴发，一般不伴恶心，常与进食无关。

3. 视盘水肿：是颅内压增高最重要的客观体征，具有诊断价值，但急性颅内压增高不一定出现视盘水肿。早期表现为视盘鼻侧边缘模糊、视网膜静脉增粗与搏动消失，逐渐发展为生理凹陷不清楚、视盘隆起、静脉迂曲、视盘周围有火焰状出血。延续较久的视盘水肿可继发视神经萎缩及视力减退。

4. 展神经麻痹：展神经在颅底的走行较长，颅内压增高易使该神经受压，发生单或双侧展神经麻痹，出现复视，一般无定位意义。

5. 意识障碍：意识障碍是急性颅内压增高的重要征象，慢性颅内压增高进展到一定时期也可出现意识障碍。轻则反应迟钝、嗜睡，重则昏迷。产生原因与脑供血、供氧受影响，大脑皮质与脑干网状结构功能发生障碍有关。

6. 生命体征的改变：表现为血压升高、呼吸不规则及脉搏变慢（缓脉），提示颅内压增高已发展至严重阶段，已损害脑干及丘脑下部功能。血压升高是调节机制的代偿作用，以维持脑血流量。呼吸不规则则是延髓呼吸中枢功能紊乱所致。

7. 其他症状：颅内压增高还可出现局灶性或全身性抽搐发作、眩晕、耳鸣及共济失调等症状。

（二）伴随性症状

颅内压增高由不同的病因引起，查明病因，有利于采取行之有效的治疗措施。例如，颅内感染多有发热及脑膜刺激征；脑肿瘤的病情进展较缓慢，通过细致的检查不难确诊。由局灶性脑损害引起的颅内压增高尚能查及相应的局灶性体征，如脑神经受损、失语、偏瘫、偏身感觉减退和共济失调等。

（三）脑疝

颅内容积的增大超出颅腔可提供的最大空间，造成脑组织向阻力最小的硬膜裂隙或颅骨生理孔道推移、嵌顿，形成脑疝，可能迅速危及生命。脑疝的种类较多，以小脑天幕疝和枕骨大孔疝最为常见。

1. 小脑天幕疝：此种脑疝又可分数型，其中以海马钩回疝居多，天幕上压力增高，将颞叶内侧的海马钩回挤入小脑天幕切迹，压迫同侧中脑，出现同侧动眼神经受损，瞳孔扩大，对光反射消失；同侧或对侧大脑脚受压，发生对侧和（或）同侧肢体中枢性瘫痪；脑干的其余部分相继受压，大脑后动脉与导水管受压阻塞,中脑与丘脑下部的联系中断,则出现意识障碍、呼吸紊乱、去皮质强直、高热或低温,以致死亡。

2. 枕骨大孔疝:又称小脑扁桃体疝,主要因颅后窝占位性病变使小脑下方的扁桃体通过枕骨大孔疝入上段(颈)椎管,延髓下段同时受压,出现延髓功能衰竭,表现为颈枕部疼痛、反射性颈肌强直、肌张力减低、深反射消失,还可出现双侧锥体束征,如果发生呼吸抑制和循环衰竭,可突然死亡。

(四) 辅助检查

1. 影像学检查:头颅 X 线片对发现颅骨病变导致的颅内压增高有重要意义。此外,慢性颅内压增高的患者,成人可显示脑回压迹增加、蝶鞍扩大及骨质吸收,幼儿有骨缝分离。CT 和 MRI 有助于查明有无颅内压增高及其病因,通常只需此项检查即可明确诊断,确定治疗方案。

2. 腰椎穿刺:腰穿对颅内压增高的患者,尤其是因颅内局灶性病变导致颅内压增高者,有诱发脑疝的危险。为了明确诊断必须施行腰穿时要按高压操作,少放及缓放脑脊液,术前术后给予脱水剂。对已形成脑疝者忌做腰穿。脑脊液需进行常规生化检查,必要时做细胞学检查。

3. 颅内压监护:应用纤维镜硬膜外颅内压监护仪,可以动态了解颅内压的高低,观察治疗效果。对进行脑室外引流的患者,在引流期间可监测颅内压的变化。

4. 其他检查:为了明确诊断,可结合临床表现选择性做脑电图、脑血管造影、脑血管超声等检查。

【诊断】

(一) 有无颅内压增高

从详细询问病史入手,重视患者的自觉症状,如患者反复出现头痛伴有恶心呕吐即应警惕有颅内压增高的可能,需仔细询问头痛的性质、部位、程度、加重诱因、伴随症状(如呕吐、意识及精神改变)等,并进行详细的体格检查,特别是眼底检查,最终选择有针对性的辅助检查,以确定有无颅内压增高。

(二) 颅内压增高的程度

颅内压增高程度的判断对疾病缓急及严重程度的判断有

重要意义，一般来说，如有下述情形即认为颅内压已增高到较为严重的程度：

1. 头痛剧烈且频繁加重，伴有反复恶心、呕吐。

2. 血压增高，脉搏减缓，呼吸节律不规则，提示病变已累及脑干。

3. 反应渐迟钝，渐出现嗜睡、昏睡甚至昏迷等意识障碍，提示脑干功能受累，脑血流量供应出现障碍。

4. 出现脑疝前兆，如瞳孔不等大、颈项强直、枕部压痛。

（三）颅内压增高的病因

根据起病形式不同，病因也有所不同。

1. 急性起病：起病急骤，进展较快，常于1～3天达到高峰，可出现明显的生命体征改变，但视盘水肿可能尚未出现，常见有以下病因：

（1）颅内感染：各种脑炎、脑膜炎、脑脓肿、脑寄生虫病。

（2）颅脑外伤。

（3）脑血管病：脑出血、蛛网膜下腔出血、大面积脑梗死、静脉窦血栓形成、动静脉瘘。

（4）脑急性缺血缺氧：如心搏骤停、癫痫持续状态等。

2. 慢性起病：起病缓慢，症状及体征相对稳定，进展缓慢，不出现生命体征改变，常伴有视盘水肿。常见有以下病因：

（1）颅内肿瘤及转移瘤。

（2）先天性颅脑畸形：如颅底凹陷、导水管畸形、小脑扁桃体下疝等。

（3）慢性蛛网膜炎。

（4）良性颅内压增高。

【治疗】

（一）病因治疗

尽快确定颅内压增高的病因，并给予针对性治疗十分重要。如手术切除脑肿瘤，抗生素控制颅内细菌性感染，清除颅内血肿等。

（二）一般治疗

1. 静卧休息，严密观察意识、瞳孔变化；持续监护血压、脉搏、呼吸及氧饱和度的变化；有条件者进行颅内压监测。

2. 适当抬高头位（15° ~30°），以利于颅内静脉回流。

3. 保持呼吸道及大小便通畅（不宜应用高压灌肠），维持水、电解质平衡，避免躁动，呕吐频繁时暂禁食，避免误吸。

（三）脱水降颅压药物治疗

1. 高渗脱水剂：常用者有20%甘露醇液，按0.5 ~2.0g/kg静脉推注或快速静脉滴注，15 ~30分钟内完成，每6小时重复应用一次；甘油口服1g/kg，间隔6小时重复给药，静脉滴注可用甘油果糖溶液250ml在1 ~2小时滴注完，每日2次，或应用复方甘油500ml，6小时滴注完，每日1次（静脉用甘油所列指成人剂量）。甘露醇宜于控制突然升高的颅内压；甘油适用于基础维持治疗。

2. 利尿剂：常用者有呋塞米、乙酰唑胺和依他尼酸钠。呋塞米20 ~40mg，每日2 ~4次，静脉或肌内注射；乙酰唑胺口服250mg，每日3次，配以碳酸氢钠（小苏打）片联用，此药除利尿作用外，还可能减少脑脊液的生成；依他尼酸钠25 ~50mg加入5% ~10%葡萄糖溶液20ml，静脉缓慢注射，每日2次，如用依他尼酸钠口服，剂量为25mg，每日3次。

3. 肾上腺皮质激素：主要在于改善血脑屏障功能及降低毛细血管通透性，可应用地塞米松，成人首次剂量10mg静脉注射，其后4 ~5mg，间隔6小时重复，或首次0.2mg/kg，其后减半；如用甲泼尼龙，则为1mg/kg静脉注射，随后减半，也每隔6小时应用。激素和甘露醇合用，可加强脱水作用，减轻甘露醇应用后出现的脑脊液反跳作用。此类药物更适用于原发性或转移性脑肿瘤所造成的血管源性脑水肿。

4. 血清白蛋白、血浆及代血浆等胶体溶液有一定的脱水作用，并可补充营养。

在使用脱水剂过程中应注意水、电解质的变化，注意防治低钾、低钠等紊乱。

（四）其他疗法

1. 过度通气疗法：通过过度通气，降低动脉二氧化碳分压至3.33 ~4.00kPa（25 ~30mmHg），产生低碳酸血症，引起脑的小动脉收缩,脑血流量减少,使颅内压得以降低。

2. 低温疗法:应用药物或物理的方法降低患者的体温,以达到防止脑水肿和降低颅内压的目的。因为低温可降低脑代谢率,增加脑细胞对缺氧的耐受性,对脑细胞具有一定的保护作用。此疗法多用于出血性脑血管疾病、严重颅脑创伤及出现中枢性高热的颅内压增高患者。

3. 巴比妥昏迷疗法:催眠剂如硫喷妥钠和戊巴比妥等巴比妥类药物对控制颅内压增高有一定疗效,采用连续静脉滴注或静脉缓慢注射,必要时重复的方法,包括引起巴比妥昏迷,一般剂量为2~5mg/kg,或首次剂量为4~7mg/kg,维持量为1~4mg/kg。其他药物如丙泊酚(异丙酚)也可应用,剂量为1.5mg/kg,静脉缓注。此疗法主要用于急性颅脑外伤及脑复苏,也可用于大面积脑梗死引起的颅内压增高,其作用与低温疗法相似。采用此疗法应进行颅内压、动脉压及呼吸监护,并动态测定血药浓度。

4. 腰椎穿刺放脑脊液:仅适用于颅部与脊髓蛛网膜下腔相通的弥漫性脑积水患者,切勿用于颅内局限性(如占位性)病变和已形成脑疝的患者;但一般不推荐用此法来降低颅内压。

（五）手术治疗

对内科治疗无效或出现颅内高压危象的患者,可采用手术治疗,包括脑室引流术、脑室-心房或脑室-腹腔分流术、颞肌下去骨瓣减压术及双额颅骨切除术等。脑室引流或分流主要用于交通性或阻塞性脑积水的患者。目前推荐借用内镜进行第三脑室引流和脑室-腹腔分流术。

（六）输液问题

颅内压增高的患者需要补液时,输液速度不宜太快,成人一般输液量为1500~2000ml/d,或前1天尿量加500ml为当日输液量,儿童30~60ml/kg。避免输无盐的液体,葡萄糖液含氯化钠为0.40%~0.45%,以便葡萄糖迅速代谢后,输入电解质所造成的渗透压差有一定的脱水作用。

【结论】

颅内压增高综合征在临床上列为急危重症,根据临床表现并结合辅助检查确定病因至关重要。处理原则除针对病因治疗外,还要采取积极措施尽快降低颅内压:脑内水含量增多宜用高渗溶液脱水;脑脊液含量增加可进行引流;脑血容量增加可应用催眠剂与使用过度通气方法。

(康慧聪　史庭慧)

第九节　颅内低压综合征

颅内低压综合征(intracranial hypotension syndrome)系指侧卧位腰穿脑脊液压力在0.588kPa(60mmH_2O)以下的一种病症,主要临床特点为体位性头痛:站立或坐位头痛剧烈,卧位则消失或减轻。

【病因】

颅内低压综合征有原发性和继发性两种,原发性病因不明,可能为脉络丛功能暂时性紊乱;继发性可由多种原因引起,包括颅脑手术、颅脑外伤、腰穿、水和电解质代谢障碍、感染及中毒等原因。

【诊断】

(一) 临床表现

1. 症状

(1) 头痛:这是本综合征最突出的症状,多位于额部和枕部,有时波及全头或向颈、肩、背及下肢放射。头痛与体位有明显关系,坐起或站立时,头痛剧烈,平卧则很快消失或减轻,患者被迫卧床不起。这种体位性头痛是由于:在正常情况下,脑脊液围绕脑和脊髓,构成保护性水垫,对外界的震动与冲击起机械缓冲作用。若脑脊液减少,颅内压降低,脑脊液的水垫作用减弱或消失,在这种情况下,患者坐起或站立时,脑组织因重量关系,在颅腔内发生下沉,引起:①脑底部的硬脑膜、动脉、静脉和神经被压于高低不平的颅底骨上;②位于斜坡的基底静脉丛及其相通的静脉和静脉窦受压;③颅顶部的静脉窦及颅内其他结构亦受牵拉。

(2) 眩晕:颅内低压引起眩晕者比头痛少见,程度亦较轻,但有时可甚为突出,成为患者的主诉,这种情况多见于老年人,它的发生是由于脑血管痉挛或椎-基底动脉局限性供血不足所致。

(3) 呕吐:常发生于剧烈头痛之后,伴有恶心。

(4) 意识障碍:多发生于颅脑手术、颅脑损伤及其他原因引起的颅内低压,轻者出现嗜睡,重者引起昏迷。

(5) 自主神经症状:少数颅内低压患者有发热、多汗及呼吸、脉搏和血压的改变,这是由于自主神经中枢功能紊乱所致。

(6) 精神障碍:包括精神不振、工作能力下降、情绪低落呈无欲状态、言语明显减少、联想黏滞、反应迟钝、动作缓慢、摸索行为等,少数患者有幻听、幻触。

2. 体征:颅内低压综合征患者除原有神经疾患(如脑外伤)及发生并发症外,神经系统及眼底检查一般无异常发现;但多数患者具有颈部轻度抵抗,Kernig 征(+),少数患者有展神经不全麻痹。

3. 临床类型

(1) 原发性颅内低压:起病可以突然发生,亦可缓慢开始,头痛症状甚为突出,意识无障碍,预后一般较好,但约有 10% 的患者并发硬膜下血肿,其原因可能是由于长期颅内低压,颅内静脉扩张,血液外渗所致。

(2) 颅脑手术后颅内低压:通常在 2 ~ 5 天内发病,起病快,症状除严重头痛外,出现明显意识障碍、发热、原有的神经损害征加重、颅骨缺损区的头皮发生内陷。

(3) 颅脑外伤后颅内低压:多发生于外伤后 1 ~ 2 小时之内,亦可在 2 ~ 3 天之后。患者头痛严重、意识改变明显,但比术后型轻。意识障碍与脑血管痉挛、脑血流减少有关。部分患者伴有硬膜下血肿,这是由于颅内压降低,脑组织皱缩,颅内静脉代偿性扩张和被牵拉,在这种情况下,轻微外伤就可引起静脉破裂、出血。

(4) 腰穿后颅内低压:症状为头痛、头昏、眩晕、恶心、呕吐、颈硬。这些症状不是在腰穿之后立即出现,而是在 10 ~

20小时后发生，最常见是在第2、3天，一般持续3～5天，以后因穿刺孔愈合，症状消失。

(5) 其他类型的颅内低压：包括失水、休克、恶病质、中毒、过度换气、尿毒症、低钠血症、过量应用脱水剂、慢性巴比妥中毒、严重全身感染、动脉粥样硬化引起的颅内低压，由于病因不同，颅内低压症状可甚明显或为原发疾病所掩盖，病程及预后随病因而异。

(二) 实验室检查

腰穿检查：①压力。本症最重要的特征是水平侧卧位的脑脊液压力在0.588kPa($60mmH_2O$)之下。如压力降为零，则出现针尖穿过硬脊膜后虽有明显落空感，但取出针芯未见脑脊液流出，要用空针筒抽吸，才能获得少量脑脊液；若压力甚低，蛛网膜下腔已成负压，则在拔出针芯后，不但无脑脊液流出，还可听到空气经穿刺针进入蛛网膜下腔的吮吸声，对这种患者，腰穿后拍头颅片，还可发现脑室或蛛网膜下腔有气体存在。②脑脊液。多数患者红细胞有不同程度的增加，有时脑脊液呈血性或橙黄色，白细胞增多者少见，蛋白则常有轻度增加。关于红细胞增多的原因，可能由于颅内压与静脉压的关系异常所致，即在颅内低压情况下，静脉压相对高于颅内压，引起静脉明显扩张，容易发生红细胞渗出或出血。

(三) 特殊检查

脑CT扫描：除原有神经疾患(如脑外伤)及发生硬膜下血肿外，颅脑CT多为正常或脑室变小。颅脑MRI可发现硬脑膜弥漫性强化，硬膜下积液或出血，脑室变窄，垂体增大，静脉窦扩张及脑下垂等。

(四) 鉴别诊断

1. 颅内压增高：颅内高压有6个特点可作鉴别。①头痛在平卧后加重，站立时减轻；②有引起颅内压增高的原因，如脑肿瘤、脑寄生虫、炎症等；③大多数患者有神经系统损害体征；④眼底视盘水肿；⑤腰穿脑脊液压力增高；⑥脑CT扫描可发现脑实质损害及脑室扩大等改变。

2. 脑蛛网膜下腔出血：脑蛛网膜下腔出血具有4个特点。①起病突然，还可伴有短暂意识障碍；②头痛剧烈，卧位不减轻；③脑膜刺激征甚为明显，并可伴有动眼神经麻痹，视网膜前出血和玻璃体内积血；④腰穿脑脊液压力增高。

【治疗】

颅内低压综合征的治疗方法各类型虽有差异，但基本原则相同，现将有关疗法归纳于下：

1. 饮水和平卧：患者应大量饮水，最好是生理盐水，每日3000～4000ml，并保持水平卧位，除术后型外，可采取头低脚高位；床尾抬高30°，以改善脑脊液的循环，有助于脑脊液压力的上升。

2. 低渗（0.5%）或生理盐水静脉滴注，每天1000～2000ml，可以增加脑脊液分泌。

3. 内注射生理盐水或空气，每次20～30ml，借此直接填补蛛网膜下腔的容积和刺激脑脊液分泌，提高和维持脑脊液压力；此疗法的缺点是脑脊液可通过穿刺孔漏出硬膜外腔。

4. 骶管注射生理盐水：患者侧卧，由骶管缓慢注入生理盐水10～120ml（一般为30～50ml），直至大腿后侧有压迫感或躯干有束带感为止，然后让患者取坐位半小时，这样便可消除腰穿后头痛。若骶管穿刺不成功，亦可改用腰硬膜外注射法。

5. 硬膜外注射自体血，适应于腰穿后及腰神经袖撕裂引起的顽固性颅内低压。方法为将自体血10～20ml，以1ml/3s的速度注入硬膜外腔，提高局部张力，阻止脑脊液外漏，或引起局部无菌性炎症反应，促使裂孔愈合。

6. 封闭疗法：0.25%～0.5%普鲁卡因溶液15ml做星状神经节封闭，以期扩张脑血管，增加脑血流量，从而提高颅内压力。

7. 脑血管扩张剂：多数作者认为二氧化碳吸入是其中较好的一种方法，通常使用5%二氧化碳与95%氧气混合，每小时吸入5～10分钟，用于治疗术后和外伤后颅内低压，效果好，因本疗法具有扩张脑血管、降低血管阻力、增加脑脊液分泌的作用。

8. 脑室内注入生理盐水或空气：此疗法可迅速重建正常的脑室压力，纠正脑室和脑组织的塌陷，直接刺激脉络丛，促进脑脊液分泌。

9. 其他疗法：包括垂体后叶素（10U 肌内注射）、麻黄碱、咖啡因、毛果芸香碱、罂粟碱、皮质激素、新斯的明等药物促进脑脊液的产生。对慢性脉络丛炎引起的颅内低压，可用透明质酸酶 150～1500U 肌内注射，每日 1～2 次，促进炎症消散，亦可用铋或碘制剂。

上述所举疗法，应根据临床类型适当选用。对于原发疾病和并发症的处理亦很重要，特别是对硬膜下血肿要争取及时发现和早期手术，这样才能获得满意的效果。

（骆　翔　方思羽）

第十节　痴　　呆

目前，世界上对痴呆（dementia）尚无统一的确切定义。一般认为，它是指人体在发育生长过程中，由于多种疾病引起脑器质性损害，进而导致脑对信息的接受、加工、处理等过程的功能障碍。主要表现为一种在神志清楚的状态下的获得性、持续性智能障碍综合征，在记忆、语言、视空间功能和情感或人格中，有记忆、认知及其他三项中至少一项有明显障碍，且为期 6 个月以上。常见原因有：脑萎缩（阿尔茨海默病多见，其他疾病包括路易体痴呆、额颞叶痴呆、Pick 病）、血管性痴呆、酒精性痴呆、颅内占位、正常颅压脑积水、亨廷顿舞蹈病、慢性中毒、外伤性痴呆、AIDS 痴呆、其他内科疾病致痴呆及假性痴呆（心因性）。

【诊断】

（一）症状

1. 原发性痴呆以老年居多，继发性痴呆与病种年龄一致。

2. 基础疾病的症状:如病因所示原发或继发病因的特征性症状。

3. 痴呆的核心症状:表现突出而不可逆。

(1) 记忆障碍:初期以近事记忆障碍为主,晚期出现远期记忆亦受损,并为本症最突出的症状而进行性加重。

(2) 认知障碍:认知功能包括学习及解决问题的能力,亦即对事物的接受、认识、思维、分析、批判、自省、适应、判断及创造力等高级神经功能障碍,一般初期只出现上述功能降低,逐步呈进行性加重,定向力、计算力、重复言语及动作的能力均高度障碍。

(3) 人格障碍:早期出现个性改变,趋向极端化,性急易怒,进而固执、忍耐力差,好冲动攻击,有时出现行为不检点、不知羞耻、性放荡、盗窃癖等犯罪行为。还可出现情感单调、淡漠、无欲呈自闭状态,或幼稚、自私、妒忌,或心境良好、欣快、多语、多动、徘徊不定,干涉他人,意欲一过性亢进。

4. 痴呆的伴随症状:伴随症状有反复性、可逆性,治疗后可缓解或消失。

(1) 情感意欲障碍:本组症状既可作为人格障碍的一部分而组成核心症状,也可因心身衰老和对疾病的恐惧而成为心理障碍的重要表现,故发生烦躁不安、忧郁、情感失禁、意欲下降、淡漠无欲。

(2) 幻觉、妄想状态:由于对外界事物认知判断错误,常可出现幻觉、妄想,内容多与身边事有关,呈不一致的、中断的、漫无边际的事态,既可呈一过性而自行消退,亦可因难治而久存。

5. 痴呆的修饰症状:所谓修饰症状是指病前性格的缺陷;身体健康不佳的影响;心理应激能力低下;环境因素的恶劣;个体素质与脑的储备力低下。

(二) 体征

1. 有关痴呆的临床检查有许多量表成套测验或诊断标准,这里从简介绍检测名称,详细内容可参考专著。

(1) 韦氏智力量表(WAIS-RC):国内龚氏结合国情分城镇、农村及成人、儿童而做了修改,Britton 设计了精简版,并为国际所通用。

(2) 柯氏(Kohs)立体组合检查:为彩色组合积木,对聋者较适用。

(3) Bender 形态检查及视觉铭记检查。

(4) 画钟表试验。

(5) Fuld 物件记忆测验。

(6) Inglis 记对联想测验。

(7) Hodkinson 老人智力测验。

(8) 简易精神状态测量表(MMSE)。

(9) 临床痴呆评定量表(CDR)

(10) 长谷川量表检测。

(11) 美国(DSM-Ⅳ)标准(1994)。

(12) 中国(CCMD-3)标准(1998)。

(13) 国际疾病分类第 10 版(ICD-10)诊断标准。

2. 其他体征

(1) 基础疾病的相关体征。

(2) 神经系统的功能缺失症。

(三) 实验室检查

视病情而选检。

化验检查:

1. 三大常规:可查获感染性疾病及肾病。

2. 血沉:恶性肿瘤、感染及免疫异常性疾病。

3. 血电解质,微量元素,血糖,肝、肾功能可发现肾及代谢性疾病。

4. 免疫学检查:可查获感染免疫性疾病。

5. 内分泌功能检查:甲状腺、胰腺、肾上腺、垂体性疾病。

6. 神经递质测定:乙酰胆碱、肾上腺素、多巴胺、5-HT、胺类及氨基酸检测对原发性痴呆及变性疾病的诊断有重要参考意义。

7. 脑脊液检查:对感染、血管病、变性病有一定意义。

8. 病理检查:脑组织活检或尸检是确定痴呆病因的"金标准"。

（四）特殊检查

1. 电生理检查

（1）脑电图、脑地形图：无特异性，但对CJD的周期性同步放电、肝性脑病的三相波、SSPE特征性周期性双相波及AD病中晚出现α波广泛对称的慢化及波幅降低有一定的诊断价值。

（2）肌电图：对ALS及某些代谢性疾病有意义。

（3）诱发电位：长潜伏期事件相关电位与痴呆及损害程度相关，视觉诱发电位潜伏期减慢可提示痴呆的严重性。近来研究认为，短潜伏期体感诱发电位可区别皮质及皮质下性损害。

2. 影像学检查

（1）CT、MRI：对占位病变、脑血管病、脑积水、脑萎缩等病变性质、病灶大小及数目作出确诊。

（2）PET、SPECT：能对脑血流、脑循环代谢作出判断。

（3）TCD：常显示血流量降低。

（五）鉴别诊断

1. 痴呆与意识障碍的鉴别，见表2-4。

表2-4　痴呆与意识障碍的鉴别

	痴呆	意识障碍
起病	慢性起病而进行性加重	急性起病，常可缓解或治愈
症状内涵	智能低下，低级精神活动保存	全面精神活动降低
症状波动	不明显	明显
进展性	缓慢	迅速
伴随症	无特殊	常有特殊躯体征
EEG	少特异性	弥漫性慢放

2. 痴呆与抑郁症的鉴别，见表2-5。

表 2-5　痴呆与抑郁症的鉴别

	痴呆	抑郁症
起病	慢	急
经过	情感行为可变动	固定的抑郁
症状持续时间	长	短
回答提问	错答	不知道
对自己能力评估	隐瞒能力低下	自感能力低下
认知障碍	不变	有变动

3. 皮质痴呆与皮质下痴呆的鉴别,见表 2-6。

表 2-6　皮质痴呆与皮质下痴呆的鉴别

	皮质痴呆	皮质下痴呆
智能认知视空间及操作能力	全面受损	呈斑片状受损
记忆障碍	严重遗忘(逆行性)	记忆减退(顺行性)
语言检测	明显失语、失用、失认、失读、失算	语言及单词流畅得分降低
人格、情感改变	抑郁轻、有欣快妄想、人格丧失	明显抑郁、淡漠人格相对保持
运动障碍	少有	多有
CT、MRI	弥漫性脑萎缩	皮质下局灶脑萎缩
PET、SPECT	皮质代谢血流降低	皮质下代谢血流降低
神经递质	AD 为 ACh 降低	HD 为 GABA 下降,PD 为多巴胺下降

4. 血管性痴呆与老年性痴呆的鉴别,见表 2-7。

表 2-7 血管性痴呆与老年性痴呆的鉴别(新 Hachinski 评分表)

项目	评分	项目	评分
急性起病	2	CT	
有卒中病史	1	孤立病灶(低密度)	2
神经系统症状	2	多发病灶(低密度)	3
神经系统体征	2		

注:<2 为 AD;>5 为 VD;2~5 为混合性痴呆。

【治疗】

(一)原发病的治疗

继发性痴呆中的某些原发疾病,通过治疗可使痴呆症状减退或消失。

(二)对症治疗

有抑郁、焦虑、兴奋躁动、失眠者,应选用抗抑郁、抗焦虑、镇静、安眠等抗精神药物治疗。

(三)脑代谢激活剂

酌情选用。

1. 二氢麦角碱(海得琴,hydergine):3~6mg/d,分次饭前服;0.3mg,肌内注射,1~2 次/日;0.3mg 置 20ml 生理盐水,每日静脉注射 1~2 次。

2. 甲磺酸二氢麦角碱(弟哥静,trigogine):1~2mg,3 次/日。

3. 都可喜(duxil):30~60mg,早晚两次分服。

4. 脑活素(cerebrolysin):5ml,肌内注射,1 次/日;10~20ml 置 150~250ml 生理盐水静脉滴注,1 次/日。

5. 麦角溴烟酯(脑通,sermion;尼麦角林):10mg,3 次/日;2~4mg,肌内注射 1~2 次/日;2~4mg 置 100ml 生理盐水,静脉缓慢滴注,1~2 次/日。

6. 吡拉西坦(脑复康,piracetan):0.8~2.4g,3 次/日;8g,置葡萄糖溶液中静脉滴注,1 次/日。同类药中尚有奥拉西坦(oxiracetam)、茴拉西坦(aniracetam)等。

7. 吡硫醇(脑复新,pyrithioxin):0.1~0.2g,3 次/日。

8. 胞二磷胆碱(CDP-C):100~300mg,肌内注射,1~2 次/日;500~700mg 置 10% 葡萄糖溶液中静脉滴注,1 次/日。

9. 甲氯芬酯(氯酯醒,meclofenoxanum):300~600mg/d,分 2~3 次服。

10. 氨乙异硫脲(克脑迷,antiradon):1.0g/d,置 5% 葡萄糖液中,静脉滴注。

11. 其他:能量合剂、肌苷、GABA 等亦可选用。

(四) 胆碱作用药剂

1. 毒扁豆碱:1~2mg,3 次/日。

2. 四氢氨基吖啶(tetrahydroaminoacridine,THA):25mg/d,7~10 天增至 150~200mg/d。

3. 卵磷脂(lecithin):20~25mg/d。

4. 石杉碱甲(哈伯因,huperzine):50~100μg,3 次/日。

5. 槟榔碱(arecoline, HBr):15mg,3 次/日。

(五) 血管扩张及微循环改善剂

见第六章四、七及附录一(七)。

(六) 神经肽类药剂

①促肾上腺皮质激素(ACTH);②加压素(vasopressin);③胆囊收缩素(CCK);④皮质醇;⑤神经生长因子(NGF)。

(七) 中医中药

1. 中医辨证施治:多以补肾填精、健脾益气、开郁逐痰、活血通络法治之。

2. 中药单方中常用人参、枸杞、首乌、刺五加、黄精、灵芝、黄芪、补骨脂、远志、益智仁等。食物中黑芝麻、红枣、核桃仁可常食。

3. 复方验方有至宝王鞭丸、清宫寿桃仁、清宫长春丹、参脉口服液、春回胶囊、抗脑衰胶囊、黄连解毒汤、醒脑复神冲剂、脑萎煎等。

(八) 针灸

穴位注射疗法。

1. 头针:选双语言、晕听区,1次/日,连用30天。

2. 耳针:取脑、心、肾、皮质下、内分泌、眼、神门穴,每天2~3穴,20天为1个疗程。

3. 体针:百会、脑户、风池、大椎、膻中、神门、大陵、心俞、肾、肝俞、脾俞等穴针灸或穴位注射,每次2~3穴,1次/日,连用20天。

(九) 康复治疗

选用气功、太极拳、医疗体操及功能训练、各种理疗。

(十) 高压氧治疗

见第六章十八。

(十一) 其他

神经营养因子、神经细胞保护剂可适当选用,心理治疗、支持疗法亦很重要。

(熊永洁　薛　峥　于步润)

第十一节　吞咽困难

吞咽是指将液体及咬碎的食块由口腔经咽、食管进入胃内的连续活动过程。上述通道的任何环节机械梗阻或其功能与结构受损,均可引起吞咽生理功能障碍,临床称之为吞咽困难(dysphagia)。本节段主要指与神经、肌肉有关的疾病所导致的吞咽困难,且不包括与精神心理和进食行为有关的病症,如厌食症等。

【诊断】

(一) 临床表现

1. 症状

(1) 饮水试验:患者饮用一定量(10ml)水,观察有无哽噎、呛咳、音质变化、吞咽费力,流汁或(及)固体食物不能咽下或用定量水(150ml)观察饮水速度、时间与吞咽次数。

(2) 食物在口腔内不能咀嚼、咬拌及送入咽腔。

(3) 咽下时有反窜、呛咳。

(4) 进食缓慢、有疼痛、梗阻感。

(5) 有发音、构音、言语困难。

(6) 进食后呕吐。

(7) 咀嚼、吞咽易疲劳感。

2. 体征

(1) 口腔检查可发现兔唇、裂腭、巨舌、狼咽、先天畸形,张口不全、颞颌关节紊乱及口腔炎症等。

(2) 咽、喉检查可发现扁桃体、咽、喉炎症及脓肿、肿瘤。

(3) 食管梗阻时,则听不见沿食管的吞水后的喷射杂音。

(4) 神经科检查可发现面神经、三叉神经、舌咽神经、迷走神经、舌下神经瘫痪症,以及双侧锥体束、锥体外系病损的真性和假性延髓麻痹症。

(二) 定性诊断

1. 畸形:多为先天性,出生即存在。一般行口、咽、喉、食管物理检查或内镜检查、影像学检查可直接或间接发现。

2. 血管性病变:常有高血压、动脉硬化病史,年龄较大,起病呈卒中样,常伴瘫痪及脑神经受损,影像学检查有助于诊断。

3. 炎症病变:起病较急,常有发热、恶寒、全身倦怠、局部疼痛等症状,影像学及脑脊液检查对颅内感染有诊断意义。

4. 肿瘤:起病较慢,但呈进行性发展,常有局部症状及体征,咽及食管肿瘤多表现为吞咽疼痛感,影像学检查上消化道可见充盈缺损,胃镜检查及组织活检有助于诊断,脑内肿瘤占位效应有时也可引起吞咽困难。

5. 其他:中毒、外伤具有确切病史及相关症状。内分泌障碍常有血糖、胰腺、甲状腺功能异常。变性病多呈隐匿性起病,进行性加重,且体征多双侧对称。肌病患者肌酶谱、M 肌电图多呈异常,重症肌无力患者新斯的明试验呈阳性,抗乙酰胆碱受体抗体呈阳性。

(三) 定位诊断

1. 核上性:为双侧皮质延髓束受损所致的假性延髓麻痹。

具有吞咽、发音、言语障碍，强哭强笑，伸舌困难，但无舌肌萎缩，咽反射存在。又可分为：①大脑性，由大脑皮质及皮质下病变引起，常伴皮质功能障碍，如感觉、运动、智能、情感障碍。②脑桥性，无智能障碍，但可伴展神经、面神经麻痹。

2. 核性：又称延髓性或真性延髓麻痹，为延髓部舌咽、迷走、舌下神经运动核病损所致，除吞咽、发音、言语、伸舌困难外，尚有舌肌萎缩、舌肌肌束震颤、咽反射消失等，尚可伴肢体运动、感觉障碍。

3. 核下性：又称周围性，为舌咽、迷走、副、舌下神经周围性病损，多无肢体感觉、运动障碍。

4. 神经-肌肉接头：除球部肌肉无力外，尚可有眼外肌、全身肌肉无力，且症状表现为晨轻暮重，胆碱酯酶抑制剂可改善症状。

5. 肌源性：除肌无力外，尚伴肌肉萎缩、假性肥大、肌肉疼痛或压痛，肌电图呈肌源性改变，无其他神经症状、体征。

6. 口腔、咽、喉、食管病变：除吞咽困难外，尚可发现局部病损，且多无神经系统症状及体征。

（四）辅助检查

1. 血液检查：炎症时可有白细胞增高、血沉增快。

2. 内镜检查：可发现声带麻痹、食管狭窄、憩室、炎症、占位及梗阻。

3. 放射检查：食管吞钡造影可发现钡餐滞留梨状窝及钡剂受阻或有充盈缺损征象。脑部、胸部 CT 或 MRI 可发现肿瘤、炎症、血管病及某些变性病变。普通 X 线平片可发现外伤性颅底、颈椎骨折、脱位、畸形。

4. 新斯的明试验、肌电图重复神经电刺激有助于重症肌无力的诊断；肌酶谱、肌电图及肌肉活检对肌病多有确诊的意义。

5. 脑脊液检查对颅内感染、血管病、肿瘤的诊断具有一定意义。

6. 活检：咽喉、食管内镜活检或肌肉活检多可获得病理确诊。

【治疗】

（一）病因

治疗原发疾病。

（二）人工营养、支持疗法

1. 喂食：视病情喂食流质、半流质、软食或硬食。喂食时保持体位为坐位或斜靠在床上，尽量不要平躺，以不呛为原则，少食多餐，满足热量及全面营养需求。

2. 鼻饲：以混合奶为佳，亦需满足热量及全面营养（要素营养）需求，必要时行胃造瘘术。

3. 静脉营养：基础营养物质应包括葡萄糖溶液、脂肪乳、氨基酸溶液、维生素、电解质及微量元素等，并依据病情及条件进行配制应用。

（三）针灸、穴封或电针治疗

1. 选穴：风池、风府、治呛（风池下 1.5 寸）、翳明、廉泉、增音、金津、玉液、舌中、人迎等。

2. 穴位注射液体：维生素 B_1 和 B_{12}、ATP、氢溴酸加兰他敏等。

3. 操作：每日 2～3 穴，每日操作一次，每次 20～30 分钟，10～14 天为 1 个疗程。

（四）头针治疗

选择运动区下 2/5 区及吞咽区。

（五）神经干针

针刺迷走、舌咽、舌下神经。

（六）康复训练

自我练习做吞咽动作。

（七）心理治疗

（陈　博　于步润）

第十二节　瞳孔异常

瞳孔是位居虹膜中央，以其内侧缘为界的不稳定的特殊小孔。正常瞳孔为一边缘整齐、形圆、居虹膜中央、大小波动于2.0~5.5mm(直径)、双侧对称的小孔。一旦因局部或全身性病损,致使其有关结构和功能障碍,瞳孔出现边缘不齐、大小不等、反应不一、形状不正、双侧不同等,则称之为瞳孔异常(pupillary abnormalities)。临床上常以瞳孔的变化特征及规律作为疾病诊断、判断病情、指导抢救、观察疗效及其转归的重要依据。

【病因及发病机制】

(一) 瞳孔形态异常

1. 先天性:无虹膜(瞳孔特大至角膜缘)、瞳孔大小不等(虹膜缺损)、小瞳孔、多瞳孔、瞳孔偏位等。

2. 后天性:虹膜粘连致瞳孔形状不规则改变,虹膜萎缩或自主神经功能异常致虹膜营养障碍,使瞳孔变形。

(二) 瞳孔扩大

直径>5.5mm,称瞳孔扩大。

1. 单侧瞳孔扩大

(1) 麻痹性瞳孔扩大:动眼神经麻痹所致。

1) 血管性:动脉瘤、海绵窦血栓形成或动静脉瘘、脑动脉硬化、脑卒中、眼肌麻痹性偏头痛。

2) 感染性:各种脑炎、脑干炎、脑膜炎、多发性神经炎或寄生虫感染。

3) 占位病变:鞍区、脑干及眶内各种占位性病变。

4) 外伤性:眼及脑部各种外伤。

5) 其他:多发性硬化、糖尿病、强直性瞳孔、周期性动眼神经麻痹等。

(2) 痉挛性瞳孔扩大:多为交感神经受刺激引起。

1) 颈部病变:颈段脊髓肿瘤、出血、脓肿、颈段脊髓空洞症、颈段脊髓外伤等。

2) 胸部病变:胸部动脉瘤、纵隔肿瘤、肺尖病变等。

3) 其他:咽部病变、眼部疾患、脑干病损亦可引起。

2. 双侧瞳孔扩大

(1) 生理性:深吸气、阴暗处、过度紧张等。

(2) 眼病:近视、青光眼。

(3) 神经系统疾病:脑外伤、四叠体区病变、中脑病变、昏迷、视神经脊髓炎、感染中毒性脑病、癫痫发作时。

(4) 药物性:阿托品、东莨菪碱、山莨菪碱、可卡因、苯妥英钠、甲醇、麦角、哌嗪(驱蛔灵)、白果、二硫化碳、奎宁、甲胺磷、氰化物、肾上腺素等。

(5) 精神性:剧痛、抑郁、焦虑、恐惧、暴怒。

(三) 瞳孔缩小

直径<2mm,称瞳孔缩小。

1. 单侧性

(1) 麻痹性:为交感神经麻痹所致。

1) 颈部及纵隔病变。

2) 脊髓病损:脊髓空洞症、肿瘤、出血、颈段脊髓炎症或蛛网膜炎。

3) 颅内病变:颈内动脉血栓形成、小脑后下动脉血栓形成、延髓肿瘤、延髓空洞症、三叉神经节旁综合征等。

(2) 痉挛性:为动眼神经受刺激而致,见于眼外伤、眶上裂病变、虹膜炎、虹膜睫状体炎、海绵窦炎。

2. 双侧性

(1) 生理性:睡眠中、呼气时、更年期。

(2) 眼病:眼部外伤、感染、眼压低、远视、角膜炎、虹膜炎。

(3) 神经性:脑桥出血或肿瘤、损伤,丘脑下部损伤,视丘出血,脑室出血,神经梅毒,下丘脑综合征。

(4) 药物性:新斯的明、毛果云香碱、毒扁豆碱、组胺、吗啡、巴比妥、尼可丁、麦角、氯丙嗪、碱、水杨酸钠类药。

(5) 其他:肾上腺皮质功能减退、蘑菇中毒、尿毒症。

(四) 两侧瞳孔不等征

1. 两侧不等大

(1) 眼科疾病:角膜炎、虹膜炎、睫状体炎、眶内蜂窝织炎。

(2) 神经系统病损:脑外伤、脑血管病、多发性硬化症、多发性神经炎、线粒体脑肌病、脑炎、偏头痛发作期。

(3) 其他:白血病、甲状腺功能亢进、颈部肿瘤、肺及纵隔肿瘤。

2. 两侧不等圆

(1) 眼病：眼外伤、青光眼、虹膜脱出或粘连、眼内肿瘤。

(2) 神经系统病损：脑外伤、脊髓痨、颅骨骨折、脑血管病、脑炎、下丘脑综合征、虹膜发育不全、颅高压综合征。

(3) 其他：淋巴瘤、败血症、主动脉弓扩张症。

3. 双侧瞳孔多变征：严重脑外伤、脑干病损，各种疾病的恶化、濒危期、临死期。

(五) 瞳孔反应的异常

1. 对光反射迟钝或消失

(1) 眼病：虹膜括约肌挫伤，炎性粘连，使用扩、缩瞳药剂。

(2) 神经系统病损：①对光反射传入径路病损，如视网膜、视神经、视交叉、视束、中脑后连合、顶盖前区病损；②瞳孔中枢段艾-魏核病损；③对光反射传出段动眼神经干、睫状神经节及其节后纤维病损。

2. 调节反射迟钝或消失：此反射径路尚未完全清楚，其传入径前段与对光反射同，后进入外侧膝状体入枕叶皮质、额叶，经皮质中脑束，进正中核及艾-魏核。传出径路至睫状节后纤维入睫状肌，如其调节中枢与对光反射中枢间纤维病损，则调节反射迟钝或消失而对光反射正常，此称逆阿-罗(Argll-Robertson)瞳孔。

3. 辐辏反射：此反射径路亦未明白。有称与视路无关，自皮质至集合中枢内直肌核，再与艾-魏核联系；有称通过三叉神经经眼支到中脑后与正中核联络，后到艾-魏核。传出径路于动眼神经外侧核发出二级纤维至双内直肌。此径路受损可呈现调节反应迟钝或消失。

4. 暗反射：反射弧前段基本同光反射，但放瞳纤维至四叠体上丘，经四叠体脊髓束到睫状中枢，再发出交感神经节前纤维入颈交感神经节，其节后纤维沿颈内动脉入颅，合入三叉神经眼支睫状长神经至瞳孔扩大肌。此径路受损则呈现暗反射减弱或消失。

5. 常见几种异常瞳孔

(1) 黑性瞳孔:瞳孔扩大,对光反射消失,调节反射仍存在。如为单眼,则病侧瞳孔扩大,直接对光反射消失而间接对光反射尚存在,但健眼间接对光反应消失。常见于视神经病损。

(2) 双颞侧偏盲性瞳孔:双颞侧对光反射消失,间接对光反射及调节反应存在。常见于视交叉正中病损。

(3) 双鼻侧偏盲性瞳孔:双鼻侧对光反射消失而间接及调节反射存在。常见于视交叉外侧病损。

(4) 偏盲性瞳孔强直:病损同侧眼瞳孔的鼻侧,对侧眼瞳孔颞侧对光反射消失,常见于视束损害;又称 Wernick 反应或 Wernick 瞳孔。

(5) 阿-罗瞳孔:瞳孔缩小,对光反射消失而调节反射存在。常见于中脑后连合段病损及顶盖前区病变。

(6) 逆阿-罗瞳孔:瞳孔扩大,直接、间接对光反射存在而调节反射消失。常见于对光反射与调节中枢间病损。

(7) 绝对麻痹性瞳孔:瞳孔各种反射全部消失或完全瘫痪固定。常见于中脑艾-魏核病损。

(8) 霍纳(Horner)综合征:病侧瞳孔缩小、上睑下垂、眼球内陷、面部无汗。常见于自丘脑下部—脑干(Ⅰ)—脊髓睫状中枢—交感神经节前纤维(Ⅱ)—颈交感神经节—节后纤维—沿颈内动脉入颅后随三叉神经眼支睫状长神经(Ⅲ)至瞳孔扩大肌之径路上的各部病损。

(9) Pourfour du Petit 综合征:瞳孔扩大、眼裂变大、眼球突出等与 Horner 征相反,故又称逆霍纳综合征。为交感神经径路上受刺激所致。

(10) 强直性瞳孔(Adie 瞳孔):病侧瞳孔扩大强直,对光及调节反射近消失或极迟钝,在暗室中光照瞳孔,其收缩极缓慢;停止光照其扩大瞳孔亦极慢;同样调节反射亦极为迟缓。认为可能与副交感神经节及其节后纤维受损有关。

(11) 反拗瞳孔又称奇异性散瞳:瞳孔对光照不缩小反而扩大。常见于头颅骨折、内毒中毒、神经梅毒、四叠体肿瘤、结核性脑膜炎。

(12) 交替性瞳孔:单侧瞳孔扩大和缩小交替发生。常见于动眼神经麻痹后的恢复期及多发性硬化。

(13) Marcus Gunn 瞳孔现象:遮盖患眼,见双瞳孔缩小;遮健眼则见双瞳孔扩大。常见于一侧视网膜或球后视神经病损。

(14) Huntchinson 瞳孔:病侧瞳孔先缩小,后扩大。常见于颞叶钩回疝之全程。

(15) 集合瞳孔强直:双眼球聚合时,瞳孔不缩小,而对光反射正常。常见于脑桥中枢至瞳孔收缩核之间通路病损。

(16) 跳动性瞳孔(瞳孔震荡):为肉眼可见双侧瞳孔持续性张缩和摆动,有节律性但不规则,且与光线照射、集合运动及意识感觉刺激无关。常见于偏瘫、多发性硬化、脑膜炎、癫痫、脑梅毒及神经官能症、精神病患者。

(黄晓江 于步润)

第十三节 睡眠障碍

睡眠障碍(sleep disturbances)是指因各种内外环境因素及个体因素,使睡眠的质、量、时序发生紊乱。睡眠障碍的国际分类中,将其分为四大类、80 多种,本章仅就常见者做一简述。

【病因】

1. 持续或强烈的精神创伤所致的神经系统功能性疾病、内源性精神病。

2. 神经系统器质性疾病:脑及间脑、脑干的各种炎症、外伤、中毒、肿瘤及血管性疾病。

3. 内分泌疾病:脑垂体、甲状腺、肾上腺等病损常致睡眠障碍。

4. 内脏及各系统性疾病:肝、肾、呼吸系统、心血管系统、消化系统、血液系统等病损,睡眠障碍虽不突出,但也十分常见。

5. 全身感染、中毒、外伤性病损,特别是高热状态时,常与意识障碍同时发生。

6. 其他:环境因素(声、光、温、湿、气候、时差)、个体因素

(年龄、体质、心理)等因素均可致睡眠障碍。

【诊断】

常见睡眠障碍的诊断:

1. 失眠:诊断失眠首先应排除躯体疾病和精神障碍导致的继发性失眠。偶尔失眠是一种普遍现象,诊断不宜扩大化。失眠每周3次,持续1个月以上,且对社会功能有损害或失眠引起显著的苦恼或精神活动效率低下方可诊断。

(1) 主观症状:①主诉睡眠不足、难入睡、易醒或早醒;②为睡眠障碍干扰所致的白日疲乏、头昏脑涨、精神差。

(2) 客观标准:用多导睡眠图检测可发现睡眠潜伏期延长(>30分钟);实际睡眠时间减少(不足6小时);觉醒次数或时间增多(>30分钟)。

(3) 持续不眠的精神症状

1) 持续失眠>60小时后的精神症状有:疲乏,注意力、思维不集中,记忆力下降,情感不稳,认知力低下,易激动,行为忙乱,反应迟钝,可伴耳鸣、复视、代谢异常。

2) 若>100小时,可出现人格解体,鲜明幻觉,妄想,眼球震颤,发音难。

3) 若>123小时,则见ATP、ADP合成增强,血脂增高后下降。

4) 若>11天,可发生严重的精神症状或呈精神病,伴自主神经功能失调,脑电图α节律减弱,并出现慢波,甚至出现高幅电发放。

(4) 其他:①短暂性失眠指环境变迁而致的数日或数周失眠;②持久性失眠指超过3个月以上者;③睡眠时间提前综合征,即早睡早起,老年人居多;④睡眠时间延迟综合征,常晚睡晚起,以青少年居多。

2. 胖睡病(Pickwiek syndrome):好发于40~50岁,男性居多,以腹部及股部为主的特殊肥胖体型,白昼多睡,肺通气不良,夜睡障碍表现为入睡快、鼾声大、频醒、浅睡多、睡眠周期不全等。

3. 周期性昏睡症:多由脑干-间脑病损或功能失调所致的

一组症状。

(1) 单纯周期性昏睡症:发作前多有头昏、头痛、软弱、全身不适等先驱症状,疲劳、紧张可诱发,好发于发育期年龄,其中类昏迷型多由精神运动兴奋而渐进深睡状态,脉缓,血压低,肌张力下降,难唤醒,不吃不喝,持续2~3天。嗜睡型入睡快,睡眠浅,可唤醒进食、排便,但事后不能回忆,持续时间长,可历时2~3周。两型均可伴脑水肿或颅高压。

(2) 多睡贪食综合征(Kleine-Levin syndrome,KLS):除有上述周期性嗜睡症特点外,另有病理性饥饿,常表现为伸手即得之物的多食及下丘脑所致的内分泌症状,持续数天或数周,强迫唤醒可有攻击行为,脑电图示低平改变,α节律变慢,并现θ节律。

(3) 癔症性昏睡症:为强烈的精神应激所致,且睡中的行为特征与精神刺激有关,无明显器质性损害征,脑电图正常。

4. 睡眠中的发作性异常或发作性事件:属异态睡眠,为在REM睡眠中出现的生动梦样体验及相应的古怪运动、行为之自动症。国际分类中称之为副睡眠障碍。

(1) 梦行症:好发于男性儿童,常在上半夜发作,表现为在熟睡中突然坐起,东抚西摸,在床上乱爬或起床行走,但动作笨拙、闭口不言、表情平淡,可自行返床。发作时不易唤醒,发作后不能回忆,可有阳性家族史。发作时脑电图呈现高同步性δ节律。

(2) 梦惊症:儿童多见,常在入睡后15~30分钟发作,患者表现为突然惊叫、运动不安或有喘息,常伴呼吸、心率增快,瞳孔扩大等交感神经亢进症状,脑电图呈觉醒的α节律,患者尚可伴梦行、梦魇症。

(3) 梦魇症:做梦亦为正常生理现象,实为大脑中的痕迹反应。梦魇俗称噩梦,是一种恐怖的梦境,如梦见毒蛇缠身、猛兽追赶、跳入深渊、高空坠落、妖怪作斗、挣扎奔逃等,常伴心慌、紧张、出汗、呼喊而惊醒,醒后还心有余悸。

(4) 梦呓:俗称说梦话,儿童多见,睡中任何期均可发生,其表现形式有无声的唇动,或为含混不清、怪声异调的只言片语,亦可为语法正确的流利言语或歌唱,尚可为哭、笑、叹、呻、呼、吼等形式;其内容多与日常生活有关,如对话、说理、祈求、背书、颂诗、唱戏、祷告,少数人尚能与人对话,透露秘密,且多不能回忆。

(5) 夜尿症:男孩多见,俗称湿梦,表现为夜间睡中尿床,而醒后不能回忆,多数随年龄增长而停止,应排除泌尿系统及腰脊部器质性疾病引起的继发性遗尿症。

(6) 打鼾:常因气道肌肉松弛致气道狭窄、舌根后坠,用口呼吸,致软腭振动、气道共鸣,可因鼾声如雷似鼓,影响他人,鼾声规则者多见于肥胖患者,鼾声不规则者为上呼吸道分泌物积蓄所致。

(7) 磨牙:为睡眠中咀嚼肌运动所致,常发出尖厉响声,醒时无法效仿,重者可致牙齿咬坏。

(8) 其他:梦遗症、梦中流涎症、梦中流汗症及睡眠中促使各种基础病情加剧的睡眠危相在此不做赘述。

5. 发作性睡病及睡眠呼吸暂停综合征:详见第十三章。

【治疗】

(一) 病因治疗

针对各种器质或功能性疾病,内外环境或个体因素,采用特异性治疗以消除病因。

(二) 对症治疗

1. 非药物疗法

(1) 心理治疗:①宣教睡眠本质,解除心理负担;②宣教防治知识,养成良好的睡眠习惯,配合各种治疗及自身环境的建造。

(2) 放松疗法:气功、瑜伽、太极拳、意守局部、呼吸均匀平稳等自我练功,以使精神、肌肉全身放松。

(3) 各种理疗:水疗、空气离子疗法、热水浴、针灸、按摩、电睡眠。

2. 药物治疗

(1) 日间用药:①伴衰弱无力者,可选用氨基酸制剂[谷氨酸、甲硫(氮)氨酸]、维生素(B族、C、E)、同化作用促进剂

(ATP、辅酶A等)及强壮剂。②情绪障碍者,可予安定镇静剂及中药,如益母草、缬草酊。

(2) 睡前用药:常用有巴比妥类、抗组胺类药、弱安定剂[地西泮、甲丙氨酯(安宁)]、强安定剂(氯丙嗪、氯氮平等)。

3. 特异性治疗

(1) 失眠的治疗

1) 病因治疗。

2) 非药物治疗:①睡眠卫生教育,消除紧张心理,适当进行体育锻炼,养成良好睡眠习惯;②刺激控制性训练,建立睡眠-觉醒模式、程序;③睡眠约束,减少卧床的非睡眠时间;④放松训练;⑤矛盾意向训练;⑥光疗,强光(7000~12 000lx)光照以改变睡眠-觉醒节律;⑦时间疗法,对睡眠时相延期者可嘱其提前入睡,直到符合一般社会习俗为止;⑧其他,如饮食方法、行为疗法亦可选用。

3) 药物疗法:各种安眠药(详见附录一)可酌情选用,第一代巴比妥类药物现已基本不用,第二代苯二氮䓬类药已逐渐少用,被第三代药唑吡坦、佐匹克隆等逐渐替代。松果体素(褪黑素、脑白金)目前仅为辅助性促睡眠药。但应注意:①以单品种小剂量为宜;②以间歇及短程用药为宜,以防习惯性及耐药性;③长期用药应防戒断、反跳及药癖,宜定期更换品种;④强安定剂有锥体外系及自主神经不良反应,宜限制应用;⑤最好配合环境因素进行有效治疗,多药使用应防对抗、协调之相互作用,严格掌握禁忌证。

(2) 睡眠过度

1) 病因治疗。

2) 对症治疗:①肥胖者减肥;②有脑水肿者利尿脱水;③支持强壮治疗;④发作期可考虑适当使用兴奋药剂,如麻黄碱、苯丙胺、咖啡因、哌甲酯等;有报道,苯妥英钠、卡马西平、三环抗抑郁药也有效;⑤发作性睡病治疗,见第十三章。

3) 睡眠中发作性事件:①病因治疗;②梦游、梦惊可用丙米嗪、地西泮;③梦魇、梦呓可选用丙米嗪、巴比妥类、导眠能(格鲁米特)、氯丙嗪等;④遗尿可选用丙米嗪、三环类药物阿米替林、普罗替林、去甲替林等;⑤各种睡眠危象可在睡前予以针对性药物治疗;⑥心理治疗。

(三) 中医药治疗

睡眠障碍中医有较深刻的论述,如不寐、多寐、梦魇、夜啼、梦交等即与睡眠障碍中发作性事件相一致,除辨证论治外,多以心、脾、肾三脏从治。另应注重心理治疗及针灸、饮食、行为等治疗,可参照选用。

(刘登华)

第十四节　共济失调

正常运动由许多肌肉(主动肌、拮抗肌、固定肌、协同肌)在锥体系、锥体外系、前庭迷路-小脑系统、本体感觉及其与之相联系的中枢与周围神经结构参与作用下,使各组肌肉在时空上相应做适宜的调控配合,形成稳重、准确、灵敏的有效共济动作。在肌力正常、无视觉障碍和失用症的情况下,出现肢体随意运动的幅度和协调障碍,从而不能维持躯体正常的姿势、平衡和协调动作,则称为共济失调(ataxia),多由前庭小脑、本体感觉及其相连接结构受损所致。

根据病变部位和特征的不同,临床上将共济失调总结为四类,最常见的是小脑性共济失调,其次为感觉性共济失调、前庭性共济失调和皮质性共济失调。

(一) 小脑性共济失调

小脑对静息动作的完成和随意运动的协调起着重要的作用,因此小脑病变时的主要症状是共济失调。小脑性共济失调表现为站立不稳,走路时步基加宽,左右摇摆,不能直线前进,蹒跚而行,又称为醉汉步态。因协调运动障碍,患者不能顺利完成复杂而精细的动作,如穿衣、系口、书写等。小脑性共济失调常伴有眼球震颤、肌张力减低和构音障碍(吟诗样或暴发样语言)。见于小脑血管病变、遗传变性疾病、小脑占位性病变等。

（二）感觉性共济失调

由于深感觉传导径路的损害，产生关节位置觉、振动觉的障碍，导致患者出现站立不稳、行走时有踩棉花样感觉。视觉辅助可使症状减轻，故患者在黑暗处症状加重，睁眼时症状减轻，闭目难立征阳性。见于脊髓型遗传性共济失调、亚急性联合变性、脊髓痨等。

（三）前庭性共济失调

由于前庭病变引起平衡障碍，表现为站立不稳，行走时向患侧倾斜，走直线不能。卧位时症状明显减轻，活动后症状加重，常伴有眩晕、呕吐等症状。见于链霉素中毒、梅尼埃病等。

（四）皮质性共济失调

临床上较少见。额叶或额桥小脑束损害，引起对侧肢体共济失调。表现为步态不稳，体位性平衡障碍，常伴有中枢性轻偏瘫、精神症状、强握及摸索等额叶损害的表现。共济失调症状可以被偏瘫表现掩盖。顶叶损害时表现为对侧患肢不同程度的共济失调，闭眼时症状明显，深感觉障碍多不重或呈一过性；两侧旁中央小叶后部受损可出现双下肢感觉性共济失调及大小便障碍。颞叶损害可表现为一过性平衡障碍，不易早期发现。

（渠文生　于步润）

第十五节　呼吸肌麻痹

呼吸肌麻痹（respiratory myoparalysis）系由下运动神经元或肌肉疾患引起的呼吸肌（膈肌、肋间肌）运动严重障碍，影响肺的通气和换气功能而导致呼吸衰竭。

【病因及病理生理】

常见病因有高位脊髓损害（炎症、外伤等）、急性感染性多发性神经根神经炎、急性脊髓灰质炎、重症肌无力、低血钾麻痹症、进行性肌营养不良、肉毒中毒、毒蛇咬伤和应用肌肉松弛剂过量等。

呼吸衰竭时,由于呼吸功能的丧失,体内氧储备(正常人体内有1L氧储备)可迅速(约4分钟内)耗尽,致全身严重缺氧。在低氧或无氧状态下,生物氧化过程将无法进行,大量丙酮酸不能进入三羧酸循环进行氧化分解,而转变为乳酸,致体内乳酸过多。此外,缺氧时机体不能将无机磷形成ATP,于是无机磷蓄积于组织和体液中,加重了酸性物质的含量,导致代谢性酸中毒;二氧化碳排出受阻,使血液中二氧化碳浓度升高,H_2CO_3 升高,最后形成呼吸性酸中毒。因此,呼吸肌麻痹时,机体在短期内即可发生严重的混合性酸中毒(呼吸性酸中毒和代谢性酸中毒)。此种混合性酸中毒的治疗原则是改善通气、迅速排出体内储留的二氧化碳,而单纯靠缓冲剂治疗收效不大。在缺氧和二氧化碳储留情况下,水、电解质代谢发生紊乱,钠、氢离子由细胞外进入细胞内,使细胞内酸中毒加重,渗透压增加,细胞外水分进入细胞内,导致细胞内水肿,此损害尤以脑的神经胶质和脑皮质细胞最为突出。所以,临床上对缺氧时间长、神志不清的患者应考虑脑水肿的存在,而给予积极的脱水治疗。

由于脑皮质对缺氧最为敏感,因此,当 $PaO_2 < 2kPa$ (15mmHg)时,即可出现中枢神经功能紊乱的症状;<0.53kPa (4mmHg)时,意识即可丧失。高浓度 CO_2 对中枢神经系统具有抑制作用,当 $PaCO_2$ 升至10.6kPa(80mmHg)以上(二倍于正常左右)时,即可出现反应迟钝、神志恍惚、嗜睡等;当三倍于正常时[$PaCO_2$>16kPa(120mmHg)],pH<7.15,即呈 CO_2 麻醉状态,表现昏迷、抽搐、颅内压增高等肺性脑病症状。因此,头痛是慢性 CO_2 储留的常见症状,当神志尚清醒的患者主诉头痛时,应特别提高警惕。

当呼吸肌无力或麻痹时,由于不能进行深呼吸和咳嗽,易发生呼吸道痰液潴留、肺不张及肺部感染,呼吸道阻力增加,导致换气功能障碍而更进一步加重了低氧血症和高碳酸血症。

【诊断】

(一)临床表现

1. 症状

呼吸困难:轻者自觉胸闷、呼吸频率正常或加快;重者自觉呼吸困难、费力、气促。

低氧血症:由于缺氧程度的不断加重,患者出现烦躁不安、头痛及不同程度的精神症状,如注意力不集中、智力减退、定向障碍等。严重时,则出现神志恍惚、谵妄甚至昏迷。酸碱平衡失调可表现为呼吸表浅、心悸、头痛、恶心、呕吐、感觉异常、手足搐搦等。

2. 体征

(1) 呼吸节律明显增快,胸、腹式呼吸运动明显减弱甚至消失,辅助呼吸肌活动加强(如抬头、伸颈、提肩等动作)及鼻翼煽动、发绀、咳嗽无力、喉头痰液淤积等现象。

(2) 缺氧早期面色苍白,唇、甲发绀,随着缺氧程度的加重,氧分压(PaO_2) <5.2 ~6.7kPa(即<40 ~50mmHg)时,发绀进行性加重,心搏次数增加,心搏出量代偿性增加终至发展为心力衰竭,血压下降,或出现严重心律失常。

(3) 二氧化碳储留及呼吸性酸中毒时,早期血压升高,晚期下降。面色紫里透红,球结合膜充血、水肿,重者可见视网膜、视盘水肿,眼底呈青紫色。

(二) 实验室检查

1. 血白细胞计数及分类,血钾、钠、氯测定,血气分析,血氧饱和度监测。

2. 痰、血培养及药敏试验。

3. 痰、大小便真菌检查。

4. 腰穿脑脊液检查。

(三) 特殊检查

1. 心电图检查及监测。

2. X 线:胸部、颈椎、胸椎拍片检查。

3. 必要时,行颈椎、胸椎及脊髓 CT 或 MRI 检查。

(四) 鉴别诊断

呼吸肌麻痹的诊断并不困难,重要的是鉴别导致呼吸肌麻痹的病因,因它关系着针对性的病因治疗和全病程的转归。

1. 高位急性脊髓横贯性损害(炎症、外伤):急性起病的截瘫或四肢瘫伴有肋间肌和膈肌麻痹；病变损害水平以下深、浅感觉缺失和膀胱功能障碍；发病前有感染史或外伤史；脊柱 X 线拍片正常或可见骨折、脱位等骨质改变。

2. 吉兰-巴雷(Guillain-Barr)综合征：发病前常有上呼吸道或消化道感染史；急性起病，呈对称性弛缓性四肢瘫痪，有或无手套、袜套样感觉障碍；常伴脑神经损害，以运动性脑神经麻痹为主；重症患者常有呼吸肌麻痹；脑脊液检查呈蛋白细胞分离现象。

3. 重症肌无力危象：有肌无力病史，如某些横纹肌特别是脑神经运动神经所支配的肌群(如眼肌、吞咽肌、咀嚼肌等)。常易疲劳，上午轻、下午重，活动后加重，休息后减轻；无其他神经系统阳性体征；新斯的明试验阳性(成人用新斯的明 1.0～1.5mg 皮下或肌内注射)，如注射后肌无力在半小时至 1 小时内迅速减轻或消失，则为阳性。为防止新斯的明不良反应，可加用阿托品 0.5mg 同时注射。

4. 低血钾麻痹症：患者多来自农村棉产区；青壮年发病率高；四肢对称性迟缓性瘫痪，近端重于远端，下肢重于上肢；重症者可出现吞咽困难、颈肌无力和呼吸肌麻痹；常伴烦渴、多饮、多尿、恶心、呕吐；血清钾降低，心电图示低钾改变；补钾治疗疗效明显。

【治疗】

治疗原则之关键在于改善通气，提高动脉血氧饱和度，纠正缺氧和降低二氧化碳分压($PaCO_2$)至正常水平。同时针对呼吸肌麻痹的病因进行治疗。

(一) 维持气道通畅

维持气道通畅是抢救和治疗成功与否的关键。常用方法：

1. 气管插管：凡呼吸浅快(超出正常一倍以上)、呼吸运动微弱、咳嗽反射消失、气道分泌物堆积发生呼吸道阻塞、烦躁不安、出汗甚或皮肤发绀者，应立即给予气管插管。因清醒患者不易忍受，且不宜长期留置(一般不超过 72 小时)，久留易致喉头水肿或气管受压坏死等并发症，通常用于病情在短期内可缓解(3～5 天)者，或作为危重患者来不及气管切开前的应急措施。

2. 气管切开：危重患者在应急气管插管处理后，或表现为进行性呼吸困难、脉搏增快、血压升高、咳嗽无力、轻度发绀者，在短期内病情不可能缓解时，应及早气管切开，切忌等到患者出现明显低氧血症时才行紧急气管切开。因为此时呼吸功能已严重受损，会更增加抢救难度。

（二）纠正缺氧

1. 给氧原则：低浓度（24%～30%，一般应在40%以下）、低流量（1～2L/min，≤3L/min）可持续应用；若>50%～60%浓度，则需间歇使用；100%纯氧只在氧分压（PaO_2）<6.7kPa（<50mmHg）时给予，以期迅速纠正缺氧。但连续使用不宜超过6～12小时，以防氧中毒。氧浓度计算：氧浓度% =21+4×氧流量。

2. 给氧途径：视呼吸肌麻痹程度，可选用鼻塞、鼻导管或连接呼吸机机械通气给氧。

轻型：自主呼吸尚存，呼吸运动稍受限，自觉胸闷但缺氧较轻，患者较安静，血压、心率正常，可用鼻导管给氧，以双鼻孔管较适宜。

重型：在气管插管或气管切开后，可与呼吸机连接，间歇正压呼吸给氧并人工辅助或控制呼吸。

3. 停氧指征：吸氧过程中 PaO_2 升至8.66kPa（65mmHg）时，可改吸普通空气，如果 PaO_2 仍能维持在8.66kPa（65mmHg）以上时，则可停止用氧。

（三）保证足够通气量

1. 维持最大通气驱动（ventilatic drive，VD）：应避免使用可能抑制通气驱动的药物，如吗啡、镇静剂、氨基糖苷类抗生素等，以免加重呼吸肌无力及使咳嗽减弱。必要时，可用呼吸兴奋剂以改善通气驱动。

2. 机械通气：采用机械通气是可控性增加潮气量、促使二氧化碳排出和纠正缺氧的有效措施，但必须注意以下问题。

（1）呼吸机的选择：若患者自主呼吸尚存，而潮气量不足时，则用同步呼吸机辅助呼吸（定压型呼吸机）。定容型呼吸机因不能与患者自主呼吸同步,故仅用于抢救自主呼吸运动已停止的患者。

(2) 人工通气方式

1) 间歇正压呼吸(intermittent positive pressure breathing, IPPB):为临床上最常用的通气方式,它既可用于自主呼吸停止时控制呼吸,也可用于自主呼吸不足时的辅助呼吸。

2) 间歇指令(加强)通气(intermittent mandatory ventilation, IMV):常用于呼吸机撤离的准备阶段,因 IMV 既能向患者气道送入预定量的气体或氧,提供一定的通气支持,间歇时又有助于患者呼吸肌的锻炼及自主呼吸的恢复。

(3) 呼吸机的调节

1) 呼吸频率:应与生理要求相适应,一般成人 16 ~ 20 次/分;儿童 16 ~ 24 次/分;婴幼儿 30 ~ 40 次/分。抢救初期频率可稍增快,成人 18 ~ 24 次/分;儿童 20 ~ 26 次/分,以后逐渐维持一般频率。

2) 潮气量:通常按 10 ~ 15ml/(kg · d)计算,一般为 400 ~ 800ml,以后根据血气分析结果调节。若 $PaCO_2$ 不下降且有上升趋势,则应加大潮气量或呼吸频率;反之,可减少潮气量。适宜的潮气量指标是:PaO_2 8. 0 ~ 9. 33kPa(60 ~ 70mmHg),$PaCO_2$ 6. 67kPa(50mmHg)以下,pH 7. 35 ~ 7. 45。

3) 吸气呼气时间比值:生理情况下,每次呼吸周期内呼气时间比吸气长,一般呼气与吸气之比为(1. 5 ~ 2) : 1。

3. 放置气管套管必须带有气囊,以避免压入的气体由气管切开套管旁径上呼吸道及口腔漏出而降低通气量。在使用气囊期间,应定时彻底清除口腔分泌物后开放气囊,每 2 ~ 4 小时 1 次,每次 3 ~ 5 分钟。如患者无自主呼吸,在放气囊时应同时进行手压胸廓人工呼吸。

4. 应用呼吸机时,医务人员应严密观察呼吸机是否正常运行,气管套管有无滑脱、堵塞,气囊有无破损,气道是否充分湿化,分泌物是否黏稠、结痂,手术切口处及套管内有无出血,患者缺氧情况是否得到纠正等。

5. 严密观察,监测生命指征的变化,做血气分析及维持水、电解质平衡,并注意观察有无氧中毒、通气过度或通气不足等并发症发生,及时找出原因,及时纠正。

6. 呼吸机的撤离:患者一般情况明显好转,自主呼吸、咳嗽能力基本恢复,在吸入40%浓度以下氧条件下,PaO_2>8.0kPa(60mmHg);$PaCO_2$<6.67kPa(<50mmHg);pH正常,吸痰时停用呼吸机时间逐渐延长而无呼吸困难,即可停用。但对长期使用人工通气之患者,对呼吸机产生依赖性,故不宜操之过急,应间断停机,并做好患者心理准备,增加安全感。为解除患者害怕夜晚无保障会“死过去”的顾虑,最好晚上使用呼吸机,白天停用观察,逐步延长停用时间至撤离,需5~7天之久。

7. 床头备用一套气管切开包,以备应急使用。

(四)预防和控制呼吸道感染

1. 加强室内消毒隔离工作,以防交叉感染。

2. 严格执行气管切开后的护理常规。

3. 使用祛痰剂,雾化吸入(其配方要求达到杀菌、抗炎、化痰和解痉的目的),彻底排痰(翻身、拍背、体位引流、吸净),以清除呼吸道分泌物,保证呼吸道通畅。

4. 使用抗生素控制感染,抗生素的应用以全身用药和雾化吸入联合应用为好。一般应根据病原学检查和药敏试验结果选用抗生素,但因病情危急,常难以等待痰培养结果,因此可先按常见致病菌选用抗生素。呼吸道感染常见细菌多为肺炎链球菌,金黄色葡萄球菌,甲、乙型链球菌,流感杆菌等。而院内感染尤其医源性感染者(呼吸器械污染)常为铜绿假单胞菌。因而,临床上仍以青、链霉素为首选药物。近年来文献报道,呼吸道感染菌群已非球菌为主,而以革兰阴性杆菌较多见,故临床上采用广谱抗生素日益增多,如氨苄西林(ampicillin)8~12g,静脉滴注,每日一次;头孢菌素类药物头孢唑啉(cephzolin)4~6g;头孢拉啶(cepharadine)4~8g;头孢哌酮钠(cefoperazone sodium)2~4g;头孢他啶(ceftazidime)2~4g;头孢曲松钠2~4g。铜绿假单胞菌可单独用羧苄西林(carbenicillin)30~40g,羧苄西林与庆大霉素(gentamycin)、卡那霉素(kanamycin)、多黏菌素(polymycin)等联合用药。重症患者长期使用广谱抗生素、糖皮质激素等，易引起真菌感染，应经常进行痰、大小便真菌检查，及时发现，及时治疗。

（五）纠正酸碱平衡失调及电解质紊乱

呼吸肌麻痹引起的呼吸性酸中毒，不能依赖碱性缓冲剂，而应尽量改善通气功能并保证呼吸道通畅，排出储留的二氧化碳，仅在个别严重呼吸性酸中毒合并明显代谢性酸中毒的患者，血气分析 pH <7.20 时才应用碱剂。常用碱剂为5%碳酸氢钠溶液 60～100ml，静脉注射或静脉滴注；3.64%三羟甲基氨基甲烷（trihydroxymethyl aminomethane，THAM）100～150ml 加入5%葡萄糖液中静脉滴注，该药不含钠，无加重水肿的缺点。但大量或快速静脉滴注时，可发生呼吸抑制或低血压。肾功能不良时忌用。

（六）减轻脑损害、改善脑功能

及时应用脱水剂、肾上腺皮质激素等，以减轻脑水肿和肺性脑病的发展。但早期不宜用大量脱水剂，以免引起脱水、呼吸道干燥，使痰液更加黏稠，加重呼吸道阻塞，二氧化碳排出体外受阻，从而更加重肺性脑病的病理生理变化。神经营养药、能量合剂等也应考虑应用。

（七）康复治疗

加强支持疗法，给予高热量、高蛋白、高维生素饮食。病情稳定后尽早给予物理治疗及呼吸运动训练，以促进自主呼吸的恢复。

（八）气管套管堵管和拔管

当停用呼吸机后，患者一般情况良好，呼吸正常，咳嗽有力，痰液可完全咳出，血气分析正常时，可试行堵管，严密观察1～2天，若无任何不适则可拔除气管套管。切口处消毒后以蝴蝶形胶布拉拢封闭，敷以消毒敷料。

（张 萍 郭 光）

第十六节 步态异常

步态是指患者步行时的姿势，是一种复杂的运动过程。正常姿势和步态表现为：躯干直立，抬头，手臂松弛、自然垂放在两侧，随着行走有节奏地前后摆动，每个手臂随着对侧下肢向前迈进而有节律地向前摆动。两腿轻盈地交替前行，在两只脚彼此交错时双侧内踝几乎相碰，步距均等，足迹成一直线；当一条腿向前迈进时，髋和膝的屈曲与足背屈相协调；同时，向前迈进的下肢的对侧胸部轻度前倾，足踵先着地。上述过程由抗重力支持、迈步、维持平衡和推进力共同维持，这要求神经系统和肌肉的高度协调，同时涉及许多的脊髓反射和大、小脑的调节，以及各种姿势反射的完整、感觉系统和运动系统的相互协调。因此，锥体系、锥体外系、感觉系统、周围神经和肌肉受损后均可出现步态异常。

【定位诊断和定性诊断】

步态异常是由运动或感觉障碍引起，其特点与病变部位有关，因此观察步态可提供重要的神经系统疾病线索，对某些特定的神经疾病诊断有重要的参考意义，但仍然需要结合病史和某些相关辅助检查来进一步判定疾病性质。

（一）异常步态的定位

常可采用两种途径：

1. 步态异常的特点：检查患者如何走路、站立或在床上移动，从动作特点识别病变部位。例如，刻板的偏瘫步态可确定由皮质脊髓束受损所致；前冲慌张步态见于帕金森病；感觉性共济失调步态见于脊髓后索受损；跨阈步态见于腓总神经麻痹、腓骨肌萎缩等。但有些步态可由多种不同病因引起，对病变很难定位。

2. 伴发的神经系统体征也有助于病变的定位：例如患者步态不稳、左右摇晃和向一侧倾斜，伴指鼻试验和跟膝胫实验阳性，提示小脑半球病变；轻偏瘫患者出现病理征也提示皮质脊髓束受损。

（二）异常步态的定性

神经系统疾病不仅可由神经系统本身疾病所致，也可继发于其他系统疾病，故在考虑病变性质时，必须从整体出发，根据起病急缓、病程长短、症状和体征出现的先后次序及其演变过程,参照有关辅助检查的结果进行分析。常见病因有:感染、外伤、血管性疾病、中毒、代谢障碍、肿瘤、变性疾病、先天性疾病等,如感觉性共济失调步态可见于亚急性联合变性、脊髓痨、遗传性共济失调等;痉挛性偏瘫步态可见于脑血管病、脑肿瘤和脑外伤等。

【步态异常的检查】

检查时可请患者普通行走,必要时也可闭眼检查。从前后、左右观察患者,要求患者快速从椅子上起立,先慢走后快走,然后转身,有时可分别用脚尖、脚后跟走以及两脚前后走直线,或令患者突然转弯、停步、绕椅子走等。注意观察身体和头部的姿势、肩部(有无脊柱侧弯和驼背)、双臂回旋(是否对称、协调)、步基(宽、窄)、步幅(是否拖曳、对称)、节奏(规整)、速度、稳定性及转身等。同时也要注意排除由骨骼的畸形及骨、关节、肌肉、血管、皮肤及皮下组织等病变引起的步态异常。

【常见步态异常的分类】

1. 痉挛性偏瘫步态:由单侧皮质脊髓束受损引起,表现为行走时偏瘫侧上肢的协同摆动动作消失,呈内收、旋前、屈曲姿势,下肢伸直并外旋,举步时将骨盆抬高,为避免足尖拖地而向外旋转后移向前方,故又称画圈样步态。多见于脑血管疾病或脑外伤恢复期及后遗症期。

2. 痉挛性截瘫步态:为双侧皮质脊髓束受损所致。因下肢内收肌群张力增高致使步行时两腿向内侧交叉,膝关节几乎紧贴,足前半和趾底部着地,用足尖走路,交叉前进,形如剪刀,故又称剪刀步态。常见于脑瘫患者。慢性脊髓病变也表现为典型的剪刀样步态,如多发性硬化、脊髓空洞症、脊髓压迫症、遗传性痉挛性截瘫、脊髓外伤或血管病及炎症恢复期等。

3. 慌张步态:表现为身体前屈,头向前探,肘、腕、膝关节屈曲,双臂略微内收于躯干前;由于全身肌张力增高,行走时起步困难,第一步不能迅速迈出,开始行走后,步履缓慢,后逐渐加速,走路时步伐细小,双足擦地而行,两上肢前后摆动的联带动作丧失,躯干前倾,重心前移,故以小步急速前冲而行,如追逐重心且不能立即停步,易跌到,状似慌张,又称追重心步态或前冲步态，转身时以一脚为轴，挪蹭转身。慌张步态是帕金森病的典型症状之一。

4. 小脑步态：由于小脑受损所致。因重心不易控制，步行时两腿间距增宽，抬腿后身体向两侧摇摆不稳，上肢常向水平方向或前或后摇晃。有时不能站稳，转换体位时不稳更明显，不能走直线其易向一侧倾倒。倾倒方向与病灶相关，当一侧小脑半球受损时，患者行走向患侧倾倒，双足拖地，步幅、步频规律性差，此种步态又叫做“蹒跚步态”或“醉酒步态”。多见于小脑血管病、肿瘤、炎症、变性、酒精中毒等。

5. 感觉性共济失调步态：此指深感觉障碍引起，传入通路任何水平受损均可导致感觉性共济失调步态，如周围神经病变、神经根病变、脊髓后索受损及内侧丘系受损等。特点是肢体活动不稳、晃动，行走时身体屈曲，仔细查看地面和双腿，寻找落脚点及外周支撑点，两腿间距较宽，提足较高，足道强打地面，双眼注视两足，睁眼时可部分缓解，闭眼时不稳甚至不能行走。常伴有感觉障碍，Romberg 征阳性，见于亚急性联合变性、脊髓痨、慢性酒精中毒、副肿瘤综合征、多发性神经病及多发性硬化等。

6. 跨阈步态：又称“鸡步”，是由于腓总神经损害或胫前肌群病变导致足尖下垂、足部不能背屈，行走时为了使患足尖离开地面，患者向前迈步时患肢抬得很高，脚悬起，落脚时总是足尖先触及地面，如跨越门槛的姿势。见于腓总神经麻痹、脊髓灰质炎或进行性腓骨肌萎缩等。

7. 摇摆步态：又称“鸭步”。由于骨盆带肌及腰肌无力，下肢及骨盆肌的萎缩，站立时使脊柱前凸以维持身体重心平衡，行走时因肌无力，不能固定躯干和骨盆，故臀部左右摇摆如鸭行。见于进行性肌营养不良症，也可见于进行性肌脊萎缩症、少年型肌脊萎缩症等。

8. 舞蹈步态：不经意时表现的面部、躯干或肢体短暂的随意运动，突然改变身体姿势、步行速度和方向时易发生。见于新纹状体的病变。

9. 癔症性步态：可表现为各种奇异步态，不像神经科疾病导致的各种异常步态，无神经疾病的客观体征。临床症状多变且无法解释，体格检查时可发现许多矛盾之处，常伴有其他功能性疾患，尽管有戏剧性蹒跚步态但通常不摔倒或受伤。

10. 星迹步态：当患者闭眼前进时向患侧偏斜，后退时向反方向偏斜，如此前进和后退反复进行，其足迹呈星形。见于前庭迷路病变。

11. 脊髓性间歇性跛行：表现为开始步行无症状，行至一定距离（1～5 分钟）出现一侧或两侧下肢无力不伴疼痛，休息后好转。见于脊髓血管病、梅毒性脊髓动脉炎、亚急性坏死性脊髓炎、椎管狭窄等。

12. 老年步态：又称谨慎步态，是伴随年龄老化出现的步态变化，不伴明显脑部疾病。随着年龄增长常见不同程度的行走速度减慢，平衡不稳，正常行走的优美协调姿势减少，变得步伐小而僵硬，轻度宽基底和欲倾倒状。有老年步态者意识到平衡受损，行走时小心翼翼以免摔倒，特征性步态是小步前行，每一步都使足不离开地面，擦地而行，如同在冰面上或黑暗中行走，以更好地保持平衡。

【治疗】

（一）病因治疗

针对营养代谢、肿瘤、感染、卒中等病因进行积极治疗。

（二）手术治疗

特发性脑积水患者可行脑室分流术，可能使患者恢复运动功能。

（三）康复治疗

1. 当肢体僵直重于肌无力时，布洛芬和其他解除痉挛药物如巴氯芬有效，可减轻下肢痉挛。加强下肢肌肉锻炼及减轻体重很有益处。

2. 迷路功能低下，如药物引起或特发性前庭病变导致步态异常可在较大医疗中心，由康复医师进行试验性训练、平衡训练及有效地运用姿势调整和视觉调整可使许多患者得到改善，并能较好地适应日常活动。

3. 本体感觉障碍引起的共济失调步态，在某种程度上，可通过视觉注意及下肢正确放置得到纠正。

4. 所有步态异常患者，如需使用辅助行走器械辅助运动，最好由有经验的体疗学家指导使用器械。

（王芙蓉）

第十七节　运动障碍

有许多系统的损害可以引起人类的运动障碍，其中包括锥体系、锥体外系和小脑平衡系统等。狭义而言，运动障碍主要是指锥体外系病变所致随意运动调节功能障碍，而肌力、感觉和小脑功能不受影响。临床主要表现为运动过多、运动减少以及姿势、肌张力障碍等，大多与基底核病变有关。

【病因】

运动障碍疾病大多数病因不清，发病机制不明。常见病因如下：

（一）原发性（特发性）

如原发性帕金森病、特发性震颤等。

（二）继发性（后天性、症状性）

1. 感染：脑炎后、慢性毒感染。

2. 自身免疫性：小舞蹈病。

3. 药物：神经安定剂（吩噻嗪类及丁酰苯类）、利血平、左旋多巴、甲氧氯普胺、锂、氟桂利嗪。

4. 毒物：MPTP 及其结构类似的杀虫剂和除草剂、一氧化碳、锰、汞、二硫化碳、甲醇、乙醇。

5. 代谢障碍：大脑类脂质沉积、核黄疸、甲状旁腺功能异常、甲状腺功能减退、肝性脑病。

6. 血管性：多发性脑梗死、缺血缺氧性脑病。

7. 外伤：拳击性脑病。

8. 肿瘤。

（三）遗传变性

常染色体显性遗传路易小体病、亨廷顿病、肝豆状核变性、Hallervorden-Spatz 病、家族性基底核钙化、进行性核上性麻痹、多系统萎缩、脊髓小脑性共济失调、家族性帕金森综合征伴周围神经病等。

【发病机制】

广义的锥体外系统是指锥体系统以外的所有运动神经核及运动传导束，狭义则仅指纹状体系统，包括尾状核、壳核、苍白球、红核、黑质和丘脑底核，总称为基底核。基底核环路活动紊乱和递质生化异常是产生各种运动障碍症状的主要病理基础。

基底核对运动功能的调节主要通过与大脑皮质-基底核-丘脑-大脑皮质环路（皮质-皮质环路）的联系而实现。基底核病变常导致皮质-皮质环路活动异常。例如，黑质-纹状体多巴胺能通路病变将导致基底核输出增加，皮质运动功能受到过度抑制，导致以强直-少动为主要表现的帕金森综合征；纹状体、丘脑底核病变可导致基底核输出减少，皮质运动功能受到过度易化，导致以不自主运动为主要表现的舞蹈症、投掷症。

基底核的功能与多种神经递质及调质密切相关，当这些神经化学物质的产生和传递出现障碍时即可引发运动障碍性疾病。在一些运动障碍疾病中，神经递质间平衡失调可能是产生临床症状的直接原因。例如帕金森病时，黑质多巴胺能神经元丢失导致输入纹状体系统的多巴胺递质显著减少，使乙酰胆碱的作用相对增强，出现动作减少和肌张力增高；又如亨廷顿舞蹈症时，γ-氨基丁酸的合成减少，使多巴胺作用相对增强，产生动作增多、肌张力不全和不自主运动等临床表现。

【诊断】

（一）临床表现

锥体外系症状大致可分为三类，即肌张力异常（过高或过低）、运动迟缓和不自主运动。一般没有瘫痪，感觉及共济运动也不受累。根据临床特点，运动障碍疾病一般可分为肌张力增高-运动减少和肌张力降低-运动过多两大症候群,前者代表性疾病为帕金森病,后者代表性疾病为亨廷顿病。

1. 运动减少及运动迟缓

(1) 运动减少:也称运动不能,表现为所有的自然运动或动作较少使用受累肢体,可伴运动发动和执行缓慢,常见于帕金森病。

(2) 运动迟缓:即动作缓慢,表现为动作反应时间延长、速度缓慢,完成一个动作的时间比正常人长,常与运动减少并存。

2. 肌张力异常

(1) 肌强直:是一种高肌张力状态,呈铅管样或齿轮样肌张力增高。表现为屈肌、伸肌张力均增高,屈肌更明显,被动屈伸肘部时,若不伴有震颤,则各方向阻力是一致的,故称为铅管样肌张力增高;若伴有震颤,则有类似扳动齿轮样的顿挫感,故称为齿轮样肌张力增高。躯干和四肢大肌群强直较小肌群严重,但面部、舌甚至咽喉部小肌群亦可受累。肌强直是许多基底核疾病的突出特征,常见于帕金森病、肝豆状核变性、多系统萎缩等。

(2) 肌痉挛:由锥体束损害引起,呈折刀样肌张力增高。以上肢屈肌、下肢伸肌肌张力增高明显。拉开屈曲的肘部时,开始时抵抗力较强,到一定角度时突然降低。

3. 姿势平衡障碍:帕金森病患者中表现明显,常见姿势是躯干、肢体及颈部等不自主屈曲,易跌倒,从坐卧位起立困难,从背后轻推患者常采用一系列小碎步动作纠正姿势不稳。

4. 不自主运动:是不受主观意志支配的、无目的的异常运动,主要见于锥体外系统病变。

(1) 震颤:为主动肌和拮抗肌交替收缩的节律性摆动样动作,多见于手、上肢、下肢、头、舌和眼睑等处。可分为生理性震颤和病理性震颤,后者又按与随意运动的关系分为如下类型:

1) 静止性震颤:震颤的特点为安静时明显,活动时减轻,睡眠时消失。表现为手指有节律的、每秒4~6次的快速抖动,严重时可呈“搓药丸样”或“拍水样”,亦可见于头、下颌、前臂、下肢及足等部位。见于苍白球和黑质病变,如帕金森病。

2）运动性震颤:又称意向性震颤,是指肢体指向一定目的物时所出现的震颤,特点是当肢体即将达到目的物时震颤更明显。多见于小脑病变,丘脑、红核病变时也可出现此种震颤。

3）姿势性震颤:在随意运动时不出现,当运动完成,肢体和躯干主动保持在某种姿势时才出现。以上肢为主,头部及下肢也可见到。常见于特发性震颤、慢性乙醇中毒、肝性脑病、肝豆状核变性等。

(2) 舞蹈样运动:为一种不能控制的、无目的、无规律、快速多变、运动幅度大小不等的不自主运动,如挤眉弄眼、努嘴、伸舌、转颈耸肩、伸屈手指等舞蹈样多动,可伴有肌张力减低。安静时症状减轻,入睡后症状消失。见于尾状核和壳核的病变,如小舞蹈病或亨廷顿病等,也可继发于其他疾病,如脑炎、脑内占位性病变、脑血管病、肝豆状核变性等。

(3) 手足徐动症:亦称指划动作,系变性痉挛。由于上肢远端肌张力异常(增高或减低),表现为手腕、手指、足趾等呈缓慢交替性伸屈、扭曲动作,而且略有规则,如腕过屈时手指常过伸,前臂旋前时手指缓慢交替屈曲;足部可表现足跖屈而足趾背屈等。因此,手及足可呈现各种奇异姿势。若口唇、下颌及舌受累则发音不清和出现鬼脸。多见于核黄疸、肝豆状核变性、脑炎和播散性脑脊髓炎等。

(4) 扭转痉挛:又称变形性肌张力障碍,表现为以躯干为长轴,身体向一个方向缓慢而强力扭转的一种不自主动作。常伴有四肢的不自主痉挛。其动作无规律且多变,安静时减轻,睡眠时消失。病变位于基底核,见于遗传性疾病、吩噻嗪类药物副作用,也可见于肝豆状核变性等。

(5) 偏身投掷运动:表现为一侧肢体猛烈的投掷样不自主运动,运动幅度大,力量强,以肢体近端为重。为对侧丘脑底核损害所致,也可见于纹状体至丘脑底核传导通路的病变。

(6) 抽动症:为单个或多个肌肉刻板而无意义的快速收缩动作。常累及面部及颈部肌肉,表现为挤眉弄眼、努嘴、点头、扭颈、伸舌等。如果累及呼吸及发音肌肉时,抽动时可伴有不自主的发音,或伴有秽语,故称“抽动秽语综合征”。常见于儿童，病因及发病机制尚不清楚，部分病例由基底核病变引起，有些则与精神因素有关。

（7）肌阵挛：肌肉快速闪电样不自主收缩，表现形式多样。但严格地说，并不属于基底核疾病表现，与之有关的常见病变部位有小脑、脑干和脊髓等。

（二）实验室检查及特殊检查

1. 实验室检查：血、尿常规，肝肾功能、风湿、免疫、甲状腺功能、血清铜、铜蓝蛋白及代谢筛查等。

2. 脑或脊髓CT、MRI、脑电图、肌电图和（或）肌肉、神经活检、基因检测等。

【治疗】

由于运动障碍疾病大多数病因不清，发病机制不明，故通常很难治愈，临床上多以对症治疗为主。

（一）病因

如抗风湿药物对小舞蹈病的应用，络合剂对肝豆状核变性等的应用等。

（二）症状治疗

1. 药物治疗

（1）震颤：特发性震颤常用β受体阻滞剂及苯二氮䓬类药物，有文献报道托吡脂及加巴喷丁可减轻震颤；帕金森病静止性震颤以左旋多巴替代治疗及受体激动剂治疗为主。

（2）肌张力障碍：抗胆碱药物、苯二氮䓬类药物、左旋多巴及多巴胺受体激动剂、多巴胺耗竭剂、抗癫痫药、GABA-B激动剂（巴氯芬）等。

2. 局部注射药物治疗

（1）肉毒毒素：眼睑痉挛、口下颌肌张力障碍和喉肌张力障碍可作为首要选择，许多颈肌张力障碍和局部肢体肌张力障碍可以结合口服药物一起治疗，效果较好。

（2）其他注射药物：麻醉药物、酚/乙醇、鞘内注射巴氯芬。

（三）外科手术治疗

1. 丘脑腹外侧核毁损术：其他治疗无效的偏侧肢体肌张

力障碍。

2. 苍白球毁损术:帕金森病。

3. 脑深部电极植入刺激:帕金森病。

4. 周围神经肌肉手术:多为局部注射肉毒毒素所代替。

(四) 理疗

理疗可作为药物和外科治疗的辅助治疗。

(王芙蓉)

第十八节 精神症状

精神活动是大脑生理功能的具体表现,精神活动的内容丰富多样,非常复杂。当大脑功能出现异常时,临床表现为异常的精神活动,称之为精神症状。精神症状的发现主要通过医生与患者交谈和观察获得,能否发现隐蔽的精神症状取决于医患关系和医生的交谈技巧。人的正常精神活动按心理学概念分为认知、情感和意志行为三方面,即知、情、意三方面的活动有着内在的紧密联系并相互配合,与外在环境相协调。病理时则发生紊乱。判断精神活动正常与否,必须整体综合考虑。

(一) 认知和认知障碍

认知过程是由感觉知觉、思维、注意和记忆活动所组成,是精神活动中最复杂的过程。精神障碍时认知活动出现异常,常见症状有:

1. 感觉障碍:多见于神经系统器质性病变和癔症。这些常见症状是:①感觉过敏;②感觉减退;③内感性不适(又称体感异常,即感到牵拉、挤压、游走、蚁爬感等)多见于神经症、精神分裂症、抑郁状态、脑外伤后精神障碍。

2. 知觉障碍

(1) 错觉:错觉是对客观事物一种的错误感知,如杯弓蛇影。

(2) 幻觉:幻觉是指没有现实刺激作用于感觉器官时出现

的知觉体验,是一种虚幻的知觉。常见的幻觉有:

1) 幻听(听幻觉):幻听可见于多种精神病,最常见于精神分裂症。言语性幻听为精神病性症状之一。

2) 幻视(视幻觉):在意识清晰时出现幻视常见于精神分裂症。在意识障碍时出现的幻视,多为生动鲜明的形象,并常见有恐怖性质,因之可引起患者不协调性精神运动性兴奋,多见于症状性精神病谵妄状态。

3) 幻嗅、幻味、幻触、内脏性幻觉

(3) 感知综合障碍(psychosensory disturbance):指患者对客观事物能感知,但对某些个别属性如大小、形状、颜色、距离、空间位置等产生错误的感知,多见于癫痫。常见:①视物变形症(metamorphopsia);②空间知觉障碍;③时间感知综合障碍;④非真实感(derealization)。

3. 思维障碍

(1) 思维形式障碍:包括思维的量和速度的变化;思维联想过程的障碍;以及思维逻辑障碍。常见症状有:

1) 思维迟缓,俗话说"脑子不灵活",常见于抑郁症。

2) 思维奔逸:联想加快,与前正好相反,多见于躁狂症。

3) 病理性赘述:多见于癫痫、脑器质性及老年性精神障碍。

4) 思维松弛:多见于精神分裂症。

5) 破裂思维:多见于分裂症。

6) 思维贫乏:自己感到"脑子空虚没有什么可以说的",多见于分裂症。

7) 思维中断、思维插入、思维化声、思维扩散和思维被广播、病理性象征性思维等,均是精神分裂症的特征性症状。

8) 语词新作:多见于精神分裂症青春型。

(2) 思维内容障碍:包括妄想、超价观念和强迫观念。

1) 妄想是一种病理性的歪曲信念,是病态推理和判断。妄想按其起源与其他心理活动的关系可分为原发性妄想(primary delusion)和继发性妄想(secondary delusion)。常见的妄想有:①被害妄想;②关系妄想;③被控制妄想;④物理影响妄想；⑤夸大妄想；⑥罪恶妄想；⑦嫉妒妄想、钟情妄想；⑧疑病妄想；⑨思维被洞悉妄想。

2）超价观念（overvalued idea）：是在意识中占主导地位的错误观念。其形成有一定的性格基础与现实基础，内容比较符合客观实际，伴有强烈的情绪体验。多见于人格障碍和心因性障碍。

3）强迫观念（obsessive idea）或强迫性思维：指在患者脑中反复出现的某一概念或相同内容的思维，明知没有必要，但又无法摆脱。

4. 注意障碍：注意过程与感知觉、记忆、思维和意识等活动密切相关。注意有被动注意和主动注意。注意障碍包括：

（1）注意增强：见于神经症、偏执型精神分裂症、更年期抑郁症等。

（2）注意涣散：见于神经衰弱、精神分裂症和儿童多动综合征。

（3）注意减退：见于神经衰弱、脑器质性精神障碍及伴有意识障碍时。

（4）注意转移，可见于躁狂症。

（5）注意衰退。

5. 记忆障碍

（1）记忆减退：可见于较严重的痴呆患者。神经衰弱患者记忆减退都较轻，只是记忆困难。也可见于正常老年人。

（2）遗忘症。

（3）错构症：多见于老年性、动脉硬化性、脑外伤性痴呆和乙醇中毒性精神障碍。

（4）虚构：多见于慢性乙醇中毒精神障碍、颅脑外伤后所致精神障碍及其他脑器质性精神障碍。

（5）心因性遗忘：见于癔症，又称为癔症性遗忘。

（6）记忆增强主要见于躁狂症和偏执状态患者。

6. 定向力：指一个人自己对时间、地点、人物，以及对自己本身状态的认识能力。前者为环境定向，后者为自我定向。

7. 自知力：又称领悟力或内省力，是指患者对自己精神疾病认识判断能力。精神患者一般都有程度不同的自知力缺失，不承认自己有精神病，也不主动看病，甚至拒绝看病、住院，拒绝服药。所以，自知力完整是精神病病情痊愈的重要指标之一，故深入观察患者病情，判断患者的自知力实属重要。

（二）情感和情感障碍

情感和情绪都是指个体对客观事物的态度体验，常见的情感障碍有：

1. 情感高涨：多见于躁狂状态。

2. 情绪低落：多见于抑郁状态。

3. 情感淡漠，情感倒错：多见于分裂症。

4. 病理性激情：多见于癫痫、较严重的脑外伤，也可见于分裂症。

（三）意志行为和意志行动障碍

意志是指人们自觉地确定目标，并克服困难用自己的行动去实现目标的心理过程，为人类独有的心理现象，意志活动有几个特点，即指向性及目的性；自觉性及坚强性；果断性及自制性。

常见的意志障碍有：

1. 意志增强：是意志活动的增多。可见于躁狂状态、青春型分裂症患者。

2. 意志减退：见于抑郁状态。

3. 意志缺乏：见于分裂症。

常见的运动行为障碍有：

1. 精神运动性兴奋：①协调的见于躁狂状态；②不协调的见于分裂症、器质性精神障碍等。

2. 精神运动性抑制：①木僵；②蜡样屈曲；③缄默症。

3. 违拗症、刻板动作、模仿动作、作态。

（四）意识障碍

1. 嗜睡（drowsiness）：见于功能性及脑器质性疾病。

2. 意识混浊（confusion）：多见于躯体疾病所致精神障碍。

3. 昏睡（sopor）。

4. 昏迷(coma):多见于严重的脑部疾病及躯体疾病的垂危期。

5. 朦胧状态(twilight state):多见于癫痫性精神障碍、脑外伤、脑缺氧及癔症。

6. 谵妄状态(delirium):以躯体疾病所致精神障碍及中毒所致精神障碍较多见。

7. 梦样状态(oneiroid state):常见于感染中毒性精神障碍和癫痫性精神障碍。

(五)常见的精神症状综合征

1. 幻觉妄想综合征:以幻觉为主,在幻觉的基础上产生妄想。多见于分裂症,也可见于某些器质性精神障碍。

2. 精神自动综合征:指患者出现大量的假性幻觉、强制性思维、思维化声、被控制感等症状,伴有体象障碍、运动觉障碍和妄想观念。多见于分裂症和器质性脑病。

3. 遗忘综合征:又称科萨科夫综合征,以近事遗忘、虚构和定向障碍为特征。多见于乙醇中毒性精神障碍、颅脑损伤所致的精神障碍、脑肿瘤及其他脑器质性障碍。

4. 紧张综合征:以全身肌肉张力高而得名,包括紧张性木僵和紧张性兴奋两种状态。多见于精神分裂症紧张型,抑郁症、心因性精神障碍、颅脑损伤也有不典型表现。

5. 遗忘综合征:多见于慢性乙醇中毒性精神障碍。

(刘登华)

第三章　特殊检查方法

第一节　失语症检查法

失语症(aphasia)是指大脑言语功能区、补充区及其联系纤维的局部损伤,导致出现口语和(或)书面语的理解、表达过程的信号处理受损的一类言语障碍。临床上表现为获得性言语功能减退甚至丧失。95% 以上的右利手及多数左利手其大脑优势半球位于左侧。优势半球外侧裂周围病变通常会引起言语(speech)及语言(language)障碍。远离该半球言语中枢的病变引起言语、语言障碍的可能性不大。因此,左侧外侧裂周围动脉分支血供障碍引起的脑盖及脑岛区损伤所致的语言功能(包括发音、阅读及书写)失常称为失语(aphasia)。失语诊断需与精神病、意识障碍、注意力减退及记忆障碍引起的言语障碍及非失语性言语障碍,如构音不良、先天性言语障碍、发音性失用及痴呆性言语不能相鉴别(智能方面的鉴别诊断方法见本章二)。

【失语的分类】

根据大脑白质往皮质的传入及传出系统病变将失语分为运动性失语(motor aphasia,MA,与额叶病变有关)、感觉性失语(sensory aphasia,SA,与外侧裂后部病变有关)、传导性失语(conductive aphasia,CA,介于额叶与外侧裂后部之间的病变)。

除了病变部位以外,失语的分类还与患者的言语表达、理解及复述功能有关。以下为国际上病变部位和临床特点的分类:

1. 外侧裂周围失语综合征:包括运动性失语、感觉性失语、传导性失语。

2. 经皮质性失语(或称分水岭带失语综合征):包括经皮

质运动性失语、经皮质感觉性失语、经皮质混合性失语。

3. 皮质下失语综合征：包括丘脑性失语、基底核性失语、Merie 四方空间失语。

4. 命名性失语。

5. 完全性失语。

6. 失读。

7. 失写。

【失语的检查】

失语检查的目的是通过系统、全面的语言评定来发现患者是否具有失语症并评定其程度，对区分失语类型、判断失语转归，进一步确定失语治疗方案意义重大。在临床上，需耐心反复练习方能熟练，在作失语诊断时需慎重，因与检查技巧等诸因素有关。失语检查时应注意以下方面：

（一）评定注意事项

1. 安静的环境，避免干扰。

2. 保持谈话主题，避免话题转换。

3. 言语简练、准确，避免表达含糊、简单。

4. 容许患者停顿、思考（给其充分的时间）；当患者出现理解困难时，应该：①换一种表达方式；②改变回答形式（如将回答问题改为仅以“是”或“不是”回答）；③交谈中经常辅以非言语方式，如表情、手势；④给自己时间，以正确理解患者言语及非言语信息；⑤检查者出现理解不清时，重复问患者；⑥当患者出现与话题完全无关的表达（奇语、自语、自动）时打断患者。

（二）评定内容

各类失语症的测查主要针对听、说、读、写 4 个方面做出评价，包括表达、理解、复述、命名、阅读及书写 6 项基本内容。口语表达和听理解是语言最重要的两个方面，应视为评定的重点。

1. 表达：传统的失语检查法应该均从谈话开始，如要求患者讲发病经过，在谈话过程中，注意患者说话是否费力，音调和构音是否正常，说话句子长短，说出的话是多还是少，能否表达其意。这对失语诊断十分重要。因此，要求对其做录音记录，需描述的内容有：

(1) 音韵障碍，如语调、发音速度、重音改变等，仔细描述音韵，将有助于错语的判断。

(2) 语句重复，如赘语(perseveration)、回声现象(echolalia)，对特定内容语句重复的描述将有助于失语诊断及预后的判断。

(3) 错语：需说明患者的错语形式，语音性错语("桥"-"聊")或语义性错语("桌子"-"椅子")，是否存在新语或奇语。

(4) 找词困难：为失语患者最常出现的症状，其结果是患者出现语义性错语(semantic paraphasia)，如以近义词替代目标词(桌子-椅子)，称为近义性语义错语；或以不相干性词代替目标词(桌子-花)，称为远义性语义错语；其他找词困难的表现为语句中断、语句转换(如"您知道我说的意思……")、语句重复或持续现象；过多错语的后果为"奇语"(jargon)。

(5) 失文法现象：在语句层面出现的语法错误称为失文法(agrammatism)，如"电报性言语"(患者省略功能词——副词、助词等，而仅以名词、动词表达，如"头痛，医生……")；或文法错用(paragrammatism)，即语句中功能词过多或错用。

2. 理解：理解包括对词、句朗读的理解，典型的检查方法是患者对口头指令的反应，让患者从图中选择检查者发音的意思，可从简单地指一物开始，继而指不相关的几件物，还可说某一物的功能让患者指出该物。行动无困难者还可让患者做一系列动作。也可采用是(否)问题。在床上检查失语时，需注意避免常用命令词"将眼睛闭上"、"将口张开"或"将舌头伸出来"，因患者可以完成指令的正确性因检查者无意识的暗示动作而具偶然性。

检验患者对句子的句法结构的理解程度需通过专项测试(Achener Aphasie-Test)。

3. 复述：检查复述能力对于急性期语量减少的患者特别重要，因为复述能力保留较好者一般其预后较好。复述可在床边检查，且容易判断其功能是否正常。检查者可从简单词开始,如数字、常用名词,逐渐不常用名词、一串词、简单句、复杂句等,无关系的几个词和文法结构复杂的句子。很多患者准确重复有困难,甚至单个词也不能重复。不能重复可能因患者说话有困难,或者是对口语理解有困难。但有些患者的复述困难比其口语表达或理解困难要严重得多。复述困难提示病变在优势半球外侧裂周围,如 Broca 区、Wernicke 区及二区之间的联系纤维。有些患者尽管自发谈话或口语理解有困难,但复述非常好。一种强制性的重复检查者说的话称模仿语言。完全的模仿语言包括多个短语、全句,以致检查者说出的不正确句子、无意义的字、汉语均可模仿。模仿语言可以是患者只能说的话,有些患者在模仿语言后又随着一串难以理解的话。显然,患者自己也不知自己在说什么。大多数模仿语言患者有完成现象,如检查者说一个未完成的短语或句子,患者可继续完成,或一首诗、儿歌由检查者开始后,患者可自动接续完成。有些患者重复检查者说的词或短语时变成问话的调,表明他不懂这个词或短语。模仿语言最常见于听理解有困难的患者。以复述好为特点的失语提示病变在优势半球边缘带区。

4. 命名:命名检查包括 8 个方面。

(1) 听患者谈话,从谈话中看有无命名问题。

(2) 判断患者对看见的物品命名的能力,以现有环境中患者熟悉的物品为主要对象,如表、窗户、被子等。

(3) 判断患者摸物品命名的能力,患者存在视觉失认时可给予语句选择,如“草是什么颜色”,“用什么点烟”。

(4) 检查通过听刺激命名的能力,如用钥匙撞击出现的响声。

(5) 判断患者对躯体部位的命名能力,如大拇指、肩、手腕等。

(6) 检查者口头描述物品功能,让患者说出其名称;患者出现命名困难时可给予提示如命名“手表”,将口形做成“手”的发音状,如“这是 sh……”,也可将音头拼出如“这是手……”。

(7) 列出某一类别的名称的能力(列名)。

(8) 检查命名能力注意除常用名称外,还应查不常说的物品一部分或身体一部分。如表带、肘、耳垂等命名。单纯命名性失语定位困难,必须结合其他语言功能检查及神经系统体征。

命名不能有三种情况及不同病灶部位:

(1) 表达性命名不能:患者知道应叫什么名称,但不能说出正确词,可接受语音提示。病灶大多在优势半球前部,即 Broca 区,引起启动发音困难,或累及 Broca 区纤维,产生过多语音代替。

(2) 选字性命名不能:患者忘记了名称,但可描述该物功能,语音提示无帮助。但可从检查者提供名称中选出正确者,此种命名不能的病变可能在优势半球颞中回后部或颞枕结合区。

(3) 词义性命名不能:命名不能且不接受提示,亦不能从检查者列出名称中选出正确者。实际上患者失去词的符号意义,词不再代表事物,其病变部位不精确。但最常提出的部位为优势半球角回,角回与产生选字性命名不能的皮质区接近,临床上两种命名不可能混合出现,但纯粹型亦分别可见。

5. 阅读:阅读障碍称失读,由于脑损害导致对文字(书写语言)的理解能力丧失或有障碍,要注意读出声与理解文字是不同的功能。失读指对文字的理解力受损害或丧失。有说话障碍者不能读出声,但能理解。阅读检查较容易,让患者读卡片上的字或句,并指出其物或照句子做,如此水平可完成则让患者读一段落,并解释。不完全阅读障碍可表现为常用字保留较好,名词保留较好,不常用字不能理解。临床上鉴别失语较为简单的方法为 Token-Test(Orgass,1983)。

6. 书写:书写检查为专项检查,对患者做听写检查时主要会出现 4 方面的表现。

(1) 患者对字空间结构失认,故此为结构性失用,而非失语。

(2) 音韵障碍:患者将音韵写错。

(3) 词错写:患者将词写错。

(4) 严重病例常会出现书写中断或音节持续书写或自动症的表现。

（三）评定工具

失语症的评估国内外有很多不同的工具，主要分为床边筛选测查和综合性成套测查。此外，还有一些评定交流功能的测查及针对性的失语测查，如针对听理解的 Token 测查，针对双语患者的双语失语测验等。以下介绍几种国内外常用的失语评定方法：

1. 波士顿诊断性失语检查（Bosten diagnostic aphasia examination，BDAE）：此检查是由美国波士顿退伍军人管理局医院、波士顿大学失语症研究中心、波士顿大学医学院的 Harold Gooldglass 和 Edith Kaplan 在 1972 年编制发表的，是目前英语国家普遍采用的标准失语症检查法，许多国家都据此修改应用或作为蓝本制定本国的诊断试验。此检查由 27 个分测验组成，分为对话和自发言语、听觉理解、言语表达、书面语理解、书写等五大项。还附加一组评价顶叶功能的非言语分测验，包括计算、手指辨认、左右辨认、时间辨认和三维木块图测查等。

2. 汉语标准失语症测查（China rehabilitation research center aphasia examination，CRRCAE）：是中国康复研究中心以日本的标准失语症检查为基础，按照汉语的语言特点和中国人的文化习惯编制而成。检查法于 1990 年编制完成。检查内容包括两部分，第一部分是通过患者回答 12 个问题以了解其言语的一般情况；第二部分由 30 个分测验组成，分为 9 个大项，包括听理解、复述、说、出声、阅读理解、抄写、描写、听写和计算。

3. 汉语失语症成套测验（aphasia battery of China，ABC）：是由北京大学医学部神经心理教研室参考波士顿诊断性失语检查和西方失语症成套测验，结合我国国情及临床修改编制而成。1988 年开始用于临床，已进行了信度和效度检验。

4. Token 测验：由 Renzi 及 Vignolo 在 1962 年提出，De Renzi 和 Faglioni 于 1978 年将原始检查缩减一半，设立了 36 个条目的短版 Token 测验，是一项专门针对失语症患者理解障碍的较为常用及有效的评定方法。

（杨　渊　刘登华）

第二节 智能、失认、失用检查法

（一）智能检查

智能是人们运用以往的知识和经验进行智慧活动，解决实际问题的能力。智能的高低与年龄、文化水平及生活经历有关。对患者智能的检查需从患者的理解、记忆、逻辑思维以及对日常生活常识的掌握上来评价，常需要家属提供病史和描述患者的活动，并结合神经系统检查和选择性特殊检查等结果。智能检查一般包括以下几项：

1. 一般常识：应根据受教育情况和生活经历及工作性质进行提问。例如：现在我们国家主席和总理是谁？国庆节和劳动节是哪一天？和我们最近的东邻和北邻是哪个国家？一年有几季、有几个月、有多少天？农民种麦割麦是什么时间？苹果熟了为什么掉在地上？等等。

2. 理解判断能力：通过提问的方式了解患者的理解、判断、分析、综合和抽象概括能力。如问：愚公移山是什么意思？黄鼠狼给鸡拜年是什么意思？花香鸟语是什么意思？牛和羊有何相同和不同？轮船为何能在江海里行驶？等等。

3. 计算力：计算力的检查可用笔算，但主要是心算，心算不但可以测定其计算力，还能较好地反映其思维的灵活性、记忆的保存能力和注意力是否集中。可用“100－7”的方法递减下去，直到剩2为止。也可用其他方法测定计算力，如15＋17＝？1元2角5分买一尺布，10元钱能买几尺布？等等。检测时应注意计算的速度和错误。

4. 记忆力

（1）即刻回忆：在短时间内完全准确地保存少量信息的能力称即刻回忆，常以测数字广度来评定。

（2）记住新材料的能力：亦称近事记忆或短时记忆。一个简单的方法是将自己的名字告诉患者，几分钟后让患者回忆此名字，亦可提出三或四个不相关的词，如“紫红色、大白菜、图书馆、足球场”，让患者复述出来，然后在进行其他检查5～10分钟后,要求患者回忆这些词。

(3) 回忆过去记住过的知识的能力,即远事记忆或长期记忆,此功能对于不同文化层次的患者难以判断,因为检查者不知道患者过去已熟悉的知识有哪些。可以问一些常识性的问题,如涉及政治、个人历史等。

(4) 名称。

(5) 虚构:患者对普通问题给予古怪的或不正确的回答称虚构。对星期几或日期回答不正确,对方向问题回答错,或说出最近并未发生过的个人活动。

(6) 健忘:是启动回忆的问题,而不是记住新知识的问题,每个人都有健忘趋势,且随正常年龄增长而加重。

通过以上检查发现患者有智力缺陷时,有条件的单位还可以利用各种智力测验,如 Wechsler 成人智力量表(WAIS)等,具体测定患者的智力水平。

智能检测同时应注意以下事项:

1. 意识状态:智能检查首先需判断患者的精神状态,第一步就是要仔细检查患者在被检查时的意识水平,这包括与脑干网状激动系统有关的醒觉状态和大脑皮质功能有关的意识内容两部分,其次是记录检查时患者意识水平的状态及其波动。一般观察通常就能够确定醒觉异常,但对醒觉意识错乱状态定量则需要正规测验。数字广度是最常用的检查方法:检查者按每秒钟一个字的速度说出几个数字,立即让患者重复,如能复述数字达(7±2)个则认为正常,不能重复 5 个或 5 个以下数字的患者即有明显注意力问题。另一个方法是“A 测验”,这是一种简单的持续进行的试验。检查者慢慢地无规律地说英文字母,要求患者在每说到“A”时作表示。30 秒内有一个以上的遗漏即表明有注意力不集中。

2. 精神状况与情绪:描述当时患者的精神状况及情绪情况有助于对智能评定结果的判定,常需要通过直接与患者接触和询问家属及护理人员,来了解患者如何度过一天,以及吃和睡的情况,患者的一般行动和精神状态如何(如患者是整洁的还是很肮脏的,对待他人的行为如何,患者对周围事情的反应是否正常,有无大小便失禁等)。情绪状况包括患者内在情感和主观情感，也可反映患者的人格特点。可以问患者"你内心感受如何"，或者"你现在感觉怎么样"。提问包括患者现在或过去产生过的自杀念头及实施的行为方式，抑郁是常见的心境障碍，可用"症状自评量表(SCL-90)"来检测。

3. 言语功能：见失语检查部分。

4. 视空间功能：此为脑的非口语功能之一。最基本的测验是临摹图画的能力，平面图和立体图都要画，也可让患者画较复杂的图画，判断患者是否存在"疏忽"(neglect)。

（二）失认检查

失认症是患者不能认识物体的本质，主要包括视觉失认、听觉失认、触觉失认、空间失认及体象障碍等。

1. 视觉失认

(1) 对常用物件的失认：让患者辨认室内常用物件，看能否讲出这类常用物件的名称、性质和用途。

(2) 对各种符号的失认：患者能否认出标点符号、英文字母、数字符号、音乐符号等。

(3) 颜色的失认：患者能否说出室内各种物件的颜色，可让患者将各种颜色进行同色归类。亦可展示连续排列的各种颜色，让其指名并写出各种颜色的名称。

(4) 对人的失认：让患者辨认家人或医护人员，也可让患者从照片中认出他所熟悉的人。

(5) 对情景的失认：给患者看一段幻灯或连环画，让其讲出某些内容和情景。

2. 听觉失认

(1) 对一般声音的失认：让患者闭目，观察患者能否分辨各种非语言性声音，如茶杯的碰撞声、铃声、敲桌声、脚步声等。

(2) 对音乐的失认：对有一定音乐知识的患者，唱一支歌或放一段音乐，让患者说出是什么音乐或歌曲，是什么乐器的声音等。

3. 触觉失认：检查触觉失认时，让患者闭目，然后将一些常用的物品，如钢笔、钥匙、手表、硬币等，分别置于患者手中，让患者辨别手中物品的名称。

4. 空间失认：又称视觉性空间定向障碍，主要表现为患者不能正确认识他与环境中其他事物在空间的位置关系。不能正确估计两物之间的距离。如在不同位置放两个茶杯，让患者估计何者离其近。可以让患者绘出住室内家具摆设的方位是否正确，也可让患者讲述住室方位定向与邻居住房之间的位置关系。通过观察患者对病室、床铺、厕所等定向情况检查其有无空间失认。

5. 体象障碍：体象障碍是指患者对身体的认识，对身体各个部位及在一定时间内对各部位置之间关系的认知发生障碍。

(1) 身体空间的失认：检查时让患者指出自己身体的部位或医生相应的部位，以观察是否有自体部位的失认症。亦可令患者画一人像或将画有人体的硬纸片肢解开后拼凑成一个完整的人形，了解他对身体各部位的概念。

(2) 左-右定向的失认：检查时患者可指出身体的左右部分，如让患者伸出右手、用左手摸其右耳。观察患者能否指出医生的左右手，或指出位于其身体左右的物体等，以了解有无左右定向障碍。

(3) 手指失认症：检查时让患者指出并称呼自己或他人伸出的手指的名称。

(4) 半侧身体失认症和一侧躯体忽略症：通过观察梳头、穿衣、脱鞋或洗澡等日常生活动作，观察患者是否忽略了其身体的一半，了解患者是否否认一侧肢体是自己的。

(5) 病感缺失：询问偏盲或偏瘫的患者是否有偏盲或偏瘫，以了解患者是否有偏瘫否认症或病感缺失。截肢患者是否有幻肢症状的出现。

(三) 失用检查

失用(apraxia)为患者在运动、感觉及反射正常时出现不能完成病前能完成的熟悉动作的表现。

1. 结构性失用检查：优势半球顶、枕交界处病变时，患者不能描绘或拼搭简单的图形，常用 Benton 三维检查。

2. 运动性失用：发生于优势半球顶、枕交界处病变时，常用 Goodglass 失用评定法。

(1) 面颊:吹火柴、用吸管吸饮料。

(2) 上肢:刷牙、锤钉子。

(3) 下肢:踢球。

(4) 全身:正步走、拳击姿势。

评定:正常——不用实物也能完成;阳性——必须有实物方能完成大部分动作;严重——给予实物也不能完成动作。

3. 意念性失用:优势半球缘上回、顶下回病变时,患者对精细动作的逻辑顺序失去正确判断。检查时让患者按顺序操作,如"将信纸叠好,放入信封,封上",患者表现为不知将信与信封如何处置。

4. 穿衣失用:右顶叶病变时,患者对衣服各部位辨认不清楚,不能穿衣,或穿衣困难。必须确定患者是否有过分的穿衣或脱衣困难,特别是要注意患者有无趋向身体一侧穿衣和修饰,而忽视另一侧(一侧忽视);在穿衣时完全弄乱,胳膊或腿伸错地方,不能正确确定衣服方位(视空间定向障碍);或者有次序问题,为视空间失认的一种表现。

5. 意念运动性失用:因缘上回、运动前区及胼胝体病变所致,患者不能执行口头指令,但能下意识做一些熟悉的动作,检查时可让患者做模仿动作,如检查者做刷牙动作,让患者模仿,或让患者"将手放在背后,并握拳"。不能完成者为阳性。

6. 额叶功能

(1) 连续动作:当额叶病变时,运动失去有效的抑制,患者用手做连续动作的能力下降,不能顺利、流畅地完成"拍、握拳、切"的动作。亦可让患者敲简单节律,看患者重复的能力,完成做-不做测验(当检查者敲一下时,患者敲二下;检查者敲二下时,患者不敲)。

(2) 一笔画曲线:当额叶病变时,运动失去有效的抑制,患者一笔画会出现偏差。

(四) 临床上常用的痴呆评定量表

痴呆是一个复杂的综合征,是获得性的大脑皮质高级功能的全面障碍。早期痴呆患者,标准的智力测验和记忆测验仍是首选。而在中重度痴呆患者评定时,由于病情的进展无法完成复杂的成套测验,或在初步筛选时为了减少临床工作的压力,应考虑选用短小、简便的测验。以下介绍几个国内外最广泛应用的测验。

1. 简易精神状况检查法(MMSE):1975 年,由 Folstein 等编制,有良好的信度和效度,简单易行,主要使用对象为老年人,国外已广泛采用。测验包括 20 题、30 项,答对 1 项计 1 分,不答或答错计 0 分。修订后内容如下:

(1) 定向力:共 10 项。

现在是哪一年?

现在是什么季节?

现在是几月份?

今天是几号?

今天是星期几?

你能告诉我现在我们在哪个省、市?

你住在什么区(县)?

你住在什么街道?

这儿是什么地方?

这里是几层楼?

(2) 记忆力:包括 3 项。现在我要说三样东西的名称,在我讲完之后,请你好好记住这三样东西,因为等一下我要再问你的:皮球、国旗、树木,请你把这三样东西说一遍(检查者只说一遍,受试者无须按顺序回忆,回答出一个算一项)。

(3) 注意力和计算力:包括 5 项。现在请你从 100 减去 7,然后从所得的数目再减去 7,如此一直计算下去,把每一个答案都告诉我,直到我说“停”为止(连减 5 次,每减一次算一项,上一答案错误,而下一答案正确,算正确)。

(4) 回忆:包括 3 项。请你说出刚才告诉你的三样东西,每样计 1 分。

(5) 语言:包括 9 项。

(出示手表)请问这是什么?

(出示铅笔)请问这是什么?

现在我要说一句话,请你清楚地重复一遍,这句是“四十四只石狮子”(检查者只说一遍,受试者需正确复述,吐字准确方算对)。请你照着这张卡片所写的去做(出示写了“闭上你的眼睛”的纸)。

我给你一张纸,请你按我说的去做,“用你的右手拿这张纸,用双手把纸对折起来,放在你的左腿上”(每个动作算一项,共3项)。

请你说一句完整的句子(要求有意义、有主语和谓语)。

(出示两个等边五角形交叉的图案)这是一张图,请你在同一张纸上照样把它画出来。

本测验的划界分原作者提出为≤24分。我国张明园等发现,测验成绩与文化程度密切相关,提出根据文化水平来划分:文盲≤17分;小学≤20分;初中及以上≤24分。

2. 修订的长谷川痴呆量表(HDS-R):1974年,由日本学者长谷川(HASEGAWA)编制。该量表评分简单,不受文化程度影响,有较高的敏感性和特异性,是筛选老年性痴呆较理想的工具。总分30分,划界分为22分,见表3-1。

表3-1 HDS-R 项目及评分

项目内容	评分
(1) 您多大年龄?(±2岁)	0 1
(2) 现在是哪年?	0 1
哪月?	0 1
哪日?	0 1
星期几?	0 1
(3) 这是什么地方?(5秒内回答正确给2分)	0 2
“医院?”、“办公室”正确选择给1分	0 1
(4) 即刻回忆3个单词,每个1分	
A. a. 樱花 b. 猫 c. 无轨电车	0 1 2 3
B. a. 梅花 b. 狗 c. 汽车	

续表

项目内容	评分
(每次测验用上述一种形式)	
(5)100减7等于多少?	0 1
再减7等于?	0 1
(6) 倒说数字6-8-2,3-5-2-9(各1分)	0 1 2
(7) 回忆问题(4)中的3个单词	a.0 1 2
每一个正确回答给2分	b.0 1 2
提示后正确回答给1分	c.0 1 2
(8) 出示5种物品(烟、火柴、钥匙、手表、钢笔)	
然后收起,要求患者回忆,每个1分	0 1 2 3 4 5
(9) 说出尽可能多的蔬菜品种,如超过10秒钟不能说出下一个,即终止	
在说出5种后,每说一种给1分	0 1 2 3 4 5

3. 日常生活活动能力(ADL):日常生活活动能力是国外常用的评定躯体功能状况的指标,特别在老年医学中应用广泛,具有实际意义和可行性,反映病变的严重程度,可以作为诊断及疗效观察的指标之一。评定条目包括基本生活能力(吃饭、穿衣、洗漱、上下床、室内走动、上厕所、大小便控制及洗澡等)和操作性能力(如购物、做饭、一般轻家务、较重家务、洗衣、剪脚趾甲、服药、管理个人钱财、使用电话、乘公共汽车、在住地附近活动、独自在家等)。评定方法是每项活动完全自理为0分、有困难需帮助为1分和需人完全照顾为2分。

4. Hachinski 缺血指数量表:血管性痴呆起病迅速,呈阶梯性变化,并有明显的局灶性神经系统体征,常与 Alzheimer 病混合发生。两者有时鉴别十分困难。临床上常用 Hachinski 缺血指数量表作鉴别筛查(详见第十六章一)。

(五) 神经心理学评定的影响因素

1. 来自被试者的各种心理干扰:大脑损害的患者除有高

级心理功能障碍外，往往还有瘫痪、头痛等躯体症状。患者通常情绪低沉，容易疲乏。由于体力和心理上的原因，一般不能承受复杂的测验作业，这时必须根据患者的具体情况，选用其能胜任的较简单的测验，或分段进行。被试者对测验有顾虑时，要做好解释工作，操作过程中要调动和保持其积极性，避免因情绪影响测验成绩。

2. 来自外界的影响：测验时，主试者和在场人员无意中流露的面部表情、语调变化和言语暗示，都会影响被试者的操作，应尽量避免。在场无关人员（如病友、工作人员和家属）最好回避。主试者对测验的程序、步骤、指导语以及评分标准不统一，也会影响测验结果。

（杨　渊　刘登华）

第三节　前庭功能检查法

前庭功能检查是根据前庭系统病变时所产生的一系列症状，或以某些方法刺激前庭系统，观察其诱发的眼震、倾倒、眩晕和自主神经系统反应，以查明病变性质、程度和部位，亦用以协助诊断颅内的病变，也用于特殊从业者的选择或锻炼前的参考。常用检查方法如下：

（一）自发现象检查

1. 自发性眼球震颤（spontaneous nystagmus）：在无诱发因素的情况下眼球出现的一种持续的、不随意的、节律性的往返运动，称自发性眼震，简称眼震，是前庭功能紊乱的主要体征之一。一般属病理性，可出现于前庭系周围性病变、中枢性病变以及某些眼病。前庭性眼震由慢相和快相组成。慢相为前庭受刺激引起的转向一侧的较慢的眼球运动。快相为继慢相之后发生的中枢矫正性眼球运动，使眼球迅速返回其原始位置。由于快相便于观察，故以其快相作为眼震方向。

Frenzel-眼镜试验：为诊断自发性眼球震颤的方法。在双颞部置一个光源，将双侧眼球置于光源下，通过放大镜使得自发性震颤能被观察到，检查在暗室中进行。

2. 误指试验（Bárány 示指试验）：患者被要求用手指指向固定的目标（如将检查者手指置于患者肩胛骨高度，让其睁眼指准后，闭眼重复）。检查可在站立时进行，也可在平卧时进行；单臂及手臂均可。

3. 自发性偏倒

（1）闭目直立试验：又称昂白试验（Romberg's test）。受检者直立，两脚并拢，双上肢下垂，闭目直立，维持 30 秒，亦可两手于胸前互扣，并向两侧牵拉，观察受检者有无站立不稳或倾倒。前庭周围性病变时，躯干倾倒方向朝向前庭破坏的一侧，与眼震慢相方向一致；中枢性病变时，躯干倾倒方向与眼震慢相不一致。

（2）Unterberger-Tret 试验：将患者置于暗室中，嘱其闭眼，双臂平举，原地踏步。杂音及一侧的光线可影响试验。下肢应尽量抬高（大腿约抬至水平），试验持续时间不应少于半分钟。患者旋转走动，无位置偏移。

（3）手臂固定试验：嘱患者闭眼，将双臂前伸站立，异常时患者的手臂均向同一侧偏向。

（二）诱发现象检查

1. 旋转试验（rotatory test）

（1）机制：使半规管的内淋巴液发生流动以刺激壶腹嵴诱发前庭反应，这是半规管功能检查的基本原理。一般以诱发性眼震的特点作为判断的标准。

（2）方法：患者坐于旋转椅上，头固定于前倾 30°位，使外半规管呈水平位置，以每 2 秒一圈的速度做向右（顺时针）或向左（逆时针）方向旋转 10 圈后突然停止，嘱患者两眼向前凝视，观察眼震。在顺时针方向旋转后，发生向左的眼震，而逆时针旋转后则为向右的眼震，两次检查至少间隔 5 分钟。正常者眼震持续时间平均为 30 秒（15～45 秒），两侧相差不超过 5 秒。由于上（后）半规管检查后可引起严重反应，故临床少用。

2. 冷热水试验（变温试验，caloric test）：是通过温度刺激半规管来诱发和观察前庭反应的检查方法。

(1) 微量冰水法：方法简便易行。受检者仰卧，头倾向一侧，受试耳向上。向外耳道内注水 0.2ml，20 秒后将冰水倾出，头恢复正中位，并抬起 30°，使外半规管位于垂直位，观察眼震，出现反应后，休息 3～5 分钟后以同样方法检查对侧。如无眼震则用 0.4ml，仍无眼震用 0.8ml，再无眼震可用冰水 2ml。正常人 70% 对 0.2ml 冰水即有反应，0.4ml 冰水则全部正常人都可引出向对侧的水平性眼震。如果需要 0.8ml 或 2ml 才能引出眼震，则提示前庭功能减退。2ml 以上无反应，则为前庭功能丧失。

(2) 交替冷热试验（alternate bithermal caloric test，Hallpike caloric test）：此法反应小，无痛苦，较准确，并能指出眼震的优势偏向。仰卧，头抬高 30°，吊桶悬挂于患者头部上 60cm 处，内盛 30℃ 冷水，桶下接皮管和特制橄榄头。橄榄头内径为 4mm，其外壳有回水槽，将橄榄头放入外耳道，并将冷水灌注外耳道后 40 秒即停止（注水量为 250～500ml），同时嘱患者注视正前上方，观察眼震方向和反应时间。反应时间计算为自灌注开始起到眼震停止为止。休息 5～10 分钟再检查对侧。然后用 44℃ 热水如上法测试两耳。

1）正常反应：冷水和热水试验，两侧外半规管，其每侧的眼震持续时间相等。方向相同的眼震（如右耳热水试验与左耳冷水试验均为向右的眼震），其持续时间相等。正常眼震持续时间冷水试验约 2 分钟，热水约 1 分 40 秒。

2）半规管轻瘫（canal paresis，CP），即一侧冷、热水两种试验的眼震持续时间之和低于另一侧，表示半规管功能低下甚或消失。其相差值须在 20% 以上（大于 40 秒）始有诊断价值。

3. 眼震电图描记：利用皮肤电极和电子技术记录眼球运动的描记称眼震电图描记（electronystagmography，ENG）。所得的图形称眼震电图。它是目前研究眼球运动的一种比较精确的方法，利用它可对前庭功能检查方法（如位置性眼震试验、旋转试验和冷热试验等）进行记录和分析，以鉴别受检者前庭功能正常或异常，确定病变的部位。它的原理是利用角膜（正电位）与视网膜（负电位）之间存在的电位差在眼球周围形成的电场。眼球运动时周围的电场随之发生变化，置于眼球周围的皮肤电极就能导出这种电场的变化，通过放大器传给记录装置，即可记录到眼震电图。分析眼震电图的主要参数是眼震的慢相角速度和持续时间。

（三）各种检查的意义

1. 周围性眩晕表现

(1) 眼震出现时常限于一种头位，且多患耳向下，持续时间短(一般10秒左右)，眼震多为水平性，伴有的眩晕和眼震强度相一致，通常较重。

(2) Romberg 征倾倒，行走偏向病灶侧。

(3) Unterberg-Tret 试验偏向病灶侧(50步后至少偏向45°)。

(4) 手臂固定试验偏向病灶侧。

(5) Bárány 示指试验手臂偏向病灶侧(手臂高的一侧指向目标，在闭眼时自上而下缓慢垂直指向目标)。

(6) Caloric 试验反应性减低或消失。

2. 中枢性眩晕：与周围性眩晕表现不同，其症状常常是分离，如双臂向相反方向偏向，或快速眼球震颤成分伴旋转性眼球震颤。诊断标准如下：

(1) 多种头位均可出现眼震，持续时间较长(30秒以上)。

(2) 特殊情况下可见垂直性眼球震颤。

(3) 特殊情况下可见旋转性眼球震颤。

(4) 特殊情况下可见分离性眼球震颤。

(5) 反向性前庭综合征，即表现与迷路综合征相悖的症状。

(6) 可以发现脑干病变的症状，如眼肌麻痹。

一般冷热水试验或旋转试验是由耳鼻喉科医师进行检查，若神经科医师欲做快速检查，可以将患者平卧，躯体(包括头部)抬高30°；让患者取直立坐位，头部向后仰60°。将室温100～200ml的水或5～10ml冰水灌注左耳，通常可诱发慢相向左、快相向右的水平性眼球震颤。患者向左倾倒，并出现恶心和眩晕。若此反应缺如，则说明前庭反应性差，脑干与迷路间的通路中断。

（朱文浩）

第四节　昏迷患者神经系统检查法

昏迷患者由于意识丧失，不能合作，因而不能进行满意的体格检查，包括神经系统检查，对诊断和处理增加了困难，下面我们介绍昏迷患者特殊的检查方法和临床意义。

【眼部体征】

（一）眼睑

昏迷患者肌肉松弛，常呈半睁半闭状，与癔症性假性昏迷患者的双眼睑紧闭有本质上的区别，后者是一种有意识的随意肌活动。

（二）眼球位置和运动

1. 两眼球向上或向下凝视，常提示中脑四叠体附近的病变，如丘脑出血。

2. 分离性眼球运动，一侧眼球向上而另一侧眼球向下，常见于小脑病变引起的昏迷。

3. 双眼球固定偏向一侧，常提示该侧额中回后端或另一侧脑桥有破坏性病变。

4. 双眼球呈钟摆样活动，常由脑干病变所致，如脑桥肿瘤或出血。

5. 两眼球浮动，当浅昏迷时可见眼球水平或垂直性自发性浮动，以水平浮动多见，说明昏迷尚未达到中脑功能受抑制的深度，少数情况下见于脑桥病变。

6. 一侧眼球固定、瞳孔扩大，又伴球结膜水肿、高热者，则为海绵窦血栓静脉炎。

7. 反射性眼球运动，昏迷患者由于眼球自发性侧向运动消失或受限时，可利用反射性眼球运动的检查来测定侧视及垂直运动的范围。转头试验：将昏迷患者的头水平地分别向两侧转动，注意观察两眼球运动，可见两眼球很快地协同转向对侧。

此反射由迷路、前庭、侧视中枢、内侧纵束、眼球运动神经与眼肌参与。正常人此反射受大脑皮质的适应性抑制而无反应或反应不明显;当皮质功能低下(昏迷)、两侧额叶或弥漫性大脑半球病变时可出现,随着昏迷的加重此反射又消失。头仰俯试验:正常人在头屈向前时眼球向上仰视,头向后仰时眼球向下。这一反射由颈肌本体感觉、前庭系统及脑干的垂直凝视中枢(丘脑底部的后连合)来完成。此反应障碍主要病损见于丘脑及丘脑底部,如出血、肿瘤。

(三) 瞳孔

观察昏迷患者的瞳孔大小、形态和位置的两侧对称性及对光反射都是很重要的,这些对确定神经系统损害的部位、程度及性质很有帮助,详见第二章。

(四) 角膜反射

角膜反射是判断昏迷深浅的重要标志之一,如果角膜反射消失,那么说明昏迷较深。

【脑膜刺激征】

昏迷患者都必须检查脑膜刺激征,这有助于昏迷病因的诊断。

1. 脑膜刺激征阳性,包括颈项强直 Kernig 征和 Brudzinski 征阳性,见于脑膜炎、蛛网膜下腔出血和脑出血。

2. 颈项强直明显,而 Kernig 征和 Brudzinski 征不明显或为阴性,提示有枕骨大孔疝的可能性。

3. 急性脑血管意外的患者,偏瘫侧 Kernig 征可不明显。

4. 婴幼儿患者的脑膜刺激征判断困难,前囟膨出可资参考。

5. 深度昏迷时,脑膜刺激征往往可以消失。

【面瘫】

一侧面瘫时,可见面瘫侧鼻唇沟变浅,口角低垂,睑裂增宽,在呼气时面颊鼓起,吸气时面颊陷塌。如果压迫眼眶,正常侧出现面肌收缩,则体征更为明确。检查者欲掰开患者眼睑时,麻痹侧无阻力,正常侧可有阻力。根据上述检查,属周围性面神经麻痹,则要考虑小脑脑桥角或脑桥病变,中枢性面神经麻痹则为脑桥以上的锥体束损害,可见于脑血管病变和颅内占位性病变。

【肢体瘫痪】

昏迷患者运动功能的检查方法:

1. 压迫患者的眶上切迹若发现有面神经麻痹,则可能有偏瘫,并观察患者能否以手来反抗,瘫痪上肢则无此反应。

2. 用针或棉签刺激患者的足心或手心,瘫痪肢体不能躲避。

3. 瘫痪的肢体在病变的早期肌张力减低,随后肌张力增高。

4. 瘫痪的下肢呈外旋位。

5. 抬高肢体后瘫痪的肢体呈软鞭样下落。

6. 将肢体放于不自然位置,正常肢体可逐渐移至自然位置,瘫痪肢体则无此反应。

7. 将两下肢被动屈膝成90°竖立位,放手后瘫侧下肢很快落下,且倒向外侧。

8. 偏瘫侧肢体早期腱反射减低,随后腱反射增高,而深昏迷时腱反射都消失。

9. 偏瘫侧肢体可能引出病理反射,随着昏迷加深,健侧也可引出,而深昏迷时双侧均不能引出病理反射。昏迷患者的肢体瘫痪,如果为偏瘫,多系急性脑血管病,如内囊出血。交叉性瘫痪,即一侧脑神经麻痹和对侧肢体偏瘫,为脑干病,变如脑干肿瘤等。四肢痉挛性瘫痪,见于高颈段脊髓病和颅脊部病变。双下肢截瘫见于急性播散性脑脊髓炎、上矢状窦血栓形成和恶性肿瘤向脑与脊髓转移。

(王义辉　杨明山)

第五节　神经心理学评定

神经心理学是近半个世纪逐渐发展起来的一门独立的学

科。它是从神经学的角度来研究心理学的问题,即把脑当做心理活动的物质本体来研究脑和心理或脑和行为的关系。神经心理学评定的主要目的是在一定的刺激反应情景下,评价个体的行为,以推论有关人脑结构和功能的关系,是研究神经心理学的重要途径之一。在临床上主要应用于高级神经功能的诊断、药物或外科手术的疗效评定、心理功能的康复、预后的预测及研究等方面。

【神经心理学评定的选择原则】

神经心理学评定方法种类繁多。临床上常用的有两大类:一类是成套测验,另一类是单项测验。成套测验全面检查脑损害患者的心理功能;单项测验专为测查某一种或几种心理功能而设计,可根据病变的性质和部位来选择适当的测验。两种测验各有优缺点。可以根据病史、神经病学检查和神经心理学知识来选择适当的测验方法。

(一)一般检查

主要目的是获得对大脑功能状态的总的了解,如智力、记忆力、理解力等。可考虑选择的测验有韦氏成人(或儿童)智力量表、韦氏记忆量表、临床记忆量表、Halstead-Reitan 神经心理学成套测验、Luria-Nebraska 成套神经心理学测验等。

(二)可提供定侧和定位信息的测验

1. 定侧测验

(1)测定左半球功能的测验:各种类型的言语测验和语文作业,以及测定抽象思维的一些测验如各种失语症和言语检查、语文记忆、算术运算、威斯康星卡片分类测验、范畴测验等。

(2)测定右半球功能的测验:各种与空间知觉和定向有关的测验,以及与非言语材料的感知和记忆有关的测验等,如触摸操作测验、无意义图形再认、面容认知测验等。

2. 定位测验

(1)额叶

1)抽象、概念的转移:颜色-形状分类测验、威斯康星卡片分类测验。

2)行为的计划性、调整能力:Porteus 迷津测验、伦敦塔测验、算术问题解答。

3）言语行为的测定：言语表达能力测验、词语流畅性测验。

（2）颞叶

1）视觉记忆：Rey 复杂图形测验、本顿视觉保持测验、面容再认测验。

2）一般记忆：成套记忆测验或单项记忆测验。

3）遗忘综合征测验：空间记忆作业、逻辑记忆作业、编码学习作业。

4）听知觉测验：节律测验、语声知觉测验。

5）失语症检查：优势半球病变时。

（3）顶叶

1）结构运用：本顿视觉保留测验、Rey 复杂图形测验、韦氏成人智力量表中的木块图和图形拼凑测验、HRB 中的触摸操作测验。

2）准空间综合：逻辑-语法测验、数学测验。

（4）枕叶：颜色命名、面容认知测验、重叠图片认知测验。

（三）根据病变性质选择测验

（1）癫痫：一般认为癫痫患者的神经心理学异常主要表现为记忆障碍、注意障碍以及知觉-运动等心理过程的速度有障碍，故可以根据这挑选有关的测验。

（2）帕金森病：帕金森病患者的神经心理异常主要表现为视空间知觉障碍、记忆和智力障碍等，近年又发现与额叶有关的功能也有改变。可选用相应的量表测验。

【临床常用的检查方法】

下面简要介绍一些目前国内外常用的神经心理学测验。

（一）成套神经心理学测验

1. Halstead-Reitan 神经心理学成套测验（HRB）：可测查多种心理功能，包括感知觉、运动、注意力、记忆力、抽象思维能力和言语功能。成人 HRB 由 10 个分测验组成：

（1）范畴测验：要求被试者发现在一系列图片（156 张）中隐含的数字规律，并在反应仪上作出应答。

（2）触摸操作测验：被试者在蒙着双眼的情况下，按利手、非利手、双手的顺序，凭感知觉将不同形状的木块放入相应的木槽中，然后回忆这些木块的形状和位置。

（3）节律测验：听 30 对音乐节律录音，辨别每对节律是否相同。

（4）手指敲击测验：用左右手食指快速敲击计算器的按键。

（5）失语甄别测验：被试者回答问题、复述、临摹图形和执行简单命令。

（6）语声知觉测验：被试者听到 1 个单词或 1 对单词的录音后，从 4 个备选词中找出相应的词。

（7）侧性优势检查：对被试者写字、投球、拿东西动作的询问和观察，判断其利手或利侧。

（8）握力测验：用握力计比较左右握力，反映左右半球功能和运动功能的差异。

（9）连线测验：按顺序将阿拉伯数字、英文字母连接起来。

（10）感知觉障碍检查：包括听觉检查、视野检查、脸手触觉辨认、手指符号辨认和形状辨认、指尖认字能力等 6 个方面。

通过损伤指数来进行评定分析，分为正常、边缘状态、轻度脑损伤、中度脑损伤和重度脑损伤。该测验由于较全面，加之已标准化，故已成为比较被广泛接受和使用的神经心理学量表。

2. Luria-Nebraska 成套神经心理学测验（LNNB）：成人版由 11 个量表共 269 个项目组成。每个项目都是针对特定的神经功能，包括运动量表、节律量表、触觉量表、视觉量表、言语感知量表、表达性言语量表、书写量表、阅读量表、算术量表、记忆量表、智力量表。从以上 11 个量表中有挑选出其中某些项目组成附加量表：①定性量表，鉴别有无脑器质性病变；②定侧量表，包括左右半球两个量表，鉴别左或右半球病损。

各量表得分累加得量表粗分，得分越多，表明脑损害越重。

（二）单项神经心理学测验

1. 智力测验

（1）韦氏成人智力量表（WAIS）：是目前国际心理学界公

认的比较好的智力测验工具。包括 11 个分测验,分文字部分和非文字部分。文字部分称为言语测验,包括知识、领悟、算术、相似性、数字广度和词汇 6 个分测验;非文字部分称为操作测验,有数字符号、图画填充、木块图、图片排列和图形拼凑 5 个分测验。将所得粗分换算成量表总分,然后在等智商表上查出等值的智商(IQ)。IQ 平均成绩为 100,标准差为 15。IQ 为 100 时表示属中等智力;115 以上时,高于一般人智力;85 以下,低于一般人智力。

(2) 瑞文标准推理测验:是一个非文字智力测验,分 A、B、C、D、E 5 组,每组 12 题。每个题目都有一定的主题图,但每张主题图中都缺少一部分,被试者要从每题下面所给的 6 ~ 8 张小图片中找出合适于主题图的 1 张,使整个图案合理与完整。将所得分换算成标准分,即可对被试者智力水平作出评价。

2. 记忆测验

(1) 临床记忆量表:是中国科学院编制的一套记忆量表,包括指向记忆、联想学习、图像自由回忆、无意义图形再认和人像特点联系回忆 5 项分测验。前两项为听觉记忆,中间两项为视觉记忆,最后一项为听觉和视觉结合的记忆。最后按所得记忆商(MQ)衡量被试者的记忆水平。

(2) 韦氏记忆量表(WMS):是国外较广泛应用的成套记忆量表,包括 7 个分测验,即个人的和日常的知识、定向力、计数、逻辑记忆、数字广度、视觉记忆和成对联想学习。

综合上述 7 个项目的积分,得出记忆商。我国修订的 WMS 增加了 3 个分测验,即记图、再认和触摸记忆。连同 WMS 原有的 7 项,合计 10 项分测验。

(3) 语文记忆测验:有数字广度的记忆,包括顺背数字和倒背数字;词的记忆和故事的记忆。

(4) 非语文记忆:有本顿视觉保持测验、Bender Gestalt 测验、Rey 复杂图形测验、Lhermitte Signoret 测验等。

3. 知觉测验

(1) 视知觉和视结构能力测验:有线的两等分测验、线的方向判断测验、Hooper 视觉组织测验、WAIS 木块图测验、WAIS

图形拼凑测验等。

(2) 听知觉测验:HRB 中的音韵节律测验,常用于测查颞叶病变;HRB 中的语声知觉测验可测查持久注意、听与视觉相联系的能力。

4. 注意测验:常用的有划消测验、数字符号模式测验等。

5. 概括能力测验:包括颜色-形状分类测验、威斯康星卡片分类测验和范畴测验等。

6. 执行功能和运动操作的测验:有 Porteus 迷津测验、流畅性测验、钉板测验和失用症检查等。

(三) 失语症及其检查法

见本章"一"。

(四) 智能、失认、失用检查法

见本章二。

【神经心理学评定的影响因素】

(一) 来自被试者的各种心理干扰

大脑损害的患者除有高级心理功能障碍外,往往还有瘫痪、头痛等躯体症状。患者通常情绪低沉,容易疲乏。由于体力和心理上的原因,一般不能承受复杂的测验作业,这时必须根据患者的具体情况,选用其能胜任的较简单的测验,或分段进行。被试者对测验有顾虑时,要做好解释工作,操作过程中要调动和保持其积极性,避免因情绪影响测验成绩。

(二) 来自外界的影响

测验时,主试者和在场人员无意中流露的面部表情、语调变化和言语暗示,都会影响被试者的操作,应尽量避免。在场无关人员(如病友、工作人员和家属)最好回避。主试者对测验的程序、步骤、指导语及评分标准不统一,也会影响测验结果。

(朱　舟　杨　渊)

第四章　神经系统疾病诊断技术

第一节　脑脊液检查

脑脊液(cerebro-spinal fluid,CSF)是存在于脑室和蛛网膜下腔内的一种无色透明液体,对脑和脊髓具有保护、支持和营养等多种功能。脑脊液的性状和压力受多种因素的影响,若中枢神经系统任何部位发生器质性病变,如感染、炎症、出血、缺血、外伤、肿瘤、阻塞、水肿等,将使脑脊液的性状和成分发生改变,CSF 检查可为临床诊治提供有价值的参考指标。

【脑脊液的采集】

脑脊液可通过腰池、小脑延髓池、前囟及脑室穿刺术而采集,临床上以腰椎穿刺及小脑延髓池穿刺为常用。

(一) 腰椎穿刺(腰穿)

1. 适应证

(1) 中枢神经系统感染性病变,包括各种原因引起的脑膜炎和脑炎。

(2) 临床怀疑蛛网膜下腔出血,脑出血破入脑室,尤其是头颅 CT 无明显征象、不能与脑膜炎鉴别时。

(3) 有剧烈头痛、昏迷、抽搐或瘫痪等症状和体征而原因不明者。

(4) 中枢神经系统血管炎、脱髓鞘疾病及颅内转移瘤的诊断和鉴别诊断

(5) 脑膜肿瘤的诊断。

(6) 脊髓病变和多发性神经根病变的诊断及鉴别诊断。

(7) 脊髓造影和鞘内药物治疗等。

(8) 怀疑颅内压异常。

2. 禁忌证

(1) 有明显颅内压升高症状及体征时,须做眼底检查,必要时做 CT 或 MRI 检查。如有明显视盘水肿或有脑疝先兆者,禁忌穿刺,否则易引起脑疝危及生命。

(2) 如存在凝血功能障碍时应先纠正再行穿刺。

(3) 开放性颅脑损伤或有脑脊液漏者以及有脊髓压迫症状时禁做腰穿,否则会加重病情。

(4) 穿刺部位有化脓性感染灶。

(5) 患者处于休克、衰竭或濒危状态亦不宜行腰椎穿刺。

3. 方法:术前应了解病史,向患者及家属说明检查的必要性及可能出现的不良反应,以获得理解与合作,防止意外及纠纷。

(1) 体位:一般取侧卧位(气脑取坐位)。头前屈、背靠床缘,双腿屈曲以手抱膝,使腰椎后突、椎间隙增大便于穿刺。

(2) 皮肤准备:按常规消毒、铺洞巾,依无菌操作施术。

(3) 选穿刺点:常选腰椎 3 ~4 间隙(双髂嵴最高点连线与背中线交点为腰 4 棘突),必要时可选其上、下各一间隙,并在其皮下以 1% 的利多卡因或普鲁卡因做局部浸润麻醉。

(4) 穿刺:穿刺针进入皮下,以针尖斜面与躯干纵轴平行,并取垂直脊背略向头倾斜方向由浅而深缓慢进入,当过黄韧带、硬脊膜时可有落空感,抽出针芯,见 CSF 流出即穿刺成功。一般成人穿刺深4 ~6cm,儿童2 ~4cm。若无 CSF 滴出,可捻转针头,调整方向或更换间隙按上述步骤再行穿刺。

(5) 测压:穿刺成功后,立即接上测压装置测初压,并视需要行动力学检查。

(6) 放液:测压及动力学检测后,视需要缓慢放出 CSF 送检常规、生化及其他特种检查。

(7) 拔针:放液后再测终压,插入针芯,再拔出针管,局部覆以消毒纱布并固定之。

(8) 术后嘱患者平卧(去枕头)6 ~24 小时,并随时观察和处理。

（二）小脑延髓池穿刺

1. 适应证

(1) 基本同腰穿适应证,因局部原因不宜行腰穿或腰穿失败者。

(2) 做气脑或下行性脊髓腔造影者。

(3) 需比较小脑池与腰池间脑脊液差异者。

2. 禁忌证

(1) 局部有感染、外伤、畸形者。

(2) 疑颅脊部占位病变者。

(3) 疑枕大孔疝者。

(4) 检查不能合作者。

3. 方法

(1) 术前准备:同腰穿,但需剃光枕部毛发。

(2) 体位:坐位或侧卧位,头前屈,侧卧时应垫高与脊柱达同一水平。

(3) 选点:双乳突尖连线与枕外粗隆正中垂直线之交点,相当于颈2棘突上缘之凹陷处。

4. 穿刺法

(1) 间接法:右手持针,左手拇指固定于颈2棘突上,由其上凹陷处进针,以外耳道眉间连线为方向,向上向前缓慢刺入。当针尖接触枕大孔后缘,稍退出略向下再缓慢刺入2~5mm。如有落空感,即为进入小脑延髓池,取出针芯,可见CSF滴出或行抽出脑脊液留用。如穿刺失败,可依上法调整方向再行穿刺,一般穿刺深度为颈围1/10+1cm。

(2) 直接法:于枕大孔后下缘与第一颈椎间直接穿刺缓慢深入,当有落空感即停止进针,拔出针芯见脑脊液流出。如不见滴出可小心再刺入2mm或捻转针头。

5. 术毕平卧24小时。

【压力与动力学检测及其临床意义】

（一）压力测定

1. 初压:腰穿成功后在未留CSF前,将测压装置接穿刺针,嘱患者放松,可见压力表上升,至其停止上升或见轻微波动，读数并记录称初压。

2. 终压：放出脑脊液后，重按上法测出之压力称终压。

3. 临床意义

(1) 正常压力：腰穿侧卧位的压力一般为 80 ~ 180mmH_2O，>200mmH_2O 为高颅压，<60mmH_2O 为低颅压。观测初压时应注意脑脊液液面有无呼吸性搏动（随呼吸产生 10 ~ 20mmH_2O 的液面搏动）和脉搏性搏动（随脉搏产生 2 ~ 4mm H_2O 的液面搏动）。前者消失时，提示椎管内有梗阻或有枕大孔疝，临床上应引起重视。

(2) 阿亚拉指数：正常值为 5.5 ~ 6.5；<5 为蛛网膜下腔容积变小，见于椎管阻塞及颅内占位性病变；>7 为蛛网膜下腔容积变大，常见于脑积水、脑萎缩、浆液性脑膜炎等。

（二）动力学检查

1. 适应证

(1) 疑脊髓腔狭窄、脊髓压迫者，可测定阻塞程度。

(2) 疑横窦、乙状窦栓塞，可两侧分别压试了解有无阻塞。

2. 禁忌证

(1) 具有高颅压者。

(2) 因局部原因不能施术者。

3. 方法

(1) 压颈试验（queckenstad test）

1) 手试法：穿刺针与测压表接好后，用手压迫颈静脉（左右对比或双侧同压）10 秒，并同时观察时间与压力上升至最高值为止，放手解压后再观察其压力恢复与时间的关系。以压力数值为纵坐标、时间为横坐标，绘制压力变化曲线。

2) 脉压带法：用脉压带绕颈测初压，再分别以 20、40、60mmHg 顺序分别加压以替代手法，同时以每 5 ~ 10 秒观察记录脑脊液压力上升直至不再上升为止，再放压至 0 并同时观察记录脑脊液压力下降速度与时间，同样绘压力曲线图。

(2) 压腹试验（stookey test）：以拳头或手掌用力压迫患者腹部观察 CSF 压力上升速度与时间；放手去压后，再观其压力下降速度与时间。

4. 临床意义

(1) 通畅

1) 压颈10～15秒后,压力迅速上升至最高点,去压15秒左右又迅速降到原来水平。

2) 压腹后CSF压力上升不及压颈时高,于放压后并迅即降到原水平。

(2) 部分阻塞

1) 压颈时,CSF压力上升及停压时压力下降速度均缓慢,或上升快而下降慢或不能降至原来水平。

2) 压腹时,压力上升或停止压腹时压力下降均快,提示颈、上胸段有部分阻塞;如压腹时CSF压力上升慢或不上升,提示下胸段或腰段可能阻塞。

(3) 完全阻塞:压颈时CSF压力不升,压腹时其压力升高快,提示脊髓腔完全阻塞。Tobey-Ayer试验:分别压左右侧颈静脉,如一侧呈正常压力反应,另一侧无脑脊液压力变化,称阳性征,提示本侧横窦或颈静脉阻塞。

5. 注意事项:①严格掌握适应证、禁忌证,嘱患者合作。②加压前应确定穿制针位置及测压管是否正常,否则应进行调整。③疑颈段脊髓腔受阻,尚可行屈颈、仰颈姿势测试。④结果正常,应反复再试,以求准确。

【实验室检查及其临床意义】

(一) 常规检查

1. 色泽:正常脑脊液为无色、透明、清亮液体。红色脑脊液常见于蛛网膜下腔出血、脑出血、硬膜下血肿等。脑脊液前后均匀红染,离心后上清液黄色或淡黄色,潜血试验阳性。腰椎穿刺时观察到流出的脑脊液先红后转无色,为穿刺损伤性出血,两者应注意鉴别。黄色脑脊液多见于脑脊液中变性血红蛋白、胆红素或蛋白量异常增高。乳白色脑脊液多见于化脓性脑膜炎。微绿色脑脊液见于绿脓假单胞菌性脑膜炎、甲型链球菌性脑膜炎。褐色或黑色脑脊液见于中枢神经系统的黑色素瘤、黑色素肉瘤等。

病毒性脑膜炎、乙型脑炎、神经梅毒等疾病的脑脊液可呈透明外观或微混。脑脊液中白细胞如超过 $200\times10^6/L$ 时可变为混浊；蛋白质含量增加或含有大量细菌、真菌等也可使其混浊；结核性脑膜炎常呈毛玻璃样混浊；而化脓性脑膜炎常呈明显混浊或有凝块。

2. 细胞计数、分类：正常脑脊液白细胞总数(total leucocyte count)成人为 $0\sim10\times10^6/L$，儿童为 $0\sim15\times10^6/L$，新生儿为 $0\sim30\times10^6/L$，无红细胞。白细胞分类(white cell differential count)：大多数为淋巴细胞，少数为单核细胞，偶见中性粒细胞、嗜酸粒细胞。淋巴细胞：单核细胞约为 7：3。

临床意义：

(1) 中枢神经系统感染：化脓性脑膜炎脑脊液细胞学检查分为三期。

1) 渗出期(发病 3 天内)，细胞计数可达 $2000\times10^6/L$ 或更多，以中性粒细胞反应为主，数量可占白细胞计数的 90% 以上，且以杆状核细胞多见。各类细菌性脑膜炎急性期的脑脊液细胞学改变并无特异性，此期间细胞数很多，常可在细胞内或细胞外检出致病菌。

2) 增殖期(发病 3 天后) 以单核-吞噬细胞反应为主，此期细胞数迅速下降，粒细胞下降的同时，激活淋巴细胞，单核或单核样细胞明显增多，后者多发展成吞噬细胞，并对细菌具有很大的吞噬作用。

3) 修复期 (发病 10 天后) 以淋巴反应为主，脑脊液细胞总数接近正常，中性粒细胞完全消失，细胞正常化的标志为不活跃的小淋巴细胞和单核细胞增多，当二者的比例正常、所有病理细胞完全消失和白细胞计数正常时提示修复完全。增殖期可出现炎症的再次复发或进入慢性期，前者脑脊液细胞学特点为中性粒细胞的再次增多，后者为单核细胞及激活单核细胞，淋巴细胞及激活淋巴细胞，中性粒细胞数量大致相等。

病毒性脑膜炎大部分呈淋巴样细胞反应，即使有中性粒细胞出现，在短期内也完全消失，而且激活淋巴细胞持续时间一般不超过 2 周。

结核性脑膜炎时其脑脊液细胞数可增加，但超过 $500\times10^6/L$

者较为罕见,在发病初期以中性粒细胞为主,但很快下降。持续的混合性细胞学反应是结核性脑膜炎的特点,即在脑脊液细胞分类中既含有相当比例的中性粒细胞,也会有一定比例的激活单核细胞、淋巴细胞、激活淋巴细胞和浆细胞,这种以中性粒细胞占相当数量的多种细胞的组合,特别是激活淋巴细胞的存在对结核性脑膜炎的早期诊断是有帮助的,且这种混合细胞反应一般持续时间较长,短时期内常无明显变化。经过适当治疗病情好转后,脑脊液中中性粒细胞、激活淋巴细胞消失,而代之以正常的淋巴细胞和单核细胞。慢性期可呈持续混合细胞反应,且以淋巴细胞反应为主。

(2) 中枢神经系统肿瘤:脑脊液细胞数可正常或稍高,以淋巴细胞为主。脑脊液找到白血病细胞是白血病脑膜转移的证据。脑脊液中查到肿瘤细胞是确诊脑膜癌病的主要方法 ,其敏感性为 70%~90% ,特异性为 100% 。

(3) 脑血管病:脑脊液细胞学检查有助于鉴别脑出血或腰穿损伤性出血。前者在早期病后数小时可见大量红细胞和明显中性粒细胞增多,2~3 天内达高峰,在脑脊液中可发现吞噬细胞(出血后数小时至第 3 天可出现含有红细胞的吞噬细胞,5 天后可见含铁血黄素吞噬细胞)。如为穿刺损伤性出血,则不会有上述反应。

(4) 脑寄生虫病:不仅脑脊液细胞数升高,还可见嗜酸粒细胞增多,约占白细胞的 60% 或更高,浆细胞增多为另一特点。如将脑脊液离心沉淀物在显微镜下检查可发现血吸虫卵、阿米巴原虫、弓形体、旋毛虫的幼虫等,甚至还可找到细粒棘球绦虫的头节或头钩。

(二) 生化检查

1. 蛋白质定量:正常成人腰池的蛋白质为 200~400mg/L,脑池蛋白质为 100~250mg/L,脑室内的蛋白质为 50~150mg/L。

蛋白质含量增加一般指腰穿脑脊液中蛋白质含量高于 0.45g/L,见于:①颅内感染,如化脓性脑膜炎,流行性脑脊髓膜炎,此时蛋白质显著增加;结核性脑膜炎,此时蛋白质含量中度增加;病毒性脑炎,此时蛋白质轻度增加。②颅内出血性疾病(蛛网膜下腔出血、脑出血等)。③颅内肿瘤。④椎管内梗阻。⑤神经梅毒、多发性硬化。⑥吉兰-巴雷综合征等。

蛋白质含量降低指腰穿脑脊液中蛋白质含量低于0.15g/L,见于:①大量脑脊液丢失;②良性颅内压增高症;③脑脊液漏等。

2. 蛋白电泳检测

参考值范围为:

前清蛋白:0.02~0.07

清蛋白:0.56~0.76

α_1-球蛋白:0.02~0.07

α_2-球蛋白:0.04~0.12

β-球蛋白:0.08~0.18

γ-球蛋白:0.03~0.12

前清蛋白增高常见于舞蹈症、帕金森病、手足徐动症等中枢神经系统变性性疾病;前白蛋白减少常见于脑膜炎。清蛋白增高常见于脑血管病,如脑梗死、脑出血等,以及椎管阻塞、脑肿瘤;白蛋白减少见于脑外伤急性期。α_1-球蛋白增高常见于脑膜炎、脑脊髓灰质炎等;α_2-球蛋白增高常见于脑肿瘤、转移癌、胶质瘤等;β-球蛋白增高常见于某些退行性变如帕金森病、外伤后偏瘫等;γ-球蛋白增高常见于多发性硬化。

电泳技术分析脑脊液标本中相关成分,在某些中枢神经系统疾病患者的样本中,能够迅速发现多条独特的、局限于球蛋白的寡克隆区带(oligoclonal band,OB);脑脊液IgG寡克隆带(OCB)是IgG鞘内合成的重要定性指标,对判定IgG鞘内合成具有重要价值。临床上CSF中出现OCB主要见于多发性硬化(MS)、神经性梅毒、亚急性硬化性全脑炎、脑膜脑炎等疾病。

由于CSF中蛋白组分均来自血清,因此必须同时检测血清作为对照,以区别由血清透过血脑脊液屏障进入鞘内的IgG与鞘内自身合成的IgG。

3. 葡萄糖测定:正常成人脑脊液糖含量为2.5~4.5mmol/L,儿童为2.8~4.5mmol/L;脑脊液中葡萄糖和血糖有密切关系,脑脊液葡萄糖约为血糖的60%，也可以在30%～90%范围内变化，这是由于血浆葡萄糖达到平衡需1～2小时。脑脊液中葡萄糖含量取决于血液葡萄糖浓度、血脑屏障的通透性、脑脊液中葡萄糖的酵解程度、携带运转系统的功能等。脑脊液中葡萄糖含量降低较升高更为常见，更具有临床意义。糖尿病或注射葡萄糖液使血糖升高后脑脊液中葡萄糖可以升高。当中枢神经系统受细菌或真菌感染时，这些病原体或被破坏的细胞都能释放出葡萄糖分解酶使葡萄糖消耗，而使脑脊液中葡萄糖降低，尤以化脓性脑膜炎早期降低最为明显。结核性、隐球菌性脑膜炎的脑脊液中葡萄糖降低多发生在中晚期，且葡萄糖含量越低，预后越差。病毒性脑炎时脑脊液中葡萄糖多为正常。

4. 氯化物测定：正常脑脊液氯化物含量较血中高，为120～130mmol/L，脑脊液中氯化物也随血浆氯化物的改变而变化。当脑脊液中蛋白质增多时，为维持脑脊液渗透压平衡，氯化物减少，多见于细菌性脑膜炎，尤其以结核性脑膜炎最为明显，可降至102mmol/L以下。在低氯血症如呕吐、腹泻、脱水时脑脊液氯化物也会减少，而病毒性脑炎时无显著变化。脑脊液氯化物增加可见于尿毒症患者。

5. 酶学检测：正常人由于血脑屏障完整，脑脊液内酶浓度比血清内酶浓度低，当颅脑损伤、颅内肿瘤或脑缺氧时，血脑屏障破坏，细胞膜通透性也有改变，使脑脊液内酶量增加，且不受蛋白总量、糖含量及细胞数的影响；主要与脑细胞坏死程度和细胞膜的损害程度有关。

乳酸脱氢酶（lactate dehydrogenase，LDH），正常成人的参考值是3～40U/L，活性增高常见于细菌性脑膜炎、脑血管病、脑肿瘤及脱髓鞘病等有脑组织坏死时。病毒性脑膜炎多在正常水平，这对鉴别细菌性脑膜炎与病毒性脑膜炎有一定意义。

天门冬氨酸氨基转移酶（aspartate amino transferase，AST），正常成人的参考值是5～20U/L，活性增高常见于脑梗死、脑萎缩、急性颅脑损伤、中毒性脑病及中枢神经系统转移癌等。

肌酸激酶（creatine kinase，CK），正常成人的参考值是（0.94±0.25）U/L，活性增高常见于化脓性脑膜炎、结核性脑膜炎、进行性脑积水、继发性癫痫、多发性硬化症、蛛网膜下腔出血、慢性硬膜下水肿、脑供血不足及脑肿瘤等。

溶菌酶(lysozyme)活性增高多见于化脓性脑膜炎、脑瘤、血脑屏障破坏。结核性脑膜炎时增高明显,并且增高程度与病情轻重正相关。

6. 免疫学检查:IgG 的正常参考值为 10~40mg/L,增高见于亚急性硬化性全脑炎、多发性硬化、急性化脓性脑膜炎、结核性脑膜炎、病毒性脑膜炎、神经梅毒等。约 70% 的多发性硬化脑脊液 IgG 指数增高,表明中枢神经鞘内源性 IgG 合成增多,但并非特异。如果 IgG 增高、脑脊液 IgG 指数正常,多为血脑屏障通透性增高所致。

IgA 的正常参考值为 0~6mg/L,增高见于脑血管病、化脓性脑膜炎、结核性脑膜炎、神经梅毒等。

IgM 的正常参考值为 0~13mg/L,增高见于中枢神经系统急性感染性疾病、脑肿瘤及多发性硬化。

(黄晓江　于步润)

第二节　脑电图检查

(一) 脑电图总论

1. 脑电图的概念及基本成分:脑电图(electroencephalogram)是脑组织生物电活动通过脑电图仪放大(约放大 100 万倍)记录下来的曲线,由不同的脑波活动组成。脑波与其他任何波如光波、电波一样有频率、波幅、位相和波形四个基本成分。

(1) 频率:一个波从它离开基线到返回基线,或者从一个波底到下一个波底所需要的时间为周期,通常用毫秒(ms)来表示;每秒出现的周期数称为频率,以次/秒(c/s)或赫兹(Hz)来表示。频率及周期的测量标准为:①选择基线稳定的部分进行测量。②凡波的下降支未回到基线但等于或大于上升支的 2/3 为一个波。③当前波波底过深,后波下降支虽不及上升支的 2/3,但下降支已回到基线者,后波应算为一个波。脑电图中的单个电位差称“波”，数个相同的波连续出现称为活动，同一频率的脑波重复出现持续达 1 秒钟以上者称为节律。不过在脑电图实际工作习惯中仍有将波、活动、节律统称为波者。

脑波按照频率可分为以下几种：

α 波：频率 8 ~ 13c/s 即 8 ~ 13Hz。

β 波：频率超过 13c/s，通常为 14 ~ 30c/s。

θ 波：频率 4 至不足 8c/s，通常为 4 ~ 7c/s。

δ 波：频率不足 4c/s 或周期超过 250 毫秒。

β 波因频率高于 α 波又称快波，θ 波及 δ 波频率低于 α 波统称慢波。

(2) 波幅：波幅又名振幅或电压，代表脑部电位活动的大小，系指波峰到波谷垂直高度，用微伏(μV)表示。测量方法如下：①当波的上升点与下降点均在同一水平线上时，波顶到波底的垂直距离为波幅。②波的上升起点与下降支终点不在同一基线上时，从波峰向基线作一垂直线，此线与波之起点和终点连线相交，其交点至波峰的距离为波幅。③复合波(系指 2 个以上的波所构成的脑波)的波幅为波的最高处到波谷间的垂直线高度。根据上述方法测得波幅高度的毫米数后，换算成微伏表示。

换算公式为：

波幅(μV)= 所测波幅高度标准电压高度× 标准电压微伏数

大多数脑电图室采用标准电压，5mm 相当于 50μV，因此

波幅 = 所测波幅高度毫米数 5mm×50μV

临床上把 25μV 以下的波幅称为低波幅，25 ~ 75μV 称为中波幅，75 ~ 150μV 称为高波幅，超过 150μV 称为极高波幅。

(3) 相位：一个波由基线偏转可产生位相。向基线一侧偏转的称为单相波，向上偏转称负相波，向下偏转称正相波。一个波由基线先向一侧偏转而后向另一侧偏转称双相波。一个波由基线反复向两侧偏转多次称多相波。两个导程的描记中其波幅间的时间关系可产生位相差，如两个导程的波幅同时由基线向上或向下偏转而位相差等于 0°时，称同位相或同步，反之产生位相差称不同位相或不同步。如两个导程的波

同时向基线相反的方向偏转，位相差等于 180°时，称位相倒转。

(4) 波形：波形就是波的形状，它与波的频率、波幅和位相诸因素密切相关。这些因素的不同组合构成不同的波形，如正弦波、类正弦波、半弧状波、锯状波、复合波与多形波等。

2. 脑电图常见的生理和病理波

(1) α 波：频率 8～13c/s，波形呈正弦波，波幅 10～100μV。由头皮电极所导者偏低，针电极波幅偏高，成人 100μV，儿童有时可达 150μV。枕部波幅最高，其次为顶、额部，最低处在颞部。α 波在安静及闭目时出现最多，波幅亦最高，在精神活动如心算、思考问题时受抑制，睁眼则消失。α 波是正常成人脑电图的基本节律，全脑均可出现，主要在枕部，其次为顶部，而颞部最少。α 波波幅出现周期由小到大，又由大到小的调幅现象，呈纺锤形或梭形，每一调幅现象持续 1～10 秒，两个调幅之间有低波幅 β 波相间，称沉静期，时间在 2 秒以内。

(2) β 波：频率 14～30Hz，波幅 5～30μV，平均 20μV 左右，多呈不规则出现，主要分布于额区和中央区，其次为颞区，在枕部出现于沉静期，与 α 节律共同构成调幅现象。约 6% 的正常成人以 β 波为基本节律。β 波在精神活动、情绪紧张和睁眼时增多，当肢体运动或受触觉刺激，可使对侧半球 β 波产生抑制。

(3) θ 波：频率 4～7Hz(或周期 125～250 毫秒)，波幅 10～40μV，正常成年人在额颞区可见少数低波幅 θ 波。

(4) δ 波：频率 0.5～3Hz(或周期超过 250 毫秒)，正常成年人仅有少数散在低幅 δ 波，主要见于额区。慢波(θ 波及 δ 波)增多见于下列两种情况：

1) 正常情况：婴儿、儿童的清醒期以及各种年龄的睡眠期。

2) 病理状态：有两种表现。①局限性慢波增多，见于癫痫部分性发作、脑肿瘤、脑脓肿、脑外伤性血肿、伴有脑软化的血管病等。②弥漫性慢波增多，出现于感染、中毒、低血糖、颅内压增高、脑部弥漫性病变。

(5) 顶尖波:此波又称驼峰波,频率 3 ~ 8Hz,波幅 100 ~ 300μV 的双相或三相锐波,两侧同步对称,单个出现或连续出现,主要见于顶区及中央区,此波常见于刚入睡时出现。

(6) 后头部孤立性慢波:频率 3 ~ 4Hz,波幅 50 ~ 150μV,一般不超过 200μV,波形呈三角形,多为负波,主要分布于一侧或两侧枕区。此波若与前面的 α 波连在一起,易被误认为尖-慢复合波。后头部孤立波多见于儿童及青年,成年人较少出现。此波在睁眼时减少,过度换气时增多,睡眠时消失。

(7) 纺锤波:此波又称睡梭、σ(Sigma)波,频率 12 ~ 14Hz,波幅 20 ~ 100μV,此波见于正常人中睡期,最先出现于中央、顶区及枕区,继之向前额及前颞区扩散。

(8) K 复合波:此波是由顶尖波与 σ 节律组成的复合波,系在浅睡或中度睡眠期被突然的声音刺激所诱发。

(9) 棘波:这是一种病理波,周期为 20 ~ 80 毫秒,波的上升支及下降支均极陡峭,形状如棘,故名棘波。波幅多在 100μV 以上,若波幅在 50μV 以下者称为小棘波。棘波是大脑皮质神经细胞受刺激,过度兴奋的表现,见于癫痫,包括症状性和原发性癫痫。

(10) 尖波:尖波又称锐波,其波形与棘波相似,但下降支缓慢,周期较长,通常为 80 ~ 200 毫秒,波幅在 100μV 以上。尖波出现的临床意义与棘波大致相同。

(11) 棘-慢复合波:系由棘波和慢波组合而成,即在棘波之后跟随一个 200 ~ 500 毫秒的慢波,或在慢波的上升支重叠有棘波。慢波波幅通常在 100 ~ 200μV。棘-慢复合波的周期包括棘波和慢波所占时间之和,波幅按最高处计算。一般认为,棘波代表皮质的兴奋,慢波代表皮质或皮质下的抑制过程。棘-慢复合波见于癫痫。

(12) 尖-慢复合波:系由一个尖波和一个慢波组成的复合波,慢波周期在 500 ~ 1000 毫秒。尖-慢复合波亦见于癫痫。

(13) 高幅失律:为不规则的高波幅慢波,中间杂以棘波和尖波,一般不形成典型的棘-慢和尖-慢复合波,见于婴儿痉挛症。

(14) 爆发性抑制活动:系指在平坦活动的背景上,突然出现高波幅慢波,可合并尖波,是大脑皮质下广泛损害的表现,见于脑炎极期或麻醉过深。

(15) 平坦活动:又称电沉默现象,为各种频率电活动均有严重程度的抑制,见于大脑严重损害及极度昏迷患者。

(16) 懒波:是指在某一区域或一侧半球的 α 波、β 波、睡眠梭形波的减弱或消失,减弱或消失的部位多为器质性病变的部位。

3. 脑电图的描记方法

(1) 电极位置:常用电极位置有 19 个,即左前额 FP_1、右前额 FP_2、左额 F_3、右额 F_4、左中央 C_3、右中央 C_4、左顶 P_3、右顶 P_4、左枕 O_1、右枕 O_2、左前颞 F_7、右前颞 F_8、左中颞 T_3、右中颞 T_4、左后颞 T_5、右后颞 T_6、头顶正中 C_z、左耳垂 A_1、右耳垂 A_2。放置部位的测量方法可参考国际脑电图学会建议的 10 ~ 20 系统放置法。

(2) 导联方法

1) 单极导联:描记时,一个电极为作用电极,放在需要检查部位的头皮上与另一参考电极(即想象中的零电位)相连。常用参考电极部位是耳垂。单极导联就是把上述头皮电极分别与耳垂电极相连记录脑电图。

2) 双极导联:是把头皮上两个作用电极相连在一起记录两电极间的相对电位差。

单极导联的特点是:①记录下来的电位差接近绝对值,故波幅较恒定。②对皮质下病变较易发现,但定位不够准确,易受干扰,产生伪差。双极导联的特点是:①较易发现皮质局灶性病变,定位较准确。②受干扰较小,伪差较少,但对深部位病变不够敏感。因此,单极与双极导联各有优缺点,可互相弥补。常用双极导联方法有三种:

内外联:

①FP_1-T_3　②FP_2-T_4　③T_3-O_1　④T_4-O_2

⑤FP_1-C_3　⑥FP_2-C_4　⑦C_3-O_1　⑧C_4-O_2

外侧联：

①FP_1-F_7 ②FP_2-F_8 ③F_7-T_3 ④F_8-T_4

⑤T_3-T_5 ⑥T_4-T_6 ⑦T_5-O_1 ⑧T_6-O_2

内侧联：

①FP_1-F_3 ②FP_2-F_4 ③F_3-C_3 ④F_4-C_4

⑤C_3-P_3 ⑥C_4-P_4 ⑦P_3-O_1 ⑧P_4-O_2

(3) 诱发试验:常用的有两种方法。

1) 睁闭眼试验:是在描记过程中嘱受检查者睁眼3~5秒后,再闭眼10~15秒,反复3次。正常情况下,睁眼时α节律减弱或消失,减弱称为部分抑制,消失称为完全抑制。睁闭眼试验通常在单极导联进行,因单极导联枕部α波明显,便于观察。

2) 过度换气:嘱受检查者以每分钟20~25次的速度深呼吸,持续3分钟,使体内二氧化碳排出量增加,血中碱度相对增高,引起脑毛细血管收缩,神经细胞相对缺氧,以及γ-氨酪酸水平降低,脑抑制作用减弱。在正常情况下,大多数成年人逐渐出现α波增多,波幅增高,部分正常人在深呼吸1分钟后出现较多θ波活动,深呼吸停止后半分钟内消失,α波逐渐恢复正常。

(4) 描记程序

1) 定标:定标电压一般常以50μV等于0.5cm为标准,描记10秒。

2) 试笔:将各导程均通联至一对电极,描记同一部位的脑波,观察其波形、波幅是否一致。

3) 单极导联:常包括两侧额、中央、顶、枕和颞10个部位,记录2~4分钟,并在单极导联中做睁闭眼试验。

4) 双极导联:每个导联方法记录1~2分钟。

5) 过度换气试验:受检查者在安静、闭目情况下做完上述描记后,可选择单极导联或双极导联进行过度换气试验,并在过度换气停止后至少再记录2分钟。

6) 记录:整个记录时间一般不少于20分钟,描记结束后在每份脑电图的封面上除记录受检查者的姓名、年龄、性别、诊断、记录日期、住院或门诊号、脑电图编号外，还要写明定标电压及走纸速度(通常用3cm/s 的送纸速度)。

4. 正常脑电图

(1) 成人正常脑电图:80% 的正常成人脑电图以 α 波为基本节律,α 波在枕区最多,波幅亦最高,两侧枕部波幅差不超过20% ,频率多为 10 ~ 12Hz,频率波动不超过 1. 5Hz。睁眼及精神活动时 α 波受抑制。β 波主要分布于额及中央区,波幅在30μV 以下。θ 波仅散在见于颞区,波幅低。此外,部分正常人以 β 波为基本节律,频率多为 16 ~ 25Hz,波幅 20 ~ 30μV,分布于全头。还有一部分正常人表现为低波幅脑电图,全图均为低波幅,α 波及 β 波相对较少,而 θ 波较多。

(2) 儿童正常脑电图:正常儿童脑电图有 5 个特点。

1) 6 个月以前以 δ 波活动占优势,6 个月以后虽有 δ 波活动,但以 θ 波活动占优势,波幅一般为 20 ~ 50μV ;1 ~ 3 岁,δ 波逐渐减少,θ 波增多,波幅为 30 ~ 60μV,后头部出现 α 波;4 岁以前 θ 波较 α 波明显;5 ~ 6 岁,α 波与 θ 波的数量大致相等;7 岁以后 α 波占优势。

2) 儿童的 α 波波幅较高,可达 150μV,较易出现两侧波幅不对称。

3) 睁闭眼试验:α 波节律抑制现象随年龄增加而增高。

4) 过度换气试验:深呼吸 1 分钟后可出现高波幅 δ 波活动。

5) 睡眠脑电图:睡眠脑电图随睡眠过程而变化,睡眠过程有很多分类方法,最简单和实用的方法是把睡眠分为四期。

ⅰ. 思睡期:α 波减少,波幅降低,出现一些低波幅 β 波活动和 θ 波活动。

ⅱ. 浅睡期:α 波逐渐消失,出现很多低波幅 4 ~ 7Hz θ 波活动和顶尖波。

ⅲ. 中睡期:出现睡梭和一些 δ 波,声音刺激可诱发 K 复合波。

ⅳ. 深睡期:高波幅 δ 活动占优势,频率 1 ~ 2Hz。

(3) 药物对脑电图的影响

1）催眠药：巴比妥类、水合氯醛等药物一般治疗量出现很多快活动β波，剂量加大引起入睡则出现慢活动，同睡眠脑电图表现。

2）弱安定药：甲丙氨酯（眠尔通）、氯氮（利眠宁）、地西泮等药，一般治疗剂量出现很多快活动，并能抑制癫痫小发作异常波形。

3）强安定药（如氯丙嗪、利血平）和抗抑郁药（如丙米嗪），一般治疗量可出现大量慢活动，长期大量服用，可有癫痫样放电。

4）抗癫痫药：苯妥英钠通过促使正常脑细胞内的钠离子排出到细胞外，稳定细胞膜电位，使癫痫病灶放电不向四周扩散，控制临床发作，但它不能抑制癫痫病灶的高频放电，因此，对脑电图上的癫痫灶放电无影响。其他抗癫痫药可使脑电图背景节律产生改变。

5. 异常脑电图

（1）异常脑电图的范围

1）基本脑波在分布部位、两侧对称性和反应性等方面的异常。

2）基本波的频率比同龄者增快或减慢。

3）脑波波幅比正常人增高或减低。

4）慢波增多。

5）出现病理波。

（2）异常脑电图的表现形式

1）阵发性异常：指突然出现一串异常脑波，这种脑波与背景脑波有显著区别，并突然消失。

2）持续性异常。

3）对称性异常：指对称部位的异常脑波基本相同。

4）非对称性异常。

5）广泛性异常：①普遍性异常，即两侧各部位都有异常波，呈对称性。②弥漫性异常，即各部位有异常波，但两侧不对称。

6）局限性异常：异常波局限于某一区、某一叶或一侧半球。

7）诱发异常：指在闭目安静下描记的脑电图为正常，经诱发试验描记出异常脑电图者。如过度换气出现以下情况属异常：①深呼吸半分钟内出现高波幅θ波活动或δ波活动；②深呼吸停止后半分钟仍有明显θ波及δ波活动；③出现病理波；④在诱发中出现阵发性节律异常，尤其是高波幅δ节律；⑤两侧半球出现不对称的反应；⑥出现癫痫发作。

（3）广泛异常脑电图的分级

1）界限性异常：又称边缘性脑电图，指脑电图改变偏离正常界限、尚未达到轻度异常者。

2）轻度异常：①θ波活动增多，额、颞、顶部指数超过20%，波幅超过50μV或100μV；②δ波活动增多，散在出现，指数超过10%；③成人过度换气时出现中至高波幅θ活动；④α波波形不规则，调节差（频率波动范围超过2Hz），调幅不佳，两侧波幅差超过30%，枕部超过50%，α波泛化（全脑各区均为α波）、前移（额部α波波幅比枕部高），生理反应不明显或不对称；⑤各区出现高波幅β波活动。

3）中度异常：①θ波活动占优势；②中波幅δ波活动成串或持续出现；③自发或诱发出现病理波，如尖波、棘波、尖-慢、棘-慢复合波；④过度换气时出现高波幅δ波活动。

4）重度异常：①δ波活动占优势；②自发或诱发出现尖节律、棘节律或复合波节律；③高度失律；④出现爆发性抑制活动或平坦活动。

6. 脑电图报告所包括的内容

（1）基本节律：指脑电图中的优势频率脑波，正常成年人是以枕区α节律为代表，在儿童或病理情况下可以是慢活动，报告内容应包括基本节律脑波幅、波形、分布、调节及调幅。

（2）快波：β波的频率、波幅及分布。

（3）慢波：包括θ波和δ波的频率、波幅、出现方式和部位。

（4）病理波：说明出现的部位、数量、方式和波幅。

（5）睁闭眼试验的反应。

(6) 过度换气试验的反应。

(7) 结论:根据上述各项内容最后写出脑电图所见的结论,如正常脑电图,广泛轻度、中度、重度异常脑电图。

(二) 神经系统疾病的脑电图改变

1. 癫痫脑电图改变

(1) 全身强直-阵挛性发作

1) 发作期的脑电图表现可分为4个期。①抽搐前期:突然广泛的低电压去同步化。②强直期:10~20Hz的低波幅快节律,以额部及中央区最明显,其波幅逐渐增高,频率逐渐减慢。③阵挛期:此期阵发性棘波与阵发性慢波相间出现,继之棘波逐渐减少;随着抽搐停止,棘波亦消失。④发作后期:先表现为数秒的低电压或等电位波形,继之波幅逐渐增高,频率增快,转变为θ活动,意识清醒时,恢复到发作前的脑电图。

2) 间歇期的脑电图:多为非特异性的活动增多及阵发性波幅增高,以额部明显,部分患者出现散在或阵发性短程尖波、棘波、尖-慢复合波、棘-慢复合波。

3) 持续状态的脑电图:抽搐时如上述的放电性改变,两次发作之间呈高波幅δ波或仅有θ波增多。

(2) 失神发作

1) 发作期的脑电图:表现为两侧对称性同步的高波幅3Hz棘-慢复合波节律性爆发,其频率先快后慢,棘波成分的波幅可高可低,多为单发,有时多发,可位于慢波前或慢波后,亦可重叠在慢波的上升支或下降支上,慢波成分波幅可高达200μV以上,以额部及中央区最明显。

2) 间歇期的脑电图:大多数患者可出现散发或持续短中程棘-慢复合波发放,过度换气及睡眠常可诱发。持续状态的脑电图:持续或十分频繁出现3Hz的棘-慢节律,额部明显。

(3) 部分运动性发作:发作期的脑电图改变为局限性棘波、尖波、尖-慢复合波,由于病灶部位不同,这些病理波的表现亦有差异:大脑深部病灶出现的棘波与浅部病灶相比,其周期较长,呈尖波样,电极远离病灶的棘波与邻近病灶的棘波相比,其周期亦较长;深部病灶在出现病理波时,其背景脑电图多为正常,而浅部病灶出现病理波时,背景脑电图多为异常。杰克逊(Jackson)发作:脑电图表现为局灶性病理波(尖波、棘波、尖-慢复合波、棘-慢复合波)按解剖部位,逐渐或迅速扩至两侧大脑半球。持续状态的脑电图表现为局限性持续性放电,如棘波、尖波、棘-慢波、δ 波和 θ 波的发放。间歇期的脑电图表现为局限性痫性放电,呈散在性出现,若病灶较小或位于深部,脑电图亦可无异常改变,诱发试验常可诱发出异常脑电图。

(4) 复杂部分性发作:发作期的脑电图有多种表现,多数患者发作时为一侧或双侧颞区或额、颞区出现阵发性高波幅 4~7Hz θ 节律,继之频率变慢,出现 2Hz δ 波,在慢活动间偶有棘波或尖波。少数患者发作时脑电图为两侧广泛出现阵发性 4~20Hz 的快波节律,或表现低波幅快活动,或平坦活动。亦有少数患者因病灶较小,部位较深,距离头皮电极较远,故发作时脑电图无明显改变。间歇期的脑电图主要表现为一侧或两侧颞部,尤其颞叶前部出现散在负性棘波、尖波,这些脑波在睡眠时的出现率可高达 90%,在清醒时其阳性率仅为 30%,有的患者在间歇期,额、颞部亦可出现尖-慢复合波、棘-慢复合波或爆发性慢波。

(5) 肌阵挛发作:脑电图表现为不规则多棘波或多棘-慢复合波,以中央区最为显著,并常出现于睡眠时,亦可由过度换气或突然的声、光刺激所诱发。

(6) 婴儿痉挛症:脑电图的异常改变为具有特征性的高幅失律,即高波幅不规则的慢活动、尖波和棘波混合在一起,一般不形成典型的尖-慢复合波和棘-慢复合波,这些异常脑电图出现的部位不固定,呈游走性,亦可为阵发性或弥漫性出现,在清醒期和睡眠期记录到的异常脑电图无差别。

(7) 热性惊厥:热性惊厥又称热性痉挛、高热抽搐,常发生于 5 岁以前儿童,呈全身性抽搐并与发热有关,体温多在 38.5℃ 以上。热性惊厥在发作期的脑电图改变与全身强直-阵挛性发作相似,为消除发热和惊厥后改变对脑电图的影响,应在热退 1~2 周以后进行脑电图描记,异常波出现率为 6% 左右,且异常率与热性惊厥复发次数及发病年龄之间有一定关系。发作次数越多,发病年龄越大,脑电图异常率越高。

发作间歇期的脑电图有3种表现:正常;基本节律异常;发作性3Hz的棘-慢复合波。此外,在临床发作后的1周内有1/3患者出现脑电图慢波化,而且以枕部改变最明显。

2. 脑血管疾病脑电图改变

(1) 原发性高血压:原发性高血压患者在无合并症的情况下脑电图多为正常,若高血压变动明显者常出现α波频率不稳定,混有较多的θ波活动和β波活动,高血压脑病患者,脑电图主要改变为前头部出现高波幅慢活动。

(2) 脑动脉硬化:轻症者一般无异常改变,脑动脉硬化明显时可出现α波异常;主要改变为α波的分布呈广泛化,频率变慢,呈8Hz节律,波幅变高,波幅变动小,缺乏调幅现象。有的患者则表现为脑波波幅降低,过度换气时α波活化。严重脑动脉硬化脑电图的另一种改变是出现局限性或弥漫性慢活动,尤其是双额,中央区常有散在性θ波或δ波。动脉硬化性痴呆患者的脑电图为α波节律减少或消失,出现弥漫性θ波活动甚至δ波活动。

(3) 短暂性脑缺血发作:颈动脉系统短暂缺血发作时,脑电图的主要改变为病侧额区、顶区出现α波慢化,缺血严重者可出现慢活动。椎基底动脉系统缺血发作时,脑电图多为正常,若大脑后动脉缺血,则在同侧或双侧枕颞区出现慢活动。短暂脑缺血发作间歇期,脑电图多为正常,若有慢性脑供血不足,可出现α波慢化或出现慢活动。过度换气,在一侧颞区或两侧顶枕区出现慢波。

(4) 脑血栓形成

1) 颈内动脉血栓形成:一侧部分阻塞,病侧常有α波节律变慢和波幅降低,额区、中央、颞区可见低波幅多形性δ波,过度换气上述改变明显。一侧完全阻塞时,通常在病侧额、中央、颞区出现δ波和θ波相混合的局限性脑波异常,背景脑电图亦有弥漫性低波幅、不规则θ波活动。

2) 大脑中动脉血栓形成:主干发生急性阻塞,病侧出现慢活动,以颞区、中央区最明显。若发生慢性阻塞则表现为病侧

α 波节律变慢,波幅降低,有时亦可增高。大脑中动脉外侧支梗死出现一侧或两侧颞区有阵发性慢活动。大脑中动脉内囊支阻塞时,脑电图可正常或仅有轻度异常改变。

3) 大脑前动脉血栓形成:大脑前动脉阻塞额区可出现阵发性 δ 波活动。当水平段阻塞时,病侧额顶区脑电图受抑制,由于大脑前动脉胼周支循环完全丧失,顶枕区亦可出现 δ 波活动。

4) 大脑后动脉血栓形成:脑电图表现为病侧枕区 α 波受抑制,并出现多形性 δ 波活动,颞区有尖波,有时由于大脑后动脉急性梗死使脉络后动脉缺血而出现弥漫性慢活动。

5) 椎-基底动脉血栓形成:大多数患者表现为低波幅脑电图,若供血不足影响到大脑后动脉,则出现一侧或两侧颞区有慢活动,部分患者枕区亦可见慢活动,这些慢活动在过度转颈时加重。当椎-基底动脉系统阻塞使脑桥下端受损时,可出现去同步化低波幅快活动或正常脑电图;当脑桥上端、中脑或间脑受损,由于累及脑干网状结构上行投射系统,出现两侧阵发性 δ 波活动或 θ 波活动,有时以一侧明显。

6) 多发性动脉血栓形成:脑电图改变亦与梗死部位、病灶大小有关,一侧大脑前动脉和大脑中动脉发生大块梗死时,病灶侧脑电图的基本活动受抑制,额区、中央区缺乏快波,中央区、颞区出现慢波。大脑中动脉和大脑后动脉同时发生梗死时,枕、颞区背景活动减弱,病灶侧颞区出现慢波。

7) 脑栓塞:早期由于脑水肿和意识障碍,脑电图出现全头部弥漫性慢活动,病灶侧较明显;病情好转,脑水肿减轻后,才出现局限性异常脑波,持续时间较长。

8) 钩端螺旋体脑动脉炎:脑电图改变主要为一侧或两侧 α 波减少,频率减慢,调节、调幅差,慢活动增多,并可出现不定位的阵发性高波幅 δ 波活动。

9) 颅内静脉窦血栓形成:①上矢状窦血栓形成,表现为两侧 α 波活动减弱和出现慢活动,以顶颞区明显。②乙状窦、横窦血栓形成,表现两侧弥漫性慢波,以病灶侧顶枕部明显。

(5) 脑出血

1) 基底核出血:急性期有意识障碍者,表现为两侧弥漫性慢活动,以病灶侧明显,尤其是额区和颞区。无意识障碍者,则在发病初期,脑电图就以局限性慢活动为主要表现。

2) 脑叶出血:若出血位于靠近皮质,脑电图的主要改变为局限性高波幅慢波,多为局限性 θ 波,混有较多的 α 波及少数 δ 波,有时亦可表现为局限性 δ 波;深部出血则为局限性慢波。

3) 中脑出血:若患者处于昏迷时,脑电图常表现为两侧阵发性同步高波幅慢活动,这种慢活动在颞部常呈左右交替出现。亦可表现为两侧广泛性高波幅 δ 波活动和 θ 波。

4) 脑桥和延髓出血:脑电图有四种改变。①α 昏迷:患者昏迷但脑波为 8~10Hz α 波,其机制可能是由于脑干到皮质的网状结构上行投射系统部分受损,结果其功能虽可以维持脑电图呈 α 波型表现,但不能维持意识的清醒状态。②β 昏迷:即患者意识不清,脑电图呈低波幅 β 波,这是由于损害延髓内抑制上行投射系统的结构。③纺锤波昏迷:即意识不清,脑电图出现纺锤波,因低位脑干网状结构受损所致。④出血病灶小,患者无意识障碍,则脑电图仅有轻度异常改变。

5) 小脑出血:若无意识障碍,脑电图多为正常,部分患者显示 α 波节律变慢,或同侧枕、颞出现慢活动。若小脑出血压迫脑干,则可出现两侧低波幅快活动或弥漫性慢活动。

6) 蛛网膜下腔出血:脑电图改变与意识障碍及脑受破坏程度有关,有意识障碍时出现广泛性慢波;若脑局部受损,如形成血肿或梗死者,出现局限性慢活动。

3. 中枢神经系统感染性疾病脑电图改变

(1) 急性脑炎

1) 急性期:根据病期不同,脑电图改变可分 3 个阶段。①α 波消失期:出现于疾病早期,主要表现为 α 波逐渐减少,频率变慢,最后由 6~7Hz θ 波所代替。②θ 波期:4~7Hz θ 波先出现于顶、中央区,以后扩散到其他各区。③δ 波期:主要表现为多形性高波幅 δ 波,先出现于额部,以后扩散到顶、中央区,最后呈广泛性 δ 波。急性期有癫痫发作者,脑电图常出现阵发性或连续性棘波、棘-慢复合波。轻型脑炎其脑电图改变经θ波期或δ波期后,在发病数日、数周内,随着病情好转,慢波消失。重型脑炎却进入极期。

2）极期:在广泛性慢波的基础上出现平坦波,或为爆发性抑制电活动,可伴有尖波。

3）恢复期:δ波减少,θ波增多,最后出现α波。

4）后遗症期:大多数患者经治疗完全恢复,部分患者遗留癫痫发作及肢体运动障碍,前者在脑电图可见尖波、棘波、尖-慢复合波及棘-慢复合波,后者在脑电图上出现广泛性或局限性慢波。

（2）单纯疱疹病毒性脑炎:脑电图改变包括两个方面。①非特异性改变:表现为广泛性慢活动。②特异性改变:α波消失,周期性出现异常脑波,常在低波幅慢波上重叠周期性尖波,或表现为高波幅慢波发放,每1～5秒发放一次,这种周期性异常脑波常呈局限性出现,以额、颞区为多见,有时则在后头部,多在发病后2～15天出现,以后不管病情有无改善,均可自行消失,这一点是与亚急性硬化性全脑炎不同之处。

（3）亚急性硬化性全脑炎:脑电图的特征性改变为出现周期性异常脑波,临床上称为亚急性硬化性全脑炎复合波(SSPE-complex)。SSPE复合波的特点为周期性高波幅慢波,呈双相或多相,在负性慢波之后为正性慢波,两侧同步阵发性出现,波幅100～600μV,持续0.5～2秒,间隔期4～60秒,多数为5～20秒。随着病程的进展,波幅逐渐降低,不同病期及不同部位的波形可有差异。SSPE复合波在前头部最明显,亦可见于后头部,自疾病的Ⅰ～Ⅳ期均可见此复合波,但以Ⅱ期最明显,Ⅲ期减少,Ⅳ期逐渐消失,Ⅰ期的背景脑电图基本正常,或仅有轻度异常,以后逐渐出现棘波和其他异常脑波,Ⅳ期的基本节律完全解体,出现不规则低平波。

（4）脑膜炎

1）病毒性脑膜炎:脑电图改变较轻,主要为后头部出现散在性高波幅θ波。

2）化脓性脑膜炎:脑电图在急性期的改变主要为弥漫性

慢活动，尤其以后头部最明显。若并发脑脓肿，则出现局限性δ波，遗留癫痫发作者，脑电图出现尖波、棘波、尖-慢复合波和棘-慢复合波。

3）结核性脑膜炎：脑电图表现为广泛性θ波或δ波，以后头部明显。

（5）脑病的脑电图改变：脑病系指由多种病因，如感染、中毒、代谢、缺氧等引起的大脑弥漫性损害，常见的脑病有以下几种：

1）感染性脑病：脑电图的改变有两种类型。①大多数患者表现为广泛高波幅或低波幅θ波活动或δ波活动，少数有肢体瘫痪者，可有明显局限性慢活动。②在慢活动的基础上出现尖波、棘波、尖-慢复合波和棘-慢复合波，这类患者常伴有癫痫发作。恢复期脑电图大多数恢复正常，少数可遗留弥漫性或局限性慢活动及性放电。

2）缺氧性脑病：轻症主要表现为α波频率变慢，波形不规则；重症患者，α波消失，脑波主要为θ波活动或δ波活动；伴有癫痫发作者，出现尖波、棘波、尖-慢复合波和棘-慢复合波；极严重患者，脑电图表现为平坦活动。

3）肝性脑病：脑电图改变与意识障碍程度密切相关，可分为5期。①α波节律期：此期α波节律可以正常或变慢，不规则，频率为7.5～8Hz，患者可无意识改变或仅有轻度障碍。②θ波期：脑电图以4～7Hz θ波为基本节律，混有少数α波活动与θ波活动，患者多有意识模糊。③三相波期：脑电图在θ波活动或δ波活动背景上出现三相波，典型的三相波是两个负相波中间夹有一个高波幅（50～100μV）正相波，频率2～7Hz，各相周期为第3相>第2相>第1相。此期患者常处于浅昏迷。④δ波期：表现为δ波活动占优势，呈现广泛性不规则高波幅δ波，混有少数θ波活动或α波活动，此期患者常处于浅昏迷。⑤平坦波期：δ波活动频率变慢，波幅逐渐降低，成为平坦活动。此期患者处于极度深昏迷的濒死状态。

4）肾性脑病：脑电图的主要改变有3个方面。①α波基本节律变慢，呈8Hz慢化波，混有θ波和δ波。②出现广泛或阵发性慢波。③可伴有尖波、棘波、尖-慢复合波和棘-慢复合波。

5）肺性脑病：脑电图改变与其他脑病相似，主要为广泛性慢波。早期：基本节律正常，但有较多低波幅θ波；继之α波慢化，并混有较多θ波和δ波；最后全头部出现广泛性θ波或δ波，额部尤为明显。

6）药物中毒性脑病：脑电图轻者出现α波节律变慢，重者出现广泛性θ波活动或δ波活动，伴有癫痫发作者，在上述脑波的基础上出现尖波、棘波、尖-慢复合波和棘-慢复合波。

4. 神经系统其他疾病脑电图改变

（1）偏头痛：发作期绝大多数脑电图正常，少数在盲点对侧的枕区出现局限性慢活动或出现广泛性α波节律变慢和阵发性慢活动。间歇期脑电图绝大多数正常，少数患者可有两侧α波节律不对称及出现局限性慢活动。

（2）晕厥：发作期出现广泛性高波幅不规则δ波；间歇期脑电图多为正常。

（3）阿-斯综合征（Adams-Stokes syndrome）：发病当时出现广泛性20～30Hz快波，继之变为广泛性高波幅δ波，并经θ波恢复到原来的α波节律脑电图。心跳停止超过30秒以上者，脑电图恢复缓慢或不完全，心跳恢复后仍有心功能不全和循环障碍者，脑电图常出现α波变慢和θ波增多。

（4）昏迷：昏迷的脑电图除出现α波型、β波型、纺锤波型和发作波型（如棘节律、棘-慢节律、三相波等）外，最常表现为广泛θ波活动或δ波活动的慢波型，昏迷愈深，慢波频率愈慢，波幅亦愈低，深度昏迷的脑电图常由δ波活动逐渐转变为平坦活动。脑电图可以反映昏迷的深度及脑损伤程度，对判断预后有一定价值。

（5）去大脑皮质状态：大多数患者表现为广泛性慢活动，严重者显示平坦活动；当两侧大脑半球受损的严重程度不同时，两侧脑电活动不对称，表现一侧为慢活动，另一侧为平坦活动。

（6）脑死亡：临床判定必须同时具备三项基本条件，即不可逆性深昏迷、脑干反射全部消失及自主呼吸停止（呼吸诱发

试验证实无自主呼吸)。脑电图表现为脑电活动消失,即呈平坦直线型,而这种脑电图改变应在下列描记条件下获得:

1) 脑电图仪器噪音不超过2μV。

2) 电极头皮间电阻:0.1～10kΩ,两侧各电极的阻抗基本匹配。

3) 连续记录时间至少30分钟,且完整保存。

4) 成人应按国际10-20系统安放电极,只安放8个记录电极,双耳垂为参考电极,并同步记录心电信号。

5) 采用参考导联和各种双极导联组合记录和分析,每一导联的两电极之间应间隔10cm。

6) 适当调节记录参数:高频率波75Hz,时间常数0.3秒,灵敏度2μV/mm。

7) 描记中分别以疼痛刺激双上肢,亮光分别照射两侧瞳孔,观察脑电图有无变化。

8) 12小时在同等条件下重复一次。

(朱遂强　方思羽)

第三节　肌　电　图

肌电图(electromyography,EMG)是记录神经和肌肉的生物电活动以判定神经、肌肉功能的一种检查方法。检查时常用表面电极、同心针电极。肌电图没有固定的检查程序可依,应视各病例的具体情况而定。即必须在全面神经系统检查的基础上,根据临床所见及其评价,拟定肌电图检查的内容及范围。

(一) 普通肌电图

普通肌电图也就是同心针电极肌电图,记录、分析以下四个时段肌纤维的电活动:①针电极插入肌纤维瞬间;②针电极插入后,肌肉松弛时;③轻度用力收缩时;④最大用力收缩时。

1. 正常肌电图

(1) 插入电活动:当插入或移动针电极时,所见的时限1～3毫秒,振幅100μV左右的小电位爆发。一旦停止移动针电极,插入电活动也迅速消失。插入电活动的增加或延长难以定量,所以在肌电图报告中往往不加以描述。但在肌肉缺血性病变、重度肌萎缩时插入电活动不出现。

(2) 终板电位:健康肌肉松弛时,记录到的仅是一条直线,称为电静息。但若针电极插入终板区,可记录到终板噪声或终板电位。终板噪声以基线的不规则变化为特点,扬声器发出海啸样音响;此时,再移动电极,即可出现单个的终板电位。终板电位呈单相或双相,时限 1 ~ 5 毫秒,振幅可达 250μV,其特征是基线向负相偏转(借此与纤颤电位相鉴别)。

(3) 运动单位电位:轻度用力收缩时记录单个运动单位电位。健康肌肉的运动单位电位呈双相或三相,大于四相的电位称为多相电位(占 3%)。电位平均时限 3 ~ 12 毫秒,振幅 100 ~ 2000μV,最高不超过 5000μV。

(4) 最大用力收缩干扰型:当肌肉最大用力收缩时,大量的运动单位参与活动,使每个运动单位电位相互重叠、不能分辨,呈现完全干扰型;若受检查者配合欠佳,肌电图上有些部分电位密集干扰,有些部分电位稀疏,则称之为部分干扰型。

2. 病理性肌电图

(1) 纤颤电位:纤颤电位多呈双相,起始为正相,后为负相,时限 1 ~ 2 毫秒,振幅 100 ~ 300μV,频率 2 ~ 30 次/秒,肌音为尖而高调的嗒嗒声。

(2) 正锋电位(正锐波):正锋电位为一正相尖形主锋向下的双相波,形似"V"形,时限 10 ~ 100 毫秒,多为 15 毫秒,振幅差异很大,一般为 50 ~ 200μV,频率 4 ~ 10 次/秒,肌音呈遥远的雷鸣样音。凡下运动神经元变性和损伤,因肌纤维失神经支配易产生纤颤电位和(或)正锋电位。但需注意,这些电位在周围神经病损后 2 ~ 3 周才会出现。而且这两种病理性自发电位的放电频率随体温下降而降低,因此当肌肉温度低于正常体温时,常常记录不到纤颤电位及正锋电位。

(3) 束颤电位:肌电图检出的束颤电位其形态与运动单位电位相似,其放电完全没有节律且频率变化无常。因此,检查时必须特别注意使受检肌肉处于完全松弛状态。束颤电位必须与纤颤电位同时出现才具有病理性意义。

(4) 多相波增多：五相以上的电位超过记录运动单位电位总数的12%时，称多相波增多。

(5) 新生电位：周围神经损伤的恢复期出现的低振幅(50～500μV)、短时限(3～5毫秒)的短棘多相波，持续时间短，易疲劳消失。

(6) 巨大电位：振幅超过5000μV、时限宽达20～30毫秒，多相。

(7) 肌营养不良电位：是一种特殊类型的多相电位，特点为振幅低(可达300～1000μV)、时限短(一般2～3毫秒以下)、频率高，呈短棘多相。

(8) 病理性电静息：肌肉最大用力收缩时无运动单位电位。

(9) 单纯型：肌肉最大用力收缩时，肌电波形稀疏，可清晰地分出单个运动单位电位。

(二) 神经电图

1. 运动神经传导速度(MCV)：在神经通路的两个或两个以上的点上，以超强电量进行刺激，从该神经支配的某块肌肉上记录复合电位(M波)，再按下列公式计算出传导速度，见表4-1。

表4-1　运动神经传导速度

神经	记录肌肉	CV(m/s)	$\bar{x}\pm s$ (m/s)	末梢潜伏期(ms)
正中神经(肘-腕)	大鱼际肌	45.2-72.1	59.5±5.7	3.7±0.4
尺神经(肘-腕)	小鱼际肌	46.5-72.6	59.2±5.8	2.9±0.5
桡神经(腋-肘)	肱桡肌	60.0-80	70.0±4.9	2.5±0.5
	指总伸肌	59.0-79	69.0±5.0	2.9±0.3
	食指固有伸肌	58.0-80	69.0±5.6	2.4±0.6
(肘-前臂)	食指固有伸肌	52.0-80	62.0±5.1	
腓总神经(膝-踝)	趾短伸肌	42.1-62.5	52.0±4.8	4.7±0.8
胫神经(膝-踝)	拇展肌	39.8-66.9	50.0±5.55	5.1±1.3

速度(m/s) = 距离(m)/时间(s)

即以同一神经干上两个刺激点诱发的 M 波潜伏时之差(s),除以两刺激点间的距离(m)。

2. 潜伏时和潜速率:某些神经(如面神经、臂丛神经、肌皮神经等)走行过程中找不到第二个刺激点,则不能测算 MCV,这时可以测定潜伏时(M 波潜伏时)和潜速率[刺激点至记录点的距离(m)/潜伏时(s)],见表 4-2。

表 4-2 神经肌肉潜伏时及潜伏率

神经	肌肉	距离(cm)	潜伏时(ms)	潜速率(m/s)
面神经	口轮匝肌	10~10.5	<4.0	10~10.5
副神经	胸锁乳突肌	2~3	<2.0	
肌皮神经	肱二头肌	19~29	<5.9	
臂丛(Erb 点)	冈上肌	8~11	<3.4	
	冈下肌	13~18	<4.4	
	肱三头肌	20~30	<5.9	
	肱二头肌	20~29	<5.9	
	三角肌	15~19	<5.3	
股神经	股四头肌	14~16	<5.0	

3. 感觉神经传导速度(SCV):确定感觉神经传导速度有两种主要方法,即顺向法和逆向法,见表 4-3。

表 4-3 感觉神经传导速度

神经	刺激点	CV(m/s)	*s*(m/s)
正中神经(指-腕)	指 3	64.52−0.120·年龄	6.39
(指-肘)		72.51−0.161·年龄	5.30
尺神经(指-腕)	指 5	61.12−0.098·年龄	5.20
(指-肘)		72.72−0.094·年龄	5.20
桡神经(腕-肘)	腕	71.25−0.092·年龄	5.87
(肘-腋)		78.23−0.208·年龄	7.65

续表

神经	刺激点	CV(m/s)	s(m/s)
腓浅神经(足背-小头下)	足背	63.45−0.126 · 年龄	4.30
(小头上-小头下)		59.37−0.153 · 年龄	4.89
胫后神经(趾−内踝)	趾	43.88−0.0003 · 年龄	3.50

4. 重复电刺激测定：以不同频率的电脉冲重复刺激周围神经并记录肌肉的激发动作电位，是神经肌肉疾患最常用的检查方法。

5. F 波传导速度(FwCV)：此项检查特别适合评估近体段神经传导。正常人 F 波见表 4-4。

表 4-4　正常人 F 波

神经	刺激点	记录点的F波潜伏期(ms)	左右之间差异(ms)	往返脊髓的中枢潜伏时(ms)	左右之间差异(ms)	往返脊髓的传导速度(m/s)
正中神经	腕	26.6±2.2	0.95±0.67	23.0±2.1	0.93±0.62	65.3±4.7
	肘	22.8±1.9	0.76±0.56	15.4±1.4	0.71±0.52	67.8±5.8
尺神经	腕	27.6±2.2	1.0±0.83	25.0±2.1	0.84±0.59	65.3±4.8
	肘	23.1±1.7	0.68±0.48	16.0±1.2	0.73±0.52	65.7±5.3
腓神经	踝	48.4±4.0	1.42±1.03	44.7±3.8	1.28±0.90	49.8±3.6
	膝上	39.9±3.2	1.28±0.91	27.3±2.4	1.18±0.89	55.1±4.6
胫神经	踝	47.7±5.0	1.40±1.04	43.8±4.5	1.52±1.02	52.6±4.3
	膝	39.6±4.4	1.25±0.92	27.6±3.2	1.23±0.88	53.7±4.8

$$F\text{传导时间(ms)}=\frac{(F\text{潜伏时}-M\text{潜伏时})-1\text{ms}}{2}$$

公式中 1ms 为脊髓内突触间的延迟时间。

$$\text{FwCV}=\frac{D(\text{刺激点至 }C_7\text{ 或 }T_{12}\text{ 棘突的距离})}{(F-M-1)/2}$$

$$= \frac{D \times 2(\text{mm})}{F-M-1(\text{ms})} = \text{m/s}$$

中枢潜伏时 = $F-M$

传导速度 = $2D/(F-M-1)$

(三) 临床应用

1. 神经源性疾病:周围神经病变可分为两种主要类型,即原发性轴突病变及原发性脱髓鞘病变。两种类型病变的肌电图表现各具特点。

轴突病变时肌电图改变:①运动单位电位数目减少;②病理性自发电位;③运动单位电位形态改变;④传导速度正常。脱髓鞘病变时肌电图改变:①无病理性自发电位;②运动单位电位的参数保持正常;③可有干扰型的减弱;④传导速度减慢。

两种类型病变的肌电图虽各有其特点,但实际情况是复杂的,一方面两种病变可合并存在,另一方面脱髓鞘病损时可继发轴突退行性改变,原发性轴突病变时若出现再生也会有传导速度的减慢。

(1) 周围神经外伤性病损:急性创伤后,如刺激受伤局部的近端,而在远端能记录到激发电位,则表明至少有部分神经纤维仍有传导功能;若无此反应则可能为神经失用、轴索断伤或神经断伤。如伤后 2 ~ 3 周,重复上述检查仍无激发电位,则可排除神经失用。病理性自发电位(纤颤电位、正锋电位)也只能在伤后 2 ~ 3 周才能从受伤神经支配的肌肉记录到。根据神经损伤轻重不同,最大用力收缩干扰型可表现为病理性电静息、单纯型、部分干扰型。

(2) 周围神经炎或周围神经病:因肌纤维失神经可出现纤颤电位、正锋电位、束颤电位。多相电位或运动单位电位时限增宽则是神经再生的表现。最大用力收缩干扰型减弱,可有传导速度减慢。

(3) 运动神经元疾病:肌电表现以纤颤电位、束颤电位及运动单位电位巨大为特征。神经传导速度正常或轻度减慢,个别肌肉重度萎缩可呈插入电活动减少或记录不到病理性自发电位。

(4) 脊髓灰质炎：有轻瘫的脊髓灰质炎患者，在发病 3 天至 2 周内约 75% 可有纤颤电位，2～3 周后会出现更多的纤颤电位和正锋电位。在疾病急性期，瘫痪的肌肉常无随意运动。与运动神经元疾病不同的是这些病理性自发电位主要呈节段性分布，在相应节段的非瘫痪肢体的肌肉上亦会出现。神经传导速度一般正常或大致正常。如病史久远，肌电图检查可能只见巨大电位和运动单位电位减少，干扰型减弱。

(5) 神经根病损：此类病损多数是由椎间盘脱出压迫神经根引起，多发生在腰段，少数在颈段。肌电图改变的特点是病理性自发电位呈根性分布。通常传导速度是正常的，但肌肉复合电位(M 波)振幅明显下降，F 波潜伏期延长。临床上，重要的神经根支配的肌肉见表 4-5。

表 4-5　临床上重要的神经根支配的肌肉

颈神经根	支配肌肉	腰骶神经根	支配肌肉
C_5	三角肌、冈上肌肱二头肌	L_1	髂腰肌
		L_2	髂腰肌、股四头肌、内收肌群
C_6	肱二头肌、肱桡肌冈下肌、桡侧伸腕	L_3	股四头肌、内收肌群(髂腰肌)
		L_4	股四头肌、内收肌群、胫前肌
C_7	桡侧伸腕肌、指总伸肌、肱三头肌、桡侧及尺侧腕屈肌	L_5	趾伸长肌、长伸肌、腓骨肌群胫后肌、屈趾长肌、趾伸短肌、臀中肌(胫前肌、半腱肌、半膜肌)
C_8	小鱼际肌，第一背侧骨间肌(肱三头肌、桡侧及尺侧腕屈肌、尺侧伸腕肌)	S_1	腓肠肌，比目鱼肌(臀大肌、股二头肌、踇展肌)
		S_2	小趾展肌、展肌、其他跖部肌肉(腓肠肌)

2. 神经肌肉疾病

(1) 重症肌无力：目前，最常用的电生理检查是重复电刺激。若以超强电刺激某一神经，刺激频率为 2Hz、3Hz、5Hz，记录该神经支配肌肉的第 1 和第 5 复合动作电位峰值变化的百分比。第 5 波较第 1 波递减>15% 为阳性。

(2) 肌无力综合征:低频重复电刺激与重症肌无力相同,表现为复合肌肉动作电位波幅递减,高频刺激(10Hz 及 20Hz)时波幅递增,一般比起始电位波幅上升 50%~100%,甚至 700%。

3. 肌源性疾病

(1) 肌营养不良:肌电图检查,安静时可有少量纤颤电位、正锋电位或肌强直电位,运动单位电位时限短、波幅低、多相波增多,感觉和运动神经传导速度正常。

(2) 炎性肌病:肌电图异常包括插入电位延长,大量纤颤电位、正锋电位,有时可见肌强直电位。运动单位电位时限短、波幅低、多相波增多。合并神经炎时,神经传导速度减慢。

(胡晓晴　董沙沙)

第四节　诱发电位

诱发电位(evoked potential)是继脑电图和肌电图后在神经电生理领域内的第三大发明。虽然 20 世纪 70 年代初期诱发电位才付诸临床应用,其发展速度却相当迅速。原先,只有感觉性诱发电位(主要为视觉诱发电位、脑干听觉诱发电位与体感诱发电位)检测感觉传导通路的功能状态;其后,中枢运动通路有无病变可通过运动诱发电位作出评估,还有能评定认知功能的事件相关电位(以 P300 最为知名)。目前,诱发电位已经成为神经科及其他各科广泛应用的诊断技术,对科学研究与医疗实践具有宝贵的价值。

诱发电位的临床应用大致有如下几个方面:①当病史和神经系统检查有疑点时,可能证实病变是否存在。②显示亚临床病灶,尤其是中枢神经系统脱髓鞘疾病,可能检出临床上尚未发现的多发病灶。③协助确定病变的解剖分布。④动态监测感觉和运动系统的功能状态以及认知功能的受损情况。诱发电位与神经影像学技术联用,能更完善地从功能与解剖结构上显示疾病情况,有助于定位与定性诊断。

1. 基本原理:诱发电位是指中枢神经系统在感受外界或内在刺激时所诱发的生物电活动。它与脑电图不同,后者描记大脑皮质在无外界刺激时所引出的自发电位。大多数诱发电位(又称信号)的波幅很小(运动诱发电位例外),仅 0.1 ~ 20μV,埋没在自发脑电活动(幅值超过 50μV)或各种伪迹(统称噪声)之中。为了将诱发电位从背景电活动中分离出来,需采用平均技术与叠加技术;即给予成百上千的同样刺激,使与刺激有固定时间关系(锁时)的电位活动逐渐增大而显露,而与刺激无锁时关系的背景电活动相互抵消变小。电子计算机在上述过程中以数字形式分析和输入信号,由模拟数字转换器按预定间隔连续取样,需显示信号时再经模拟数字转换器还原,显示的图像通过特定放大器放大,使之清晰可辨。

2. 分类:诱发电位除按刺激形式及所测得的感觉或运动系统的功能而分为感觉或运动诱发电位外,还可按波潜伏期(神经冲动从刺激部位至相应波峰所需的传导时间)的长短而分为短、中和长潜伏期诱发电位;按记录电极与诱发电位神经发生源之间的距离而分为近场和远场电位;按刺激频率而分为瞬态与稳态电位;按神经发生源所在部位而分为皮质和皮质下电位。

3. 记录:电极的种类及放置部位与脑电图相似,多应用杯状(盘状)吸附电极或针状电极。按国际通用的 10-20 系统法安放电极。常用单极或双极导联,单极导联需设置记录(作用)电极、参考电极及地极;双极导联的两个电极均为记录电极。诱发电位仪一般可同时检测 4 ~ 8 对导联,所应用的联结方式称为导联或导程组合。诱发电位的基本成分包括潜伏期、波幅及波形等,以 P 与 N 分别代表正相和负相波,按各波的出现顺序再以阿拉伯数字表示,如 P1、N2 等,或按波峰潜伏期的毫秒数表示,如 P100、P300 等。

【视觉诱发电位】

视觉诱发电位(visual evoked potentials, VEP),临床常用电视屏幕黑白棋盘格的变换作为刺激形式,要求受检者集中注意力坐在屏幕前 1m 处,注视屏幕中心点观察棋盘色泽的翻转,称为模式翻转 VEP(pattern shift VEP,PSVEP)。对全身麻醉、昏迷、婴幼儿或视力很差不能配合检查的患者可用闪光刺激。两眼分别测试,主要测试参数:刺激频率 1c/s,带通 1 ~ 100Hz,分析时间 500ms,叠加 100 ~ 200 次,导联组合 CZ-OZ、A1-OZ、A2-PZ、A1-CZ。正常情况下在枕部记录到的波幅最大,一般为 5 ~ 20μV,呈三相复合波,中间的正相波峰也最明显,潜伏期约 100 毫秒,称为 P100。一侧性异常提示病变在视交叉前,因左右眼都投射到双侧枕叶,一侧视交叉或视交叉后病变不会导致 VEP 异常。视交叉前病变可由青光眼、网膜变性、视神经压迫性病变及脱髓鞘疾病引起;双侧 VEP 异常较难确定病变部位,视觉传导通路包括视网膜、视神经、视束、外侧膝状体、视放射及视皮质的病变均可出现双侧性异常,但双侧视交叉后病变两眼之间的差别不应超出正常范围(指 P100 潜伏期),如两眼差值超过正常平均值上 3 ~ 5 倍标准差时,表明至少有一侧的病变在视交叉之前。如果要查明一侧后视路病变,则不宜应用上述全野刺激并在枕部中线记录的方法,而加用部分视野刺激及枕部外侧安放记录电极。全野刺激呈双侧 VEP 异常者可由视网膜变性、视交叉区肿瘤、中枢神经系统变性疾病及双侧视放射病变(如胼胝体后部蝶形神经胶质瘤)等引起。视觉诱发电位的异常表现在:①VEP 完全消失、波幅减低或波形异常;②P100 潜伏期延长;③双侧 P100 潜伏期差异增大。

视网膜电图(electroretinography,ERG)或称视网膜电位,也属视觉诱发电位的范畴,刺激器有模式刺激器、闪光刺激器和球形刺激器,记录电极为金箔电极或角膜电极,前者置于下眼睑穹隆内,后者吸附在角膜上。以模式网膜电图为例,PERG 与 PSVEP 联用有助于视觉通路功能的评估,例如当 PSVEP 异常时,PERG 的检测也出现异常,提示病变在视网膜,为眼科疾患所致。

VEP 的应用范围很广泛,对确定视神经的病变(包括球后视神经炎)特别有价值。此外,约 1/3 多发性硬化即使无视神经受损临床证据的患者,以及许多其他的疾病,如中毒性和营养性弱视、缺血性视神经病、Leber 型遗传性视神经病、青光眼等均可呈现 VEP 异常,VEP 还可用于评估视觉功能,判断“视觉障碍"是否为癔症或诈病所致,用于某些药物治疗(如乙胺丁醇治疗结核病)的视力监护。

【脑干听觉诱发电位】

脑干听觉诱发电位(brain stem auditory evoked potentials, BAEP),其波幅比 PSVEP 要小得多,仅 0.25 ~ 0.5μV。BAEP 的获取是应用短声刺激经耳机传导而诱发的,刺激强度 60 ~ 80dB(感觉级或听力级),对侧耳以低于刺激耳 30dB 的白噪声掩蔽,多取耳垂对颅顶的导联,前额(FPz)接地,4 导的组合常为 Ai-CZ、Ac-CZ、Ai-Ac、枕点-CZ(Ai 代表同侧耳垂,Ac 代表对侧耳垂)。短声刺激极性分疏波、密波与疏密交替波,以疏波最为常用,其他参数尚有:刺激频率 10c/s,带通 150 ~ 1500Hz,分析时间 10 毫秒,叠加 1000 ~ 2000 次。由于 BAEP 不易受睡眠、意识状态及药物的影响,给不能配合的婴幼儿测试时,需用镇静剂使其入睡后再测定。正常的 BAEP 由连续出现的 7 个波组成,依次以罗马数字表示,Ⅰ 波为听神经外周段的动作电位,Ⅱ ~ Ⅴ 波分别来自耳蜗神经核、上橄榄核、外侧丘系和下丘,Ⅵ 与Ⅶ 各代表内侧膝状体和听辐射的电活动。以Ⅰ、Ⅲ、Ⅴ 波的临床用途最大,Ⅵ、Ⅶ 波的来源仅属一种推测,加之并非恒定出现在正常人群中,因而用途不大。

判断 BAEP 异常的主要根据如下:①波形消失。②绝对潜伏期或波(峰)间潜伏期延长,后者指两个波峰之间的传导时间,以波间潜伏期延长的意义更大。③两耳之间的波潜伏期或波间潜伏期差异显著(耳间差在正常受检者中不超过 0.2 毫秒)。④波幅比值异常(V/I 不应小于 0.5)。临床常应用 BAEP 分辨听力有无障碍(包括筛选高危婴儿的听力缺陷);对颅后窝肿瘤(尤其是听神经瘤)BAEP 是很敏感的试验;脑干血管病、脱髓鞘疾病(如多发性硬化)及脊髓小脑变性等也可用 BAEP 协助诊断;此外,BAEP 对昏迷的转归、脑死亡的确定、某些药物毒性(特别是耳毒性药物如链霉素、庆大霉素)的监护与手术过程的监护等都能起良好的作用。

【体感诱发电位】

体感诱发电位即感觉诱发电位(somatosensory evoked potentials,SEP),临床上常用的是短潜伏期(short latency)SEP,以SLSEP 表示。检测方法是,应用鞍形电极经皮肤表面刺激周围感觉神经中的粗感觉纤维,传入冲动沿感觉传导通路上行,可在不同平面一直到皮质感觉区记录到电活动,并借此以了解相应部位的功能状态。常用刺激部位:上肢为腕正中神经,下肢为踝胫后神经;刺激电量:取电脉冲方波时程 0.1 ~ 0.2 毫秒,按 1 ~ 3 倍感觉阈进行刺激,以不引起受检者明显疼痛为度,或根据所刺激神经支配的相应肌肉出现轻微收缩为准;刺激率为5c/s。其他检测参数:带通 30 ~ 1500Hz,分析时间 100 毫秒,叠加1000 次。上肢的记录部位包括臂丛神经(Erb 点)、第2 颈椎棘突(C_2)和头部感觉区,下肢则取腘窝、腰(胸、颈)椎和头部。推荐的导联组合:上肢为 EP-Cc、FZ-Cc、FZ-C_2、FZ-EP,记录锁骨上(EP)、颈髓(P/N13)、丘脑(N19)与皮质(P22)电位;下肢为 Cc-Ci(对侧对同侧皮质感觉区)、FZ-CZ、IC(髂嵴)-L_1(第 1腰椎)、Kn(膝)-Kn Proximal(膝上),记录腘窝(Kn)、腰髓(LP)和皮质(N/P37)电位。SEP 的异常表现可为波形消失或低平、潜伏期(包括波间潜伏期)延长、侧间差别增大等,根据波间潜伏期可计算出中枢与周围神经传导速度。

体感诱发电位对周围神经干和神经根、脊髓、脑干、丘脑以及大脑的病变都能检测。因此,对内科疾病如糖尿病性周围神经病和代谢性脑病、外科疾病如脊椎和椎间盘病损、神经科疾患如脑血管疾病、多发性硬化、脊髓肿瘤、多发性神经根炎等不失为重要的诊断技术;也常用于脑死亡的判断和昏迷、手术患者的监护。

【运动诱发电位】

运动诱发电位(motor evoked potentials,MEP),是通过刺激大脑皮质运动区或脊髓等部位在周围肌肉所记录到的复合运动动作电位,其特点是振幅比感觉性诱发电位高(达 100μV ~ 20mV),单次刺激即可获取,不需要使用平均叠加技术,与 SEP联合应用,就能对感觉与运动通路的状况进行综合研究。检测时,分电刺激与磁刺激两种方式,目前多应用磁刺激器来刺激不同的运动通路包括运动皮质和脊神经根,在具有传导性的生物组织内产生足够的电流，从周围肌肉记录复合运动动作电位。磁刺激的优越性在于：①磁场透过头皮、颅骨及脑组织不致衰减；②无明显不良反应，对痛觉纤维与感受器损伤性不大，不会产生疼痛；③不必接触皮肤；④操作简便易行。磁刺激不宜用于下列患者：①安装有起搏器或其他植入物；②脑部有金属异物；③有颅内压增高指征。婴幼儿与有癫病史者慎用。

上肢 MEP 分别刺激肘点、锁骨上窝、颈 7 和运动皮质，记录部位为拇短展肌（或小指展肌、第 1 背侧骨间肌），肌腹与肌腱依次安放记录与参考电极，带通 2～5000Hz，刺激圆形线圈直径一般为 9cm，最大刺激强度下线圈中心磁场强度为 1.5T（特斯拉）。要求肌肉放松时检测；有些患者动作电位消失，则可试用易化方法检查，即在刺激同时令受检者轻微收缩靶肌，因病不能随意收缩靶肌者改用音叉振动代之。下肢 MEP 较难检测，测试方法与上肢 MEP 相似。波形消失或异常及潜伏期延长同样是判断 MEP 异常的标准，中枢运动传导时间（运动皮质与颈段之间潜伏期差）延长是中枢运动传导功能障碍的重要指标。MEP 检测可用于脑血管疾病、颈段脊髓病、多发性硬化及运动神经元疾病的诊断和研究，还可进行外科患者的术间监护与重危病例的预后评估。

【事件相关电位】

与认知过程有关的长潜伏期诱发电位称为认知诱发电位或内源性事件相关电位，事件相关电位（event related potential，ERP），是受检者对某客体进行认知加工时（如注意、记忆、思维），通过平均叠加从头颅表面记录到的大脑电位。P300 是应用最为广泛的内源性事件相关电位，因其潜伏期多在 300 毫秒左右、又是正相波而得名，又称 P3，寓意为第 3 个正相波。P300 与其他诱发电位不同，有其特殊性：①要求受试者保持清醒并集中注意力，但近年来也可用于婴幼儿或昏迷患者的检测。②至少要有两种或更多的刺激编成序列，而不能仅用单一的刺激。③诱发的电活动分为易受物理特性影响的外源性成分与不受物理特性影响的内源性成分，P300 就是与认知过程相关的内源性成分，是窥视心理活动的窗口。P300 的刺激形式有声音、视觉与体感等，以声刺激应用较多，高频纯音（2000Hz）为靶刺激，随机出现于低频纯音（750Hz 或 1000Hz）的非靶刺激之中，构成“odd-ball”序列。靶与非靶刺激出现的概率分别为 20% 与 80% 左右，要求受检者忽视非靶刺激，能分辨出靶刺激，计数或作出反应。靶刺激次数一般为 20 ~ 50 次。导联组合为 FZ-A1/A2、CZ-A1/A2、PZ-A1/A2，第 4 导（EOM）可以监测眼球运动。刺激率 1c/s，灵敏度 100μV，带通 0.5 ~ 30Hz，分析时间 750 毫秒。两套触发和刺激系统经两个独立窗口进行分析检测。测定指标：靶刺激窗口为 N1、P2、N2、P3（其中 N1、P2 为外源性成分，N2、P3 为内源性成分），非靶刺激窗口为 N1、P2，测定各波的潜伏期、靶刺激诱发的为 N2、P3 波幅，观察有无波形消失或变异。

P300 的测定是判断痴呆程度与智能水平客观及灵敏的指征，对各种原因引起的痴呆是其检测的适应证。此外，对代谢和中毒性脑病、精神分裂症、假性痴呆及弱智也具有一定的诊断价值，还有用 P300 测定作为测谎的手段。因此，ERP 是正在不断开拓的新颖神经电生理检测技术。

（李志军　史庭慧）

第五节　经颅多普勒超声检查

经颅多普勒超声（transcranial Doppler，TCD）是利用超声波的多普勒效应来研究脑底大血管及其分支的血流动力学的一门新技术。国外于 1982 年，由挪威 Aaslid 等首推，国内 1988 年陆续引进。由于 TCO 能无创伤性地穿透颅骨，直接获得颅内动脉，包括颅底 Willis 环的血流动态信息，在诊断脑血管病、研究脑循环方面有独特的使用价值。

【TCD 应用范围】

1. 诊断脑底大血管狭窄、闭塞性病变及治疗前后随访对照。

2. 诊断脑血管痉挛发生的时间、部位和程度，指导治疗。

3. 诊断脑动脉硬化，了解其程度，评价脑供血。

4. 诊断颅内动静脉畸形、颈内动脉海绵窦瘘的部位，供养血管、手术前后的评价等。

5. 诊断颅内大动脉瘤，判定病变部位。

6. 诊断脑血管功能性疾病，如偏头痛、眩晕、血管性头痛等。

7. 诊断缺血性脑血管疾病及各种疾病引起的脑供血不足。

8. 诊断锁骨下动脉盗血综合征。

9. 诊断颅内压增高及脑死亡。

10. 脑血管外科手术前后的评价。

11. 对任何可能影响脑血流的治疗方法进行监测。

12. 栓子监测。

13. 脑血管的自动调节功能评价。

14. 了解 Willis 环是否完整及其代偿功能。

15. 病理生理的研究：观察和研究不同生理和病理条件下血压、二氧化碳分压、氧分压、颅压等对脑血流的影响。

【对 TCD 技术的评价】

TCD 技术在国内的应用已有 20 余年，由于它具有简便、快速、无创伤、易重复、可监测等特点而迅速发展，不论是用于临床诊断，还是用于科学研究，都有较高的实用价值。它可与数字减影血管造影（DSA）、磁共振血管成像（MRA）、CT 血管造影（CTA）相辅相成，相互弥补。它可以提供这些影像学检查所不能得到的重要的血流动力学资料。当然，TCD 技术也还存在许多有待解决的问题，TCD 主要检测指标之一是血流速度，而缺乏相应的管径，因此不能计算出局部血流量。另外，影响脑血流的因素很多，如心脏、主动脉、颈内动脉、脑底大动脉、脑内的中小动脉及全身情况，因此，必须密切结合临床分析其结果，作出综合性评价。

【脑血管解剖】

（一）脑动脉的构成

脑动脉由两大动脉系，即颈内动脉系和椎-基底动脉系构成。两个系统的供血范围大致划分为：以小脑幕为界，幕上部分基本由颈内动脉系统供血，幕下部分基本由椎-基底动脉系统供血;或以顶枕裂为界,脑前 3/5 即大脑前部及部分间脑由颈内动脉系统供血,脑后 2/5,包括颞叶和间脑一部分、枕叶、小脑和脑干由椎-基底动脉供血。左颈总动脉发自主动脉弓,右颈总动脉发自无名动脉,两条椎动脉分别起源于左右锁骨下动脉。

脑底动脉环(Willis 环)由双侧颈内动脉与椎-基底动脉以及其主干分支所构成。脑底动脉的中膜内含有大量的平滑肌,在一定程度上可根据生理需要适当地调节血液供应,TCD 技术所能探测到的颅内动脉主要是这些动脉及其分支。

(二)颈动脉系

1. 颈动脉颈段:约在第 4 颈椎水平、下颌角下方、甲状软骨上缘处,颈总动脉分为颈内和颈外动脉。这一分叉位置的高度可有一定变异,根据颈内动脉的行程,可将其看做颈总动脉的直接延续,颈内动脉初居颈外动脉后外方,继而转到其后内侧,沿咽侧壁上升至颅底,这部分颈内动脉称颈内动脉颈段,此段动脉无分叉,起始部呈梭形膨大称颈动脉窦。颈外动脉与颈内动脉不同,自颈总动脉分出后,发出甲状腺上动脉、面动脉、舌动脉、咽升动脉、耳后动脉、枕动脉、颞浅动脉等。颈内动脉闭塞后,颈外动脉可成为脑部侧支循环来源之一。

2. 颈内动脉颅内段:颈内动脉达颅底进入颞骨岩部颈动脉管后移行为颅内部分,按其行走分为四段,即岩骨段、海绵窦段、床突上段和终末段。其海绵窦段和床突上段又称虹吸段。颈内动脉颅内段与颈段行程不同点在于各段行程弯曲,具有分支,因此,TCD 探测时可出现双向或多向血流频谱。

3. 颈内动脉主要分支

(1) 眼动脉:一般自颈内动脉内侧面发出,与视神经伴行经视神经孔入眶。颈内动脉闭塞时,颈外动脉也可通过眼动脉提供侧支血流。

(2) 后交通动脉:起始于颈内动脉床突上段后壁,向后连于椎-基底动脉系的大脑后动脉。后交通动脉的血流方向主要取决于大脑后动脉和颈内动脉的压力。

(3) 大脑前动脉:在视交叉外侧由颈内动脉发出,左右大脑前动脉由一横支交通,为侧支血流的重要途径。

(4) 大脑中动脉:是颈内动脉的直接延续,自发出后以水平方向在外侧裂内沿脑岛表面往后行,然后再折向外侧至皮质表面,沿途发出分支。

(三) 椎-基底动脉系

两侧椎动脉起自锁骨下动脉,发出后不久即穿经第6至第1颈椎横突孔向上行走,绕寰椎上关节突后方,向前内突穿过硬膜,经枕骨大孔进入颅后窝,然后于延髓腹侧面向前内行走,至脑桥下缘,左右椎动脉汇合成一条基底动脉。椎动脉颅内段主要分支有:脑膜支,脊髓前、后动脉,小脑后下动脉。基底动脉位于脑干的脑桥基底沟内,主要分支有脑桥支、内听动脉、小脑前下动脉、小脑上动脉和大脑后动脉。椎-基底动脉系的变异较多见,应予以重视。

(四) Willis 环及侧支循环

在正常情况下,来自两侧颈内动脉和椎动脉的血液各有其供血区,互不相混,当供应脑的四支动脉中的一支慢慢发生闭塞时,而动脉环又发育良好时,则血液可通过此环而重新分配,建立新的平衡。动脉环有许多变异、发育不全等,异常率较高,且最常发生在动脉环的后部。其他脑动脉侧支循环有:颈内动脉与颈外动脉间的吻合,椎-基底动脉与颈外动脉间的吻合以及脑与脑膜动脉间的吻合等。

【检查方法】

(一) 颈总动脉和颈内、外动脉近端

患者仰卧,头正位,在锁骨上缘、胸锁乳突肌下内侧触及颈总动脉搏动,沿其走行方向,用4MHz 探头,尽可能将超声束与血管走行方向保持45°的位置进行探测,正常情况下对颈总动脉及颈内、外动脉检测识别不困难,因其频谱形态和声频有明显区别。

(二) 颅内血管

1. 颞窗:颞窗为探测脑底动脉的主要窗口,探测时患者取仰卧或侧卧位,用2MHz 探头,置于颧弓之上、耳屏和眶外缘之间，成人通常将起始深度调至50mm，寻找大脑中动脉，小儿酌减。经颞窗可探测到大脑中动脉（MCA），大脑前动脉（ACA），大脑后动脉（PCA）的交通前、后段及颈内动脉终末段。颞窗的检出率与年龄、性别等因素有关，老年、女性肥胖者较难检测。我们所遇的颞窗缺如者占3%～5%。

2. 枕骨大孔窗：枕骨大孔窗为天然的颅孔，探测时患者取坐位或侧卧位，头前倾，颈屈曲，探头置于颈项中线，声束对准枕骨大孔区，经枕窗可探测椎动脉（VA）颅内段、小脑后下动脉（PICA）、基底动脉（BA）。此窗检出率为99%～100%。

3. 眶窗：受检者取仰卧位，两眼闭合，探头轻置于眼睑上，声束对准眶后视神经孔、眶上裂，与矢状面夹角小于15°，可探测同侧眼动脉（OA）、颈内动脉虹吸段（CS），此窗检出率达100%。此外，有额上窗和前囟窗，主要适用于新生儿和1岁以下小儿。

脑底动脉的识别在很大程度上取决于操作者丰富的脑血管解剖知识和实践经验。一般根据超声探头位置、声束角度、取样深度、血流方向、信号的音频特点和颈总动脉压迫试验，区别信号来自哪条血管并不困难，但不能忽略某些血管的变异和病变时的侧支通道。

【TCD 检测指标】

（一）频谱形态

血流频谱的波动与心动周期基本一致。在心动周期开始时，首先出现一陡直上升的曲线，称上升支，达顶点形成频谱图中的最高峰称收缩峰1（SP1），高峰后以较缓斜度下降的曲线称下降支。约在下降支的上2/3部常有一向上凸曲线称收缩峰2（SP2），当下降支出现第三个明显的回升切迹时称之为舒张峰（DP）。正常健康成人SP1> SP2> DP，三峰清晰，外层包络线光整，上升支陡直，可见频窗存在。某些病变情况下，SP1和SP2触合，或SP2> SP1，频窗消失，出现湍流或涡流。上升支时间延长，外层包络线毛糙，为动脉壁顺应性减退或血管狭窄等病变引起。

(二) 血流速度(V)

血流速度随年龄变化各异,5~6岁时血流速度达一生中最高值,之后随年龄增高而逐渐下降,16岁左右基本接近成人,血流速度分收缩期流速(V_s)、舒张期流速(V_d)或平均流速(V_m),一般成人MCA V_m在50~90cm/s,ACA V_m 45~85cm/s,PCA V_m 30~60cm/s,BA、VA V_m 30~55cm/s,ICA V_m 25~55cm/s,血流速度降低多见于血管狭窄的前后段,脑梗死、脑动脉硬化症、各种原因引起的脑供血不足、频发早搏、脑内盗血、各种脑病等。血流速度增高则见于狭窄段血管、代偿性流速增高、血管痉挛、缺氧后血管麻痹、过度灌注、血管收缩状态、动静脉畸形、感染、甲状腺功能亢进、贫血等。

(三) 脉动指数和阻力指数(PI、RI)

$$PI = (V_s - V_d)/V_m$$

$$RI = (V_s - V_d)/V_s$$

上述两种指数均是反映血管顺应性的指标,也就是血管阻力的大小和弹性扩张的程度。当外周阻力增大、动脉弹性减弱、血流量减少时,PI值和RI值增高。正常PI值为0.56~0.96。小孩、新生儿和大于60岁的老年人,PI值呈生理性增高。病理性PI值增高主要见于脑动脉硬化、颅内压增高、动脉瘤等,而PI值降低则多见于动静脉畸形、颈内动脉海绵窦瘘、重度血管狭窄或狭窄后血流、过度灌注、大动脉炎等。

(四) 血流方向

血液沿一定路径流动,当血流朝向探头时呈正向频移,否则为负向频移。如MCA主干应为正向频移,ACA为负向频移。当血流方向改变时,提示有血管狭窄或闭塞、侧支循环或脑内盗血现象。

(五) 音频信号

正常血液以层流形式流动,其音频信号呈平滑哨笛样,由于某种原因造成血管腔径较大改变时,会使血流紊乱,产生粗糙杂音。

(六) 脑底动脉血流速度排列

按动脉流速的高低,正常排列为MCA>ACA>PCA>BA>VA

>ICA>OA。当排列顺序颠倒时,除了考虑血流速度不对称和先天血管变异外,还应注意探测对侧是否有狭窄的血管存在,排除代偿性流速增高。

(七) 左右两侧相应动脉的对称性

一般左右两侧相应动脉流速非对称值应小于20cm/s。颈内动脉颅外段和椎动脉小于15cm/s,不对称多见于偏头痛和血管狭窄性病变。

(八) 其他比值

1. MCA:ICA 正常比值为2.5:1,如大于3:1 应视为异常,如大于6:1 多为血管痉挛或血管狭窄等病变引起。

2. S:D 即收缩峰值比舒张峰值,正常为3:2 或2:1,大于3:2 或小于2:1 均为异常。

【功能试验】

(一) 颈总动脉压迫试验

1. 用于进一步区分脑底动脉,了解生理或病理状态下 Willis 环的侧支循环功能。

2. 了解脑血管的自动调节功能。

3. 有助于动静脉畸形、动脉瘤等病变血管的识别。

4. 为颈动脉系手术效果的评价提供客观依据。

(二) 转颈试验

1. 用于椎-基底动脉疾患及颈椎病的辅助诊断。

2. 评价脑血管的代偿能力。

(三) 过度换气和二氧化碳吸入试验

1. 评价脑血管舒缩反应能力。

2. 区分脑动静脉畸形的供养血管。

【TCD 的临床应用】

(一) 脑底动脉狭窄和闭塞

引起脑底动脉狭窄和闭塞的病因很复杂,最常见的原因是脑动脉粥样硬化、脑血栓形成和脑栓塞,其他原因有脑动脉炎、先天性血管畸形、外伤、肿瘤、手术损伤、结缔组织病等。TCD 对脑底动脉狭窄和闭塞的诊断率较高,其特征为:

1. 狭窄段的血流速度异常增高，PI 值降低。

2. 狭窄近端和远端的流速较狭窄段减低。

3. 当狭窄程度大于 90% 时，流速减慢、消失。

4. 侧支循环效应，表现为血流方向逆转。

5. 频谱异常，出现频谱充填、湍流、涡流。

6. 可闻及血管杂音。

（二）脑血管痉挛

常见的病因有脑蛛网膜下腔出血、脑出血、高血压脑病、重症颅脑损伤后、颅内感染、头面部感染、偏头痛及颅脑手术后等。由于血管管腔截面积与血流速度成反比，故用 TCD 技术测量血流速度，可间接测定血管痉挛的范围及其程度，TCD 表现为：

1. 血流速度增高，多表现为多支血管流速增高，呈非节段性。轻度痉挛：V_m 为 90 ~ 140cm/s；中度痉挛：V_m 为 140 ~ 200cm/s；重度痉挛：V_m>200cm/s。

2. 频谱异常，可出现湍流现象。

3. MCA : ICA 比值大于 3 : 1。

4. PI 值降低。

5. 当病因控制后，血流速度可恢复正常。

（三）脑动静脉畸形

由于动静脉直接短路、供血动脉管腔内压力降低、血流阻力降低、流速增快，TCD 表现为：

1. 供血动脉流速增快。

2. 供血动脉搏动指数明显降低。

3. 呈低阻力型频谱，似静脉样伴频谱充填。

4. 二氧化碳分压反应试验和压颈试验血管反应性降低或消失。

5. 脑内盗血现象：由于畸形血管阻力降低，导致供应正常脑组织区域的血液向畸形血管中灌注，可出现流速增快和血流方向逆转。

（四）颈内动脉海绵窦瘘（CCF）

CCF 是指颈内动脉和海绵窦之间形成异常的动脉海绵窦

沟通,TCD 诊断为:

1. 病侧颈内动脉及瘘口下端流速明显增快,而瘘口上端流速减慢。

2. 搏动指数明显降低。

3. 频谱波形紊乱,波峰融合,包络线不清晰,呈毛刺样。

4. 可闻及血管杂音。

5. 压迫同侧颈总动脉,紊乱的频谱及杂音均消失,压迫对侧颈总动脉则无变化。

6. 经眼眶可测及粗大眼上静脉。

(五) 动脉瘤

动脉瘤是颅内动脉壁上异常膨出部分,瘤体大多很小,直径在 1cm 以下,TCD 检测阳性率较低,若巨大动脉瘤时典型 TCD 改变为:

1. 瘤体内呈高阻力低流速频谱。

2. PI 值明显增高。

3. 收缩峰呈锯齿样改变。

4. 可闻及水泡样血管杂音。

(六) 偏头痛

偏头痛为周期性发作性神经-血管功能障碍,以反复发作的偏侧或双侧头痛为特征,间歇期正常,TCD 表现为:

1. 多见于两侧或单侧大脑中动脉或前动脉流速轻中度增快,或全脑流速轻度增快。

2. 两侧流速可不对称,差值大于 20cm/s。

3. PI 值及频谱形态均正常。

(七) 脑动脉硬化症

脑动脉硬化症是指供应脑组织血液的小动脉内皮下平滑肌纤维发生玻璃样变性,或小动脉内皮下出现纤维素样变性,动脉内膜增厚致血管管腔变窄,血管阻力增大,血流量减少,从而引起慢性缺血性脑功能障碍。TCD 特征为:

1. 频谱波形异常:可表现为转折波,波峰融合呈平顶状,波幅降低。亦可呈陡直的高阻力波形。

2. PI 值增高：当血管弹性严重减退和外周阻力极度增加时，PI 值明显增高。

3. 血流速度下降：动脉硬化晚期，血管阻力增大，脑灌注减少，血流速度降低。

4. 对二氧化碳的反应性降低。

（八）颅内压增高

常见的病因有颅内占位性病变、炎性病变、血管性病变、外伤性疾病、全身性疾病等。由于颅内压增高的程度不同，TCD 频谱改变也不同，主要表现为：

1. 高阻力型频谱，因颅内压增高、血管外周阻力增大，收缩期流速及舒张期流速均降低，以后者明显。$S:D>2:1$。

2. PI 值明显增高。

3. 平均血流速度降低。

4. 无血流：当颅内压高于动脉压时，收缩期及舒张期血流信号均消失。

（九）脑死亡

快速、准确地判断脑循环停止和脑死亡的全过程，TCD 有肯定价值：

1. 平均流速降低，以舒张期流速降低明显，V_m 为 20cm/s 以下。

2. 呈极高阻力频谱，收缩期为正向，舒张峰为负向，即震荡血流、来去血流。当颅内压进一步增高时，收缩期波形呈钉尖状，舒张期血流信号消失。

3. PI 值极高或因无舒张期血流而不显示。

4. 无血流信号，频谱图零位线上下均无血流信号。

（姜亚平　徐光锦）

第六节　数字减影脑血管造影

数字减影血管造影（digital substraction angiography，DSA）是将传统的血管造影与电子计算机结合起来的新技术，具有重要的实用价值和诊断价值。近年来,CT 和 MRI 在临床上广泛应用,为颅脑疾病的诊断开辟了新途径,但在脑血管病的诊断上,仍不能取代数字减影脑血管造影。

（一）基本原理与临床应用

数字减影装置由 X 线发生器、影像增强器、电视透视、数字电子转换器、电子计算机储存器组成。其原理是将 X 线投照人体所得到的光学图像,经影像增强视频扫描及数模转换,再经数字化处理后产生实时动态血管图像。造影前先摄取的图像为"模拟像",造影后摄取的一组含有造影剂的图像为"潜影像",将潜影像与模拟像相减,获得的就是数字减影像。数字减影脑血管造影按给药途径可分为静脉数字减影(IVDSA)和动脉数字减影(IADSA)。静脉数字减影注入造影剂剂量大,显影图像不如动脉减影清晰,近几年来,动脉数字减影逐渐取代常规脑血管造影,也逐步取代静脉数字减影,成为脑血管造影的主要方法。

1. 适应证

(1) 脑血管疾病:颅内动脉瘤、脑动静脉畸形、各种病因的脑动脉炎、颅内动静脉瘘、脑血管狭窄与闭塞性疾病、脑动脉硬化、颅内静脉窦阻塞、颅内静脉血栓等。

(2) 颅内肿瘤:脑膜瘤、胶质瘤及转移性肿瘤。

(3) 颅内血肿:硬膜外血肿、硬膜下血肿、脑内血肿。

(4) 介入放射治疗:颅内血管病的介入性治疗包括颅内动脉瘤的栓塞、脑动静脉畸形手术前或治疗性栓塞、颅内动静脉瘘的填塞、脑动脉内的溶栓治疗等。脑肿瘤的介入性治疗主要用于恶性肿瘤的局部用药。

2. 禁忌证

(1) 对碘过敏者。

(2) 中重度肝肾功能不全者。对轻度肾功能不全者最好应用非离子型造影剂,以减少对肾脏的损害。

(3) 高热或急性传染病。

(4) 血液病及凝血机制障碍。

(5) 穿刺部位局部皮肤感染。

(6) 不自主运动患者及癫痫频繁发作患者。

(二) 动脉数字减影脑血管造影的实施

1. 术前准备

(1) 严格掌握适应证与禁忌证。

(2) 做好患者的解释工作。

(3) 术前做碘过敏试验:静脉注射泛影葡胺溶液1ml,观察15分钟,询问及观察患者有无恶心、呕吐、荨麻疹及结膜充血。有过敏反应可改用非离子造影剂,减少副作用。

(4) 备皮:穿刺部位在腹股沟股动脉处,应剃除该处毛发,并用肥皂水清洗。

2. 血管造影:动脉数字减影脑血管造影多在股动脉插管,即为股动脉导管法。此方法操作方便,能选择多根脑血管。造影前6小时禁食,常规做碘过敏试验。造影结束后拔出导管,局部压迫15分钟,至无渗血为止。若压迫时间到达,仍有出血者,需重新压迫15~20分钟,术后平卧24小时,穿刺部位压沙袋防止出血。

3. 意外事故的处理

(1) 造影过程中意外情况及处理

1) 动脉痉挛:此时可给予血管扩张剂。

2) 穿刺部位血肿:如果血肿较小,可自行缓慢吸收,无须特殊处理。若血肿较大,需手术清除局部血肿。

3) 动脉内血栓形成:小血栓可不引起症状,大的血栓可出现缺血症状,如偏瘫、单个肢体发凉、疼痛、发绀;桡动脉或足背动脉搏动减弱或消失。此时,应行溶栓治疗或手术取出栓子。

(2) 造影剂引起的不良反应及处理:造影剂为碘剂,常见过敏反应。少数严重者引起并发症。

1) 轻度过敏反应:患者口干咽痒、皮肤瘙痒、恶心、呕吐、面色潮红、心悸,一般不需特殊处理,症状重时可肌内注射地塞米松5~10mg,上述症状可缓解。

2) 休克:患者开始表现轻度过敏反应,继之手足发凉、烦躁、神志恍惚、血压下降,此时静脉给予升压药物,同时肌内注射异丙嗪25mg,并给予吸氧。

3）惊厥:部分患者在造影过程中快速注入造影剂时出现意识丧失、全身抽搐、牙关紧闭。此刻,应立即停止注入造影剂,静脉缓慢注射地西泮 10mg,同时保持呼吸道通畅,必要时吸氧。

4）急性肾衰竭:一般发生在肾功能不良及一次性注入造影剂量过大时。表现为造影术后出现少尿或无尿及水肿。此时,给予呋塞米 40mg 加入 50% 葡萄糖溶液 40ml 中,静脉推注。

（三）正常数字减影脑血管造影表现

常规脑血管造影常根据颅骨的自然标志来描述脑血管形态及走向。数字减影脑血管造影已将颅骨及软组织影减去,仅显示脑血管影像;因此,描述血管影像通常人为将每条血管分成若干段。

1. 颈内动脉系统

（1）颈内动脉:以颈内动脉发出大脑前、大脑中动脉处为起点,分为 5 段,即 C1 段(后膝段)、C2 段(池段)、C3 段(前膝段)、C4 段(海绵窦段)、C5 段(海绵窦前段)。

正位:呈“S”形,最下方为 C5 段,最上方为 C1 段。颈内动脉 C1 段与大脑前动脉 A1 段及大脑中动脉 M1 段共同形成“T”形。颈内动脉向左右移动不超过 0.5cm,A1 与 M1 移动向上或向下不超过 1cm。

侧位:呈反“C”形,凸面朝前,开口向后半部。C1 ~ C4 段落形成虹吸部。C1 段在“C”形口的上方,C2 段呈水平由前向后走,C3 段相当于凸面,C4 段呈水平由后向前走。虹吸部上下缘的长度各为 0.5 ~ 1cm,虹吸部开口长 0.3 ~ 0.6cm。

（2）大脑中动脉:大脑中动脉是颈内动脉的直接延续,由 C1 段发出后水平向外走行,至大脑外侧裂转向上行,沿途发出分支分布于基底核及大脑半球外侧面,由近至远分为 M1 段(水平段)、M2 段(岛叶段)、M3 段(额顶升支)、M4 段(顶段)、M5(颞段)。

正位:M1 段呈水平向中线外行走,向上、向下偏离不超过 1cm ;M2 段在外侧裂急转向上,几乎垂直上行,M3 段仍垂直上行,M2 段、M3 段垂直向上不超越垂线左右 0.5cm,M4 段转向外侧,M5 段又略偏向内侧,M2 段与 A2 段之间距离为 2 ~ 3cm,M4 段与 A4 段之间距离为 4 ~ 5cm。

侧位:M1 段在侧位上呈轴位,显影较短,M2 段向后上方走行,M3 段由 M2 段的近缘或 M1 段远端发出,向上走行,并发出分支,形如蜡台,称作"蜡台动脉"。M4 段向上方走行,M5 段向正后方走行。侧位上大脑中动脉与前动脉之间的距离,在近段和中段为 2 ~ 2.5cm,远段为 3 ~ 3.5cm。

(3) 大脑前动脉:大脑前动脉由颈内动脉 C1 段发出,沿胼胝体沟内走行,沿途发出分支分布到大脑半球内侧面及外侧面上缘。由近端向远段依次分为 5 段:A1 段(水平段)、A2 段(胼胝体下段)、A3 段(膝段)、A4 与 A5 段(胼周体段与终段)。

正位:A1 段呈水平向中线走行,A2 段在中线近乎垂直向上走行,A3 ~ A5 段一直保持垂直上行,A2 ~ A5 垂直上行向内、向外不超越中线 1cm。

侧位:A1 在侧位片上为轴位,A2 由后向下、向前上走行,A3 先弯向前再弯向后。A4 与 A5 沿胼胝体上缘向后上方行走。

(4) 眼动脉

正位:由虹吸部发出,向外行走,正位片显影较短。

侧位:起于颈内动脉虹吸部凸面,向前行走,显示较清楚。

(5) 脉络膜前动脉

正位:从颈内动脉 C1 段发出后,向外上方走行,显影短且不清楚。

侧位:从颈内动脉 C1 段发出后,先向后下再向后上方走行,中间呈下凹的曲线。

(6) 后交通动脉

正位:因与颈内动脉重叠,不易显示。

侧位:由颈内动脉 C1 段发出,水平向后走行。

(7) 浅静脉

正位:仅能显示大脑上静脉向上、向内,终止于上矢状窦。

侧位:数条大脑上静脉在额、顶枕部汇入上矢状窦。大脑中静脉借上吻合静脉与上矢状窦相连,向下与海绵窦相连,向后借下吻合静脉与横窦相连。大脑下静脉自上而下地向前流入海绵窦,向后流入横窦。

(8) 深静脉

正位:纹状体丘脑静脉向内、向下走行,终止于大脑内静脉。大脑大静脉位于中线,显影较短。

侧位:纹状体丘脑静脉向前、向内,然后向后行,成为大脑内静脉。两侧大脑内静脉合成大脑大静脉,向后上汇入下矢状窦。基底静脉向后上行,汇入大脑大静脉。

(9) 静脉窦

正位:仅能显示横窦。

侧位:上矢状窦向前、向后位于最上方,后方与横窦相连。下矢状窦由前向后几乎与上矢状窦平行,向后与直窦相连。

2. 椎-基底动脉系统

(1) 椎动脉

正位:两侧椎动脉入颅后各自向内上方走行,在中线部位合成基底动脉。一侧椎动脉造影,往往两侧椎动脉同时显影。

侧位:椎动脉斜向前上方走行,与基底动脉几乎呈直线连接。

(2) 小脑后下动脉

正位:小脑后下动脉由椎动脉发出,先向后方走行,然后走向后上方。

侧位:呈弯曲状向后上方走行。

(3) 基底动脉

正位:位于中线,多呈直线向上走行。基底动脉沿途发出许多小分支,如小脑前下动脉、迷路动脉、旁正中动脉及小脑上动脉。

侧位:呈直线状斜向前上方走行,末端发出大脑后动脉。

(4) 大脑后动脉

正位:大脑后动脉由基底动脉末端发出,水平向外侧走行一短距离,折转向上,两侧大脑后动脉基本平行向上。

侧位:大脑后动脉主干发出后向后上方走行,部分分支向后下走行。

(5) 静脉期:椎动脉系统造影的静脉期没有颈内动脉造影静脉期那样清楚。静脉血注入大脑大静脉,再汇入下矢状窦,也可经小脑下静脉注入横窦。

(骆　翔　田代实)

第七节　放射性核素显像检查

神经系统核医学是临床核医学重要的组成部分,在脑血管疾病、癫痫、痴呆、运动障碍性疾病、脑肿瘤等多种疾病和脑功能研究中起着重要作用。随着近年医学科学的迅猛发展,新型显像剂的不断研制成功和显像设备的更新换代,我们可以从分子水平来揭示神经精神疾病的病因和发病机制、病理改变及预后,并开展对大脑功能的深入研究。目前 SPECT/CT、PET/CT 在临床的应用日益广泛,功能与解剖图像融为一体,使我们在了解神经系统复杂的形态学改变的同时,也获得了脑组织的血流、代谢、受体分布、认知功能及脑脊液循环改变的信息,从而使疾病的临床诊断、疾病治疗的指导和治疗效果的监测方面做得比以前更好。

神经核医学常用的显像主要方法有脑血流灌注显像、脑代谢显像、脑神经递质和受体显像、脑脊液间隙显像和脑显像等。

(一) 脑血流灌注显像

脑血流灌注显像是目前临床最常用的脑显像方法之一,包括 PET 和 SPECT 脑血流灌注显像。其中,SPECT 脑血流灌注显像较简单、安全、准确又廉价,临床应用最为普遍,是以作为本节重点介绍内容。

1. 原理:某些具有小分子、零电荷、脂溶性高的胺类化合物和四配基络合物等可通过正常血脑屏障,被脑细胞所摄取,经代谢后形成非脂溶性化合物,从而能较长时间滞留脑内以满足显像的要求。这类物质在脑内的存留量与局部脑血流量成正比,静脉注射后,通过断层显像设备所获得的局部脑组织的放射性分布即反映了局部脑血流量(regional cerebral blood flow, rCBF)。

2. 方法：最常使用^{99m}Tc-HMPAO 或^{99m}Tc-ECD 作为显像剂。注射前 30 分钟至 1 小时令受检者空腹口服过氯酸钾 400mg，以封闭甲状腺、脉络丛和鼻黏膜，减少$^{99m}TcO_4^-$ 的吸收和分泌。视听封闭，令受检者闭目带黑色眼罩，用耳塞塞住外耳道口，5 分钟后由静脉弹丸式注射显像剂；令受检者平卧于检查床上，头部枕于头托中，用胶带固定体位，保持体位不变直至检查完毕；探头旋转 360°，5.6°～6.0°/帧，15～20 秒/帧，矩阵 128×128，放大倍数 1.6～1.78，共采集 60 帧影像。采用反向投影重建原始横断层影像，层厚 2～6mm，得冠状、矢状及横断面断层影像，还可以三维表面影像（3DSD）重建。一般以目测法做定性分析，必要时对断层图像进行定量分析、测定，并计算出 CBF 和 rCBF。

3. 临床应用

（1）脑血管疾病：SPECT 显像可较早地诊断脑血管疾病，其敏感性可达 80% 以上。短暂性脑缺血（TIA）、可逆性缺血性脑疾病（PRIND）、脑梗死和非动脉硬化性脑血管病均可出现脑血流的明显变化，而且这种变化早于 CT、MRI 出现的异常征象。对急性脑梗死的早期诊断有明显优势，可在发病 6 小时内或更早时间做出诊断，其灵敏度和特异性分别高达 94% 和 100%，为早期溶栓等措施争取到“时间窗”，以利于随后脑功能的恢复，对脑梗死的早期诊断、病情估计、疗效评价等有较高的临床价值。

（2）癫痫：癫痫是由多种病因引起的脑功能障碍综合征，是脑细胞群异常的超同步放电引起的发作性的、突然性的、暂时性的脑功能紊乱。在癫痫发作期，显像可见到放射性增高的病灶区；在癫痫发作间歇期，显像大多数出现局部放射性降低，两者结合可进行癫痫病灶定位，病灶多出现在颞叶、颞顶叶和额叶。多项研究表明，本法定位率一般为 75%～86%，远高于 CT 和 MRI 的定位率（30%～45%），可为癫痫诊治决策和疗效判断提供科学依据。

（3）痴呆：痴呆可分为老年性痴呆、早老性痴呆（Alzheimer's disease，AD）、血管性痴呆和与慢病毒感染有关的痴呆等。痴呆患者的 SPECT 显像大多数有不同程度的 rCBF 降低,痴呆类型不同表现不同。AD 患者 SPECT 显像的典型表现是对称性颞顶叶 rCBF 降低区,可累及额叶,但基底核、丘脑和小脑通常不受累。血管性痴呆的 SPECT 显像与非血管源痴呆的表现略有不同,前者表现为多个小皮质卒中区 rCBF 降低,且降低区呈不对称分布,分散在双侧大脑半球,基底核、丘脑常受累。

(4) 脑肿瘤手术及放疗后复发与坏死的鉴别诊断:恶性肿瘤的血供丰富,复发灶的 rCBF 常增高,影像表现为放射性分布异常浓聚灶;而坏死区基本上没有血供,影像上呈放射性稀疏或缺损区。若联合亲肿瘤局部显像,可进一步提高诊断和鉴别诊断的准确性,这方面比 CT 和 MRI 优势明显。

(5) 锥体外系疾病:帕金森病的 rCBF 显像可见皮质示踪剂分布减低,不局限于特定区域,但前基底核的 rCBF 降低较常见。遗传性慢性舞蹈病(Huntington's disease,HD,亨廷顿病)的 rCBF 显像能见到额、顶和颞叶的 rCBF 降低,而很少见到基底核摄取示踪剂明显降低。

(6) 脑功能研究:脑血流量与脑的功能活动之间存在着密切关系,应用 rCBF 断层显像结合各种生理负荷试验有助于研究脑局部功能活动与各种生理刺激的应答关系。

(7) 脑外伤:对轻度或中度闭合性脑外伤患者,脑血流灌注显像较 CT 和 MRI 敏感,可以探测到 CT、MRI 表现正常的创伤所致的局部脑血流的异常;而对于 CT、MRI 异常的病变,血流灌注显像所显示的病灶范围也要大于前者。

(8) 脑死亡:临床和法定脑死亡的标准是脑功能的永久丧失,脑电图(EEG)无信号,脑循环终止。在脑血流灌注显像中,静脉注射显像剂后动态采集血流像,20 分钟后采集静态平面图像,不需加做断层显像,可用于协助诊断脑死亡。

(9) 精神性疾病:精神分裂症患者额叶 rCBF 降低,且严重病例额叶 rCBF 下降更为显著,此外尚可见到颞叶 rCBF 降低。抑郁症患者脑血流灌注减低所涉及的大脑皮质及皮质下结构区域不尽相同:①额叶和颞叶 rCBF 减低区为最常见的抑郁症血流灌注表现;②前额叶和边缘系统的 rCBF 减低区与注意力不集中、情感低落和思维阻滞、认知障碍、情感障碍等有关。

(10) 其他：偏头痛发作时 rCBF 可出现增高或减低的表现。

(二) 脑代谢显像

人脑代谢非常活跃，功能活动复杂。脑代谢显像可以反映脑的各种生理过程，如脑血流量、脑耗氧量、脑局部糖酵解率，以及脑细胞受体的位置、密度和分布等，在研究中枢神经系统功能代谢活动的变化规律以及探讨脑部疾患的有效诊治方法等方面具有重要的意义。

1. 原理和方法

(1) 脑葡萄糖代谢显像：脑的能量 99% 来自于葡萄糖，脑内葡萄糖代谢变化能反映脑功能活动状况。^{18}F-FDG 是葡萄糖类似物，具有与葡萄糖相同的细胞转运。进入细胞，^{18}F-FDG 经己糖激酶磷酸化后，^{18}F-FDG-6-P 不能进行下一步代谢而滞留在细胞内，通过观察和测定^{18}F-FDG 在脑内分布情况即可了解脑局部葡萄糖代谢情况。受检者禁食 4 小时以上，静脉注射^{18}F-FDG 185～370MBq(5～10mCi)，45～60 分钟后用 PET、PET/CT 或 SPECT 进行显像，影像经计算机重建，得横断面、矢状面和冠状面图像或三维立体图像以供定性分析，并可通过生物数学模型结合感兴趣勾画技术(ROI)获得大脑皮质各部位和神经核团局部葡萄糖代谢率(LCMRGlu)和全脑葡萄糖代谢率(CMRGlu)进行定量分析。

(2) 脑氧代谢显像：正常人脑重量仅占体重的 2%，其耗氧量却占全身耗氧量的 20%，因此脑耗氧量也是反映脑功能代谢一个非常重要的指标。^{15}O-H_2O 被受检者吸入后，参与氧代谢全过程，用 PET 进行动态显像，可得氧代谢率($CMRO_2$)。结合 CBF 测定结果，还可计算出人脑氧提取分数(OEF)，计算公式 OEF = $CMRO_2$/CBF。$CMRO_2$、OEF 是反映脑代谢较好的指标。

(3) 脑蛋白质代谢显像：蛋白质在整个生命进程中起着非常重要的作用，它是由多种氨基酸连接而成的肽链。蛋白质代谢显像两个主要步骤就是氨基酸摄取和蛋白质合成，细胞恶变后，氨基酸转运率增加可能比蛋白质合成增加得更多，因为不少过程是作用于氨基酸的摄取过程而不是蛋白质的合成过程，包括转氨基(利用谷酰胺作为能量或作为其他非蛋白物质前体)和甲基化(蛋氨酸在蛋白质合成起始阶段的特殊作用)。脑蛋白质代谢显像的主要显像剂有^{11}C-MET(^{11}C-甲基-L-蛋氨酸)、^{11}C-TYR(^{11}C-酪氨酸)、^{18}F-FET(^{18}F-氟代乙基酪氨酸)等，但以^{11}C-MET 最为常用。^{11}C-MET 易穿透血脑屏障进入脑组织，通过 PET 显像可获得显像剂脑内分布，利用生物数学模型可得到脑内氨基酸摄取和蛋白质合成的功能与代谢参数。

2. 临床应用

(1) 癫痫灶的定位诊断：癫痫灶发作间期葡萄糖表现为低代谢状态，^{18}F-FDG 显像表现为放射性减低区；而发作期则表现为高代谢状态，^{18}F-FDG 显像表现为放射性增高区，其变化与 rCBF 断层显像一致。根据这一特点，可以用^{18}F-FDG 显像对癫痫灶进行诊断和定位，对发作期癫痫灶定位诊断灵敏度达 90%以上，发作间期诊断灵敏度为 70%～80%，与皮质脑电图的一致性约为 95%，与病理结果符合率达 90%，本法结合 rCBF 和 MRI 还可进一步提高诊断灵敏度和准确率。目前临床多利用癫痫发作间期^{18}F-FDG 显像癫痫灶呈低代谢这一特点进行病灶定位，^{18}F-FDG 显像还可用于癫痫灶切除后的疗效随访。

(2) AD 诊断和病情估计：AD 的病变特点是以顶叶和后颞叶为主的双侧大脑皮质葡萄糖代谢减低，基底核受累不明显，脑^{18}F-FDG 代谢显像对本病的诊断灵敏度可达 90% 以上，特异性约为 63%，两者均明显高于 rCBF 断层显像。此外，因随着病情发展，脑内低代谢区数目增加，范围扩大，通过目测法和半定量分析，还可利用^{18}F-FDG 显像进行痴呆严重程度的评价。

(3) 脑肿瘤：肿瘤的葡萄糖代谢活跃程度与肿瘤恶性度有关，良性和低度恶性脑肿瘤的病变部位葡萄糖摄取或 LCMRGlu 与正常白质处相似，而大多数高度恶性的脑肿瘤葡萄糖摄取或 LCMRGlu 则明显增高。利用这一特点，^{18}F-FDG 显像可用于脑肿瘤良恶性鉴别、分期和分级，活检部位的确定，疗效和预后判断，以及术后或放疗后瘢痕、坏死组织与复发、残存病灶的鉴别诊断等，比 CT 和 MRI 更有优势。目前，^{18}F-FDG 显像已用于临床上胶质瘤恶性度评价。近年来，越来越多的^{11}C标记放射性药物被应用于临床，如^{11}C-MET等，对肿瘤的分级、疗效和预后评估等方面更优于^{18}F-FDG。

（4）锥体外系疾病的诊断：PD在^{18}F-FDG显像上表现为纹状体代谢减低，单侧病变早期，患肢对侧豆状核氧代谢和葡萄糖代谢相对增加；双侧病变的患者全脑CMRGlu减低。如伴发痴呆，可见顶枕叶损害加重。结合多巴胺受体显像等方法更有助于PD的早期诊断，并可与PD综合征鉴别。HD患者的^{18}F-FDG显像可见双侧基底核和多处大脑皮质代谢减低区。

（5）脑生理功能和智能研究：研究表明人脑的活动与特定区域的LCMRGlu水平有直接关系，因此可通过脑葡萄糖代谢显像来进行人脑生理功能和智能研究，同时还能够研究大脑功能区的分布、数量、范围及特定刺激下各种活动（如语言、数学、记忆、认知等）与能量代谢之间的内在关系。

（6）其他：在脑梗死、精神分裂症、抑郁症等疾病的脑代谢影像与rCBF显像基本相似。但PET的分辨率更高，图像质量明显优于rCBF显像图像，还可得到LCMRGlu和CMRGlu。

（三）脑受体显像

进入21世纪以来，神经受体和神经递质已广为人知，核医学神经递质和神经受体显像也已成为神经科学的前沿和热点。

1. 原理：神经受体显像是利用发射正电子或单光子的放射性核素标记特定的配基，基于受体-配体特异性结合性能，通过核医学显像仪器对活体人脑特定受体结合位点进行精确定位并获得受体的分布、密度与亲和力等参数。利用放射性核素标记的合成神经递质的前体物质尚可观察特定中枢神经递质的合成、释放、与突触后膜受体结合及再摄取等信息，称为神经递质显像。借助生理数学模型，可以获得中枢神经递质或受体的定量或半定量参数，从而为某些神经递质或受体相关性疾病做出诊断、治疗决策、疗效评价和预后判断。

2. 临床研究和应用：目前研究和应用得比较多的神经受体主要有多巴胺受体、乙酰胆碱受体、5-羟色胺受体（5-HT receptor）、苯二氮䓬受体（BZ receptor）和阿片受体等。

(1) 多巴胺神经递质、受体及转运蛋白显像：多巴胺受体系统是脑功能活动最重要的系统，而且还可能是运动性疾病治疗药物或精神神经中枢抑制药物的主要作用部位。多巴胺受体分多种亚型，以 D_2 受体显像的临床应用研究较为多见。目前临床上应用多巴胺 D_2 受体 PET 或 SPECT 显像研究的疾病主要见于各种运动性疾病、精神分裂症、认知功能研究和药物作用及其疗效评价等。

(2) 乙酰胆碱受体显像：乙酰胆碱受体包括 M(毒蕈碱)和 N(烟碱)两种，在放射性核素 ^{11}C、^{123}I 标记下已用于人体 PET 和 SPECT 乙酰胆碱受体显像。AD 是一种慢性、渐进性、退化性中枢神经系统疾病，其主要病理改变为胆碱能神经元丧失或破坏导致乙酰胆碱合成障碍，此病早期诊断有一定困难。但乙酰胆碱显像可观察到 AD 患者大脑皮质和海马 M 受体密度明显减低脑皮质摄取 ^{11}C-N 亦显著降低，并得到尸解结果印证。因此，乙酰胆碱受体 PET 显像主要用于 AD 的早期诊断，评价脑功能损害程度，动态监测疾病进展，并研究各种治疗方法的作用机制和疗效。

(3) 5-羟色胺受体显像：5-HT 受体与躁狂/抑郁型精神病有关，5-HT 受体可以协助此病的诊断及其疗效评价。

(4) 苯二氮䓬受体显像：BZ 受体是脑内主要的抑制性受体。目前研究结果表明，诸如 HD、AD、躁狂症和原发性 EP 等神经精神疾病均与 BZ 受体的活性减低有关。临床上通过对 BZ 受体的活体 PET 和 SPECT 显像研究，可对 EP 病灶定位和监测疗效。

(5) 阿片受体显像：阿片受体生理作用极为广泛，与麻醉药物成瘾密切相关。因此，阿片受体显像可用于吗啡类药物成瘾与依赖性以及药物戒断治疗的临床研究。

(四) 脑脊液间隙显像

1. 原理和方法：脑脊液间隙显像是脑室显像、蛛网膜下腔显像和脑池显像的总称，其不仅显示脑脊液间隙状况，而且更重要的是反映脑脊液循环的动力学变化。常规将显像剂如 ^{99m}Tc-DTPA 注入蛛网膜下腔或侧脑室，在体外用 γ 相机或

SPECT 示踪脑脊液的循环通路和吸收过程或显示脑室影像和引流导管是否通畅。脑池显像通常在注药 1 小时、3 小时、6 小时和 24 小时分别行前、后和侧位头部显像;脑室显像于注药后即可采集至 1 小时。若观察脊髓蛛网膜下腔脑脊液是否通畅,应在注药后 10 分钟开始自注入部位由下而上行后位显像。怀疑脑脊液漏者需在主要前在鼻道、耳道及可疑部位放置棉拭子,瘘道一旦显示即可终止显像,取出棉拭子测量器放射性。

2. 临床应用

(1) 交通性脑积水:本病又称为正常颅压性脑积水,主要是蛛网膜下腔因出血、炎症、受外压导致脑脊液循环障碍和吸收障碍。显像的典型特征是显像剂反流入侧脑室,侧脑室持续显影,3 ~6 小时前、后位影像为“豆芽状”,且较长时间(24 ~48 小时)停留在脑室和小脑延髓池内,此期间不见大脑凸面及上矢状窦出现放射性表现或仅出现极少量放射性。

(2) 梗阻性脑积水的诊断:脑室显像可见脑室系统一定部位脑脊液循环受阻,脑室扩大。中脑导水管阻塞表现为对侧侧脑室立即显影,而第三脑室以下脑脊液间隙持续不显影。室间孔完全阻塞显像剂在该侧侧脑室持久滞留,第三脑室以下脑脊液间隙和对侧侧脑室完全不显影。第四脑室出口阻塞影像特点为全脑室明显扩大,基底池和小脑延髓池持续不显影。

(3) 脑脊液漏:颅脑外伤后常发生脑脊液漏,应用脑池显像技术确定脑脊液漏的部位是一种简便可靠的方法。显像典型特征为脑脊液漏口及漏管部位出现异常放射性聚集影像或鼻道、耳道棉拭子可检测到放射性,有助于病变部位的定位诊断。由于脑脊液漏常为间歇性,故应反复多次、多体位检查。

(4) 脑脊液分流术后的监测:脑室-脑池或脑室-腹腔分流术后,可通过脑室显影了解分流管的通畅性,而且能定位和定量。本法安全可靠、操作简单,合乎生理条件,被认为是评价脑脊液改道分流最有用的方法。

(五) 普通脑显像

20 世纪 60 年代,普通脑显像是常用的探测和定位中枢神经系统疾病的非创伤性诊断方法之一。70 年代,随着 CT 及

MRI 的临床普及,普通脑显像临床上应用逐渐减少。

1. 方法:普通脑显像包括动态和静态显像两个方面。

动态显像一般在肘静脉“弹丸”式注射的高比活度^{99m}Tc 显像剂(如$^{99m}TcO_4$、^{99m}Tc-GH、^{99m}Tc-DTPA 等不能通过血脑屏障的显像剂)后,用 γ 相机对准受检者头颈部即刻采集图像,2～3 秒/帧,持续 30～60 秒,即可显示显像剂在脑血管内充盈、灌注、清除的全动态过程,并可见颈动脉,大脑前、中、后动脉的走行和形态结构影像,应用计算机计数在颈动脉、大脑半球设置感兴趣区,还可得到两侧的血流灌注及清除速度等半定量指标。动态显像一般采用前位显像,后位显像多用于儿童和有小脑、枕部和后顶部症状和体征的患者。当怀疑有静脉窦和颅后窝病变时也可采用后位显像。顶位显像有助于矢状窦旁病变的检查。

静态脑显像又可分为初期和延迟静态脑显像,前者是注射^{99m}Tc 显像剂后 1 小时进行的显像,后者是注射后 2～3 小时的显像。注射后的延迟显像,血中放射性持续下降而病变中放射性持续上升,故延迟显像能明显增大靶与非靶组织的比值,提高了脑部病变组织的探测敏感度。动态和静态显像进行结合,可进一步提高静态显像的诊断灵敏度。静态显像常规采集前位、后位和左右侧位图像,偶尔采用顶位,有助于脑半球病变的显示。

2. 临床应用

(1) 脑占位性病变:75% 的脑膜瘤会表现出动态显像的明显放射性增高区,而在静脉相时放射性增高区略有减低的典型征象。但脑肿瘤的普通脑显像异常征象并非特异性的,在其他脑的病变时也可能出现类似异常征象,所以诊断价值有限。

(2) 缺血性脑血管病:动态显像受累血管血流灌注减低或缺损。若双侧病变,其阳性检出率下降。

(3) 动静脉畸形:动态脑显像能较好地显示动静脉畸形,典型表现为局限性“潮红”现象,即在动脉相和脑实质相时见一明显的高放射性聚集区,但很快消失。这种“潮红”征象对动静脉畸形的诊断敏感性近 100% 。

(4) 判断脑死亡:脑功能的永久丧失是临床和法定上死亡的标准和定义。脑功能永久性丧失包括脑与脑干的功能及反射完全丧失。脑电电静息和脑循环终止。普通脑显像能方便地在病床边显像,静脉注射^{99m}Tc 显像剂后,不能显示颈总动脉和颈内外动脉,颅内无放射性显示,表示脑循环完全终止,所以脑显像在判定脑死亡有重要价值。

(5) 其他:普通脑显像还在脑部炎症、脑外伤等方面有一定的诊断价值。

(赵　明)

第八节　组织活检

组织病理学检查是临床工作中一种常见的有创诊断方法,对于许多临床表现相似或病因不明的疾病具有辅助诊断甚至确诊的意义,因此,组织病理学检查在临床诊断过程中非常重要。对于神经内科疾病来说,常用的组织学检查为骨骼肌、周围神经、脑组织、皮肤或血管活检。

1. 骨骼肌活检:骨骼肌疾病种类繁多、病因复杂,临床表现相似(肌无力、肌萎缩),肌电图及实验室检查缺乏特异性,给诊断带来很大的难度,因此,骨骼肌活检对于此类疾病的确诊有重要帮助。

适应证:原因不明的肌无力、肌萎缩、肌张力下降、易疲劳、肌肉压痛、肌强直、肌肉肥大及高 CK 血症等。

活检部位:骨骼肌遍布全身,所以理论上任何部位的肌肉都可以作为活检的材料,然而,实际操作过程中,往往选择肌肉组织较为丰富的肱二头肌、股四头肌及腓肠肌。但需要注意的是,应该选择肌力轻中度减低的肌肉,避免选择肌力严重低下的肌肉,因为该部位的肌纤维大多已被脂肪或其他结缔组织所替代,镜下肌纤维少,难以达到诊断面积,也很难获得充分的病理信息。有少数肌病仅选择性累及部分肌肉,这时候往往需要行肌肉磁共振检查以辅助定位。

根据检查目的可进行石蜡切片检查、冰冻切片组织化学检查、电镜检查及生物化学检查等，每种检查对标本处理方式不同，应根据检查目的进行相应的处理。

2. 腓肠神经活检：对于病因诊断不明确的周围神经病或怀疑为血管炎所致的周围神经病，有必要进行腓肠神经活检，对于判断病变的性质（脱髓鞘或轴索病变）、有无血管病变、是否存在炎症或肿瘤细胞浸润，以及是否存在异常沉积物等具有重要意义。

（陈　博　卜碧涛　徐　莉）

第九节　基因诊断

基因诊断指采用分子生物学和分子遗传学技术对基因的结构与功能进行分析，以明确致病基因的定位、缺陷的类型和程度，从而诊断疾病的方法。

【常用的基因诊断方法】

1. 多态性连锁分析：选取目的基因区域具有高度多态性的DNA作为标记，采用连锁分析的方法，直接或间接地确定致病基因的存在。主要包括限制性片段长度多态性连锁分析（restriction fragment length polymorphism，RFLP）、短串联重复序列（short tandem repeats，STR）及单核苷酸多态性（single nucleotide polymorphism，SNP）分析三种方法。

2. PCR：即聚合酶链反应（polymerase chain reaction，PCR）。在模板DNA、引物、dNTP和DNA聚合酶的作用下进行的扩增反应。除直接PCR技术外，目前已经发展出了包括PCR-单链构象多态性分析法（PCR-single-strand conformation polymorphism analysis of polymerase chain reaction products，PCR-SSCP）、RNA差异显示PCR（mRNA differential display PCR，DDPCR）、原位PCR（in situ PCR）和实时荧光定量PCR（quantity real time PCR）等多种技术用于基因诊断。

3. 原位杂交和荧光原位杂交：利用碱基互补配对的原理，

将放射性核素或荧光标记的 DNA、RNA 作为探针进行致病基因定位的方法。用不同的荧光染料进行多重标记的原位杂交(又名染色体涂抹),结合计算机图像分析技术,可对分子核型和染色体重排、缺失进行研究。

4. 其他基因诊断技术:DNA 测序、差异文库、基因芯片、纳米等。

【基因诊断在神经内科的应用】

1. 神经系统遗传病的诊断:在患者的临床表现、生化检测结果基础上,应用基因诊断技术可对多种神经系统遗传病病进行诊断。临床应用较多的疾病包括进行性肌营养不良症(Duchenne 型肌营养不良、强直性肌营养不良)、线粒体病、腓骨肌萎缩症、遗传性共济失调、进行性脊肌萎缩症(如 SMA、Kennedy 病)、肝豆状核变性、亨廷顿舞蹈病、唐氏综合征等。

2. 产前诊断:通过留取母亲血尿标本、羊水穿刺、绒毛膜活检、脐带血检查等方式获取母亲及胎儿遗传物质,对胎儿进行遗传病筛查。

(张　旻)

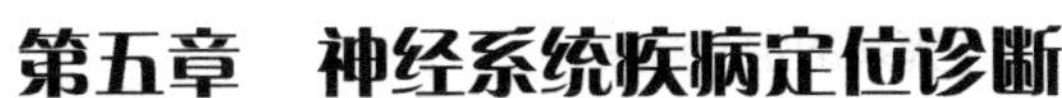

第五章　神经系统疾病定位诊断

【感觉障碍的定位诊断】

1. 末梢型感觉障碍：多数周围神经受损，四肢对称性末端各种感觉障碍，呈手套、袜套样分布，常伴有自主神经功能障碍，见于多发性神经病。

2. 后根型感觉障碍：脊神经后根或后根神经节受损，在受损后根支配的节段内所有各种感觉障碍，常伴有根性疼痛，可见于椎间盘突出和髓外肿瘤。

3. 后角型感觉障碍：脊髓后角受损，为同侧该后角支配范围内的节段性痛、温觉障碍，而无触觉和深感觉障碍，即表现为分离性感觉障碍，常见于脊髓空洞症。

4. 脊髓型感觉障碍：脊髓病变时，导致脊髓丘脑束和后束受损，引起受损节段平面以下所有感觉障碍，常见于急性脊髓炎。脊髓半横贯损害时，受损平面以下同侧深感觉障碍，对侧痛、温觉障碍，常见于髓外肿瘤。

5. 脑干型感觉障碍：延髓外侧部病变，可导致三叉神经的下行纤维及三叉神经脊束核和脊髓丘脑束受损，表现为交叉性感觉障碍，即病侧面部感觉障碍和对侧身体痛、温觉障碍，常见于小脑后下动脉血栓形成。脊髓丘脑束、内侧丘系和脑神经纤维在脑桥和中脑渐渐聚合在一起，此处发生病变时引起对侧偏身深、浅感觉障碍，常见于脑干血管病和脑干肿瘤。

6. 丘脑型感觉障碍：丘脑内的深、浅感觉第三级神经元受损，引起对侧偏身深、浅感觉障碍，常见于脑血管病。

7. 内囊型感觉障碍：丘脑皮质束经内囊后肢投射到中央后回及顶上小叶。内囊病变时，引起对侧偏身深、浅感觉障碍，常见于脑血管病。

8. 皮质型感觉障碍：由于顶叶皮质感觉区范围较广，感觉障碍常局限于对侧躯体的一部分，即单肢感觉障碍。皮质型感觉障碍的特点是复合型感觉障碍。如果是刺激性病灶，则可引起感觉型癫痫发作。

【瘫痪的定位诊断】

1. 皮质型：大脑皮质运动区的病损，引起对侧中枢性局部轻瘫，由于面和手的皮质投影区相对较大，因此常表现为以对侧远端显著的上肢轻瘫和面瘫。如果是刺激性病变，引起对侧有关部位的局灶性癫痫。常见于脑血管病、肿瘤压迫和外伤等。

2. 内囊型：因皮质脊髓束在该部位聚集在一起，此处病损则引起对侧中枢性肢体偏瘫，也可出现面瘫、舌瘫，还可引起对侧偏身感觉障碍和对侧同向偏盲，即三偏征。常见于脑血管病。

3. 脑干型：一侧脑干病变，损害一侧脑神经或脑神经核及皮质脊髓束，引起交叉性瘫痪，即病灶侧周围性脑神经麻痹和对侧中枢性偏瘫。常见于脑干肿瘤、脑血管病。

4. 脊髓型：高颈段病变引起中枢性四肢瘫痪。下颈段病变引起双上肢周围性瘫痪和双下肢中枢性瘫痪。胸段病变引起双下肢中枢性瘫痪。腰膨大病变引起双下肢周围性瘫痪。

5. 前角型：脊髓前角受损，引起节段型分布的下运动神经元（周围性）瘫痪。常见于脊髓灰质炎。

6. 前根型：前根型是脊神经根受损，表现为节段型或根型分布的下运动神经元性瘫痪。常见于脊椎病变、炎症、肿瘤、外伤等。

7. 末梢型：末梢型是多数周围神经末梢受损，表现为四肢远端下运动神经元性瘫痪。常见于多发性神经病。

【脊髓病变的定位诊断】

脊髓病变可根据以下几点帮助定位诊断：神经根痛；感觉障碍的节段和平面；深、浅反射障碍；肢体的瘫痪；肌肉萎缩的节段；自主神经功能障碍的症状和体征。

1. 脊髓半横贯损害（Brown-Sequard 综合征）：病变节段平面以下同侧上运动神经元性瘫痪与深感觉障碍，对侧痛、温觉障碍,同侧后根相应节段的皮肤感觉异常或根性疼痛。常见于髓外肿瘤、外伤和椎间盘突出。

2. 脊髓横贯性损害:受损节段平面以下双侧上运动神经元性瘫痪,即四肢瘫或截瘫,各种感觉障碍和大小便功能障碍。常见于外伤和急性脊髓炎。

3. 高颈段脊髓病变(C_1 ~ C_4):引起四肢上运动神经元性瘫痪,损伤平面以下各种感觉障碍和大小便功能障碍。如果 C_3 ~ C_5 双侧前角细胞受损。有两侧膈神经麻痹,表现为腹式呼吸困难;如该处是刺激性病变,可发生呃逆。高颈段脊髓病变因其上端接近枕骨大孔,可以出现颅后窝病变的症状,如头晕、眼球震颤、吞咽困难和共济失调等。特别要注意的是,病变上端接近延髓的血管运动和呼吸生命中枢。如果病变继续发展波及该处,可以突然发生呼吸停止而死亡。常见于脊髓外伤和肿瘤。

4. 颈膨大部位病变(C_5 ~ T_2):有双上肢下运动神经元性瘫痪、双下肢上运动神经元性瘫痪、病灶平面以下各种感觉障碍,还可有向肩及上肢放射的神经根痛和排尿障碍。如果病变影响 C_8 ~ T_1 节段的侧角,则有霍纳(Horner)综合征,即病侧瞳孔变小、眼裂变窄、眼球内陷、球结膜充血和面部出汗减少。常见于肿瘤。

5. 胸段脊髓病(T_3 ~ T_{12}):有双下肢上运动神经元性瘫痪,病灶平面以下各种感觉障碍和大小便功能障碍。如病变在 T_8 以下、T_{11} 以上,可以引起 T_{10} ~ T_{11} 节段支配的腹直肌下半部无力,而上半部肌力正常。令患者仰卧,检查者以手按压患者前额,当患者用力抬头时,可见脐孔向上移动,称比弗(Beever)征阳性。上、中、下腹壁反射中枢分别在 T_7 ~ T_8、T_9 ~ T_{10} 和 T_{11} ~ T_{12}。因此,发现上、中、下腹壁反射消失有助于该处病变的定位诊断。常见于炎症、肿瘤和外伤。

6. 腰膨大脊髓病(L_1 ~ S_2):有双下肢下运动神经元性瘫痪,双下肢及会阴部各种感觉障碍,大小便功能障碍,腹股沟区、下背部的神经根性痛或坐骨神经痛。常见于腰椎间盘突出。

7. 圆锥病变($S_3 \sim S_5$):有会阴部(马鞍区)感觉障碍,低张力型膀胱功能障碍(尿潴留)。见于炎症和肿瘤。

8. 马尾病变($L_2 \sim S_5$):有 $L_2 \sim S_5$ 根性疼痛,咳嗽和喷嚏时加重,表现为会阴部、骶部、一侧或双侧坐骨神经痛,下肢为下运动神经元性瘫痪。按根型分布的各种感觉障碍。逐渐出现大小便功能障碍和性功能障碍。常见于马尾肿瘤。

【颅底病变的定位诊断】

1. 颅前窝或嗅沟综合征(Foster-Kennedy syndrome):病损在颅前窝,影响嗅神经和视神经,主要表现为同侧嗅觉减退、失明、视盘萎缩和对侧视盘水肿。多见于肿瘤。

2. 眶尖综合征(Rollet syndrome):病变在眶尖,损害视神经、动眼神经、滑车神经和展神经及三叉神经第1、2支。表现为同侧视力减退、视盘萎缩、眼睑下垂、眼球固定、瞳孔散大和上及中面部感觉障碍等。多见于肿瘤。

3. 眶上裂综合征(Rochon-Duvigneaud syndrome):病变在眶上裂,累及动眼、滑车和展神经及三叉神经第1、2支。除视力很少受累外,其余表现同眶尖综合征。多见于外伤、肿瘤和炎症。

4. 视交叉综合征:病变在蝶鞍部位,累及视交叉,表现为双颞侧偏盲。多见于蛛网膜炎。

5. 海绵窦综合征(Foix syndrome):病变在海绵窦,累及动眼、滑车和展神经及三叉神经第1支。表现为同侧眼睑下垂、眼球固定、瞳孔散大和上面部感觉障碍。多见于动脉瘤、非特异性炎症、脓肿和骨膜炎。

6. 岩骨尖综合征(Gradenigo's syndrome):病变在岩骨尖端,累及三叉和展神经,表现为同侧面部疼痛、麻木和眼球内斜。常见于炎症(中耳炎或乳突炎)、肿瘤和鼻咽癌颅底转移。

7. 颈静脉孔综合征(Vernet's syndrome):病变在颈静脉孔,累及舌咽、迷走和副神经,表现为舌后1/3味觉障碍,咽、腭和喉麻痹,斜方肌和胸锁乳突肌萎缩和麻痹。常见于肿瘤。

8. 内听道综合征:病变在内听道,累及面神经和听神经,表现为同侧周围性面神经麻痹、耳鸣和耳聋。常见于听神经瘤和蛛网膜粘连。

9. 副咽腔隙综合征：舌咽、迷走和舌下神经在副咽腔隙相距很近，该处的肿瘤和炎症容易侵犯上述三条神经，表现为声音嘶哑、吞咽困难和舌肌萎缩。常见于炎症和肿瘤。

10. 枕骨大孔区综合征（颅脊部综合征）：病变在枕骨大孔，除累及后组脑神经，有后组脑神经的症状外，还可能有小脑、上颈段脊髓、颈神经根和脑膜刺激的症状和体征。见于肿瘤。

【脑干病变的定位诊断】

脑干包括中脑、脑桥和延髓。后 10 对脑神经核或脑神经位于或通过脑干，中脑有动眼神经和滑车神经核，脑桥有三叉、展、面、前庭和耳蜗神经核，延髓有舌咽、迷走和舌下神经核，副神经也出入延脑，脑干病变的临床表现相当复杂，归纳起来有三组症状：脑神经和脑神经核受损的症状及体征；长束（包括锥体束和脊髓丘脑束和内侧丘系）受损的症状和体征；小脑脚（包括结合臂、桥臂和绳状体）受损的症状和体征。上述表现的核心症状是交叉性瘫痪，即病灶侧脑神经周围性瘫痪，对侧中枢性偏瘫。

1. 中脑综合征：病变侧动眼神经和滑车神经麻痹，对侧中枢性偏瘫。

2. 脑桥综合征：病变侧三叉神经、展神经、面神经或听神经麻痹或损害，对侧中枢性偏瘫。

3. 延髓综合征：病变侧舌咽、迷走、副或舌下神经麻痹，对侧中枢性偏瘫。

【大脑皮质及皮质下病变的定位诊断】

（一）额叶病变

1. 额叶前部病变有精神症状（常见为表情呆板及智能障碍）和对侧肢体共济失调。

2. 额叶中部病变，累及侧视中枢，如果是破坏性病灶，引起两眼球向病灶侧凝视，如果是刺激性病灶，两眼球向病灶对侧凝视。

3. 额叶后部病变，引起对侧上肢强握与摸索反射。

4. 中央前回皮质运动区病变，破坏性病灶引起对侧肢体单瘫，刺激性病灶引起对侧局灶性癫痫。

5. 旁中央小叶病变，引起双下肢痉挛性瘫痪和尿潴留。

6. 一侧额叶底部病变，引起病侧嗅觉障碍、视神经萎缩和对侧视盘水肿。

7. 左侧（优势则）额叶下回后部有言语运动中枢，此处病变可引起运动性失语或书写不能。额叶病变常见于炎症、外伤和血管病。

（二）顶叶病变

1. 中央后回是皮质感觉中枢，故受损以感觉障碍为主。破坏性病灶引起对侧局灶性精细感觉障碍，刺激性病灶引起对侧局限型感觉性癫痫发作。

2. 左侧角回皮质损害引起失读。

3. 左侧缘上回皮质损害引起两侧运用不能。

4. 顶叶占位病变，可损害视辐射上部，引起对侧下象限盲。顶叶病变常见于肿瘤、炎症和血管病。

（三）颞叶病变

1. 颞叶前部受损，可引起颞叶癫痫。

2. 白质中视辐射受损，引起两眼对侧视野的同向上象限盲或偏盲。

3. 左侧颞上回后部受损，引起感觉性失语。

4. 左颞中下回后部受损，引起命名性失语。

5. 听觉中枢周围刺激性病灶，可引起幻听。颞叶病变见于外伤、肿瘤和炎症。

（四）枕叶病变

枕叶病变主要引起视觉障碍。

1. 视辐射受损，引起两眼对侧视野的同向偏盲或象限盲。

2. 一侧视中枢受损引起的偏盲，不影响黄斑区视野（黄斑回避），对光反射不消失。

3. 视中枢刺激性病变，可引起幻视。枕叶病变常见于血管病变和肿瘤。

（五）丘脑病变

丘脑损害时可出现丘脑综合征(dejerine-roussy syndrome)，临床表现为:病灶对侧偏身感觉缺失;病变对侧偏身自发性疼痛;病变对侧面部表情运动障碍;病变对侧偏身手足徐动或舞蹈样不自主运动。见于肿瘤和血管病。

（六）下丘脑病变

临床表现有:尿崩症，食欲异常。如果是中部核群的内侧部损害，则引起饥饿;中部核群外侧部损害，则引起厌食、睡眠障碍、间脑性癫痫、性功能障碍、胃及十二指肠溃疡和出血。见于炎症、肿瘤。

（七）内囊病变

内囊病变主要是三偏综合征:对侧偏瘫、对侧偏身感觉障碍和对侧同向偏盲。常见于脑血管病。

【小脑病变的定位诊断】

1. 小脑蚓部或中线综合征:为原始小脑或旧小脑受损害。临床表现为躯干及两下肢共济失调，患者站立不稳，步态蹒跚，上肢共济失调不明显，一般没有眼球震颤。见于变性和萎缩。

2. 小脑半球综合征:临床表现有同侧肢体的小脑性共济失调，上肢及手比下肢及足更严重，有运动性震颤，易向病侧歪斜或倾倒，眼球向病灶侧注视时，有粗大的眼球震颤。见于肿瘤、脓肿。

3. 弥漫性小脑损害:主要表现为躯干和言语的共济失调，言语共济失调更明显，眼球震颤可发生于向任何方向注视时。见于变性、萎缩、炎症和肿瘤。

（徐沙贝　杨明山）

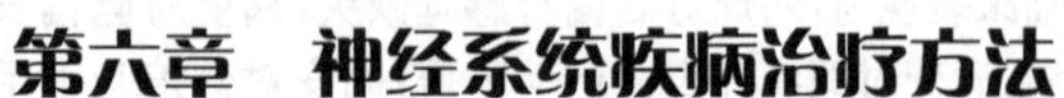

第六章　神经系统疾病治疗方法

第一节　溶栓治疗

一、急性缺血性卒中的静脉溶栓治疗

重组组织型纤溶酶原激活剂（recombinant tissue plasminogen activator，rt-PA）是目前治疗急性缺血性卒中最有效的药物，时间窗内静脉 rt-PA 溶栓是唯一被证实可以减少急性缺血性卒中生存患者残疾率的治疗方法。国内外最新指南推荐：在缺血性卒中发病 3 小时内给予治疗的入选患者应用静脉 rt-PA 治疗（0.9mg/kg，最大剂量 90mg）（Ⅰ类推荐，A 级证据）；给予适合且能在卒中后 3～4.5 小时用药的患者以静脉 rtPA 治疗（0.9mg/kg，最大剂量 90mg）（Ⅰ类推荐，B 级证据）。

（一）适应证

1. 发病后 3 小时内

（1）诊断为缺血性卒中，有可测的神经功能缺损。

（2）在开始治疗之前症状发生<3 小时。

（3）年龄≥18 岁。

2. 发病后 4.5 小时内

（1）诊断为缺血性卒中，有可测的神经功能缺损。

（2）在开始治疗之前症状发生 3～4.5 小时。

（二）禁忌证

1. 发病后 3 小时内

（1）最近 3 个月内有明显的头部创伤或卒中。

（2）症状提示蛛网膜下腔出血。

（3）最近 7 天内有不可压迫部位的动脉穿刺。

（4）有颅内出血史。

（5）颅内肿瘤、动静脉畸形、动脉瘤。

（6）近期颅内或脊髓内手术。

（7）血压高(收缩压>185mmHg 或舒张压>110mmHg)。

（8）活动性内出血。

（9）急性出血素质,包括但不限于:血小板计数<100×10^9/L;最近48小时内接受肝素治疗,aPTT高于正常范围的上限;正在口服抗凝剂,INR>1.5 或 PT>15 秒;正在使用直接凝血酶抑制剂或直接因子Xa抑制剂,敏感的实验室指标升高[如aPTT、INR、血小板计数和蛇静脉酶凝结时间(ECT)、凝血酶时间(TT)、或适当的因子Xa测定]。

（10）血糖浓度<50mg/dl(2.7mmol/L)。

（11）CT提示多脑叶梗死(低密度范围>1/3 大脑半球)。

当存在下列相对禁忌证时,要仔细权衡静脉 rt-PA 的风险与获益:

1）神经系统症状轻微或快速自发缓解。

2）妊娠。

3）痫性发作后遗留神经功能缺损。

4）最近14天内大手术或严重创伤。

5）最近21天内胃肠道或尿道出血。

6）最近3个月内心肌梗死。

2. 发病后4.5小时内

（1）年龄>80岁。

（2）严重卒中(NIHSS>25)。

（3）口服抗凝剂,无论INR大小。

（4）同时具有糖尿病史和缺血性卒中史。

（三）静脉溶栓流程

1. rt-PA使用剂量为0.9mg/kg,最大剂量为90mg。将总剂量的10%在注射器内混匀,1分钟内团注。将剩余的90%混匀后静脉滴注,持续1小时以上。记录输注开始及结束时间。输注结束后以0.9%生理盐水冲管。

2. 监测生命体征及神经功能变化

（1）测血压,每15分钟1次,×2小时,其后,每60分钟1

次,×22 小时。

(2) 测脉搏和呼吸,每小时 1 次,×12 小时,其后,每 2 小时 1 次,×12 小时。

(3) 神经功能评分,每小时 1 次,×6 小时,其后,每 3 小时 1 次,×18 小时。

(4) 24 小时后每天做神经系统检查。

3. rt-PA 输注结束后严格卧床 24 小时。

4. rt-PA 输注结束 24 小时后重复 CT/MR 检查。

5. 用药后 45 分钟时检查舌和唇判定有无血管源性水肿,如果发现血管源性水肿应立即停药,并给予抗组胺药物和糖皮质激素治疗。

(四) 并发症处理

1. 治疗过程中或治疗结束后 24 小时内,如发现神经系统症状加重(如意识障碍加重、肌力减弱、视力减弱、语言障碍加重、严重头痛、呕吐或出现新的神经功能缺损等),考虑出血并发症或输注过程中发现出血,则立刻停止 rt-PA 输注,并复查头部 CT。同时复查血常规、PT、aPTT 及纤维蛋白原。必要时可输注红细胞、新鲜冷冻血浆、冷沉淀或血小板。

2. 血管再闭塞的处理:在排除脑出血的前提下,给予低分子肝素 4000～5000IU,每日 2 次,7～10 天。如血小板计数<80 $\times10^9$/L,则停用。禁用普通肝素。

3. 其他并发症的对症处理:降颅压、抑酸、保护胃黏膜及抗感染等。

二、急性缺血性卒中的动脉溶栓治疗

脑血管闭塞后,由于脑组织对缺血的耐受性较其他组织差,在短时间内即可发生不可逆性神经功能损伤。因此,必须在最短时间内(有效时间窗)开展治疗以尽可能挽救缺血濒死组织。基于这一理论建立的脑梗死急性期介入治疗包括动脉内接触溶栓术、动脉内机械取栓术、动脉内机械碎栓术、超声动脉溶栓术、机械辅助的动脉溶栓术等。

（一）动脉溶栓的相对适应证

1. 年龄18～80岁。

2. 前循环患者不超过6小时，后循环不超过24小时。

3. NIHSS评分4～24分。

4. 脑CT已排除颅内出血，且影像学检查提示组织无明显不可逆性改变。

5. 患者或家属签署知情同意书。

（二）动脉溶栓的相对禁忌证

1. 既往有颅内出血，包括可疑蛛网膜下腔出血。

2. 近3个月内有头颅外伤史。

3. 近3个月内有胃肠或泌尿系统出血。

4. 近2周内进行过大的外科手术。

5. 近1周内有在不易压迫止血部位的动脉穿刺。

6. 近3个月内有脑梗死或心肌梗死，但不包括陈旧性腔隙梗死而未遗留相关体征。

7. 严重心、肝、肾功能不全或严重糖尿病患者。

8. 体检发现有活动性出血或外伤（如骨折）的证据。

9. 已口服抗凝药，且INR>1.5。

10. 48h内接受过肝素治疗（APTT超出正常范围）。

11. 血小板计数$<100\times10^9/L$。

12. 血糖<2.7mmol/L。

13. 收缩压>180mmHg，或舒张压>100mmHg。

14. 妊娠。

15. 临床症状迅速好转。

16. 患者无法合作。

（三）动脉溶栓的围手术期处理和并发症防治

动脉溶栓rt-PA剂量一般为静脉溶栓的1/3，一般不超过22mg。在闭塞近端注射1～2mg rt-PA，然后微导管越过闭塞处，在血栓远端注射1～2mg rt-PA，再将微导管置入闭塞段，余量rt-PA通过微导管注射入闭塞段内，注射速度通常为1mg/min，或采用脉冲注射的方法。动脉溶栓也可采用尿激酶，其最高剂量一般不超过60万U。

出血是最常见的并发症,分为中枢神经系统和其他器官出血两大类。如果怀疑出血,应当立即进行血常规检查和凝血功能等检查。怀疑颅内出血时,如患者病情许可,应尽快行头颅CT平扫检查。如证实存在颅内出血,应依据颅内出血的治疗原则进行处理,必要时请神经外科医生会诊,决定是否进行手术治疗。

无论是否实现血管再通,治疗完成后患者应进入重症监护病房或卒中单元进行规范化综合治疗。应密切观察患者生命体征及神经系统体征的变化,最初3小时内每15分钟观测1次生命体征,每半小时进行1次神经系统评估。一旦发现生命体征变化、神经系统新发阳性体征或原有症状加重,应进行相应检查,明确病因后进行相应治疗。一般术后24小时内不使用抗血小板聚集药物。如果是单纯使用机械辅助的方法实现再通的患者,在无禁忌时可及早应用抗凝或抗血小板聚集药物。

三、颅内静脉窦血栓形成的介入溶栓治疗

颅内静脉窦血栓形成(cerebral venous and sinus thrombosis,CVST)是由多种病因引起的以脑静脉回流受阻、脑脊液吸收障碍为特征的特殊类型的脑血管病,占缺血性脑卒中患者的0.5%~1%。

抗凝是目前CVST的一线治疗方法,主要适用于临床症状较轻、病情稳定或进展缓慢,伴有颅外深静脉血栓形成或不能耐受手术的患者。抗凝治疗的目的主要是抑制血栓的进一步扩大,促进血栓溶解,恢复静脉窦引流功能。对于没有禁忌证的患者早期可选用静脉输注肝素或皮下注射低分子肝素,之后逐渐过渡为口服维生素K拮抗剂如华法林长期维持抗凝治疗。

对于血栓形成广泛、侧支引流欠佳,并存在提示预后不良因素的危重患者,尽管给予正规抗凝和最佳内科治疗,往往仍出现意识状况恶化和(或)局灶性神经功能缺失进展性加重,此时应考虑更积极的使栓塞血管再通的治疗方法。近年来随着

介入神经放射学的发展,应用血管内治疗的方法,经颈动脉或静脉窦内直接注入溶栓药物如尿激酶、rt-PA 等治疗 CVST 已有成功的报道。目前 CVST 的介入治疗方法主要包括经静脉途径接触性溶栓术、机械性破栓术、静脉窦内支架置入术和经动脉途径溶栓术等。1988 年 Scott 等首次报道通过额中线颅骨钻孔,将尿激酶持续注入上矢状窦进行局部药物溶栓,疗效显著。随后在两组共 21 例的非随机对照试验中,经股静脉插管将微导管直接置于静脉窦,行 rt-PA 局部溶栓联合静脉使用肝素治疗 CVST,67% 的病例完全恢复,颅内出血风险与急性缺血性脑卒中全身性静脉溶栓出血风险相近。Röttger 等对溶栓治疗上矢状窦血栓形成大鼠模型的血管再通效果进行比较后发现,rt-PA 组血管再通率达 85% ,高于阿昔单抗组和尿激酶组。采用经静脉窦接触性 rt-PA 溶栓时,将微导管直接置于静脉窦血栓内,保证血栓内 rt-PA 的较高浓度;同时通过多部位、脉冲式注射 rt-PA,增加血栓与 rt-PA 的接触面积,从而提高静脉窦再通率。但因目前有关 CVST 溶栓的研究仅限于病例报道和非随机对照试验,对于溶栓药物、剂量及方法的最佳选择尚未能得出结论,需要大样本随机对照试验的进一步研究。关于何时终止溶栓,有学者认为,为了尽量减低出血性并发症,一旦实现闭塞静脉窦的部分再通,且患者症状好转,即应停止溶栓,改为长期抗凝治疗。综上所述,介入溶栓联合长期抗凝可用于个体化治疗危重症颅内静脉窦血栓形成,其规范化治疗方案有待进一步研究。

(唐洲平)

第二节　血浆交换疗法

血浆交换疗法(plasma exchange,PE;plasmapheresis)是将患者血浆分离抽出,并同时补充健康人血浆、白蛋白和晶体溶液的一种治疗方法。应用此疗法抢救危重患者,取得了可喜的效果,受到临床工作者的重视。

【血浆交换的基本原理】

基本原理是将患者全血抽出至体外分离,分离清除含致病物质(如抗原、抗体、免疫复合物或其他有害物质)的血浆,再将其他剩余血液成分回输给患者。由于把血浆中某些与发病有关的有害成分快速清除,从而使症状减轻或完全缓解,达到治疗的目的。PE 本质上是一种对症治疗,因为它无法从来源上根本性消除致病物质。因此,PE 的疗效不仅取决于血浆中是否有重要的致病物质,而且还取决于 PE 能否充分抗衡致病物质产生和进入血浆的速率。例如,PE 迅速降低自身抗体水平,但这种迅速降低可能启动反馈机制(如致病的淋巴细胞克隆增生),使抗体水平反弹,从而反而使病情加重。因此,PE 有时还需合用免疫抑制剂(如激素)或细胞毒类药物。

【治疗方法】

1. 置换液:目前多采用健康人新鲜冷冻血浆和 20% 人血白蛋白,为了维持血容量和体液渗透压平衡,输入适量的晶体溶液,如果没有出血倾向的患者,在血浆交换前输入低分子右旋糖酐 300 ~ 500ml,以增加胶体溶液,在血浆交换中更为安全。

2. 操作程序:一次体外循环血液的安全系数是按每公斤体重 70ml 血液计算,每次循环抽出血液为血液量的 10% ~ 15%,基于中国人体质特点,我们偏向 10% 左右。用 4% 枸橼酸钠或 ACD 抗凝剂(枸橼酸钠、枸橼酸和葡萄糖)抗凝后,将患者血液抽入细胞分离机,进行细胞和血浆分离,随即将已被分离的血细胞回输给患者,按上述步骤反复 5 ~ 10 次,清除患者血浆 1250 ~ 1500ml。

3. 交换间隔和治疗时间:由于各种疾病的性质不同,症状轻重不一,血浆与发病机制有关的有害成分的多少也不相同,血浆交换后有害机制重新出现的速度各个患者也不相同。因此,对每次要替换多少血浆、多少时间替换一次、要替换血浆多少次,目前无统一规定。对急性药物中毒的患者,替换血浆 1 次,清除血浆 1500 ~ 2000ml 即可获得显著效果,吉兰-巴雷综合征一般 3 ~ 5 次,重症肌无力患者需要 5 ~ 10 次,最好 1 ~ 2 个月后巩固一次,以免发生抗体反跳。

【适应证和禁忌证】

（一）适应证

1. 重症肌无力：对长期应用药物不能缓解的全身型重症肌无力、反复发作的肌无力危象，为缓解症状、创造条件接受胸腺瘤或胸腺增生的切除手术以及胸腺手术后发生危象的患者，均可获得比较肯定和快速的效果。特别是既有肌无力危象、又有胆碱能危象的患者，既可清除致病的 AChRab、又可清除蓄积的胆碱酯酶抑制剂，所以效果更为满意。但需注意的是，重症 MG 患者行 PE 过程中有可能出现呼吸及吞咽困难加重，血氧饱和度下降，此时应立即肌内注射新斯的明并吸痰，必要时行气管插管、呼吸机辅助呼吸。

2. 急、慢性吉兰-巴雷综合征：对应用激素等治疗后症状还继续加重，特别是出现呼吸肌麻痹的患者，及时应用血浆交换疗法，可以缩短危重阶段的病程，促进吞咽和呼吸功能的恢复。大样本随机对照试验已证实，PE 对吉兰-巴雷综合征和 CIDP 均有效。

3. 中枢神经系统急性炎症性脱髓鞘性疾病：应用激素等治疗后不能缓解症状的多发性硬化、视神经脊髓炎和急性播散性脑脊髓炎都可获效。Weinshenker 等 1999 年的随机对照研究显示，PE 对于大剂量激素治疗无效的多发性硬化或其他中枢神经系统急性炎症性脱髓鞘性疾病有效，这提示 PE 应选择性用于大剂量激素治疗无效的重症患者。

4. 肌炎：如多发性肌炎、皮肌炎及包涵体肌炎等，不作为首选，证据尚不充分，可用于对激素及细胞毒性药物治疗无效的患者。

5. Lambert-Eaton 综合征：多为肿瘤引起，荟萃分析显示 PE 对 Lambert-Eaton 综合征患者肌无力症状的改善有效。

6. 多发性神经病：此类疾病多为体内产生了破坏神经轴索或髓鞘的抗体（如 anti-GM1-Ab）所导致，证据显示 PE 能迅速清除体内的相关抗体，使滴度下降，改善肌无力症状。

7. 其他少见疾病：PE 对小舞蹈病治疗是有效的，但对于 POEMS 综合征、Rasmussen 脑炎、僵人综合征（stiff-man syndrome）

的疗效尚不肯定，而对于ALS、系统性淀粉样变性(systemic amoidosis)治疗尚缺乏疗效。

8. 急性药物中毒：如安眠、镇静药物中毒的昏迷，苯妥英钠或卡马西平中毒的眩晕、共济失调或昏迷。

（二）禁忌证

符合上述适应证的患者没有绝对的禁忌证，但要注意有严重心、肺、肾功能障碍以及血流动力学不稳定和严重感染的患者，必须采取相应措施纠正后再行PE。

【不良反应和并发症】

1. 对枸橼酸盐的反应：一般采用ACD抗凝剂或枸橼酸钠抗凝，去除1000～1500ml血浆需抗凝剂约200ml，另外新鲜冷冻血浆中也有枸橼酸盐。枸橼酸盐与血液中钙结合，引起低血钙症状。常见的症状有口周及肢体感觉异常、恶心、呕吐、震颤、胸闷、心动过速和手足抽搐等。所以术前要口服葡萄糖酸钙2g，如果在术中发生上述不良反应，要立即静脉注射10%葡萄糖酸钙注射液10ml。

2. 心血管并发症：短时间内抽血过多、过快，如果抽出量大于输入量，由于血容量减少，容易引起心血管并发症，常见的有低血压、心动过速和期前收缩，脑干缺血则有头晕、眩晕。如果输入过快，严重时可发生急性肺水肿和心力衰竭。为了避免发生心血管并发症，在换浆时要掌握抽血的速度，及时补充适当的有效循环血容量。考虑到我国人民体重一般较轻，特别是老年体弱患者，因此，体外循环量不宜过大，抽出与回输的速度不宜过快，操作时间不宜过长。一次体外循环的血液量不超过血液总量的10%～15%。为了减少心血管并发症，我们控制在10%左右。

3. 血液系统并发症：一次换浆量如果超过4L，可使凝血酶原时间、部分凝血活酶时间延长，血小板计数可降低50%，但发生出血的并发症是少见的。在体外如果抗凝剂与血液混合不均匀，可产生凝血块，患者血中抗凝血Ⅲ（AT-Ⅲ）的浓度可显著降低，以致血液呈高凝状态而出现血栓形成。

4. 过敏反应并发症：新鲜冷冻血浆和其他替代液可引起

轻重不等的过敏反应，因此，在输入血浆时，要同时应用适当的地塞米松，如果在换浆过程中发生过敏反应，可再静脉注射地塞米松和葡萄糖酸钙，非重症肌无力患者还可注射异丙嗪或氯苯那敏。

5. 感染并发症：由于换浆或使用免疫抑制剂，可引起免疫球蛋白和补体减少。有报道，血浆交换疗法持续5天，免疫球蛋白和补体会减至正常人的30%以下，持续10天则下降到正常人的10%以下。因此，每次换浆至少要间隔2天以上。为防止免疫球蛋白及补体的减少，有学者主张补充丙种球蛋白，以预防发生严重感染并发症。

（陈　博　徐沙贝　杨明山）

第三节　大剂量静脉滴注免疫球蛋白疗法

免疫球蛋白制剂主要成分是4种亚类的IgG及微量IgA，其4种亚类IgG的构成比与正常人血浆相似。近年来，国内外应用大剂量静脉滴注免疫球蛋白疗法（IVIG）治疗某些神经系统疾病，取得了比较好的效果，特别是对一些难治疗的自身免疫性疾病，本疗法又提供了一种新的治疗途径。

【适应证】

1. 吉兰-巴雷综合征、慢性炎症性脱髓鞘性多发性神经病、多灶性运动神经病等免疫性周围神经病。

2. 重症肌无力，对全身型和重症肌无力危象患者效果更好。

3. 结缔组织疾病的神经系统损害，包括SLE、多发性肌炎和皮肌炎，不作为首选及单独治疗，常与激素联用。

4. 中枢神经系统脱髓鞘性疾病，常为二线治疗，对激素治疗无效的患者可能有效。

5. 副肿瘤性神经系统疾病及僵人综合征。

6. 癫痫，常用于儿童难治性癫痫（如Rasmussen脑炎）。

【治疗机制】

IVIG 治疗神经免疫性疾病的机制还不清楚，可能与免疫抑制和免疫调节双重作用有关。

（一）吉兰-巴雷综合征等免疫性周围神经病治疗机制

1. 通过增强 NK 细胞的非特异性效应和增强抑制性 T 细胞活性，产生免疫调节作用，从而降低病理性免疫反应。

2. 在抗独特型反应位点上发挥竞争性抑制抗髓鞘 IgM 抗体作用。

3. 大剂量免疫球蛋白固定补体，中和或封闭巨噬细胞膜上 Fc 段受体，抑制巨噬细胞在免疫发生过程中的活化调节作用。

4. 促进修复神经髓鞘功能。

（二）重症肌无力治疗机制

1. 在乙酰胆碱受体（AChR）的位点上竞争性取代乙酰胆碱受体抗体（AChRab）。

2. 阻止 Fc 受体阳性的炎症细胞附着在已经与运动终板相结合的 AChRab 上，从而减轻细胞毒作用。

3. 免疫球蛋白的 Fc 与 B 细胞的相应受体结合，抑制 B 细胞的克隆增生，从而减少 AChRab 合成。

4. 起到抗独特型抗体的作用。

5. 干扰补体的激活过程，从而阻止了 AChR 的破坏。

6. 加强 AChRab 的分解代谢或免疫消除作用，从而达到免疫抑制效果。

7. 非特异性增强抑制性 T 细胞的作用，从而间接抑制炎症因子的产生。

（三）对癫痫的抗痉挛作用机制

1. 大剂量免疫球蛋白对中枢神经系统有直接抗痉挛作用。

2. 抑制自身抗体的产生而起到抗痉挛作用。

【剂量和用法】

常用方案是在危急情况时，静脉滴注免疫球蛋白 0.4g/(kg · d)，或成人每天 10～20g 静脉滴注，连用 5 天。以后可每次 5g，每天1次,连用10次。不良反应很少,多与滴速过快有关,常见有头痛、恶心、心悸等反应,减慢或暂停滴注后,通常无须特殊处理即在24小时内自行恢复。其他不良反应有一过性急性肾衰竭、无菌性脑膜炎和血栓形成。过敏者和有IgA抗体的先天性IgA缺乏者禁用。

【临床应用情况】

1. 吉兰-巴雷综合征、慢性炎症性脱髓鞘性多发性神经病、多灶性运动神经病等免疫性周围神经病:静脉滴注免疫球蛋白0.4g/(kg·d),连用5天,复发时重复应用,还可加用其他免疫抑制剂。国外大样本随机对照试验已证实此疗法治疗吉兰-巴雷综合征有效,IVIG治疗慢性炎症性脱髓鞘性多发性神经病和多灶性运动神经病则有小样本随机对照试验显示有效。

2. 重症肌无力及Lambert-Eaton综合征:国外多个小样本随机对照试验显示IVIG治疗严重患者有效,但疗效持续时间较短,一般为数天至数周。此疗法主要应用于患者病情恶化或处于危象时,不作为大多数重症肌无力患者的常规应用。另外,Bain等(1996)小样本随机对照试验显示IVIG治疗Lambert-Eaton综合征有短期疗效。

3. 多发性肌炎和皮肌炎:小样本对照试验显示IVIG治疗皮肌炎有效,但缺乏大样本随机对照试验进一步证实。根据目前的经验,单独使用IVIG效果多不佳,应与皮质激素合用,并且多需间隔数周后重复应用以保持疗效。

4. 多发性硬化:静脉滴注免疫球蛋白4g/(kg·d),连用5天,每隔1个月重复1次。4个小样本随机对照试验(Fazekas等,1997;Achiron等,1998;Sorensen等,1998;Lewanska等,2002)显示静脉滴注免疫球蛋白疗法对于复发-缓解型有效,但剂量和用法仍待探讨,Lewanska等(2002)进行的49例双盲安慰剂对照试验发现0.2g/(kg·d)和0.4g/(kg·d)两种剂量治疗复发-缓解型均有效,且疗效无显著性差异。但目前认为多发性硬化患者首选激素治疗,IVIG可作为多发性硬化患者孕期或激素治疗无效患者的一个选择

5. 癫痫:不时有个案或小样本病案报道加用IVIG治疗各

种难治性癫痫有效，如 West 综合征、Lennox-Gastaut 综合征，但尚无随机对照试验证实。van Rijckevorsel-Harmant K(1994)进行的 61 例双盲对照试验治疗难治性癫痫，结果显示 IVIG 尽管比安慰剂组更有效，但无统计学意义。学者一般认为，免疫球蛋白治疗癫痫可能是与中枢神经细胞呈特异性或非特异性的结合有关。而某些难治的癫痫，可能是一种自身免疫性疾病，免疫球蛋白可抑制其自身抗体生成，因而起到治疗作用。

我们治疗 22 例重症肌无力患者，共 25 个疗程，Ⅰ型 2 例，ⅡA 型 2 例，ⅡB 型 4 例，Ⅲ 型 3 例，Ⅳ 型 11 例。这些患者都是应用肾上腺皮质激素和(或)胆碱酯酶抑制剂开始有效，以后逐渐失效或仅部分缓解的情况下加用大剂量免疫球蛋白静脉滴注。开始有效时间为(3.74±2.58)天，达最大效应时间为(10.88±5.15)天，持续有效时间为(197.14±116.9)天，完全缓解者 14 例 15 个疗程(60%)，明显缓解 6 例 8 个疗程(32%)，部分缓解者 2 例(8%)，近期有效率 100%。治疗后 AChRab 含量为(0.682±0.250) nmol/L，明显低于治疗前(1.010±0.372) nmol/L，全部患者无不良反应。大剂量免疫球蛋白静脉滴注为重症、难治的重症肌无力患者提供了一种安全、有效的辅助疗法。我们还治疗了几十例吉兰-巴雷综合征、多发性肌炎、皮肌炎和神经系统感染性疾病，都获得了比较好的辅助效果。

(陈　博　徐沙贝　杨明山)

第四节　神经封闭疗法

神经封闭疗法是采用某些药物、按神经干和穴位分布进行局部注射的方法。对各种神经痛有快速而显著的止痛效果，在某些情况下还有扩张脑血管、改善脑细胞代谢和促进瘫痪肢体功能恢复的作用。

【止痛作用机制】

止痛作用机制主要是通过阻断疼痛刺激的传导，切断病理过程的恶性循环，保护神经系统。同时，由于其温和的刺激作用，能调整自主神经功能，使组织的营养得到供给。还有些药物能改善局部的微循环，消除神经干和其他软组织的肿胀，因而达到止痛的目的。

【注意事项】

神经封闭疗法的一般注意事项：

1. 封闭部位要严格消毒，避免发生局部感染。

2. 对有过敏素质的患者，术前要做普鲁卡因皮肤试验，并应备有肾上腺素之类的抢救药物。

3. 对有高血压的患者，应用激素封闭时，要同时（或不停止）应用抗高血压药物。

4. 应避免在血管丰富的部位进行注射，以免引起出血和发生血肿。

5. 在注射时，应注意观察患者的面色，询问有无不适情况，必要时要观察脉搏、呼吸、瞳孔和血压。

6. 必须熟悉封闭部位的解剖界限，切忌盲目进针。

【选用药物】

神经封闭疗法通常选用的药物有0.25%～1%普鲁卡因溶液、2%利多卡因溶液、乙酸可的松、乙酸氢化可的松、乙酸泼尼龙、维生素B_{12}注射液、0.4%～0.6%麝香注射液、阿托品注射液、50%当归注射液、1∶1000肾上腺素注射液及50%～95%乙醇等。

【药物配方】

有的单纯用普鲁卡因、乙酸泼尼龙或麝香注射液。我们在治疗神经痛时，常采用1%普鲁卡因溶液2～4ml或2%利多卡因溶液2～4ml+乙酸泼尼龙25mg，每周封闭2～3次，可连用6～10次。1%普鲁卡因溶液2～4ml+0.6%麝香注射液4ml每天封闭1次，10～20次为1个疗程。无水乙醇只适用于顽固的神经痛，普鲁卡因不用于瘫痪患者。

【常用的几种神经封闭部位】

（一）星状神经节封闭

操作方法：患者仰卧，肩下垫小枕头，颈后仰，过伸位，以胸锁关节之上 3cm、气管旁 1.5cm 处为进针点。另一种方法是在胸锁乳突肌与颈外静脉交叉点进针,刺到颈椎横突后,针尖稍退、向前、向内、向下进针 1cm,将注射器回抽无气、无血、无脑脊液和胸腔积液,即可注射药物。0.25% 普鲁卡因溶液 40ml,或 1% 普鲁卡因溶液 10ml,每日或隔日封闭 1 次,8～12 次为 1 个疗程。适应证:①脑血栓形成;②脑栓塞;③短暂脑缺血发作(TIA);④椎-基底动脉供血不足;⑤颈性偏头痛。成功指征:封闭侧出现霍纳(Horner)综合征,一般在注射药物后 2～3 分钟开始出现,可维持 2～6 小时。很少有并发症,5%～8%的患者可引起短暂的喉返神经麻痹或臂丛部分麻痹,偶可发生血肿或气胸。

(二) 膈神经封闭

操作方法:患者仰卧,肩下垫枕,头转向外侧,进针点在胸锁乳突肌锁骨头的外侧缘。锁骨上 2.5～3.0cm 处,经注射点从侧方向胸锁乳突肌后方推进 2.0～2.5cm 深即可,针尖应位于锁骨下动脉之上、前斜角肌之前方,置于胸锁乳突肌内侧的食指可用来判断针尖的位置。注射器回抽无气、无血和无液体,即可注射 0.5% 普鲁卡因溶液 20ml。主要适用于顽固性呃逆,偶可发生血肿或气胸。

(三) 三叉神经封闭

三叉神经痛是好发于中老年人的疾病,药物治疗虽有止痛效果,但长期服药,副作用较大。手术治疗虽然有效,但多数老年人不易接受,故三叉神经封闭是一种值得推荐的治疗方法。

1. 第一支眶上神经封闭:左手指摸及眶上孔或切迹,由该点进针穿入眶上孔或切迹 1～3mm,当刺中神经时即产生放射至额部的酸胀感,注射器回抽无血,则可注射下述药物。1% 普鲁卡因溶液 0.5ml+乙酸泼尼龙 12.5mg 或 1% 普鲁卡因溶液 0.5ml+0.6% 麝香注射液 0.5ml,拔针后局部要压迫 1 分钟。主要适用于三叉神经第一支疼痛。

2. 第二支眶下神经封闭:眶下孔位于眶下缘下方近 1.0cm、中线旁 2.5～3.0cm 处,术者左手指摸得眶下孔,刺入点离眶下缘 2.0cm、鼻翼外侧 0.5～1.0cm。针尖方向为向上、向后和稍向外倾斜,找到眶下孔后,再进针0.2～0.3cm。患者有放射性疼痛,注射器回抽无气、无血,即可注射药物。我们常用的方法是从翼腭孔注射药物,即在第二臼齿和腭中线连线外1/3处垂直进针,透过小孔后再进针约1.0cm,注射器回抽无血即可注射药物,可用1%普鲁卡因1ml+乙酸泼尼龙25mg,或1%普鲁卡因溶液+0.6%麝香注射液2ml。主要适用于三叉神经第二支疼痛。

3. 第三支即下颌支封闭:患者张口,在外耳道前2.5～3.0cm、颧弓下沿下方0.5～1.0cm进针,与矢状面约成110°,与冠状面约成80°倾斜,也可先垂直刺达翼突根部,深4～5cm。如果刺中第三支,患者有第三支分布区域的放射性疼痛,此时可注射药物。我们常用从下颌关节窝垂直进针,封闭第三支主干的末端。患者张口位,当针尖刺达下颌关节时,亦有放射痛,注射器回抽无气、无血即可注射与第二支封闭时同样配方的药物,主要适用于三叉神经第三支的疼痛。

4. 三叉神经半月节封闭:侧入法较常用,方法同下颌神经封闭,但进针点的位置要低一点,以便能使针穿过颧弓下向上能刺入卵圆孔内,穿刺的方向与头的冠状面平行,与矢状面成110°倾斜(或与颅底平面成20°角),进针4.5～5.0cm(或越过下颌切迹,进入后进针3.0cm),即可达卵圆孔的外口,刺中下颌支后(可诱发下颌支分布区的疼痛),再缓慢进针0.3～0.5cm,则进入卵圆孔内达到半月神经节处,回抽无血及脑脊液,注入2%普鲁卡因溶液0.5ml,此时,感觉丧失区应与疼痛发作的分布区一致,约10分钟后再缓慢(30～60秒)注入95%乙醇1ml,若发现瞳孔散大,应停止注射。适用于三叉神经各支的疼痛。三叉神经封闭少数患者可能发生下述并发症:鼻咽腔出血、溃疡(上颌及下颌支封闭时)、眼球损伤(眶下神经封闭时)、角膜溃疡(眶上神经和半月神经封闭),以及动眼神经、展神经、舌咽神经或面神经麻痹(半月神经节封闭)。

(四) 面神经封闭

1. 耳垂前面神经干封闭:于耳垂前皱折(屏间切迹至耳垂下端)的中点或其上下1～2mm范围内为进针点,与头颅矢状面呈垂直方向刺入,进针深度面颊肥胖者以25mm为宜,瘦者以22mm为宜,注射1%~2%普鲁卡因溶液4~6ml,快者药物注射完毕后即发生面瘫,慢者5~10分钟,大多数患者于注射后3~5分钟出现面瘫,面肌痉挛随即消失。采用乙醇封闭,应在普鲁卡因封闭成功后,原针不动,随即注入50%乙醇0.5~2.0ml,乙醇封闭治疗1次。上述方法适用于面肌痉挛患者。乙醇封闭的指征:年龄在40岁以上的中老年人,面肌痉挛严重,影响正常生活,患者愿意接受长期面瘫者。注射乙醇局部可有肿胀和疼痛反应。剂量小的在2~5天内消失,剂量大的1~2天内消失。单纯用普鲁卡因者疗效短暂,面肌痉挛程度可能减轻,乙醇封闭者疗效比较持久。

2. 面神经干封闭:面神经颅底茎乳孔出颅,即进入腮腺中。封闭时,要使药物恰好注射在茎乳孔开口处,可于病侧耳垂下沿,乳突前方处进针,进针方向通常向上稍向后,深2~3mm时,抵达颅底骨,适当移动针尖,探及面神经可诱发痉挛和疼痛,然后注入药物。也可用激素或0.6%麝香注射液注射于茎乳孔内。

（五）枕大神经和椎间孔周围封闭

1. 浅层封闭点:患侧枕大粗隆与乳突连线的中点附近有一压痛点,或者用手指沿该线摸到枕动脉的搏动,紧靠该动脉的内侧,此点即枕大神经干经过之处,于该处垂直进针达骨膜外,注射药物。

2. 深层封闭点:此点位于寰-枢椎间隙的水平面(第二棘突上缘平面),正中旁开3~4cm处(相当于风池穴),即枕大神经从下斜肌尾端下沿穿出之处,注射药物。我们用0.6%麝香注射液在颈椎间孔周围封闭治疗36例颈椎病引起的颈神经根痛患者,取得较好效果。方法为:从与颈椎平行的椎旁压痛点、距棘突2~3cm处,垂直进针。针尖碰到横突后,将针稍退,再沿横突上缘向内滑进约1cm处,有明显的向上肢放射的酸胀感或触电样感,即可注入药物。

（六）肩关节周围封闭

按肩关节前后肌肉压痛点垂直进针,针尖碰到肩关节后围绕肩关节注射药物。用乙酸泼尼龙+普鲁卡因，或维生素 B_{12}+普鲁卡因，适应证为肩周炎。

（七）椎旁胸脊神经封闭

患者俯卧位，以小枕垫胸骨下，在拟封闭节段的上一个棘突的上沿作一水平线，根据体型大小，旁开 3～4cm 作一纵线，二线交叉点为进针点，垂直进针，一直抵达横突，在针上做好进针深度的记号，然后持针退至皮下，针向头端倾斜与皮肤成 80°角，针仍与正中线的纵切面平行，再进针穿过上下面两个横突间隙。若触及神经，皮肤可出现放射性疼痛，回抽无胸腔积液和血液即可注射药物。我们常用的肋间神经封闭，是先摸到肋间神经的明显压痛点，摸到肋骨上的肋间神经沟，针尖在肋骨上方，向肋间神经沟斜刺进针。此法比上述方法容易掌握且安全，适用于肋间神经痛。

（八）股外侧皮神经封闭

患者仰卧位，在髂前上棘的内侧 2～3cm，并于此点的下方 2～3cm 处，以 5cm 长的针头垂直进针，抵达筋膜后穿过该膜，在膜内注射药物。本法适用于股外侧皮神经炎。

（九）骶前封闭

患者取膝肘卧位或侧卧位，两腿屈向胸前，进针点在尾骨下方的凹陷处，局部消毒后，右手持 8～10cm 长的细封闭针，经穿刺点向后成 20°角刺去，同时，左手戴橡皮手套用食指伸入直肠内，确保针未刺入直肠壁或直肠内，进针 8～9cm 可触及骶骨，针稍退一点即可进行封闭，适用于神经性膀胱括约肌痉挛、尿床、尿潴留、遗精和阳痿等。若进针方向不当，可刺入直肠内，此时，应立即停止手术，给予抗感染药物。1 周后若无感染发生，可再次封闭治疗。

（十）坐骨神经封闭

1. 腰椎椎旁点封闭：腰椎棘突中线旁开 2～3cm 处（即腰椎旁压痛点）进针和注射药物。

2. 椎间隙周围封闭：先摸到棘突间隙压痛点，在棘突间隙处垂直进针约 2cm 注射药物。

3. 骶管内硬膜外封闭：患者俯卧，下腹部垫小枕使臀部稍抬高，沿骶骨中线可扪到骶骨裂孔，即两侧骶角间的凹陷处，两骶角连线的稍上方即穿刺点。针尖向上、向前刺入，穿过骶骨韧带后，有明显的阻力消失感，此时，可将针与皮肤的角度减小，使针触及骶骨前壁，逐渐向骶骨内推，达到骶管后先注入空气2ml，以食指在针尖前方的皮肤上按压，若无皮下气体即证实针尖确实进入骶管，使针尖进入管内数厘米，但不可超过左右两髂后上棘连线，以免刺破硬膜或刺入蛛网膜下腔，回抽无血或脑脊液后，即可进行封闭。适用于坐骨神经痛和其他腰腿痛。如要使大腿及小腿前方达到较好的止痛效果，患者术后应俯卧片刻。如患者术后采取仰卧位，则大腿及小腿后方止痛效果较好。若术后采取侧卧位，则下肢一侧止痛效果较好。

4. 神经干或穴位封闭：坐骨结节与股骨大转子连线中点、或大腿后侧中点进针，还可行环跳、委中、承山等穴位封闭。用7号封闭针对准刺激点，垂直进针2～3cm后，有向下肢放射的胀感或触电样感，即可注射药物。适用于坐骨神经痛。骶管内硬膜外封闭，若穿刺过深，有可能将药物注入硬膜下或蛛网膜下腔，术后可发生短暂的尿潴留，偶可发生针尖折断。我们用0.6%麝香注射液+1%普鲁卡因溶液坐骨神经封闭治疗39例坐骨神经痛患者，有效率为88.63%。

（十一）穴位封闭和痛点封闭

太阳穴封闭，用1%普鲁卡因溶液2ml+1∶1000肾上腺素溶液1～2滴，适用于偏头痛的急性发作期。足三里封闭，适用于胃肠神经官能症。三阴交适用于遗精、尿床。阳陵泉适用于腓神经麻痹。在压痛最明显的部位进行药物封闭，亦能取得很好的止痛效果。

（十二）静脉封闭疗法

有学者用0.5%普鲁卡因溶液，每次10ml，静脉注射，每天1次，10～14天为1个疗程，治疗头痛、失眠等神经衰弱症状，有明显效果。我们用1%普鲁卡因溶液每次60～80ml+5%葡萄糖溶液500ml，静脉滴注，每日1次，10～14天为1个疗程，治疗缺血性脑血管病。

（十三）环状或套状封闭

0.25%普鲁卡因溶液40～80ml在腕关节上方或踝关节上方作环状封闭，每日1次，适用于肢端红痛症。

（李志军　杨明山）

第五节　脑出血颅内血肿抽吸引流术

脑出血颅内血肿抽吸引流术结合了立体定向手术与颅内血肿清除术两者的优点，既减轻了开颅血肿清除术引起的组织损伤和功能障碍，又不需过于精确的定位，减少了手术盲区，设备也不太复杂，为脑出血的治疗提供了新的选择。循证医学证据提示颅内血肿抽吸引流术是目前治疗脑出血最有效的治疗手段之一。

手术目的是尽早清除血肿，以直接、迅速地减少局部机械性压迫及血肿降解物引起的血肿周围脑组织的损害，使患者度过脑水肿高峰期，以提高存活率及生产质量。

手术时间：

超早期：6小时以内，此型血肿仍处于不稳定状态，手术引流后，颅内压力下降，已引起出血进展或再出血。此型进行手术时可以将针穿刺至血肿边缘，不行抽吸而使其自然引流。

早期：6～24小时，此时，血液凝血活性开始下降，纤溶活动亢进，血肿较容易抽吸；另外，血肿也趋于稳定，再出血发生率较低。

中期：24～48小时，（同早期）。

后期：大于48小时、小于72小时，血凝块凝固和收缩，手术可尽量抽吸。病程超过72小时，如果存在明显的占位效应和神经功能缺损的情况，也可以考虑手术。

（一）适应证

1. 外囊区血肿30ml以上，脑叶血肿30ml以上。

2. 丘脑出血大于20ml破入第三、第四脑室或一侧侧脑室，引起梗阻者。

3. 内囊区血肿40ml以上,有中线移位、脑水肿、破入脑室者,引起梗阻者。

4. 原发性脑室出血、脑室铸型。

(二) 禁忌证

1. 深昏迷,或脑疝呼吸停止30分钟以上。

2. 有继续出血征象者。

3. 脑动脉瘤或血管畸形破裂所致脑内血肿,多发脑叶出血考虑为血管淀粉样变引起者及瘤卒中者。

4. 多发、散在的颅内斑片状出血。

5. 血小板减少或有凝血功能障碍者。

6. 脑干血肿。

7. 合并其他系统功能严重衰竭或各种疾病最终阶段合并脑血肿者,不宜手术。

8. 枕骨大孔疝形成大于2小时者,不宜手术。

9. GCS评分低于4分。

10. 家属拒绝签署知情同意书

(三) 手术流程

1. 体位:大脑半球血肿患者取侧卧位(病灶侧在上),头部与床面平行,患者头部前倾。

2. 术前依据患者意识状态,决定是否应用镇静剂。

3. 定位:选择好穿刺靶点,球形血肿,靶点在血肿中心;长条形大血肿,必要时可用双针穿刺两个靶点;颅内血肿破入脑室,并有脑脊液循环梗阻者,可用双针同时穿刺血肿和侧脑室;破入脑室内血量不多、无脑脊液循环梗阻者单针穿刺脑部血肿即可。

助手和术者共同按简易三维立体定位"331"方法计算、记录,确定限位器高度,选择合适的穿刺针。定位点注意避开主要血管和功能区,术者用甲紫标记,助手复核。

简易三维立体定位法:所谓"三维立体",是按三维坐标(X、Y、Z轴)方法,确定血肿穿刺靶点在颅内三维空间中的位置。①X轴:靶点到外侧头皮的距离;②Y轴:靶点到前冠状线的距离;③Z轴:靶点到基线的距离。

"331"——三条线、三段距离、一个垂直。

第一条线:为正中矢状线,由眉心到头顶,坐位参照线和参照平面。

第二条线:为基线(OM 线、EM 线或 RB 线),但大多数情况下,要根据所摄 CT 片来确定。

第三条线:是在血肿最大的层面,标出平行于基线的一条线(Z 轴)。

三段距离:在血肿最大层面上,利用 CT 片上的标尺测量。

第一段距离(a):由颅中线(正中矢状线)测量到最外侧矢状线的距离,作为固定直角筛板定位尺或直角尺的距离。

第二段距离(b):垂直于前冠状线,测量到靶点的距离(Y 轴),在第三条线上标出,即为穿刺点。

第三段距离(c):垂直于颅骨中线,测量靶点到头皮的距离,作为选择穿刺针长度的依据(X 轴)。

一个垂直:即穿刺方向垂直于穿刺面。

简易三维立体定位注意事项:掌握颅脑 CT 知识,熟悉颅底解剖关系。因为本定位法关键是基线的确定,往往由于病情危急,所做 CT 检查的基线,并不是标准的眶耳线(OM 线)、眉听线(EM 线)或瑞氏线(RB 线),应根据实际 CT 片的结果,以颅底骨性结构和眼球为参照物,确定基线。

1. 术者消毒,2% 利多卡因溶液局部麻醉。

2. 穿刺:助手穿刺前检查器械,准备好无菌敷料、胶布,与消毒同步完成。助手固定好患者头部和肢体,防止躁动。取出一体化转头和充电式手钻,直接连接固定,观察转头转动,要保证转头转动平稳。术者固定好限位器,将电钻在头皮定位,助手检查对线准确后开始穿刺,有落空感后停钻。将钻头与电钻分离,消毒钻头,铺孔巾。用剪刀将钻盖与三通针连接封条最窄部分断开,拔除钻盖。取出钝头针芯,插入三通体内,将其与三通针体一起平缓地推至血肿边缘。取出引流管、密封环、无孔盖帽,引流管一头与三通针体侧引流口连接,一头与注射器连接,拔出钝头针芯,将密封环放置在三通体上端平面内,将无孔盖帽与三通体拧紧。缓慢抽吸注射器,切忌抽吸过快、过猛,抽吸过程中应有一定间歇,避免血肿腔内压力在短时间内下降得过快。首次抽吸量一般不超过血肿总量的1/3,为15~20ml,依据复查CT的结果是否调整进针深度。盖上无孔盖帽,接上引流管,消毒、包扎。

液化剂的应用:目前临床上常用的血肿液化剂包括尿激酶和rt-PA。每次根据穿刺针的位置,向血肿腔内注入尿激酶1万~4万U或者rt-PA 0.5~1mg,夹闭引流管2小时后开放引流,并根据病情变化及时复查CT证实血肿大部分清除为止。血肿破入脑室者,如血肿量较多,可做脑室穿刺引流,引流不畅时可注入液化剂,根据出血量来选择尿激酶或者rt-PA用量,待引流液基本清亮,病情稳定4~6天后,持续夹闭引流管24小时无症状加重后拔管。

(四) 术后处理

1. 复查CT:复查时间为术后当时、术后12~24小时、第3天,以及改变进针深度以后。

2. 脱水剂:根据患者微创术后的临床表现,视病情而定。

下列几种情况应使用脱水药(供参考):

(1) 病情危重,有一侧瞳孔散大者。

(2) 首次清除血肿不满意,颅内压偏高。

(3) 血肿清除过程中,颅内压较高;脑水肿明显;处于颅内压升高的代偿期或失代偿期。

甘露醇:手术后、拔管前,根据复查CT时血肿排出的情况、脑水肿情况,酌情应用甘露醇。有条件者可以用白蛋白,以及联合应用果糖、呋塞米等。

3. 拔针指征:①血肿基本清除干净。②颅内压基本正常,或仅用少量降颅压药已能达到控制颅内压。③引流出脑脊液已清亮。④CT复查,无中线移位,无脑受压表现。⑤凡与脑室相通的引流管,经闭管24小时,无颅内压增高。⑥穿刺针24小时内清除的血肿已很少,幕上残留血肿在10ml以下。⑦穿刺针已保留7天。⑧穿刺针周围已经没有明显血肿。

4. 换药:术后常规1~2天换药1次。

（五）术后常规医嘱

1. 抗感染。

2. 营养支持。

3. 促醒剂。

4. 水、电解质平衡。

5. 脑细胞代谢活化剂。

（六）并发症的防治

1. 再出血

（1）原因

1）抽吸负压过大或抽吸过量，是再出血的最常见原因。主要因素之一为血肿排空速度太快，导致原出血动脉失去血块依托而又出血。

2）定位不准或穿刺方向有误，造成穿刺针进入脑组织或血肿边缘损伤非出血动脉。

3）血压过高。

4）液化剂应用过度。

（2）预防

1）抽吸负压不能太大，抽吸过程中应有一定的间歇，避免血肿腔内压力在短时间内下降过快，在使用血肿粉碎术冲洗时应注意等量交换，随时注意引流管内的液面高度，应高于穿刺点 10cm，以减少再出血的发生。

2）手术必须精确定位，可选择血肿的中心略偏后部位作为靶点，防止穿刺针位于血肿腔外，特别是根据 CT 片定位时；掌握好穿刺方向。

3）急性脑出血早期血压升高，是一种代偿性反应，颅压降低后血压有所下降。发病 7～14 天，血压趋向正常。因此，急性脑出血后应首先降颅压，对于静脉降压药，在脑出血急性期应慎用。

2. 感染：术前、术中应严格遵守无菌原则，术后常规应用抗感染药物。

（唐洲平）

第六节　基因治疗与干细胞移植治疗

基因治疗(gene therapy)是用正常基因校正或置换致病基因的一种治疗方法,传统意义上的基因治疗是指目的基因导入靶细胞以后与宿主细胞内的基因发生整合,成为宿主遗传物质的一部分,目的基因表达产物达到对疾病的治疗作用。近年来,采用基因转移的技术,即使目的基因和宿主细胞的基因组不发生整合,目的基因也可得到暂时表达,这种基因治疗中所应用的目的基因就如同我们平常在临床上使用的药物一样。

基因治疗是现代医学科学中发展最快和最令人感兴趣的领域之一,从 1986 年前 Garrod 提出 gene-enzyme 可导致疾病、1990 年第一例由反转录病毒介导的腺苷脱氨酶基因被转到了一位晚期 SCID(severe combined immunodeficiency)患者的淋巴细胞系,截止到 1996 年仅美国就有 600 多例患先天性或后天性疾患的个体接受了转基因治疗。尤其是人类基因组计划的提出和实施,将成为 21 世纪生命科学的资源库,遗传病、恶性肿瘤、心血管疾病、神经系统疾病和其他遗传易患性多因子疾病,都可能由此得到预测、预防、早期诊断和治疗,特别是为反义基因药物和基因治疗开创了可观的前景。

【诊断】

基因诊断是以 DNA 和 RNA 为诊断材料,利用分子生物学技术,通过检查基因的结构或表型来诊断疾病的方法和过程。它的问世将给整个诊断学带来一次革命,使人们对疾病的认识从传统的表现型诊断步入基因诊断或"逆向诊断"(reverse diagnosis)的新阶段。

【治疗】

基因治疗的方式有两类:一类为基因矫正和置换,目前尚无体内成功的报道;另一类为基因增补,即不去除异常基因,通过外源基因非定点的整合,使其表达正常产物。在目前条件下,基因仅限于体细胞,其影响只限于某个体的当代,而生殖细胞的基因疗法争论较大,临床上难以实施。

基因治疗早已在部分绝症中开展临床试验,如恶性肿瘤、AIDS 等。目前,心脑血管疾病的基因治疗也正在进行临床试验,如美国国立神经病和卒中研究所(NIIDS)以反转录病毒为载体,将胸苷激酶(TK)基因导入脑瘤内,届时给患者注射抗病毒药物 Ganciclovis,这种抗病毒药物与 TK 接触后即可杀死肿瘤细胞。人们现在已能成功地应用脂质体、反转录病毒载体、裸体 DNA 来直接将基因转移治疗闭塞性血管疾患的动物。美国心脏病学会(AHA)认为在 1997 年中 11 项最重要的心血管研究进展的第一项就是用基因治疗的方法诱导或维持患者的腿部动脉粥样硬化血管再通的研究。系统的基因治疗已在家族性高胆固醇血症(HP)、血浆蛋白缺乏症等方面进行了广泛的研究,而且部分已应用于人类的治疗(如 HP 等)。

总之,随着功能性基因组学和功能性蛋白质组学研究的深入,疾病的本质与可干预性的环节更为明晰。因此,基因治疗蕴藏着巨大的潜力,21 世纪的临床医学革命将可能使基因治疗逐步融入现代医学主流。然而,目前对基因治疗寄予过高期望是不现实的,在加强基因治疗基础研究的同时,因一些技术和伦理问题尚未完全解决,故在临床应用方面应持十分慎重的态度。干细胞移植治疗是运用具有全能分化和无限增生的干细胞,如胚胎干细胞、神经干细胞、骨髓间质干细胞以及近几年研究的热点——诱导多分化潜能干细胞(induced pluripotent stem cell,iPS cell)等,在适当的条件下定向诱导分化为各种相应的细胞,移植至靶组织,修复甚至替换功能受损的组织,或作为基因治疗的转移载体达到控制和干预疾病病理环节以至于预防疾病的目的。目前,人类干细胞治疗已成功地在临床造血干细胞领域中应用;干细胞移植治疗缺血性心力衰竭部分研究已进入临床试验阶段;干细胞移植治疗 CNS 疾病仍处于实验研究阶段,其范围包括变性性疾病(如 AD、HD、PD、脱髓鞘性疾病)、血管性疾病、损伤、肿瘤、代谢性疾病等。治疗机制可能有:①通过传递营养因子或生长因子以阻止神经细胞变性坏死,抗御细胞凋亡,起到神经保护作用,或达到改善脑循环目的。②移植能合成所缺失神经递质的细胞至损伤部位,以释放并补充递质。③直接分化为受损细胞，重建脑内固有组织，恢复其正常功能。虽然，目前仍有许多问题有待解决，尤其是干细胞功能性分化和免疫排斥反应以及医学伦理问题，但相信不久的将来定能逐步应用于临床，逐步融入临床医学发展的主流。

（张苏明）

第七节　缺血性脑血管病的介入治疗

一、概　　述

目前脑血管病、心血管病、恶性肿瘤是引起患者死亡的三大主要原因，脑血管病也是致残率最高的疾病。根据 20 世纪 80 年代至 21 世纪初，中国世界卫生组织监测心血管疾病的趋势和决定因素研究（MONICA）前瞻性研究（调查人群涵盖我国 16 个省市约 330 万人）和 1986 年全军脑血管病流行病学协作组回顾性研究（研究人群涵盖我国的 29 个省市 580 万人），脑卒中病死人数占城市死亡人数的 20%、占农村死亡人数的 19%；全年龄组平均年龄标化发病率为 116/10 万，平均年龄标化患病率为 3‰。在所有脑卒中患者中，缺血性脑血管病约占 80%。缺血性脑血管病主要是由于脑供血动脉的狭窄所导致的血栓形成和栓子脱落引起的脑动脉栓塞与脑梗死，颅外段颈动脉狭窄是缺血性脑血管病的主要病因之一。据国内外报道，20%～30% 的缺血性脑血管病的直接发病原因是颈动脉狭窄。因此，治疗颈动脉狭窄的主要目的之一是预防缺血性脑血管病的进一步发展即脑梗死的发生；其二是解除颈动脉狭窄所引起的一系列脑缺血症状。

二、脑动脉狭窄的诊断

（一）临床表现

颈动脉狭窄临床上主要表现为脑和眼的缺血症状。病变累及大脑前循环供血动脉即颈总、颈内动脉者，可有头晕、头痛、晕厥、一过性黑矇、失明等症状；但其典型临床症状为短暂性脑缺血，即一过性肢体无力和麻木，以及短暂性偏瘫发作。病变累及大脑后循环即椎动脉者可出现椎-基底动脉缺血表现，如眩晕、晕厥和恶心等。严重者可发生卒中即脑梗死。脑梗死根据累及的部位不同可产生不同的临床表现，如偏瘫、语言和听力障碍等，严重者可发生昏迷甚至危及生命。也有部分患者仅表现脑白质缺血引发的功能性神经损害，如记忆力、计算能力或定向力减退及嗜睡等。体检：颈动脉狭窄患者的颈动脉搏动减弱或消失，可闻及颈动脉血管杂音，视网膜贫血等。

（二）影像学检查方法

目前，颈动脉狭窄常用的影像检查方法包括彩色血流多普勒超声（CFDS）、CTA、MRA、DSA 和血管内超声（IVUS）。除急诊患者以外，术前至少应进行以下影像检查中的两项以相互印证。

1. CFDS：包括实时声像图检查、多普勒血流动力学检查和三维血管成像检查等，能准确提供病变范围、狭窄程度、斑块性质、管壁厚度及血流速度等信息。但是，CFDS 诊断结果受操作者的经验及设备情况等影响较大，适用于可疑颈动脉狭窄患者的筛查。

2. CTA：其最大优势在于能区分微细的密度对比度差异，在诊断血管壁钙化方面具有独特优势；但在管腔狭窄程度的判断上，与血管造影诊断的符合率仅为 90% 左右。

3. MRA：对颈动脉狭窄的诊断效果与 CTA 相似，对钙化的显像和判断方面较 CTA 差。对血管狭窄程度的判断上，MRA 倾向于夸大病变，常无法区分严重狭窄和闭塞。与血管造影诊断的符合率与 CTA 类似，在 90% 左右。

4. DSA：目前仍是诊断血管病变的“金标准”，能准确显示血管的狭窄程度和范围，是制订治疗方案的最终依据。在 DSA 上对颈动脉狭窄程度的测量和分级方法参照北美颈动脉外科研究学会（NASCET）标准，即狭窄率＝$(1-A/B)\times100\%$（A 为最狭窄处血管直径；B 为狭窄远端正常颈内动脉直径）。狭窄程度分为轻度(狭窄率 0 ~ 29%)、中度(狭窄率 30% ~ 69%)和重度(狭窄率 70% ~ 99%)。

三、脑动脉狭窄的血管内介入治疗

颈动脉狭窄的球囊血管成形术于 1997 年首次实施。20 世纪 80 年代早期的报道包括球囊堵塞系统以减少栓塞并发症。尽管在 1989 年首次在颈动脉中使用球囊扩张支架,但此类支架容易受外力压迫,术后 30 天,超过 10% 的患者发生了主要不良事件。之后,自膨式 Wallstent 支架及更近的自膨式镍钛合金支架的使用解决了支架变形问题。随着颈动脉支架植入术(carotid artery stenting,CAS)设备和技术的改进与成熟,CAS 已成为替代颈动脉内膜剥脱术(carotid endarterectomy,CEA)的合理方法,尤其对于那些行 CEA 有高度危险的患者。

(一) 适应证

1. 主要适应证:影像检查证实颈动脉狭窄率达到 70% 并伴有明确相关的症状和体征者;颈动脉狭窄率为 50% 以上且伴有明确的溃疡形成和(或)不稳定斑块者。

2. 次要适应证:无症状性单侧颈动脉狭窄,管腔狭窄率(直径)>80% 者;无症状双侧颈动脉狭窄,狭窄直径均>70% 者;无症状双侧颈动脉狭窄,狭窄直径 50% ~ 70% ,但需要进行全麻的重大手术者,为预防发生术中脑缺血可在术前行单侧(优势侧)CAS。

3. 特殊适应证:影像检查证实颈动脉完全闭塞,但闭塞段长度≤10mm,且远端流出道通畅并伴有明确相关的症状和体征者,在技术可行的情况下属特殊适应证。

根据最新 AHA/ASA 缺血性卒中二级预防指南(2010)中对症状性颅外颈动脉病变的治疗推荐意见:对于近期发生 TIA 或 6 个月内发生缺血性卒中合并同侧严重(70% ~ 99%)颈动脉狭窄的患者,如果预计围手术期患病率和死亡率风险<6% ,推荐进行 CEA(Ⅰ类;A 级证据);对于近期发生 TIA 或 6 个月内发生缺血性卒中合并同侧中度(50% ~ 69%)颈动脉狭窄的

患者,如果预计围手术期患病率和死亡率风险<6%,推荐进行CEA,取决于患者特异因素,例如年龄,性别和并存疾病(Ⅰ类;B级证据);当狭窄程度<50%时,无颈动脉再通指征(无论CEA或CAS)(Ⅲ类;A级证据);当TIA或卒中患者需要CEA时,如果无早期再通禁忌证,在2周内进行手术是合理的,而非延迟手术(Ⅱa类;B级证据);有症状患者,具有平均或较低的血管内操作并发症风险的,当颈内动脉腔直径狭窄程度非侵袭性影像检查为>70%或导管成像检查为>50%时,需要CAS作为CEA的替代方案(Ⅰ类;B级证据);对于症状性严重狭窄(>70%)患者,当狭窄超出手术所能及、内科情况大大增加手术风险、或存在其他特殊情况,例如出现CEA后放射诱导的狭窄或再狭窄时,可以考虑进行CAS(Ⅱb类;B级证据);当证实操作者的围操作期患病率和死亡率为4%~6%,与其他CEA和CAS试验观察到的相似时,在上述情况下进行CAS是合理的(Ⅱa类;B级证据)。

（二）禁忌证

1. 严重的神经系统疾患,如病变侧脑功能完全丧失、瘫痪等。

2. 颈动脉完全闭塞,病变长度>10mm,伴有影像证实的血管内血栓和多段狭窄者。

3. 有出血倾向的同侧颅内动静脉畸形或动脉瘤,又不能提前或同时给予治疗者。

4. 3个月内发生过颅内出血或4周内发生过大面积脑梗死者。

5. 严重心、肝、肾功能障碍,对比剂过敏等血管造影禁忌者。

（三）操作

1. 术前准备

(1) 明确诊断和制订治疗方案:术前必须经影像检查,准确评价颈动脉狭窄的病变性质、程度及病变范围,有条件者可行脑血流灌注成像,也需进行相关的临床实验室检查和神经系统体检。临床资料搜集完成后,由至少1名副主任医师组织术前讨论,以确认手术适应证和手术方案。

(2) 签订知情同意书:术前必须签署手术知情同意书。主要内容包括本术的风险和可能的获益情况。要和患者及家属做好充分的谈话和沟通,尽可能回答他们提出的疑问。

(3) 患者准备:局部麻醉术前6小时、全身麻醉术前12小时禁饮食。腹股沟区备皮等同脑血管造影术前准备。术前应规范性给予抗血小板药物:术前口服肠溶阿司匹林100mg/次,1次/天,和(或)氯吡格雷75mg/次,1次/天,至少3~5天。需急诊手术者,应在术前6小时将上述药物3天的总量一次性口服。除一般性术前准备外,必须建立有效的静脉通道。

(4) 器械准备:根据术前制定的手术方案,做好充分的器材准备。

2. 术中操作

(1) 消毒:刷手及穿刺部位消毒。

(2) 铺无菌单、穿手术衣、戴无菌手套。

(3) 造影准备:核对器械、材料及药品;建立足够的静脉通道;完成各种器械的术前准备(由器械护士完成)。

(4) 确定穿刺点及麻醉:在腹股沟韧带处触及股动脉搏动最强处后,穿刺点一般定于搏动最强点偏下方1.0cm处。2%利多卡因逐层浸润麻醉皮下组织、股动脉的两侧及上方。

(5) 股动脉穿刺。

(6) 建立动脉通道。

(7) 造影:全脑血管造影的起点是从主动脉弓开始。造影过程要包括完整的动脉期、实质期和静脉期。要动态、全面地观察各血管的起始情况、走行、变异,大脑前、中、后动脉的一级分支有无狭窄(需多角度投照,充分展示病变的长度、程度、与周围血管的解剖关系、成角情况、前向血流情况),侧支代偿情况,Willis环的完整情况等。

(8) 介入治疗:动脉粥样硬化性颈动脉狭窄直接选择支架植入术,不推荐做单纯球囊扩张治疗;纤维肌肉结构不良(fibromuscular dysplasia,FMD)和大动脉炎引起的颈动脉狭窄推荐首选球囊扩张成形术(PTA),扩张术中发生夹层等并发症时可植入支架治疗；动脉粥样硬化性颈动脉狭窄行支架植入术中推荐使用脑保护装置(EPD)。

(9) 支架植入后即刻检查：支架植入后即刻行颈动脉血管造影，观察颈动脉内是否有充盈缺损(栓子)，确认没有后再回收 EPD，并在体外进行冲洗，以确认是否捕捉到红白栓子。若造影发现颈动脉有栓子存在，应即刻采取导管取栓和药物溶栓治疗。确认栓子取出或溶解消失后，再取出 EPD。

(10) 完成手术后检查：再次进行治疗侧颈动脉和颅内血管造影评价，达到形态学疗效满意和查体没有脑缺血等并发症则手术操作完成。

3. 注意事项

(1) 术中血压的控制：如患者基础血压不正常，在开通颈动脉狭窄前应给以适度降压。推荐收缩压降至正常或比基础血压降低 20～30mmHg。

(2) 颈动脉窦压力反射的处理：在颈动脉狭窄球囊扩张和植入支架前，备好阿托品 1mg，一旦出现严重心率过缓(<40 次/分)和血压降低(收缩压<90mmHg)，可静脉推注阿托品 0.5～1.0mg。若收缩压难以维持在 90mmHg，可给予多巴胺类升压药物。将心率和血压控制在正常范围或收缩压低于正常 20～30mmHg。术后要动态监测血压至少 24 小时，或至稳定为止。如出现心搏骤停或心率持续<40 次/分，置入临时起搏器。

(3) 抗凝药物的使用：术前即刻静脉推注肝素 50U/kg，术中持续经导引导管加压灌注肝素等渗盐水[肝素量 20U/(kg · h)，浓度 2000U/L]。

(4) 球囊扩张：对于颈动脉近闭塞性狭窄，预计远端 EPD 通过有一定难度时可先行小球囊(直径 2～3mm)预扩张后再放置 EPD；或使用近端保护装置。对于重度狭窄(直径>70%)，植入支架前推荐采用等大球囊(直径 5～6mm)预扩张。植入支架后若仍有残余狭窄>30%，再行后扩张。

4. 并发症预防及处理

(1) 脑梗死：脑梗死是 CAS 术中最主要的并发症，发生率在 2%～5%。目前认为在术中使用 EPD 可以减少脑栓塞事件的发生概率。另外,术前和围术期有效的抗栓治疗是公认的预防手段。术中一旦发生严重栓塞事件应立即进行动脉溶栓和取栓治疗。

(2) 脑过度灌注损伤:脑过度灌注是指严重的颈动脉狭窄解除后,同侧脑血流量显著增加,从而导致脑水肿甚至颅内出血发生。有报道脑出血发生率在0.5%左右。围手术期有效的血压控制是预防过度灌注损伤的最有效手段。癫痫发作及颅内出血被认为是严重过度灌注损伤的表现,一旦出现,应立即停止抗凝治疗。严重者可考虑脑室引流或外科治疗。

(3) 颈动脉并发症:血管痉挛多可自行恢复,也可采用血管扩张药物,如硝酸甘油、尼莫地平动脉推注可取得即刻疗效。颈动脉和颈动脉支架内急性血栓形成应在积极抗凝和溶栓治疗的基础上,考虑动脉导管取栓治疗。

(4) 心血管并发症:主要表现为心动过缓、心搏骤停及低血压,是由于颈动脉球内感受器对机械压迫导致的迷走神经反射引起。常出现在颈动脉分叉部位的球囊扩张时,也可在支架置入后发生。球囊扩张和支架置入前要准备阿托品,一旦发生迷走反射立即静脉推注0.5～1.0mg,能有效防止心动过缓的发生。必要时使用临时起搏器。发生持续低血压时,可使用稳定血压药物,如多巴胺等。

(5) 一般并发症:如穿刺点损伤,局部血肿形成,对比剂过敏、对比剂肾病等。处理原则参照动脉血管造影等有关治疗方案。

5. 术后处置及随访

(1) 严密观察病情变化,至少24小时心电、血压监护,或监护至心电、血压平稳。

(2) 术后经静脉滴注肝素或皮下注射低分子肝素抗凝治疗至少24小时。

(3) 术后继续应用术前所用的抗血小板药物(如阿司匹林和氯吡格雷等)治疗,持续至术后6～12个月。

(4) 随访:建议分别于术后1、3、6和12个月定期对患者进行神经系统全面复查,并行颈动脉彩色超声检查。当怀疑颈动脉支架后再狭窄时,同时进行 CTA 或直接行血管造影检查。1 年后建议每 6 个月复查 1 次。

（骆　翔　田代实）

第八节　心理治疗

心理治疗系指通过专业受训者对患者情绪进行调整的过程,是一种治疗者与一个或多个患者之间发展专业性联系的过程。其主要技术为“谈话”(talk)。英国心理学家艾森克将心理治疗划分为以下 6 个标准:①两人或多人之间持久的人际关系;②参与者之一具有特殊的专业经验;③其他参与者因情绪或人际适应不良而加入此关系;④采用心理学的原理,如暗示、解释等;⑤治疗的程序根据心理发展的基本理论,以某患者的特殊起因而建立;⑥治疗目的为改善患者的症状。

（一）性质

心理治疗不同于医疗者与患者的关系,它是通过治疗师的专业眼光,让患者自己增加对自己的认识,自己改变自己!其基本出发点为:患者的性格、情感、行为均因学习而产生,故可通过再学习而改变。但心理治疗不能改变因遗传、个体社会因素而造成的状况,故对患者有如下的要求:

1. 患者自愿参加治疗小组。
2. 患者的环境容许他们的改变。
3. 患者自己具有克服障碍的“内省力”。

（二）关系

心理治疗者与患者的关系并不同于一般的友谊关系,它是职业性的,它具有以下特点:

1. 单向性:关系一旦建立,关注的对象主要是患者,而非治疗者。
2. 系统性:治疗者对来访者具有明确的目的,对所进行的关系的发展有着系统的计划。
3. 正式性:尽管治疗者与患者的关系可以非常紧密,但它仅限于治疗师指定的时间和地点。

4. 时间限制性:治疗关系的确立与患者因心理障碍前来求诊有关,一旦治疗目的达到,关系便告中止。对于患者过长的倾诉而不忍心打断的做法对患者有害无益。

（三）方法

会谈是心理治疗的主要手段,它包括以下内容:

1. 开始评估:与患者的初次会晤便开始了对患者的评估,应该注意7个方面。

(1) 告诉患者评估的过程。

(2) 一般用1~4次会谈进行评估。

(3) 对危及生命的行为作重点评估。

(4) 评估疾病的器质性原因。

(5) 精神病学诊断。

(6) 开始阶段应多倾听。

(7) 开始时谨慎提问和解释,以避免移情过早产生。

2. 选择患者可根据美国精神障碍诊断标准第三版修订本(DSM-Ⅲ-R)制定。

(1) 神经症。

(2) 有心理学头脑。

(3) 能够体察自己的感情。

(4) 能运用理解使症状减轻。

(5) 有环境支持。

(6) 良好的医患配对。

(7) 严重的抑郁症、精神分裂症及边缘型人格障碍的患者可作精神分析,但目的仅为矫正起病条件,使患者更好地适应社区化生活。

3. 开始治疗

(1) 节制和自由联想:当治疗者对患者作了评估后,便应少讲话,更多地倾听,称为“节制”,还应鼓励患者尽量自由地讲,无拘无束地讲。

(2) 治疗者应告诉患者心理治疗的理论:过去作为现在的模板;举例说明移情、防御及阻抗。

(3) 患者应该与治疗者建立工作联盟,学习自由联想,有个安全的气氛,认识开始治疗时的失望,逐渐理解移情、防御及阻抗,学习运用梦。

4. 治疗的结束:治疗结束时患者和治疗者都要动感情地告别,精神分析的结果不仅是患者心理成长的过程,也包含了治疗者的心理成熟,治疗者应该让患者知道自己对他今后仍会有所帮助。为此,治疗者与以前的患者不期而遇,还是应该互相问候,但不宜提出额外要求(如捐献等)。结束时,治疗者可运用自省及督导来审视自己的感情。结束前的工作包括:

(1) 患者:回顾治疗经过;体验和掌握分离和失落;再度体验和掌握移情;开始自我探索。

(2) 治疗者与患者:确定治疗中的令人失望、局限、不成功的方面;讨论今后心理治疗的可能性及讨论今后的谈话。短程精神动力学疗程为10~20次,每周1次;特殊例数可达40次,超过40次应做长程治疗的准备。

(四) 心理治疗的分类

1. 根据心理治疗的理论体系分类

(1) 分析性心理治疗:其理论基础是弗洛伊德的心理动力学,包括经典式精神分析疗法及各式各样在此基础上发展起来的精神分析法的变种。

(2) 行为疗法:是建立在行为学习理论基础上的心理疗法,包括应答行为疗法、操作性行为疗法、替代性学习疗法、认知行为疗法、暴露疗法和放松疗法。生物反馈疗法严格地讲应归入此类。

(3) 现象学的心理治疗:是建立在人本主义理论基础之上的心理治疗。强调人的主观体验,帮助患者认识自己的潜能,驱使自己去改善自身的情况和人际关系,包括咨客中心疗法、存在主义疗法和完形疗法、认知疗法、支持疗法。森田疗法也是采用的这一原理。

2. 根据心理治疗的对象分类

(1) 个体心理治疗:通过治疗师与患者进行个别交谈来实施。

（2）集体心理治疗：针对病情相同或相容的一组患者以学习班的形式进行。

（3）夫妻治疗：治疗的焦点集中在一对夫妻的婚姻关系上。

（4）家庭治疗：患者存在心理问题牵扯到整个家庭所有成员，治疗强调解决家庭成员间的关系。

3. 根据心理治疗的期限分类：尽管在心理治疗的期限上并没有什么硬性规定，时间的长短既要考虑接受治疗者的意愿、所关心问题的轻重及涉及内容，也不能忽视现实情况，包括往来方便与否、治疗费用负担等。但习惯上认为：

（1）长期心理治疗：指治疗的时间较长，超过两三个月，甚至长达一两年，治疗的目的不仅在于症状与问题的消失，而且还在于改善性格和行为方式，故用时较久。

（2）短期心理治疗：指治疗在两三个月内完成的治疗，可能五六次会谈，也可能十次左右，治疗重点清楚明了，绝不无限制地扩大范围。

（3）限期心理治疗：在治疗开始时，治疗者和被治疗者商定在一定的期限或次数内进行治疗。目的在于彼此事先有个计划和了解，在约定的期限内尽量努力，以具体改善某些状况。

4. 根据心理治疗时的心理状态分类

（1）觉醒状态下的心理治疗（或觉醒治疗）：治疗时患者神志清楚，医生所传达的各种信息患者都能清楚地意识到，并能自觉地进行积极思考。多数心理治疗属于此类。

（2）半觉醒状态下的心理治疗：患者处于半清醒状态下，意识范围相对狭窄，医生的建议极易接受，暗示性语言具有较强的治疗作用，如麻醉分析、暗示疗法。

（3）特殊状态下的心理治疗：在催眠状态下患者意识范围极度狭窄，只能保持与医生的接触，接受医生的言语指导，如催眠治疗。

（刘登华）

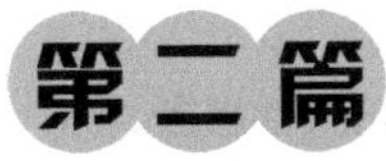

第二篇 各论

第七章 周围神经疾病

第一节 脑神经疾病

一、三叉神经痛

三叉神经痛(trigeminal neuralgia)是指三叉神经分布区域内反复发作的阵发性、短暂性剧痛。可分为原发性和继发性两种,后者常因桥小脑角肿瘤、三叉神经根或半月节部肿瘤、血管畸形、动脉瘤、蛛网膜炎、多发性硬化等引起。目前对原发性三叉神经痛的病因、病理尚无统一认识。

【诊断】

(一)临床表现

1. 疼痛位于三叉神经分布区内,多局限于某一支,以第2、3支多见,多为一侧性。

2. 呈短暂发作性闪电样、刀割样、烧灼样、撕裂样疼痛;常伴患侧面肌抽搐,历时几秒至1~2分钟,每次发作性质相似,间歇期无症状。

3. 常有触发点或称扳机点,多位于上唇外侧、鼻翼、颊部、舌缘等处。轻触此点或口、舌运动即可诱发疼痛。为此,患者常不洗脸,少饮食,以致眼睑肮脏、体瘦,甚至脱水。

4. 原发性三叉神经痛无神经系统阳性体征。

5. 原发性三叉神经痛病程呈慢性经过,周期性发作,缓解期短则几天、长则几年,以后发作加频,缓解期缩短,很少自愈。继发性三叉神经痛病程与原发病相关。

6. 原发性三叉神经痛多见于40岁以上的女性患者。

(二) 辅助检查

可针对病况选择颅底或内听道X线摄片、鼻咽部检查、听力和前庭功能检查、CT或MRI检查,以明确病因。

(三) 鉴别诊断

本病需与牙痛、鼻旁窦炎、下颌关节炎、偏头痛、舌咽神经痛相鉴别。

【治疗】

(一) 药物治疗

1. 卡马西平(tegretol,痛可宁):0.2~0.4g,每日3次,口服。

2. 苯妥英钠(phenytoin sodium):100mg,每日3次,口服。

3. 氯硝西泮(clonazepam):开始每日1mg,逐渐增至每日6~8mg/d,分次口服,亦有一定疗效。

4. 维生素:B_{12} 500mg,每日1次,肌内注射,2周为1个疗程。

5. 乐瑞卡:75~150mg,每日2次。

(二) 神经阻滞疗法

经药物治疗效果不满意者可行神经阻滞术,常用药物:

1. 激素:2%利多卡因溶液1ml加乙酸泼尼龙25mg,3~5天1次,连续5~10次。

2. 乙醇:无水纯乙醇或95%乙醇溶液0.5~1ml。注入乙醇前应注入局麻药物。

神经阻滞疗法的穿刺技术如下:

(1) 眶上神经阻滞法:患者仰卧或坐位。先在眼眶上缘中间偏内侧部摸到切迹,用肌内注射针头刺入眶上神经孔,针尖稍向上向后。

(2) 眶下神经阻滞法:患者仰卧位或坐位。眶下孔位于眶下缘正中下方约1.5cm,鼻翼旁1cm处。针尖刺入后向上向后试探该孔,刺中后,针尖不宜过深,为0.2~0.3cm。

(3) 上颌神经阻滞法:患者头侧位,患侧向上,张口。穿刺点在腭大孔的稍前方。此孔位于最后一个臼齿(第3或第2)的内侧硬腭上,自该臼齿舌面向腭正中缝虚拟作一垂线,其中外1/3交界处即为腭大孔。口腔黏膜消毒和局部麻醉后,用腰穿针头垂直刺入4~5cm,即可碰到中翼板,记好进针深度,将针退出一段后改向前上方刺入,其深度较原来深约1cm。

(4) 下颌神经阻滞法:体位、穿刺部位及刺入深度同上颌神经封闭,仅其穿刺方向与之不同。即针碰到中翼板后,先退一段再向后向上方刺入,深度同原来的深度或略深一点。

(5) 三叉神经半月节阻滞法:方法同下颌神经封闭,只是进针点较低些。穿刺方向与头部冠状面平行,与颅底平行成20°闭角(或与矢状面成110°闭角)。进针4.5~5.0cm,即可达卵圆孔的外口,刺中下颌神经后,再缓慢进针0.3~0.5cm,到达卵圆孔半月神经节处,回抽无血和脑脊液后,再行神经阻滞。

(三) 射频热凝术

应用射频治疗仪发出的射频电流,通过绝缘穿刺针使三叉神经半月节局部温度逐渐增高至75℃(有文章报道温度达80~85℃,持续5~6分钟),持续2分钟,有选择地破坏半月节内传导痛觉的纤维,保存对热度有较大抵抗力的传导触觉的纤维,从而达到止痛的目的。

(四) 手术治疗

手术治疗常用方法有三叉神经感觉根部分切断术、三叉神经脊束切断术及三叉神经根微血管减压术。

二、三叉神经病

三叉神经病是一种少见的病症。病因尚不明确,有限的报道提及手术中发现三叉神经感觉根明显萎缩,组织学改变为轻度慢性炎症,亦可见于结缔组织病或应用锑脒(stilbamidine)治疗后。

【诊断】

1. 临床表现:主要表现为一侧面部持久的感觉障碍,不伴有其他神经障碍。病程缓慢,经历数月或数年后趋向恢复正常。偶见双侧病变。

2. 鉴别诊断:本病需与鼻咽癌、三叉神经节或神经根的神经瘤、脑膜瘤、脑桥肿瘤、脑桥微小梗死及多发性硬化等鉴别。

【治疗】

本病如能查得病因,应首先考虑病因治疗,辅以对症处理,大量B族维生素、局部按摩、理疗及针刺疗法均有助于神经症状的恢复。

三、特发性面神经麻痹

特发性面神经麻痹(idiopathic facial palsy)又称贝尔(Bell)麻痹,是指病因不明的、面神经管内面神经的急性非化脓性炎症所致的单侧周围性面神经麻痹。

【诊断】

(一)临床表现

1. 任何年龄均可发病,通常急性或亚急性起病。

2. 可有感冒受寒史,病初可有下颌角或耳后疼痛,乳突部可有压痛。

3. 主要症状为一侧面部表情肌瘫痪。检查时发现患侧额纹消失,眼裂不能闭合或闭合不全,鼻唇沟浅,口角低、鼓气或吹口哨时漏气;颊肌瘫痪,食物易滞留于病侧齿龈,面瘫多见单侧,若为双侧则需要考虑是否为吉兰-巴雷综合征。

4. 病变在茎乳突孔以上,影响鼓索神经时,则有舌前2/3味觉障碍。病变在镫骨神经分支上方时,可伴有听觉过敏。病变在膝状神经节,则除上述症状外,还有外耳道与耳郭的疱疹及感觉障碍。

5. 无其他神经系统局灶体征。

(二)辅助检查

发病后14~21天肌电图检查及面神经传导功能测定,可协助判断疗程及预后。

（三）鉴别诊断

1. 吉兰-巴雷综合征可有周围性面瘫，但多呈双侧性，有对称性肢体瘫痪及脑脊液蛋白-细胞分离现象。

2. 各种中耳炎、迷路炎、乳突炎等并发的耳源性面神经麻痹，多有原发病的特殊症状及病史。

3. 颅后窝的肿瘤或脑膜炎引起的周围性面瘫，大多起病缓慢，且有其他脑神经受损或原发病的表现。

4. 神经莱姆病为单侧或双侧面神经麻痹，常伴有发热、皮肤游走性红斑，常可累及其他脑神经。

【治疗】

（一）药物治疗

1. 急性期应尽早使用肾上腺皮质激素类药物。可用泼尼松 10mg，口服，每日 3 次；或地塞米松 0.75mg，口服，每日 3 次，7～10 天。基于面神经炎症和水肿的病理改变，临床上一直应用激素治疗贝尔麻痹，但在应用激素的疗效、剂量及途径方面存在不同意见。目前指南推荐：使用类固醇激素治疗贝尔面瘫，因为缺乏足够强的Ⅰ类研究，仍不能明确肯定激素治疗对贝尔面瘫有益。基于收集的Ⅰ类、Ⅱ类研究结果及相对较轻的不良反应谱，得出结论：类固醇激素是安全的，并且在改善贝尔面瘫患者面肌功能方面很可能是有效的。总结文献中口服泼尼松常用剂量为 1mg/kg，最多为 70mg/d，初始剂量持续 6 天，接下来 4 天依次递减。

2. 维生素 B_1 100mg、维生素 B_{12} 250～500μg，肌内注射，每日 1～2 次；或弥可保 500μg，肌内注射，隔日 1 次替代维生素 B_{12}。

3. 加兰他敏 2.5～5mg，肌内注射，每日 1～2 次。

4. 0.4%～0.6% 麝香溶液 2～4ml，面神经干及面部穴位注射，每日 1 次；或用泼尼龙注射液 25mg，面神经干注射，隔日 1 次。

5. 各类改善周围血液循环功能的药物选用 1～2 种。

6. 有文献报道早期使用神经生长因子有利于贝尔麻痹患

者神经的恢复。

（二）理疗

急性期可选用超短波透热、红外线照射或耳后茎乳孔周围的局部热敷等。发病后7～10天可采用碘离子透入疗法。

（三）针刺疗法

急性期过后为促进神经传导功能的恢复和加强肌肉的收缩，此时可给予瘫痪面肌针刺或电针治疗。常取穴位有翳风、听宫、听会、太阳、攒竹、阳白、颊车、地仓、下关、四白、承浆、丝竹空、睛明等。

（四）功能疗法

面肌的功能训练应尽早开始。

（五）护理

严重的面神经炎由于眼睑闭合不能、瞬目动作及角膜反射消失，使角膜长时间外露，易导致眼内感染，特别是角膜损害。为此，要注意不宜吹风和持续用眼，外出或睡眠时使用眼罩或眼膏保护角膜。

（六）手术治疗

长期不能恢复者，可试行面神经与副神经或面神经与膈神经吻合术。但术后随意运动能否通过长期训练而建立尚难确定。

四、面肌痉挛

面肌痉挛（facial spasm）以阵发性不规则的半侧面部肌肉抽搐样收缩为特点，无神经系统其他阳性体征。病因未明，可能为面神经的异位兴奋或伪突触传导引起，少数为面神经炎的后遗症。

【诊断】

（一）临床表现

1. 多在中年以后，隐袭起病，女性较多。

2. 起病常从眼轮匝肌的轻微抽搐开始，逐渐扩散到口角肌肉。严重者，整个面肌均可发生痉挛，并可伴轻度无力和肌萎缩。情绪紧张、疲劳、自主运动时加剧，睡眠时消失。

（二）特殊检查

肌电图可见肌阵挛电位。

（三）鉴别诊断

功能性睑痉挛常为双侧性，无下半面肌抽搐。习惯性抽搐症多发生于儿童及青年，常为较明显的肌肉收缩，与精神因素有关。眼睑痉挛-口下颌肌张力障碍综合征（Meige 综合征）多见于成人，女性多于男性，隐匿起病，临床表现为眼睑痉挛、挤眼、紧闭难睁、口周局限性对称性痉挛，可发展至出现颈、上肢、躯干不自主运动。

【治疗】

（一）药物治疗

可试用卡马西平 0.1g，口服，每日 2～3 次；或苯妥英钠 0.1g，口服，每日 3 次。B 族维生素及周围神经营养剂。

（二）封闭治疗

重症患者可试用酚或 50% 乙醇溶液 1ml 行皮下面神经分支阻滞，或 0.3～4ml 茎乳孔面神经干阻滞。但在制止痉挛同时可能产生不同程度的面肌瘫痪。

（三）肉毒杆菌毒素治疗

用小剂量 A 型肉毒毒素注射痉挛的面肌，可使其临床症状改善。应用肌电图检查精细确定活动过度的肌点，有助于提高疗效。常见的副作用为轻微的面肌无力。

（四）手术治疗

可试用颅后窝微血管减压术。

五、前庭神经元炎

前庭神经元炎（vestibular neuronitis）目前多认为是前庭神经的病毒感染，散发或偶有小流行。多发于青壮年。

【诊断】

1. 临床表现：为急性起病的眩晕、恶心、呕吐，患者不敢睁眼，闭目卧床，动则症状加重。

2. 检查可见持续性眼球震颤，一侧前庭功能减退，但无听力障碍。

3. 本病为自限性病程，一般 6 ~ 9 天内完全恢复。

【治疗】

治疗原则同内耳眩晕症。恶心停止(1 ~ 3 天)后抗眩晕药不宜再用。

六、蝶腭神经痛

蝶腭神经痛(sphenopalatine neuralgia)也称蝶腭神经节神经痛，又称 Slude 综合征，由于蝶腭神经节在解剖结构上比较复杂，其周围分布又极其广泛，故本综合征的临床表现相当复杂而不典型，以致其诊断也颇为困难。

【诊断】

(一) 临床表现

1. 一侧下半面部疼痛，主要位于鼻根后方、颧部、上颌、上腭与龈部，常累及同侧眼眶，并可向同侧肩、颈部扩散。

2. 疼痛为发作性，持续时间较长。

3. 发作期间通常伴有鼻塞、流涕、流泪。

4. 用 2% 硝酸银溶液或 0.5% 甲醛溶液涂搽鼻甲后部黏膜，可缓解症状。

(二) 鉴别诊断

本病需与三叉神经痛、舌咽神经痛、丛集性头痛相鉴别。

【治疗】

(一) 药物治疗

见本章一。

(二) 局部理疗

患侧鼻部普鲁卡因离子透入 2% 普鲁卡因溶液，电流强度 0.2 ~ 0.7mA，每日 1 次，每次 30 分钟，连续 15 ~ 20 次。亦可采用超短波或间动电流治疗。

(三) 封闭治疗

1. 2% 普鲁卡因溶液及 3% 麻黄碱混合液滴鼻或以 3% ~

5% 可卡因溶液涂布中鼻甲后部黏膜,每日 3 次。

2. 经腭大孔入路行蝶腭神经节封闭,轻症以 1% 普鲁卡因溶液(或 1%~2% 利多卡因溶液),封闭重症则行乙醇封闭。具体操作参照三叉神经上颌支经口腔腭大孔刺入法。

七、舌咽神经痛

舌咽神经痛(glossopharyngeal neuralgia)为舌咽神经及迷走神经耳支和咽支分布区内的发作性剧痛,病因尚未明确,可能和某些原因引起舌咽神经及迷走神经的脱髓鞘性改变,而使舌咽神经的传入冲动与迷走神经发生短路有关。

【诊断】

(一) 临床表现

1. 疼痛剧烈,多起源于一侧舌根和扁桃体,迅速波及咽喉、软腭、耳道深部、下颌角,偶尔累及耳颞部或颈枕部。

2. 疼痛呈短暂发作性,每次仅数秒至 1~2 分钟,间歇期完全不痛。

3. 舌根、扁桃体窝或咽喉等部位有触发点,触动此处可诱发疼痛。吞咽、张口、伸舌、说话、咀嚼、咳嗽可引起发作。

4. 严重的疼痛发作,可伴咳嗽、喉痉挛、唾液分泌增多。个别重症患者,疼痛发作时由于舌咽神经的分支窦神经过度兴奋、迷走神经功能亢进,可引起心搏骤停、全身性低血压、短暂昏厥或抽搐。

5. 以 4% 可卡因溶液喷涂于触发点区,则可使疼痛暂获缓解。

6. 神经系统检查无阳性体征。

(二) 鉴别诊断

1. 三叉神经痛:三叉神经第 3 支的舌神经痛极易与舌咽神经痛相混淆。舌神经痛位于舌前部,触发点一般位于口腔前部,如舌尖、齿龈,或位于下唇或颏部,诱发疼痛的动作常为咀嚼、洗脸,吞咽多不引起发作。

2. 耳痛:疼痛呈持续性,检查有耳疾。

3. 喉上神经痛:疼痛呈发作性,但通常起自于甲状软骨处,放射至下颌角。

4. 继发性舌咽神经痛:疼痛呈持续性,有舌咽及其他脑神经损害征,或可发现局部病变。

【治疗】

(一) 药物治疗

1. 参阅本章一。

2. 4% 可卡因溶液喷涂于触发点区。

3. 当出现颈动脉窦昏厥时,给予阿托品 0.5mg,静脉注射。

(二) 封闭治疗

2% 利多卡因溶液 5ml 和乙酸泼尼龙 25mg 注入触发点周围或舌咽神经干。舌咽神经干封闭方法:患者仰卧位,头转向健侧。取乳突尖端与下颌角之间连线的中点为穿刺点。以眼科球后针头自穿刺点垂直刺入皮肤,缓慢进针 1.5 ~ 2cm,可触及茎突,然后将针尖沿茎突前滑过 0.5cm,回抽无血可注入药物。

(三) 手术治疗

常用方法有颅外舌咽神经干切断术及颅内舌咽神经根切断术。

【预后】

本病呈慢性进行性经过。

八、多脑神经损害综合征

1. 眶尖综合征(rollet syndrome):系由原发性额窦和筛窦外伤、囊肿、肿瘤、血管瘤、感染、出血、非特异性海绵窦炎症等侵及蝶骨裂所致视神经、动眼神经、滑车神经、展神经、三叉神经第 1 ~ 2 支损伤的综合征。临床表现:①同侧视力减退,视盘水肿或萎缩。②眼球固定、活动障碍、上睑下垂。③同侧(三叉神经支配区域感觉过敏、减退)上面部感觉减退。

2. 眶上裂综合征(rochon-duvigneaud syndrome):系指眶上裂部位的病变引起动眼神经、滑车神经、三叉神经第 1 ~ 2 支麻痹的综合征。临床特点为同侧视力较少受累,其他同眶尖综合征。

3. 海绵窦综合征(foix syndrome):又称海绵窦外侧壁综合征,系指海绵窦由于多种原因而受侵犯,影响其邻近的动眼神经、滑车神经、展神经、三叉神经所引起的一组病症。临床表现为同侧上睑下垂,同侧眼球固定、突出,瞳孔扩大、反射消失,面部感觉障碍,角膜反射消失。

4. 岩尖综合征(gradenigo syndrome):系由颞骨岩部顶尖区病变所致,主要侵及三叉神经、展神经。临床表现:①病侧展神经麻痹,眼球内斜和复视;②同侧面部疼痛;③偶有动眼神经、滑车神经受累;④偶有病侧周围性面瘫;⑤岩骨尖端与乳突部骨质破坏。

5. 颈静脉孔综合征(vernet syndrome):指通过颅骨颈静脉孔的三根脑神经(Ⅸ、Ⅹ、Ⅺ),因某种原因遭受压迫或侵犯而引起的一侧舌咽神经、迷走神经、副神经功能障碍的一组病症。主要病因有颈静脉孔附近的炎症、血管性病变、肿瘤、外伤等。

临床表现:①同侧舌后1/3味觉障碍;②咽、腭、喉麻痹;③斜方肌、胸锁乳突肌麻痹。

6. 枕骨大孔区综合征:又称枕骨大孔综合征、颅脊部综合征,常见于枕骨大孔区的占位性病变及畸形。临床表现:

(1) 颈枕部疼痛:为本综合征早期而又极为重要的首发症状,呈发作性并向顶枕部或肩部放射;后枕部、颈部有压痛点,颈项强直,强迫头位。

(2) 延髓与脊髓损害征:锥体束征,深感觉和识别触觉障碍,上肢除有锥体束征外尚有下运动神经元损害的病症(如肌肉萎缩),下肢表现为上运动神经元损害病征。

(3) 后组脑神经损害征:可出现舌咽神经、迷走神经、舌下神经麻痹。

(4) 小脑受损征:表现为小脑性共济失调、眼球震颤、肌张力低等。

(胡晓晴)

第二节 脊神经疾病

一、急性炎症性脱髓鞘性多发性神经病

急性炎症性脱髓鞘性多发性神经病(acute inflammatory demyelinating polyneuropathy,AIDP)、吉兰-巴雷(Guillain-Barre)综合征(简称 GBS),是目前导致全身性瘫痪较常见的疾病,是一种病因未明、病情进展迅速而大多可恢复的运动神经病,其主要病理学特征为周围神经系统广泛的炎症性髓鞘脱失。发生于世界各地,无明显季节性,以青壮年和儿童多见。

【诊断】

(一) 临床表现

1. 前驱症状:大多数患者在起病前数日至数周有上呼吸道感染、胃肠道症状或轻度发热史。劳累、着凉、淋雨等可为诱发因素。

2. 急性或亚急性起病:多数患者起病后症状逐渐加重,在 1~2 周内达到高峰;少数患者 3~4 周后病情仍在进展。

3. 首发症状:常为四肢对称性无力,有的患者仅以单纯感觉异常起病或伴有肌无力。

4. 运动障碍:通常由双下肢无力开始,以后发展到上肢。可由近端向远端发展或相反,或远近端同时受累。一般下肢瘫痪重于上肢,表现为双侧对称的弛缓性瘫痪,腱反射减弱或消失,无锥体束征。

5. 脑神经及呼吸肌麻痹:半数以上病例出现脑神经麻痹,往往为双侧。通常受累的脑神经为舌咽神经、迷走神经及面神经,出现吞咽困难、声音嘶哑、进食呛咳、反流及周围性面神经麻痹。重症患者因肋间肌、腹壁肌、膈肌受累而致周围性呼吸麻痹。偶因延髓的呼吸中枢受累出现中枢性呼吸困难。

6. 感觉障碍:以主观感觉障碍较明显(如痛、麻、酸、胀),常有腓肠肌及其他肌肉压痛。客观感觉功能检查则多为末梢型感觉障碍或无感觉障碍。

7. 自主神经功能障碍：常见的表现有相对心动过速、高血压或直立性低血压，手足少汗或多汗，肢端皮肤干燥，偶有短暂的大小便潴留或失禁。

8. 合并症

(1) 肺部感染：有吞咽困难和呼吸肌麻痹的患者，往往合并肺部感染，有时可出现感染中毒性休克、肺水肿、肺不张。严重的肺部并发症是导致患者死亡的主要原因。

(2) 心血管功能紊乱：由于自主神经功能障碍，常出现心血管功能障碍，包括血压的快速波动、心动过速、心电节律紊乱、ST 段改变或导致猝死。心血管功能障碍也是本病急性期死因之一。

(3) 颅内压增高：视盘水肿和颅内压增高是本病罕见的合并症。

（二）实验室检查

脑脊液检查：起病 3 天后脑脊液中蛋白含量上升，最高可达 5000mg/L（在疾病第 2～4 周时最明显），细胞数大致正常，呈蛋白-细胞分离现象。脑脊液压力多数正常，糖和氢化物含量正常。

（三）特殊检查

1. 肌电图及神经电图、F 波测定

(1) F 波潜伏时明显延长。

(2) MCV 减慢及动作电位离散。

(3) 肌电图：在部分以神经轴索损害为主的病例，发病后 2～3 周可见纤颤电位、正锋电位。

2. 心电图：部分病例有窦性心动过速、ST 段下降、T 波低平或倒置、QT 间期延长、右房室束支不完全或完全性传导阻滞、左心室肥厚劳损或心房纤颤等不同改变。

（四）临床类型

1. 经典型吉兰-巴雷综合征

(1) 周围神经型：主要损害脊神经，呈四肢对称性弛缓性瘫痪，严重者有呼吸肌麻痹，可有节段性或末梢性感觉障碍、神经根牵引痛及神经干压痛。

（2）脑神经型：主要损害多对脑神经，其中以双侧面神经、舌咽神经、迷走神经最易受累，其次为副神经、舌下神经及三叉神经，可伴有轻微肢体无力。

（3）混合型：多对脊神经和脑神经均有损害，常伴有呼吸肌麻痹。

（4）脊髓-周围神经型和脑干-周围神经型：除多发性脊神经和脑神经损害外，尚有脊髓和脑干受累的表现，如膀胱、直肠功能障碍，病理反射阳性等。

2. 急性运动轴索型神经病：该病为运动神经轴索受损，临床表现特点为病情危重，早期出现呼吸困难、肌萎缩，后期肌力恢复极差，病残率高。肌电图检查可记录到大量的纤颤电位及正锐波。

3. 急性运动感觉轴索型神经病：该病病情严重，预后差。

4. Fisher 综合征：为 GBS 的变异型，其特征为双侧眼外肌麻痹，严重的对称性小脑性共济失调，腱反射消失，脑脊液蛋白细胞分离，预后良好，可完全恢复。

5. 慢性进行型 GBS：本型起病缓慢，逐渐加重，从发病至症状的高峰可达数月或数年。其临床表现和脑脊液特点与 GBS 无明显差异。

6. 复发型 GBS：在一次急性发作恢复后数月或数年再次复发，其临床表现与前次发病完全相同。再发次数为 1 次或数次。

（五）诊断要点

1. 发病前 1～3 周有上呼吸道或肠胃道感染症状。

2. 急性或亚急性起病的四肢对称性弛缓性瘫痪。

3. 有轻微感觉障碍，往往有神经根牵引痛和神经干压痛。

4. 部分患者有脑神经麻痹，以双侧面神经、舌咽神经和迷走神经为主。

5. 重症患者有呼吸肌麻痹。

6. 脑脊液蛋白-细胞分离。

7. 电生理学以运动神经传导减慢或阻滞为主要改变。

根据《柳叶刀神经病学》(*The Lancet Neurol*) 2008 年中的诊断：

(1) 诊断必需的条件：①四肢进展性对称性瘫痪；②腱反射减弱或消失。

(2) 支持诊断的条件：①症状持续数天至 4 周；②症状为相对对称性；③轻度的感觉异常；④脑神经受累，特别是双侧面神经麻痹；⑤自主神经功能紊乱；⑥可伴有疼痛；⑦脑脊液蛋白-细胞分离；⑧典型的肌电图表现。

(3) 需高度怀疑此病的表现：①开始时有严重肺功能障碍伴有肢体无力；②开始时有严重的感觉缺失症状伴有肢体无力；③膀胱或胃肠功能障碍；④发热；⑤尖锐的感觉平面；⑥病程慢且没有累及呼吸功能的考虑为亚急性感染性脱髓鞘性多发性神经病；⑦显著的持久的不对称性无力；⑧脑脊液单核细胞数增加($>50\times10^6$/L)；⑨脑脊液中存在多型核细胞。

(六) 鉴别诊断

1. 周期性瘫痪：迅速出现四肢的迟缓性瘫痪，其四肢瘫痪特点为近端重、远端轻，下肢重、上肢轻。无感觉障碍，一般不影响脑神经和呼吸肌，血清钾低，可有反复发作史。心电图呈低钾改变，脑脊液无蛋白-细胞分离，运动神经传导正常。补钾治疗能很快恢复。

2. 低血钾软病：该病具有周期性瘫痪的基本特点，尚有食用粗制生棉油史，有烦渴、多饮、多尿、恶心、呕吐等棉酚毒性症状。

3. 急性脊髓灰质炎：该病以单肢麻痹为主，急性期有脑膜刺激征、发热、脑脊液中早期出现白细胞增多，运动神经传导速度正常或轻度减慢。

4. 急性脊髓炎：上升性急性脊髓炎也表现为急性或亚急性起病的四肢瘫痪，但有传导束性感觉障碍和尿潴留，肌电图一般正常，运动神经传导速度正常，但下肢体感诱发电位异常。

5. 艾滋病性急性脱髓鞘性多发性神经病也表现为四肢对称性瘫痪、运动神经传导速度减慢，但从这些患者的神经和脑脊液中可发现 HIV。

【治疗】

（一）一般治疗

防治感染、防止肺栓塞、加强营养支持疗法及各项基础护理。首先应控制疾病进展，防治并发症，主要包括以下几点：①检测肺功能（肺活量、呼吸频率），做好辅助通气准备；②监测自主神经功能（血压、心率、脉搏、瞳孔、胃肠道功能等），防治自主神经功能障碍；③监测吞咽功能，防治因吞咽功能障碍合并的肺部感染；④认识疼痛问题，给予相应处理；⑤防治深静脉血栓、肺阻塞等；⑥防治压疮。

其次需考虑康复理疗：①疾病早期即开始理疗；②疾病开始缓解即进行康复治疗；③严重疲劳的 GBS 患者需考虑理疗；④精神、心理疗法。

（二）呼吸肌麻痹的抢救

1. 气管切开的适应证及时机：在疾病高峰期，有呼吸肌麻痹、呼吸困难征象，或有严重的肺部感染者，宜尽早行气管切开，以达到保持呼吸道通和辅助呼吸的目的。在患者突然呼吸停止的紧急情况下，应立即气管插管，待病情稳定后再行气管切开。

2. 呼吸机的应用：气管插管或气管切开后，采用有气囊的金属或橡皮导管插管。外接呼吸机采用正压同步辅助呼吸方式。目前普遍采用正压通气的标准是：潮气量<150～250ml；肺活量<8～10ml/kg；血氧饱和度<85%；血氧分压<8.0kPa（60mmHg）；二氧化碳分压>6.667kPa（50mmHg）。

（三）大剂量丙种球蛋白（IVIG）

疾病的最初 2 周内每日静脉滴注丙种球蛋白 100～400mg/kg［起病前 2 周开始静脉滴注丙种球蛋白 0.4g/（kg · d），连用 5 天］。

（四）血浆交换（PE）

可参见第十八章一。血浆交换法适用于重症患者。IVIG 及 PE 对成人及儿童 GBS 都是非常有效的免疫疗法，尤其在起病早期更为有效。PE能使症状较重的患者在4周内恢复，使症状较轻的患者在2周内恢复。因此，建议PE在起病4周内使用，最好能在起病2周内使用。目前血浆置换没有明确的最佳用量，在北美洲使用方法为7~10天内以总量200~250ml/kg进行置换。在法国，症状较轻的患者2次PE即可有明显的效果，而对于症状较重的患者，一般使用4次PE，2次PE对症状重者效果不明显，而6次PE的效果与4次PE无显著差异。使用丙种球蛋白和血浆置换是本病的一线治疗方案，但联合治疗并不增加疗效，故推荐单一使用。

（五）其他免疫抑制剂

对激素治疗无效者，有报道可用此类药物连续治疗2周。

1. 环磷酰胺：成人每次200mg，溶于10%葡萄糖溶液40ml，同时加入维生素B_6 100mg，静脉注射，每日1次或隔日1次，20次为1个疗程，总量4000mg。其主要副作用为脱发、骨髓抑制、肝脏损害、出血性膀胱炎及男性不育等。

2. 硫唑嘌呤：成人每日100~150mg，分3次口服，疗程视治疗反应及毒性作用而定，治疗时应监测外周血象。

（六）肾上腺皮质激素（目前认为无效）

目前国外很多研究认为单用皮质激素对GBS效果不佳，现在激素不再作为治疗GBS的主要药物。国内研究认为皮质激素的治疗效果较IVIG差，但对GBS仍然是一个有效的治疗选择，且费用便宜，适合于不能耐受IVIG治疗的患者。另有研究认为皮质激素与IVIG的联合应用可显著改善GBS的预后。近年来有研究显示：大剂量糖皮质激素联合人血免疫球蛋白治疗重症吉兰-巴雷综合征并发呼吸衰竭效果优于仅用免疫球蛋白。

1. 地塞米松：成人量每日10~20mg，静脉滴注，1~2周后改口服，每次0.75mg，每日3次。

2. 氢化可的松：成人量每日200~300mg，静脉滴注，1~2周后减量，以后改泼尼松口服。

3. ACTH：成人有每日量25~50U，静脉滴注，1~2周后改口服激素。

4. 泼尼松：口服，成人量每日 60 ~ 80mg，分 3 ~ 4 次。7 ~ 10 天后减量，维持 1 个月左右。适用于轻症患者。

（七）神经营养药物

B 族维生素、加兰他敏等药物。

（八）抗感染治疗

（九）其他

理疗、按摩、针刺、电疗，且注意保持瘫痪肢体的功能性体位，坚持做瘫痪肢体的被动运动。

二、慢性炎症性脱髓鞘性多发性神经病

慢性炎症性脱髓鞘性多发性神经病（chronic inflammatory demyelinating polyneuropathy，CIDP）是一种与急性感染性多发性神经炎相似而又不同的病症。有关本病的机制尚不明，可能与免疫有关。病理改变可见周围神经的血管周围有单核细胞浸润、水肿，神经节段性脱髓鞘和再生髓鞘，可有慢性、肥厚性神经病变，但无炎症感染特点。普遍累及双侧神经根和周围神经，主要累及腹根或脊神经节、背根，有时累及中枢神经系统。

【诊断】

（一）临床表现

1. 发病潜隐，发病前常无前驱感染史。

2. 任何年龄均可患病。

3. 病程分四种类型：缓慢单相型（指其病程至少 6 个月或更长）；复发型；阶梯式进行型；缓慢进展型。后三型病程应达 2 个月。

4. 以肌无力和感觉障碍为主要临床表现。肌无力症状常是对称性的，肌萎缩与其肌无力相比程度较轻。感觉症状常表现为感觉丧失，不能辨别物体，感觉性共济失调，可有麻、痛、紧束、烧灼感等主诉。多数为运动和感觉障碍混合性，纯运动性的或纯感觉性的仅占少数。

5. 少数患者有神经肥大或视觉减退、复视、下颌无力、面肌无力、面部麻木、吞咽困难等脑神经障碍。

（二）实验室检查

脑脊液蛋白>4.5g/L。

（三）辅助检查

电生理检查：神经传导速度减慢、F 波潜伏时延长或出现率下降。

（四）鉴别诊断

本病应与其他病因所致的慢性进行性多发性神经病相鉴别。

【治疗】

皮质激素为首选治疗药物，原则为大剂量治疗 3～4 周后，缓慢逐步减量，最后达到维持量。如病情恶化，可重复应用大剂量，缓解时仍以低剂量维持。如皮质激素无效可选用免疫抑制剂。血浆交换疗法也有较好的疗效。其他治疗可参见本章二、吉兰-巴雷综合征。

三、多灶性运动神经病

多灶性运动神经病（multifocal motor neuropathy，MMN）是一种由免疫介导的、主要累及运动纤维的、多灶的运动神经病。该病的病理特点主要是神经纤维脱髓鞘改变，少数可伴有轻微轴索损害。主要临床表现为非对称性的、缓慢进展的肢体无力和肌肉萎缩，且以上肢更为显著。

【病因】

本病的发病机制尚不明。由于部分患者的免疫学检查抗神经节苷脂抗体（GM1）滴度升高，免疫球蛋白及环磷酰胺等治疗有效。目前认为，MMN 可能是一种新的自身免疫性神经病。

【诊断】

（一）临床表现

1. 通常起病隐匿，缓慢进展，多见于青壮年。其病程迁延，可持续数年乃至数十年，但肢体一般都保持一定的功能，很少卧床不起。极少数患者可在发病后数月内发展到四肢瘫痪。

2. 特征性的临床表现是进行性、非对称性的肢体无力，以上肢受累多见；远端重于近端，部分患者伴有不同程度的肌肉萎缩(某些肌群可能在诊断时就已明显萎缩,而其他一些肌群虽肌无力明显,但肌容积却正常)。可伴有痛性痉挛,肌束或肌纤维震颤。

3. 极少数患者有轻微感觉异常的主诉,但通常无客观感觉障碍。

多灶性运动神经元病的诊断,按照荷兰神经肌肉研究中心(DutchN euromuscular Research Support C entre)1996 年提出的标准:①慢性病程;②肌肉无力、萎缩、束颤、痛性痉挛,脑神经极少受累;③体征不对称;④症状多首发于上肢远端;⑤受累肢体的腱反射减低或消失,亦可见全身腱反射消失;⑥可见传导阻滞(conduction block ,CB),感觉神经传导正常或轻度异常,EMG 显示非对称性分布的肌纤维自发电位、多向电位、巨大电位;⑦CSF 中蛋白含量正常或轻度增高(<1g/L);⑧应排除其他有周围神经损害的疾病;⑨血清抗 GM1 抗体滴度增高。确定诊断标准:①~⑧全具备。若有肯定的 CB,则无须其他的脱髓鞘证据。很可能诊断标准:具备①、②、③、⑧,不完全的⑥(可能的 CB,有或无其他的脱髓鞘证据)。可能诊断标准:有①、②、③、⑧,第⑥条有脱髓鞘证据却无 CB。④、⑤、⑦、⑨支持诊断,但不是必需的。

(二) 实验室检查

1. 脑脊液生化及常规正常。

2. 血清中含极高滴度抗 GM1 抗体(常为 IgM 单克隆抗体),极少数患者可发现低 γ-球蛋白血症。

(三) 神经电生理改变

1. 运动神经传导测定:特征性改变为非对称性的、节段性的传导阻滞,多见于上肢的正中神经和尺神经,近端较远端明显。确定标准:在神经某个节段的近端和远端分别给予超强电刺激,在其支配的肌肉上记录复合肌肉动作电位,近端与远端比较,肌肉复合动作电位的波幅及面积下降 50% 以上,时限增加小于 30% 。也可有波形离散、F 波潜伏期延长、运动传导速度减慢及运动末端潜伏期延长等脱髓鞘的电生理表现。MMN 神经活检神经感觉纤维正常或轻度异常。

2. 常规肌电图(EMG):EMG可见纤颤电位、正锐波、肌束颤动电位、运动单位动作电位时限及波幅增高、大力收缩时募集减少和幅度增高等神经源性损害的表现。部分患者可记录到肌纤维颤搐(myokymia discharges)。

(四) 鉴别诊断

1. 慢性炎症性脱髓鞘多神经病(CIDP):表现为对称性远、近端肌力减弱,运动及感觉神经传导均阻滞,脑脊液蛋白明显增高,神经活检运动及感觉神经脱髓鞘表现。血清中很少有高滴度抗GM1抗体,经泼尼松、血浆置换或免疫球蛋白治疗在数周至数月均有明显改善。

2. 运动神经元疾病(MND):呈慢性进行性发展,早期上肢肌萎缩、无力常不对称,部分患者有舌肌及吞咽肌受累。仅有10%~50%的ALS有高滴度抗GM1抗体(1∶350~7000)。肌电图常表现为广泛的失神经电位,运动神经传导速度正常。

(五) 治疗及预后

MMN为可治疗性疾病。目前主要的治疗方法有静脉注射免疫球蛋白和免疫抑制剂。应用泼尼松多无效,仅有少数患者可在2个月后出现肌力改善。血浆交换治疗的疗效不明显。

1. 静脉注射免疫球蛋白:剂量为0.4g/(kg·d),连续使用3~5天为1个疗程,间隔数周至数月不等,主要根据病情的变化定期维持治疗。

2. 口服环磷酰胺:对免疫球蛋白反应较差者,可考虑。口服剂量为1~3mg/(kg·d)。用药期间一旦发生不良反应,特别是出血性膀胱炎及骨髓抑制等,应立即停药。

四、多发性神经炎

多发性神经炎(polyneuritis)也称末梢神经炎或周围神经炎,主要表现为四肢对称性末梢型感觉障碍、下运动神经元瘫痪及(或)自主神经功能障碍。

【病因】

引起多发性神经炎的病因很多,其共同特点是这些病因都是全身性的。

1. 中毒：药物，如异烟肼、呋喃类药物、磺胺类药物、苯妥英钠、达普生、戒酒药、氯喹、氯霉素、两性霉素、链霉素、卡那霉素、乙胺丁醇、长春新碱、顺铂、吡多素、肼苯达嗪；化学品，如二硫化碳、三氯乙烯、丙烯酰胺、磷酸三甲酚酯、四氯乙烷、丙烯脂、溴甲烷、二甲胺丙腈、二氯苯氧己酸、己二酮、有机氯杀虫剂、有机磷农药等；重金属（铅、砷、汞、铋、锑、铊等）及白喉毒素。

2. 营养缺乏或代谢障碍：各种营养缺乏，如B族维生素缺乏、营养不良、慢性胃肠道疾病或手术后、维生素E缺乏、妊娠、慢性乙醇中毒；各种代谢障碍，如糖尿病、尿毒症、黏液性水肿、低血糖、肝病、淀粉样变性、血卟啉病、肢端肥大症、恶病质等。

3. 炎症性或血管性：急性过敏性神经病（血清注射或疫苗接种后神经病）；结缔组织病，如系统性红斑狼疮、结节性多动脉炎、类风湿关节炎、硬皮病、结节病等。

4. 遗传性：腓骨肌萎缩症（Charcot-Marie-Tooth 病）、肥大性多发性神经病（Dejerine Sottas 病）、遗传性共济失调性神经病（Refsum 病）、遗传性感觉性神经病、遗传性自主神经障碍等。

5. 其他：癌性远端轴突病、癌性感觉神经元病、亚急性感觉神经元病、麻风等。

【诊断】

（一）临床表现

1. 急性、亚急性或慢性进行性，可在几周或几个月内发展。任何年龄均可发病。

2. 感觉障碍：感觉异常（如刺痛、蚁走感、烧灼样疼痛、麻木等）首先出现于肢体远端并且逐渐向肢体近端发展。客观检查时可发现有手套-袜套形深浅感觉减退，病变区皮肤触痛及肌肉压痛、神经压痛。

3. 运动障碍：肢体远端对称性无力，病程较久则出现肌肉萎缩。

4. 四肢腱反射减弱或消失。

5. 自主神经功能障碍:病变部位皮肤菲薄、干燥、变冷、苍白或发绀,少汗或多汗,指(趾)甲粗糙、松脆。

（二）实验室检查

脑脊液一般无改变,少数可见蛋白增高。

（三）特殊检查

肌电图和神经传导速度检测有助于这组疾病的确诊,并可鉴别脱髓鞘和轴索损害两种病理生理类型。如果仅有轻度轴突变性则传导速度可正常。当有严重轴突性及继发性髓鞘脱失时,则肌电图呈神经源性病损改变,传导速度减慢。如以节段性髓鞘脱失为主、轴突变性不显著,则传导速度减慢,肌电图可正常。

【治疗】

（一）病因治疗

对中毒性多发性神经炎,应根据不同情况,采取措施阻止毒物继续进入体内,加速排出和使用解毒剂。由药物引起者,一般应立即停用该药。重金属中毒者可用解毒剂,如砷中毒可用二巯基丙醇(BAL),3mg/kg 肌内注射,每 4 ~ 6 小时 1 次,2 ~ 3 天后改为每日 2 次,连用 10 天。铅中毒可用二巯丁二酸钠,每天 1g,加入 5% ~ 10% 葡萄糖溶液 500ml 静脉滴注,5 ~ 7 天为 1 个疗程,可重复 2 ~ 3 个疗程,亦可用依地酸钙钠每天 1g,稀释后静脉滴注,3 ~ 4 天为 1 个疗程,间歇 2 ~ 4 天后再重复,一般可用 3 ~ 4 个疗程。营养缺乏及代谢障碍所致的神经炎,应积极治疗原发病。

（二）药物治疗

1. 皮质激素:泼尼松 10mg,每日 3 次或地塞米松 0.75mg,每日 3 次,口服,7 ~ 14 天后逐渐减量,疗程 1 个月。重症可用地塞米松 10 ~ 20mg 加入液体中静脉滴注,每日 1 次,2 ~ 3 周后改为口服。

2. B 族维生素药物及神经营养药物。

3. 加兰他敏 2.5 ~ 5mg,肌内注射,每日 1 次。

4. 血管扩张药物。

（三）一般治疗

加强营养，疼痛明显者可用各种止痛药，对瘫痪肢体应注意维持功能位置以防止肢体挛缩和畸形。

（四）康复治疗

理疗、针灸、按摩，主动及被动运动。

五、臂丛神经麻痹

臂丛由颈 5 至胸 1 脊神经前根组成。臂丛神经麻痹(brachial plexus palsy)多因外伤、压迫、感染、肿瘤所引起。主要表现为神经根型分布的运动、感觉障碍。完全性的臂丛损伤甚为少见，多见的是臂丛上部、中部或下部损伤。

【诊断】

（一）临床表现

1. 病史中有明确的病因，如臂丛外伤(产伤、肩部骨折、脱臼)、颈部感染、肩周炎、颈椎病、颈段脊髓肿瘤等。

2. 臂丛上部(颈 5 和颈 6)麻痹：主要是肌皮神经(支配肱二头肌、肱肌)、腋神经(支配三角肌)、肩胛上神经(支配冈上肌、冈下肌)、肩胛下神经(支配肩胛下肌、大圆肌)、胸前神经(支配胸大肌、胸小肌)、桡神经(支配肱桡肌)受累。表现为整个上肢下垂、上臂不能外展、前臂不能屈曲，上肢近端肌肉萎缩，肩胛、上臂和前臂外侧有一狭长的感觉障碍区。

3. 臂丛中部(颈 7)麻痹：主要累及桡神经支配的肌肉，导致前臂、腕、手的伸展动作丧失或减弱，前臂后面有一局限性的感觉障碍区。

4. 臂丛下部(颈 8 和胸 1)麻痹：主要累及尺神经和正中神经内侧头，表现为尺侧屈腕肌、屈指肌群，以及大、小鱼际肌功能受损，上肢远端肌肉萎缩，前臂屈侧面感觉障碍。

（二）辅助检查

肌电图及神经传导速度：急性创伤后，刺激臂丛神经，观察相应神经支配肌肉激发电位，可以初步判断神经纤维传导功能。若无激发电位则可能为神经失用、轴索断伤或神经断伤。损伤后 2～3 周,肌电图显示受损神经支配肌失神经征象。

【治疗】

1. 病因治疗。

2. 药物治疗。

3. 手术治疗:若为神经断伤,应早期手术缝合;若为部分损伤或非断伤,但功能几乎完全丧失、肌电图呈完全性失神经征象,在伤后 3～5 个月无神经再生恢复现象,亦可手术治疗。

4. 康复治疗。

六、腋神经麻痹

腋神经由颈 5 和颈 6 脊神经根组成。腋神经麻痹(axillary nerve palsy)最常在肩关节骨折、脱臼时受损,也可因肩部直接损伤或腋部撑拐杖压迫受伤而发生麻痹。腋神经运动支支配三角肌和小圆肌,使上臂外展。

【诊断】

1. 临床表现:肩部外展不能或无力,上臂不能前举也不能后伸,患肩低落,三角肌萎缩,肩峰与上臂外侧形成一直角,称为“方肩”,肩峰显得突出。上臂外侧有狭小的感觉障碍区。

2. 辅助检查:肌电图显示三角肌失神经征,腋神经传导功能障碍或传导减慢。

【治疗】

病因治疗,对症处理,药物治疗,康复治疗,手术治疗。

七、桡神经麻痹

桡神经由颈 5 至颈 8 和胸 1 脊神经根组成。桡神经麻痹(radial nerve palsy)常因外伤、睡眠时以手臂代替枕头、手术时上肢长时间外展等所致。铅中毒及乙醇中毒可能选择性地侵害桡神经。

【诊断】

1. 临床表现:临床表现主要为运动障碍。典型症状为腕下垂，各指近端指关节不能伸直，拇指不能外展。高位损伤时，肱三头肌功能亦受累，产生完全性桡神经麻痹症状，即上肢各伸肌全部瘫痪，肘关节、腕关节、掌指关节皆不能伸直。在肱骨下段或前臂上 1/3 损伤时，肱桡肌、旋后肌、伸腕肌的功能保存。前臂中 1/3 以下损伤时，仅有伸指功能丧失而无垂腕。损伤接近腕关节处可只有感觉障碍而无运动功能障碍。

2. 辅助检查：不同部位的肌电图测定和腋以下各段的运动和感觉神经传导速度测定，有助于桡神经麻痹的定位诊断。

【治疗】

参见本章二。

八、正中神经麻痹

正中神经由颈 6 至颈 8 和胸 1 脊神经根组成，主要功能是前臂旋前和屈腕、屈指。正中神经麻痹（median nerve palsy）常见的病因有外伤（肱骨或前臂骨折及穿通伤）或压迫（腕管综合征）。

【诊断】

（一）临床表现

1. 正中神经在上臂受损时，发生完全麻痹，前臂不能旋前，腕屈减弱，拇指、食指、中指屈曲功能丧失，握拳无力。大鱼际肌群萎缩，使拇指与手掌呈平坦状态，称平手或猿手。感觉障碍在桡侧手掌、桡侧三指和环指的桡侧一半。损伤位于前臂中 1/3 或下 1/3 时，运动障碍仅限于拇指外展、屈曲和对掌。

2. 不完全损伤时，易伴发灼性神经痛。

（二）辅助检查

肌电图显示正中神经支配肌失神经改变，受损节段及其下段神经传导功能障碍。

【治疗】

参见本章二。

九、尺神经麻痹

尺神经麻痹由颈 8 和胸 1 脊神经根组成。尺神经麻痹

(ulnar nerve palsy)常由肘部或腕部外伤、肱骨内上髁骨折、肘关节或肩关节脱位而引起。肘管狭窄压迫及长期以肘支撑劳动也易损伤尺神经。麻风病常侵犯尺神经。

【诊断】

(一)临床表现

1. “爪”形手,小鱼际肌和骨间肌萎缩。

2. 手背手掌尺侧和小指、无名指尺侧感觉障碍。

3. 主要表现夹指无力或不能。患手拇指处于外展状态。

(二)辅助检查

肌电图显示尺神经支配肌失神经改变。根据尺神经各段神经传导速度的测定可查明尺神经受压的部位。

【治疗】

参见本章二。

十、胸廓上口综合征

胸廓上口综合征亦称胸上口综合征,系指在锁骨与第1肋骨间隙中,由于胸廓出口处发生异常改变,压迫了臂丛神经和锁骨下血管而引起的一组病症。主要病因为第7颈椎横突过长或颈肋(颈肋综合征)、前斜角肌异常(前斜角肌综合征)、锁骨和第1肋间隙狭窄(肋锁综合征)、第1肋骨畸形(第1肋骨综合征)、胸小肌异常(过度外展综合征或胸小肌综合征)等。主要表现为下臂丛(颈8胸1神经)与锁骨下动脉和静脉受压的症状。

【诊断】

(一)临床表现

1. 下臂丛受压

(1) 臂丛神经痛:疼痛常始于肩颈部,可向腋下、前臂及手部尺侧放射,多呈刺痛或烧灼痛,常因手臂外展、外旋或上举运动所诱发或加重。

(2) 感觉障碍:前臂和手部麻木感或针刺感。体检可有手及前臂尺侧感觉过敏或感觉减退。

(3) 运动障碍:可有手部肌肉(尺神经支配)轻度无力,重者可出现肌肉萎缩。

2. 锁骨下动脉受压

(1) 桡动脉搏动减弱或消失。

(2) 手部皮肤冷、阵发性苍白,甚至出现雷诺现象。

(3) Adson 试验:患者取坐位,头向患侧侧弯并向后仰,深吸气后屏气,此时患肢桡动脉搏动减弱或消失即为阳性。此征在颈肋和前斜角肌综合征时阳性。

(4) 撑肩试验:患者坐位,将双肩放松并向后牵拉,呈前胸挺直姿势,此时桡动脉搏动减弱或消失则为阳性。见于肋锁综合征。

(5) 压肩试验:患者坐位,检查者用力向下压患侧肩部,若诱发或加剧患肢疼痛,则表示臂丛神经受压。此征主要见于肋锁综合征。

(6) 外展和举肩试验:患者坐位,将患侧上肢置于外展(90°)外旋位或上举患肢,如患肢桡动脉搏动减弱消失为阳性。过度外展综合征时,此征多为阳性。

(二) 辅助检查

可酌情摄 X 线平片、颈椎 CT 或 MRI 扫描。

(三) 鉴别诊断

本征需与颈椎病、肌萎缩侧索硬化症、脊髓空洞症、肩手综合征等相鉴别。

【治疗】

1. 对症处理,如疼痛剧烈可选用各种类型的止痛药。
2. 改善肢体血液循环,各类血管扩张药物均可选用。
3. B 族维生素、神经营养药。
4. 理疗、按摩、针灸。
5. 手术治疗,针对具体病因,采用相应的手术治疗。

十一、腕管综合征

腕管综合征(carpal tunnel symdrome)亦称正中神经挤压

症,指正中神经在腕管内受压缺血而产生的以手指感觉异常为特征的一种病症。常见病因有腱鞘囊肿、非特异性腱滑膜炎或纤维化、外伤、类风湿关节炎、痛风及口服避孕药。多发生于经常用手做抓握、揉搓劳动的中年妇女。

【诊断】

(一) 临床表现

1. 患手桡侧手掌和三个半手指疼痛、麻木、手指运动无力。夜间或用手工作时疼痛加剧,甩手后疼痛缓解。有时疼痛向肘、肩部放射。

2. 检查可发现桡侧三个半指感觉过敏或感觉减退,拇指外展和对掌无力。病程较长者可出现大鱼际肌群萎缩。

3. 叩触诊试验(Tinel 征)阳性,即轻叩或压迫腕部掌侧的腕横韧带,诱发或加剧 1 ~3 指的串痛或串麻。

4. Phalon 征阳性,即患者双手背紧贴,同时双肘部向下用力,使双腕用力屈曲,引起局部疼痛和串麻。

(二) 辅助检查

神经电生理检查:腕以下段正中神经感觉和运动纤维传导减慢。严重的病例,拇短展肌肌电图可有神经源性损害表现。

【治疗】

1. 封闭治疗:于腕横韧带近侧缘中点进针,针尖向远端倾斜 30° ~40°刺入腕管内,注射 1% ~2% 普鲁卡因溶液 2ml(或 2% 利多卡因溶液 2ml)加泼尼龙 25mg,每周 1 次,3 ~4 次为 1 个疗程。

2. 手术治疗:对病情较重且经非手术治疗无效者,可考虑行腕横韧带切开减压术。

3. 药物及一般治疗参见本章二。

十二、枕 神 经 痛

枕神经痛(occipital neuralgia)是枕大神经痛、枕小神经痛和耳大神经痛的总称。常见于颈椎疾病、椎管内病变、寰枕部先天性畸形、损伤及感染-中毒性神经炎,其中以颈椎病最为常见。

【诊断】

1. 发作性后颈部与枕部疼痛,多呈针刺样或刀割样痛,并向顶部及耳放射。可因旋转头颈而诱发,其他头颈部活动或咳嗽、打喷嚏等亦可诱发或加剧疼痛,多为一侧性。

2. 颈肌紧张,强迫头位(头微后仰并向患侧倾斜)。

3. 枕部皮肤感觉过敏或感觉减退。

4. 神经出口处压痛:枕大神经出口(第2颈椎棘突与乳突之间连线的中点)、枕小神经出口(胸锁乳突肌上端后缘)、耳大神经出口(胸锁乳突肌中段后缘)压痛,尤以枕大神经压痛较常见而显著。

【治疗】

1. 病因治疗。

2. 一般治疗:急性期应休息,局部热敷,避免颈部多活动与受凉。可同时应用止痛剂、B族维生素及血管扩张等药物治疗。

3. 针刺、局部理疗。

4. 封闭治疗

(1) 枕大神经封闭:患者坐位,头端正、微前屈。取第2颈椎棘突与乳突间连线的中点进针。针尖刺入皮下后,转向上约45°角缓慢推进,至患者出现放射痛时,回抽空针无血、无脑脊液即可注射局部封闭药物(参见本章二)。

(2) 枕小神经封闭:取乳突后方的胸锁乳突肌附着点后缘处进针,其余方法同上。

(3) 耳大神经封闭:取胸锁乳突肌后缘中点行封闭治疗。

十三、肋间神经痛

肋间神经痛(inercostal neuralgia)系指胸神经根或肋间神经由于不同原因受损而引起的一根或几根肋间神经分布区的疼痛。大多数肋间神经痛属继发性的,常由退化性胸椎病、胸椎结核、强直性脊椎炎、胸椎损伤、脊髓肿瘤、脊膜炎症所引起,亦可因肋骨、后纵隔或胸膜病变及主动脉瘤侵犯肋间神经所致。较少见于原发性的感染或中毒性神经炎。

【诊断】

1. 疼痛:由后向前(即从胸椎沿相应的肋间部至胸骨)呈半环状的剧烈放射性疼痛,多为刺痛或灼痛,呈持续性或阵发性。深吸气、咳嗽、打喷嚏或脊柱活动时可加剧疼痛。

2. 受累神经分布区皮肤感觉过敏或感觉减退。

3. 压痛点

(1) 椎旁点:脊柱旁患侧神经出口点。

(2) 外侧点:腋线上,与外侧穿支穿出至表面处。

(3) 肋缘点:在胸骨与肋软骨的连线上,与前穿支穿出至表面处。

【治疗】

1. 药物治疗:参见本章一。

2. 病因治疗:如抗病毒等。

3. 局部理疗:在排除肿瘤及结核等病后,可采用超短波、超声波、激光、碘离子透入、普鲁卡因透入。

4. 封闭治疗:取肋骨下缘稍上方,肋间疼痛或压痛最明显处垂直进针,达肋骨外侧面后,将针头回拔少许,经扪诊沿肋骨下缘滑入0.2~0.3cm,当有阻力消失感,回抽无血、无气时,即可注入封闭药物。

十四、股神经麻痹

股神经由腰2~4脊神经根组成,支配髂腰肌、股四头肌、缝匠肌及部分耻骨肌,使髋关节屈曲、膝关节伸直。股神经麻痹(femoral nerve palsy)可因骨盆外伤、脊柱肿瘤、髂肌脓肿、心脏导管插入等损伤股神经,也可由糖尿病等血管疾病引起。

【诊断】

(一) 临床表现

1. 伸膝无力或不能,膝反射减弱或消失。行走时先伸出健肢,然后后肢拖曳前行,不能奔跑和跳跃。

2. 大腿前部不同范围的感觉减退或消失。

（二）辅助检查

电生理测定发现股神经运动潜伏期延长、肌肉动作电位波幅减小，肌电图可发现所支配肌肉有神经源性损害。

【治疗】

参见本章二。

十五、闭孔神经麻痹

闭孔神经由腰 2 ~4 脊神经根组成，支配大腿的全部内收肌。闭孔神经麻痹（the obturator nerve paralysis）可因髋关节脱臼、分娩及妇产科手术损害闭孔神经引起。

【诊断】

（一）临床表现

1. 大腿不能内收，且外旋、内旋无力。

2. 大腿内侧上部感觉障碍。

（二）特殊检查

肌电图示所支配肌肉有神经源性损害。

【治疗】

参见本章二。

十六、股外侧皮神经炎

股外侧皮神经起源于腰 2、3 脊神经后根，为单纯的感觉神经。股外侧皮神经炎（lateral femoral cutaneous neuritis）常见病因为腰椎病，腰大肌、腹股沟韧带及阔筋膜压迫；也可因盆腔疾病、妊娠、感染、糖尿病、腹腔及盆腔手术、长途旅行等引起。

【诊断】

（一）临床表现

1. 多发生于中年以上的男性。

2. 大腿前外侧麻木、针刺感或疼痛，站立及行走时加重，坐位及卧床则减轻或消失。

3. 体检可发现股外侧皮肤痛觉、触觉减退或感觉过敏。无肌肉萎缩及腱反射的改变。

（二）辅助检查

肌电图正常。

【治疗】

1. 病因治疗。

2. 药物治疗：参阅“臂丛神经麻痹”。

3. 封闭治疗：1%～2%普鲁卡因溶液4～6ml加乙酸泼尼龙25mg，于髂前上嵴内侧1～1.5cm腹股沟韧带下缘处或在腹股沟下3～5cm该神经穿出阔筋膜处局部注射，5天1次，8次为1个疗程。

4. 理疗、针灸、推拿、按摩。

十七、腓总神经麻痹

腓总神经起自腰4至骶3神经根，是坐骨神经的主要分支之一。在股部下1/3处从坐骨神经分出，绕腓骨小头至小腿前外侧分为腓浅和腓深神经。腓总神经麻痹（common peroneal nerve palsy）常因儿童臀部药物注射、腓骨小头处骨折、外伤、久蹲、两腿交叉久坐而引起，亦可见于糖尿病、下肢石膏固定或感染。

【诊断】

（一）临床表现

1. 垂足，足和足趾不能背屈。

2. 跨阈步态：由于垂足，行走时为提起下肢，过度屈曲髋关节和膝关节，当足落地时，先足尖下垂，后整个足底着地。

3. 小腿前外侧和足背外侧感觉减退或消失。

4. 小腿前外侧面肌肉萎缩。

（二）辅助检查

肌电图检查发现其支配肌失神经损害，腓总神经纤维传导障碍。

【治疗】

参阅本章二。若药物治疗无效，可做肌腱移植、踝关节固定术。

十八、胫神经麻痹

胫神经起自腰 4 至骶 3 神经根。在腘窝上角从坐骨神经分出，在小腿后方直线下行。胫神经麻痹(tibial nerve palsy)常因外伤、臀部肌内注射、跖管狭窄而引起。

【诊断】

（一）临床表现

1. 足、足趾末节、第 2 ~ 5 趾中节和趾基节不能屈曲。

2. 踵步：因足不能屈曲、腓骨肌和伸趾肌的拮抗性收缩，足呈背屈状态，行走时以足跟着地。

3. 小腿后面、足跟外侧、足底及足外缘感觉减退。

4. 跟腱反射、跖反射减弱或消失，足骨间肌、腓肠肌萎缩。

5. 部分损伤时，出现灼性神经痛，疼痛位于小腿后面向足跖中部放射。常伴有血管舒缩、发汗和营养障碍。

（二）辅助检查

肌电图有胫神经支配肌神经源性损害，胫神经传导功能改变。

【治疗】

参阅本章二。

十九、坐骨神经痛

坐骨神经由腰 4 至骶 3 神经根组成，进入骨盆后在骶髂关节前面经过，从坐骨大孔穿出梨状肌达臀部，沿股部后面至股后下 1/3 处，分为胫神经及腓总神经。胫神经沿小腿后面下行至足底、腓总神经沿小腿前外侧至足背。坐骨神经痛(sciatica)系指坐骨神经通路及其分布区的疼痛综合征，其病因分为原发性和继发性两大类。原发性坐骨神经痛病因尚未明确，较少见。继发性坐骨神经痛则多见于椎管内病变及椎间盘、脊椎病变(引起根性坐骨神经痛)，或盆腔及骨盆疾患(引起干性骨神经痛)。

【诊断】

（一）临床表现

1. 一侧腰、臀部疼痛并向大腿后侧、小腿外侧及足背外侧放射。

2. 小腿外侧及足背感觉减退。

3. 患肢肌张力减低，尤以小腿明显，病程长者常有小腿肌肉轻度萎缩。

4. 踝反射减低或消失。

5. 沿坐骨神经干有压痛，Lasegue 征阳性（患者仰卧，下肢伸直，检查者将患肢抬高，在70°内诱发或加剧腰腿痛）。

6. 根性与干性坐骨神经痛的区别

（1）根性坐骨神经痛：在咳嗽、喷嚏、闭气用力等增加腹压的动作时疼痛加剧；多有特殊减痛姿势（站立时患肢微屈、脊柱侧凸，身体弯向健侧尤以腰椎间盘病变者明显）；病变水平的腰椎棘突及横突压痛明显；沿坐骨神经通路的压痛较轻；屈颈试验阳性（患者仰卧，下肢伸直，检查者用力将其头颈部向前屈，由于脊膜受牵拉而影响神经根，诱发或加剧腰腿痛）。压颈静脉试验阳性（检查者用双手同时压迫双侧颈静脉10秒钟，使颅内压及椎管内压力突然升高而冲击神经根诱发或加剧腰腿疼痛）。

（2）干性坐骨神经痛的压痛在臀部以下的坐骨神经通路各点较为明显（臀点：在坐骨结节与大转子连线的中点；腘点：腘窝中央；踝点：外踝后方），一般无腰椎棘突及横突的压痛，屈颈试验及压颈静脉试验阴性。

（二）辅助检查

腰骶椎、骨盆X线摄片、肌电图及神经传导速度、F波潜伏时测定、腰穿、脊髓腔造影及CT、MRI扫描等有助于定位、定性诊断。

【治疗】

1. 病因治疗。

2. 睡硬板床休息4～6周。

3. 腰椎牵引、按摩、推拿、理疗、针灸。

4. 药物治疗:参阅本章一和二。急性炎症、创伤或风湿等可用泼尼松。

5. 封闭治疗

(1) 坐骨神经干封闭:取坐骨结节外缘和髂后上棘间连线与通过大转子尖水平线的交叉点(即梨状肌下孔处)或股骨大转子和坐骨结节间连线的中点。用10cm长的20号穿刺针穿刺后,于坐骨神经干周围注射0.5%普鲁卡因溶液20ml和乙酸泼尼龙25mg,3~5天1次,4~6次为1个疗程。

(2) 腰椎旁神经根封闭:健侧卧位,双膝、髋屈曲。根据椎旁压痛点及临床表现的根区症状,于相应腰椎棘突间隙平面离中线3~3.5cm处,用20~22号10m长穿刺针垂直进针,深入3~4cm,针尖受阻表示已抵达横突表面后,退针约1cm,作25°向上或向下并向内侧倾斜约20°沿横突的上缘重新进针,较原来由皮肤至横突的深度再深入1~1.5cm,获得触电感后,回抽无血、无脑脊液,即可注入0.5%~1%普鲁卡因溶液10~15ml和乙酸泼尼龙25mg,3~5天1次,4~5次为1个疗程。

(3) 骶管硬膜外封闭:体位同上。用小儿腰穿针经骶裂孔(尾骨尖沿中线向上4~5cm,此点两旁各有一突起的骶角,此点还与两侧髂后上棘形成等边三角形)近乎垂直进针,当有阻力消失感时,表示针尖已进入骶骨,然后将针尾向尾端放低几乎与骶轴线方向一致,徐徐进针,深入至3~4cm,取出针芯,衔接注射器,回抽无血、无脑脊液,注入0.5%普鲁卡因溶液30ml及乙酸泼尼龙25mg,每日1次,4~6次为1个疗程。

(4) 局部痛点封闭。

二十、麻风性神经炎

麻风病常侵及周围神经,引起麻风神经炎(leprous neuritis),临床表现为单神经或多发性神经受损征,好发于尺神经、正中神经、桡神经、坐骨神经、胫神经、腓神经、面神经及颈丛耳支。

【诊断】

(一) 临床表现

1. 起病缓慢。

2. 受损神经支配区疼痛,感觉过敏、感觉消失,呈"手套-袜套"形分布或呈节段性分布,或皮疹局部感觉障碍。

3. 肢体远端肌无力、肌萎缩,腱反射减退或消失。

4. 周围神经粗大如绳索状,质坚硬。

5. 肢体自主神经功能紊乱和营养障碍。

(二) 辅助检查

1. 萎缩的肌肉肌电图呈神经源性损害,中重度感觉及运动神经传导减慢。

2. 鼻黏膜中找到麻风杆菌。

【治疗】

1. 病因治疗:砜类药物治疗。

2. 神经炎治疗。

(胡晓晴 董沙沙)

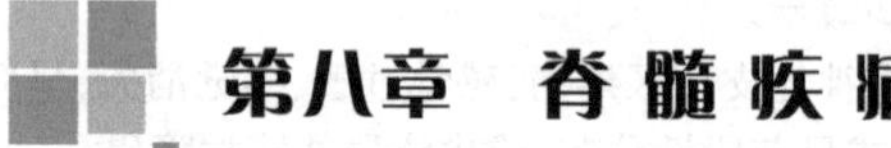

第八章 脊髓疾病

第一节 脊髓感染性疾病

一、急性非特异性脊髓炎

急性脊髓炎(acute myelitis)是指累及整个脊髓或几个节段的一种非特异性急性横贯性脊髓炎症。

【病因及发病机制】

多数患者发病前1～2周有发热、上呼吸道不适、腹泻等感染症状或有疫苗接种史,故本病可能是病毒感染后所诱发的一种自身免疫性疾病。外伤和过度疲劳可能为其诱因。

【诊断】

(一) 临床表现

1. 症状

(1) 可发生于任何季节,但以冬末春初、秋末冬初发病多见。各年龄组和各种职业者均可患病,以青壮年和农民较为常见,男女同样受累,散在发病。

(2) 发病前数天或1～2周可有发热、全身不适或上呼吸道感染症状。

(3) 脊髓症状急骤发生,可有下肢麻木与麻刺感,背痛并放射至下肢或围绕躯体的束带状感觉等。一般持续1～2天,长者可达1周,即显现脊髓横贯性损害症状。

2. 体征:因脊髓罹患部位的不同,其体征亦各异。胸段脊髓最易罹患,此因胸髓最长与循环功能不全所致。依据脊髓罹患节段,分别述其体征如下:

(1) 胸段脊髓炎:起病时双下肢轻瘫,之后可迅速进展为完全性截瘫。早期为弛缓性瘫痪,肌张力低下,浅反射与深反射消失，病理反射不能引出，此谓脊髓休克。如病变不严重或不完全，则深反射迅即复现且逐渐亢进，肌张力增高与病理反射出现，成为痉挛性截瘫。在双下肢瘫痪的同时，出现膀胱与直肠功能受损，初为尿粪潴留，后为失禁。因病变的横贯性，故所有感觉束皆受损，因此病变水平下的浅、深感觉皆减退或消失。感觉障碍与程度，取决于病变的严重度。瘫痪的下肢可出现血管运动障碍，如水肿与少汗或无汗。阴茎异常异常勃起偶可见到。由于感觉消失、营养障碍与污染，故压疮常发生于骶部、股骨粗隆、足跟等骨骼隆起处。

(2) 颈段脊髓炎：感觉障碍在相应的颈髓病变水平下。运动障碍表现为四肢瘫，两上肢呈弛缓性瘫痪，而两下肢呈痉挛性瘫痪。病变若在高颈段（颈髓 3～4）则为完全性痉挛性四肢瘫，且有膈肌瘫痪，出现呼吸麻痹，并有高热，可导致死亡。

（二）实验室检查

1. 血常规：白细胞计数正常或稍高。

2. 脑脊液：脑脊液压力可正常，除个别急性期脊髓水肿严重者外，一般无椎管阻塞现象。脑脊液外观无色透明，白细胞数可正常，也可增高至 $20\times10^6/L \sim 100\times10^6/L$，以淋巴细胞为主。蛋白质含量可轻度增高，多为 0.5～1.0g/L。糖与氯化物含量正常。

（三）鉴别诊断

1. 急性硬脊膜外脓肿：起病较急，伴高热和全身中毒症状，病灶相应部位的脊柱剧烈疼痛、明显压痛与叩击痛。脑脊液蛋白质含量增高，脊髓腔梗阻。

2. 急性炎症性多发性周围神经病：四肢呈弛缓性瘫痪，感觉障碍多呈周围型，可伴有脑神经麻痹（面神经最常受累），大小便障碍少见，脑脊液呈蛋白-细胞分离现象。

3. 视神经脊髓炎：除有横贯性脊髓炎的表现外，脊髓症状出现前后或同时有视神经炎或球后神经炎的表现，累及脊髓节段较长（常超过 3 个节段），VEP 有损害，多数病例可有缓解与复发。

【治疗】

（一）急性期治疗

1. 肾上腺皮质激素：主要为大剂量激素冲击治疗，地塞米松10～20mg加入5%葡萄糖溶液或盐水中静脉滴注，10～14天为1个疗程，之后减量，后改口服泼尼松30mg/d，每周逐步减量，5～6周内停用；或使用甲泼尼龙500mg/d，每3天减半，后逐步改泼尼松口服。

2. 抗病毒：可以选用阿昔洛韦（无环鸟苷）、更昔洛韦、喷昔洛韦、利巴韦林（病毒唑）等。

3. 神经营养代谢药物：维生素B_1 100mg、维生素B_{12} 500μg肌内注射，每日1次。此外，尚可用ATP、细胞色素c、胞二磷胆碱、神经生长因子等，促进神经细胞代谢及修复能力。

4. 血管扩张药物：长春西丁、尼莫地平、前列地尔等改善微循环。

5. 抗感染：由于经常合并感染，如呼吸道及肺部感染、泌尿系感染等，并预防压疮，常选用适当的抗生素。

6. 维持呼吸：呼吸肌麻痹者应用气管切开，进行人工呼吸。

7. 血浆置换：对于那些激素治疗无效的患者，可以选用血浆置换，有一定的帮助，但因价格昂贵、需要大量血浆及感染、低血压等风险限制了其使用。

8. 大剂量丙种球蛋白静脉滴注疗法，疗效不如激素及血浆置换，不推荐为常规使用。

9. 细胞毒性药物：如环磷酰胺、甲氨蝶呤等，多用于继发性脊髓炎，如SLE、Sjögren综合征等。

（二）急性期护理

1. 防压疮：定时翻身，按摩背部、臀部，勤换尿布，避免臀部直接与橡皮布接触，及时清洗尿粪液，保持皮肤干燥。

2. 膀胱功能障碍的护理：脊髓休克期应尽早在严格无菌条件下导尿，并连接封闭或集尿袋，每天更换1～2次。当尿路感染时，应及时行尿培养，根据培养结果选用相应的抗生素，并采用0.2%呋喃西林溶液250ml冲洗膀胱，每日2次。如有膀胱感染，可采用庆大霉素溶液（每500ml生理盐水中加庆大霉素4万~8万U)进行膀胱冲洗,每次100~200ml,每天4~6次。应观测残余尿量,若残余尿量在100ml左右应不再保留导尿。

(三)康复治疗

瘫痪肢体早期做被动活动、按摩以及积极的上半身运动,以改善血液循环,促使瘫痪肢体的恢复。脊髓休克期患者仰卧时,要使瘫肢置于外展伸张位,最好用适当的支架维持足部的生理姿势,棉被不宜太重,以免发生垂足。部分肌力恢复时,即应鼓励患者多活动,充分发挥已恢复肌肉的肌力,促使瘫痪肢体功能恢复,石膏托、手杖等均可以应用。如痉挛已发生,可以理疗、按摩、针灸,还可以使用氯苯氨丁酸(baclofen,巴氯芬)、妙纳、凯莱通等肌肉松弛剂。

二、急性化脓性脊髓炎

急性化脓性脊髓炎(acute suppurate myelitis)系由急性化脓性细菌感染引起的脊髓急性化脓性炎症。

【病因及发病机制】

系全身或某种局部感染,细菌经血液循环或直接带入等途径进入脊膜、脊髓,且以金黄色葡萄糖球菌最多见(50%~60%),其次为大肠杆菌或变形杆菌(13%~18%)。

【病理】

病理特点与细菌进入脊髓途径有关,局部侵入者,脊髓损害多局限于数个节段。经血源感染者,常为多发性或弥散性病灶,但以胸、腰最为多见。继发于硬脊膜外或硬脊膜下脓肿者,以脊膜增厚、粘连和血管阻塞为主要改变。

【诊断】

(一)临床表现

1. 症状

(1)任何年龄均可患病,以20~50岁为多见。

(2)起病急骤,先有高热、寒战等全身中毒症状。

(3)脊髓受累节段支配区可出现疼痛,脊柱局部可有压痛、叩痛。

2. 体征

(1) 感觉障碍:受累脊髓节段上缘以下的深浅感觉障碍。

(2) 运动障碍:根据受累节段出现四肢或双下肢瘫痪。

(3) 反射异常:受累节段的腱反射减弱或消失。锥体束受损平面以下同侧腱反射亢进,病理征阳性,腹壁反射和提睾反射消失。早期各种反射消失。

(4) 自主神经功能障碍:可有大小便障碍。瘫痪肢体皮肤干燥、脱屑、少汗和无汗等。

(二) 实验室检查

周围血液中白细胞增多,以中性粒细胞增多为主。血及脑脊液培养可见致病菌生长。腰穿显示脑脊液透明或黄变。细胞数增多,以中性粒细胞为主,蛋白含量增高,糖和氯化物降低。

(三) 特殊检查

CT 及 MRI:有助于了解病变范围及程度。

(四) 鉴别诊断

急性硬膜外脓肿:常有急性细菌性感染后 3~4 周形成,伴有明显而剧烈的神经根性疼痛,脊柱压痛明显。腰椎穿刺提示奎根试验阳性,脑脊液黄变,蛋白含量增高。椎管造影及 MRI 显示阻塞等可资鉴别。

【治疗】

(一) 抗生素治疗

根据病原菌不同可选用:

1. β-类酰胺类:一般根据药敏结果选用相应的抗生素,可选用易透过血脑屏障的抗生素,如头孢曲松、美洛培南等,剂量较常规用量大。

2. 氯霉素:成人每天 1.5~2.0g,静脉滴注,儿童慎用。

(二) 对症支持治疗

1. 支持疗法:补充每日生理所需的水、电解质及维生素类。

2. 对症处理

(1) 高热:可退热。

(2) 排尿排便障碍:有尿潴留者可行导尿术。

(三) 护理及康复治疗

同急性脊髓炎。

三、急性脊髓前角灰质炎

脊髓灰质炎(acute poliomyelitis)是由肠道病毒中的脊髓灰质炎病毒引起的急性传染病。本病大多为无症状的隐性感染者,儿童发病多于成人,故俗称小儿麻痹症(infantile paralysis)。随着口服脊髓灰质炎减毒活疫苗的普遍使用,该病已极为少见。

【发病机制】

人是脊髓灰质炎病毒唯一的天然宿主。和大多数肠道病毒一样,该病毒主要通过粪-口传播,病毒侵入咽部或肠黏膜,若此阶段机体免疫力强或产生足量的抗体,疾病则停止发展,少数患者(1%~2%)因病毒毒力强、数量多或机体免疫力低下,病毒随血流经血-脑脊液屏障而侵犯中枢神经系统,使神经细胞变性、坏死,则发生瘫痪。

【病理】

主要病理变化以脊髓腰段和颈膨大部位前角运动细胞受损最为严重。

【诊断】

(一) 临床表现

1. 前驱期:缓慢发病,出现发热、头痛、咽痛、咳嗽、流涕、恶心、呕吐、腹痛、腹泻、烦躁不安、嗜睡等症状。

2. 瘫痪前期:前驱期体温下降后 1 周内再次升高,形成双相热型,可有头痛及脑膜刺激征。

3. 瘫痪期:此期多发生于体温开始下降时或热退后不久,早至发病第 2 天,迟至 1 周,也可突然发生,较多见为进行性加重。瘫痪呈弛缓性。常见于下肢,多为一侧性瘫痪,瘫痪肌群分布不规则、不对称,近端较远端为重,瘫痪肌肌张力下降,腱反射减弱或消失,无感觉障碍。

（二）实验室检查

1. 血常规:白细胞总数及白细胞分类略增加,可有血沉增快。

2. 脑脊液:瘫痪前期脑脊液白细胞数可增多,早期中性粒细胞高,后以淋巴细胞为主;蛋白质早期正常,后期可增加,糖正常或增高,氯化物正常。

3. 病毒分离:起病第1周可在咽拭子及粪便中分离出病毒,但阳性率不高;在瘫痪2周内收集2份粪便标本,每份5～8g,间隔至少24小时,冷藏送至指定的实验室检测,则阳性率高。

4. 血清免疫学检测:病毒感染10～15天血清学检查可检出IgM型特异性抗体(ELISA法),1个月后消失。恢复期血清中和抗体或特异性IgG抗体滴度比急性期IgM抗体升高大于4倍则诊断价值较高。

（三）鉴别诊断

1. 吉兰-巴雷(Guillain-Barre)综合征:本病具有四肢对称性、弛缓性瘫痪,并伴有轻度对称性手套或袜套样感觉障碍,病后2～3周脑脊液检查可见蛋白-细胞分离,肌电图检查可见神经传导速度减慢而无失神经支配。

2. 急性脊髓炎:存在明显的感觉平面,病变水平以下的肢体瘫痪、感觉缺失及大小便功能障碍,可作鉴别。

3. 周期性瘫痪:多为甲亢、低血钾所致。急性起病,肢体弛缓性瘫痪,无感觉功能障碍,补钾有效,且既往有多次类似发作史

【治疗】

目前尚无针对本病的特效药物,主要以对症支持治疗为主,抗生素和抗病毒药物并不能缩短病程,关键在于早期预防。

（一）瘫痪前期治疗

急性期患者必须隔离,第1周需呼吸道和肠道同时隔离,第2周始以肠道隔离为主,直至多次粪便检查查不出病毒为止。卧床休息,减少活动,避免受凉和劳累,补充营养,保持水、

电解质平衡,发热和肌痛可用解热镇痛药对症处理。早期有瘫痪进展的患者可使用丙种球蛋白,0.4g/(kg·d),连用3~5天;症状严重者可以加用激素,继发细菌感染者需同时合用抗生素。

(二)瘫痪期治疗

促进受损神经功能恢复:可用加兰他敏氢溴酸盐,成人每次5mg肌内注射,每日1~2次,小儿按体重减量。神经节苷脂(gangliosides),成人每次20mg,肌内注射,每日1次,连用30天,小儿酌情减量。还可口服或肌内注射弥可保、维生素B_1、维生素C和维生素E。

(三)恢复期和后遗症期的治疗

除上述药物外,主要是理疗,如神经干电针、按摩,必要时可行矫形手术帮助肢体功能的恢复。

【预防】

本病预防的重点在于疫苗接种。口服脊髓灰质炎减毒活疫苗可有效预防本病,我国具体服用时间是:生后2个月、3个月、4个月、1岁半和4岁时各服用1次,共5次。脊髓灰质炎属国家乙类传染病,早期识别和发现脊髓灰质炎病例,并及时上报当地或上级疾病预防控制中心,加强脊髓灰质炎患者的管理,严格消毒患者的排泄物,都有助于防止疾病的扩散。

四、结核性脊髓炎

结核性脊髓炎(tuberculous myelitis)系由于结核杆菌经循环系统,或脊柱骨结核累及脊膜、脊髓血管,形成结核性肉芽肿、蛛网膜炎等,进一步压迫供应脊髓的血管产生脊髓缺血,或由肉芽肿压迫脊髓而产生症状。

【诊断】

(一)临床表现

1. 症状

(1)起病:多数起病缓慢,亦有呈亚急性起病者。

(2)可有脊神经根刺激症状,如神经根痛或无力。

2. 体征

(1) 感觉障碍:呈分散性、不对称甚至节段水平不清楚的感觉障碍。

(2) 运动障碍:出现病变水平以下的肢体瘫痪。

(3) 膀胱直肠功能障碍。

(4) 脊膜刺激征:凯尔尼格征、布鲁津斯基腿征及耻骨联合征均可呈阳性表现。

(二) 实验室检查

腰穿:通畅试验显示脑脊液通畅,或有部分阻塞。脑脊液无色透明或微黄,严重者可呈草黄色,有核细胞计数轻至中度升高,以淋巴细胞增多为主,蛋白增高较为明显,糖及氯化物降低,腺苷脱胺酶(ADA)升高,若有脊髓腔阻塞,则蛋白明显增高。

(三) 特殊检查

MRI 早期脊髓有水肿征(长 T_1、长 T_2 像)。

(四) 鉴别诊断

1. 脊髓蛛网膜炎:常有椎管部分阻塞,脑脊液细胞正常,蛋白含量正常或轻度升高,没有糖和氯化物的降低。

2. 脊柱结核:本病有椎骨破坏、畸形、压痛及冷脓肿存在,MRI 或 CT 可有病灶征。

【治疗】

治疗详见第十章一。

【预后】

其预后关键在于诊断和治疗是否及时,早期能明确诊断并进行正规抗结核治疗者,大部分可治愈。部分留有后遗症。中晚期患者预后不良,多有严重后遗症。

五、脊髓硬膜外脓肿

脊髓硬膜外脓肿(extradural abscess of spinal cord)为椎管内硬脊膜外脂肪组织和静脉丛的化脓性感染,引起硬脊膜外间隙有脓液积聚或大量肉芽组织增生所造成的脊髓压迫。

【病因及发病机制】

病原菌：以金黄色葡萄球菌最为多见，其次为肺炎链球菌、链球菌。感染途径：附近或远处的感染病灶，经血行或沿淋巴管蔓延至硬脊膜外间隙；少见经腰穿、脊髓手术或直接外伤后引起。好发于胸4至腰2的背侧面，但以胸4至胸8最常见。

【诊断】

（一）急性脊髓硬膜外脓肿

1. 凡临床表现有急性全身性感染症状，在数小时或数日后出现脊椎痛及神经根痛，有不完全或完全脊髓横贯损害的症状和体征。

2. 外周血象白细胞增多，中性粒细胞增高，血沉增快。

3. 腰穿脑脊液检查脊髓腔有完全或不完全阻塞，白细胞正常或轻度增高，蛋白定量明显增高。

4. 硬脊膜外穿刺有脓液。

5. X线脊椎平片有时可以看到脊椎化脓性骨髓炎改变；CT图像上显示硬膜外密度增高，MRI T_1 加权像上呈等信号或低信号，T_2 加权像呈高信号，沿硬膜外腔或周围脂肪间隙分布，椎管内结构多有受压。

（二）慢性脊髓硬膜外脓肿

1. 病程较长，可达数月或数年，但可急性加剧。

2. 发病初期可能有发热及脊髓受损的症状与体征，病程较长者可有肌肉萎缩及自主神经功能障碍。

3. 脑脊液蛋白增高，白细胞可略增高，脊髓腔有完全或不完全阻塞。

4. 椎管造影可见管腔阻断情况。

5. 椎管CT及MRI有助于定位、定性诊断。

（三）鉴别诊断

本病应与急性脊髓炎、脊柱转移瘤、脊柱结核、脊髓血管畸形鉴别。急性脊髓炎可有以下特点：

1. 起病急，多呈完全横贯性损害。

2. 腰穿脑脊液检查细胞、蛋白多属正常，少数患者白细胞及蛋白定量轻度增高，通畅试验无阻塞。

3. 椎管造影、椎管 CT 及 MRI 正常。

【治疗】

对确诊病例，应手术治疗，越早越好。如延缓手术，则会造成脊髓坏死而致终身残废。如不行手术，大部分病例最终因并发肺炎、压疮或尿路感染等而死亡。手术治疗主要是行椎板切除术，清除脓液和肉芽组织，以达到减压和防止感染扩散。同时给予大量有效抗生素 2 ~4 周。亚急性及慢性脊髓硬膜外脓肿，亦需手术将脓液及肉芽肿清除。同时应注意全身情况，预防压疮等并发症。术后可给予 B 族维生素、地巴唑，配合针灸、理疗等，以促进脊髓功能的恢复。

（陈　博　郭国际）

第二节　脊髓血管疾病

一、脊髓内出血

脊髓内出血（hematomyelia）是指脊髓实质内血管破裂而引起的出血。

【病因与病理】

脊髓出血最常见的病因是外伤，如脊髓损伤、脊椎骨折等；常见的病因还有脊髓动脉血管硬化、高血压、动脉瘤、先天性血管畸形、血液病、维生素 C 缺乏病、肿瘤、中毒、急性感染性疾病、抗凝治疗等。脊髓内出血常侵及上下几个脊髓节段，以位于中央灰质者居多。脊髓出血后形成积血或血肿导致脊髓肿大，压迫脊髓而呈现脊髓受压症状。在出血灶周围多有组织水肿、淤血，进而出现继发性神经变性。

【诊断】

（一）临床表现

1. 症状

（1）多见于青壮年。

(2) 起病:多在活动中或用力时突然急骤发病,少数呈亚急性或慢性起病。前者多为动静脉畸形、动脉瘤血管破裂所致;后者则多由感染、肿瘤引起。

(3) 首发症状:突起病损区相应节段的剧烈放射状根痛或无力。

2. 体征

(1) 初期为脊髓休克表现,受损水平以下的一切感觉、运动、反射及括约肌功能均消失。历时1~4周不等,继而逐步出现腱反射亢进、病理反射等中枢性瘫痪征。如为大灶型出血,则表现为横贯性脊髓损害;小灶型出血且位居中央,则呈现为分离性感觉障碍;如出血灶偏向一侧,则表现为脊髓半切损害综合征(Brown-Séquard syndrome)。

(2) 脑脊膜刺激征:血液侵入蛛网膜下腔后,可发生脑脊膜刺激征。

(二) 实验室检查

脑脊液检查:脑脊液压力常升高,通畅试验可呈不同程度的脊髓腔阻塞。脑脊液呈血性或黄变,镜检有红细胞,蛋白质含量常升高。

(三) 影像学诊断性检查

MRI对脊髓出血检查很有价值,可以发现出血灶。

(四) 鉴别诊断

脊髓前动脉血栓形成:本病起病急剧,症状和体征与脊髓出血相似,但无椎管梗阻现象,脑脊液为非血性,CT及MRI有特征性的意义。

【治疗】

(一) 一般治疗

绝对静卧,减少搬动,保持呼吸道及大小便通畅,维持心肺正常功能,加强支持疗法,防治各种感染、压疮及肢体畸形。

(二) 注意饮食

给予高维生素、高能量、高蛋白质饮食。

(三) 止血剂的应用

1. 对羧基苄胺(PAMBA):0.4~0.6g/d,加入输液中静脉滴注。

2. 6-氨基已酸(EACA):12～24g/d,加入输液中静脉滴注。

(四) 脱水剂应用

脱水剂应用旨在消除脊髓水肿。常用:①20%甘露醇溶液125～250ml,静脉注射,每6小时1次。②利尿剂呋塞米20～40mg肌内注射或静脉注射。亦可选用抗自由基、钙离子拮抗剂等药物进行治疗。

(五) 对症治疗

对烦躁不安、疼痛明显的患者,可分别选用对呼吸无抑制作用的镇静剂及止痛剂。

(六) 病因治疗

有高血压者,应先用有效药物进行调整并稳定,保持正常灌注压,忌血压大幅度降低。对血肿应早期手术治疗。动脉瘤、动静脉畸形患者,有条件可行介入放射治疗或手术疗法。

二、脊 髓 缺 血

脊髓的血液供应,主要来自脊髓前动脉、脊髓后动脉及加强和串联这两条动脉的根动脉。任何原因造成这些动脉的血供障碍,都可称脊髓缺血(spinal ischemia)。

【病因与病理】

引起脊髓缺血的原因很多,大多数为脊髓以外的原因,如主动脉造影或主动脉瘤手术切除时因血运受到干扰而致脊髓缺血,或因主动脉粥样硬化斑脱落及血中胆固醇栓子堵塞于供血脊髓的根动脉,使脊髓供血不足或血压降低所致。脊髓的血管畸形或动脉粥样硬化等症,也偶可引起脊髓缺血。缺血时间较长可致脊髓梗死软化,神经组织呈灶性坏死。

【诊断】

一过性脊髓缺血发作的诊断:

(一) 临床特征

1. 发作突然性。

2. 时间短暂性,且多数为数分钟、数小时。

3. 恢复完全性，均不超过 24 小时，不留任何后遗症。

4. 反复发作性。

（二）临床表现

同脑部一过性脑缺血发作一样，表现为一过性脊髓功能障碍，如相应部位的麻木、肌肉阵挛和短暂无力。如在活动中发作，而休息后或随侧支循环调节后而症状消失者，则称之为“脊髓性间歇性跛行”。如单纯为脊髓前动脉缺血性发作，则以运动功能障碍为突出；如为脊髓后动脉缺血性发作，则主要表现为感觉功能障碍。

【治疗】

参阅第九章二及本章二。

三、脊髓动脉血栓形成

脊髓动脉血栓形成（spinal artery thrombosis）是指脊髓前动脉或脊髓后动脉的血栓形成，阻塞血流，造成相应区域的缺血、梗死的临床表现。

【病因与病理】

动脉粥样硬化是脊髓前动脉血栓形成的主要原因。其次，心肌梗死、心脏停搏、主动脉硬化、主动脉夹层动脉瘤或主动脉破裂、胸腔及脊柱手术、急性出血所引起的严重低血压以及血液病也是少见原因。梅毒性动脉炎也是引起脊髓动脉血栓形成的重要原因之一。脊髓前动脉血栓形成最常见的部位是颈胸段，因此处动脉血管较细、血液供应较差所致。脊髓血栓形成造成神经细胞变性和坏死、脊髓灰白质软化、组织疏松、充满脂粒细胞，血管周围有淋巴细胞浸润，病变中心较重。晚期血栓机化，被纤维组织取代，并有再通的血管。

【诊断】

（一）临床表现

1. 脊髓前动脉血栓形成

（1）可发生于任何年龄，但以 31～70 岁多见，男女发病率大致相等。

(2) 多起病突然,呈卒中样,常在数分钟、数小时之内达到高峰,少数可经历数天达到高峰。

(3) 多以根痛或弥漫性疼痛为首发症状,常位于相应病变部位或下界水平,少数病例为轻微的酸痛。

(4) 感觉分离是特征性的变化,痛觉和温觉丧失,而震动觉和位置觉存在。

(5) 早期出现弛缓性瘫痪,以后病变水平以下为痉挛性瘫痪。

(6) 早期有大小便功能障碍。

2. 脊髓后动脉血栓形成:起病突然,病灶区剧烈的根痛,病变水平以下的感觉丧失。深反射消失,共济失调。括约肌功能常不受影响。

(二) 实验室检查

腰穿检查:脑脊液蛋白质量有时轻度增高,无椎管梗阻现象。

(三) 辅助检查

CT 及 MRI 检查:可发现梗死软化灶或相应的信号。

(四) 鉴别诊断

1. 急性脊髓炎:本病的特点是感觉丧失完全;无分离性感觉障碍;伴发热;脑脊液中细胞数增加。

2. 脊髓出血　其特点是血性脑脊液;椎管梗阻现象;影像学有助于鉴别。

【治疗】

(一) 一般治疗

急性期应卧床休息,给予高维生素饮食,动脉硬化者给予低脂饮食。

(二) 病因治疗

1. 考虑有感染因素者,可应用抗生素。

2. 有原发病存在者,应尽可能治疗原发病;如低血压者,应予补液和扩容治疗。

(三) 血管扩张剂应用

参阅第五章“血管扩张剂疗法”。

(四) 抗凝治疗

溶栓治疗和蛇毒治疗:参阅第五章“抗凝疗法”、“溶栓疗法”和“蛇毒疗法”。

(五) 肾上腺皮质激素应用

对改善炎症、减轻脊髓水肿、促进神经细胞代谢有一定的作用,常用地塞米松 10mg 或氢化可的松 200 ~ 300mg 加入 10% 葡萄糖溶液 300 ~ 500ml 中,静脉滴注,每日 1 ~ 2 次,但宜短期应用。

(六) 促进神经细胞功能的恢复

如神经节苷脂注射液 100mg,静脉滴注,每日 1 次,10 ~ 30 天为 1 个疗程。其他常用的药物有维生素 B_1、甲钴胺、维生素 C、ATP、辅酶 A 及胞二磷胆碱等。

(七) 对症治疗

急性期疼痛明显者,可用镇静、止痛剂。

(八) 手术治疗

对于病因及定位明确者,可行手术治疗。

(九) 康复治疗

四、脊髓血管畸形

脊髓血管畸形(spinal vascular malformation)是指脊髓血管先天性发育异常而形成的一类病变,又称血管瘤、血管错构瘤等。以青年及中年人多见,男女之比 3∶1。

【病因及发病机制】

脊髓血管畸形致脊髓功能受损的主要原因有:①盗血作用;②出血破坏;③病变压迫。

【诊断】

(一) 临床表现

1. 症状

(1) 绝大部分患者在 45 岁以前起病,约半数在 14 岁以前出现症状。

(2) 起病形式:①缓慢起病为最多见;②间歇性发病,病程中有症状缓解期;③突然性发病,系畸形血管破裂所致。

(3) 疼痛:局部疼痛可因病变的部位不同,出现于背部、腰背部、颈部,有时出现神经根的放射性疼痛,或神经束性远隔部位躯干或双下肢疼痛。

2. 体征

(1) 感觉障碍:脊髓半侧受累时,可出现病变同侧的深感觉障碍,对侧的痛温觉障碍;脊髓横贯性受累时,可出现受累平面以下所有感觉丧失。

(2) 运动障碍:表现为肢体无力、行走困难,一侧或双侧肢体的不全性或完全性瘫痪。颈髓病变时,多出现四肢瘫;胸段受累时,出现截瘫;圆锥或马尾部损害,出现弛缓性双下肢瘫痪。

(3) 排尿排便功能障碍:早期可表现为排尿排便困难,晚期可出现排尿排便失禁。

(二) 实验室检查

腰椎穿刺:因本病常伴有蛛网膜粘连、肥厚及畸形血管团的压迫作用,故奎根试验蛛网膜下腔呈不全性或完全性梗阻;脑脊液细胞数大多正常,蛋白质含量多有轻度或中度增高。

(三) 特殊检查

1. 脊柱 X 线平片:一般多无异常变化。椎骨血管畸形的 X 线检查,显示椎体多呈蜂窝或栅栏状,亦可见椎弓的局限性破坏,有的发生病理性骨折,椎体呈楔形压迫。对于病史较长的硬脊膜外或硬脊膜下血管畸形,侧位片可显示椎管的前后径扩大,正位片可见椎弓根内缘吸收,呈内陷、弓根间距增宽、椎体的前后径变短等。

2. 脊髓造影:造影示动静脉迂曲扩张造成的虫食状充盈缺损,当畸形血管团蜿蜒成团时,可见葡萄状或多环状阴影;较大的动脉瘤有时可见充盈缺损。

3. 脊髓血管造影:为诊断脊髓血管畸形最为重要的诊断方法。

4. MRI:于 T_2 加权像可见白色的脊髓及脑脊液背景上,由于高速血流而显示流空效应的扭曲血管阴影,提示血管畸形的存在。

（四）鉴别诊断

1. 脊髓肿瘤:起病缓慢,进行性脊髓受压症状,腰穿脑脊液蛋白明显增高。脊髓造影:髓内肿瘤阻断面呈大杯口状改变;髓外硬脊膜下肿瘤阻断面多呈偏心杯口状改变;硬脊膜外肿瘤阻断面呈毛刷状改变。CT 及 MRI 有助于鉴别之。

2. 脊髓蛛网膜炎:起病缓慢,波状起伏,腰穿脑脊液白细胞计数明显升高。脊髓造影示蛛网膜下腔呈不规则尖型分叉状或泪滴状影。脊髓血管造影无明显异常改变。

【治疗】

1. 病变切除术:采用显微外科手术将畸形血管完全切除。手术应尽早进行,一旦出现严重的脊髓功能损害,虽手术亦无济于事。在切除病变时,要根据脊髓血管造影寻找并结扎供血动脉,剥离病变后再结扎或夹闭引流静脉。

2. 供血动脉结扎术:根据选择性脊髓动脉造影发现的供血动脉,在相应部位行椎板切除,在硬脊膜内找到供应动脉,靠近动静脉畸形处夹闭或结扎。此种方法简便、有效,但并非彻底切除病变,部分术后症状可复发。

3. 栓塞术:栓塞术是近年来开展的一种新方法。通过选择性脊髓造影导管注入硅橡胶或明胶海绵做成的栓子,以栓塞畸形血管团的供血动脉。主要适用于:①脊髓腹侧动静脉畸形切除困难者;②病变已造成脊髓完全横断,栓塞可减少疼痛或病变再出血;③病变切除术前使用,以减少术中出血。

4. 椎板减压术:此为以前使用的方法,效果不明显,目前可应用于血管畸形造成的急性椎管内血肿的清除。

五、脊髓蛛网膜下腔出血

脊髓蛛网膜下腔出血(spinal subarachnoid hemorrhage)为一种特殊类型的蛛网膜下腔出血。

【病因】

以动静脉畸形、动脉瘤、静脉瘤等最为多见,也可由外伤、血液病等所致。由于脊髓血管畸形所致的约占全部蛛网膜下腔出血的15%。

【诊断】

(一) 临床表现

1. 症状

(1) 以青壮年多见。

(2) 起病:呈卒中样突然发病。

(3) 首发症状:常表现为病损区(背、颈、肢)相应脊神经根的刺激症状,如突发剧烈而呈放射状的神经根痛。

2. 体征

(1) 感觉:轻度传导束性感觉障碍。

(2) 运动:出现截瘫或四肢瘫,亦可无运动障碍。

(3) 括约肌功能:可出现大小便障碍,亦可大小便功能正常。

(4) 脊膜刺激征:凯尔尼格征、布鲁津斯基腿征及耻骨联合征均可呈阳性表现。

(5) 脑膜刺激征及颅内压增高综合征:若出血回流到颅内,可出现头痛、呕吐、眩晕等颅内高压症,以及颈项强直、布鲁津斯基颈征、颊征阳性。

(二) 实验室检查

腰穿常呈脑脊液压力升高及血性脑脊液改变。

(三) 辅助检查

1. 脊髓血管造影:脊髓血管造影可发现动静脉畸形。

2. 脊髓MRI检查:可发现出血性改变或相应病变的阳性影像特征。

(四) 鉴别诊断

本病应与脑蛛网膜下腔出血及脊髓内出血相鉴别。

【治疗】

(一) 针对性治疗

1. 卧床休息:绝对卧床4~6周,避免搬动和过早离床。

2. 镇静:防止情绪激动,头痛、烦躁、兴奋时及时给予镇静止痛剂。

3. 避免用力:咳嗽要用镇咳药;软化大便,防治便秘。

4. 维持血压稳定:血压过高,要适当降压,一般收缩压维持在120～140mmHg较合适,避免血压过低。

5. 抗纤溶药物:参阅本章二。

6. 肾上腺皮质激素:地塞米松每6小时4mg静脉注射,可减轻血液对脊、脑膜的刺激症状及脊、脑膜粘连。

7. 脱水剂应用:根据情况确定。

(二)预防性治疗

1. 防血管痉挛:可口服尼莫地平20～30mg,每日3次。

2. 护理:预防压疮、泌尿道感染。

3. 康复治疗。

(徐沙贝　郭国际)

第三节　脊髓变性疾病

一、运动神经元疾病

运动神经元疾病(motor neuron disease)是一组选择性损害脊髓前角、脑干运动神经元和锥体束的慢性进行性变性疾病,主要表现为受累部位的肌肉萎缩、无力和锥体束征。根据病损部位不同,可分为下运动神经元型(进行性脊肌萎缩征)、上运动神经元型(原发性侧索硬化)与混合型(肌萎缩侧索硬化)等。有些早期为进行性脊肌萎缩型或原发性侧索硬化症的患者,以后发展成肌萎缩侧索硬化症。

【病因及发病机制】

本病可能与下列因素有关:①中毒因素可能影响中枢神经系统细胞的正常代谢,引发退行性变;②慢病毒感染;③遗传因素,部分病例为常染色体显性或隐性遗传;④也可能与免疫功能异常有关。

【病理】

本病系脊髓前角细胞、脑桥和延髓的运动神经核退行性变，神经元数目减少，甚至消失，伴胶质细胞增生；皮质脊髓束和皮质延髓束弥漫性变性；脊髓前根和脑干运动神经根的轴索变性，髓鞘脱失。

【诊断】

（一）临床表现

1. 进行性脊髓肌萎缩

（1）症状

1）多见于 20 ~ 50 岁，男性多见。

2）病变部位仅累及脊髓前角运动细胞。肌萎缩可一侧或两侧同时开始，从远端向近端延伸，伴肌束颤动。

（2）体征：肢体肌力减退，肌张力降低，腱反射消失，锥体束征阴性，感觉正常。

2. 原发性侧索硬化

（1）症状

1）中年后发病。

2）起病隐袭，进展较慢。

3）病损主要累及皮质脊髓束，表现为双下肢对称性无力、僵硬，行走时呈痉挛性步态，逐渐累及双上肢。

（2）体征：可见四肢肌张力增高、腱反射亢进，下肢比上肢明显，病理反射阳性。一般无肌萎缩，感觉正常。

3. 肌萎缩侧索硬化

（1）症状

1）常在 40 岁左右起病。

2）下运动神经元损害症状：①上肢症状，首先为双侧或一侧手部笨拙无力，逐渐出现肌萎缩，以大、小鱼际肌及骨间肌、蚓状肌为明显而呈“爪形手”。肌无力及萎缩逐渐向前臂、上臂和肩部延伸，累及部位有广泛而明显的肌束颤动。②下肢症状，可有肌萎缩和肌束颤动，但较轻或不明显。

（2）体征

1）上肢体征可有上运动神经元损害及下运动神经元损害。若下运动神经元损害严重时，锥体束症状被掩盖，则上肢肌张力减退、腱反射减低或消失。

2）下肢呈痉挛性瘫痪，肌张力增高，腱反射亢进，出现病理反射。

3）延髓损害征：构音不清，饮水发呛、咽下困难；可见软腭及咽喉肌力差，咽反射消失。舌肌萎缩早而明显，且可见明显的肌束颤动，似蚯蚓样蠕动。后期胸锁乳突肌萎缩以致不能抬头，双侧皮质延髓束受损时出现强哭、强笑；下颌反射亢进，吸吮反射明显。

（二）实验室检查

腰穿：脊髓腔通畅，脑脊液正常。

（三）特殊检查

1. 颈椎：X 线片、CT 及 MRI 正常。

2. 肌电图：病变累及下运动神经元时，肌电图呈典型神经源性损害表现，神经传导速度正常。

（四）鉴别诊断

1. 颈椎病：上肢或肩部疼痛，客观检查有感觉障碍，无延髓麻痹表现。

2. 延髓和脊髓空洞症：本病的特征是节段性、分离性痛温觉缺失，MRI 可见空洞。

3. 脊髓肿瘤和脑干肿瘤：本病有不同程度的传导束型感觉障碍。腰穿示椎管阻塞，椎管造影、CT 或 MRI 显示椎管内占位性病变。

【治疗】

本病的病因不明，当前无特殊疗法，但可从以下几个方面给予治疗：

1. 一般支持疗法：保证患者足够的营养，改善其全身状况，给予维生素 B、C、E 等，以及 ATP、氨基酸制剂、核酸制剂等。

2. 垂足时，使用足支架使患者保持适当活动。

3. 肌肉痉挛的治疗：①氨甲氯苯丁酸（bacloten）5～10mg，每日 3 次，口服。②氯唑沙宗 0.2～0.4g，每日 3 次。③地西泮，开始为 2mg，每日 2 次，然后每隔 1 日增加 5mg，直至痉挛缓解和（或）发生了镇静作用为止。

4. 构音障碍：早日接受语言疗法，如无效，可使用软腭托。亦可在鼻咽部注射塔夫伦（Teflon），造成一个隆起，以助咽与软腭接触的方法也可取得同样疗效。

5. 吞咽困难的治疗：①环咽括约肌切开术，对减轻咽下障碍或控制食物进入气管都很有效，可以适当采用。②鼻饲胃管。

6. 积极防治肺部感染。

7. 亦可以应用针灸按摩、理疗等改善肢体状况。

二、脊髓空洞症

脊髓空洞症（syringomyelia）是一种慢性进行性脊髓变性疾病。

【病因及发病机制】

空洞形成的病因及发病机制不明，有3种可能：①先天发育异常；②先天性血管疾患；③脑脊液动力学异常。

【病理】

病理改变主要是胶质增生和空洞形成，其内充满液体，呈白色或黄色。

【诊断】

（一）临床表现

1. 症状

（1）多数于20～30岁起病，缓慢进展或在一定时间后保持稳定。

（2）起病隐袭，最初出现手部感觉异常。

2. 体征

（1）感觉障碍：表现有一侧手部、臂的尺侧及上胸部或两侧上肢、两侧颈、上胸与背部呈披肩或短上衣样分布的分离性感觉障碍（痛、温觉严重缺失，而触觉、深感觉保留）。

（2）运动及反射障碍：病变相应节段的肌肉萎缩，腱反射减弱或消失，此为空洞侵犯前角所致。当侧束受损则引起受损节段以下的痉挛性瘫痪，但双侧常不对称。

(3) 营养障碍：侧角损害时皮肤增厚、角化、指甲变脆、皮肤溃疡、手指或足趾可发生畸形、手指末节或全部手指发生无痛性坏死，称为 Morran 综合征，肢体关节的痛觉缺失，关节磨损、萎缩和畸形，关节肿大，活动范围过度，称为夏科(Charcot)关节。颈胸段病变损害交感神经通路时，可产生同侧 Horner 征。

(4) 其他：常伴颈肋、脊柱裂、脊柱后凸、侧凸、弓形足、漏斗胸、Arnoid Chiari 畸形(小脑扁桃体下疝)、Hlippel-Feil 综合征(多个颈椎融合、颈项变短等)。

(5) 空洞累及延髓，损害三叉神经脊束核时，出现面部“剥洋葱皮”样核性感觉障碍，还可出现舌肌萎缩、构音障碍及吞咽困难等。

(二) 实验室检查

腰穿检查：脑脊液多数正常，晚期严重病例偶见椎管阻塞，蛋白质增高。

(三) 特殊检查

1. 头颅与脊柱 X 线平片，可发现伴发的先天性骨骼发育异常。

2. 延迟脊髓 CT 扫描(DMCT)：即在蛛网膜下腔注入水溶性阳性造影剂，延迟一定时间，如分别在 6、12、18 和 24 小时再行脊髓 CT 检查，可显示出高密度的空洞影像。

3. MRI：MRI 是诊断本病最准确的方法，可在纵、横断面上清楚显示出空洞的位置及大小。

(四) 鉴别诊断

1. 脊髓内肿瘤：病变进展较快，膀胱功能障碍出现较早。脑脊液蛋白含量增高，MRI 可发现肿瘤。

2. 肌萎缩侧索硬化：发病年龄多在中年，只侵犯运动神经元，感觉系统不受侵犯。

3. 本病还应与颈椎病、颈肋、麻风、脑干肿瘤等疾病鉴别。

【治疗】

1. 一般对症处理：如给予镇痛剂、B 族维生素、ATP、辅酶 A、肌苷、地巴唑等。感觉消失者应防止烫伤或冻伤。辅助按摩、被动运动、针灸治疗等。

2. 放射疗法：对脊髓病变部位进行照射，可缓解疼痛，可用深部 X 线疗法或^{60}Co治疗。

3. 放射性核素^{131}I口服疗法：①口服法，先用复方碘溶液封闭甲状腺，然后空腹口服钠碘-131（$Na^{131}I$）溶液 50 ~ 200mCi，每周服 2 次，总量 500mCi 为 1 个疗程。2 ~ 3 个月后重复疗程。②椎管注射法，按常规行腰椎穿刺，取头低位 15°，穿刺针头倾向头部，注射无菌$Na^{131}I$溶液 0.4 ~ 1.0mCi/ml，每 15 天 1 次，共 3 ~ 4 次。

4. 中医中药：如采用补肾活血汤加减治疗该病，据报道有效。但至少持续服药 3 个月以上，否则疗效不佳，如地黄饮子加减方等。

5. 手术治疗：少数患者可进行椎板切除减压术或矫治第四脑室出口等手术。

三、脊髓亚急性联合变性

脊髓亚急性联合变性（subacute combined degeneration of thespinal cord）是由于维生素 B_{12} 缺乏引起的神经系统变性疾病。

【病因及发病机制】

本病的发生和维生素 B_{12} 缺乏密切相关。维生素 B_{12} 是脱氧核糖核酸合成过程中的辅酶，其缺乏将影响造血功能及神经系统的代谢而发生贫血和神经系统变性。

【病理】

病变主要累及脊髓和周围神经。最明显的变性区在后索、锥体束与脊髓小脑束，可伴有脊髓前角细胞的继发性改变。

【诊断】

（一）临床表现

1. 症状

（1）多于中年发病，起病呈亚急性或慢性。

（2）多数在神经症状出现前有贫血的一般表现，如倦怠、乏力、舌炎、腹泻等。

(3) 通常四肢远端有感觉异常,包括麻木、麻刺感、寒冷感或紧箍感,多为持续性和对称性,往往从足趾开始逐渐累及两手。

(4) 继感觉异常发生后,首先感到下肢发僵、步行容易疲乏,或步态不稳而易于倾跌。两手动作笨拙,甚至扣衣服扣都感到困难。

(5) 早期可发生阳痿。较晚先是排尿困难或尿急,其后是尿潴留或尿失禁。

(6) 精神症状并不少见,如易激惹、淡漠、多疑、抑郁,进而智能障碍甚至痴呆。

2. 体征

(1) 浅感觉障碍:呈"手套"形和"袜套"形分布。

(2) 深感觉障碍:关节位置觉、震动觉先后在下肢和上肢减退或消失,并可出现感觉性共济失调。

(3) 运动及反射功能:可出现有关肢体无力甚至瘫痪。同时有肌张力增高,腱反射亢进;腹壁及提睾反射消失;出现病理反射。但如同时有周围神经受损表现,则腱反射及肌张力不一定增高。

(4) 括约肌障碍:出现较晚,表现为大小便失禁或潴留。

(二) 实验室检查

1. 周围血象及骨髓涂片可发现巨细胞性高血色素性贫血。

2. 胃液分析检查:注射组胺做胃液分析检查,通常可发现有抗组胺性的胃酸缺乏征。

3. 血清维生素 B_{12} 测定(正常值 100 ~ 960μg/ml)可确定诊断。

(三) 鉴别诊断

本病应与脊髓压迫症、多发性硬化、颈椎病、多发性神经炎等鉴别。

【治疗】

1. 饮食:应进富含维生素 B_{12} 的食物,如猪肝、牛奶、鱼类、蛋类。

2. 维生素 B_{12} 或弥可保 1000μg 肌内注射,每日 1 次,连续 5 ~ 10 天,此后每周 4 次,以后减为每月 4 次,某些患者需终身用药。

3. 稀盐酸及铁剂应用:在贫血纠正过程中,需加用铁剂,每次 0.3 ~ 0.6g,每日 3 次,口服,餐前服用稀盐酸合剂 15 ~ 30 滴,有利于铁剂吸收。

4. 神经细胞营养剂:维生素。

5. 针灸和理疗:适用于神经损害较严重、有肢体功能障碍的患者。

(李 悦 郭国际)

第四节 脊髓压迫症

脊髓压迫症(compressive myelopathy)是由于各种不同病变所引起脊髓、神经根及其供应血管的受压所造成的脊髓神经功能障碍综合征。

一、脊髓肿瘤

脊髓肿瘤(tumor of spinal cord)以胸颈段较多,次为腰骶及马尾。

【诊断】

(一) 临床表现

1. 症状

(1) 发病年龄:原发肿瘤以中年为多;转移性肿瘤以老年居多。

(2) 多数起病缓慢,呈进行性加重。

(3) 神经根刺激症状常是首发症状,呈现单侧神经根痛,疼痛如刀割样、火灼样或刺痛,晚期疼痛更甚。每因咳嗽、喷嚏、用力或转体而加剧,并沿受损的神经根放射。

2. 体征

(1) 感觉障碍:髓外肿瘤,感觉障碍自下而上到达受压节段水平；而髓内病变，感觉障碍则自上而下延展。待病变进展为横贯性脊髓损害时，则在病变水平以下深浅感觉均消失。

(2) 运动障碍：病变水平以下肢体痉挛性瘫痪。

(3) 反射异常：前根、前角或后根、后索等处发生压迫时，相应节段的腱反射减弱或消失。如锥体束受压则出现受压水平以下的同侧腱反射亢进，浅反射减弱或消失，并出现病理反射。

(4) 自主神经功能障碍：常见大小便障碍，但出现较晚。Horner 综合征：可能由下颈段脊髓肿瘤压迫引起。

（二）实验室检查

腰穿：通畅试验可见部分阻塞或完全阻塞。脑脊液细胞数一般正常而蛋白质含量增高或有蛋白-细胞分离现象。

（三）辅助检查

1. 电生理检查

(1) 肌电图描记：下运动神经元损害时可发现变性反应。

(2) 体感诱发电位：传导束受压时相应部位诱发电位降低。

2. 影像检查

(1) 脊柱 X 线片：可有椎间孔扩大，椎弓根间距变大，椎体后缘凹陷，骨质疏松或破坏等。

(2) 脊髓腔造影：髓外硬膜内肿瘤压迫病变可见深杯口状充盈缺损，髓内病变则呈梭形缺损，硬脊膜外压迫病变呈浅杯口状充盈缺损。

(3) CT 扫描与磁共振：磁共振多能清楚显示肿瘤病灶，并能清楚显示瘤与脊髓的关系。

（四）鉴别诊断

本病应与椎间盘突出症、脊蛛网膜炎、脊柱结核、脊髓空洞症鉴别。

【治疗】

（一）手术治疗

1. 肿瘤切除术：肿瘤病变有可能通过手术切除根治；髓内肿瘤手术切除易造成脊髓横断性损害。

2. 椎管扩大术：适用于不宜或未能切除肿瘤时，行椎管扩大解压术，需同时开放解压区硬膜囊。

（二）非手术疗法

1. 恶性肿瘤术后，常规行放疗、化疗以抑制肿瘤细胞增殖。

2. 神经功能缺损者可应用神经营养药物，有疼痛症状者应用止痛剂。

3. 康复治疗，包括物理治疗和针灸等，皆在促进神经功能恢复或启动代谢功能。

二、脊柱结核

脊柱结核为结核杆菌所引起的椎骨损害。由于骨质塌陷、脓肿积聚于椎管、肉芽肿形成等原因，可以累及脊髓，约有10%的病例因并发脊髓压迫症而发生截瘫。

【病理】

结核杆菌由椎体的中央动脉进入椎体，若椎间盘不受影响，为中央型；结核病变由椎体的上或下缘开始，侵入椎间盘，而使其消蚀变得狭窄，病变由此再扩展而侵及邻近的椎体，称边缘型，成人此型为多见，常累及第10～12胸椎及腰椎。

【诊断】

（一）临床表现

1. 症状

（1）急性或缓慢发病。

（2）好发于儿童及青少年。

（3）常有根痛症状。

2. 体征

（1）病变以下的深浅感觉减退或消失。

（2）病变水平以下肢体肌力减退或截瘫。急性起病时肌张力减低，深反射消失；慢性起病时肌张力增高，并出现病理反射。

（3）括约肌功能障碍：尿潴留。

（4）病变脊柱棘突常突起或出现向后成角畸形，有压痛。

（二）实验室检查

腰穿示椎管腔有阻塞现象。脑脊液检查示有蛋白定量增高。

（三）辅助检查

1. 脊柱X线片：表现为一个椎体的上缘或下缘产生密度减低，两个相邻椎体的关节面示有轻度破坏，典型者椎体破坏，椎间隙狭窄；侧位片见椎体呈楔状塌陷并有脊柱后凸伴脊柱旁冷脓肿；在腰椎则显示腰大肌阴影凸出。

2. CT及MRI：检查有助于定位定性诊断。

（四）鉴别诊断

1. 急性脊髓炎：发病急，常有急性感染病史，脊柱无畸形，腰椎穿刺检查时无椎管腔阻塞现象。

2. 脊髓肿瘤：脊髓肿瘤以中年患者多见。脊柱无畸形，脊柱X线片无椎体或椎间盘破坏现象。MRI可清楚显示肿瘤。

3. 脊髓转移瘤：以老年患者多见，X线片可见椎体骨质破坏，但无冷脓肿阴影，常可找到原发病灶。

【治疗】

1. 休息和加强营养。

2. 抗结核药物治疗：参阅第十章一。

3. 手术治疗：手术治疗主要是“病灶清除术”和“病灶清除同时或延期植骨融合术”而达到清除病灶、使之愈合、防止复发、恢复主要功能和缩短疗程等目的。病灶清除指征：①有明确脓肿存在者；②有明确死骨存在者；③有继发感染慢性窦道存在者；④合并截瘫或马尾神经根受压症状时，更应早期手术，清除压迫脊髓或神经根的结核性肉芽、脓肿或干酪样物质、死骨、突出的坏死椎间盘纤维环以及凸起的椎体后缘或瘢痕组织。

三、颈 椎 病

颈椎病(cervical spondylosis)是累及颈椎的骨、软骨和纤维结构的退行性病变，能导致椎管或神经根管狭窄，使脊髓、神经根和血管分别或同时遭受压迫和损害，并产生相应的临床症状。

【病因】

1. 颈椎间盘退行性变：颈椎间盘退行性变是颈椎病发生

和发展中最基本的原因。

2. 损伤:急性损伤可使原已退变的颈椎和椎间盘损害加重而诱发颈椎病;慢性损伤对已退变的颈椎加速其退变过程而提前出现症状。

3. 颈椎先天性椎管狭窄。

【诊断】

(一) 临床表现

根据临床症状不同可将其分为5个类型:颈型、神经根型、椎动脉型、脊髓型和交感神经型。

1. 颈型颈椎病

(1) 症状

1) 青壮年发病为主,多于晨起、过劳、姿势不正、外伤及寒冷刺激后突然出现症状。

2) 以颈部酸、痛、胀等不适感为主。个别病例会出现短暂的神经根刺激症状。

(2) 体征:约半数患者颈部活动受限或呈被迫体位。多呈颈部自然伸直、生理前弯变小或消失,患者椎棘间及两侧有轻压痛。颈椎试验检查,如压颈试验、神经根牵拉试验等无阳性表现。

2. 神经根型颈椎病

(1) 症状

1) 以中年以上多见。其发病率最高(50%~60%)。

2) 受累神经分布区的刀割、烧灼、放电感,可放射至肩、上臂、前臂、手指,偶尔波及前胸。早期感觉过敏。

(2) 体征

1) 相应区域的痛觉减退、麻木。

2) 出现手部肌肉萎缩、腱反射减低或消失。

3. 椎动脉型颈椎病

(1) 症状

1) 多见于50岁以上。多数为头颈过度伸屈或侧旋时诱发或加重。

2) 椎动脉缺血症状:①眩晕,为本型的主要症状,可表现为旋转性、浮动性或摇晃性眩晕。②头痛,是椎-基底动脉供血不足而侧支循环血管代偿性扩张引起。主要表现为枕部、顶枕部痛,也可放射到颞部。多为发作性胀痛,常伴自主神经功能紊乱症状。③视觉障碍,为突发性弱视或失明、复视,短期内自动恢复,是大脑后动脉及脑干缺血所致。④猝倒,是椎动脉受到刺激突然痉挛引起。多在头部突然旋转或屈伸时发生,倒地后再站起即可正常活动,称猝倒发作(drop attack)。⑤其他,如恶心、呕吐、耳鸣、面部感觉异常、下肢发软、共济失调等。

(2) 体征:可有双侧眼球水平性、垂直性或旋转性震颤;转颈试验阳性;Romberg 征阳性。少数患者可有构音不良、声音嘶哑、吞咽不佳、复视、Horner 征、交叉性偏瘫等。

4. 脊髓型颈椎病

(1) 症状

1) 见于中老年患者。

2) 双下肢麻木、沉重或异样感。部分病例可一侧或双侧上肢无力、麻木。

(2) 体征

1) 双上肢腱反射减弱或亢进;双下肢可有锥体束征或不同程度痉挛性截瘫。

2) 感觉障碍一般不及锥体束障碍突出,可有痛觉、触觉减退甚至消失,但多不易测得确切平面。

3) 括约肌功能障碍常不显著,仅少数严重患者可伴有大小便失禁、阳痿等。

5. 交感神经型颈椎病

(1) 交感神经兴奋症状:如头痛或偏头痛,头晕特别在头转动时加重,有时伴恶心、呕吐;视物模糊、视力下降,瞳孔扩大或缩小,眼后部胀痛;心跳加快、心律不齐,心前区痛和血压升高;头颈及四肢出汗异常以及耳鸣、听力下降,发音障碍等。

(2) 交感神经抑制症状:主要表现为头晕、眼花、流泪、鼻塞、心动过缓、血压下降及胃肠胀气等。

(二) 实验室检查

腰穿及脑脊液检查:脊髓型颈椎病行腰穿做通畅试验时,

可发现椎管有阻塞,脑脊液蛋白质有不同程度增高。

（三）特殊检查

1. X线片检查:除可能发现颈椎一般性退化现象外,正位X线片能发现钩状突向横突孔,累及椎动脉行径。还能证明狭窄或扭曲部位。

2. TCD检测:有助于了解椎-基底动脉供血状况。

3. CT检查:对椎体骨质增生和项韧带钙化最有诊断价值,也能清楚显示横突孔的改变。

4. MRI:能从各个方面显示颈椎病变的部位、范围,尤其是对脊髓、脊膜囊的压迫及椎间盘脱出等有很大诊断意义。

（四）鉴别诊断

本病与下列疾病鉴别:

1. 颈部脊髓肿瘤。

2. 颈段脊髓蛛网膜炎。

3. 脊髓空洞症。

4. 肌萎缩型侧索硬化症。

【治疗】

（一）非手术治疗

非手术治疗通常采取综合治疗方法。

1. 抗炎镇痛:可减轻或消除局部的炎症、渗出,缓解症状。

2. 肌肉松弛剂:氯唑沙宗、巴氯芬。

3. 血管扩张剂:用于增加脊髓血循环和解除椎-基底动脉痉挛。

4. B族维生素。

5. 理疗,按摩。

6. 封闭疗法。

7. 牵引:牵引可解除颈部肌肉的痉挛,减少椎间盘的应用,加大椎间隙和椎间孔,使神经根所受的压迫得以缓解,还可松解神经根与周围组织的粘连,并使扭曲于横突孔的椎动脉伸展,故适用于各种颈椎病。

（二）手术治疗

其适应证如下:

1. 患者经系统的非手术治疗无效者。

2. 神经根或脊髓症状逐渐加重或反复发作,影响患者的生活及工作者。

3. 椎动脉型患者经常猝倒发作。

四、椎间盘突出症

椎间盘突出症(intervertebral disc protrusion)是由于椎间盘变性或外伤引起髓核、纤维环向椎管内突出,压迫脊髓或神经根所出现的综合征。

【病因】

髓核的突出有两个因素:①髓核的退化变性;②环状韧带的软弱或破裂。由于压力的分布不均使环状韧带的某些部位松弛或破裂,髓核及部分软骨盘可经此弱点向外突出。损伤或突然的负重常为椎间盘突出症的直接原因。

【诊断】

(一) 临床表现

1. 腰椎间盘突出症

(1) 症状

1) 常见于20~40岁,男性较多见。

2) 突然起病。

3) 一侧腰、臀部及大腿后部疼痛并向小腿后外侧及足跟放射。

4) 咳嗽、喷嚏、负重、用力排便、弯腰等,均可使疼痛加剧。

(2) 体征

1) 患者不愿用患肢负重,常跛行。

2) 脊柱侧弯,多数弯向患侧。

3) 腰肌痉挛,触之硬韧。

4) 椎间盘突出的椎间隙、棘突、椎旁有深在的压痛及叩痛,按压痛点可加剧下肢放射痛。

5) 直腿抬高试验阳性。

6) 神经根受压,可使相应的皮节感觉减退。

7）患者腰部运动受限，伸屈和左右侧弯呈不对称限制。

8）受压神经根有相应的肌力减退和肌萎缩。

9）下肢反射异常：髓核压迫腰3或腰4神经根，使同侧膝反射减弱或消失；腰5神经根受压，胫前反射减弱；骶1神经根受压，则跟腱反射减弱或消失。

10）马尾神经受压时，有时出现尿频、尿急、尿潴留、大便秘结、腹胀等。

2. 颈椎间盘突出症：临床表现可参阅本章。

3. 胸椎间盘突出症

（1）症状

1）发病年龄及起病形式与腰椎间盘脱出症相同。

2）脊神经根痛：以肋间神经痛的形式出现，可放射至腰、下腹部、腹股沟等部。

（2）体征

1）下肢常有痛觉减退。

2）出现下肢痉挛性瘫痪。

3）腹壁反射减弱或消失。

4）可有大小便障碍。

5）在突出的椎间隙上、下两个棘突有压痛，棘间带、椎旁肌、胸骨旁有压痛（由神经根受刺激所致）。

（二）实验室检查

腰穿脑脊液检查：脑脊液的蛋白可在正常范围内或稍增高，一般不超过1g/L，奎根试验（压颈试验）可无梗阻、部分梗阻或全梗阻。

（三）特殊检查

1. X线平片：颈、腰椎前凸减小、消失或呈轻微后凸；椎间隙变狭窄；腰椎间盘突出的间隙除变窄外，左右不等宽。

2. CT及MRI：可明确椎间盘突出。

（四）鉴别诊断

急性腰扭伤：损伤部位常有压痛，浅部或深部封闭后症状消失或缓解。经半个月左右治疗，症状很快消失，且影像学可鉴别。其他如肿瘤、脊柱结核、黄韧带肥厚等需要鉴别。

【治疗】

(一) 非手术治疗

非手术治疗指采用休息、卧木板床、牵引、按摩等方法。其适应证为:①年龄较轻、初次发作或病情较短者;②症状体征较轻经休息即有好转者;③X线无椎管狭窄者。

1. 按摩:可缓解肌肉痉挛。

2. 卧床休息:病情严重者卧硬板床,完全休息2~3周。卧床姿势以患者感到舒适为准。

3. 牵引:牵引可缓解肌肉痉挛,减轻椎间盘内压力,也可使突出的椎间盘复位。腰椎间盘突出症用骨盆或下肢牵引。对颈椎间盘突出通常采用枕颌布带牵引;轻者采用间断牵引,重者可行持续牵引。以坐位(颈前屈20°)或卧位(床头抬高30°)两种方法牵引。

4. 理疗:理疗是较为常用而有效的方法,如超短波、红外线、局部热敷等。

5. 药物治疗

(1) 封闭疗法。

(2) 口服止痛药及抗炎药物,如奥湿克、双氯酚酸、非普拉宗等;还有外用邦迪辣椒痛可贴等。

6. 围领及腰围:对急性发作牵引治疗后较为合适,但穿戴时间不可过久,以免引起颈背及腰部肌肉萎缩。

7. 医疗体育:在症状消失后,为巩固疗效、预防复发,长期坚持腰背部功能锻炼可增强肌力。

(二) 髓核化学溶解疗法

髓核化学溶解疗法是利用某种酶注入椎间盘内以溶解病变的髓核组织促其纤维化或吸收以缩小体积,消除对神经的压迫。如胶原蛋白酶及木瓜凝乳蛋白酶,注意过敏反应。

(三) 经皮穿刺椎间盘抽吸疗法

经皮穿刺椎间盘切割术治疗椎间盘,其机制是对椎间盘突出行机械性减压。

（四）手术疗法

对于完全性突出及非手术治疗效果不佳的患者应采用手术治疗。

五、腰椎椎管狭窄症

腰椎管和神经根管因为骨性或纤维性增生、移位导致一个或多个平面管腔狭窄，压迫马尾或神经根而产生临床症状者称为腰椎椎管狭窄症（lumbar spinal stenosis），又称为腰椎管狭窄综合征，马尾性间歇跛行症。此病发病缓慢。

【诊断】

（一）临床表现

1. 症状

(1) 多见于中年以后。

(2) 隐袭起病，逐渐发展。

(3) 初起常觉下背及腰部痛，有时影响臀部及大腿，可逐渐向下延及双小腿外侧。继后发展为间歇性跛行，可分位置性跛行和缺血性跛行。①位置性跛行：患者行走一段时间或长时间站立不动感到下肢疼痛，不能再走，需蹲下，身体前屈，片刻后疼痛消失可继续行走。②缺血性跛行：当行走或下肢活动时，患者感觉双小腿前外侧肌群痉挛性疼痛，停止行走或下肢不再活动，疼痛可消失。

2. 体征

(1) 腰、臀、下肢有轻微感觉减退。

(2) 下肢肌力轻度减弱。

(3) 下肢腱反射减低或消失。

（二）实验室检查

腰穿：可显示椎管欠通畅。

（三）特殊检查

1. X线片：示腰骶椎矢状径小于15mm。

2. 脊髓腔造影：见椎管变窄及多处梗阻，马尾神经受压。

3. MRI：清楚显示椎管腔狭窄范围及程度。

（四）鉴别诊断

1. 血管闭塞性脉管炎：该病的特点有足背动脉搏动减弱或消失；胫后动脉搏动减弱，可消失；皮肤色泽改变；腰椎管径测量正常。

2. 椎间盘突出症：不同点在于起病急；有明显外伤史；单个神经根受累。

【治疗】

（一）一般治疗

休息、保暖、制动。

（二）对症治疗

1. 口服止痛药：双氯芬酸钠、米索前列醇片、非鲁拉宗、达宁。

2. 肌肉松弛药物：氯唑沙宗、氯美扎酮。

3. 神经营养药物：维生素 B_1、维生素 B_{12}。

（三）中医中药治疗

以通经活络、舒筋活血为主，可选用参芍、白芍、川断、木瓜、甘草等药煎服。

（四）病因治疗

1. 腰椎牵引：用于疼痛、麻木较重并有肌肉痉挛者，临床疗效较好。

2. 推拿治疗。

（五）手术治疗

1. 手术适应证

(1) 经非手术治疗无效。

(2) 神经症状呈进行性加重。

(3) 脊髓受压症状明显。

2. 手术方法

(1) 前入路：切除脊髓前方的骨赘，手术安全有效，术中可行椎体融合。

(2) 后入路：以广泛椎板切除减压为目的，还可同时扩大椎间孔以减除对神经根的压迫。

（张　强　郭国际）

第五节 脊髓损伤

脊髓损伤(spinal cord trauma)通常皆为脊椎骨折或脱位,对脊髓压迫造成横断性损伤。引起脊髓损伤最常见的原因为车祸;此外,体育意外、杂技事故、自然灾害、工矿企业中的各种事故亦为常见原因。

【病因和发病机制】

(一)直接损伤

枪、炮弹片和其他高速运动物、刀刃、撞伤等原因。

(二)间接损伤

高处坠落伤、头部扭伤、扑打伤或过重的负荷伤等,使脊柱发生过度伸展、屈曲、扭转等,造成脊柱骨折、脱位或脊椎附件的损伤或韧带及脊髓供血血管的损伤等,进而造成脊髓损伤。

【诊断】

(一)临床表现

1. 脊髓休克:脊髓休克是脊髓受到外力打击以后,在损伤平面以下立即发生的完全性弛缓性瘫痪,各种反射、感觉、括约肌功能都消失的一种临床现象。脊髓休克的时间越长,表示脊髓损伤的程度越重,预后也越差。

2. 感觉障碍:脊髓完全性损伤者系损伤平面以下各种感觉均丧失。脊髓部分损伤者可不发生脊髓休克,将保存部分感觉。

3. 运动功能:脊髓横贯性损伤者,在脊髓休克期消逝以后,损伤平面以下的运动功能仍完全消失,但肌张力增高,腱反射亢进。脊髓部分损伤者则在脊髓休克期过去以后可以逐步出现肌肉的自主活动。

4. 反射活动:在脊髓休克期过去以后,瘫痪肢体的反射由消失逐渐转为亢进,两下肢的肌肉由松弛转为痉挛。脊髓完全性损伤者最后可呈屈性截瘫,脊髓部分性损伤者则可呈伸性截瘫。

5. 膀胱功能：各种类型的神经源性膀胱可在不同程度和不同时期的脊髓损伤中见到。在脊髓休克期中表现为无张力性神经源性膀胱。随着脊髓休克逐步恢复，表现为反射性神经源性膀胱和间歇性尿失禁。

6. 自主神经系统功能紊乱，其症状如下：

(1) 阴茎异常勃起。

(2) 颈交感神经麻痹(Horner)综合征。

(3) 内脏功能紊乱。肠道蠕动抑制，出现麻痹性肠梗阻症状，并可有肛门括约肌的痉挛性收缩或松弛。

(4) 损伤平面以下不出汗，体温散发受到限制，患者可有高热现象。

(5) 血压下降见于颈段脊髓完全性损伤的病例，主要是由于周围血管的收缩功能丧失所致。但必须排除出血性休克。

(二) 特殊检查

1. 脊柱平片：多数可发现脊椎骨折或脱位。

2. 脊髓造影可发现椎管梗阻。

3. CT 扫描：可发现椎骨断裂、椎管变形或碎骨脱位，有时还可发现椎管内出血或血肿。

4. MRI：可发现脊髓断裂、出血、成角畸形等；此外，亦可发现脊柱骨折。

(三) 鉴别诊断

脑损伤：双侧旁中央小叶同时受损者，可表现为双下肢瘫伴排便功能障碍，偶见于骑跨上矢状窦的顶部凹陷骨折，后者可通过拍摄头颅平片明确诊断；脑干损伤可表现为四肢瘫痪，同时常伴意识障碍及生命体征变化；脑损伤合并颈髓损伤者鉴别诊断常很困难，可通过颈椎 X 线片、CT 及 MRI 明确诊断。

【治疗】

(一) 固定牵引

并发脊柱骨折者均需绝对卧床，如无明显错位，可于体侧加沙垫制动，并注意保持脊柱生理弯曲度；错位显著者可行牵引制动，同时局部加衬垫帮助骨折复位，牵引重量应在影像监视下进行调整,颈椎骨折常规需行颅骨或头带牵引。

(二) 手术治疗

其适应证如下:

1. 开放性损伤:开放性损伤多数为锐器或火器伤,伤道严重污染或椎管内有碎骨和异物者需彻底清创。

2. 骨折错位不明显,脊髓造影或 MRI 显示椎管完全梗阻者,应迅速行椎板减压术,并清除椎管内积血或血肿。

3. 骨折错位经牵引或手法整复不能归位、严重影响脊柱稳定性者,后期可考虑手术矫形或内固定。

(三) 药物治疗

1. 脱水治疗。

2. 激素治疗:糖类皮质激素可使损伤后血管的完整性及细胞膜的通透性保持正常,从而减少伤后神经组织的水肿,抑制儿茶酚胺的代谢及积储,因此对治疗急性脊髓损伤是有效的。

3. 根据病情给予止血药物、抗生素、神经营养药物、对症治疗药物。副作用多数轻微而短暂。巴氯芬过敏者禁用。

(四) 其他

1. 预防肺部感染。

2. 预防泌尿系感染。

3. 预防压疮。

4. 高压氧治疗。

5. 康复治疗。

(张　强　郭国际)

第六节　放射性脊髓病

放射性脊髓病(radiation myelopathy)是由于长期接受放射治疗或从事放射性工作所引起的脊髓病变。一般在接受射线照射后数月到数年出现症状。

【病因及病理】

鼻咽部、颈部淋巴结、食管、纵隔、肺部等处的恶性肿瘤，应用深部X线或钴照射(照射剂量在400cGy以上)是引起放射性脊髓病的常见原因。其发病机制可能是:①射线直接对脊髓的损伤作用;②放射线对供应脊髓血管的损伤，引起脊髓局部的缺血甚至梗死;③自由基损伤学说;④自身免疫反应。病变处脊髓软化坏死、髓鞘脱失、小血管闭塞。

【诊断】

(一) 临床表现

1. 症状

(1) 疼痛:颈部和肩部及肢体可有疼痛。

(2) 感觉异常:早期有手足麻木或针刺蚁爬感，常自颈部沿脊柱向肢体放射，部分患者在颈部屈伸动作时有触电感(Lhermitte征)。

(3) 双下肢无力或瘫痪。

(4) 大小便异常。

2. 体征

(1) 感觉障碍:呈进行性进展，出现受累脊髓节段上缘以下的痛觉和温度觉障碍。

(2) 运动障碍:受累节段以下脊髓支配肢体可出现上运动神经元损害征。受累脊髓节段所支配的肢体也可出现前角受累的下运动神经元损伤体征。

(3) 自主神经功能紊乱:晚期患者可出现膀胱和直肠功能障碍。

(二) 实验室检查

腰椎穿刺及脑脊液检查:椎管通畅，部分病例蛋白量稍高。

(三) 特殊检查

MRI检查:影像学改变可在临床症状出现前即可显示，于病变脊髓处T_1加权像可见低信号，而T_2加权像可见高信号，可伴相邻椎体信号异常和局部蛛网膜腔变窄，若用静脉注射钆的方法可见局灶强化等。此外，还可见脊髓肿胀或脊髓萎缩等征象。

（四）鉴别诊断

1. 脊髓肿瘤：主要表现为进行性脊髓压迫的症状与体征，辅助检查有不同程度的蛛网膜下腔梗阻。

2. 脊髓空洞症：病程缓慢，有分离性感觉障碍，脑脊液正常，结合病史，可帮助鉴别。

【治疗】

1. 激素疗法：对初期患者可给予地塞米松 10～20mg/d，或氢化可的松 100～200mg/d，静脉滴注，7～10 天后改为口服，症状减轻，稳定 1～2 周后，逐渐减量。

2. 钙通道阻滞剂：钙通道阻滞剂能保持脊神经细胞的结构与功能，改善微循环，直接预防和减轻脊髓的继发性损伤。对放射性脊髓病亦有一定疗效。选用药物尼莫地平（尼莫通）10～20mg/d 加入 0.9% 生理盐水中，缓慢静脉滴注，10～14 天为 1 个疗程，尔后可改为口服，30～60mg/次，3 次/日。

3. 超氧化物歧化酶（SOD）：超氧化物歧化酶为抗氧化剂药物，能清除自由基起始因子——超氧阴离子自由基，减轻自由基损伤，从而有效地减轻或预防大剂量放射线照射所引起的不良反应，并改善辐射所致的后期效应。

4. 神经细胞营养药物：辅酶 A、B 族维生素、三磷酸腺苷、神经节苷脂、脑活素、大脑注射液、脑多肽等。

5. 输血疗法：对一般情况较差的患者，多次小量输血有助于改善症状。

6. 中药治疗：可用补气、活血、温阳、祛风方剂。

7. 针灸及理疗：瘫痪患者可结合针灸、理疗等综合治疗，有利于肢体功能恢复。

（王义辉　郭国际）

第九章　脑血管疾病

第一节　脑血管疾病分类

（一）短暂性脑缺血发作

1. 颈内动脉系统。

2. 椎-基底动脉系统。

（二）脑卒中

1. 蛛网膜下腔出血

（1）动脉瘤破裂。

（2）血管畸形。

（3）颅内异常血管网症。

（4）其他。

2. 脑出血

（1）高血压性脑出血。

（2）脑血管畸形或动脉瘤出血。

（3）继发于梗死的出血。

（4）肿瘤性出血。

（5）血液病性出血。

（6）淀粉样脑血管病出血。

（7）动脉炎性出血。

（8）药物性出血。

（9）其他。

（10）原因不明。

3. 脑梗死

（1）动脉粥样硬化性血栓性脑梗死。

（2）脑栓塞：①心源性；②动脉源性；③脂肪性；④其他。

（3）腔隙性梗死。

(4) 颅内异常血管网症。

(5) 出血性梗死。

(6) 无症状性梗死。

(7) 其他。

(8) 原因不明。

(三) 椎-基底动脉供血不足

(四) 脑血管性痴呆

(五) 高血压性脑病

(六) 颅内动脉瘤

1. 囊性动脉瘤。
2. 动脉硬化性动脉瘤。
3. 感染性动脉瘤。
4. 外伤性动脉瘤。
5. 其他。

(七) 颅内血管畸形

1. 脑动静脉畸形。
2. 海绵状血管瘤。
3. 静脉血管畸形。
4. 毛细血管扩张症。
5. 脑-面血管瘤病。
6. Galen 静脉动脉瘤样畸形。
7. 硬脑膜动静脉瘘。
8. 其他。

(八) 脑动脉炎

1. 感染性动脉炎。
2. 大动脉炎(主动脉弓综合征)。
3. 系统性红斑狼疮。
4. 结节性多动脉炎。
5. 颞动脉炎。
6. 闭塞性血栓性脉管炎。
7. 其他。

（九）其他动脉疾病

1. 脑动脉盗血综合征。
2. 颅内异常血管网症。
3. 动脉肌纤维发育不良。
4. 淀粉样血管病。
5. 夹层动脉瘤。
6. 其他。

（十）颅内静脉、静脉窦血栓形成

1. 海绵窦血栓形成。
2. 上矢状窦血栓形成。
3. 横窦、乙状窦血栓形成。
4. 直窦血栓形成。
5. 其他。

（十一）颅外段动、静脉疾病

1. 颈动脉、椎动脉狭窄或闭塞。
2. 颈动脉扭曲。
3. 颈动脉、椎动脉动脉瘤。
4. 其他。

（王 伟 田代实）

第二节 短暂性脑缺血发作

短暂性脑缺血发作(transient ischemic attack,TIA)概念源于20世纪50～60年代,最初定义为:突然出现的局灶性或全脑的神经功能障碍,持续时间不超过24小时,且排除非血管源性原因。随着神经影像学的发展,基于“时间和临床”的传统定义受到质疑,MRI显示传统的TIA患者可以检出与症状相对应的梗死灶,而当TIA持续时间>1小时,梗死灶的检出率高达80%。因此,在2002年提出了新的TIA定义:由于局部脑或视网膜缺血引起的短暂性神经功能缺损,典型临床症状持续不超过1小时，且在影像学上无急性脑梗死的证据。

一项荟萃分析表明，即使在症状持续时间<1小时的TIA患者中，仍有33.6%在弥散加权成像(DWI)上显示出异常信号。据此，美国卒中协会在2009年发布TIA新定义：脑、脊髓或视网膜局灶性缺血所致的、不伴急性梗死的短暂性神经功能障碍。我国短暂性脑缺血发作的专家共识中建议由于脊髓缺血诊断临床操作性差，暂推荐定义为：脑或视网膜局灶性缺血所致的、未伴急性梗死的短暂性神经功能障碍。

【流行病学及预后】

国内局部地区资料统计，TIA的发病率，男性为54.2/10万人口，女性为16.8/10万人口，平均为34.8/10万人口。目前我国TIA的诊治领域低估、误判现象严重，住院率仅约6%，对TIA风险认识不足。研究表明，TIA患者早期发生卒中风险很高，TIA患者7天内卒中风险为4%～10%，90天卒中风险为10%～20%。因此，TIA患者不仅易发生脑梗死，也易发生心肌梗死和猝死。90天内TIA复发、心肌梗死死亡事件总的风险高达25%。因此，TIA是严重的、需紧急干预的卒中预警事件，是最为重要的急症，同时是二级预防的最佳时机，必须重视。

【病因及发病机制】

发病机制有多种学说：

1. 微栓塞：微栓子主要是来自颅外动脉，如颈内动脉起始部的动脉粥样斑块脱落，进入脑中形成微栓塞，引起局灶症状，又因栓子小并易崩解，远端的血管扩张，继而栓子移向远端，血流恢复，致使症状迅速改善。

2. 血流动力学改变：在原有颅内、外动脉严重狭窄或闭塞的基础上，出现血压下降时，平时依靠侧支循环供血区即会出现暂时的脑缺血症状。

3. 颈部动脉受压，多出现在椎-基底动脉系统。脑血管痉挛、盗血现象也可以引起TIA发作。

【诊断】

(一) 临床表现

TIA的临床表现随受累血管不同而表现不同。

1. 短暂性单眼盲:短暂性单眼盲又称发作性黑矇,短暂的单眼失明是颈内动脉分支眼动脉缺血的特征性症状。

2. 颈内动脉系统 TIA 以偏侧肢体或单肢的发作性轻瘫最常见,通常以上肢和面部较重;主侧半球的颈动脉系统可表现为失语、偏瘫、偏身感觉障碍和偏盲。

3. 椎基底动脉系统 TIA 常见症状有眩晕和共济失调、复视、构音障碍、吞咽困难、交叉性或双侧肢体瘫痪,或感觉障碍、皮质性盲和视野缺损。另外,还可以出现猝倒症。

（二）一般检查

评估包括心电图、全血细胞计数、血电解质、肾功能及快速血糖测试和血脂测定。

（三）血管检查

所有 TIA 患者均应尽快进行血管评估,可利用 CT 血管成像(CTA)、磁共振血管成像(MRA)和数字减影血管造影(DSA)等血管成像技术进行血管检查。颈动脉血管超声和经颅多普勒超声(TCD)也可发现颅内外大血管病变。DSA 是颈动脉行动脉内膜剥脱术(CEA)和颈动脉血管成形及支架植入治疗(CAS)术前评估的金标准。

（四）侧支循环代偿及脑血流储备评估

应用 DSA、脑灌注成像和 TCD 检查等评估侧支循环及脑血流储备,对于判断是否存在低灌注及指导治疗有一定的价值。

（五）易损斑块的检查

易损斑块是动脉栓子的重要来源。颈部血管超声、血管内超声、高分辨率 MRI 及 TCD 微栓子监测有助于对动脉粥样硬化的易损斑块进行评价。

（六）心脏评估

疑为心源性栓塞时,或>45 岁患者颈部和脑血管检查及血液学筛查未能明确病因者,TIA 发病后应尽快进行多种心脏检查。当最初影像学检查和心电图检查不能明确病因时,应行长程心电监测或 Holter。对于怀疑 TIA 的患者(尤其是其他检查不能确定病因时),应行经胸超声心动图(TTE)。经食管超声心动图(TEE)检查可用于诊断卵圆孔未闭、主动脉弓粥样硬化、瓣膜病,识别这些可能改变治疗决策。

（七）诊断标准

TIA 患者就医时多发作已过,因此诊断只能依靠病史。在对 TIA 患者作出临床诊断后,应同时对患者进行神经影像学检查,以除外可导致短暂性神经功能缺损的非血液循环障碍性疾病。

临床上常用 ABCD 评分系统(ABCD 和 ABCD2,表 9-1 和表 9-2)对 TIA 危险分层,以预测 TIA 患者短期卒中的风险。

表 9-1 ABCD 评分系统

项目		ABCD 分值	ABCD 2 分值	ABCD 3 分值	ABCD 3-1 分值
年龄(A)	>60 岁	1	1	1	1
血压(B)	收缩压 > 140mmHg 或舒张压 > 90mmHg(1mmHg = 0.133kPa)	1	1	1	1
临床症状(C)	单侧无力	2	2	2	2
	不伴无力的言语障碍	1	1	1	1
症状持续时间(D)	>60 分钟	2	2	2	2
	10 ~ 59 分钟	1	1	1	1
糖尿病(D)	有	–	1	1	1
双重(7 天内)短暂性脑缺血发作(D)	有	–	–	2	2
影像检查(I)	同侧颈动脉狭窄 ≥50%	–	–	–	2
	DWI 检测出高信号	–	–	–	2
总分		0 ~ 6	0 ~ 7	0 ~ 9	0 ~ 13

注:“–”无分值;DWI. 弥散加权成像。

表 9-2　不同 ABCD2 分级方法所采用的不同风险分层界值(分)

ABCD 评分系统	低危	中危	高危
ABCD 分值	0 ~ 2	3 ~ 4	5 ~ 6
ABCD2 分值	0 ~ 3	4 ~ 5	6 ~ 7
ABCD3 分值	0 ~ 3	4 ~ 5	6 ~ 9
ABCD3-1 分值	0 ~ 3	4 ~ 7	8 ~ 13

【鉴别诊断】

TIA 应与可以导致短暂性神经功能障碍发作的疾病相鉴别,如伴先兆的偏头痛、部分性癫痫、颅内结构性损伤(如肿瘤、血管畸形、慢性硬膜下血肿、巨动脉瘤等)、多发性硬化、迷路病变、代谢性疾病(如低血糖发作、高钙血症、低钠血症等)、心理障碍等;发作性黑矇应与青光眼等眼科疾病相鉴别。

【治疗】

(一) 急诊处理

从本质上来说,TIA 和脑梗死是缺血性脑损伤这一动态过程的不同阶段。建议在急诊时,对症状持续≥30 分钟者,应针对已查到的病因进行治疗。

(二) 药物治疗

1. 抗血小板聚集剂:对非心源性栓塞性 TIA 常规不推荐使用口服抗凝药物及常规使用静脉抗凝剂治疗,建议进行长期抗血小板治疗。阿司匹林(50 ~ 325mg/d)单药治疗和氯吡格雷(75mg/d)单药治疗,均是初始治疗的可选方案。国际上首选此类制剂,可减少微栓子,一定程度预防复发。无溃疡病或出血性疾病者常可用阿司匹林,剂量有争论,国际上多数作者推荐始用剂量为 325mg/d,多数国内作者认为,中国人以小剂量为宜。噻氯吡啶(ticlopidine)是一种优于阿司匹林、疗效较显著的新型血小板抑制剂。不宜使用阿司匹林者,或使用阿司匹林效果不佳者可使用噻氯吡啶。一些患者使用之后可出现消化道不良反应,此药价格较高,一般用法为每日 1 次,每次 125 ~ 250mg。

2. 脑血管扩张剂及扩容剂:国际上未推荐使用此类药物,国内使用较普遍。如可用倍他司汀 20mg 加入到 5% 葡萄糖溶液 500ml 或低分子右旋糖酐溶液 500ml 等中静脉滴注,亦可使用口服血管扩张剂。

3. 钙拮抗剂:阻止细胞内钙超载,防止动脉痉挛,扩张血管。尼莫地平 20～40mg,每日 3 次。氟桂利嗪(西比灵)更有利于椎-基底动脉系统的症状改善,5mg,每晚 1 次。

4. 抗凝治疗:国际上根据大量临床试验结果并不推荐常规抗凝治疗,国外较少采用抗凝治疗。

5. 降血脂治疗:对于动脉粥样硬化的患者发生心脑血管病有预防性治疗作用,有利于降低卒中事件的发生。

6. 其他预防措施:控制血压(防止过高或过低),老年患者避免过度镇静导致睡眠过深而出现脑缺血,及时治疗严重贫血和红细胞增多症,以及外科手术时维持系统血压、血氧和脑血流量等。

(三) 外科治疗

对于 TIA 的患者,药物效果不佳,有高度颈动脉狭窄(狭窄在 70%～90%)者可考虑颈动脉内膜剥离-修补术。有关治疗方案可参考 2004 年颁布的中国脑血管疾病诊疗指南。

【预后】

TIA 患者短期内发生脑梗死和急性心梗风险高,TIA 后 24 小时内,20 人中就有 1 人会继发卒中。TIA 是神经内科急症,应积极防治 TIA 出现后续不良事件。

(张苏明　方思羽)

第三节　缺血性脑血管病

一、短暂性脑缺血发作

【概念】

短暂性脑缺血发作(transient ischemic attack,TIA)是临床

常见的急性缺血性脑血管病,是缺血性卒中最重要的独立危险因素,是卒中前最有价值的预警信号。传统的基于时间(time-based)的TIA概念起源于20世纪50～60年代,1965年美国第四届普林斯顿会议将TIA定义为“突然出现的局灶性或全脑神经功能障碍,持续时间不超过24小时,且排除非血管源性原因”。美国国立卫生研究院(NIH)脑血管病分类于1975年采用了此定义,并一直沿用至今。然而逐渐积累的流行病学资料表明,大部分TIA患者的症状持续时间不超过1小时;症状持续超过1小时的患者在24小时内可以恢复的概率很小;部分24小时内临床症状完全恢复的患者,影像学已提示脑梗死存在。因此,基于时间的TIA定义已经受到质疑。2002年,美国斯坦福大学医学院Albers等组成的TIA工作组提出了一种基于组织学(tissue-based)的TIA新定义:“由于局部脑或视网膜缺血引起的短暂性神经功能缺损发作,典型临床症状持续不超过1小时,且无急性脑梗死的证据。”2009年4月,美国ASA(American Stroke Association)在*Stroke*杂志发表的最新指南将TIA定义为:“脑、脊髓或视网膜局灶性缺血引起的、未伴急性梗死的短暂性神经功能障碍。”新指南指出,症状持续时间不再是关键,是否存在梗死才是TIA和脑卒中的区别所在。新的定义基于是否存在生物学终点,提示一过性缺血症状可以引起持续、不可逆的脑损害,鼓励使用辅助检查确定有无脑损害及其原因,能够更准确地反映缺血性脑损害,促进急性缺血性脑卒中的治疗。

【病因和发病机制】

动脉粥样硬化是引起TIA发作的最主要病因之一,其发病机制复杂多样。在动脉病损的基础上,多种神经和体液因素参与了TIA的反复发作。对TIA病因和发病机制的解释有微栓子学说、血流动力学改变学说、血管痉挛、颈动脉受压和血液成分改变等。

(一)微栓子学说

微栓子的主要来源包括心源性(心房颤动)栓子、颈内动脉不稳定粥样硬化斑块血栓形成后的栓子脱落(动脉-动脉栓塞)

和引起腔隙性梗死的大脑深穿支动脉原位血栓形成。微栓子脱落进入颅内使小血管腔发生闭塞,周围组织缺血水肿,产生局限性脑缺血症状。由于栓子微小,又易自溶碎裂成更小的栓子,随血流到远端更细的动脉,栓塞很快消失,脑组织血流恢复,症状缓解。

(二) 血流动力学改变学说

脑血管因动脉粥样硬化狭窄致管腔闭塞时,该部位脑组织血液靠侧支循环供应,当某些因素如心排血量降低、血压下降导致全身和脑循环血流量下降时,该处脑组织侧支循环不能代偿,供血减少,从而发生缺血症状。

(三) 盗血现象

典型的盗血见于锁骨下动脉盗血综合征。无名动脉或锁骨下动脉在发出椎动脉之前,由于动脉硬化或先天变异等,出现严重狭窄或完全闭塞,患侧椎动脉压力降低,颅内血液经患侧椎动脉倒流入同侧锁骨下动脉供应患侧上肢,当患侧上肢活动时分流增加,产生椎动脉 TIA。

(四) 其他

脑血管痉挛、高凝状态、颈动脉受压、外伤、颅内动脉炎、高脂血症、低氧血症、颈椎病、血压过低等可能与 TIA 的发生有一定关系。

【临床表现】

本病好发于中老年人,患者多伴有高血压、动脉粥样硬化、心脏病、糖尿病和血脂异常等脑血管病的危险因素。发作突然,迅速出现局灶性神经系统或视网膜的功能缺损,症状持续数分钟至数小时不等,绝大多数 TIA 在 1 小时内缓解,发作时的神经系统症状和体征在发作停止后完全消失,可反复发作。有研究显示,颈内动脉系统 TIA 平均持续时间为 14 分钟,而椎-基底动脉系统平均为 8 分钟。

(一) 颈内动脉系统 TIA

最常见的症状是对侧发作性的肢体单瘫、面瘫或偏瘫。其他的症状还有对侧单肢或偏身麻木;同侧单眼一过性黑矇或失明，对侧偏瘫及感觉障碍（眼动脉交叉瘫）；同侧 Horner 征，对侧偏瘫（Horner 征交叉瘫）；对侧同向性偏盲（大脑中-后动脉皮质支分水岭区缺血颞-枕交界区受累所致）；优势半球受累可有失语。

（二）椎-基底动脉系统 TIA

最常见的症状是眩晕、恶心和呕吐，大多数不伴有耳鸣，为脑干前庭系统缺血的表现。少数伴有耳鸣，是内听动脉缺血的症状。脑干网状结构缺血可引起跌倒发作。脑干和小脑缺血也可引起复视、交叉性感觉障碍、眼震、交叉性瘫痪、吞咽困难和构音障碍、共济失调及平衡障碍、意识障碍等。大脑后动脉缺血致枕叶视皮质受累可出现一侧或两侧视力障碍或视野缺损。特殊类型有精神症状、意识障碍、半侧舞蹈样发作或偏身投掷、短暂性全面遗忘等。

【辅助检查】

（一）神经影像学检查

TIA 患者应在发病后 24 小时内接受神经影像学检查。包括 DWI 在内的 MRI 是首选的颅脑诊断性成像模式。如果不能进行 MRI 检查，则应进行颅脑 CT 扫描。

（二）血管成像

对疑似 TIA 的患者，应常规进行头颈部血管的无创性成像检查。颅内外血管的初步评价可采用下列任一方法：颈动脉超声/经颅多普勒（CUS/TCD）、MRA 或 CTA，选择哪种检查取决于当地资源和技术的可用性以及患者的特征。如要证实无创性检查发现的颅内血管狭窄并可靠地确定其严重程度，则需进行导管血管造影检查。

（三）心脏和其他检查

TIA 发病后应尽快进行 ECG 检查。初步颅脑成像和 ECG 检查后未发现明确病因的患者，长时间 Holter 监测是有益的。对疑似 TIA 的患者，尤其是其他辅助检查均未发现异常的患者，应采用超声心动图评价。

（四）常规血液化验

对疑似 TIA 的患者，需要进行常规血液化验：全血细胞计数、生化全套、凝血酶原时间、部分凝血活酶时间和空腹血脂检测。

【诊断和鉴别诊断】

（一）诊断要点

中老年人突然出现局灶性脑损害症状，符合颈内动脉系统与椎-基底动脉系统及其分支缺血后的表现，持续数分钟或数小时，多在1小时内完全恢复，影像学检查（头部CT和MRI、DWI）无急性梗死证据，在排除其他疾病后，可以诊断TIA。

（二）鉴别诊断

1. 癫痫部分性发作：一般表现为局部肢体抽动，多起自一侧口角，然后扩展到面部或一侧肢体，或者表现为肢体麻木感和针刺感等，一般持续时间更短。脑电图可有异常。部分性癫痫大多由脑部局灶性病变引起，头部CT和MRI可能发现病灶。

2. 梅尼埃病：好发于中年人，表现为发作性眩晕伴恶心、呕吐，波动性耳聋、耳鸣。除自发性眼震外，中枢神经系统检查正常。冷热水试验可见前庭功能减退或消失。

3. 偏头痛：首次发病在青年或成人早期，多有家族史。头痛前可有视觉先兆，表现为亮点、闪光等，先兆消退后出现头痛。神经系统无阳性体征。

4. 其他：低血糖、低血压、慢性硬膜下血肿、小灶性脑出血、颅内占位性病变等，出现发作性症状时，应与TIA相鉴别。

【治疗】

（一）危险因素的控制

1. 高血压：对缺血性卒中和TIA，建议进行抗高血压治疗，以降低脑卒中和其他血管事件复发风险。在参考高龄、基础血压、平时用药、可耐受性的情况下，降压目标一般应达到≤140/90mmHg，理想情况达到≤130/80mmHg。建议选用单药或联合用药进行抗高血压治疗。具体用药选择和联合方案应个体化。

2. 糖尿病：糖尿病血糖控制的靶目标为糖化血红蛋白<6.5%。糖尿病合并高血压患者应严格控制血压在130/

80mmHg 以下。糖尿病合并高血压时，降压药物以血管紧张素转换酶抑制剂、血管紧张素Ⅱ受体拮抗剂类在心血管事件方面获益明显。在严格控制血糖、血压的基础上联用他汀类药物可降低脑卒中的风险。

3. 脂代谢异常：胆固醇水平升高的缺血性脑卒中和 TIA 患者，应进行生活方式的干预及药物治疗。建议使用他汀类药物，目标是 LDL-C 降至 2.59mmol/L 以下或 LDL-C 下降幅度达到 30%～40%。伴多种危险因素的缺血性脑卒中和 TIA 患者，如果 LDL-C>2.07mmol/L，应将 LDL-C 降至 2.07mmol/L 以下或是 LDL-C 下降幅度>40%。对于有颅内外大动脉粥样硬化易损斑块或动脉源性栓塞证据的缺血性脑卒中和 TIA 患者，推荐尽早启用他汀类强化治疗，建议目标 LDL-C 降至 2.07mmol/L 以下或是 LDL-C 下降幅度>40%。

（二）大动脉硬化及脑卒中/TIA 患者的非药物治疗

1. 颈动脉内膜剥脱术（CEA）：症状性颈内动脉狭窄 70%～90% 的患者推荐实施 CEA；症状性颈内动脉狭窄 50%～69% 的患者，根据年龄、性别、伴发疾病及首发症状严重程度等实施 CEA，可能最适用于近期（2 周内）出现半球症状、男性、年龄≥75 岁的患者；建议在最近一次缺血事件发生后 2 周内实施 CEA；颈动脉狭窄<50% 的患者不建议施行 CEA；建议术后继续抗血小板治疗。

2. 颅内外动脉狭窄血管内治疗（CAS）：对症状性颈动脉高度狭窄（>70%）的患者，无条件做 CEA 时可考虑行 CAS。如果有 CEA 禁忌证或手术不能达到、CEA 后早期再狭窄、放疗后狭窄，可考虑行 CAS。支架植入术前给予氯吡格雷和阿司匹林联用，持续至术后至少 1 个月，之后单独使用氯吡格雷至少 12 个月。

（三）心源性栓塞的抗栓治疗

1. 心房颤动：对于心房颤动的缺血性脑卒中和 TIA 患者，推荐使用适当华法林口服抗凝治疗，以预防再发的血栓栓塞事件。华法林的目标剂量是维持 INR 在 2.0～3.0。对于不能接受抗凝治疗的患者，推荐使用抗血小板治疗。氯吡格雷联合阿司匹林优于单用阿司匹林。

2. 急性心肌梗死和左心室血栓：急性心肌梗死并发缺血性脑卒中和TIA的患者应使用阿司匹林，推荐剂量为75～325mg/d。对于发现有左心室血栓的急性心肌梗死并发缺血性脑卒中或TIA的患者，推荐使用华法林治疗至少3个月，最长为1年，控制INR水平在2.0～3.0。

3. 瓣膜性心脏病：对于有风湿性二尖瓣病变的缺血性脑卒中和TIA患者，无论是否合并心房颤动，推荐使用华法林抗凝治疗，目标为控制INR在2.0～3.0，不建议在抗凝基础上加用抗血小板药物以避免增加出血性并发症的风险；对于已规范使用抗凝剂的风湿性二尖瓣病变的缺血性脑卒中和TIA患者，仍出现复发性栓塞事件的，建议加用抗血小板治疗；对于有缺血性脑卒中和TIA病史的二尖瓣脱垂的患者，可采用抗血小板治疗；对于有缺血性脑卒中和TIA病史伴有二尖瓣关闭不全、心房颤动和左心房血栓者建议使用华法林治疗；对于有缺血性脑卒中和TIA病史的二尖瓣环钙化患者，可考虑抗血小板治疗或华法林治疗；对于有主动脉病变的缺血性卒中和TIA，推荐进行抗血小板治疗；对于有人工机械瓣膜的缺血性脑卒中和TIA患者，采用华法林治疗，目标INR控制在2.5～3.5；对于有人工生物瓣膜或风险较低的机械瓣膜的缺血性脑卒中和TIA患者，抗凝的靶目标INR为2.0～3.0；对于已应用抗凝药物INR达到目标值的患者，如仍出现缺血性卒中或TIA发作，可加用抗血小板药物。

4. 心肌病与心力衰竭：对于有扩张型心肌病的缺血性脑卒中和TIA患者，可考虑使用华法林抗凝治疗，控制INR在2.0～3.0或抗血小板治疗预防脑卒中复发；对于伴有心力衰竭的缺血性脑卒中和TIA患者，可用抗血小板治疗。

(四) 非心源性缺血性脑卒中和TIA的抗栓治疗

1. 抗血小板药物：对于非心源性栓塞性缺血性脑卒中或TIA患者，除少数情况需抗凝治疗，大多数情况均建议给予抗血小板药物预防缺血性脑卒中和TIA发作。抗血小板药物的选择以单药治疗为主，氯吡格雷、阿司匹林都可以作为首选药物;有证据表明,氯吡格雷优于阿司匹林,尤其对于高危患者,获益更显著。不推荐常规应用双重抗血小板药物,但对于有急性冠状动脉疾病或近期有支架成形术的患者,推荐联合应用氯吡格雷和阿司匹林。

2. 抗凝药物:对于非心源性缺血性脑卒中和 TIA 患者,不推荐首选口服抗凝药物预防脑卒中和 TIA 复发。非心源性缺血性脑卒中和 TIA 患者某些情况下可考虑给予抗凝治疗,如主动脉弓粥样硬化斑块、基底动脉梭形动脉瘤、颈动脉夹层、卵圆孔未闭伴深静脉血栓形成或房间隔瘤等。

(五) 其他特殊情况下脑卒中/TIA 患者的治疗

1. 动脉夹层:无抗凝禁忌证的动脉夹层患者发生缺血性脑卒中或 TIA 后,首选静脉肝素,维持活化部分凝血活酶时间 50~70 秒或低分子肝素治疗;随后改为口服华法林维持 INR2.0~3.0,通常用 3~6 个月,随访 6 个月。如果仍存在动脉夹层,需更换为抗血小板药物长期治疗。存在抗凝禁忌证的患者,需要抗血小板治疗 3~6 个月,随访 6 个月。如果仍存在动脉夹层,需长期抗血小板治疗。药物治疗失败的动脉夹层患者,可考虑血管内治疗或者外科手术治疗。

2. 卵圆孔未闭:55 岁以下不明原因的缺血性脑卒中和 TIA 患者应该进行卵圆孔未闭筛查。不明原因的缺血性脑卒中和 TIA 合并卵圆孔未闭的患者使用抗血小板治疗。如果存在深静脉血栓形成、房间隔瘤或存在抗凝治疗的其他指征,如房颤、高凝状态,建议华法林治疗。不明原因的脑卒中和 TIA,经过充分治疗,仍发生缺血性脑卒中者,可选择血管内卵圆孔未闭封堵术。

3. 高同型半胱氨酸血症:缺血性脑卒中或 TIA 患者,如果伴有高同型半胱氨酸血症(空腹血浆水平 $\geq 16\mu mol/L$),每日应给予维生素 B_6、维生素 B_{12}、叶酸口服,可降低同型半胱氨酸水平。

二、动脉硬化性脑梗死

动脉硬化性脑梗死(arteriosclerotic cerebral infarction)指由

供应脑部的动脉血管硬化所致的脑梗死,既往称为脑血栓形成,其实在病理检查中发现,血栓形成者仅占15%左右。本症为急性脑血管病的常见类型,占全部急性脑血管病的60% ~ 80% ,好发于中老年患者,其临床表现因受损部位、病灶数目、面积大小以及有无出血、侧支循环情况、代偿能力、个体差异等而有所不同。

【病因、病理生理】

动脉硬化性脑梗死的病因主要有脑部大动脉粥样硬化,以及高血压引起的中小动脉硬化、动脉中膜钙化、弥漫性小动脉硬化、微小动脉玻璃样变性等。其发病机制与血脂质代谢异常、内皮细胞受损、高血压、血液流变学、血流动力学等改变密切相关。因其内膜、中膜增厚、动脉壁弹性降低、管腔狭窄甚至闭塞;或因硬化斑块、血小板聚集性血凝块脱落,随血循环而造成远端血管栓塞性脑梗死;或因病变血管局部血栓形成而致脑梗死;此外,尚可因血流动力学改变而造成一过性脑供血不足及边界性(分水岭)脑梗死。其梗死面积大者称大面积脑梗死,常跨叶或多叶受损;不足1.5cm者称腔隙性脑梗死;伴有出血者称出血性脑梗死。其病理演变过程为早期水肿,继而软化、坏死、液化,病灶小者可被吞噬细胞清除,病灶大者可形成囊腔。部分患者因病灶小且居脑功能静区,可无任何临床症状表现,偶由影像学体检发现而称为无症状脑梗死。具多个梗死灶者称多发性脑梗死。反复发作者称再发性脑梗死。

【诊断】

(一)一般症状

1. 好发于中老年有动脉硬化症及高血压患者。

2. 常伴有冠心病、高脂血症、糖尿病及家族史者。

3. 起病:多呈卒中样起病。

4. 病程:可表现为一过性或可逆型(TIA 或 RIND)、进展型或完全型。

5. 前驱症状;可有头昏、头痛、肢体麻木等。

6. 先兆症状:可反复多次 TIA 发作。

（二）定位症状与体征

1. 颈内动脉受累征：①交叉性失明-偏瘫二联征；②交叉性霍纳(Horner)-偏瘫二联征；③发作性晕厥-偏瘫二联征；④精神障碍-偏瘫二联征；⑤多数常有偏盲、偏身感觉障碍、偏瘫或失语，并呈急性或亚急性起病，部分进展呈痴呆状，少数可无症状。

2. 大脑前动脉受累征：①主干受损常有对侧偏瘫及感觉障碍、精神症状、记忆障碍、意识障碍、二便失禁；②皮质支受累常表现为对侧下肢的皮质型感觉及运动障碍、精神障碍、遗忘、虚构、尿便失禁等；③深支受累可致对侧面舌及上肢轻瘫，常有额叶性共济失调。

3. 大脑中动脉受累征：①主干受累呈现大面积额、顶、颞叶梗死而表现有典型三偏综合征，主半球尚有失语症，甚至有严重脑水肿高颅压综合征或发生脑疝。②皮质支受损，上半部分支多表现为对侧以面、舌、上肢为重的感觉、运动障碍，主侧尚有运动性失语症；下半部分支，则表现为对侧同向性下或上象限盲及感觉性失语、失用等征。③深支受累不论是内外分支均以腔隙性梗死为多见，常表现纯运动性卒中或感觉运动性卒中等“一偏”或“两偏”征，亦可伴偏盲征。

4. 脉络膜前动脉受累征：可表现似大脑中动脉的三偏征及失语症，同侧瞳孔扩大、对光反射迟钝及偏身感觉过敏，忽略症及偏瘫侧血管运动障碍，肢体水肿等。

5. 后交通动脉受累征：可产生丘脑外侧、丘脑下部及底丘脑有关症候，如多汗、血管运动障碍、交感神经功能亢进、内分泌障碍及偏侧投掷运动。

6. 大脑后动脉受阻征

(1) 主干受累征：可表现为对侧偏身感觉障碍、感觉过敏、丘脑性疼痛及丘脑手，轻偏瘫、偏盲、健忘性失语、视觉失认症等。双侧受损可有皮质盲、精神盲及Anton综合征。

(2) 皮质支受累征：可表现为皮质型偏盲，视觉失认、失读症、健忘性失语、记忆障碍等。

(3) 深支受累征

1) 大脑脚综合征(Weber syndrome)：为同侧动眼神经麻

痹,对侧中枢性偏瘫。

2) 下红核综合征(Benadikt):病变对侧不随意运动、肌张力增高、运动过度,同侧呈动眼神经麻痹。

3) 上红核综合征:因丘脑穿通动脉受阻而表现为小脑共济失调、短暂性舞蹈样手足徐动及轻度丘脑型感觉障碍。

4) 丘脑综合征(Dejerine):为丘脑膝状体动脉阻塞所致,表现为对侧偏身感觉障碍、共济失调、偏盲、自发剧痛、暂时性轻瘫及舞蹈样手足徐动动作。

7. 小脑后下动脉受累综合征(Wallenberg):病变侧第Ⅷ、Ⅸ、Ⅹ对脑神经受损征及共济失调,霍纳征及交叉性感觉障碍。

8. 小脑前下动脉受损征:病变同侧周围面瘫、霍纳征、小脑共济失调及交叉性感觉障碍、向病侧注视麻痹,伴眩晕、呕吐、眼震。

9. 小脑上动脉闭塞征:病侧小脑共济失调、霍纳征、向病侧注视麻痹、病变对侧偏身感觉呈痛-触分离性感觉障碍。

10. 基底动脉受阻征:①主干受累如完全阻塞,则迅即昏迷、四肢瘫痪及多数脑神经受损征,瞳孔偏小或大小不等,高热,常迅即死亡。②不全阻塞常出现各脑神经受损征的交叉性偏瘫征,以及上述小脑动脉与大脑后动脉受累征,此外尚可出现去大脑强直、闭锁综合征、无动性缄默等意识及肌张力障碍等。

(三) 其他症状、体征

1. 腔隙梗死:多为高血压长期作用于小动脉及微小动脉,致管壁呈脂质透明样变而引起,所累及血管多在200μm(100～400μm)以下,形成腔隙在0.5～1.5cm,好发于基底核、内囊、丘脑、大脑白质、脑桥等处,可为1个或数个,临床表现有纯运动性偏瘫,纯感觉性卒中,共济失调性轻偏瘫,感觉运动性卒中,构音障碍-手笨拙综合征等及其他形式腔隙综合征(多发腔隙梗死)。

2. 大面积脑梗死:梗死灶直径>4.0cm或波及两个脑叶以上者称之大面积脑梗死。约占脑梗死10%,多见于50岁以上患者,起病急、进展快,除病灶症状外,尚有颅高压征、意识障碍及原发病相应症状,因病变较大,合并症多,预后差。

3. 出血性脑梗死:有近期脑梗死的病史,且在其病情稳定后又现症状加重、扩大或出现新征,常伴颅内压增高、意识障碍、脑膜刺激征,多发生于大面积梗死后1天至3周。

4. 分水岭脑梗死:为两支主要脑动脉分布的边缘带发生脑梗死,多由严重低血压或血流动力学紊乱引起,可分前、后及皮质下等天幕上分水岭脑梗死,也可见于天幕下小脑各动脉交界区分水岭脑梗死。其临床表现:

(1) 前分水岭梗死:居大脑前、中动脉交界带区,有轻偏瘫及半身感觉障碍,以下肢明显,伴皮质型运动性失语及精神、情绪改变。

(2) 后分水岭梗死:有皮质感觉障碍、偏盲或下象限盲、感觉性失语、失用、空间忽略症等。

(3) 皮质下分水岭梗死;可表现为轻偏瘫、偏身感觉障碍,不全运动性失语等。

(4) 小脑分水岭梗死:具轻度小脑性共济失调症。

5. 无症状性脑梗死ACI(静止性脑梗死):原指既往无卒中病史,又无神经系统定位体征,而由影像学(CT、MRI)或尸检发现,也包括有卒中发病同时存在神经系统缺损征相关责任病灶以外或与卒中史无关的梗死。新近认为ACI并非无症状,只是表现轻微、时间短暂而被忽略。常为症状性脑梗死的前期表现或主要危险因素,分类学中已将之立为一个新的亚型。

(四) 实验室检查

1. 血管物理检查:①颈内动脉、颞动脉、锁骨下动脉触诊有搏动减弱,变硬及压痛。②颈部血管听诊有杂音。

2. 血液检查:多有血脂增高而高密度脂蛋白降低、血糖高,血黏度、血细胞比容、血小板聚集性等增高。

3. 脑脊液:一般正常,大面积或出血性脑梗死可有脑压升高,蛋白微增并可含红细胞等。

(五) 特殊检查

1. TCD、CVA:示血流速度及频谱形态异常,狭窄段血流速度增快,近端流速减慢,完全闭塞则受累血管TCD信号消失等。

2. SPECT、PET：可提示梗死灶区血流量，代谢降低或消失。

3. 脑血管成像（DSA、MRA、CTA）：可显示阻塞血管的部位及范围。

4. CT 及 MRI：可显示梗死灶的形态、部位、大小、数目，有无出血、水肿、脑移位、脑萎缩等改变。

（六）鉴别诊断

1. 脑出血：常在活动中起病、发病时血压急剧升高，症状很快达高峰，常有头痛、呕吐、意识障碍、偏瘫、瞳孔不等大、脑膜刺激征阳性及含红细胞脑脊液，影像学检查可确诊。

2. 血栓栓塞性脑软化：多见于年轻患者，发病急骤，病灶广泛，全脑症状明显，多因脑血流动力学紊乱如脑血管痉挛或供血不足、淤滞；或心脏排血量减少等引起脑缺血、缺氧所致。

3. 非动脉硬化性脑梗死：非动脉硬化性脑梗死包括心源性栓子、感染性菌栓、脓栓、虫栓、肿瘤的转移癌栓，以及血液病如镰状细胞贫血、真性红细胞增多症、某些结缔组织疾病的血管炎等，本类患者无动脉硬化，但却具各病的相应典型表现，特别是儿童、青少年患者更应引起注意。

【治疗】

国内外报道的治疗药物、方法与疗效既多且差异甚大，迄今尚无统一规范，且 WHO 亦对各种疗法尚未加以肯定，可参考欧美卒中治疗指南，依据循证医学理论及个体化治疗原则选择治疗方法。

（一）病因治疗

1. 脑动脉硬化的治疗：参见相关专著。

2. 高血压的治疗：参见高血压脑病专章。

（二）发病机制治疗

参阅第一篇第五章的溶栓治疗、扩容疗法、降纤疗法、抗血小板疗法及扩管疗法（发病极早期及恢复期用之）。

（三）病理生理治疗

参阅第一篇第五章的脱水降颅压治疗、Ca^{2+}-An 疗法、抗自由基疗法、抗兴奋氨基酸治疗、护脑疗法、改善脑循环疗法、改善脑代谢疗法等。

（四）基础治疗

保证充分营养、水分；维持电解质平衡；保持呼吸道通畅及维持正常心肺呼吸功能。

（五）中医药治疗

除辨证论治治疗外，急性期尚可选用：

1. 川芎嗪注射液：80～160mg，静脉滴注，1次/天，共2周。

2. 丹参或复方丹参注射液：10～20ml。

3. 醒脑静注射液：30～40ml，静脉滴注，1次/天，共2周。

4. 清开灵注射液：40～50ml，静脉滴注，1次/天，共2周。

5. 其他：如脑络宁、血栓心脉宁、松龄血脉康、灯盏花素、通心络、银杏制剂等可以选用。

（六）并发症的防治

见相关章节。

（七）心理治疗

（八）外科治疗

颅内外动脉吻合术、血管内治疗。大面积脑梗死发生脑疝内科治疗无效时可行手术减压。

（九）康复治疗

早期即开始肢体及言语、吞咽、呼吸功能的训练和锻炼，并配合各种理疗、推拿、按摩、针灸、头针、头部超声波等治疗。

（十）其他

如紫外线照射、充氧、自体血回输治疗、激光疗法、高压氧治疗、体外反搏疗法等亦可酌情选用。

（十一）注意事项

分水岭梗死注意纠正休克、提高血压、改善全身营养状态及脑的微循环。大面积脑梗死应加强脱水，以用中药清开灵、醒脑静为宜。出血性脑梗死应立即停用抗凝、溶栓、抗血小板及扩管药物，控制血压，消除水肿。关于葡萄糖的应用：实验及临床研究证明，高血糖因糖无氧酵解，致乳酸堆积，有加重脑梗死效应，故主张少用或不用糖使血糖保持在接近正常水平；或在应用葡萄糖的同时，加用胰岛素 8U 及 ATP 40mg、辅酶 A 100mg、细胞色素 c 30mg 联合应用。

三、脑 栓 塞

脑栓塞（cerebral embolism）是指血液循环中所携带的固态、液态或气态的栓子，进入脑动脉系统，并停留在相应的动脉内，使其受阻，致血流中断而引发脑梗死，故又称栓塞性脑梗死。脑栓塞的发生率比脑出血及血栓形成少，左侧较右侧为多。

【病因、病理生理】

脑栓塞的病因按栓子来源不同可分为心源性（主为心脏疾病或其手术）、非心源性［包括动脉源性、感染性、脂肪性、肿瘤性栓子、医源性（血管介入血管手术）］及来源不明的栓子三类。临床上以心源性栓子为多。脑血管被栓子栓塞后，随即其受损诸动脉的相应供血区发生缺血、软化、坏死、液化或囊变等演变过程，并出现相应脑功能障碍。栓子既可因分裂成碎块或因使用扩血管药而前移，再堵住远端血管小分支；也可因被堵血管破裂出血而形成出血性脑梗死。

【诊断】

（一）临床表现

1. 症状：常因栓子性质、数目、大小、栓塞部位、病因不同而症状各异。

（1）发病年龄：以青壮年(20～40 岁）为多。

（2）起病：急骤，迅速达完全性卒中高峰症状。

（3）病前数小时可有先兆症状，如头痛、头昏。

（4）起病时症状：短暂意识障碍多见，部分有癫痫发作。

（5）定位症状

1）颈内动脉系症状：偏瘫、失语、单眼黑矇，以大脑中动脉阻塞综合征为多。

2）椎-基底动脉系；约占 10%，以眩晕、复视、眼震、共济失调、皮质盲、吞咽困难、构音障碍为多。

3）多发性或大面积脑梗死：常因脑水肿引起急性脑疝而很快死亡。

2. 体征

（1）栓塞血管的定位征：①颈内动脉系统阻塞的偏瘫、失语及高级神经活动功能障碍征。②椎-基动脉系受阻的眼球运动障碍、共济失调、皮质盲、延髓麻痹以及枕叶、脑干、小脑病损征。

（2）栓源疾病的病征：心脏病征、外伤骨折的相关病征等。

（3）其他血管栓塞病征：可同时或先后伴有身体其他部位血管栓塞，而表现有肝、脾、心、肺、肾、肠系膜及四肢血管受阻之相应体征。

（二）实验室检查

1. 血液：感染性常有白细胞增多，细菌性以中性粒细胞为主，寄生虫性以嗜酸粒细胞为主。此外，尚有血沉增高、特异性免疫反应及免疫球蛋白增高。肿瘤、风湿可有肿瘤、风湿因子及相应阳性血清反应发现。

2. 脑脊液：可有颅内压增高，蛋白轻度升高，以及相应的炎性细胞、肿瘤细胞及免疫反应的阳性发现；出血性脑梗死尚可发现红细胞；脂肪栓塞尚可见脂肪球。

（三）特殊检查

1. 心电图、心动向量图、心脏超声波、心导管检查：可发现各种心源性疾病。

2. 脑电图、脑地形图、脑诱发电位：可分别检获不同部位脑部功能损害征。

3. TCD、CVA、SPECT、ECT：可分别检获脑血流、脑血管舒缩功能、血管及血流动力学指标及脑代谢变化。

4. 影像学检查：①X 线平片对心肺疾病、外伤、骨折、气胸、气腹及部分肿瘤可有阳性发现，而有助于诊断。②CT、MRI 可发现梗死灶的大小、数目、部位及性质。③DSA、MRA、CTA 则可确定受阻血管的部位及管腔、管壁的变化。

（四）鉴别诊断

1. 血栓形成性脑梗死：本症好发于老年动脉硬化患者，起病较缓慢，并较缓慢进展一段时间后再达高峰，常伴有全身动脉硬化症表现。

2. 脑出血：多发于老年高血压患者，起病急，常伴头痛、呕吐、意识障碍，起病时血压特别高。立即行 CT 检查可鉴别。

3. 脑蛛网膜下腔出血：常有反复发作性头痛史，起病急骤，呈剧烈头痛，伴呕吐、脑膜刺激征阳性及血性脑脊液改变。

4. 多发性硬化：因反复发作有多灶体征，应与之鉴别。然而本症无肢体或其他脏器栓塞征。脑梗死有栓源疾病可查，起病急骤，皮质、髓质均可被侵犯，CT 及 MRI 有助于鉴别。

【治疗】

（一）病因治疗

治疗原发病以防再发，如积极治疗各种心脏病。

（二）梗死灶的处理

同脑血栓形成脑梗死，可参阅相关章节。

（三）对栓子的处理

1. 血栓：抗血栓治疗，如抗凝、抗血小板、溶栓。

2. 气栓：取头低左侧卧位，减压病可行加压或高压氧治疗。

3. 脂肪栓：可缓慢静脉注射 20% 去氧胆酸钠 5～10ml，每 2 小时 1 次。有人用 5% 乙醇葡萄糖液 1000ml 静脉滴注，每天 1 次。

4. 其他：虫栓应驱虫、癌栓手术或放疗、炎栓抗感染等。

（四）对症治疗

如脱水、抗癫痫、支持疗法，依病情而定。

（骆　翔　田代实　徐沙贝）

第四节　出血性脑血管病

【概述】

脑出血（cerebral hemorrhage）多指非外伤性脑实质内的出

血。我国发病率占急性脑血管病的30%，急性期病死率占30%~40%。绝大多数是高血压病伴发的脑小动脉病变在血压骤升时破裂所致，称为高血压性脑出血。老年人是脑出血发生的主要人群，以40~70岁为最主要的发病年龄。

【病因和发病机制】

脑出血的主要病因是高血压合并小动脉硬化。血管的病变与高血脂、糖尿病、高血压、吸烟等密切相关。通常所说的脑出血是指自发性原发性脑出血。患者往往于情绪激动、用力时突然发病。

脑出血发病的主要原因是长期高血压、动脉硬化。绝大多数患者发病当时血压明显升高，导致血管破裂，引起脑出血。其次是脑血管畸形、脑淀粉样血管病、溶栓抗凝治疗所致脑出血等。

【临床表现】

多数有高血压病史，中老年人多见，寒冷季节发病较多。大多在活动状态时发病，突发剧烈头痛伴呕吐，多有意识障碍，发病时血压骤高，神经系统局灶症候与出血的部位和出血量有关。脑出血中大脑半球出血占80%，脑干和小脑出血占20%。

（一）内囊出血

此为最常见的出血部位。典型临床表现为对侧“三偏”（偏瘫、偏身感觉障碍、偏盲）。内囊出血病变范围较大，神经损害症状较重。但若出血偏于内囊外侧，主要损害外囊部位，则临床症状多较轻，多无意识障碍，偏瘫也轻，预后较好。

（二）丘脑出血

如属一侧丘脑出血，且出血量较少时，表现为对侧轻偏瘫、对侧偏身感觉障碍，特别是本体感觉障碍明显。如果出血量大，受损部位波及对侧丘脑及丘脑下部，则呕吐频繁，呈喷射状，呕吐咖啡样物，且有多尿、尿糖、四肢瘫痪、双眼向鼻尖注视等症。病情往往危重，预后不好。

（三）脑叶出血

也称为皮质下白质出血，可发生于任何脑叶。除表现为头痛、呕吐外，不同脑叶的出血，临床表现亦有不同。如额叶出血可出现精神症状，如烦躁不安、记忆和智能障碍、痫性发作、对侧偏瘫、运动性失语等；顶叶出血则出现对侧感觉障碍；颞叶出血可出现感觉性失语、精神症状、癫痫、幻嗅、幻听等；枕叶出血则以偏盲最为常见。脑叶出血一般症状均略轻些，预后相对较好。

(四) 脑干出血

脑桥是脑干出血的好发部位，偶见中脑出血，延髓出血极少见。

1. 中脑出血：①突然出现复视、眼睑下垂；②一侧或两侧瞳孔扩大、眼球不同轴、水平或垂直眼震、同侧肢体共济失调，也可表现为 Weber 或 Benedikt 综合征；③严重者很快出现意识障碍、去大脑强直。

2. 脑桥出血：突然头痛、呕吐、眩晕、复视、注视麻痹、交叉性瘫痪或偏瘫、四肢瘫等。出血量较大时，患者很快进入意识障碍、针尖样瞳孔、去大脑强直、呼吸障碍，并可伴有高热、大汗、应激性溃疡等；出血量较少时可表现为一些典型的综合征，如 Foville、Millard-Gubler 和闭锁综合征等。

3. 延髓出血：①突然意识障碍，血压下降，呼吸节律不规则，心律失常，继而死亡；②轻者可表现为不典型的 Wallenberg 综合征。

(五) 小脑出血

好发于小脑上动脉供血区，即半球深部齿状核附近，多数表现为突然眩晕、呕吐、枕部疼痛。定位征为：①病灶侧肢体共济失调；②眼球向病灶侧注视时有粗大震颤；③说话含糊不清、缓慢或呈爆发性言语；④枕骨大孔疝，仅见于重症大量出血者。

(六) 脑室出血

一般分为原发性和继发性。原发性脑室出血为脑室内脉络丛动脉或室管膜下动脉破裂出血，较为少见，占脑出血的 3%～5%。继发性者是由于脑内出血量大，穿破脑实质流入脑室，常伴有脑实质出血的定位症状和体征。Pia 根据脑室内血肿大小将脑室出血分为三型：Ⅰ型为全脑室积血；Ⅱ型为部分性脑室出血；Ⅲ型为新鲜血液流入脑室内，但不形成血凝块者。Ⅰ型因影响脑脊液循环而急剧出现颅内压增高、昏迷、高热、四肢弛缓性瘫痪或呈去皮质状态，呼吸不规则。Ⅱ型及Ⅲ型仅有头痛、恶心、呕吐、脑膜刺激征阳性，无局灶性神经体征。出血量大、病情严重者迅速出现昏迷或昏迷加深，早期出现去皮质强直，脑膜刺激征阳性。常出现丘脑下部受损的症状及体征，如上消化道出血、中枢性高热、大汗、应激性溃疡、急性肺水肿、血糖增高、尿崩症等，病情多严重，预后不良。

【辅助检查】

（一）头颅 CT 检查

发病后 CT 即可显示新鲜血肿，为圆形或卵圆形均匀高密度病灶，边界清楚。可显示血肿部位、大小、形态，是否破入脑室，血肿周围有无低密度水肿带及占位效应，脑组织移位和梗阻性脑水肿等，有助于确诊和指导治疗。脑干出血灶一般较小，较大者可使第四脑室移位及两侧侧脑室扩大。小脑出血可使第四脑室前移及侧移位，并可破入第四脑室。CT 对大脑内长径 5mm 以上的血肿，一般都能检出。

（二）MRI 检查

急性期对幕上及小脑出血的价值不如 CT，对脑干出血优于 CT。病程 4～5 周后 CT 不能辨认脑出血时，MRI 仍可明确分辨，故可区别陈旧性出血和脑梗死，可显示血管畸形的流空现象。MRA 较 CT 更易发现脑血管畸形、动脉瘤及肿瘤等出血原因。

脑出血后不同时期血肿根据含铁血红蛋白（HbO_2）、脱氧血红蛋白（DHB）、正铁血红蛋白（MHB）、含铁血黄素的含量变化在 MRI 上出现不同的信号改变。超急性期（<24 小时）血肿的主要成分为 HbO_2，含少量 DHB，T_1 呈等信号，T_2 呈稍低信号；急性期（1～7 天），主要成分为 DHB，含少量 HbO_2，T_1 呈等信号，T_2 呈低信号，血肿中心信号更低；亚急性期（1～4 周），主要成分为 MHB，血肿中心有少量 DHB，提示高信号，中心信号

稍低;慢性期(>1 个月),血肿周边主要为含铁血黄素,T_1 示低信号,T_2 示血肿中心高信号,周边低信号。

数字减影血管造影(DSA):怀疑脑动静脉畸形或动脉瘤的患者,应做 DSA 检查。尤其是对血压正常的中青年患者,宜及早做 DSA 检查,以查明原因,预防复发。

【诊断和鉴别诊断】

(一) 诊断

1. 多为中老年患者。

2. 多数患者有高血压病史,因某种因素血压急骤升高而发病。

3. 起病急骤,多在兴奋状态下发病。

4. 有头痛、呕吐、偏瘫,多数患者有意识障碍,严重者昏迷和脑疝形成。

5. 脑膜刺激征阳性。

6. 多数患者为血性脑脊液。

7. 头颅 CT 和 MRI 可见出血病灶。

(二) 出血量的估算

临床可采用简便易行的多田公式,根据 CT 影像估算出血量。方法如下:

出血量=0.5×最大面积长轴(cm)×最大面积短轴(cm)×层面数×层厚

(三) 鉴别诊断

1. 血栓形成性脑梗死:血栓形成性脑梗死具有 7 个特点。①常见病因为动脉粥样硬化;②多在安静时发病;③起病较缓慢;④多无头痛及呕吐;⑤意识清楚;⑥血压正常或偏高;⑦无脑膜刺激征。

典型病例根据上述特点可与脑出血鉴别,但大面积脑梗死因有明显头痛、呕吐、昏迷,临床表现与壳核-内囊出血相似,而小量出血因无头痛、呕吐、脑膜刺激征及意识障碍难与一般脑梗死鉴别,需靠颅脑 CT 扫描才能确定,脑梗死 CT 表现为脑内低密度灶。

2. 高血压脑病:高血压脑病为一过性头痛、呕吐、抽搐或意识障碍,无明确神经系统局灶体征,以血压明显增高和眼底变化为主要表现,脑脊液正常。一旦血压降下来,症状可以缓解。头颅 CT 无出血灶可以鉴别。

3. 蛛网膜下腔出血:两病均为急性起病的头痛、呕吐,脑膜刺激征阳性。但蛛网膜下腔出血一般无偏瘫,头颅 CT 表现为不同部位的出血灶,可以鉴别。

本病还需要注意与糖尿病性昏迷、肝性昏迷、尿毒症、急性乙醇中毒、低血糖、药物中毒、CO 中毒等鉴别。

【治疗】

对脑出血的急性期以挽救患者生命、降低颅内压、控制脑水肿、维持生命、防治并发症为基本原则。考虑是否采取手术清除血肿和清除血肿的有利时机。

(一)一般治疗

保持安静,尽量减少不必要的搬动,保持呼吸道通畅,避免情绪波动和血压升高,预防感染,观察生命体征,必要时采取头部亚低温疗法。

(二)控制脑水肿,降低颅内压

高血压脑出血急性期患者的死亡原因,主要是脑水肿引起脑疝所致。因此,及时应用脱水药物,控制脑水肿,是抢救患者的关键。也有人反对脑出血急性期应用脱水药物,认为脑组织大量脱水后,减少了水肿对出血灶的机械性压迫,可加重出血。

1. 常用的脱水药物有 20% 甘露醇,每次 125 ~ 250ml 静脉注射或静脉滴注,每日 4 次。为防止心脏负荷过重,可给呋塞米 40mg 静脉注射,每日 2 ~ 4 次,但呋塞米对清除脑水肿作用不够直接,且易引起电解质紊乱。对血压偏低的患者,继续应用脱水药,会引起循环液的进一步减少,血压更不好维持,会加重脑缺氧,使脑水肿进一步加重。

2. 甘油果糖和复方甘油注射液:是一种高渗性降颅压、治疗脑水肿的药物,甘露醇治疗脑水肿疗效快、效果好,但剂量大、用药时间长,可能引起心、肾功能损害和电解质紊乱,另一缺点是可能出现反跳现象。甘油果糖和复方甘油注射液可以弥补甘露醇的以上缺点。但甘油果糖静脉注射或静脉滴注过快都会引起血尿。因此,对严重的急性脑水肿,特别是脑疝患者,甘油果糖不能取得立即效果。我们认为,脑出血急性期颅内高压症状明显时,甘露醇与甘油果糖同时或交替用药,20%甘露醇 125~250ml 静脉注射或静脉滴注,每日 4 次,甘油果糖 500ml 静脉滴注,每日 2 次。这样可以维持恒定降颅内压的作用和减少甘露醇的用量。如果有心、肾功能障碍和血压偏低的患者,不能用甘露醇,那就只能应用甘油果糖和复方甘油注射液。

3. 10% 血清白蛋白:每次 50ml 静脉滴注,每日 1 次。

4. 七叶皂苷钠:此药有抗渗出、消水肿、增加静脉张力、改善微循环和促进脑功能恢复的作用,有报道对脑出血和颅内血肿有治疗效果。

(三) 适当降低血压,防止进一步出血

高血压脑出血,血压很高且有波动,对止血是不利的,有促使发生再出血和血肿破入脑室的危险,因此适当降低血压是非常重要的。

1. 脑出血患者不要急于降血压,因为脑出血后的血压升高是对颅内压升高的一种反射性自我调节,应先降低颅内压,再根据血压情况决定是否进行降血压治疗。

2. 血压≥200/110mmHg 时,在降颅压的同时可进行慎重平稳降血压治疗,使血压维持在略高于发病前水平或 180/105mmHg 左右;收缩压在 170~200mmHg 或舒张压 100~110mmHg,暂时可不必使用降压药,先脱水降颅内压,并严密观察血压情况,必要时再用降压药。血压降低幅度不宜过大,否则可能造成脑低灌注。收缩压<165mmHg 或舒张压<95mmHg,不需降血压治疗。

3. 血压过低者应升压治疗,以保持脑灌注压。

(四) 止血药物

各种止血剂主要能阻止实质性毛细血管出血和渗出,对高血压脑出血动脉破裂一般说是无效的。但对非高血压脑出血,有凝血功能异常,或应用溶栓药物后并发的脑出血,特别是中青年患者,可应用止血药。如 6-氨基己酸(EACA),每次 12g,

加入 5% 葡萄糖或者生理盐水 500ml 中静脉滴入，连用 10 ~ 14 天，应用此药物必须监测凝血功能。

（五）预防及治疗并发症

重症患者应特别加强基础护理，定时轻轻更换体位，注意皮肤的干燥清洁，预防压疮和肺部感染。瘫痪肢应注意保持于功能位置，按摩及被动运动，以防关节挛缩。病情稳定后尽早康复治疗。

1. 感染：此病早期或病情较轻时通常不使用抗生素，老年患者合并意识障碍易并发肺感染，尿潴留或导尿易合并尿路感染，可根据痰和尿培养、药物敏感试验等选用抗生素治疗；保持气道通畅，加强口腔和呼吸道护理，痰多不易咳出者应及时气管切开，尿潴留可留置尿管并定时膀胱冲洗。

2. 应激性溃疡：可引起消化道出血，可用 H_2 受体阻滞剂预防，如甲氰咪胍 0.2 ~ 0.4g/d，静脉滴注；雷尼替丁 150mg 口服，2 次/天；奥美拉唑（洛赛克）20mg/d；若发生上消化道出血可用去甲肾上腺素 4 ~ 8mg 加冰盐水 80 ~ 100ml 口服，4 ~ 6 次/天；云南白药 0.5g 口服，4 次/天；内科治疗无效时可在胃镜直视下止血，须注意呕血引起窒息，并补液或输血维持血容量。

3. 稀释性低钠血症：10% 的脑出血患者可发生，每天可补钠 9 ~ 12g；宜缓慢纠正，以免导致脑桥中央髓鞘溶解症。

4. 痫性发作：常见全面性强直-阵挛性发作或局灶性发作，可用地西泮 10 ~ 20mg 静脉缓慢推注。

5. 中枢性高热：宜物理降温。

（六）外科手术治疗

1. 手术适应证

（1）脑叶出血血肿超过 30ml，有中线移位，颅内高压症状明显者，可尽早手术清除。

（2）小脑半球出血大于 10ml，蚓部血肿大于 6ml，血肿破入第四脑室出现脑干受压症状或急性梗死性脑积水征象者，应手术治疗。

（3）脑室出血致梗阻性脑积水者，应采用脑室引流术。

（4）DSA 证实有动静脉畸形、动脉瘤或海绵状血管瘤，应采用相应的手术治疗。

（5）内囊出血，如无意识障碍或昏迷不深，瞳孔等大，可先行内科治疗。经内科治疗后病情还进一步恶化，颅内压继续升高或出现病灶侧瞳孔散大，出血内囊外侧型向中线扩展，有脑疝形成的趋势或已形成，但生命体征稳定，心功能无明显障碍者，可采取手术清除血肿，制止活动性出血。但血肿清除术后，可能发生再出血，应有高度警惕性。

脑出血手术治疗的患者，最好是内外科医师共同监护，特别要注意手术后的血压，心、肾功能和水、电解质的平衡问题。如果内外科医师合作得当，脑出血后的死亡率会明显降低。

2. 手术方法

（1）开颅血肿清除术。

（2）钻孔扩大骨窗血肿清除术。

（3）钻孔穿刺血肿清除术。

（4）立体定向血肿引流术。

（5）脑室引流术。

（七）康复治疗

当生命体征稳定，病情停止进展时，应尽早进行康复治疗，对恢复患者的神经功能和提高生活质量都有好处。如肢体的被动运动、功能训练和按摩等。情绪抑郁者进行心理疏导，必要时口服抗抑郁药物。

（唐洲平）

第五节　高血压脑病

高血压脑病(hypertension encephalopathy)指在各种类型高血压的病程中，突发血压剧烈升高，特别是舒张压升高，超过其自动调节限度，导致急性脑血管痉挛及脑水肿，从而引发脑循环障碍。临床表现为剧烈头痛、抽搐、意识障碍等三联征及短暂局灶性脑功能缺失征。迅速降低血压后常可很快逆转而不留后遗症，但为高血压危象之一，应予高度重视。

【病因、病理生理】

高血压脑病常见于原发性恶性高血压、急性或慢性肾小球肾炎、嗜铬细胞瘤。因血压急剧上升时，引起脑的小动脉先持久而明显的痉挛，继之被动性或强制性扩张，急性脑血液循环障碍，脑供血不足，脑组织缺氧，毛细血管扩张、渗血并发生脑水肿和颅内高压，因而导致脑危象发生。

【诊断】

（一）症状

1. 任何年龄均可发病，急性肾炎以小儿多见，子痫见于孕妇，恶性高血压以 30 ~ 48 岁多见，既往多有高血压史。

2. 多急性起病，病情在 12 ~ 48 小时达高峰。

3. 全脑症状表现为剧烈头痛、抽搐、意识障碍三联征，常伴恶心、呕吐、无力等症状。

4. 局灶症状有短暂视力障碍、偏身无力、麻木、失语等征。

5. 原发病症状：肾炎常有水肿、血尿、少尿、无尿；子痫常发生于年轻孕妇，伴水肿、抽搐、高血压征及其他原发病的相应症状。

（二）体征

1. 发病时常有血压重度急剧升高，多高达 26.6/（16 ~ 20）kPa [>200/（120 ~ 150）mmHg] 以上。

2. 神经系统检查可发现偏瘫、偏身感觉障碍、失语。

3. 眼底检查：常提示高血压及眼底动脉硬化征，视盘水肿、出血、渗出，动脉变细、痉挛。

4. 原发病相应体征。

（三）实验室检查

1. 血液：本病本身多无改变，伴肾炎者可有氮质血症，电解质紊乱及酸碱平衡失调。

2. 尿液：伴肾病者常有蛋白尿、白细胞、红细胞、管型等。

3. 脑脊液检测：颅内压多升高，脑脊液多正常或轻度蛋白增高，少量白细胞、红细胞。

4. 心电图：常现左心室心肌肥大、心肌劳损。

5. 脑电图检查：无特征性改变，急性期呈双侧同步尖波、慢波;有局灶征者可现局灶异常脑波;严重脑水肿显示广泛性慢波。

(四) 辅助检查

1. TCD检查:因血管痉挛可检测某支或多支血管呈单纯高流速(收缩期)超过正常。

2. 头部CT、MRI检查:显示脑水肿、点状出血或小灶梗死。

3. 其他 颅平片、放射性核素脑扫描可排除其他疾病,了解病情,有条件者可选择性检测。

(五) 诊断要点

参照第四届全国CVD-1995年标准,有高血压病史,发病时常有明显血压升高,特别是舒张压升高,常伴有头痛、呕吐、意识障碍、抽搐、视盘水肿等症状和体征。

【鉴别诊断】

高血压脑病鉴别诊断见表9-3。

表9-3　高血压脑病鉴别诊断表

	病史	起病	血压	头痛	意识障碍	体征	脑脊液	影像学
高血压脑病	有高血压肾病史	急(时→天)	↑↑↑	+++	清醒或昏迷	抽搐偏瘫	清或少量RBC	脑水肿征
脑血栓形成	有动脉硬化史	急(时→天)	↑或-	±或-	少见	偏瘫	(-)	梗死灶
脑栓塞	有心脏病史	急骤(秒→分)	↑或-	±或-	少见或短暂	偏瘫	(-)	梗死灶
脑出血	有高血压史	急(分→时)	↑↑↑	+++	多昏迷	偏瘫、脑膜刺激征	含RBC	出血灶(脑实质)
蛛网膜下腔出血	有头痛、癫痫、高血压史	急骤(分→时)	↑或-	+++	±或+	脑膜刺激征	血性	脑沟出血

续表

	病史	起病	血压	头痛	意识障碍	体征	脑脊液	影像学
一过性脑缺血发作	有高血压动脉硬化史	急	↑或-	±或+	轻短	轻短(24小时)	(-)	腔梗灶或(-)
脑瘤	慢性头痛史	缓进	↑或-	++	思睡	局灶征	压力↑蛋白↑	脑瘤灶
癫痫	有癫痫史	急	↑或-	±	++	EEG有痫样放电	(-)	脑水肿征

【治疗】

高血压脑病的治疗,紧急降压、脱水、止抽、解痉是关键。

(一) 一般疗法

凡疑为本病者,应立即住院进行医疗监护,严密观察病情变化并做出相应的处理,加强支持疗法。

(二) 降血压治疗

迅即选用有效降压药物使其降至正常或接近正常,将收缩压降至正常或将舒张压降至14.7～16.0kPa(110～120mmHg),但降压过快应慎防造成脑缺血。常用药物有:

1. 呋塞米(furosemide):20～80mg,静脉注射,每8～12小时可重复1次。

2. 二氮嗪(氯甲苯噻嗪,diuzoxide):100mg,静脉注射,常15分钟内血压下降,不满意者可再重复1次。

3. 柳卡洛尔(拉贝洛尔,labetalol):首剂20～80mg,静脉注射,必要时隔10～15分钟重复1次或以0.5～1mg/min加速静脉滴注。

4. 双苯酞嗪(dihydralanine):10～20mg,缓慢静脉注射,每3～6小时重复1次。

5. 可乐定(可乐宁,clonidine):150～300μg置于5%葡萄

糖溶液 20～40ml 中,5 分钟内缓慢静脉注射。

6. 六烃季铵(hexamethonlum):25mg,肌内注射,2 次/日,或 25～50mg 置于 5% 葡萄糖溶液 250～500ml 中,静脉滴注,0.5mg/min。

7. 硫酸镁(magnesium sulfate):常用 25% 硫酸镁溶液 10ml 深部肌内注射,6～12 小时可重复 1 次。

8. 其他:三甲硫吩(樟磺咪芬)、六甲溴铵、安血定(喷托铵)等亦可酌情选用。

(三) 解除血管痉挛药物

1. 罂粟碱(papavarine):30mg,肌内注射;或 30～60mg,口服,3 次/日。

2. 二氧化碳(CO_2):以 5% CO_2 吸入。

(四) 对症治疗

止痛、镇静、抗抽搐、降颅内压脱水等治疗可参阅有关专章。

(五) 病因治疗

发作平息后,应依据不同病因进行有针对性的治疗,并继续进行常规的降压药恒定治疗。

(熊永洁　薛　峥　于步润)

第六节　颅内动脉瘤

颅内动脉瘤(intracranial aneurysm,INA)是颅内动脉局限性扩张,可分为囊状或非囊状动脉瘤,是引起自发性蛛网膜下腔出血最常见的原因;此外,尚可因动脉瘤压迫邻近神经结构产生相应的症状和体征。INA 的发生率大多数来自尸检材料,各家报道出入较大。根据多组材料的平均数计算,INA 的年发生率为 6～35/10 万人口。任何年龄都可发病。一般认为 20 岁以下及 70 岁以上人群发生率很低,半数以上病例发生在 40～60 岁,其中 50～55 岁有一发病高峰。一般而言,女性发病率高于男性，但年轻病例中男性略高于女性。

【病因】

颅内动脉瘤的发生源于未闭合的脑部胚胎动脉，造成动脉管壁中层和外层的弹力纤维缺陷，在动脉管腔内血流的长期冲击下发生动脉瘤。本病的发生具有先天因素，部分患者有家族倾向，可能与遗传有关，但迄今尚未发现染色体的异常。少数患者可伴有其他遗传性结缔组织病。后天因素有高血压、梅毒、感染性动脉炎及外伤。

【病理】

脑动脉管壁较薄，中层弹性纤维少；脑动脉在颅内行程迂回曲折，行走于蛛网膜下腔中，周围没有组织支持；脑动脉离心脏近，管内压力高，血流量大，管壁受血流冲击力大。这些都是颅内动脉瘤好发潜在因素。

80% INA 位于脑底动脉环的前半部，5% 位于环的后半部，15% 分布于脑动脉远端。INA 形态和大小不一，多数与载瘤动脉有一“颈”相连，颈部宽大者为囊状，颈部狭窄者为浆果状，无颈而局部扩大者为梭形。20% 的病例为多发性。INA 常因“破裂”引起蛛网膜下腔出血，出血后又可引起脑血管痉挛。严重的脑血管痉挛引起脑缺血，导致昏迷、偏瘫及广泛脑水肿。

【诊断】

（一）临床表现

1. 动脉瘤破裂前的表现：多数患者既往有反复发作的血管性头痛、局限性头痛病史，可伴有恶心、呕吐、眼肌麻痹、复视、眼球突出、视野缺损、眼眶及面部疼痛。上述症状、体征可反复发作。部分患者可有颅内杂音。

2. 定位症状：定位症状指动脉瘤压迫或破裂后小量渗漏血液产生局灶性症状。

（1）颈内动脉-后交通动脉瘤：常伴视野缺损，眼、颜面部疼痛，第Ⅲ、Ⅳ、Ⅴ、Ⅵ对脑神经麻痹。

（2）颈内动脉-大脑中动脉瘤：常出现对侧偏瘫、偏身感觉障碍、失语、幻觉、抽搐。

(3) 大脑前动脉-前交通动脉瘤：常出现精神症状，包括情绪波动、人格改变、精神运动性兴奋、智能减退等。尚可见一侧或双侧视物模糊，视野缺损。部分患者出现丘脑症状，如尿崩症、体液调节障碍和脂肪代谢障碍及嗜睡。

(4) 后交通动脉-大脑后动脉瘤：较早出现第Ⅲ对脑神经麻痹（病侧眼睑下垂、眼球外斜、瞳孔散大），常有病侧眼眶及额部疼痛，部分患者有一过性皮质性黑矇。

(5) 颈内动脉分叉处动脉瘤：巨大型多见，易发生渗漏性小量出血，表现为全头痛，脑膜刺激征，脑脊液中混有少量红细胞。部分患者出现轻偏瘫及抽搐。

3. 动脉瘤破裂时的表现：动脉瘤破裂是导致蛛网膜下腔出血最常见的病因，不少患者以此为首发症状，破裂出血时患者突发"炸裂样"头痛，位于前额、枕部或全头部。半数以上患者出现不同程度的意识障碍，意识恢复后出现严重持续的全头痛。随后出现颈项强直，脑膜刺激征阳性。

4. 颅内动脉瘤的分级：为了便于选择治疗对象，正确判断预后，统一治疗效果的评价，常将颅内动脉瘤进行临床分级，目前较适用的分级见表9-4。

表9-4 Yasargil 的分级标准

0级A：未破裂动脉瘤，没有神经功能障碍
0级B：未破裂动脉瘤，但有神经功能障碍，如动眼神经麻痹、进行性轻偏瘫等
Ⅰ级A：蛛网膜下腔出血，无神经系统功能障碍
Ⅰ级B：蛛网膜下腔出血，清醒、定向力正常、无脑膜刺激征，但有长期明显神经功能障碍，如轻偏瘫、轻截瘫、失语、视野缺损，但没有脑神经麻痹
Ⅱ级A：蛛网膜下腔出血，清醒、头痛、有脑膜刺激征
Ⅱ级B：同上，但有明显神经功能障碍
Ⅲ级A：蛛网膜下腔出血后有嗜睡、意识模糊、失定向力，但无神经功能障碍

续表

Ⅲ级 B:同上,但有明显神经功能障碍
Ⅳ级:浅昏迷,对痛刺激有反应,瞳孔对光反应存在,但可有肢体伸肌增强性姿势,有或无单侧性体征,因对预后的估计意义不大,本级不再分组
Ⅴ级:深昏迷,瞳孔反应消失,伸性姿势,对痛刺激无反应,生命体征呈衰竭表现

（二）实验室检查

在动脉瘤渗漏少量出血的患者中,其脑脊液检查可发现少量红细胞;突发动脉瘤破裂时,脑脊液呈血性。

（三）特殊检查

1. 颅骨 X 线平片:20% 脑动脉瘤患者可发现动脉瘤壁呈线样、新月形或蛋壳状钙化影。

2. 脑血管造影:可显示动脉瘤的大小、形态、位置及数量,是诊断颅内动脉瘤的特异性手段,其阳性率为 85%～90%。少数患者破裂出血后脑血管造影未能显示动脉瘤。

3. 头颅 CT 扫描:平扫阳性率低,在巨大动脉瘤时可见钙化的动脉瘤壁。增强扫描可提高阳性率,多数可见一强化的动脉瘤影像。高分辨率 CT 尚可显示颅内血管影像。

4. MRI 扫描:优越性超过 CT,因脑血管流速快,可造成“流空现象”。在 T_1、T_2 加权图像上,瘤体表现为低信号或无信号。

5. 经颅多普勒:较大动脉瘤时,可发现颅内血流紊乱或流速及血流方向异常。

【治疗】

（一）手术治疗

颅内动脉瘤一经确诊,首选手术治疗。手术的目的在于防止或减少动脉瘤出血的概率,保持正常脑循环,防止缺血性神经功能障碍。手术分间接手术、直接手术及血管内手术。

1. 间接手术:指载瘤动脉的近端结扎,分急性结扎与慢性结扎两种。此方法的缺点是不能完全防止动脉瘤再破裂,且易产生缺血性障碍。

2. 直接手术:行开颅术暴露动脉瘤,对它作各种手术直接干预,如动脉瘤颈结扎、动脉瘤孤立术、瘤壁加固术等。

3. 血管内手术:在动脉瘤腔内引入异物,促使瘤腔内产生血栓而闭合。常用方法有:肌肉或异物填塞、射毛术、瘤腔内注射复合胶、动脉瘤内放置可脱离球囊、动脉瘤内钢丝阳极直流电血凝等。

4. 手术时机选择:对动脉瘤破裂后的蛛网膜下腔出血病例只有通过急性期的积极手术,包括紧急脑血管造影及尽快地直接手术,才能降低病死率,选择恰当时机对手术的成攻具有关键性作用。主要取决于:①患者术前的情况;②脑血管造影中有无脑血管痉挛;③颅内压增高的情况;④血液流变学变化。

(二) 非手术治疗

1. 适应证:①急性蛛网膜下腔出血的早期,病情趋向尚未明了。②病情严重不允许做开颅手术,或需等待手术时机。③动脉瘤位于手术不能达到的部位。④拒绝手术治疗的病例。

2. 治疗方法:见“蛛网膜下腔出血”。

(许　峰　王宏毅)

第七节　颅内血管畸形

颅内血管畸形(intracranial vascular malformation)是先天性颅内血管发育异常。此外,颅骨骨折和手术、硬膜内静脉窦血栓等可造成动静脉畸形。根据发育异常血管的构成及组织学特征,一般将颅内血管畸形分为四种:①动静脉畸形;②静脉及静脉窦畸形;③海绵状血管畸形;④毛细血管扩张症。其中,动静脉畸形占颅内血管畸形半数以上。

一、脑动静脉畸形

脑动静脉畸形(cerebral arteriovenous malformation,AVM)是

颅内血管畸形中最常见、最重要的一种。AVM 发病年龄为 20～40 岁，平均年龄 25 岁，男性多于女性。

【病因】

本病为胚胎发育异常造成的先天性局部脑血管畸形，致使动脉直接与静脉沟通，形成脑动-静脉之间的短路，出现一系列脑血流动力学紊乱。

【病理】

AVM90% 以上位于幕上脑组织，位于幕下者不足 10%。大脑皮质以顶叶最多，其次为颞叶、额叶和枕叶。AVM 的异常血管团大小悬殊，常依病灶异常血管团直径大小分为：小型（最大径 2cm 以下）、中型（最大径 2～5cm）、大型（最大径 5～7.5cm）、巨型（最大径 7.5cm 以上）。一般而论，小型 AVM 引起出血机会更多；大型 AVM 因"盗血"量大，所以引起脑缺血的机会及程度也大。此外，AVM 尚可引起癫痫发作、头痛、颅内压增高、进行性神经功能障碍及智能减退。

【诊断】

（一）临床表现

首次发病多在儿童及青少年，病前常有头痛、癫痫病史或进行性神经功能障碍。

1. 头痛：在未发生颅内出血时为间歇性、搏动性头痛，可伴有颅内血管杂音，低头时更明显。

2. 癫痫：发作占 AVM 总数的 40%～50%，常为首发症状。抽搐以部分性发作为主，有时可继发性扩散，表现为 Jackson 癫痫或全身性发作。

3. 进行性神经功能障碍：依据病变部位而定。AVM 位于幕上者可有精神障碍、偏瘫、失语、偏身感觉障碍；位于幕下者多见眩晕、眼球震颤、复视、共济失调及讷吃。

4. 部分患者可感觉到颅内血管杂音；部分患者可见视盘水肿等颅高压综合征；少数患者可见眼球突出或眼压增高。

5. 颅内出血：是 AVM 常见而严重的症状，可骤然发生蛛网膜下腔出血或脑出血，这也是 40 岁以下患者发生颅内出血的常见病因。

（二）特殊检查

1. 头颅平片：位置较表浅的 AVM 在平片上可见颅骨内板侵蚀，脑膜中动脉沟迂曲变宽，少数病灶可见病理性钙化。

2. 经颅多普勒：经颅多普勒对 AVM 诊断可提供有价值的参考，具有简便、可重复、无创性优点。AVM 供血动脉的典型表现为较高的收缩峰速度、舒张期速度和较低的 PI 值。引流静脉类型近似动脉，较正常脑静脉搏动增强，但流速及 PI 值较供血动脉小。当声束正好作用于畸形血管团时，可见正负双向紊乱的血流频谱，流速介于供血动脉和引流静脉之间。

3. 头颅 CT：增强扫描可见畸形血管呈团状、桑葚状或扭曲不规则增强影。CT 对诊断的准确性不如脑血管造影，一般只用于筛选患者。

4. 头颅 MRI：由于畸形血管产生的流空效应而显示黑色迂曲成团的血管影，呈葡萄状或蜂窝状。MRI 尚可见较细管径动脉和较粗管径的引流静脉。对于较小的 AVM，MRI 和 CT 可互相补充，但仍需脑血管造影确诊。

5. 脑血管造影：最好的方法是数字减影脑血管造影（DSA），可清楚显示异常血管团及供血动脉、引流静脉，为进一步治疗提供可靠依据。

（三）诊断要点

青年人有自发性蛛网膜下腔出血或脑出血，应想到有 AVM 的可能。如病史中还有癫痫发作，更应怀疑本病。

（四）鉴别诊断

1. 海绵状血管瘤：也是青年人反复出现蛛网膜下腔出血的常见病因，二者最后鉴别需手术切除及病理检查。

2. 供血丰富的胶质瘤：常引起蛛网膜下腔出血，需与 AVM 鉴别。但本病属恶性病变，病情发展快，神经功能缺失症状突出，常有颅内压增高。影像学检查病灶的占位效应明显。

3. 脑内转移癌：肺、肾、乳房、生殖系统的癌肿可向脑内转移，在脑血管造影中可见丰富的血管团，易与 AVM 混淆，但转移癌灶周水肿明显，占位效应突出可作鉴别。

4. 脑膜瘤：血管母细胞型脑膜瘤 CT 可见脑膜瘤边界清楚，紧贴颅骨内面，颅骨有被侵蚀现象，可与 AVM 鉴别。

5. 血管母细胞瘤：好发于颅后窝小脑半球，由于血供丰富，易于出血，需与颅后窝 AVM 鉴别。此病变多为囊性，瘤结节较小，位于囊壁上，可与 AVM 鉴别。

【治疗】

AVM 的主要危险是出血和脑内盗血，二者均可产生严重后果，最好的治疗是手术切除。但部分 AVM 由于病变范围广泛或部位险要，彻底切除病灶不仅在技术上有困难，还有较高的病死率和致残率，因此尚需保守治疗。

（一）保守治疗

对于不宜手术切除 AVM 病灶的患者，行保守治疗的目的是防止出血、控制癫痫、改善神经功能缺失症状。方法包括：

1. 注意日常生活：避免剧烈情绪波动，禁烟酒，保持排便通畅，适当降低血压。若已发生出血，需绝对卧床休息 4～6 周。

2. 控制癫痫：根据发作类型选用抗癫痫药物，常选用卡马西平、奥卡西平、托吡酯，坚持服药，癫痫控制后需长年服用。

3. 促进神经功能恢复：可选用脑细胞活化剂，但暂无确切的循证医学依据。

4. 放射治疗：近年来，放射投照技术迅速发展，相继出现 γ 刀和 X 刀，可精确投照位于脑深部或重要部位的 AVM，给不宜手术治疗的 AVM 病例治疗带来曙光。根据现有资料，其近期疗效较好，远期疗效待观察。

（二）手术治疗

1. 手术全切除：这是最理想的治疗方法。不仅能解决术后出血的后患，还可杜绝脑内盗血现象，是手术首先考虑的方法。但部分患者病灶范围广泛，且部位险要，全部切除病灶危险性太大，不宜强行采用。

2. 结扎供血动脉：对于不宜手术切除且又经常出血的 AVM 病例，可考虑手术结扎供血动脉，结扎供血动脉后 AVM 血供减少，血流减慢，可增加自行血栓形成的机会。这种方法不是彻底的手术方法，只是对不宜切除的病灶采取的一种姑息性手术,或作为巨大 AVM 切除的前驱性手术。

3. 介入放射治疗:在诊断性血管造影基础上,利用导管技术超选择性地将一些特制的栓塞物注入 AVM 的供血动脉内,使之中断血流,达到治疗目的。栓塞物有含碘的硅粒、冻干的硬脑膜、止血海绵球、泡沫塑料、肌肉碎片、丝线段、微弹簧圈和氰丙烯酸异丁酯等。此手术适用于供血动脉较直的巨大 AVM,每次注入栓子数目不等,依据具体情况而定。介入放射治疗的疗效有待长期观察和复查来决定。目前,介入放射技术方兴未艾,技术上不断改进,它的发展前景及治疗效果有待继续观察。

二、颈动脉海绵窦瘘

颈动脉海绵窦瘘(carotid cavernous sinus fistulae,CCF)是颅内最常见的动静脉瘘,发生在颈内、外动脉及其分支与海绵窦之间的异常交通。据文献报道,CCF 常在中年以后发病(40 岁以上),女性多于男性[女:男为(2~3):1],可能与体内雌激素水平相关。

【病因】

根据病因不同,CCF 常分为外伤性与自发性两类。外伤性占大多数,为颈内动脉的海绵窦段直接或间接损伤所致,少数可见颈外动脉分支破裂入海绵窦。自发性 CCF 占少数,但病因较复杂,常见的原因有动脉硬化、血管梅毒、遗传性胶原纤维缺乏病、肌肉纤维发育不良、先天性血管畸形、后天性海绵窦内静脉血栓所致的硬膜型动静脉畸形、颈内动脉虹吸部动脉瘤等。

【病理】

颈内动脉通过颞骨岩部的颈动脉管后,从破裂孔处向前进入海绵窦内,发出数条小分支。颈内动脉在此段破裂,动脉血流高速冲入海绵窦,引起患侧搏动性突眼、眶周静脉怒张、眼结膜充血水肿、眼外肌不全麻痹及颅内血管杂音。颈内动脉血经海绵窦流失引起颈内动脉供血区脑供血不足。

【诊断】

（一）临床表现

外伤性 CCF 常在头部外伤后(数月或更长时间)出现颅内血管杂音和(或)搏动性突眼。颅内血管杂音是特征性体征,可在眶部、额部、颞部及乳头部听到,以眶部最明显。少数患者需低头方可听到杂音。压迫病侧颈动脉杂音消失,少数患者因无杂音而误诊。突眼见于大多数患者,程度不一,多见于病变侧,少数可表现双侧突眼或仅表现为病变对侧突眼。结合膜充血常见,文献中常有"红眼分流综合征"的提法。部分患者早期只表现红眼,其他症状体征轻微或缺如,常就诊于眼科。眼外肌麻痹以外直肌多见,与海绵窦区解剖结构有关。部分患者有视力障碍,因视网膜静脉回流受阻所致。晚期因持续眼压增高,常继发青光眼,视力难以恢复。部分患者起病后即有头痛,位于颞侧及眶部,同时伴有患侧眼胀痛,初起较剧烈,以后可逐渐减轻或消失。少数患者可有患侧大脑半球缺血,表现为对侧肢体轻偏瘫。自发性 CCF 患者在发病前先有海绵窦综合征或不断恶化的视力障碍史。患者以中年妇女为多,妊娠及分娩常为诱发因素。

（二）辅助检查

1. 经颅多普勒(TCD):经颞窗或眶部可发现血流紊乱或动静脉分流表现。

2. 头颅 CT 扫描可见海绵窦区增强明显,一侧突眼伴有粗大扩张的眼上静脉。

3. 数字减影脑血管造影对 CCF 的诊断更为可靠,它不仅可清晰看出供血动脉来源,也能辨清静脉逆流的去路,可对治疗方案选择提供可靠依据。

（三）诊断要点

1. 头部外伤后出现颅内血管杂音和(或)搏动性突眼。

2. 体检可见眼结膜充血、眼外肌麻痹等海绵窦外侧壁综合征表现。

3. 数字减影脑血管造影可见海绵窦过早充盈,同侧颈内或颈外动脉远端充盈不良。

（四）鉴别诊断

根据典型症状、体征，诊断CCF并不困难，若仅有部分体征则容易误诊，需与先天性蝶骨翼缺损、眶内血管瘤或肿瘤、眶内脑膜膨出、额底部硬膜外血肿、鞍区肿瘤相鉴别。脑血管造影在诊断中占有重要地位，一般需进行双侧颈内、颈外动脉造影。

【治疗】

自发性CCF有一定的自然缓解率，文献报道为10%～60%。少数患者在脑血管造影后短期内自然缓解，部分患者治疗后又可复发。因此，对于自发性、低压、低流量的CCF来说，应慎重选择治疗方法和治疗时机。根据临床表现和脑血管造影结果，对部分患者可先行保守治疗，观察其自然病程。保守治疗期间应定期检查视力、视野、眼压及突眼情况，若发现进行性恶化，需及时治疗。CCF的治疗方法很多。目前，较为理想的治疗手段应该是既能消除CCF的瘘口，又能保存颈动脉正常血流，其主要方法有：

1. 手术切开海绵窦，直接修补颈动脉缺损或填充海绵窦。

2. 手术暴露海绵窦侧壁，直接穿刺海绵窦，或经眼上静脉、或经手术暴露颈内动脉导入球囊、肌肉、金属线圈、铜丝等栓子或氰基丙烯酸异丁酯来闭塞瘘口。

3. 利用神经介入放射技术经动脉内导入聚合物、金属线圈、可脱性球囊至瘘口。

4. 采用γ刀或X刀等立体定向放疗技术使瘘口闭塞。

【疗效及预后】

国内学者总结了20余年来应用上述不同治疗手段，认为经动脉导管球囊栓塞技术的治愈率最高，致残率和病死率最低，是CCF治疗的最佳选择。立体定向放疗技术应用较晚，其疗效有待进一步观察。

三、海绵状血管畸形

海绵状血管畸形（cavernous malformation）又称海绵状血管

瘤,临床上较少见,占颅内血管畸形的 8%~15%。少数病例可有家族史。

【病因】

病因目前尚不清楚,推测可能是胚胎发育后期的某种缺陷所致。家族性海绵状血管瘤系常染色体显性遗传所致,基因定位于染色体 7q 上。

【病理】

海绵状血管畸形是由一堆大小不等、口径不规则的血管组成,它没有扩张的动脉,也没有动静脉之间的沟通。病灶多位于幕上,以颞叶皮质下的白质或脑室周围多见,颅后窝病灶多位于脑桥。镜下可见病灶周围有大量含铁血黄素沉着,提示既往有多次小量出血。

【诊断】

(一) 临床表现

本病可无任何症状,只是在尸检中发现。一般出现症状的年龄在 20~50 岁,女性明显多于男性,男女之比为 1∶5。最常见的首发症状为癫痫,多为部分性发作;其次为脑出血;发生出血时表现为突发剧烈头痛、恶心、呕吐、偏瘫等神经功能障碍。其他尚有头痛和局灶性神经功能障碍。

(二) 辅助检查

头颅 X 线平片可见颅骨内板局限性骨质吸收或增生。脑血管造影对海绵状血管畸形的阳性显示率低。CT、MRI 是较好的诊断方法。

【治疗】

头颅 CT 及 MRI 发现海绵状血管畸形者,尽可能手术治疗。如果病灶位于脑干或内囊深部,则应考虑其他治疗或保守治疗。既往有脑出血史则再出血率很高,应积极手术治疗。目前 γ 刀及 X 刀治疗海绵状血管畸形方兴未艾。

四、毛细血管扩张症

毛细血管扩张症(telangiectasias)为一组细小的毛细血管

迂曲扩张,期间可含有正常神经组织。病灶可见于脑的任何部位,多位于脑皮质软脑膜下,也可位于皮质深层及脑桥,以中线附近多见。

如果病灶较小,可无症状,只有在发生出血时可表现脑出血或蛛网膜下腔出血症状。CT、MRI 通常不能显示病灶,脑血管造影也不能显示扩张的毛细血管,因此,给生前诊断造成很大困难。只有并发出血时可发现相应部位血肿。临床上发现不明原因的颅内出血,应考虑此病可能。毛细血管扩张症无须特殊治疗,若发生反复出血,需开颅探查,明确诊断,手术治疗。

(许　峰　王宏毅)

第八节　脑动脉炎

一、钩端螺旋体脑动脉炎

钩端螺旋体(以下简称钩体)脑动脉炎(leptospiral cerebral arteritis)为钩体病感染最多见的一种严重后发脑血管疾病。钩体感染导致神经系统受累的发生率为 0.86% ~ 20%,而钩体脑动脉炎占其中 10% 左右,可无明显、典型急性钩体感染病史,常于钩体病流行数月后发病。

【病因及病理生理】

钩体脑动脉炎的病因无疑与钩体感染直接相关。其发病机制有钩体直接损害(动脉壁发现钩体及其 L 型)及免疫机制两种学说,或称二者共存。主要侵犯颈内动脉末端,大脑前、中、后动脉的起始端,椎-基底动脉颅内段及其分支的近心端。受累动脉内膜呈同心圆样增厚,外膜、中膜有少量炎细胞浸润,管壁尚可发现钩体及其 L 型,病变呈节段性损害,致管壁粗细不均、管腔狭窄不匀,甚而造成闭塞而导致脑缺血、脑梗死、脑软化、脑萎缩;病变附近毛细血管可代偿增生成异网状。

【诊断】

(一) 症状

1. 多见于儿童及青少年患者,发病数占 80%~85%。患者来自钩体病疫区或有疫源接触史。

2. 急性起病:常呈卒中样起病或呈进行性加重(2 天至 2 周)后达高峰,部分患者可呈 TIA 样发作,左右反复交替。

3. 约 1/3 患者有前驱症状:头晕、头痛、乏力、低热、嗜睡、迟钝、性格改变、抽搐、发作性瘫痪等。

4. 常见症状:与病损部位、程度、性质及侧支循环密切相关。主要有:

(1) 瘫痪:可有单瘫、偏瘫、双偏瘫、双上肢或双下肢瘫,但以偏瘫及双偏瘫为多见,少数患者有假性前臂肌肉周围性瘫痪。

(2) 失语:可出现运动性、感觉性及混合性失语,以运动性失语为多见。

(3) 癫痫发作:1/3 患者呈现有多类型癫痫发作,如全身性、部分性发作及持续癫痫发作,部分患者呈间脑发作、肌强直性发作。

(4) 多动症:10% 患者有一侧或双侧肢体呈舞蹈样或扭转指画样动作。

(5) 精神症状:早期兴奋,烦躁不安,个别出现幻觉、妄想等类精神分裂症表现;晚期出现反应迟钝、情感淡漠、幼稚、人格改变。

(6) 意识障碍:多数患者意识清楚,部分患者病程中可有嗜睡、昏睡、意识蒙眬,少数患者晚期呈去大脑皮质状态或昏迷。

(7) 智能障碍:多为晚期表现,如记忆力、计算力、理解、判断、定向力等障碍。

(8) 颅高压症状:头痛、呕吐、视物模糊等。

(9) 椎-基底动脉病损症状:眩晕、眼震、吞咽困难、言语讷吃、构音不良、行动不稳、呛咳、反窜等症状。

（二）体征

1. 脑神经受损征：有眼球运动障碍。核间性或核上性眼肌麻痹，中枢或周围性面、舌瘫，真性或假性延髓麻痹征及偏盲、失明。

2. 运动障碍：可呈现偏瘫、单瘫、双偏瘫、交叉瘫征或假性周围性瘫痪征，共济失调、协同不能、多动或少动等锥体、锥体外系、小脑受损病征。

3. 感觉障碍：可出现偏身感觉障碍、交叉感觉障碍等。

4. 其他：颅高压征常见有眼底视盘水肿。脑出血型可现脑膜刺激征。

（三）实验室检查

1. 血液：可有中性粒细胞或嗜酸粒细胞增高，血沉呈轻度增快，血黏度及血小板聚集力增加，血清钩体免疫试验（补体结合、显凝试验）阳性，钩体 L 型培养可呈阳性。

2. 脑脊液：颅高压型有压力增高，1/3 患者白细胞轻度增高，出血型可含红细胞，糖、氯化物多正常。钩体免疫试验呈阳性，免疫球蛋白增高（IgM），钩体 L 型培养亦可呈阳性。

（四）特殊检查

1. TCD：提示病区血流量降低及血管狭窄、闭塞性异常血流。

2. SPECT、PET：可发现病损区脑血流、脑代谢密度改变。

3. 脑血管造影：可见脑底大动脉（C1、C2、C3，M1、M2，A1、A2、P1、P2）及椎动脉、基底动脉颅内段与其分支起始部呈炎性改变，管腔狭窄，内膜粗糙，甚而闭塞不通，末梢不显影，附近可见异网血管呈烟雾状。

4. CT 及 MRI：可见有脑梗死灶、脑萎缩或蛛网膜下腔出血改变。

（五）鉴别诊断

1. 脑炎：常伴发热及意识障碍。流行性乙型脑炎有一定的季节性及特有的流行规律。病毒性脑炎以青壮年为多，发病前多有感染史，且精神症状、意识障碍明显，病情无起伏性，体征不符合血管病规律,脑血管造影无脑动脉炎改变,血清学特异性抗体检查可有助于鉴别。

2. 感染性脑动脉炎(结核、化脓菌、梅毒、真菌):临床可查获相应的疾病特征,如结核、梅毒、化脓感染的病史及症候,且多伴相应脑膜及脑实质炎性改变,特异性血清免疫反应有助诊断。

【治疗】

(一) 病因治疗

1. 青霉素治疗

(1) 常规用量为40万~80万U,肌内注射,2次/日,成人总量为2400万~3000万U,儿童为1500万~2000万U。从小剂量开始,以防赫氏反应发生,对青霉素过敏者可选用庆大霉素、金霉素或氯霉素。

(2) 大剂量治疗:青霉素对L型钩体治疗无效,小剂量尚可诱导原型钩体成L型钩体而致病,如早期大剂量应用青霉素,并联合应用广谱作用于细胞质的抗生素,则可防止诱导成L型钩体。

2. 庆大霉素:0.2万~0.5万U/kg,静脉滴注,1次/日,共10~20天。

3. 铋剂(次水杨酸铋):2ml,肌内注射,每5天1次,共5次。

4. 碘剂(10%碘化钾):5~10ml,3次/日,共1个月。尚可用12.5%碘离子透入。

5. 甲硝唑:15~20mg/kg,静脉滴注,1次/日,共10~12天;再7.5~12.5mg/(kg·d)分次口服,共10天。本药可透过血-脑屏障,且对L型钩体亦有效。

(二) 激素治疗

1. 氢化可的松:100~200mg,置5%~10%葡萄糖溶液中,静脉滴注,1次/日。

2. 地塞米松:5~10mg,静脉滴注,1次/日,共20天。

3. 泼尼松:10~20mg,3次/日。

(三) 扩血管药、抗血小板药、改善微循环药及脑代谢赋活剂

见第一篇第五章。

（四）中医药治疗

中医药治疗依辨证论治给药，初期肝阳亢盛宜用天麻钩藤饮加减；风痰阻滞宜用涤痰汤加减。恢复期多为气虚血瘀，宜用补阳还五汤或十全大补丸。中医药治法甚多，但均以活血化瘀、通络为主。

（五）对症治疗

脱水、止痛、抗抽搐、制动及抗精神症状疗法应依据病情选用。出血型按出血性脑血管病治疗。

（六）其他

针灸、电针、头针、头部超声波、推拿、按摩、理疗、医疗体育、量子血、高压氧等治疗方法可酌情单独或联合选用。良好的护理及支持基础治疗甚为重要。

二、颞动脉炎

颞动脉炎（temporal arteritis）是一种亚急性炎症性血管病，为全身性全层性动脉炎症，好发于颅部动脉，故又称颅动脉炎。按解剖学分类而命名，因以表浅的颞动脉常见，故名颞动脉炎。其受累血管各层有肉芽肿及巨细胞反应，又称为 Horton 巨细胞性动脉炎。预后一般良好。

【病因及病理生理】

病因尚不十分清楚，目前一般认为属结缔组织疾病，与自身免疫反应有关，好侵犯颞动脉，并常波及视网膜中心动脉、面动脉，动脉壁三层均受损；内膜损害较重，早期见淋巴细胞浸润，以后浆细胞、多核巨细胞浸润，内弹力层断裂，中膜被结缔组织替代，外膜有炎细胞浸润、神经纤维受损，致其受损动脉壁变硬、增粗，管腔狭窄或闭塞，脑动脉受累亦可发生脑梗死。并可伴多系统受损。

【诊断】

（一）临床表现

1. 症状

（1）好发于中老年人，绝大多数患者发生于 55 岁以上，

65岁以上更为常见,女性多于男性。

(2) 起病:呈亚急性或急性发病。

(3) 常见症状

1) 全身症状:低热、寒战、多汗、厌食、无力、贫血、恶心、呕吐、体重减轻、精神不佳等。

2) 系统症状:全身疼痛,呈胀痛、跳痛或烧灼样痛,头痛多位于颞额头皮,多发性肌肉及关节疼痛,以肩、颈、髋部为重,且夜间重,晨起发僵。

3) 眼症状:多因缺血性眼动脉炎及视网膜中心动脉炎所致,常表现为疼痛、畏光、复视、视物模糊,甚而呈一过性或持久性黑矇。

4) 神经症状:因患脑动脉炎所致,可表现为颈动脉系受侵犯的偏瘫、偏身感觉障碍,或椎-基底动脉系的眩晕、复视、共济失调、行动不稳。

2. 体征

(1) 低热:体温常在38℃左右。

(2) 颞动脉变粗变硬,局部肿胀,血管迂曲,搏动减弱且有压痛。

(3) 受累肌肉、关节有压痛及叩痛。

(4) 眼、脑动脉受累可发现眼底及视力改变,偏瘫征、脑神经受损等缺血性脑梗死征。

(5) 少数患者可伴有心、肾、肺等内脏受损征。

(二) 实验室检查

1. 血常规:贫血,少数患者中性粒细胞增高。

2. 血生化检查:CRP增高,γ及α球蛋白升高,类风湿因子、抗核抗体呈阳性,碱性磷酸酶、AST增高,肝功能异常。

3. 血沉增快,>50mm/h,常>75mm/h,CRP升高较血沉更为敏感,尤其是当血沉正常或轻度增高时。

4. 脑脊液:蛋白、细胞轻度增加。

(三) 特殊检查

1. 脑CT、MRI及TCD检查有助于发现颅内缺血性脑血管病变。

2. 浅表闭塞血管活检,可获确诊。

(四)鉴别诊断

1. 偏头痛:偏头痛多见青年女性,头痛为发作性,历时数小时到1天,间歇期正常,多有家族史,无颞动脉局部征象及全身多处疼痛征。

2. 三叉神经痛:三叉神经痛中老年女性多见,但疼痛剧烈,发作历时短暂,呈刀割样、闪电样疼痛,进食、饮水、说话可诱发,并有扳机点可发现,疼痛与三叉神经分布相符合,并无颞动脉局部损征。

3. 结节性多动脉炎:本病呈慢性进行性发展,受累血管以小动脉之肌层为主,内为白细胞浸润而非巨细胞浸润,可伴多脏器多发性微血管栓塞或微血管瘤病变。

4. 闭塞性血栓性脉管炎:本病多见于下肢,常伴血栓形成,静脉亦可受累,以青壮年男性好发,具四肢远端动脉缺血性症状、体征,如肢端麻木、疼痛、苍白、青紫、脉搏搏动变小或无脉。

【治疗】

(一)肾上腺皮质激素治疗

本病为自限性疾病,一般预后良好,对皮质激素有良好反应,一般使用激素治疗1~2天后头痛出现改善,血沉、CRP亦随之下降,如治疗反应不明显,需考虑其他疾病。常用:①地塞米松,10~20mg,置生理盐水250~500ml中,静脉滴注,1次/日,共用3~4周,逐渐减至口服,维持3~6个月,视病情减量及停药。②泼尼松,10~20mg,3次/日,如视力障碍明显,可按40~50mg/(kg·d)用药,逐减至维持量,可持续用至1~1.5年。

(二)手术治疗

1. 手术切除病变动脉。

2. 血管周围交感神经封闭、切除术。

(三)对症处理——止痛疗法

1. 一般止痛剂:①颅痛定(罗通定,rotundine)30~60mg,3次/日。②吲哚美辛(indomethacain)25mg,3次/日。③强痛

定(布桂嗪,AP-237)60mg,3次/日;50mg,皮下注射。④布洛芬(ibuprofen)0.2g,3次/日。

2. 局部麻醉止痛剂:①普鲁卡因(procaine)用0.5%~2.0%溶液,5~10ml,局部注射。②利多卡因(lidocaine)0.5%~1%溶液局部浸润。

(四)理疗

可选用一定能量和频谱的电磁波、超声波、激光,可达到抗炎、止痛作用。

(五)中医中药、针灸

可按辨证施治或活血化瘀、疏通经络进行治疗。针灸可选用太阳、阳白、合谷、外关等穴。

三、结节性多动脉炎

结节性多动脉炎(polyarteritis nodosa,PAN)是一种累及多脏器的炎性血管病,主要侵犯中小动脉,多发生于20~40岁,男女之比为(2~4):1。内脏、肌肉、神经内营养血管最易受损,其次为皮肤。

【病因及病理生理】

本病病因目前认为可能为病毒感染激发的自身免疫性疾病;或为一些药物及异体蛋白致使机体发生过敏反应、血液循环中免疫复合物沉积于血管壁中引起的一种血管炎。病理上为类纤维素性坏死性全层血管炎,内膜增生变厚,管腔变窄,中层玻璃样变;外层纤维组织结节状增生,并可形成微小血栓或微小动脉瘤,从而可导致脑梗死或脑、蛛网膜下腔出血。

【诊断】

(一)症状

1. 各年龄均可发病,高峰期为30~40岁,男性多于女性。

2. 起病:常呈急性、亚急性或慢性起病,但均呈进行性发展。

3. 全身症状:发热、头晕、头痛、无力、出汗、消瘦、心悸、关节肌肉疼痛、水肿、精神不振。

4. 内脏损害症状：①肾脏，如腰痛、血尿。②呼吸系统，如哮喘、咯血。③消化系统，如恶心、呕吐、腹泻、呕血。④心血管系统，如高血压、心绞痛。

5. 神经系统症状

（1）中枢神经症状

1）脑部症状：有两种表现。弥散脑症状：为脑、脑膜血管广泛受累所致，常表现为头痛、视物模糊、癫痫发作、意识障碍等。局灶脑症状：为脑部部分血管受损，表现为偏瘫、失语、局限性癫痫等。此外，尚可出现精神症状。

2）脊髓症状：可表现为双下肢或四肢感觉、运动障碍及大小便功能失控。

（2）周围神经症状：可呈单一或多发性周围神经病损症状，主要表现为四肢远端感觉、运动障碍。脑神经较少受累。

6. 其他：眼部症状常有视物模糊、复视、失明。

（二）体征

1. 全身一般体征：贫血貌、精神委靡、体温增高等。

2. 皮肤体征：可有紫癜、红斑、皮下结节、网状青斑、溃疡、坏疽等。

3. 关节肌肉：关节肌肉压痛，活动时加重，晚期可有肌肉萎缩。

4. 神经系统体征：可有偏瘫、截瘫、四瘫、单瘫征，颅内压增高征、脑膜刺激征及大小便障碍、周围神经受损征。

5. 眼部体征：视网膜血管受损表现为渗出、出血、中心动脉阻塞、视神经萎缩；脉络膜、虹膜炎以及因脑动脉受损所致的眼内外肌麻痹；视神经受损等所致的视力、视野、瞳孔舒缩异常。

6. 其他：内脏受损，如心、肺、肝、肾等受累的相应体征。

（三）实验室检查

1. 血液：贫血，白细胞增多，血小板数增高；血浆免疫球蛋白如 IgG 增高，部分患者血 HBsAg 呈阳性；肝、肾功能异常，血沉增快。

2. 尿：因肾受损而表现血尿、蛋白尿及管型尿。

3. 脑脊液:因病损性质而有脑压升高,蛋白升高,白细胞、红细胞增多。

(四) 特殊检查

1. 电生理检查:视病情选行肌电图、脑电图、脑地形图、诱发电位、心电图等检查,可见相应阳性结果。

2. 血管造影、血流动力学检查:可查获脑、眼、肾等受累血管的形态及功能异常。

3. 影像学检查(X线、CT、MRI):可发现肺部病损征及脑部出血或梗死灶。

4. 活体组织检查:可选择病损组织,如皮下结节、肌肉、神经、肾、肝、脑等活检可以确诊。

(五) 鉴别诊断

1. 结缔组织疾病:常有明显的风湿样结节、血清类风湿因子滴度增高及其临床特点可以区别。

2. 系统性红斑狼疮:活动期有血清免疫球蛋白增高或混合性冷凝球蛋白增高。此外,尚有抗糖脂抗体、抗心脂素抗体阳性。伴发肾病活动期,血清补体下降。

3. 巨细胞动脉炎:本病不出现肾小球炎、周围神经受损及皮肤结节。

4. 药物过敏性血管炎:有药物过敏史,常影响肺,少见胃肠症状,沿血管无结节。

【治疗】

(一) 肾上腺皮质激素

1. 氢化可的松(hydrocortisone):100~200mg,置5%葡萄糖溶液中,静脉滴注,1次/日,共2周。

2. 地塞米松(dexamethasone):10~20mg,置5%葡萄糖溶液中,静脉滴注,1次/日,共2周。

3. 泼尼松(prednisone):10~20mg,3次/日。

(二) 免疫抑制剂

可单独或与激素联用。

1. 环磷酰胺:0.1~0.15g/d,分2次口服;0.2g/d 静脉注

射,共3天。

2. 硫唑嘌呤(azathhioprine):100~325mg/d。

3. 6-巯嘌呤(6-MP):150mg/d。

4. 白消安(methotrexate):25mg/周,肌内注射或静脉注射。

5. 马利兰(busulfan):6g/d。

6. 其他:抗淋巴细胞球蛋白(ALG)20~30mg/(kg·d),静脉注射,抗胸腺细胞血清应用。

(三) 特殊病情的对症处理

心、肺、肾、脑及神经系统病损征依病情而选择相应治疗或对症处理。

(四) 理疗、康复

(五) 中医药及针灸治疗

可选用清热解毒、凉血、活血化瘀、通经活络、增强免疫的药剂,经穴、手法进行治疗。

四、主动脉弓综合征

主动脉弓综合征(aortic syndrome)是主要累及主动脉弓及其近端分支、颈总动脉、锁骨下动脉、椎动脉等的头臂动脉近心端的大动脉炎,故又称闭塞性头臂动脉炎,又名 Takayasu 动脉炎、无脉病。

【病因及病理生理】

本病病因不明。近年来,多认为属自身免疫性疾病,且多数与结缔组织疾病及某些感染(结核、风湿、梅毒、病毒)有关,病变由动脉外膜层开始,继而侵及中层和内膜层,中层纤维化,弹力纤维变性,内膜结缔组织与内皮细胞增生,呈斑块状增厚,使管腔狭窄,继发血栓形成或闭塞,甚而导致脑梗死。

【诊断】

(一) 症状

1. 可发生于任何年龄,但以青年女性多见。

2. 起病呈缓慢进展过程。

3. 患者体质方面的症状:乏力、发热、倦怠、易疲劳,骨、关节、肌肉疼痛，厌食、贫血、斑秃、复发性头晕、头痛等。

4. 脑动脉缺血症状

（1）TIA：常因头部突然转动，屈曲后仰而引发，但症状短暂，可逆，不超过24小时。

1）颈动脉系统：表现为头晕、头痛、一过性单眼或双眼黑曚、癫痫发作、偏身麻木、偏瘫、失语。

2）椎-基底动脉系统：表现为眩晕、头晕、一过性黑曚、平衡障碍、耳鸣、耳聋、晕厥。

（2）持续性脑缺血

1）颈内动脉系：病侧黑曚或视力降低，对侧偏瘫、偏盲、偏身感觉障碍、失语等。

2）椎-基底动脉系：表现为脑干、小脑、枕叶、颞叶受损症状。

3）脊髓供血不足：多损害颈、胸段脊髓，早期出现间歇性跛行，最后严重的可引起截瘫，四肢瘫、大小便功能障碍。

5. 锁骨下动脉缺血症状：表现为病肢麻木、无力、疼痛，皮肤发冷、苍白。

6. 锁骨下动脉盗血综合征：表现同椎-基底动脉缺血症状。

7. 精神症状：情绪不稳、易激动、注意力不集中、记忆力减退、淡漠、抑郁、精神错乱等。

8. 其他：面部营养障碍症状，如水肿、萎缩。

（二）体征

1. 颈动脉、肱动脉、锁骨下动脉、桡动脉、尺动脉的血压及搏动降低或消失。

2. 局部可触及震颤，听诊可闻及Ⅱ级以上血管杂音。

3. 持续性脑缺血可出现偏瘫、偏盲、偏身感觉障碍、失语、复视、构音障碍、共济失调、截瘫等体征。

4. 眼底改变：可见血循环淤滞，视网膜小动、静脉呈节段状。有特征性毛细血管周围新生血管形成，并可见动、静脉吻合，视网膜苍白，末梢血管闭塞及白内障改变。

5. 营养障碍：如面肌、手臂肌肉萎缩，颅骨脱钙，鼻甲萎缩，鼻中隔穿孔，口腔溃疡，虹膜退色等。

（三）实验室检查

血液：白细胞增多，血沉变快，血清蛋白降低，γ-球蛋白、α-球蛋白、C-反应蛋白增高，部分患者有抗核抗体、类风湿因子、抗血管抗体、结核菌素试验呈阳性。

（四）辅助检查

1. X线片检查：示心脏肥大、颅骨脱钙。

2. 心电图：示心肌肥厚、劳损。

3. TCD：示血流动力学异常，血管狭窄或阻塞。

4. CT、MRI：可发现脑内不同部位及大小的梗死灶或出血灶。

5. 血管造影（CTA、MRA）：可显示血管狭窄、阻塞的程度、部位。

（五）鉴别诊断

1. 巨细胞动脉炎：本病多见于老年患者，以颞动脉好发，血管有巨细胞浸润。伴明显的风湿性多关节肌痛综合征，可侵犯颅内血管，而主动脉弓综合征以女性为多，绝不侵犯颅内血管。

2. 梅毒性主动脉炎：本病常有主动脉扩大，心脏上缘浊音界扩大，主动脉瓣区第二心音增强，带金属声，自觉胸骨后部不适或钝痛，梅毒血清学检查多呈阳性，且有梅毒病史。

3. 动脉硬化性脑血管病：本病多见于老年有动脉硬化症的患者，常有血脂、血糖增高及全身动脉硬化病症，病变多累及颅内段血管。

【治疗】

（一）内科治疗

1. 控制炎症

(1) 激素治疗：目前认为是有效治疗措施。①氢化可的松：100～200mg置葡萄糖溶液中，静脉滴注，1次/日。②地塞米松：10～20mg/d，静脉滴注，置葡萄糖溶液500ml中，1次/日。③泼尼松：5～10mg，3～4次/日，维持2～3个月。

(2) 抗结核治疗:伴结核感染者用之。

(3) 抗链球菌感染治疗:有链球菌感染者,可予青霉素类抗生素治疗。

(4) 免疫抑制:免疫球蛋白。

(5) 中药治疗:如用龙胆泻肝汤(丸),或依证选用阳和汤、顾步汤等加减或辨证施治。

2. 改善微循环

(1) 扩容疗法、血管扩张疗法:见第一篇第五章。

(2) 活血化淤中药治疗。

3. 防治血栓形成或蔓延扩大:抗血小板治疗、抗凝治疗,见第一篇第五章。

4. 其他:支持疗法及对症处理不能忽视。如稳定血压、抗抽搐、止痛等及针对梗死、出血的相应处理。

(二) 外科治疗

依病情选用:①内膜剥离术;②血管成形术;③血管搭桥术;④血管内疗法。

(熊永洁　薛　峥　于步润)

第九节　其他动脉疾病

一、脑盗血综合征

颅内外因某一动脉部分或全部闭塞后,其远端灌注压下降而产生虹吸作用,通过与之相连的侧支血管而“窃取”邻近血管的血液,以致出现邻近血管供血区脑组织的缺血症状者,临床称之为脑盗血综合征(cerebral steal syndrome)或虹吸综合征、血液逆流综合征等。因脑血管病变部位不同,临床上可分为脑外盗血和脑内盗血两大类。

【诊断】

(一) 症状与体征

表现依不同部位而异。

1. 脑外盗血综合征

(1) 锁骨下动脉盗血综合征:无名动脉或锁骨下动脉在分出椎动脉前之近心端狭窄或闭塞,椎动脉与锁骨下动脉压力下降,致使对侧椎动脉及基底动脉血逆流入锁骨下动脉而产生椎-基底动脉缺血症状,故又称椎-基底动脉盗血综合征。①椎-基底动脉供血不足:表现为眩晕、视力障碍、晕厥、复视、耳鸣、耳聋、共济失调、眼球震颤、构音不良、吞咽困难、坠落征及交叉性感觉、运动障碍等脑干、小脑、枕叶的血供不足症状。②上肢症状体征:上肢疼痛、麻木无力、苍白,患侧桡动脉搏动减弱或消失,血压降低,患侧上臂血压的收缩压可低于健侧 2.7kPa (20mmHg) 以上。③其他:锁骨上窝可能触及震颤,闻及收缩期中等杂音。少数患者可产生颈内动脉缺血症状。

(2) 颈-椎动脉盗血综合征:因椎-基底动脉血管狭窄或阻塞,血流通过后交通动脉、软脑膜动脉,使颈动脉血液流向椎-基动脉而产生颈动脉缺血症状,如偏瘫、失语、偏身感觉障碍、偏盲、失认症、失用症等,又称后交通动脉盗血综合征。

(3) 椎-颈动脉盗血综合征:因颈内动脉狭窄或闭塞,血流通过后交通动脉、软脑膜动脉、胼周动脉,使椎-基底动脉血液流向颈动脉,从而出现椎-基底动脉缺血症状。

(4) 颈-颈动脉盗血综合征:一侧颈动脉闭塞,通过前交通动脉盗取对侧大脑前动脉血液,而出现对侧大脑前动脉缺血症状,表现为精神症状、言语障碍、记忆力减退、思维迟钝、情感异常及运动障碍等额叶症状,又称大脑前动脉盗血综合征。

(5) 颈外动脉盗血综合征:因颈外动脉闭塞,颈内动脉通过眼动脉、脑膜中动脉及椎动脉,通过肌支,枕动脉分流而产生双盗血综合征,从而出现大脑、脑干及小脑症状。但此类型十分少见。

2. 脑内盗血综合征:脑内动静脉畸形、动静脉瘘及某些有丰富血管的肿瘤中动、静脉直流而窃取邻近血液,或因病变局部血管麻痹、自我调节能力消失时,应用扩血管药物而使病变区血液逆流被盗,称脑内盗血综合征。依部位可分为:

(1) 大脑前动脉盗血综合征:见前述。

(2) 大脑中动脉盗血综合征：可出现额、颞、顶叶外侧面受损征。

(3) 大脑后动脉盗血综合征：脑后部病损征，如视觉障碍、视空间认识障碍及各种视野缺损、视幻觉等。

（二）辅助检查

1. TCD 检查：能查明血流状态，常见血液反流，血流量、流速改变。

2. 头颈 CTA 及 MRA 检查：能发现主动脉弓上及颅内外血管的严重狭窄或闭塞情况。

3. 脑血管造影：为诊断脑盗血综合征的金标准，常可见到血管本身的病理状态、血液反流的特征。

（三）诊断及鉴别诊断

锁骨下动脉盗血综合征的诊断主要根据发作性椎-基底动脉供血不足，同时又有上肢缺血的症状，双上肢脉压差 20mmHg 以上，患侧桡动脉脉搏减弱或消失，锁骨上窝可闻及收缩期杂音等，DSA 可确诊。若患者某一颈内动脉供血区出现缺血症状而造影正常，要考虑有无颈内动脉盗血所致脑动脉血液逆流可能。

锁骨下动脉盗血和颈内动脉盗血综合征要分别与椎-基底动脉系统脑栓塞和颈内动脉系统脑栓塞鉴别。

【治疗】

对症处理，不宜使用扩血管和降血压药物，以防盗血加重。如果“盗血”现象反复发作，出现严重脑供血不足的症状，有手术治疗的指征，根据患者实际情况需采取动脉内膜切除术、血管内支架或血管重建术等。

二、烟　雾　病

烟雾病（Moyamoya disease）又称颅底部异常血管网症，是一组以颈内动脉虹吸段和大脑前、中动脉起始段狭窄或闭塞以及脑底出现异常小血管网为特征的脑血管疾病，脑血管造影呈现许多密集成堆的小血管影像，酷似吸烟吐出的烟雾，日语

Moyamoya 意如烟雾状而得名。

【病因及病理生理】

目前,多数认为其病因可由先天性的血管畸形或后天多因性疾病(各种感染、外伤、免疫反应等)所引起颈内动脉远端及其分出大脑前、中动脉近端狭窄或闭塞性损害,为保证脑部的供血,其深穿支血管普遍扩张增生而形成丰富的侧支循环及密集的毛细血管网。其病程常由一侧发展到双侧,由颅底动脉前半环发展到后半环,除异网外,尚可见到颅内、外许多吻合血管的建立。有学者称由免疫反应引起者为原发性烟雾病,而由已知原因(感染、外伤、肿瘤、放疗后)引起者称为继发性烟雾病或 MoyaMoya 综合征。

【诊断】

(一) 症状

1. 发病年龄:2~65 岁,以儿童及青壮年为多,15 岁以下占 30%~45%。

2. 起病:多为急性卒中样起病,或反复交替亚急性、慢性发病。

3. 缺血性症状:因部位及发展情况而异。发病年龄较小,以儿童、少年为多。

(1) TIA 发作:症状于 24 小时完全恢复。

(2) 可逆性缺血性神经功能缺失(RIND):症状于 3 周内完全恢复。

(3) 完全性卒中:起病后迅即达高峰,且常留轻重不同的后遗症。

(4) 常有多发、多灶症状。

4. 出血性症状:出血性症状发病年龄较缺血性为晚,以青壮年为多。

(1) 自发性蛛网膜下腔出血症状。

(2) 自发性脑实质出血症状。

(3) 自发脑室出血症状。

5. 癫痫发作:可有多种类型或呈癫痫持续状态。

6. 其他:头晕、头痛、颅高压症状、意识障碍、精神症状,晚期可呈痴呆或去皮质状态等。

（二）体征

1. 中枢性偏瘫及双偏瘫体征。

2. 出血性体征：脑膜刺激征。

3. 颅高压体征：原发或继发视盘水肿征。

4. 延髓麻痹或假性延髓麻痹征：皮质脑干束双侧受损或脑干受累所致。

5. 其他：如共济失调、多动症、失语症、失认症、失用症、失写症、偏盲、皮质盲、偏身感觉障碍、交叉性瘫痪征等。

（三）辅助检查

1. 血液学检查：因各种感染性动脉炎引起者，常有血沉增快、白细胞增多、免疫试验阳性等。

2. 脑脊液检查：无特异性，部分表现为颅内压增高，白细胞数增多，脑室系统和 SAH 出血时可见血性脑脊液。

3. 脑 CT、MRI：可发现脑梗死灶，出血灶的部位、大小、数目、形态改变，以及脑萎缩改变。

4. 脑血管成像检查（DSA、MRA、CTA）：为确诊本病的依据。常有下列主要变化：

（1）Willis 环各主干血管改变：一侧或两侧颈内动脉虹吸段，大脑前、中动脉起始段狭窄或闭塞，其末梢血管不显影。

（2）异网形成：由许多细小血管组成，密集成绒球或烟雾状，多位于脑底部基底核区。

（3）侧支循环形成（颅内、外吻合）

1）前组：大脑前动脉与眼动脉分支、脑膜中动脉、颌内动脉、颞浅动脉吻合。

2）中组：大脑中动脉与豆纹动脉、前脉络膜动脉、丘脑前穿通动脉、脑膜中动脉、颞深动脉、颞浅动脉吻合。

3）后组：大脑前、中动脉与大脑后动脉、后脉络膜动脉、丘脑后穿通动脉、后胼周动脉、枕动脉吻合。

（4）脑循环变化：①动脉阻塞区脑循环减弱；②异网区可见静脉过早充盈；③因出血、血肿，可见占位效应。

【鉴别诊断】

1. 脑血管动静脉畸形:本病患者常有发作性头痛史或癫痫发作史,瘫痪少见,多见于脑皮质下有粗大供养动脉、成团的畸形血管、过早引流的粗大静脉。

2. 动脉粥样硬化性脑梗死:本病多见于有高血压、脑动脉硬化症老年患者,颈部动脉系及椎动脉系内可见有不同程度狭窄,一般无烟雾状异网血管。

3. 微小动脉瘤:本病常有反复发作性头痛及蛛网膜下腔出血史,脑血管造影有助于鉴别诊断。

【治疗】

(一) 病因治疗

若患者发病与梅毒、钩端螺旋体、病毒、结核、真菌、寄生虫等有关,应针对病因治疗。

(二) 发病机制治疗

依病程、病情不同,可分别选用脱水、扩血管治疗、肾上腺皮质激素治疗、免疫球蛋白治疗、抗血小板治疗、钙离子拮抗剂治疗、脑循环代谢赋活剂、脑保护营养剂治疗等。

(三) 对症治疗

止痛、抗抽搐、镇静、促醒、护脑治疗。

(四) 外科治疗

对于存在颅内动脉严重狭窄或闭塞,临床症状频繁发作的患者可考虑行旁路外科治疗,具体如下:

1. 直接血管重建术:①颞浅动脉-大脑中动脉吻合术;②枕动脉-大脑中动脉吻合术;③枕动脉-大脑后动脉吻合术;④脑膜中动脉-大脑中动脉吻合术。

2. 间接血管重建术:①脑-肌-血管融合术;②脑-硬膜-动脉-血管融合术;③脑-肌-动脉-血管融合术;④脑-硬膜-动脉-肌-血管融合术;⑤网膜移植术。

三、淀粉样脑血管病

淀粉样脑血管病(cerebral amyloid angiopathy,CAA)为一种

非动脉硬化性疾病,多发于老年人。病理解剖发现,CAA 的发生随年龄增长有上升趋势,各年龄组为:50～59 岁 8%;60～69 岁 23%;70～79 岁 37%;80～89 岁 58%。该病无明显性别差异,临床上以痴呆、精神症状、反复和多发性脑出血为主要表现。近来研究认为,本病是老年前期和老年痴呆以及非创伤性高血压性脑出血的病因之一。同时,有学者观察到 82% 的 Alzheimer 病(AD)合并有不同程度的 CAA,而 89% 的 CAA 有 AD 的病理改变,有关这方面的生化和分子生物学研究已取得一些进展。其病理特点为大脑皮质及软脑膜的小血管内有类淀粉样物质沉积,而缺乏全身性系统淀粉样变性的证据。

【病因与病理】

本病病因不明,临床发现患者的 B 淋巴细胞过度活化,T 淋巴细胞功能受到抑制。CAA 主要发生于大脑皮质和软脑膜的细小动脉和毛细血管,多数呈局灶性、小片状和对称分布,少数可遍及整个大脑皮质,而大脑皮质、基底核、海马、小脑、脑干和脑静脉通常幸免,在皮质常可以见到老年斑,为肿胀、退变之神经轴突,呈结状集结,中央是嗜酸性玻璃样物质(即淀粉样物质),周围是嗜酸环及反应性星形细胞。淀粉样物质沉积使血管壁增厚、管壁变性坏死,受累血管的中膜和外膜被淀粉样物质所取代,可有动脉节段性纤维素样变性、玻璃变性、闭塞性改变及微动脉瘤形成,这样就构成了易发生梗死、出血和痴呆的病理基础。用苏木精-伊红染色可见血管壁内淀粉样物质显示嗜伊红、同质性、无定形及非结晶性结构。PAS 染色阳性。用刚果红染色后在偏振光显微镜下观察,淀粉样物质呈黄绿色双折光,这一方法被认为是确定 CAA 诊断的特异方法。但最近研究认为,淀粉样物质沉积可能也是脑损伤后的一种保护反应,以保持血管壁的完整性,针对抗淀粉样物质沉积的治疗可能会导致脑出血,该学说有待于进一步验证。

【诊断】

(一) 临床表现

1. CAA 与脑出血:CAA 是正常血压性脑出血的原因之一,脑血管损害主要表现为脑叶型脑出血,在基底核、小脑、脑干等部位很少发生脑出血，这一点可以与高血压脑出血相区别。CAA 引起的脑叶出血常为多发且常反复发生，尚伴有多发性皮质小梗死。临床观察 CAA 引起的脑出血患者很少发生脑疝，这可能是由于 CAA 患者常合并有 AD，其脑萎缩较为明显之故。

2. CAA 与蛛网膜下腔出血：由于 CAA 所累及的血管主要位于大脑皮质和软脑膜动脉，受累的小血管可进而形成微动脉瘤，当有病变的血管破裂时，可导致蛛网膜下腔出血。故临床遇有老年人不明原因的蛛网膜下腔出血时，应考虑存在本病的可能。

3. CAA 与缺血性卒中：CAA 可并发缺血性卒中，以 TIA、尤其是颈内动脉系统多见，可表现为一过性偏身感觉障碍、轻偏瘫和命名性失语。也可为椎-基底动脉系统 TIA，表现为一过性眩晕、耳鸣、共济失调及皮质盲等。CAA 并发脑梗死，多见于枕叶、颞后、顶叶与额叶，表现为相应的临床症状和体征，一般比动脉硬化性脑梗死范围要小，症状较轻，但可多发与复发。

4. CAA 与 AD：CAA 好发于老年人，年龄在 60 岁以上者占大多数，并常常伴有 AD，90% 的 CAA 患者可发现老年斑，且与 AD 难以区别。有学者甚至认为，CAA 本质上就是 AD 的一种不典型血管变异型。

（二）辅助检查

CAA 一般检查和影像学检查均不能确诊，只能作为辅助诊断，本病靠病理组织学确诊，但活检有相当的危险。因 CAA 的主要特点为高龄、脑出血和痴呆，故以下检查有助于诊断：

1. 头颅 CT 和 MRI：主要为脑出血和脑梗死及脑萎缩的表现。CAA 性脑出血多为脑叶型，占全部脑出血的 5%～10%，而脑叶型脑出血 40% 由 CAA 引起。有时脑叶出血与蛛网膜下腔沟通，血肿不规则。CAA 往往为双侧半球多发性出血，并可在短期内再出血。另外，脑皮质萎缩多见，脑叶萎缩重，脑室扩大轻，也可有白质稀疏及多发梗死灶。

2. 活检：经特殊染色可见淀粉样物质沉积，在脑膜或脑实质可见刚果红性血管。

（三）诊断

目前尚缺乏对CAA的特异诊断方法，大多CAA病例均经病理检查后才作出诊断。临床上对于年龄≥55岁患者或痴呆人群中出现的自发性脑内出血，特别是局限于脑叶、大脑皮质和皮质下的多发性脑内出血，血肿很快破入蛛网膜下腔者应想到CAA引起的出血可能性。

诊断要点：

(1) 多见于老年期，特别是70岁以上。

(2) 慢性进行性痴呆或卒中后急性痴呆。

(3) 非外伤性、非高血压性脑出血，头颅CT或MRI检查在枕叶、颞叶、顶叶或额叶皮质或皮质下区可见血肿高密度影，常破入蛛网膜下腔。

(4) 部分患者以TIA或脑梗死起病，头颅CT或MRI扫描可在上述部位显示梗死灶。

(5) 卒中发作呈多发性或复发性。

(6) 病理学检查有确诊意义。脑组织活检动脉壁经刚果红染色后在旋光镜下呈绿色的双折射反应，即可诊断为CAA。

【治疗】

对本病的治疗目前尚无有效的方法，仅限于对症治疗。如患者并发TIA或脑梗死，按缺血性卒中相应的原则处理，但禁用抗血小板聚集药物和抗凝药物。伴有痴呆者可应用促进脑细胞代谢的药物。如有多发性血肿或血肿反复发作，则预后较差。本病是脑出血微创血肿清除术的禁忌证。

四、皮质下动脉硬化性脑病

皮质下动脉硬化性脑病(subcortical arteriosclerotic encephalopathy)以往被认为是一种罕见的疾病，随着现代神经影像学技术的应用，此类疾病报道明显增加。此病又称为宾斯万格病(Binswanger disease)，神经影像学诊断为“白质疏松”，病因复杂，发病机制众说不一，目前已有很多争议。本病的发病率不清楚，日本有报道在1000例尸检中发现45例。性别无明显差异，发病年龄多在60～70岁（平均57岁）。临床上常以痴呆、脑卒中事件为突出表现，病程多表现为亚急性，往往随一段平台期后出现阶梯式演进。平均从发病到死亡约持续5年，偶可达22年。

【病因】

多数认为本病是因高血压及动脉硬化引起的脑深部白质血液循环障碍以及由此导致的缺血性脱髓鞘改变。又有学者认为，本病中60%～80%为高血压性脑水肿的结果。高血压是主要危险因素，但一些正常血压者也可发病，因此，认为TIA、冠心病、心律失常、高血脂、糖尿病、肾功能不全、血液流变学异常、脑淀粉样血管病、CADASIL（常染色体显性遗传脑动脉病）、弹性假黄瘤、抗磷脂抗体综合征以及红细胞增多症、梅毒、癌肿、血小板增多症、高血球蛋白血症等也是本病的危险因素。

【发病机制】

病理解剖可见患者穿通支动脉硬化程度明显高于Alzheimer病（AD）患者，且硬化程度与白质缺血性损伤以及血压密切相关。电镜下可发现患者神经纤维数明显低于AD患者，与后者比较，其髓鞘厚度也有变薄趋势，认为白质疏松除纤维缺失外，也与髓鞘变薄有关。患者有夜间血压升高的现象，可能成为发病因素之一。采用PET研究发现，患者白质部位脑血流、氧代谢下降。推测皮质-皮质下联络不能与患者的痴呆发生有关。有学者发现患者的脑血管对二氧化碳的扩张反应能力降低，以白质周围降低最明显。脑室旁白质由长穿动脉供血，很少或没有侧支循环，而且有较长的距离才终止于脑室壁附近，这一解剖特点决定了该区白质最容易受到缺血性损害。总之，患者存在有小动脉的病变，在病理生理过程中也有着重要的作用。

【诊断】

（一）临床表现

1. 通常起病年龄在55～75岁。
2. 性别无差异，男女同等水平受累。
3. 常有脑卒中过程，其临床症状与体征常表现为某一类型腔隙梗死综合征。

4. 亚急性起病,局灶性神经症状与体征多经历数天发展至高峰。

5. 尤其在亚急性临床病变发展的病程中,可有癫痫发作。

6. 在5~10年的疾病过程中,其神经运动、认知和行为缺损呈阶梯样、渐进性发展。

7. 表现有稳定期、平台期,有时会有改善期。

8. 有锥体束体征。

9. 有锥体外系类型的异常表现。

10. 步态异常。

11. 假性延髓性麻痹征。

12. 情感淡漠、惰性、无欲、意志缺失。

13. 判断力差、自审力缺乏、情感反应异常。

14. 变异性的记忆缺失,言语功能障碍和视空间能力障碍。

（二）辅助检查

CT 检查多发现本病患者在白质区域内有低密度改变;在 MRI 检查中可见白质的改变,T_1 加权像表现为一种低强度信号,T_2 加权像为高强度信号。但是这种白质异常改变或称为"白质疏松"是甚为常见的,并非是特异的形态学征象。主要的神经影像在本病中表现为以下特点:

1. 片状的、不规则的脑室旁白质低密度影。

2. 不规则的局灶性脑室旁病灶,往往伸展至邻近的白质。

3. 一些在放射冠和半卵圆中心的病灶与脑室旁异常改变之间并不连续。

4. 多发性腔隙性梗死。

5. 脑室扩大。

【治疗】

本病没有特异性治疗方法,应针对该病的病理过程进行处理。原则如下:

1. 选用适当的药物控制高血压。

2. 低血压状态也是此病病理生理过程中的重要因素,处理过程中应注意避免低血压情况。

3. 针对危险因素进行治疗,例如控制血糖、降低血脂等。

4. 根据一些临床资料发现,患者的纤维蛋白原水平高、血浆黏度高,在这种微血管病变中血黏度和血液流变学改变的作用显著,因此,应注意降低纤维蛋白原和血黏度、改善微循环血液流变学的治疗,可酌情使用改善血小板凝集的制剂。

5. 针对发生的缺血性脑卒中事件,治疗处理原则参见脑梗死的治疗。

6. 针对痴呆等,可采用脑细胞代谢活化剂、神经细胞保护剂、胆碱酯酶抑制剂等。

(田代实　张苏明　方思羽)

第十节　颅内静脉和静脉窦血栓形成

颅内静脉和静脉窦血栓形成(cerebral venous and sinus thrombosis,CVST)是指由于多种病因引起的以脑静脉回流受阻、脑脊液吸收障碍为特征的特殊类型脑血管病,是并不常见的脑卒中类型,占全部脑卒中的0.5%~1%,年发病率约为0.5/10万,好发于青年,30~40岁是发病高峰,多数小于50岁,女性较多见。临床表现多样,容易漏诊和误诊。

【诱因】

CVST的诱因多种多样,通常与菲尔绍三因素(Virchow triad),即与血流动力学、血管壁内皮细胞损伤和高凝状态三方面有关,常分为获得性危险因素(如手术、创伤、妊娠、产褥期、抗磷脂综合征、癌症、外源性激素)和遗传性危险因素(遗传性血栓形成倾向)。目前证据较充分的危险因素有:抗凝血酶Ⅲ缺乏、蛋白C缺乏和蛋白S缺乏、凝血因子V Leiden突变阳性、使用口服避孕药及高同型半胱氨酸血症。20%~30%的颅内静脉血栓形成患者在起病前具有趋血栓状态(prothrombotic condition)。常见的趋血栓状态有:抗凝血酶Ⅲ缺乏、蛋白C缺乏、蛋白S缺乏、抗磷脂抗体阳性和抗心磷脂抗体阳性、活化蛋白C抵抗和凝血因子V Leiden基因突变、凝血酶原G20210A基因突变、高同型半胱氨酸血症等。

其他少见病因有感染,主要是脑膜附近部位,如耳、鼻旁窦、口腔、面部或颈部等,感染在儿童中较常见。另外,阵发性睡眠性血红蛋白尿、缺铁性贫血、血小板减少症、肝素诱导性血小板减少症、血栓性血小板减少性紫癜、肾病综合征、炎症性肠道疾病、系统性红斑狼疮、贝赫切特病、硬膜外血垫、自发性低颅压及腰穿,也有报道它们与CVST有关。

【临床表现】

头痛是最常见的表现,早期常常是孤立的表现。约1/4的患者早期临床表现只有头痛,而不伴有局灶神经系统体征和视盘水肿,很容易误诊漏诊。临床遇到无伴随症状体征的特发性颅高压患者时,CVST仍应考虑到。

当静脉性缺血或出血时,可出现相应受损区域对应的症状体征,最常见的是偏瘫和失语。约40%患者可出现局灶性或全身性痫性发作。常有双侧大脑半球受累,尤其是深部静脉受累时。病情常常缓慢进展,尤其容易误诊。

(一)上矢状窦血栓形成

上矢状窦受累最常见,其临床表现:

1. 颅内压增高综合征:引起颅内压增高是由于脑水肿或出血所致。有人认为与脑脊液吸收障碍有关。常见的症状有:头痛,常为剧烈头痛,多位于大脑损害的一侧,有时部位不固定,也有的表现为弥漫性头痛,持续数小时或延续数月之久。头痛常伴情绪抑郁。婴儿头痛不明显,有前囟膨隆,骨缝增宽。呕吐,常为喷射状呕吐。视力减退以及眼底有视盘水肿。另外还可能有复视、嗜睡、头晕、高血压、缓脉。有的患者还有额和颞部静脉怒张。

2. 大脑半球局灶性症状:局灶性或Jackson癫痫,常从脚部开始或局限在下肢,随着病程的延长可有大发作及其他类型的癫痫发作。

肢体瘫痪:可有偏瘫或截瘫,但以双下肢交替出现瘫痪为本病的特征。这是由于下肢代表区位于中央前回顶部,该处的静脉血经两侧大脑上静脉引流到上矢状窦,当此区域静脉回流受阻时即可发生上述的瘫痪特点。

尿潴留：有些患者出现短暂的尿潴留，这是由于旁中央小叶静脉回流受阻或该处静脉出血所致。

皮质型感觉障碍：包括实体觉、两点辨距障碍等，这是由于中央后回的静脉回流受阻所致。

精神症状和意识障碍：包括记忆力减退、表情呆板、反应迟钝、嗜睡、谵妄状态和昏迷等，这是由于额叶前部静脉回流受阻，出血或颅内压增高所致。

全身感染中毒及败血症症状：感染性血栓性上矢状窦静脉炎的患者，则有高热寒战、多汗、脉速、全身疼痛等症状。

（二）海绵窦血栓形成

海绵窦血栓形成(cavernous sinus thrombosis)的临床表现相对具有特异性，主要为动眼神经、滑车神经、展神经、三叉神经第1和2支受损害及静脉回流障碍引起的眼部体征。任何年龄均可发病。

1. 脑神经损害：由于海绵窦内及窦壁通过的动眼神经、滑车神经、展神经及三叉神经第1和2支受损害，从而引起患侧眼睑下垂、瞳孔扩大、对光反射消失、眼肌麻痹、眼球活动障碍或眼球固定；其中展神经麻痹出现早，损害重，恢复慢。三叉神经第1和2支受损，出现额部、颊部感觉减退，角膜反射消失。视神经位于海绵窦的前方，一般不受影响，仅10%引起损害。颈内动脉周围的交感神经纤维受损则出现Horner综合征；由于患者同时有眼球突出及动眼神经麻痹，因此，有的病例在急性期没有Horner综合征，但在恢复期，当眼球突出及动眼神经麻痹消失后，典型的Horner综合征才出现；有的病例虽有明显的动眼神经麻痹，但瞳孔不扩大，甚至缩小。

2. 静脉回流障碍：眼静脉回流受阻后，眼睑、球结膜、鼻根、眼眶及周围皮肤发生水肿、肿胀和发绀，患眼闭合不全，眼球明显突出。眼底改变较轻，严重病例才出现眼底静脉扩张、迂曲、水肿、出血及视盘水肿。脓毒性海绵窦血栓性静脉炎大多数经间窦而扩散至对侧，这种扩散常发生于急性期1～2天，亦可出现于好转恢复期，临床表现与原发侧相似，包括脑神经损害及静脉回流障碍,但症状较轻,易于恢复。

3. 脓毒性海绵窦血栓性静脉炎常发生下列并发症:①脑膜炎,这是最常见的并发症,除由原发感染灶及败血症直接引起外,多由脓毒性海绵窦血栓性静脉炎治疗不及时或处理不当,使炎症扩散到脑膜所致。临床表现为头痛、呕吐、脑膜刺激征及脑脊液呈炎性改变,但症状比一般化脓性脑膜炎轻,发展较慢。②脑脓肿,好发部位为额叶、颞叶及小脑。③肺脓肿或其他部位的脓肿或感染。④颈内动脉海绵窦段受损、狭窄。⑤垂体的感染、功能减退及抗利尿激素分泌过多症。

【实验室检查】

常规需要检查血常规、血生化和凝血功能,可提示感染、高凝状态、炎症状态等。

D-D 二聚体升高有提示意义,但是缺乏特异性,其他原因也可导致其升高,其正常也不能完全排除 CVST。

腰穿可发现颅内压增高,约 50% 的患者可出现白细胞数升高,约 35% 的患者可出现蛋白增高。

【诊断性影像学检查】

（一）CT

仅约 30% 的患者头部 CT 平片有异常表现。急性 CVST 患者 CT 平片的主要表现是皮质静脉或硬脑膜静脉窦均一高信号填充,但仅约 1/3 患者 CT 平片有静脉窦高信号表现。Δ(delta)三角征见于上矢状窦后部血栓。横跨常见动脉分界的(特别是包含有出血成分的)缺血性表现或紧邻某一静脉窦的缺血性梗死提示有 CVST 可能。颅内出血不常见,蛛网膜下腔出血仅见于 0.5%～0.8% 的 CVST 患者。CVST 患者出现蛛网膜下腔出血时,出血并不像动脉瘤破裂所致的蛛网膜下腔出血那样多位于 Willis 环区域,而是位于大脑半球的凸面。如果颅内出血患者在出血之前就有一段时间头痛,就需要警惕 CVST 的可能。因此,对于不明原因的脑叶出血患者,或是跨经典动脉分布区域的脑梗死患者,都需要行脑静脉系统成像检查。强化 CT 可显示静脉窦的硬脑膜边界强化伴静脉或静脉窦内的充盈缺损。典型的“空 Δ”征见于上矢状窦后部血栓,这种表现在起病数天内不一定会出现,但是可持续出现数周。

许多患者起病较缓慢,或是起病早期未及时行影像学检查,当在亚急性期或慢性期行 CT 检查时,血栓在平片上不呈高密度表现,而是呈等密度、低密度或混杂密度表现。此时应行强化 CT 或 CT 静脉造影检查。

不明原因的特发性颅内压增高患者,都需要行脑静脉系统成像检查,因为这些患者发生 CVST 的可能性比较高,并且及时确诊 CVST 有重要治疗意义。

(二) MRI

无论是 CVST 的哪一个阶段,MRI 都比 CT 敏感。MRI 常会呈现静脉高密度表现。静脉窦血栓比孤立皮质静脉血栓更容易被发现。随着血栓形成时间的推移,静脉血栓的磁共振信号强度会发生变化。第 1 周,通常为 T_1 像等信号、T_2 像低信号。第 2 周,T_1 像和 T_2 像通常都为高信号。梯度回波和磁敏感加权成像则逐渐会出现低信号。

CVST 早期在 MRI 平扫上的主要征象是硬脑膜静脉窦中的流空影消失和信号强度的变化,即 T_2 像低信号。但是,明确 CVST 诊断还是需要强化 MRI 和 MRV/CTV 检查。附加上梯度回波 T_2 磁敏感加权成像检查可能有助于提高 CVST 诊断的准确性。

通常需要行 MRI 平扫+MRV(或 CTV)明确诊断,尤其在 CT 平扫或 MRI 平扫阴性时。即使提示 CVST,但是为了进一步明确血栓范围,仍应行 MRV 或 CTV 检查。

对于内科治疗下病情不缓解或加重或复发的患者,建议早期复查 MRV 或 CTV。

病情稳定患者 3 ~ 6 个月后可复查 MRV 或 CTV 以评价再通情况。

(三) 有创的脑血管造影和直接脑静脉造影

当 MRV 或 CTV 无法下定论而临床怀疑 CVST 时,或是需要考虑血管内治疗时,则进行有创的脑血管造影和直接脑静脉造影。

【治疗】

应收入卒中单元进行组织化医疗干预。

有限的循证医学证据支持抗凝治疗,抗凝治疗后颅内出血可能性低(0～5.4%),抗凝治疗后死亡率通常<10%,死于颅内出血罕见。CVST已经并发颅内出血时,仍可谨慎考虑低剂量的抗凝治疗。通常皮下注射低分子肝素,每日2次。

在使用低分子肝素的情况下病情仍然进展或颅内压进行性增高时,可考虑溶栓治疗、直接导管溶栓和机械性取栓/溶栓治疗。可用重组型纤溶酶原激活剂(rt-PA)或尿激酶静脉滴注或静脉系统局部给药。

颅高压非常严重时,去骨瓣减压术要考虑。血肿巨大时需考虑血肿清除术。

低分子肝素使用2～3周后改为口服维生素K拮抗剂华法林,严密监控国际标准化比值(INR),目标值为2.0～3.0。维生素K拮抗剂使用时间根据病因而定。某种一过性危险因素所致的应激性CVST,维生素K拮抗剂可持续使用3～6个月。对于非应激性CVST,维生素K拮抗剂则可持续使用6～12个月。CVST复发患者、CVST后发生静脉系统血栓患者、并发严重易栓症患者,可考虑无限期抗凝治疗。

抗感染治疗:特别是对化脓性血栓性静脉窦炎患者,要及时给予足量的抗生素。常用的药物有青霉素(先做皮试),成人每次600万U,稀释于5%～10%葡萄糖液500ml内静脉滴入,每天1次,至少连用10天。因为青霉素仅有微量通过血-脑屏障,所以每次必须有足够的剂量,方能取得效果。链霉素(需做皮试),每次0.5g,肌内注射,每日2次,有10%～20%通过血-脑屏障。氯霉素,每次1g(病情危急时,开始可用2g),稀释于5%～10%葡萄糖液500ml内静脉滴入,每日1次,连用10天,要注意血象白细胞的变化,有30%～50%可通过血-脑屏障。红霉素,每次1.0～1.2g稀释于5%～10%葡萄糖液1000ml内静脉滴入,每日1次,连用7～10天。

以上可选青、链、氯霉素或红、氯霉素联合应用。如感染仍不能控制,则可选用下列抗生素:庆大霉素16万～24万U稀释于5%～10%葡萄糖液500ml内静脉滴入,每天1次,可连用7～14天,应3天做一次尿常规检查。卡那霉素0.5g肌内注射,每日2次,或15～30mg/(kg·d)稀释于5%～10%葡萄糖

500ml 内静脉滴入,可连用 7~14 天,应 3 天做一次尿常规检查。对重症患者原则上首选第三代头孢菌素,这些都是广谱抗生素,也能较好透过血-脑屏障。常用的有头孢曲松、头孢噻肟、头孢他啶,成人每次 2g,静脉滴注,每日 2 次,连用 7 天,用此类药物要警惕肾功能损害和二重感染。或羧苄西林 10~20g 静脉滴入,稀释方法及疗程同上。以上抗生素剂量小儿按年龄酌减。

对于化脓性积液,适当时机需考虑引流手术。

降低颅内压:由于急性脑水肿引起颅内压增高,严重者可发生脑疝而死亡,因此,应采取降颅压措施(见颅内压增高综合征)。对于进行性视力下降,也应密切关注。

对有脑实质病变的并发单次痫性发作的患者,建议早期开始规定好疗程的抗癫痫治疗,药物见第二篇第七章。在没有抽搐发作的情况下,不建议对 CVST 患者常规应用抗癫痫药物。

(徐沙贝　杨明山)

第十一节　锁骨下动脉盗血综合征

【概述】

锁骨下动脉盗血综合征(subclavian steal syndrome,SSS)是指一侧锁骨下动脉或无名动脉在其近心端发出椎动脉前狭窄或完全闭塞时,患侧椎动脉血液逆流至锁骨下动脉远心端供应患侧上肢,甚至将对侧椎动脉部分血液也“盗取”过来,因而引起椎-基底动脉供血不足的症状。

【病因和发病机制】

(一)病因

引起锁骨下动脉或无名动脉狭窄或闭塞的原因很多,最常见的病因为动脉粥样硬化,多见于老年患者,半数以上有吸烟史。其次为动脉炎,如多发性大动脉炎、结节性动脉周围炎、感染性动脉炎等,多为较年轻的患者。儿童患者则多为先天畸形所致,如先天性主动脉弓组合的畸形(如先天性锁骨下动脉盗血),患儿往往合并有先天性心脏病,如动脉导管未闭或婴儿型主动脉缩窄。先天性锁骨下动脉盗血综合征大多在青年期发病。其他少见的原因如针对法洛四联症的 Blalock-Taussig 手术(锁骨下动脉远端与肺动脉的吻合)可以引起血液逆流;锁骨下动脉远端血管内撕脱(自发性或继发于高血压或左上肢撕脱外伤)等。

(二) 发病机制

锁骨下动脉是供应脑、脊髓、胸、背、上肢等部位血液的主要大血管。当它在分出椎动脉之前发生狭窄或全部闭塞时,由于虹吸作用,引起患侧椎动脉血液逆流,另一侧椎动脉的血液也被部分"盗取"过来,进入患侧锁骨下动脉供血上肢,以致产生脑部和患侧上肢的缺血症状。当锁骨下动脉压力低于对侧压力 10% 时即可出现椎动脉逆流,严重时颈内动脉系统血液也可被"盗取"过来,出现大脑半球缺血的症状。

【临床表现】

(一) 椎-基底动脉供血不足的症状和体征

椎-基底动脉供血不足的症状和体征包括眩晕、晕厥、视物模糊、复视、共济失调、构音障碍、吞咽障碍、头痛、肢体感觉或运动异常等。

(二) 上肢缺血的症状和体征

如上肢活动后无力而休息后好转、发冷感、疼痛、感觉异常、皮肤苍白或发紫,上肢抬高时症状加重。患侧桡动脉、肱动脉或锁骨下动脉搏动减弱或消失,患侧血压较健侧低 20mmHg 以上。

(三) 颈内动脉供血不足的症状和体征

如偏瘫、偏身感觉障碍、失语等,少见,但在无名动脉狭窄的患者可以发生,也可见于双侧锁骨下动脉远端狭窄的患者。

(四) 其他

如锁骨上区、锁骨下动脉区域可闻及收缩期血管杂音。

【辅助检查】

进行双上肢血压对比、经颅多普勒超声(TCD)、颈动脉彩色多普勒超声、CT 血管成像、磁共振血管成像等均有助于诊断。血管多普勒超声可发现锁骨下动脉和无名动脉狭窄或闭塞,并可见椎动脉内血液逆流。脑血管造影(DSA)可清晰显示血管病变部位及狭窄程度,为诊断金标准。

【诊断和鉴别诊断】

(一) 诊断

1. 患侧上肢活动后出现手臂麻木和刺痛。

2. 椎-基底动脉供血不足症状(头晕、晕厥、枕部头痛等)。

3. 患侧桡动脉脉搏无力、迟缓、皮温低、血压低。

4. 患侧锁骨下动脉区血管杂音;双上肢血压相差 20mmHg 以上。

5. 超声证据:反向血流取决于狭窄的程度。

6. 主动脉弓 DSA 造影可以明确诊断。

(二) 鉴别诊断

应与导致双侧血压不等和延迟脉的其他异常情况相鉴别,如位于锁骨下动脉起源处近端的主动脉狭窄、锁骨下动脉近端或主动脉弓的动脉瘤等。DSA 检查可鉴别。

【治疗】

根据病变部位及病因而定,可针对动脉粥样硬化及动脉炎进行相应治疗。如患有高血压、糖尿病、动脉硬化等疾病,要积极治疗原发病,防止病情发展。尽量避免使用血管扩张药,因可加重盗血。症状轻者只需注意上肢运动的强度和幅度,运动时间不宜过长,睡眠时低枕等。对症状反复、影响日常生活或工作时,可考虑手术治疗,如动脉内膜切除术、血管内支架和成形术、动脉搭桥手术等。

(骆 翔)

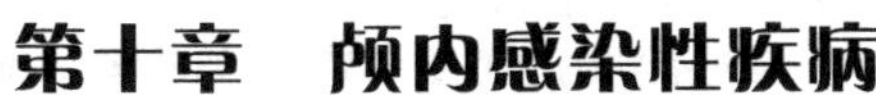

第十章　颅内感染性疾病

第一节　脑　膜　炎

一、流行性脑脊髓膜炎

流行性脑脊髓膜炎(epidemic cerebrospinal meningitis)简称流脑,是由脑膜炎双球菌(meningococcus)引起的脑脊髓膜的急性化脓性炎症性疾病,多呈地方性流行。其致病菌为脑膜炎双球菌,流行季节多为冬春季,可累及任何年龄组,病死率及致残率高。

【病因病理学】

脑膜炎双球菌为革兰阴性球菌,属奈瑟菌属(Neisseria),常寄生于正常人咽喉部。传播途径为口咽部分泌物的飞沫。平均潜伏期为3~4天。病原菌由鼻咽部侵入血液循环形成败血症,最常见的转移性病灶为脑脊髓膜。脑膜炎球菌性败血症常导致弥漫性血管损害,包括血管内皮坏死、管腔内血栓形成及血管周围出血等。脑脊髓膜的主要病理变化为急性广泛性渗出性炎症反应,脑脊液中常充满脓球,渗出物中含有脑膜炎双球菌。脓性渗出物可沿血管周围间隙深入脑实质。软脑膜广泛出血及血管扩张。重症病例有脑实质充血、出血、坏死及水肿,可有脑疝形成。暴发型病例往往有循环衰竭、血管内皮损害、DIC及休克。若不及时治疗,有30%~40%的病例将死于脑疝或败血症等。

【诊断】

(一)临床表现

1. 症状

(1)可发生于任何年龄,但以儿童及青少年多见。较少累及3岁以前及50岁以上的人。

(2) 常呈地方性流行。

(3) 冬季及早春多发。

(4) 最初症状为上呼吸道感染,如咳嗽、头痛和咽喉痛等,持续数日后发病。

(5) 常见症状为高热、呕吐、严重头痛、精神异常、意识障碍或癫痫发作等,约1/4的患者起病急剧,病情迅速加重。意识障碍通常为淡漠、意识模糊、嗜睡或昏睡。昏迷少见,往往提示预后不良。

(6) 大部分患者有全身肌痛、关节痛及颈项强直。

(7) 部分患者会出现皮疹。

(8) 婴幼儿患者的症状有很大不同,发展速度可能较慢。激惹及喷射性呕吐常见,而颈项强直少见。约40%的患儿可能在最初几天出现癫痫发作。

2. 体征

(1) 几乎所有病例都有脑膜刺激征,少部分患者有角弓反张。

(2) 婴儿常有前囟隆起,脑膜刺激征不明显。

(3) 患者可有不同程度的意识障碍。

(4) 少部分病例有眼底视盘水肿或双侧瞳孔不等大。

(5) 60%~80%的患者在眼结膜、黏膜、腋下及躯干有皮下出血斑,并可呈融合趋势。

(6) 10%~20%的儿童患者会出现休克、广泛皮肤黏膜出血及DIC。

(7) 慢性病例可有脑神经损害表现。

(二) 辅助检查

1. 脑脊液:理论上应尽快做腰穿进行病原学诊断。但如患者有严重意识障碍、眼底水肿、局灶性神经系统体征或癫痫发作等,则应先做神经影像学检查。CSF常为脓性,同时压力升高、糖含量降低及蛋白含量升高。细菌涂片可发现革兰阴性双球菌(阳性率70%~90%)。

2. 细菌学检查:脑脊液及瘀斑涂片可找到脑膜炎双球菌,

阳性率60%~80%。血和脑脊液培养阳性率可达80%。

3. 血常规:白细胞计数明显增高,多在20×10^9/L以上,中性粒细胞亦明显增高。并发DIC时,血小板减少。

4. 血清学检查:用免疫学方法可检测血或脑脊液中的特异性抗原或抗体,以协助诊断。

5. 神经影像学:CT往往不能显示明显异常。MRI增强扫描能较好地显示脑膜病变、脑水肿及脑梗死。在腰穿之前进行CT扫描的指征包括明显的意识改变、眼底水肿、局灶性神经体征及癫痫发作等。

【治疗】

1. 抗生素的选择

(1) 青霉素:从1950年开始,单药大剂量静脉使用青霉素治疗本病取得成功以来,它一直作为治疗的主要用药。近来有耐药菌株出现的报道。现大多主张首先选用大剂量青霉素。成人每日1200万~2000万U(20万U/kg),分次静脉注射,连用7~10天。使用青霉素不能有效清除健康携带者口腔及鼻咽部寄生的菌株。

(2) 氨苄西林(ampicillin):被证实对本病有效。适用于儿童及年长者,但常需与三代头孢菌素联合使用。4~6g/d,分次静脉使用。

(3) 头孢菌素三代及四代:此类药物抗菌活性强,易透过血-脑脊液屏障,且不良反应小,重症病例可优先考虑使用,如头孢曲松(ceftriaxone)4~6g/d,对耐药菌株有较好疗效。对于诊断不明确的病例,经验性治疗首选三代头孢菌素。

(4) 磺胺:曾是治疗的首选药物,必要时仍可考虑。

2. 地塞米松(dexamethasone):10~20mg/d,分次静脉注射。对脑水肿、休克及败血症有益,短期使用。

3. 脑水肿及脑疝:脑疝发生率为6%~8%。颅高压者需用20%甘露醇溶液,250ml/次[1~2g/(kg·次)],静脉注射,每天3~4次。必要时,可外科手术减压或脑室引流。

4. 休克及DIC,需扩容、改善微循环及使用肝素等。

5. 有高热者,应使用物理及药物降温。

6. 有抽搐者，应及早给予抗惊厥药物，如肌内注射苯巴比妥钠或使用冬眠疗法等。

7. 有呼吸衰竭或严重肺部感染的患者，应尽早气管切开人工辅助通气。

8. 保护重要器官，如心、肾等的功能。

9. 晚期并发症的处理。恢复期可能并发交通性脑积水，需进行分流处理。

【预后】

即使能早期诊断并给予合适的治疗，其总体病死率仍达5%～10%，而重症脓毒败血症的病死率可能超过40%。10%～20%的生存者有神经系统后遗症。

【预防】

1. 患者的隔离：按照属地化原则就地隔离与治疗，并要求执业人员在使用抗生素前收集医学标本进行检验。

2. 密切接触者的医学管理：密切接触者指患者护理人员、密切接触的家庭成员及医护人员等，应至少观察7天。一旦出现相关症状，应及时报告并就诊。并需进行应急性预防服药，如服用磺胺及等量碳酸氢钠3～5天。

3. 上报疫情：按照传染病防治法规定，流脑属于乙类传染病的报告和管理。医学执业人员在发现病例后6小时内（城市）或12小时内（农村），通过传染病疫情信息监测系统进行报告。

4. 应急接种：当有流行时，相应部位会根据流行菌株对高危人群进行应急性接种工作。

二、化脓性脑膜炎

化脓性脑膜炎是化脓性细菌所致的软脑膜-蛛网膜及其包绕的蛛网膜下腔及脑室内液体的炎症反应，脑及脊髓的表面轻度受累。脓液聚集在蛛网膜下腔及脑室内，可阻碍脑脊液循环，引起阻塞性脑积水，并可能引起脑神经及脊神经粘连。脑及脊髓实质可有小脓肿、小软化灶及动静脉炎。重症病例有脑疝形成。

【病因病理学】

致病细菌因年龄不同而异，常见菌种包括肺炎球菌、脑膜炎双球菌、B 型流感嗜血杆菌、金黄色葡萄球菌、乙型溶血性链球菌及革兰阴性杆菌等。它们通过外伤、直接蔓延、血液循环、静脉窦或脑脊液等途径到达软脑膜-蛛网膜。脑膜对细菌或毒素的反应依次为脑膜小血管及毛细血管充血、通透性增加、蛋白渗出及炎细胞聚集等。渗出的纤维蛋白原在数天内转化成纤维素，与各种细胞渗出物一起覆盖在脑表面或脑室内。病程较长者会出现纤维化而导致软脑膜、蛛网膜增厚、粘连，使脑神经受累及脑脊液循环受阻。中小血管的炎性改变可导致脑实质病变。若早期使用抗生素，在最初的几天细菌及炎细胞会消失而不留下各种慢性改变。

【诊断】

（一）临床表现

1. 症状

(1) 任何年龄均可发病。

(2) 新生儿急性化脓性脑膜炎发生频率较高，可有高热，而神经系统表现甚少。常有早产、产伤或产前母亲有感染史。起病快，常有高热、呼吸困难、黄疸及嗜睡等，随后可有抽搐、角弓反张及呼吸暂停等。

(3) 婴幼儿症状可稍有不同，表现为发热、喂食差、易激惹、精神错乱、抽搐及意识不清。年长儿有头痛。

(4) 成人脑膜炎表现极为相似，多为起病急、畏寒、高热、头痛、呕吐、抽搐、颈项强直及意识障碍等。发病前可有上呼吸道、肺、耳、鼻窦等部位的感染。

2. 体征：儿童表现有意识障碍、角弓反张、呼吸不规则、前囟隆起及脑神经损害。成人则有典型的脑膜炎表现，如颈项强直、Kernig 征阳性、Bruzhinski 征阳性、意识障碍或眼底神盘水肿等。病程稍晚可有脑神经受累表现，如动眼神经麻痹等。在肺炎球菌及流感杆菌感染的早期，可能就有明显的局灶性神经系统体征。发病 1 周后出现持续性神经功能缺损或顽固性癫痫发作，往往提示血管炎。

（二）辅助检查

1. 脑脊液常规：腰穿是明确诊断的必要检查，但若有明显的局灶性神经系统体征或有严重颅高压的证据，则需先进行脑部CT或MRI检查。脑脊液压力往往增高。其外观浑浊、脓样，白细胞数多在每升数百到数千个，分类以多形核细胞为主，可达90%以上。偶有首次腰穿正常，数小时后复查变为脓性。葡萄糖含量常降低，低于2mmol/L。氯化物含量亦降低。蛋白含量升高，可达1g/L以上。若在早期即经验性使用有效抗生素治疗，脑脊液改变可能非常不典型。

2. 脑脊液培养：脑脊液涂片及细菌培养可明确诊断。

3. 血常规：白细胞明显增高，以中性粒细胞为主。

4. 脑部影像学检查：CT或MRI检查可发现脑实质肿胀、局部脑软化、坏死及脑膜反应等。

5. 皮肤瘀斑涂片。

（三）鉴别诊断

1. 流行性脑脊髓膜炎：好发于冬春季，呈局部小流行，皮肤黏膜有出血点，病情重者来势凶猛，可有休克及DIC等。

2. 结核性脑膜炎：起病较缓，病程较长。早期症状较轻，多为低热、头痛、慢性消耗及脑膜刺激征。晚期有精神症状、意识改变、脑神经损害及颅内高压、脑积水等表现。脑脊液改变为淋巴细胞为主的轻度炎症反应，同时糖及氯化物降低，蛋白升高。其他部位结核病的存在可提示诊断。

【治疗】

治疗原则：化脓性脑膜炎的诊断一旦确立，应立即给予强而有力的抗生素治疗，以提高疗效、减少后遗症及降低病死率。

（一）抗生素的应用

对脑脊液涂片未能找到致病菌的患者，可根据病史、年龄及体征初步估计致病菌而给予适当治疗。婴儿多为革兰阴性杆菌、葡萄球菌及链球菌感染。幼儿以流感嗜血杆菌最多，其次为肺炎链球菌及脑膜炎双球菌。多次复发性脑膜炎为肺炎链球菌感染。成人往往以肺炎链球菌及脑膜炎双球菌最多。

选择抗生素:在等待检查结果的同时,应根据经验立即开始使用具有杀菌能力强并能透过血-脑屏障的抗生素,力争在最短时间内控制感染。待检验结果出来后再进行调整。目前,使用的头孢三代及四代抗生素多为广谱抗菌,透过血-脑屏障的能力最强,且其抗菌谱广,可考虑优先选用。青霉素类、喹诺酮类及大环内酯类抗生素等亦可选用。红霉素养、羧苄西林素、一和二代头孢菌素、氨基糖苷类抗生素通过血-脑屏障的能力能较差,较少选用。对于耐药金黄色葡萄球菌,需选用万古霉素或利奈唑胺。

用药途径应尽量考虑分次静脉给药。

抗生素疗程:使用抗生素的时间一般为 10 ~ 14 天或更长。无并发症者早期给予恰当治疗,可在 1 天至数天内清除脑脊液中的病原菌,有并发症者应相应延长。如患者临床症状进行性好转,并不需要反复腰穿来评价疗效。如患者有较长时间的发热,或迟发性嗜睡或偏瘫,则应怀疑有硬膜下积脓、乳头炎、静脉窦血栓形成或脑脓肿等,需延长治疗时间。停药后的症状复发,需立即重新开始治疗。

附:抗菌药与通过血-脑屏障

较易透过血-脑屏障的抗生素有哌拉西林、阿莫西林、头孢曲松钠、甲硝唑、利巴韦林、阿昔洛韦、更昔洛韦、异烟肼、吡嗪酰胺、利福喷汀、美罗培南、氯霉素、磺胺、左氧氟沙星、环丙沙星、加替沙星、磷霉素、氟康唑、伏立康唑、氟胞嘧啶及甲硝唑。

正常情况下不易透过血-脑屏障,但能透过有炎症的血-脑屏障的抗生素包括青霉素钠、氨苄西林、舒巴坦-氨苄西林、头孢呋辛、头孢噻肟钠、头孢他啶、头孢哌酮钠、头孢吡肟、硫酸阿米卡星、克林霉素、盐酸万古霉素、盐酸去甲万古霉素及利福平。

难以透过血-脑屏障的抗生素包括头孢克洛、头孢拉定、头孢唑啉、林可霉素、红霉素、亚胺培南-西司他丁钠(泰能)及比阿培南。

(二)脑水肿、颅内高压的处理

1. 脱水剂的应用:根据头痛、意识障碍、呼吸情况、颈项抵抗程度及眼底视盘水肿等,可选用高渗性脱水剂。如20%甘露醇溶液125~250ml/次,静脉注射,每日3~4次。必要时,加用利尿剂。

2. 手术减压:严重颅内高压或脑疝早期,用脱水剂效果不佳,可考虑手术去双侧颞骨骨瓣减压,能争取内科治疗时机,挽救生命。

(三) 肾上腺皮质激素

有严重的毒血症症状、颅内高压或有颅内粘连者,可短期使用激素,如地塞米10~20mg/d,连用3~5天。此外,不作常规使用。

(四) 其他治疗

并不需要常规使用抗癫痫药物,除非有癫痫发作。其他方法包括维持生命体征、营养支持及护理等。

【预后】

未经治疗者病死率几乎为100%。治疗后流感杆菌性脑膜炎的总体病死率为5%,而肺炎球菌脑膜炎的病死率为15%~50%,当后者同时合并有肺炎及心内膜炎时,病死率更高。新生儿的病死率可达40%~75%,而且几乎一半的存活者有严重的神经系统后遗症。金黄色葡萄球菌性脑膜炎的死亡率及致残率均高,需早期识别、早期治疗。

三、结核性脑膜炎

结核性脑膜炎(TBM)是结核病的严重并发症之一,常继发于原发病灶或其他器官的结核灶。在发展中国家,TBM是最常见的慢性中枢神经系统感染。本病多见于儿童,是小儿结核病死亡最重要的原因。近年来,成人发病率有增加趋势,虽然抗结核病药和肾上腺皮质激素的使用,但病死率仍很高,主要是因为早期诊断不易,治疗不及时或不规范。故结核性脑膜炎的早期诊断和治疗极为重要。此外,HIV感染者患TBM的概率比普通人群高500倍,有时TBM可能为AIDS的首发症状。

【病因病理学】

本病病原菌为结核分枝杆菌(结核杆菌)。病理变化主要有无数小的结核结节,脑膜广泛炎症,弥漫性充血,浆液纤维蛋白渗出物多聚集在脑底和脑干周围或外侧裂及脑沟。大脑半球凸面较少受累。蛛网膜下腔及脑室内亦有渗出物。渗出物可阻塞脑脊液循环引起脑积水或损害脑神经(如第Ⅲ、Ⅵ、Ⅶ对脑神经)及脊神经根。炎性渗出物主要由纤维素、淋巴细胞、浆细胞、其他单个核细胞和一些多形核白细胞组成。脑实质可因炎症性血管损害而引起梗死、出血或脓肿。在脑或脊髓实质内的干酪样结节可形成脓肿或肉芽肿(结核球)。有时,渗出物可能主要聚集在脊髓导致多发性脊神经根损害及脊髓受压。

【诊断】

(一) 临床表现

1. 症状

(1) 婴儿及儿童多发,但成年人发病明显增多。

(2) 起病多较缓慢,偶有急剧起病者。

(3) 儿童往往以精神差、易疲乏、激惹、食欲差、呕吐及低热起病。成人常诉乏力、体重减轻、头痛、畏光、视力障碍、纳差及低热起病。这些中毒症状可持续1~2周。

(4) 因脑膜刺激而出现头痛、呕吐加重,精神症状,意识改变,可有抽搐、偏瘫、不自主运动、共济失调,或脑神经如动眼神经、面神经损害的表现。

(5) 部分患者可能有双下肢无力、麻木及大小便异常等脊髓受累的表现。

(6) 病情继续发展,患者可出现昏迷、呼吸不规则及极度衰竭。

2. 体征

(1) 早期多无明显神经系统异常发现。

(2) 病情进展后,多数患者有明显脑膜刺激征,婴儿前囟隆起,眼底视盘水肿或渗出、出血。

(3) 可有脊髓、脊髓膜或脊神经根受累的表现。

(4) 全身呈消耗状态。

(5) 部分患者有单瘫、偏瘫、截瘫、四瘫、角弓反张、失语、失明、视盘水肿、动眼神经麻痹、周围性面瘫、瞳孔不等大或脑疝形成等。

(二) 实验室检查

1. 脑脊液:脑脊液检查为最重要的检查。脑脊液压力高,外观清亮或呈“毛玻璃”样,偶为绿色或草黄色,久置后表面出现一种蛛网状凝块。白细胞计数 50×10^6/L ~ 500×10^6/L,以淋巴细胞为主,早期可能以多形核细胞为主。早期蛋白含量仅轻重度增加,病程进展后,则可达到 2 ~ 4g/L。糖含量常明显下降或完全缺如(糖含量持续显著下降往往提示预后不良)。钠及氯化物逐渐下降,中晚期相当显著,可能与 ADH 分泌失调或肾上腺结核有关。但早期有部分患者的脑脊液检查可能完全正常。

2. 病原学检查

(1) 细菌学检查:脑脊液检出结核杆菌是确诊的依据。其方法有脑脊液离心沉淀或蛋白薄膜做抗酸染色,或脑脊液做培养加动物接种。结核菌培养时要注意获得阳性结果的概率与送检脑脊液的量有直接关系。除非采用了新的技术,至少要等到 4 周后才会有细菌生长。最近,有一项新的快速结核菌培养技术,有可能在 1 周内鉴定出微生物,但不能依靠它排除本病的诊断。

(2) PCR 检查:用 PCR 的方法检测脑脊液中的结核杆菌 DNA 是早期诊断敏感的方法,但存在假阳性,若同时做斑点杂交可提高阳性率。

(3) 检测抗结核抗体:用 ELISA 或斑点免疫结合实验检查血或脑脊液中的结核杆菌抗体有辅助诊断意义,脑脊液中结核抗体少有假阳性结果。

(4) 脑脊液中脑膜炎神经生化标志的检测:结脑患者脑脊液中亚硝酸盐、精氨酸前体、同型半胱氨酸、苯丙氨酸及维生素 B_{12} 水平明显升高,而在无菌性脑膜炎患者的脑脊液中无改变。这些生化标志可能可作为早期鉴别诊断的辅助方法。

(5) PPD 试验 PPD 试验阳性可协助诊断,但阴性不能排除 TBM 的诊断,必要时可加大 PPD 的试验剂量。

(6) T-spot TB:是基于 ELISPOT 技术来分析结核杆菌抗原特异性 T 辅助细胞分泌 γ-干扰素能力,比结核菌素试验特异性高。对成人而言,其特异性可达 97.2%,而儿童的特异性稍差。

(三) 影像学检查

1. 脑部影像学:CT 或 MRI 在一定程度上有诊断意义。常见的改变有明显脑膜强化、阻塞性脑积水、脑水肿、脑梗死及结核球等,增强扫描更具诊断价值。MRA 有可能发现脑底部大血管的阻塞性改变。

2. 检查脑外结核病灶:胸部 X 线检查是必须进行的项目,可发现肺活动性结核病灶。对怀疑有脊柱结核者,可进行相应部位的 X 线检查。约 2/3 的 TBM 患者可在肺、小肠、骨骼或肾脏发现脑外结核。

(四) 鉴别诊断

本病需与治疗不彻底的化脓性脑膜炎、病毒性脑膜炎及真菌性脑膜炎进行鉴别。

1. 化脓性脑膜炎:经过部分性治疗的化脓性脑膜炎,表现为症状相对较轻、病程较长、脑脊液改变不典型,易和结核性脑膜炎相混淆。但前者对抗生素反应较好。

2. 病毒性脑膜炎:该病为一急性自限性疾病。起病急剧,发病前有感冒史。表现为高热、头痛、肌痛及轻微脑膜刺激征,一般情况较好,脑脊液除压力高和轻度白细胞增高外,其余检查正常。

3. 真菌性脑膜炎:其表现和结核性脑膜炎极为相似,所以凡疑为结核性脑膜炎的患者均应反复进行脑脊液墨汁染色和真菌培养。

【治疗】

早期积极治疗是降低病死率和病残率的关键。对于高度怀疑 TBM 的患者,在基本排除了其他类型的慢性脑膜炎之后,无须等到有确凿证据即可尽早开始抗结核治疗。

(一) 一般治疗

1. 给予高营养及维生素的饮食,昏迷患者应鼻饲流质或使用静脉高营养。

2. 加强护理,防止肺部感染、压疮和水、电解质紊乱等并发症。

3. 惊厥时给予抗癫痫药物,如苯巴比妥钠 0.2g,肌内注射,或 6% 水合氯醛溶液 30~50ml,保留灌肠。

4. 颅内高压的处理:使用高渗性脱水药和利尿剂。

(二) 抗结核药物

抗结核药物应早期、适量、联合、规律及全程用药。

1. 抗结核药物的选择:首选一线药物,主张四联用药。

(1) 异烟肼(isoniazid):成人剂量每日 0.3g,分次口服。儿童剂量为 15mg/(kg·d)。重症病例成人剂量可增加到 0.6~0.9g/d,短期使用。可加用维生素 B_6 防止神经系统并发症。有明显药物性肝炎或严重肝功能损害时需停药。

(2) 利福平(rifampin,rifampicin):为一线药物。成人每日 0.45g 早晨一次顿服[儿童 10~20mg/(kg·d)]。

(3) 以上两种为基本联合用药。同时还需选用乙胺丁醇(ethambutol)或吡嗪酰胺(pyrazinamide)。

(4) 乙胺丁醇剂量儿童及成人均为 15~25mg/(kg·d),分次口服。其主要副作用为球后视神经炎。

(5) 吡嗪酰胺每日 1 次口服,剂量为 20~35mg/(kg·d)。其主要不良反应为胃肠道不适及肝脏损害(药物性肝炎)。以上 4 种药物均能透过血-脑脊液屏障。对于耐药菌株需同时使用这 4 种药物。因患者不能耐受上述某种药物时,可酌情选用下列药物。

(6) 对氨基水杨酸钠:为一线药物,较不易产生耐药性,但不易透过血-脑脊液屏障,在炎症时脑脊液中可达治疗浓度。本品多与其他药物合用。剂量成人每日 8~16g(儿童每日 200mg/kg),分次口服。

(7) 链霉素(streptomycin):成人每日 0.75~1g,肌内注射,连续 1~2 个月后或脑脊液及脑膜刺激征好转时停药。卡那霉素(kanamycin)等也可酌情选用。

2. 疗程:至少 1 年半至 2 年,但并不是完全必要全程使用所选药物。一般推荐四联治疗2个月。症状控制后改为异烟肼和利福平,半年后异烟肼单用至1年半到2年。定期复查肝肾功能、头部CT及CSF,来决定药物剂量及疗程。

(三) 肾上腺皮质激素

在应用抗结核药物的基础上,加用激素能减轻中毒症状、防止颅内粘连和治疗脑水肿,对于有严重肝脏损害或颅内压增高者适用。多主张早期短程使用。多用地塞米松,成人10~20mg/d(儿童酌减),静脉使用。2~3周后减量,4~6周停药。

(四) 脑积水的处理

因粘连所致的阻塞性脑积水,用药物治疗效果不佳时,可考虑脑室引流或腹腔分流。

【预后】

未经治疗者大都在起病后4~8周死亡。结核性脑膜炎总病死率约为10%,一旦患者陷于昏迷,其病死率可达50%。20%~30%的生存者会遗留有各种神经系统损害,如智能障碍、精神症状、癫痫发作、视觉损害、眼外肌麻痹、耳聋或轻偏瘫等。

四、病毒性脑膜炎

中枢神经系统病毒性感染往往是其他组织和器官先行感染的最后结果,在神经系统受累之前常有神经外病毒复制期。无菌性脑膜炎(aseptic meningitis)指一组临床上表现为发热、头痛脑膜刺激征及CSF以淋巴细胞增多为主、糖正常而细菌培养阴性的疾病。尽管其病因可能是多方面的,但其中最主要的是病毒性脑膜炎(viral meningitis)。它是由多种特异性病毒感染所致的良性、自限性中枢神经系统疾病。其病程短,预后良好。但有少数病例病情严重,预后不好。

【病因病理学】

我国致病病毒常为肠道病毒(包括脊髓灰质炎病毒)、腮腺炎病毒、Ⅱ型疱疹病毒及HIV等。通常这些病毒不能进入脑部,但当保护屏障破坏或抵抗力降低时,它们可通过血行播散侵入中枢神经系统。由于很少为致死性,故病理改变不很清楚,推测主要改变为软脑膜-蛛网膜的充血、水肿及渗出,脑实质受累很轻。

【诊断】

(一) 临床表现

1. 好发年龄:多见于儿童及年轻成人。流行性腮腺炎病毒性脑膜炎以男性儿童多见。

2. 好发季节:肠道病毒感染主要发生在中夏及早秋,8~9月份达高峰。单纯疱疹脑膜炎呈散发。腮腺炎性脑膜炎可呈局部小流行。

3. 尽管本病由多种特异性病毒引起,但其临床表现大多相同。主要为急性起病的高热(可达39~40℃)、剧烈头痛、颈背疼痛、畏光、咽喉疼痛、畏寒、疲乏及颈项僵硬等。

4. 少部分患者可发生不同程度的嗜睡或轻度意识障碍,但不严重,并不影响患者叙述病史。一般无抽搐、偏瘫或昏迷等严重脑实质损害的表现。

5. 最主要的体检发现为不同程度的脑膜刺激征,但不如化脓性脑膜炎或脑蛛网膜下腔出血明显,且持续时间短。神经系统以外的发现可提供病毒感染的线索,如皮疹是柯萨奇病毒或埃可病毒感染的突出特征。

6. 症状经过数天或1~2周后迅速好转,大部分不遗留后遗症。

(二) 辅助检查

1. 脑脊液:脑脊液的异常在第4~6天最为明显。腰穿脑脊液压力常增高。外观清亮、无色,偶有微混。白细胞计数通常为10×10^6/L~100×10^6/L,淋巴细胞占3/4,但早期可能以中性粒细胞为主。蛋白、糖及氯化物含量一般正常。若白细胞增高持续以中性粒细胞为主或蛋白含量高于1500mg/L,则病毒性脑膜炎的可能性极小。如糖含量降低,则需考虑TBM或真菌性脑膜炎等。脑脊液细菌学检查为阴性。

2. 血常规:白细胞大多正常,约1/3的患者白细胞减少。

3. 病毒学检查:脑脊液的病毒分离或培养可确诊,但临床意义非常有限。

4. 血清学试验:血或脑脊液进行抗体检测可进行快速诊断。在恢复期与急性期抗体滴度呈 4 倍以上的升高有诊断意义。病毒特异的 IgM 测定也有助于早期诊断。

5. 病毒 PCR:在脑脊液中检测各种病毒核酸有极高的敏感性和特异性,可用于早期诊断,有临床意义。

6. 神经影像学:由于脑实质病变轻微,CT 或 MRI 检查往往正常。

(三) 鉴别诊断

引起无菌性脑膜炎的非病毒性因素很多,如化学性的或系统性疾病伴发脑膜炎等,注意区分。

1. 细菌性脑膜炎:经过不规则治疗的化脓性脑膜炎,其症状、体征及脑脊液变化有时与病毒性脑膜炎很相似。细菌性脑膜炎的中毒症状较重,脑膜刺激征更明显,脑脊液白细胞计数更高,往往以中性粒细胞为主。当鉴别有困难时,可先按细菌性脑膜炎治疗,并对其临床疗效及脑脊液检查进行动态观察。

2. 结核性脑膜炎:本病起病较慢,早期症状相对较轻,若不进行抗结核治疗,病情会进行性加重。故急性脑膜炎按细菌性或病毒性脑膜炎处理后,在 1 ~ 2 周仍无好转,应高度怀疑结核性脑膜炎或真菌性脑膜炎。

3. 其他疾病:一些不多见的系统性疾病,其脑脊液的变化与病毒性脑膜炎相似,如螺旋体性脑膜炎、贝赫切特综合征、葡萄膜大脑炎及 Mollaret 复发性脑膜炎等。

【治疗】

病毒性脑膜炎是自限性疾病,其治疗主要是对症性的。发热及其他症状大多在数天内消失。一般 2 周内可望痊愈,不留后遗症。

1. 抗生素:抗生素本身对病毒感染无效。但由于细菌性脑膜炎的病死率及致残率很高,尽快地清除 CSF 中的细菌和炎症细胞极为重要,故对于早期不能和细菌性脑膜炎相鉴别的病例,经验性地使用抗生素恰当而且必要。若有使用肾上腺皮质激素的必要,则必须加用抗生素。

2. 抗病毒制剂:针对单纯疱疹病毒、水痘病毒及巨细胞病毒已有有效的抗病毒制剂可以选用。对于有免疫功能缺损的患者,则有必要较长时间使用。可选用的药物有阿昔洛韦、更昔洛韦、伐昔洛韦及膦甲酸。一些病情较重或免疫低下的患者,应酌情应用干扰素或丙种球蛋白。此外,一些具有抗病毒作用的中药,如抗病毒口服液也可应用。使用这类药物要注意肝肾功能及白细胞的变化。

3. 肾上腺皮质激素:现普遍认为肾上腺皮质激素能抑制宿主的免疫力,故不主张常规使用。由于激素能减轻中毒症状、脑水肿和脑实质的损害,当有严重颅高压时可考虑短期使用。对于由 Epstein-Barr 病毒感染所致的传染性单核细胞增多症脑膜炎,激素对缩短病程有显著疗效。

4. 脑水肿的处理:根据患者头痛、视盘检查及脑脊液压力情况,酌情应用激素和高渗性脱水剂。

5. 发热的处理:使用物理降温。

6. 护理及支持治疗。

五、真菌性脑膜炎

中枢神经系统(CNS)真菌性感染(fungal infection)远比细菌性感染少见,多继发于机体其他部位的感染,常由肺部原发病灶经血行播散而来。但有时原发病灶很小,临床检查不易发现。真菌可主要损害脑膜或脑实质,临床上则以脑膜损害多见,称真菌性脑膜炎。对神经科医师而言,CNS 真菌性感染的诊断主要依据两点:一是有肺、皮肤或其他器官真菌感染的证据;二是有亚急性脑膜病变或多灶性脑部病变的表现。CNS 真菌病种类繁多,尽管其发生也可能没有明确的诱因,但更常见于导致免疫功能缺损的疾病,如 AIDS、器官移植、血液病、其他恶性疾病或长时间使用免疫抑制剂等。新型隐球菌性脑膜炎(cryptococcosis)是最常见的 CNS 真菌病,下面重点介绍。

【病因病理学】

新型隐球菌性脑膜炎由新型隐球菌(cryptococcus neoformans)感染所致,是最常见的中枢神经系统真菌病。新型隐球菌呈圆形或卵圆形,为条件致病菌。从鸽巢或鸽粪中分出的菌种多有致病性,可以认为接触鸽子排泄物是发生新型隐球菌病的主要原因。隐球菌一般先被吸入肺部,然后为肺泡巨噬细胞吞噬而死亡。肺部感染往往为亚临床过程。如感染剂量过大或机体免疫功能低下,则病原菌可生长,经血液播散到全身,中枢神经系统最易受到感染。病理变化主要为脑膜增厚、肉芽肿形成及混浊;蛛网膜下腔含大量似肥皂泡样的黏性渗出物,脑底蛛网膜粘连导致脑积水;脑组织水肿,脑实质可见小结节、肉芽肿及小脓肿,在脑脊液、脑膜及脑实质肉芽肿内存在大量的隐球菌。同时,可侵犯血管引起动脉炎,进而导致脑梗死。由于个体反应性不同以及病变性质和部位的差异,临床表现差别甚大,大体上表现为脑膜炎、脑膜脑炎及占位性病变。

【诊断】

(一) 临床表现

1. 起病形式:多为亚急性起病,亦可为慢性或急性起病。虽肺部感染发生于几乎所有患者,但其症状多短暂且轻微而被忽视。

2. 首发症状:常为头痛、呕吐、不规则发热或进行性颅高压的症状。少部分患者可能以卒中样形式起病。

3. 随着病情进展,患者呈现明显的脑膜刺激征及视盘水肿,可伴有脑神经损害、偏瘫、失语、抽搐、精神症状或意识障碍等。其中脑神经损害并不十分常见。

4. 不经治疗的病例大多呈进行性发展,症状及体征进行性加重,最后死于脑疝。

5. 少部分患者可呈反复发作的病程,迁延数年或数十年。

6. 另有部分病例表现为局灶性神经系统损害,病程类似于脑肿瘤。

(二) 辅助检查

1. 脑脊液:尽管 CSF 检查对诊断至关重要,但约 1/4 的患者 CSF 正常。变化类似于结核性脑膜炎的轻微炎性改变。压力多明显增高。外观清亮或微混。约 1/3 患者的白细胞计数轻至中度增加，多为 $10\times10^6/L \sim 500\times10^6/L$，以淋巴细胞为主，糖、氯化物常降低，蛋白含量轻中度增加。与其他中枢神经系统的慢性感染的区别在于脑脊液中找到隐球菌。约 2/3 的患者 CSF 常规印度墨汁染色即可发现新型隐球菌，小脑延髓池穿刺取脑脊液，离心后用沉渣镜检可大大提高阳性率。真菌培养阳性率近乎 100%，经 1 周左右有菌落出现。必要时，动物接种。

2. 约 60% 患者的血标本培养为阳性。

3. 血和尿常规检查多属正常。

4. 隐球菌抗原测定：特异性和敏感性均较高。推荐 CSF 隐球菌抗原测定可能是较好的检查方法，和印度墨汁染色查隐球菌能相得益彰。

（三）特殊检查

1. 胸部 X 线检查：半数以上可见异常，表现为结核样、肺炎样改变。

2. 脑部影像学检查：CT 可能有阳性发现，但 MRI（增强或不增强）可发现肉芽肿、灶周脑水肿、脑软化、脑积水或脑膜强化等改变。

3. 脑组织活检：脑膜或肉芽组织活检能提高阳性诊断率。

（四）鉴别诊断

鉴别诊断包括其他各种慢性脑膜炎，如结核性脑膜炎、其他真菌性脑膜炎及结节病等。必要时，需寻找有无伴发系统性疾病。

【治疗】

（一）抗真菌治疗原则

强调早期诊断、早期治疗。用药剂量要足，疗程要长。必要时可多途径联合用药。未经治疗的病例几乎在 1～3 年死亡。一旦发现有复发迹象，应及时重复治疗。

（二）常用抗真菌药物

1. 两性霉素 B（amphotericin B）：目前仍为首选。能与敏感真菌胞膜上的甾醇部分结合，改变膜的通透性和膜内外的离子平衡而抑制真菌生长。1 次静脉给药后,高血峰浓度可维持 6 ~ 8 小时,尿中排泄极慢。用法 0.7 ~ 1mg/(kg · d),用 5% 葡萄糖溶液 500ml 溶解,浓度不超过 0.1mg/ml,避光静脉滴入 6 小时以上。总疗程 6 ~ 8 周。脑脊液中的浓度较低,鞘内注射可提高脑脊液中的有效浓度,一般认为并不必要。鞘内注射开始剂量为 0.1mg/次,以后渐增至 0.5 ~ 1mg/次,用 1 ~ 2ml 注射用水溶解,注射时缓慢反复地用脑脊液 2 ~ 3ml 稀释后注入。注射前先注入地塞米松 2 ~ 4mg。每周 2 ~ 3 次,总量不超过 15mg。但鞘内注射可导致抽搐,颅内高压时慎用。两性霉素 B 常见的副作用有高热、寒战、头痛、肾功能损害、低血钾及血栓性静脉炎等。当 BUN 达到 40mg/dl 或肌酐升高时,需停用;BUN 或肌酐降到正常时,又可重新开始。

2. 酯化的两性霉素 B(liposomal amphotericin B):能明显降低肾毒性而又能较快取得疗效,用量 3 ~ 4mg/(kg · d)。或两性霉素 B 脂质复合体,5mg/(kg · d)。可以与氟胞嘧啶联合使用。适用于不能耐受普通两性霉素 B 患者。疗程至少在 4 周以上,如果 CSF 培养仍为阳性,则延长治疗。

3. 氟胞嘧啶(flucytosine):该药副作用较少,与两性霉素 B 或酯化两性霉素 B 合用作为诱导治疗。该药能较好透过血-脑脊液屏障。口服吸收良好。用法为每日 100mg/(kg · d),分次口服。疗程 1 ~ 2 个月或以上。

4. 氟康唑(fluconazole):又名大扶康(diflucan),为第三代抗真菌药,被认为是两性霉素 B 的替代品,其疗效与之相当而副作用少。用药后血及脑脊液中未结合的药物浓度高,尤其是脑脊液中的浓度可达血浆浓度的 80% 。该药半衰期长,每日只需给药 1 次。作为巩固治疗,用法为 400 ~ 800mg 静脉输入,连用 8 周。然后为维持治疗,每日 200mg/d,连续 6 ~ 12 个月。其副作用较小,患者耐受性较好,使用简单。

5. 米康唑(miconazole):副作用稍小。但抗菌力较弱,脑脊液中的浓度仅为血浓度的 5% ~ 10% 。用法为成人每次 200 ~ 400mg,溶于 5% 葡萄糖溶液或生理盐水中,静脉输入,每 8 小时 1 次。该药不宜与其他全身抗真菌药合用。

6. 伊曲康唑(itraconazole):为广谱抗真菌药物,尤其对曲霉菌有效。口服剂量为100mg,每12小时一次。由于很难透过血-脑屏障,很少用于CNS的真菌性感染。

（三）抗真菌治疗方案

1. 非HIV感染或非器官移植患者隐球菌性脑膜脑炎的治疗方案(表10-1)

表10-1 非HIV感染或非器官移植患者隐球菌性脑膜脑炎的治疗方案

治疗方案	疗程
诱导治疗	
a. 两性霉素B+氟胞嘧啶	大于4周
b. 两性霉素B(不能耐受氟胞嘧啶时)	大于6周
c. 脂质体两性霉素B(不能耐受两性霉素B时)	大于4周
d. 两性霉素B脂质复合体+氟胞嘧啶	
e. 两性霉素B+氟胞嘧啶(治疗有良好反应者)	大于2周
巩固治疗:氟康唑(400~800mg/d)	8周
维持治疗:氟康唑(200mg/d)	6~12个月

2. HIV感染或器官移植患者隐球菌性脑膜脑炎的治疗方案(表10-2)

表10-2 HIV感染或器官移植患者隐球菌性脑膜脑炎的治疗方案

治疗方案	疗程
诱导治疗	
a. 两性霉素B+氟胞嘧啶	2周
b. 脂质体两性霉素B+氟胞嘧啶	2周
c. 两性霉素B脂质复合体+氟胞嘧啶	2周
d. 两性霉素B,脂质体两性霉素B,或两性霉素B脂质复合体(氟胞嘧啶不能耐受时)	4~6周

续表

治疗方案	疗程
替代方案:两性霉素 B+氟康唑;两性霉素 B+氟胞嘧啶;氟康唑;伊曲康唑	不定
巩固治疗:氟康唑(400mg/d)	8 周
维持治疗:氟康唑(200mg/d)	大于 1 年
维持治疗替代疗法	
a. 伊曲康唑 400/d	大于 1 年
b. 两性霉素 B(1mg/周)	大于 1 年

(四) 对症治疗

患者常有明显颅内高压,可使用高渗性脱水药,必要时行脑室引流或去骨瓣减压。有抽搐者,给予止惊治疗。

(五) 加强全身护理、支持治疗及防治并发症

(六) 手术治疗

对于单个较大的肉芽肿或脑脓肿,引起颅内高压或进行性局灶性神经系统损害者,经抗真菌治疗效果不佳,可考虑手术切除。

【预后】

未经治疗患者的病死率几乎为 100%,即使使用最完善的治疗方案,病死率也达 6%。

六、Mollaret 脑膜炎

Mollaret 脑膜炎(Mollaret meningitis)于 1944 年由 Mollaret 首先报道,以后被证实为一独立的临床实体。它是一种良性、复发性、无菌性脑膜炎,其主要特征为反复发作的高热、头痛、呕吐、颈项强直及脑脊液的无菌性改变,脑脊液中可发现含有吞噬碎片的大内皮细胞。症状在数天内完全消失,不留后遗症。

【诊断】

1. 发病过程:急性起病,表现为发热、头痛、恶心、呕吐及脑

膜刺激征,症状于1～2天达高峰,持续3～7天可自行缓解。

2. 发作性的特点:在多年之内反复发作,每次发作的类型基本相同,发作之前可有诱因,如受凉等。间歇期完全正常。

3. 脑脊液检查:脑脊液呈无菌性脑膜炎改变。具有特征性的改变为存在大内皮细胞,在特殊染色时观察可见胞体大而不规则,细胞核大且边界不清。在发病24小时以内较易找到,它占CSF细胞的60%～70%,24小时后细胞类型转化为淋巴细胞为主。因这类细胞极易溶解,一般很难找到,故有学者把它称为"幽灵细胞"(即Mollaret细胞)。

4. CSF中不能发现病原微生物,但有发现HSV-2病毒存在的报道。

5. 鉴别诊断:本病应和其他各种原因所致的复发性脑膜炎进行鉴别,如继发于颅脑外科手术或五官疾患的复发性化脓性脑膜炎等。

【治疗】

因本病的病因及发病机制仍不清楚,故没有肯定的治疗方法。即使不使用药物治疗,亦能自行缓解。对有明显症状如头痛、颅内高压或高热时,可采用相应处理。

主要的治疗包括使用抗感染药物、激素及对症治疗等。口服或静脉使用阿昔洛韦是有益的。

七、结节病性神经系统损害

结节病(sarcoidosis)是一种病因不明的、累及多系统的慢性肉芽肿性疾病。身体所有部位均可波及,好发于肺、皮肤、眼和淋巴结,神经系统和脑膜也常受累。其病理特征是受损器官有T淋巴细胞和单核细胞聚集形成非干酪样上皮细胞肉芽肿。可能为某种因素所致的T细胞免疫应答过强。结节病是相对常见的疾病,可见于任何年龄、任何种族及全球所有地区。5%～10%的结节病患者的CNS(包括脑膜及脑实质)受累,而且往往是严重的或致命性的,被称为神经结节病。此外,周围神经也常受累而表现为单神经病或多神经病,结节病性肌病也不少见。

【诊断】

（一）临床表现

1. 好发年龄:20～50岁。

2. 女性发病稍多于男性。

3. 起病形式:多为在1～2周突然出现症状或在数月内不知不觉地发生。

4. 首发症状:常为全身性症状,如不同程度的发热、疲劳、食欲缺乏或体重减轻等。大多数患者出现呼吸道症状,包括咳嗽、呼吸困难或胸部不适。

5. 其他较常见的表现有皮肤损害、眼部表现(包括巩膜血管膜、虹膜、睫状体和脉络膜损害)、淋巴结肿大及肝、肾损害等。

6. 神经系统:少部分患者可累及神经系统,最常见的是双侧面神经麻痹。其次可累及视神经、脑垂体、脑室或脑膜。可出现头痛、呕吐、视力障碍、眼底视盘水肿、内分泌失调、体温调节障碍、认知功能障碍、局灶性神经系统损害、精神症状及脑膜刺激征等。病程进展缓慢,症状迁延波动。

7. 另外,还可出现骨骼、心脏、内分泌和胃肠道的损害。

（二）辅助检查

1. CSF检查:约30%的患者CSF正常。大部分的改变为轻度、非特异性严重反应,如以淋巴细胞为主的白细胞升高,蛋白轻度升高而糖往往正常。细菌学及肿瘤细胞学检查阴性。

2. 胸部X线片:90%的患者有肺部X线异常,如双侧肺门淋巴结肿大或弥漫性肺实质病变。

3. 血液检查:常见淋巴细胞减少,血沉增快。约2/3的患者血管紧张素转换酶水平增高,并可作为疾病活动的标准。

4. 神经电生理检查:对怀疑有周围神经损害的病例,进行EMG及神经传导速度测定有诊断意义。视觉诱发电位可发现视神经受损的证据。

5. 神经影像学MRI:成为诊断结节病CNS损害必要的检查,增强扫描及FLAIR可增加其敏感性。其改变包括脑室旁

T_2 高信号、多灶性病变、孤立的占位性病变、软脑膜强化、视神经强化及类似于脱髓鞘的脊髓内肿块等。

6. 病理诊断:本病的确诊必须有病理检查。最常用的方法是经支气管纤维镜肺组织活检,如发现包括典型非干酪性肉芽肿的组织学改变可基本明确诊断。但必须注意,某些感染及恶性肿瘤也有类似变化。此外,神经、肌肉、血管或脑组织活检具有很高的诊断价值。

7. 对疑有神经内分泌损害的患者,可做相应的功能测定。

(三) 鉴别诊断

本病需和其他脑膜受累性疾病,如合并的各种感染性脑膜炎或恶性疾病进行鉴别。

【治疗】

结节病预后大多是好的。其有效减轻症状的治疗为使用肾上腺皮质激素。但何时使用激素是治疗中的主要问题,因大约半数的患者可自行缓解。伴神经系统病变或其他主要器官损害,如损害心、眼、肺的患者,则需使用激素。常用的方法为泼尼松 1mg/(kg·d),连用 4~6 周,然后在 2~3 个月内逐渐减量。如脑部症状较重或伴有明显心脏异常及眼巩膜血管膜炎时,需考虑静脉使用地塞米松。对激素反应不佳或有明显的不良反应时,可使用免疫抑制剂,如环磷酰胺。此外,抗炎药磷酸氯喹或盐酸氯喹因可减轻淋巴细胞的炎症反应而具有保护作用。

(卜碧涛 陈 博)

第二节 脑蛛网膜炎

脑蛛网膜炎(cerebral arachnoiditis)是由不同病因引起的非特异性蛛网膜炎症。可发生于任何年龄,以中年多见,多为慢性或亚急性起病,少部分为急性起病。

【病因】

脑蛛网膜炎主要继发于急、慢性软脑膜炎,脑外伤及脑蛛网膜下腔出血等。

【病理变化】

脑蛛网膜炎基本病理变化为蛛网膜呈弥漫性或局限性增厚,常与硬脑膜及软脑膜粘连。可有囊肿形成,内充满液体。镜下见蛛网膜有大量的炎细胞浸润。脑蛛网膜炎可出现脑组织及脑神经粘连及损害,并可影响到脑脊液循环、吸收而出现脑室系统扩大及脑积水。脑部病变主要侵犯大脑半球凸面、脑底部(视交叉区及大脑脚间区)及颅后窝(小脑半球及桥小脑角)等。

【诊断】

(一) 临床表现

1. 急性弥漫型:表现可与其他急性脑膜炎相似,但程度较轻。

2. 慢性弥漫型:主要表现为头痛、呕吐、视盘水肿、脑神经损害及脑膜刺激征。

3. 半球型:常有偏瘫、失语、局灶性癫痫、感觉障碍及颅内高压征等。

4. 颅底型:常影响视交叉。多表现为头痛及单眼或双眼视力障碍,眼底检查可见视盘水肿或视神经萎缩,并有视野改变。如累及第三脑室底部,可出现内分泌障碍的表现(如多尿、肥胖、嗜睡或糖代谢异常等)。

5. 颅后窝型:阻塞第四脑室出口,引起阻塞性脑积水。多为急性起病的头痛、呕吐、视盘水肿、眼球震颤、共济失调及脑神经损害等。如累及桥小脑角多属慢性起病,有第Ⅴ、Ⅵ、Ⅶ、Ⅷ对脑神经损害的表现及小脑性共济失调等。

(二) 实验室检查

脑脊液压力正常或增高,可有轻度细胞数及蛋白含量增高。

(三) 特殊检查

CT或MRI可发现脑室系统扩大及颅底脑池闭塞,增强扫描可有局部强化。

【治疗】

1. 抗感染治疗:对有感染或结核病者,应使用抗生素或抗结核治疗。

2. 肾上腺皮质激素:对弥漫型及有严重粘连的患者,可在使用抗生素的基础上使用肾上腺皮质激素治疗,可静脉或口服用药。如地塞米松5～10mg/d,静脉滴注,连用7～14天。但如果是结核病遗留的慢性蛛网膜粘连,不能使用激素治疗。

3. 颅内高压的处理:使用高渗性脱水剂。内科治疗无效者,可考虑外科脑脊液分流或行粘连松解术。

4. 鞘内用药:解除粘连可谨慎鞘内使用糜蛋白酶或地塞米松,每周1次。

5. 有明显压迫症状的蛛网膜囊肿,可考虑手术摘除。

(卜碧涛)

第三节 脑 炎

一、流行性乙型脑炎

流行性乙型脑炎(epidemic encephalitis B)简称乙脑,是以脑实质炎症为主要病变的中枢神经系统急性传染病。病原体为乙脑病毒,经蚊虫传播,多在夏秋季流行,主要分布在东南亚地区,多见于儿童,近年来随着乙脑疫苗的普遍接种,本病的发病率明显降低。

【病理生理】

人被携带乙脑病毒的蚊虫叮咬后,病毒经人体淋巴管或毛细血管至单核-吞噬细胞系统进行增殖,进入血液循环形成病毒血症。多数人仅表现为隐性感染,少数人因机体抵抗力低或感染病毒量大,乙脑病毒突破血-脑脊液屏障侵入中枢神经系统引起广泛病变。基本病变为神经细胞坏死、溶解后形成大小不等的软化灶,从大脑到脊髓均可受损,但以大脑皮质、间脑和中脑最为严重。

【诊断】

(一) 临床表现

多见于儿童、老年人及抵抗力低下者,集中在7~9月发病,潜伏期4~21天。

1. 初热期:起病急,病程1~3天即有发热、头痛、呕吐及不同程度的意识障碍。

2. 极期:第4~10天出现相应的症状。

(1) 高热:多在39~40℃或以上。

(2) 意识障碍:自嗜睡到昏迷程度不等,意识障碍出现早、程度深以及持续时间长提示病情严重。

(3) 抽搐:可有手、足、面部或全身抽搐,为脑实质炎症、脑水肿、高热及低钠血症等所致,并可查及脑膜刺激征、锥体束征和颅内压增高甚至脑疝等相应体征。

(4) 呼吸衰竭:是引起死亡的主要原因,以中枢性呼吸衰竭为主,常伴瞳孔变化、血压上升、肌张力增高等;外周性呼吸衰竭则由呼吸肌麻痹或肺内感染所致。

3. 恢复期:体温逐渐下降,神志逐渐清醒。通常2周左右完全恢复,少数可有低热、失语、癫痫样发作、吞咽困难、自主神经功能紊乱和精神行为异常等,经治疗常可于6个月内恢复。超过6个月尚未恢复则为后遗症,以失语、痴呆等多见。

(二) 辅助检查

1. 脑脊液

(1) 从脑脊液中分离出乙脑病毒的阳性率很低。近年来,应用多聚酶链反应(PCR)技术能将脊液中微量的乙脑病毒RNA迅速扩增,这种敏感、快速的基因诊断方法已逐渐得到推广。

(2) 特异性抗体:应用酶联免疫吸附法(ELISA)检测血清及脑脊液中的IgG、IgM抗体,IgG抗体于发病第3天即可检出,可用于早期诊断。其他尚有反向被动血凝抑制试验、免疫荧光法等检测方法。

(3) 一般性检查:脑脊液压力增高,白细胞增加,多为50×

10^6/L～500×10^6/L,蛋白可轻度升高,糖和氯化物正常。

(4) 其他:病程1～2周,脑脊液中谷草转氨酶活性增高提示脑组织严重受损。近年来,国外资料提出,在患者脑脊液中检出的髓磷脂碱性蛋白(MBP)抗体和神经丝蛋白(NFP)抗体与预后有关。

2. 血液

(1) 血清学检查:乙脑特异性IgM抗体出现较早,起病1周阳性率可达80%以上,有助于早期诊断;补体结合试验特异性强,但阳性反应出现较晚,于发病1个月后达高峰,多用于回顾性确诊,抗体效价以双份血清4倍以上增高为阳性。

(2) 血常规:多数患者血液中白细胞总数增高,中性粒细胞增至80%以上。

3. 脑组织活检:可进行组织病理学检查及病毒分离等。

(三) 诊断标准

1. 疑似病例:在疾病流行地区的蚊子叮咬季节出现发热、头痛、恶心、呕吐、嗜睡、颈部抵抗、抽搐等中枢神经系统症状。

2. 确诊病例:①曾在疫区有蚊子叮咬史。②高热昏迷、肢体瘫痪、脑膜刺激征及巴宾斯基征阳性、肌张力增高。③高热昏迷、抽搐、躁狂进而呼吸循环衰竭而死亡。④脑组织、脑脊液或血清中分离出乙脑病毒。⑤脑脊液或血液中特异性IgM抗体阳性。⑥恢复期血清中特异性IgG抗体滴定度比急性期有4倍以上升高或急性期抗体阴性,恢复期抗体阳性。临床诊断:疑似病例加①和②或①+②+③并除外细菌性脑膜炎。实验确诊:疑似病例加④或⑤或⑥。

(四) 鉴别诊断

1. 结核性脑膜炎:结核性脑膜炎无季节性,起病较缓,常有结核病史,脑脊液外观毛玻璃样,糖和氯化物降低,蛋白增高,可检出结核杆菌。

2. 中毒性菌痢:中毒性菌痢起病更急,24小时内即有抽搐、昏迷并有中毒性休克。一般无脑膜刺激征,脑脊液多正常,粪便可查及大量脓细胞。

3. 其他病毒性脑炎:详见有关章节。

【治疗】

（一）一般治疗

住院隔离，加强护理，维持水、电解质平衡及足够的营养。

（二）对症治疗

1. 高热

（1）控制室温<25℃。

（2）物理降温，如冰枕、擦浴。

（3）药物降温，如阿司匹林口服、安乃近滴鼻、退热栓塞肛等，注意防止虚脱；高热伴抽搐者可行亚冬眠治疗，同时监测呼吸和血压等情况。

2. 抽搐

（1）去除诱因：脱水、降温、吸痰、给氧，纠正低钙、低钠血症。

（2）镇静止痉：首选地西泮，儿童0.1～0.3mg/kg（每次<10mg），成人10～20mg静脉注射。此外，还可应用水合氯醛、苯巴比妥等。

3. 呼吸衰竭

（1）保持呼吸道通畅，应用化痰药物，体位引流、翻身拍背、及时吸痰，必要时行气管插管及气管切开术。

（2）呼吸兴奋剂：中枢性呼吸衰竭常用洛贝林等，但此类药物易引起或加重抽搐，应用东莨菪碱则既能兴奋呼吸中枢又能解痉、改善微循环和减轻脑水肿，其常用剂量：儿童0.02～0.03mg/（kg·次），成人0.3～0.5mg/次，静脉滴注。

4. 其他治疗：近年来研究表明，早期应用特异性吗啡受体拮抗剂纳洛酮能改善症状、缩短病程，还可应用干扰素、乙脑单克隆抗体等。此外，应用安宫牛黄丸、白虎汤等中药与西医结合治疗也取得良好效果。恢复期还应进行理疗及运动。

【预后与预防】

本病病死率17%，致残率57%，可出现记忆力减退、反应迟钝、精神异常、癫痫、失语、脑神经麻痹及肢体瘫痪等后遗症。早期诊治和对易感人群接种疫苗是减少后遗症和病死率的关键。

二、疱疹病毒脑炎

在引起人类疾病的疱疹病毒中,单纯疱疹病毒、水痘-带状疱疹病毒、巨细胞病毒及 EB 病毒等均可引起脑炎,统称为疱疹病毒脑炎(herpes virus encephalitis)。前两种病毒主要是嗜神经性的;后两种病毒虽为嗜淋巴性的,却也能侵犯中枢神经系统。疱疹病毒属于 DNA(脱氧核糖核酸)病毒,其病毒粒子较大(直径 150 ~ 200μm),几乎仅在细胞核内发育。不同属、型的疱疹病毒在进行血清学检查时可存在交叉反应。此类病毒还具有引起宿主潜伏性感染的特性,单纯疱疹病毒与水痘-带状疱疹病毒能在宿主体内持续(终身)存在。

单纯疱疹脑炎

单纯疱疹脑炎(herpes simplex encephalitis)或称单纯疱疹病毒脑炎,故可简称为 HSE 或 HSVE。

【病因】

HSE 的病因是由单纯疱疹病毒感染所致。单纯疱疹病毒有两种血清型:HSV-1 和 HSV-2。6 个月后的婴儿易发生 HSV-1 的原发性感染,HSV-2 原发性感染多起于性生活后,原发性生殖器疱疹约 80% 由 HSV-2 引起,而单纯疱疹病毒脑炎主要由 HSV-1 引起,它是致命的散发性病毒性脑炎中最为常见的病因。据美国的统计,HSE 在该国已知病因的脑炎中占 5% ~ 20%,我国也常有报道。本文主要阐述 HSV-1 脑炎。

【病理】

主要受累部位为颞叶内侧、额叶眶面和边缘系统如海马、杏仁核、嗅皮质、脑岛及扣带回等,疾病早期可仅损害一侧,即使双侧均受累,受损程度并不对称。肉眼观可见脑组织坏死、软化、出血及肿胀,故曾命名为急性坏死性脑炎;镜检可见坏死区内单核细胞、多形核细胞及巨噬细胞浸润,神经胶质细胞增生,神经元与神经胶质细胞核内有 Cowdry A 型嗜酸性包涵体,内含病毒颗粒及抗原。

【诊断】

（一）临床表现

临床表现不尽一致，有的患者可有上呼吸道感染等前驱症状；有些患者可突然发生局限性或弥漫性脑功能受损的征象。单纯疱疹性皮肤损害仅见于少数病例，但也可为其他疾病的合并症，有唇疱疹病史者也无助于 HSE 的诊断，因为与一般人群的发生率相似。早期症状常为头痛与发热，体温可高达 40 ~ 41℃，体温正常者约占 10% 。失语、局部性或全身性癫痫发作、偏瘫、精神异常或意识障碍均属常见症状。因额、颞叶及边缘系统受损，精神异常可重于神经症状，精神意识障碍可呈定向不良、妄想、幻觉、躁动不安、精神混乱、人格改变、嗜睡甚至昏迷。还可出现嗅觉丧失或视野缺损。由于有脑水肿、颅内压增高，可查及视盘水肿，头痛愈加剧烈并伴呕吐。其他体征尚有脑膜刺激征与自主神经功能障碍。病情发展迅速，数小时至数日内到达高峰，随病情恶化可因脑疝或内科合并症（肺炎、电解质紊乱）而导致死亡。少数病例呈亚急性或慢性病程，长达数月之久。未经治疗者的病死率为 60% ~ 80% 。极少数临床治愈的病例间隔 2 周至 3 个月可以复发。

（二）辅助检查

1. 脑脊液：10% ~ 20% 的患者在疾病早期脑脊液压力与化验正常，但大多数患者有颅内压增高及白细胞增多，为 50×10^6/L ~ 1000×10^6/L，初期以多形核为主，随后转变为淋巴细胞占优势；脑脊液中查到红细胞表明 HSV 感染引起出血性坏死，见于 75% ~ 85% 的患者，对诊断有一定的帮助；蛋白定量轻至中度增高，也可能正常；糖定量正常，有时可以降低。

2. 免疫学检查

（1）HSV DNA：应用 PCR 证实脑脊液中的 HSV DNA 是最敏感的早期非创伤性的方法，此法能将微量 HSV DNA 迅速扩增达几百万倍，有助于确诊 HSE，近年来已逐渐推广。

（2）特异性 HSV 抗体：以酶联免疫吸附分析法（ELISA）敏感性最高，其他方法尚有免疫荧光法、中和试验、补体结合试验、被动血凝试验及免疫吸附血凝试验等。这些方法是用双份血清与双份脑脊液做动态检测，血和脑脊液抗体比值小于 20（或 40）、脑脊液中抗体 4 倍以上增长有诊断价值；缺点是只能做回顾性研究，不能尽早得出结论。

3. 脑组织活检：脑活检的诊断价值可达 96%，如果由有经验的医生施行，并发症率仅 2%。检查项目包括：①组织病理学检查 Cowdry A 型核内包涵体；②电镜证实 HSV 颗粒；③免疫荧光技术发现 HSV 抗原；④病毒培养。活检标本还应进行细菌和真菌培养以排除其他致病因素。

4. 影像学检查

（1）CT 检查：异常改变为病变好发部位的边界不清的低密度区，造影剂部分可增强，还可见到肿块效应与脑水肿；疾病早期 CT 可能正常。

（2）MRI：对脑的含水量改变很敏感，能多维成像，病程早期即可见异常改变，特别是 T_2 加权像的高信号改变，T_1 加权像则显示低信号病灶，以颞叶为常见，其次为额叶，偶见于枕叶，均同时累及白质和灰质，并与侧脑室不相关联。

（3）放射性核素（锝）脑扫描：显示坏死区吸收异常或弥漫性吸收异常，阳性率约占半数。

5. 脑电图：在病程早期脑电图显示异常者占 80%～90%，常在一侧颞区出现周期性发放的尖波、棘波或棘慢复合波；如果为双侧性异常，为预后不良的征兆。

（三）鉴别诊断

本病需与某些颅内占位性病变及其他中枢神经系统感染（如脑脓肿、化脓性脑膜炎、结核性脑膜炎、真菌性脑膜炎、带状疱疹病毒脑炎及麻疹病毒脑炎等）进行鉴别；但根据本病起病急、发展快，继发热、头痛等症状之后，精神异常与意识障碍明显，加上脑脊液、脑电图及影像学等辅助检查，不难作出正确诊断。

【治疗】

1. 病因治疗：最有效的抗病毒药物为阿昔洛韦，为治疗 HSE 的首选药物，剂量为 30mg/（kg · d），分 3 次静脉滴注（8 小时 1 次），每次需滴注 1 小时，疗程为 10～14 天，此药主要经肾脏排泄,肾病患者慎用。副作用甚少,偶见神经毒性反应,如意识改变、震颤、幻觉及癫痫发作。阿糖腺苷(adeninearabinoside,Ara-A,Vidarabine)为次选药物,用法为15mg/(kg·d),静脉滴注,每日量要在12小时滴完,10天为1个疗程,主要副作用有恶心、呕吐,大剂量可引起造血功能障碍,由于难溶于水,输液量大,对颅内压增高的患者颇为不利。对阿昔洛韦无效的病例还可选用膦甲酸钠,尤其对TK酶缺陷的单纯疱疹病毒变异株感染有效。

2. 对症治疗:对高热、抽搐、精神异常及颅内压增高的患者,可给予降温、解痉、镇静及脱水降颅压等相应治疗,有学者主张应用地塞米松等激素制剂来减轻脑水肿,克服脱水剂所致的颅内压反跳作用,宜早期、大量、短程使用。

3. 支持疗法:包括心脏功能监护,补充营养,注意水和电解质平衡。

【预后】

1. 预后与开始治疗的时期有关:以应用阿昔洛韦为例,发病4天以内施治的病死率仅7%,4天以上接受治疗的病死率增至25%。

2. 预后与治疗手段有关:据统计,阿糖腺苷治疗使病死率降低至28%~44%(不同学者在发病后1个月与6个月的统计资料),显然不如阿昔洛韦的疗效。其他治疗措施是否合适均会影响预后。

3. 预后与年龄有关:30岁以下的患者预后较好。

4. 预后与病情轻重有关:意识障碍愈重则预后愈差,有些患者存在严重的后遗症。

水痘-带状疱疹脑炎

水痘-带状疱疹病毒(VZV)是水痘-带状疱疹脑炎(varicella zoster encephalitis,VZE)的病原体。VZV呈全球性分布。水痘的流行有一定的季节性,通常发生于冬、春二季,带状疱疹则全年均可见到。VZV除引起皮肤损害外,还可引起神经系统不同部位的病变,包括脑神经(三叉神经和面神经)、周围神经、脊髓、脑膜、脑血管及脑实质,后者受损时称为水痘-带状疱疹脑炎。

【病因】

水痘-带状疱疹病毒在形态学上不易与其他的疱疹病毒区别,受VZV感染在儿童可引起水痘,成人则引起带状疱疹。患过水痘的患者,病毒可潜伏在体内,某一时期再活化可发生带状疱疹,表明水痘病毒与带状疱疹病毒实际上是同一种病原体。

【病理】

水痘-带状疱疹脑炎分为两种类型:①水痘脑炎是病毒直接侵犯脑部,病理检查显示脑膜的炎性改变以及脑血管周围炎细胞浸润(血管周围袖套),如果是小脑炎,常为免疫反应的结果,应属于感染后脑炎。②带状疱疹脑炎则为VZV感染后潜伏于脊神经后根神经节细胞或脑神经的半月神经节与膝状神经节内,老年和免疫功能低下促使潜伏的VZV再活化(复能),免疫功能低下见于霍奇金病、恶性淋巴瘤、放射治疗、人类免疫缺陷病毒(HIV)感染、应用细胞毒性药物或皮质酮类药物后。被激活的病毒通过受累神经节的周围突起,引起相应节段皮肤的带状疱疹,病毒再沿神经纤维(通常是三叉神经眼支)传入脑部,引起带状疱疹脑炎;此外,脑部症状也可因病毒直接侵犯所致。带状疱疹脑炎的病理变化为脑血管周围的单核细胞浸润、神经元变性、髓鞘脱失、神经细胞核内Cowdry A型包涵体和病毒样颗粒,如果伴脉管炎,呈肉芽肿性巨细胞动脉炎。

【诊断】

(一)临床表现

1. 水痘脑炎:水痘脑炎主要见于儿童。

(1)水痘性小脑炎见于0.1%~0.75%的水痘患者,以构音障碍、眼球震颤、共济失调、恶心、呕吐和头痛为主要症状,起病突然,多在水痘消退后1周出现症状。

(2)水痘脑炎见于0.05%的水痘患者,于水痘发生后5~6天出现发热、头痛、意识障碍和癫痫发作,可查及脑膜刺激征或局限性神经系统受损征象。病死率为15%~35%,存活者中

10%~15%留下明显后遗症。

2. 带状疱疹脑炎:好发于中老年患者。脑炎发生时间与皮疹出现时间不定,多数患者出疹在前,脑部症状随后发生,平均间隔9天,也可长达3周,此时皮肤疱疹已消退,遗留色素斑,脑炎与皮疹同时发生或先于皮肤损害属偶见现象。带状疱疹脑炎又可分为3型:

(1) 弥漫性脑炎:起病较急,有头痛、呕吐、发热、抽搐和意识障碍,还可查及脑神经麻痹、锥体束征、脑膜刺激征及共济失调。病情一般较轻,可完全康复,少数遗留轻偏瘫和意识障碍,病情严重者可能死亡,如不发生并发症,也有可能恢复。

(2) 局限性脑炎:主要为脑白质受损,临床表现类似多灶性进行性白质脑病(宾斯旺格病),是免疫抑制患者的罕见并发症,皮疹发生后许久才出现脑病症状。

(3) 脑动脉炎:为疱疹后中枢神经系统的严重并发症,由三叉神经眼支的带状疱疹造成同侧颈内动脉及其分支的炎症和闭塞,呈卒中样起病,临床表现为病变对侧偏瘫。出疹到脑部症状的间隔时间不等,可同时发生,也可间隔半年之久,平均为7周。

（二）辅助检查

1. 脑脊液:脑脊液常清亮无色,40%的患者有白细胞增高,以淋巴细胞为主,细胞数 $10\times10^6/L \sim 500\times10^6/L$,蛋白定量呈正常至中度增高,糖定量正常,压力可轻度增高。

2. 水痘-带状疱疹的特征性皮疹可为VZE的诊断提供重要依据,如仅有少量疱疹则需要仔细检查才能发现,极少数患者不出现皮肤损害,造成诊断困难。除对皮疹的好发部位、分布及形态等进行辨认外,还可进行刮片或疱疹液检查,镜检观察到多形核巨细胞与核内包涵体,电镜可发现病毒颗粒,应用PCR证实病毒类型等。

3. 血清学检查如补体结合试验、放射免疫测定法、免疫荧光技术、免疫过氧化酶法、荧光免疫对膜抗原试验(FAMA)、ELISA及病毒分离等,均有助于本病的诊断。

4. 脑脊液采用补体结合试验等查VZV抗体。

5. 脑组织活检可用于局限性脑炎的患者，检查 Cowdry A 型包涵体、VZV 抗原或核酸，可进行病毒分离。

（三）鉴别诊断

1. 单纯疱疹病毒脑炎：一般病情较重，脑脊液可查及红细胞甚至黄变，脑脊液 HSV DNA 经 PCR 得以证实，但血清补体结合试验在 VZV 与 HSV 之间可能出现交叉反应，皮疹刮片 PCR 可能将带状疱疹误诊为单纯疱疹，需引起注意，因此还必须结合临床表现及其他辅助检查予以区分。

2. 其他颅内感染如化脓性脑膜炎：全身感染中毒症状严重，周围血象及脑脊液白细胞增高，以中性粒细胞为主，脑脊液涂片及细菌培养可获阳性结果。

【治疗与预防】

（一）病因治疗

用于治疗 VZE 的抗病毒药物及疗法同 HSE。

（二）激素的应用

鉴于 VZV 感染伴发脑动脉炎可能为变态反应所致，对于此型患者，除了应用抗病毒制剂外，还可与地塞米松等激素（皮质酮类）联用。也有学者主张应用激素治疗疱疹后神经痛（见下文）。

（三）防止病毒扩散

三叉神经眼支的带状疱疹、免疫功能受抑制的水痘或带状疱疹患者易发生感染向全身或神经系统扩散。阿昔洛韦能防止感染扩散和促使皮疹消退，静脉应用按 5～10mg/kg 给药，8 小时 1 次，5～7 天为 1 个疗程；或阿昔洛韦口服，800mg，每日 5 次（夜间除外），7～10 天为 1 个疗程。国外近来应用新药伐昔洛韦治疗无并发症的带状疱疹，500mg，每日 3 次，7 天为 1 个疗程，此药在急性 VZV 感染期应用还可缩短疱疹后神经痛的时期。

（四）疱疹后神经痛的治疗

可应用镇痛剂、卡马西平（carbamazepine，得理多，tegretol）、甲钴胺（mecobalamin，弥可保，methycobal），或短期服用激素如泼尼松（起始量 60mg/d，逐渐减量，7～10 天为 1 个疗程）。

（五）预防 VZV 感染

1. 疫苗接种：如接种减毒的水痘活疫苗，不仅适用于儿童，对成人也有预防作用，目前主要使用含 VZVOKA 株的减毒水痘活疫苗；而另一种 VZV 疫苗则可以刺激老年人衰退的细胞介导的免疫反应，预防带状疱疹。

2. 免疫球蛋白：用于预防水痘易感者，选择抗 VZV 滴度高的正常人血浆制备水痘-带状疱疹免疫球蛋白。

三、巨细胞病毒脑炎

巨细胞病毒（CMV）也是一种疱疹病毒，同样呈全球性分布。此种病毒在子宫内对胎儿的破坏作用引起死胎或早产，或先天性（宫内）感染引起新生儿多系统（包括神经系统）的病变或畸形，其脑部的病变有脑积水、脑内积水（内水脑）、小头畸形、小脑回畸形、脑内钙化（以脑室周围为主）和脑穿通畸形等，极少数婴儿可能发生巨细胞病毒脑炎（cytomegalo virus encephalitis，CMVE）；成人 CMV 感染所致神经系统的疾患几乎仅见于免疫功能受抑制的情况下，属于机会性感染，神经系统的病变包括脑炎、脊髓炎、神经根炎及周围神经病等。

【病理】

脑炎的病理改变主要有两种，即小胶质结节脑炎与脑室脑炎。CMV 感染的病变部位可见特征性的巨细胞，故命名为巨细胞病毒，此种细胞内含有大的核内或胞浆内嗜酸性包涵体。以下仅阐述成人的巨细胞病毒脑炎。

【诊断】

（一）临床表现

CMVE 为器官移植接受者与获得性免疫缺陷综合征（AIDS）患者常见的并发症，AIDS 的病原已查明为人类免疫缺陷病毒（HIV），随着受 HIV 感染者的增加，CMV 的感染也逐渐多见。对表现为亚急性脑病的同性恋男患者，且患 AIDS 病已逾 1 年，又有全身性 CMV 感染的病史，应高度怀疑为 CMVE。CMVE 的症状与体征无特异性，呈弥漫性脑功能障碍：注意力和认知能力下降,精神与行为异常,并有代谢性脑病的一些症状;有时可伴轻偏瘫等局限性病状,或有癫痫发作,如果尚有视网膜病则具有诊断价值。

（二）辅助检查

脑脊液常规及生化、脑电图均可能异常,但无特异性。

（三）特殊检查

1. PCR 技术:证实脑脊液中的 CMV DNA 有助于早期诊断。

2. MRI:在 T_2 加权像上可显示病变区的高信号,如属脑室周围脑炎可察见脑室附近实质下的异常或脓肿样的小病灶,有一定的特异性。

3. SPECT:显示脑部病变铊-201 摄入增加。

4. 原位杂交方法:应用地高辛配基标记的 CMV-DNA 探针,检查 CMVE 患者 CSF 细胞内的 CMV-DNA,如获阳性结果也是有价值的诊断试验。

（四）鉴别诊断

CMVE 应与其他脑炎进行鉴别。

【治疗】

曾报道阿糖腺苷治疗成人 CMVE 能改善症状并使病毒培养转为阴性;但近年来,相继有几种抗 CMV 的药物问世,也用于治疗 CMVE:①丙氧鸟苷(更昔洛韦),5mg/kg,按每 12 小时 1 次,静脉注射,14～21 天为 1 个疗程,维持量 5mg/kg,肾功能不良者酌情减量,主要副作用为白细胞及血小板减少。②膦甲酸(foscarnet),用于治疗对更昔洛韦产生抗药性或疗效不好的 CMVE 患者,也有学者主张将此两种药物联合应用,膦甲酸在国外已广泛用于治疗免疫抑制患者有 CMV 感染时,此药有良好的透过血-脑脊液屏障的功用,剂量 60mg/kg,每 8 小时 1 次,14～21 天为 1 个疗程,维持量用 90～120mg/kg,每日 1 次,静脉注射,此药有一定的毒性,副作用包括肾功能受损,低镁、低钾与低钙血症,以及抽搐、发热和皮疹等;每种副作用见于 5% 以上的病例。③昔多呋韦在试用中,个别 AIDS 患者伴 CMVE 用昔多呋韦治疗获得改善。

四、EB 病毒脑炎

EB 病毒(Epstein Barr virus,EBV)也是一种疱疹病毒,是传染性单核细胞增多症(infectious mononucleosis,IM)的病原体,虽命名有“传染性”,实际上仅低度传染,或呈散发性。IM 通常为良性疾病,主要特点为发热、淋巴腺病、咽炎及肝脾大,神经系统的病变并不多见,且常发生于全身症状的病程之中。神经系统各个部位均可受累,因此可分为脑炎、脑膜炎、脑脊髓炎、贝尔麻痹(面神经炎)、单神经炎和多发性神经炎。

【病理】

EB 病毒脑炎(Epstein Barr virus encephalitis,EBVE)的病理改变为脑水肿与充血,镜检有神经细胞变性及血管周围淋巴细胞浸润。

【诊断】

(一)临床表现

EBVE 呈急性或亚急性起病,好发于儿童或青年,脑炎的临床表现也根据脑部受损部位的不同或合并邻近部位的病变而有所差异。如果为弥漫性脑部损害,以头痛、意识障碍、癫痫样发作、精神异常与视幻觉为常见症状;如果为局限性脑部损害,可以有小脑脑炎、脑干脑炎或颞叶等相应部位受累的症状;如果脑与其他部位均受损,则出现脑脊髓炎或脑膜脑炎的症状。一般而言,儿童 EBVE 被认为是自限性疾病,通常不留后遗症或少有后遗症;但也有报道,相当多的患者发生神经系统后遗症,特别是年长者。必须强调的是,EBVE 的临床表现多种多样,无特异性,若发生在出现全身性典型症状的同时或以后则较易诊断,若 EBVE 是 IM 的最初或唯一表现,患者又是儿童或青少年,需考虑到本病。为了明确诊断,应借助特殊检查。

(二)实验室检查

1. 血常规:淋巴细胞增多,可查及不典型的淋巴细胞。

2. 脑脊液:细胞数和蛋白定量可能正常,也可能增高,细胞的增多主要为淋巴细胞轻度增加。

（三）特殊检查

1. 免疫学检查

（1）血清 EBV VCA 抗体滴定度增高(viral capsid antigen, VCA 病毒外壳抗原)。

（2）血清嗜异抗体(heterophil antibodies)滴定度增高，但并非见于所有患者，且在病程的第 1 周获阴性结果者仅占 10%～15%。

（3）血清 EA 抗体(early antigen, EA, 早期抗原)的产生，见于 80% 的 IM 患者。

（4）血清 EBVNA(nuclear antigen, NA, 核抗原)抗体在 6～8 周产生并终身持续存在。

（5）血清 EBV DNA 可应用 PCR 技术测定。

（6）脑脊液可测得 EBV VCA 抗体与嗜异抗体，此外，应用 PCR 测定 EBV DNA 是目前很受推崇的早期诊断神经系统 EBV 感染的方法。

2. 病毒分离：能从急性期患者的咽部分离病毒。此外，有学者从 EBVE 患者的脑脊液中分离出病毒。

3. 影像学检查

（1）MRI 可发现灰质与白质 T_2 加权短期性延长(高信号)、脑室周围白质软化和脑萎缩。

（2）SPECT 有时可显示病变部位血流灌注减少。

4. 脑电图描记：EBVE 患者的脑电图虽无特征性改变，但可见到弥漫性或局限性慢波或棘波，表明脑实质受到损害。

（四）鉴别诊断

EBVE 的临床表现无特异性，需与其他性质的脑炎进行鉴别，但根据全身性典型症状、血液与脑脊液免疫学的检测结果，诊断并不困难。

【治疗】

EBVE 同全身性 IM 一样，大多数病例不需要特殊治疗即可完全康复。据报道，一例接受骨髓移植者患 EBVE，应用更昔洛韦得以治愈；阿昔洛韦在体外可抑制 EBV 复制；临床上还可应用肾上腺皮质激素和对症治疗，后者包括止痉剂、退热剂和脱水剂;应用肾上腺皮质激素的原因可能与本病属变态反应性疾病有关。

五、肠道病毒脑炎

肠道病毒属于微小 RNA(核糖核酸)病毒,无囊膜,在细胞浆内繁殖,包括脊髓灰质炎病毒、柯萨奇(Coxsackie)病毒、埃可(ECHO)病毒以及近年来发现的肠道病毒 68 ~ 71 型。前 3 种肠道病毒又分成许多亚型:脊髓灰质炎病毒分为 3 型;柯萨奇病毒分 A、B 两组,分别有 23 型与 6 型;埃可病毒分成 32 型。人类是肠道病毒的自然宿主,约有 70 种血清型可使人类受到感染,主要的传播方式是直接或间接的粪-口传播,虽然肠道病毒经粪便排出,所引起的临床症状不限于胃肠等消化系统,病毒株及其亲嗜性不同,造成其靶器官的差异,上述 4 种肠道病毒均可引起中枢神经系统的疾病,由于脊髓灰质炎疫苗的广泛应用,脊髓灰质炎病毒的致病率显著下降,其他肠道病毒(统称非脊髓灰质炎肠道病毒)的感染仍需重视。现已证实:埃可病毒 3、4、6、9、11、18、30,柯萨奇病毒 A9、B1 ~5 以及肠道病毒 70 与 71 型为脑部病变的病原体。肠道病毒感染引起的颅内病变以脑膜炎更为常见,但这些病毒也能引起脑炎或脑膜脑炎。

【病理】

肠道病毒脑炎(enterovirus encephalitis)的病理变化为神经细胞变性及脑血管周围单核细胞浸润。本文仅阐述非脊髓灰质炎性肠道病毒引起的脑炎或脑膜脑炎。

【诊断】

(一) 临床表现

肠道病毒脑炎与其他部位的肠道病毒感染一样,好发于夏季及早秋,但全年均可见到散发病例。儿童易于罹患,流行时成人也可发病。相当多的患者感染肠道病毒后无明显症状,出现脑炎症状者也因感染病毒株的不同并非千篇一律,常见的症状有发热、头痛、恶心、呕吐、抽搐及不同程度的意识障碍,有些患者可查及轻偏瘫或小脑性共济失调等局限性脑炎的征象。

柯萨奇 B 组病毒可引起新生儿脑炎;埃可病毒与肠道病毒 71 型可引起儿童小脑性共济失调;肠道病毒 71 型感染时,在脑炎症状出现之前常有急性出血性结膜炎。这些情况可能有利于判断脑炎的感染源。肠道病毒脑炎通常预后较好,但也曾报道病死率为 2.5% 。

（二）实验室检查

1. 血常规:白细胞正常或多形核细胞增多。

2. 脑脊液:白细胞数正常或增加,初期以中性粒细胞为主,随后以单核细胞占优势;蛋白定量正常或增高,尤其在病程后期;糖与氯化物含量正常。

（三）特殊检查

1. 病毒分离:在脑脊液中分离出肠道病毒是诊断肠道病毒脑炎的重要依据(阳性率为 10%～85%)。

2. 应用 PCR 技术可以快速和灵敏地诊断肠道病毒感染,脑脊液病毒分离呈阴性结果的患者中,有 40% 经 PCR 可以查获肠道病毒 RNA,表明 PCR 较培养敏感,且很少出现假阴性结果。但血清型的特异性诊断仍需依赖细胞培养分离病毒。此外,埃可 22 与 23 型不能借助 PCR 检出,因其 RNA 在扩增部位与其他肠道病毒差别太大。

3. 免疫荧光方法与 ELISA 检测肠道病毒的 IgM 抗体。

4. 脑脊液中和试验在康复期较急性期中和抗体呈 4 倍以上增长也有诊断价值。

5. 核酸杂交法:由于不同血清型的肠道病毒基因组间存在同源性,特别是 5′端非编码区部分区域高度保守,故可供核酸杂交,使近年来对肠道病毒鉴定有了新的技术。①cDNA 探针:以病毒 RNA 某一片段为模板,由反转录酶催化产生,大多克隆在质粒载体中,再把带有显色基因(生物素或地高辛)或放射性核素的核苷酸掺入到新合成的 cDNA 链中去,加以标记,若标本先经 12～24 小时组织培养可提高阳性率。②RNA 探针:由于 RNA 是单链分子,故它与靶序列的杂交反应效率极高,一般用特异的转录载体克隆肠道病毒 RNA 探针,混合几种 RNA 探针可使检测病毒型更广,RNA 探针在特异性和敏感性方面都优于 cDNA 探针。③寡核苷酸探针：比较上述两种探针，有两方面的优点——因其链短，与等量靶位点完全杂交时间短，且可识别靶序列内一个碱基的变化，可检测点突变，又可大量合成、价廉；此探针因选择 5′端非编码区共同序列，故可牢固而特异地同大多数临床常见肠道病毒结合。为了克服标本中肠道病毒滴度太低的问题，近年来，采用 PCR 法将单一基因或短 DNA 序列放大，再与探针杂交，此法已应用于临床。在肠道病毒中枢神经系统感染流行时，从脑脊液中检测肠道病毒 RNA，阳性率高，并可在 24 小时内获得结果，比病毒培养（需 6～8 天）快得多。临床标本用 PCR 扩增后，再与非放射性核素标记肠道病毒探针杂交，数小时即有结果，更有助于临床确诊。

（四）鉴别诊断

肠道病毒脑炎也需要与其他性质的脑炎相鉴别，虽然本病的脑炎症状无特异性，但结合好发季节、患者年龄、免疫学检查及病毒分离结果可以确定诊断，如果适逢肠道病毒疾患流行时发病，能提供有益于诊断的线索。

【治疗】

目前，尚无有效的抗肠道病毒的制剂，对肠道病毒脑炎主要为对症治疗与支持疗法，包括退热、镇静、止痛、抗抽搐、脱水及补充营养等，一般不主张应用激素。急性期应卧床休息，呕吐、腹泻者要注意水、电解质平衡；对惊厥及严重肌痛者，应适当给予镇静剂和止痛药。

六、麻疹脑炎

麻疹脑炎（measles encephalitis）或称麻疹病毒脑炎（ME 或 MVE），是由副黏病毒族的麻疹病毒（measles virus，MV）引起的疾病。MV 可导致中枢神经系统 3 种不同形式的感染：①急性感染后脑炎，为自身免疫反应性疾病。②急性进行性传染性脑炎，又名麻疹包涵体脑炎，是人们通称的麻疹脑炎，如果脊髓也受累，称为麻疹脑脊髓炎。③迟发性进行性脑炎，即亚急性硬化性全脑炎，归于慢病毒感染的范畴（将在另文描述）。本文仅介绍第 2 种形式的感染。

【病理】

麻疹脑炎的主要病理变化为神经元与胶质细胞内出现大量核内嗜酸性包涵体，偶见血管周围单核细胞浸润，有时可查及多核巨细胞、包涵体及巨细胞内含 MV 抗原。

【诊断】

（一）临床表现

麻疹脑炎好发于 6 个月至学龄前儿童（同麻疹的好发年龄），其他年龄组均可能发生，多在麻疹出疹后 4 ~ 7 天出现脑病症状，也可能发生于皮疹出现之前或出疹后数周。脑炎症状可为弥漫性或局限性。高热、头痛、呕吐、抽搐以及不同程度的意识障碍为弥漫性脑部病变的常见症状；局限性症状与病变部位有密切关系，一侧大脑半球受损有偏瘫、失语、偏盲等；小脑病变有共济失调、眼球震颤及肌张力减低；脊髓也受到波及，则同时有脑与脊髓的症状，依此类推。麻疹脑炎的病死率约为 10%。

（二）实验室检查

1. 血常规：前驱期白细胞总数减少。

2. 脑脊液一般化验：细胞数、蛋白定量正常或轻度增高。

3. 脑电图：脑电图可出现弥漫性高波幅慢波，但无特异性。

（三）辅助检查

1. PCR：应用 PCR 检测脑脊液 MV RNA 是目前快速与灵敏的技术，对麻疹脑炎有很大的诊断价值。

2. 血凝抑制试验、中和试验或补体结合试验测定急性期与康复期血清与脑脊液中抗体滴度，如有 4 倍或 4 倍以上增长可确定诊断。

3. 酶免疫测定法（EIA）与免疫荧光试验也可用来诊断麻疹脑炎。

（四）鉴别诊断

麻疹脑炎也需要与其他性质的脑炎进行鉴别，但麻疹脑炎通常发生于皮疹之后，此种特征性皮疹与黏膜斑（红色斑丘疹与 Koplik 黏膜斑）、呼吸系统症状及脑部病变等病情经过，加上流行病学特点，不难从临床表现作出初步诊断，如再结合实验室检查结果，诊断当可确定。

【治疗】

本病主要为对症治疗与支持疗法（参看其他脑炎的相应治疗），尚需注意防治并发症（包括呼吸与泌尿系统的细菌性感染）。近来有文献报道，非特异性转移因子的免疫治疗麻疹脑炎取得较好效果。

【预防】

注射麻疹疫苗。

七、腮腺炎脑炎

腮腺炎是由一种 RNA 副黏液病毒——腮腺炎病毒引起的呼吸道传染病，又称流行性腮腺炎。这种病毒只有一种血清型，人类是其唯一的自然宿主。病毒主要侵犯唾液腺，尤其是腮腺，有炎性改变而出现腮腺肿大，其他腺体也可受累而发生睾丸炎、胰腺炎、乳腺炎及甲状腺炎等；腮腺炎病毒还可引起神经系统病变，是病毒性脑膜炎最常见的病因之一，患腮腺炎脑膜炎的儿童中有少数伴脑实质的损害，即脑膜脑炎，成年人患纯腮腺炎脑炎者极为罕见。

【病理】

由于腮腺炎脑炎（mumps encephalitis）实际上是脑膜脑炎，其病理变化除脑组织水肿和软化、白质髓鞘脱失、神经细胞变性及胶质细胞增生外，还有脑膜与脑静脉周围淋巴细胞和吞噬小胶质细胞浸润。

【诊断】

（一）临床表现

腮腺炎的好发季节为冬末春初，两种性别易患性相等，但神经系统并发症男性为女性的 3 倍，又以儿童居多，流行时期在社团生活的青年也可发病。前驱症状为厌食、低热、头痛、耳痛等，其后出现腮腺肿大和疼痛，中枢神经系统症状常在腮腺炎出现后5天内发生。据报道,约2/3的腮腺炎患者存在脑脊液白细胞增多,但其中半数具有中枢神经系统症状;反之,有中枢神经系统症状的患者只有半数患腮腺炎,表明腮腺炎病毒可仅引起脑膜脑炎而无前驱的腮腺炎症状。脑部症状如发生于腮腺炎后1个月,则不像由病毒直接感染所致,而是由免疫介导的脱髓鞘性感染后脑脊髓炎或脑炎,不属于本文讨论范畴。

发热、抽搐发作、精神异常和意识障碍等弥漫性脑病症状,偏瘫、运动和平衡障碍等局限性脑病症状,头痛、呕吐、颈项强直等脑膜受刺激的症状构成腮腺炎脑膜脑炎的表现形式。症状通常较轻,呈良性病程;部分患者可遗留导水管狭窄和脑积水、共济失调、行为异常、智能减退及听力丧失等后遗症。

(二)实验室检查

1. 血常规:白细胞总数轻度减低,但淋巴细胞百分率增高,早期多形核白细胞占优势。

2. 脑脊液检查:压力可升高,白细胞轻至中度增加,以淋巴细胞为主,蛋白定量轻度增高,糖及氯化物正常,5%~10%的患者糖定量可减低。

(三)特殊检查

这些检查有助于病因的确定。

1. 病毒分离:血和脑脊液可分离出腮腺炎病毒,从感染第2周起可从唾液中分离出病毒。

2. 电镜观察:脑脊液细胞内可以察见含病毒核壳体样物质的包涵体。

3. 免疫学检查:感染早期,血清中IgM腮腺病毒抗体即可出现,6个月后消失;感染后第1周,IgG抗体出现,3~4周达高峰。直接IgG抗体捕获ELISA可在脑脊液中测出高滴度的抗腮腺炎病毒抗体。其他免疫学方法,如补体结合试验、血凝抑制试验、中和试验、凝胶溶血试验、免疫荧光技术均可用来诊断腮腺炎脑炎。

4. PCR:PCR是当前检测脑脊液腮腺炎病毒RNA的快速及敏感的技术。

5. 脑电图:脑电图可见轻至中度的弥漫性异常,严重者可有重度弥漫性棘波和慢波,但缺少特异性。

(四) 鉴别诊断

本病发生于腮腺炎症状出现以后时诊断并不困难,否则应与其他性质的脑炎或脑膜炎相鉴别。例如,当脑脊液糖定量降低时,应与结核性、化脓性或真菌性脑膜炎鉴别。对病因未查明的病毒性脑炎,应考虑到腮腺炎脑炎,做进一步检查。

【治疗】

无特殊抗腮腺炎病毒的药物,因此,可给予对症治疗与支持疗法,中药板蓝根和青黛有一定的疗效,还可酌情应用肾上腺皮质激素。多数患者预后较好,但少数患者,尤其是儿童可能继发阻塞性脑积水。

【预防】

预防腮腺炎及其并发症可应用灭活腮腺炎疫苗,但有发热或恶性病变的患者以及孕妇应禁用。

八、狂犬病脑炎

狂犬病的病原为狂犬病病毒,属于弹状(棒状)RNA 病毒,狂犬病毒具有两种主要抗原。一种为病毒外膜上的糖蛋白抗原,能与乙酰胆碱受体结合使病毒具有神经毒性,并使体内产生中和抗体及血凝抑制抗体,中和抗体具有保护作用。另一种为内层的核蛋白抗原,可使体内产生补体结合抗体和沉淀素,无保护作用。从患者和病兽体内所分离的病毒,称自然病毒或街毒(stree virus),其特点是毒力强,但经多次通过兔脑后毒力降低,可制作疫苗。

狂犬病毒易被紫外线、甲醛、50%~70% 乙醇溶、升汞和季胺类化合物(苯托溴铵)等灭活。其悬液经 56℃ 30~60 分钟或 100℃ 2 分钟即失去活力,对酚有高度抵抗力。在冰冻干燥下可保存数年。

发展中国家的狂犬病主要传染源是病犬,人狂犬病由病犬传播者占 80%~90%,其次为猫和狼。发达国家由于犬狂犬病被控制,野生动物如狐狸、食血蝙蝠、臭鼬和浣熊等逐渐成为重要传染源。患病动物唾液中含有多量的病毒,于发病前数日即具有传染性。隐性感染(无症状带毒)的犬、猫等兽类亦有传染性。患病动物唾液 50% ~ 90% 含狂犬病毒,主要通过被患病动物咬伤、抓伤,病毒自皮肤损伤处进入人体。黏膜也是病毒的重要侵入门户,如眼结合膜被病兽唾液沾污,肛门黏膜被犬触舔等,均可引起发病;也可由染毒唾液污染外环境(石头、树枝等)后,再污染普通创面而传染。此外,亦有经呼吸道及消化道感染的报道。人被受感染动物咬伤后,如果未经及时处理,病毒从伤口进入体内,沿脊神经后根侵入中枢神经系统,引起狂犬病(rabies);在 24 小时内遍布整个中枢神经系统,病毒主要侵犯许多部位的神经元。近来又证明,狂犬病毒除有向心神经传播外,还发现有离心神经传播,致使许多末梢神经组织受累。其中嗅觉神经受感染程度比唾液腺严重。从死者的心肌、骨骼肌以及肺、肝、肾等脏器中,亦可分离到病毒,可能与离心传播有关。人与人之间的传播见于接受角膜移植的患者。

平均潜伏期 1 ~ 2 个月,但可以短至 10 天,长至 1 年或更长,取决于病毒侵入的数量,到达受感染部位的距离以及宿主的防御能力。病毒入侵后迅速播散,早期选择性侵犯边缘系统的神经元,延髓、脑桥、小脑、与皮肤伤口相应的脊髓节段与后根神经节均可受损。

【病理】

狂犬病的病理变化是脑炎和(或)脊髓炎的改变:

1. 血管周围淋巴细胞浸润以及程度较轻的多形核白细胞与浆细胞浸润。

2. 神经元弥漫性变性。

3. 神经元胞浆内可见具有特征性的嗜酸性包涵体(中心含嗜碱性颗粒),称为 Negri 体。

4. 脑干、海马等部位神经元凋亡。

【诊断】

(一) 临床表现

1. 前驱期:发热、头痛、周身不适、肌痛、疲乏、厌食、恶心和呕吐、喉痛、咳嗽以及伤口附近部位的麻木与疼痛，持续1～4天。

2. 兴奋期：任何外界刺激易引起局限性抽搐或全身性抽搐，偶见肌阵挛，可有幻觉和怪异行为的谵妄，饮水或进食时出现咽喉肌肉痉挛。因此，患者拒绝饮水，所以本病又名为恐水病。随后体温进一步升高，脉搏加快，瞳孔散大，持续1～2天。本期又称脑炎期（脊髓炎症状从略）。

3. 麻痹期：肢体弛缓性麻痹，多呈对称性发展，也可始于某一肢体然后迅速波及全身，并转为昏迷状态，常因呼吸麻痹而死亡。发病后的存活时间为2～10天，平均为4天，应用呼吸支持疗法还可能产生后期并发症，如血管升压素的异常分泌、糖尿病、心律不齐、血管功能不稳定、成人呼吸窘迫综合征、消化道出血、血小板减少及麻痹性肠梗阻等。本病病死率很高，获得康复者极为罕见。

（二）辅助检查

1. 血常规：白细胞总数可以正常或增多。

2. 尿常规：可出现蛋白。

3. 脑脊液化验：约半数患者白细胞增加，以淋巴细胞为主，蛋白定量也通常增高。

4. 脑电图：可显示慢波或（和）阵发性电活动，但无特异性。

（三）特殊检查

1. 病毒分离：脑脊液或唾液分离狂犬病病毒。但一般实验需历时3周才能获得结果。

2. 免疫荧光试验：检测狂犬病病毒的特异性抗体或特异性抗原。常用荧光素标记抗体证实唾液、角膜涂片、颈后皮肤活检组织的病毒抗原；血清与脑脊液检测病毒抗原。

3. 中和试验：中和抗体滴度先后两次检测可呈4倍以上增长。如果患者在暴露后应用了预防免疫注射，脑脊液中抗体滴度测不出或很低（<1∶64）。

（四）鉴别诊断

本病应与其他的病毒性脑炎、破伤风、中毒性脑病、精神病等进行鉴别。据文献报道，曾将狂犬病误诊为一种慢病毒感染的疾病——CJD（下文将描述此病），因为狂犬病脑炎还可能出现肌痉挛，为 CJD 较常见的征象，鉴别要点在于：①CJD 患者的脑脊液蛋白定量不出现增高。②CJD 发病到进展明显慢于狂犬病，时间以月计。但本病与其他疾病的主要区别是：有狂犬病的暴露史，有典型的临床特点“恐水”，还有辅助检查所获结果，诊断并不困难。

【治疗】

目前，尚无特异性抗狂犬病病毒的药物，对狂犬病应重在预防及预防性治疗。国外报道了一种具有免疫调节作用的抗病毒新药 phosprenyl，主要成分为 polyprenylphosphate，对某些病毒包括狂犬病病毒有效，尚未正式用于临床患者。

（一）一般治疗

感染狂犬病毒后如果发病，应将患者置于宁静的环境中，卧床休息，减少一切刺激，加强对症与支持疗法，包括镇静、止痉及补充营养等。

（二）预防性治疗

1. 伤口处理：被咬伤的伤口清创后，用肥皂水和清水立即冲洗，用抗狂犬病毒血清在伤口周围及底部注射（即 HRIG，见“被动免疫”节）。

2. 被动免疫：应用人类狂犬病免疫球蛋白（HRIG），总剂量 20IU/kg，1/2 量肌内注射，另 1/2 注入伤口部位。

3. 主动免疫：应用狂犬病疫苗。国外采用人类二倍体细胞疫苗，咬伤当天及 3、7、14、28 天肌内注射 1ml。国产狂犬病疫苗按国家统一标准应用。无论主动或被动免疫，必须早期与足量用药，以防止发生狂犬病。

最佳特异性接触后预防措施为先注射狂犬病免疫球蛋白（RIG）作为被动免疫，然后，注射人二倍体细胞狂犬病疫苗（HDCV）或狂犬病疫苗，吸附型狂犬病疫苗（RVA）作为主动免疫。被动免疫和主动免疫制剂应同时应用，而且是在接触后预防一开始时，但不能在同一解剖部位注射。HDCV 与过去的疫苗相比，免疫应答更优越且不良反应少。RVA 有相似的优点，且给药方法与剂量常与 HDCV 相同,但禁止皮下注射。RIG 一次给药推荐剂量为 20IU/kg。如可能,用小于一半的剂量在伤口周围浸润注射,剩余量在远离疫苗接种部位肌内注射。HDCV 或 RVA 每次 1ml 肌内注射,注射部位首选三角肌,连续 5 次,从接触狂犬病当天开始,以后第 3、7、14、28 天分别肌内注射一次。由于使用这种方案可产生较为满意的抗体滴度,故不需进行常规的血清学滴度检测,但由于疾病或药物产生免疫抑制的患者除外。WHO 还建议,在第一次注射后 90 天接受第 6 次注射。注射部位的局部反应常较轻微,首次免疫引起的全身反应少见。轻微的不良反应不应中断治疗,可给予抗组胺药、抗感染药和退热药进行对症治疗。对于严重的全身性或神经麻痹性反应,在停用疫苗前应考虑患者发展为狂犬病的危险性。这种情况下,检测患者狂犬病病毒抗体的滴度,可为判断病情提供有价值的信息。

【预防】

（一）消灭传染源

捕杀受感染的动物,妥善处理其尸体。

（二）开展免疫学监测

使受狂犬病毒污染者及时得到疫苗和免疫球蛋白的注射。

九、慢病毒感染

病毒感染特别是中枢神经系统的病毒感染可引起慢性疾病。慢病毒感染(slow virus infections)有如下特点:①从病毒感染至发病的潜伏期长,数月乃至数年。②以亚急性或慢性方式起病,病程冗长。③病理变化主要在中枢神经系统内,较为弥散,常呈多灶性,可无炎性变化的表现。④患者常有免疫缺陷,特别是细胞免疫缺陷,以致机体不能清除病毒,或者病原体缺乏免疫原性。⑤通常的办法不易分离病毒,需应用协同培养等特殊技术才能分离出病毒或病毒样致病因子。⑥病情顽固,进行性加重,很少缓解,病死率甚高。

神经系统慢病毒感染分为两种类型:①常规病毒引起的慢

性炎症性或脱髓鞘性疾病，在人类这些疾病包括亚急性硬化性全脑炎、进行性多灶性白质脑病、进行性风疹性全脑炎、获得性免疫缺陷综合征（AIDS，由人类免疫缺陷病毒引起）以及热带痉挛性截瘫（TSP）/人类T淋巴营养病毒有关的脊髓病（HAM），TSP/HAM是由人类T淋巴营养病毒（HTLV）引起的疾病。②非常规因子或称病毒样因子，形态学上尚未证实为病毒，称为朊病毒，但为可传染的病原，引起非炎症性变性疾病，非常规因子不引起细胞的病变，对电离辐射与紫外线不敏感，对能使常规病毒失去活性的化学治疗也不敏感，在自然或实验室感染后不能引起宿主的免疫反应。这种致病因子可引起4种人类疾病：库鲁（Kuru）库、Creutzfeldt-Jakob病（CJD）、Gerstmann-Straussler-Scheinker（GSS）病，以及致命性家属性失眠症（FFI）。

此外，多发性硬化、Alzheimer病、帕金森病、重症肌无力、炎症性脱髓鞘性多神经病、肌萎缩侧束硬化等也可能与慢病毒感染有关，尚待进一步证实。

十、亚急性硬化性全脑炎

亚急性硬化性全脑炎（subacute sclerosing panencephalitis，SSPE）是一种有缺陷的麻疹病毒引起的疾病，1933～1934年由Dawson首先报道，他命名为亚急性包涵体脑炎，也有学者命名为Dawson病。

【病理】

1. 肉眼观可见弥漫性脑萎缩，触之可感到过分坚硬。

2. 镜检显示皮质与白质内血管周围浆细胞及其他单核细胞浸润；白质及皮质深层有斑片状脱髓鞘；皮质、基底核、脑桥及下橄榄体的神经元呈变性改变；神经元与胶质细胞内可见核内与胞质内嗜酸性包涵体。

【诊断】

（一）临床表现

1. 流行病学：儿童及青年多见，成年人也可发病，85%的患者年龄在15岁以下,8～10岁为发病高峰,男性为女性的3～10倍;常发生于患麻疹后若干年,少数患者在发病前1年以上曾应用麻疹疫苗,但经灭活麻疹疫苗接种者发病率约降至1/10;农村患者的发病率显著高于城市患者。

2. 症状与体征:起病隐袭,呈进行性发展,不伴发热,总病程为1～3年,病死率高,5%～10%的患者可能自行缓解或停止进展。根据病情演变,大致可分为4期:

(1) 行为与精神障碍期:以健忘、学习成绩下降、性格改变、情感不稳定为主要表现,初期不易被家长察觉。历时数周或数月。

(2) 运动障碍期:躯干和肢体肌肉协同不良和共济失调、抽搐、肌阵挛,语言功能丧失,智能进一步减退。尚可见视力下降、脉络膜视网膜炎。持续1～3个月。

(3) 昏迷、角弓反张期:昏迷、角弓反张、去皮质强直,并出现自主神经功能障碍,如出汗和体温波动。也可持续数月。

(4) 大脑皮质功能丧失期:大脑皮质功能完全丧失,眼球浮动,肌张力低下,肌阵挛反而消失。因合并感染或呼吸循环衰竭而死亡。

成人SSPE可发生于20～35岁,可无麻疹暴露的自然史,有麻疹病史则较一般儿童发生得更早(3岁以下)或更晚(9岁以后),未见麻疹疫苗接种后发病者。视觉症状甚为常见,运动障碍也可有肌阵挛、痉挛性偏轻瘫、运动徐缓及强直。自发性缓解率较儿童时期发病率为高。

（二）实验室检查

脑脊液检查:压力正常,细胞数正常或轻度增高,蛋白定量正常,但免疫球蛋白含量明显增高,特别是γ球蛋白增高多见,脑脊液琼脂糖电泳可证实代表麻疹病毒特异性抗体的寡克隆IgG带,胶金曲线呈首带型(麻痹型)。

（三）特殊检查

1. 脑电图检查:典型的SSPE综合波为周期性出现的复合波,有3种形式。①巨大δ(delta)波;②快棘波或快活动混杂于巨大δ波之间;③受巨大δ波阻断的长棘波放电。上述复合波与肌阵挛同步或单独释放，持续 0.5～2 秒（平均 1 秒），间隔 4～20 秒。

2. CT 可显示皮质萎缩、局灶性或多发性白质低密度病变。

3. MRI 在病程早期显示局限性 T_2 加权像的高信号区，先累及皮质-皮质下白质，随后波及脑室周围白质，并可见脑萎缩，严重时白质可完全丧失，胼胝体也变薄，基底核病变通常发生在壳核，皮质的灰质部分也可见异常改变，脑干病变较为罕见。

4. 免疫学检查

（1）PCR 技术证实脑脊液中存在麻疹病毒 RNA。

（2）血凝抑制试验与补体结合试验测定血清和脑脊液中的麻疹抗体水平：虽然自然麻疹后多年血凝抑制抗体水平最高，但 SSPE 患者补体结合抗体水平常最高。麻疹后若干年的正常儿童血清补体结合抗体滴定度为 8～16，而 SSPE 的患者可达 64～4096。正常情况下，脑脊液中测不出补体结合抗体，如能测出则为 SSPE 最有用的佐证。

5. 脑组织活检：病理检查呈全脑炎改变与分离麻疹样病毒。

（四）鉴别诊断

本病应与癫痫、脑肿瘤、代谢性疾病及精神病相鉴别；但根据典型的病情进展规律、特征性的脑电图改变、影像学及免疫学结果等，诊断本病不难。

【治疗】

目前，国外推荐口服异丙肌苷（isoprinosine）100mg/（kg · d）与脑室内注射 α-干扰素，起始量 50 万 U，每周 2 次，随后增至 300 万 U，每 2 周 1 次，可取得较好效果。对症治疗与支持疗法，如应用氯硝西泮控制肌阵挛、大剂量丙种球蛋白提高免疫力等。

十一、脑干脑炎

脑干脑炎（brain stem encephalitis）又称脑干型脑炎，主要临床表现为交叉性麻痹：病侧周围性脑神经麻痹，对侧肢体中枢性偏瘫，偏身感觉障碍。本病可发生于各种年龄，同济医科大学附属同济医院所见53例患者年龄3.5～55岁，平均23岁。

【病因和发病机制】

脑干脑炎的病因和发病机制尚未完全阐明，有学者认为，本病不是单一病因，而是脑干对各种损害的一种反应，可能的病因和发病机制为：①病毒直接侵犯脑干，如脊髓灰质炎病毒、疱疹病毒（包括单纯疱疹病毒、水痘-带状疱疹病毒、EB病毒和巨细胞病毒）感染。②病毒感染后引起机体免疫反应异常所产生的变态反应性脱髓鞘病。亦有学者认为，脑干脑炎可能是急性播散性脑脊髓炎或多发性硬化的一种类型。

【诊断】

（一）临床表现

1. 症状

(1) 发病前1个月内常有感染病史，其中以上呼吸道感染最多，其次是腹泻、口唇疱疹。

(2) 大多数呈急性起病，症状在2周内达高峰，少数起病虽急，但症状在2～4周才达高峰，呈亚急性经过。

(3) 临床分期：Bickerstaff将本病分为四期。①先兆期：表现为全身不适、低热、轻度头痛，少数伴有呕吐。②进展期：此期脑干损害征开始出现，病情呈进行性加重，脑干病变向上、下扩展。③高峰期：脑干损害征达最严重程度。④恢复期：脑干损害征大多数在2～3周内逐渐改善，但在恢复后期可出现锥体外系等症状，持续2周或更长时间才消失。

2. 体征

(1) 周围性脑神经损害：所有病例均出现脑干一侧或两侧的脑神经核受损征，最易受损的脑神经依次为展神经、面神经、舌咽神经、迷走神经、动眼神经、三叉神经、滑车神经、舌下神经、听神经和副神经。

(2) 偏身或四肢不同程度的锥体束征或瘫痪，这是由于脑干一侧或两侧皮质脊髓束受损。

(3) 偏身感觉障碍：发生率比锥体束征少，仅1/3患者在脑神经麻痹的对侧偏身（不包括面部）有感觉障碍，这是由于脑干内脊髓丘脑束及内侧丘系受损所致。

(4) 共济失调:病变侧或两侧出现肢体共济失调,这是病变累及小脑上、中、下脚纤维所致。

(5) 眼球震颤:有 1/3 的患者出现眼球震颤,这是由于病变损害前庭小脑径路所致。

(6) 注视麻痹:这是由于脑干的上丘、侧视中枢、内侧纵束受损引起,表现为两眼同时上视、下视或侧视不能。

(7) 霍纳征:少数患者可出现霍纳征,这是由于脑干内下行的交感纤维受损所致。

(二) 实验室检查

脑脊液:压力、常规、生化检查多为正常,少数患者其白细胞及蛋白定量轻度增高,有学者曾从脑脊液中分离出疱疹病毒。

(三) 辅助检查

1. 诱发电位:脑干听觉诱发电位有异常改变。

2. 颅脑 CT、MRI:显示脑干感染或脱髓鞘性改变。

(四) 鉴别诊断

1. 脑干肿瘤:具有下列 5 个特点可与脑干脑炎相鉴别。①好发于儿童;②起病缓慢,病程较长,多在 1 个月以上;③病情呈进行性加重,病变先局限于一侧,继之向对侧及上、下扩展,最后出现颅内压增高;④抗感染及激素治疗无效,或仅有短期改善;⑤颅脑 CT 及颅脑 MRI 显示脑干肿瘤。

2. 脑干卒中:本病与脑干脑炎的不同点有 5 个方面。①常发生于中老年人;②发病前大多有高血压或动脉粥样硬化病史;③起病突然,症状、体征很快达高峰;④轻者病变局限于一侧,临床表现以前庭-小脑功能障碍、霍纳征及呃逆较为突出;重者出现高热、昏迷和四肢瘫痪;⑤颅脑 CT 或 MRI 显示脑干梗死或出血性改变。

【治疗】

1. 肾上腺皮质激素:激素疗法目前仍有争议。主张应用者认为激素可减轻炎症反应,降低毛细血管通透性,保护血-脑脊液屏障,消除脑水肿。反对应用者则认为激素会破坏淋巴细胞,抑制干扰素和抗体的形成。多数临床医生认为本病多由感染后变态反应所引起,故激素治疗效果好。因此,目前临床仍广泛应用激素疗法。常用药物为:①地塞米松 10mg/d,静脉滴注,连用2周后减量。②泼尼松30~60mg/d,顿服或分次口服,连用2~3周。

2. 抗感染治疗:由于本病虽被认为与感染有关,但其确切病因尚不明,因此,抗感染治疗可根据临床具体情况选用药物。

(1) 抗生素:可选用青霉素、氯霉素及头孢菌素,由于患者多无明显感染中毒症状,故临床常用青霉素 640 万~800 万 U/d,静脉滴注,连用2~3周。

(2) 抗病毒药物:临床明确为病毒感染者,可用抗病毒药物。①阿昔洛韦:抗病毒作用强于阿糖胞苷及阿糖腺苷,不良反应较轻,但要注意肾功能损害。因此,剂量不宜过大,滴注速度要慢。用法及用量:成人 5~10mg/kg,静脉滴注,每 8 小时 1 次,每次需滴注 1 小时,7~10 天为 1 个疗程。②丙氧鸟苷(更昔洛韦):是一种新的广谱抗疱疹病毒药,不良反应少,对阿昔洛韦耐药并有 DNA 聚合酶改变的单纯疱疹病毒突变株也有效。用法及用量:成人 5~10mg/(kg·d),静脉滴注,10~14 天为 1 个疗程。③双黄连注射液:中药制剂,成人用量为 3g/d,加入 5% 葡萄糖盐水 500ml 中,静脉滴注,2~3 周为 1 个疗程。

3. 营养及支持疗法:有吞咽困难者,给予鼻饲。

十二、急性小脑共济失调症

急性小脑共济失调症(acute cerebellar ataxia)又称 Leyden-Westphal 共济失调,临床症状以躯干、四肢共济失调,眼球震颤和言语障碍为特点。本症任何年龄均可发病,但主要发生于儿童,好发年龄为 1~4 岁,男女发病率相等。

【病因和发病机制】

病因目前尚不清楚,多数作者认为与急性感染有关,其根据为:①大多数病例在病前 1~4 周曾患病毒、细菌和支原体感染性疾病。②不少文献报道，从患者的脑脊液、咽部分泌物及粪便中分离出下列各种病毒：埃可病毒、柯萨奇 A 病毒、流感病毒、疱疹病毒、水痘病毒、腮腺炎病毒和腺病毒；有些患者的血清和脑脊液还查出抗体效价增高。发病机制多认为是机体对病毒感染引起的自身免疫反应，主要影响小脑；也有学者认为是病毒直接侵入小脑组织引起的急性病毒性小脑炎。

【诊断】

（一）临床表现

1. 症状

（1）多数患者在发生共济失调的 1～4 周前有前驱感染症状，如发热、皮疹、上呼吸道症状等，通常在前驱症状消失后，或在完全健康的情况下，急起出现共济失调，病情进展迅速，在数小时至 3～4 天内达高峰。

（2）少数病例有发热、头痛、呕吐、眩晕、畏光、躁动不安或嗜睡。

2. 体征

（1）步态障碍：这是本症首发和突出的症状，表现为小脑共济失调步态，一般来说，躯干共济失调比下肢严重、下肢则比上肢明显，两侧呈对称性损害，症状轻重不一，轻者表现为行走不稳、步态蹒跚、躯干摇晃，易于跌倒；重者站立不稳、不能行走，扶行都困难，甚至静坐时不能维持躯干和头部的正常姿态，而使患者卧床不起。

（2）粗大震颤：患者头部、躯干及四肢出现振幅粗大、不规则的震颤，可为静止性、意向性，亦可为混合性；肢体意向性震颤表现为指鼻试验和跟膝胫试验笨拙、不准确。

（3）眼球异常运动：这是眼球在静止或自主运动时出现的异常运动，有 3 种形式。①眼球震颤。②眼辨距不良（ocu-lardysmetria）：患者注视某物时，由于眼球运动过度，因此，出现眼球来回摆动，其振幅逐渐减少，当达到精确注视时摆动才停止。③斜视眼阵挛（opsoclonia）：这是眼球的一种快速而不规则的双眼协同运动，可呈水平、垂直和旋转性，但无快相和慢相之分。

(4) 言语障碍:约半数患者有某种类型的言语障碍,3 岁以下小儿呈寡言不语,3 岁以上表现为口吃样断续言语或发音不清,构音困难,重者完全不能说话。

(二) 辅助检查

脑脊液检查:多数病例脑脊液无异常改变,少数可见淋巴细胞轻度增加;有的病例在病程中出现蛋白及 γ-球蛋白增加。影像学检查:颅脑 CT 多正常,颅脑 MRI 部分患者急性期显示小脑轻度肿胀,或小脑白质内 T_2 高信号病灶,恢复期消失;个别患者可出现继发性小脑萎缩。

(三) 鉴别诊断

1. 颅后窝肿瘤:具有 5 个特点可作鉴别。①起病缓慢、病情呈进行性加重;②常有颅内压增高(头痛、呕吐、视盘水肿)及后组脑神经麻痹;③两侧共济失调程度不对称,肿瘤侧明显或仅为一侧性;④脑脊液蛋白增高;⑤CT 扫描及 MRI 发现肿瘤。

2. 药物中毒:药源性共济失调的常见原因是癫痫患者服用过量的苯妥英钠所致。鉴别依据:①患者有服药史;②临床症状虽有共济失调及眼球震颤,但无不随意运动;③血清苯妥英钠浓度增高;④停药后共济失调等症状逐渐消失。

3. 遗传性共济失调:这是一组起病于儿童及中年人的慢性进行性疾病,多有家族遗传史,亦可合并神经系统其他损害征,预后差。

【治疗】

本病目前尚缺乏特殊病因治疗,一般采用:

(1) 患者在急性期卧床,直至共济失调停止发展为止。

(2) 加强护理,防止外伤,注意补充营养及维持水、电解质平衡。

(3) 应用适量镇静剂,减轻躁动不安和不随意运动。

(4) 静脉滴注皮质激素,如地塞米松 10 ~ 15mg 加入 10% 葡萄糖溶液 500ml 中,静脉滴注,每日 1 次,2 ~ 3 周为 1 个疗程;并配合应用抗生素和神经营养剂。水痘患儿不能使用激素。

(5) 静脉注射大量丙种球蛋白。

【预后】

本症一般预后较好，多数患者在1周至6个月内完全恢复正常，但有1/3的患者在数年后仍遗留共济失调、震颤、眼辨距不良和智能障碍。

（骆　翔　方思羽）

第四节　脑　脓　肿

化脓性细菌侵入颅内，引起局灶性化脓性炎症，继而形成脓肿者称为颅内脓肿(cerebral abscess)。脓肿位于硬脑膜外者为硬脑膜外脓肿，位于硬脑膜下者为硬脑膜下脓肿，也可同时存在多个部位脓肿，称为混合性脓肿，脓肿位于脑组织内者为脑脓肿。脑脓肿无明显季节性及性别差异，农村发病率较高。

【病因】

引起脑脓肿的病因有化脓菌、真菌及原虫，根据感染的来源有耳源性、鼻源性、外伤性、血源性、隐源性，也有因头皮、面部疖肿或颅骨骨髓炎直接蔓延引起，其中耳源性脑脓肿占50%，鼻源性占10%~20%，其他原因引起的脑脓肿占30%~40%。

【病理】

脑脓肿包膜形成的快慢及厚度取决于致病菌的毒力、病原体的多少、机体的抗病能力及抗生素的治疗情况，脑脓肿形成是一个连续发展的过程，一般脑脓肿包膜在1~2周内可初步形成，7~8周完全形成。脑脓肿可为单发，也可为多发或多房性。脓肿可小至粟粒状，大到颅腔容积的1/3以上，一般将脑脓肿分为3个阶段。

1. 急性脑炎阶段：任何类型及原因引起的脑脓肿最初都引起局限性化脓性脑炎，细菌脑脓肿形成是一个连续发展的过程，细菌侵入部位引起大小不等、不规则的炎症区，同时血管也可受损，使局部脑组织软化、坏死。此时，患者全身感染症状较为突出。

2. 化脓阶段：炎症灶继续扩散、软化，坏死区逐渐扩大，形成脓腔，周围有新生血管，结缔组织形成，炎性肉芽组织增生。此阶段患者全身症状好转，但可出现颅内压增高症状。

3. 包膜形成阶段：脓腔及炎症区周围血管、结缔组织、神经胶质细胞增生明显，脓肿壁不断增厚，此阶段患者可出现脑局灶性损害症状或颅内压增高症状。

【诊断】

（一）临床表现

患者近期多有局灶或全身感染史，如乳突炎、鼻旁窦炎、中耳炎、细菌性心内膜炎、盆腔炎、败血症、皮肤感染、肺脓肿、颅脑外伤、颅骨骨髓炎等，在此基础上，出现脑脓肿。由于脑脓肿形成的迟早、大小、部位等不同，症状有很大差异。一般来说，常具有感染症状、颅内压增高症状、脑局灶性症状及脑膜刺激症状。

1. 症状

（1）感染症状：包括全身感染症状及原发感染症状，脑脓肿起病初期，一般都有全身感染的表现，可出现畏寒、发热、恶心、呕吐、头痛、嗜睡等，此类症状常在数日或2～3周消失，这些症状也可完全缺如。脑脓肿进入局限阶段，临床上可有一个潜伏期，此期可长达数周至数月，有的长达数年，潜伏期患者可有头痛、消瘦、疲乏、记忆力差、反应迟钝，儿童常有哭闹不安。

（2）颅内压增高症状：一般感染3～4周以后脓肿包膜可以完全形成，并出现颅内压增高症状，表现为头痛，为持续性疼痛伴阵发性加剧，清晨较重，用力、弯腰、咳嗽、打喷嚏等都可加重，头痛部位与脓肿部位有一定关系，当头痛部位与叩痛部位一致时，有定位价值。一般都伴有恶心、呕吐、脉搏缓慢、血压升高、呼吸缓慢。小脑脓肿者呕吐可呈喷射状，约1/2出现脑疝。

（3）脑局灶性症状：急性脓肿周围组织的炎症和水肿都较严重，局灶症状明显并出现较早，慢性脓肿包膜良好，周围脑组织的炎症和水肿较轻，局灶症状较轻，根据脓肿发生部位，出现相应的局灶定位病征。

（4）脑膜刺激症状：脓肿如接近脑表面或脑室时，可出现全头痛、脑膜刺激征等；若脓肿破入脑室或蛛网膜下腔，则症状更显著。

2. 体征

（1）颞叶脓肿：患者出现对侧视野上象限性偏盲、感觉性失语、命名性失语（主侧半球受损时）、颞叶癫痫发作。当海马钩回疝时，一侧瞳孔扩大，对侧偏瘫。

（2）小脑脓肿：有剧烈头痛（位于枕部向颈部放射）、水平性眼球震颤、肢体肌张力降低、共济失调、脉搏缓慢、血压升高、脉压增宽、呼吸变慢。

（3）额叶脓肿：有淡漠、嗜睡、性格改变、偏瘫、癫痫发作等，主侧半球受损时，出现运动性失语。少数脓肿破入脑室、蛛网膜下腔时，患者出现高热、抽搐、脑膜刺激征阳性。所有脓肿在颅内压增高严重时，均可出现视盘水肿、继发性视神经萎缩、视力下降。

3. 临床分型

（1）急性暴发型：发病突然，进展迅速；脑脊液白细胞和蛋白增高明显；头痛特别明显，全身中毒症状严重；昏迷出现得早，病死率高。

（2）脑膜炎型：脑膜刺激症状明显；脑脊液白细胞和蛋白明显增高。

（3）潜伏型：仅有轻度头痛，嗜睡；精神行为异常。

（4）脑瘤型：发展缓慢，酷似脑瘤。

（5）混合型：可以同时具有从化脓性脑膜炎到脓肿形成过程中的各种症状，临床表现形式复杂多样。

（二）实验室检查

1. 血液：急性期周围血白细胞增多，粒细胞可达数 $10\times10^9/L$；红细胞沉降速度加快；在潜伏期，血象可恢复正常或出现轻度白细胞核左移现象；当脓肿发展和溃破时，血象中的白细胞再度增多。

2. 脑脊液：脑脊液压力增高，亦可正常。在急性化脓性脑膜炎阶段，脑脊液中以中性粒细胞为主，在潜伏期或脓肿形成期则白细胞数仅轻度增高，通常在 50×10^6/L ~ 100×10^6/L，且以淋巴细胞为主。脑脊液的蛋白含量大多增加，可达 1 ~ 2g/L，甚至可达 10g/L。当脓肿接近脑表面或脑室时，蛋白增高更为明显。有学者认为，白细胞少、蛋白高对脑脓肿诊断更有意义，脑脊液内糖和氯化物无特殊改变。

（三）特殊检查

1. 脑电图：天幕上脓肿可有局灶性 δ、θ 波，对脓肿有定位意义，阳性率在 70% 以上。

2. 头颅 X 线平片：在慢性脑脓肿者中，可显示颅内压增高的骨质改变以及钙化松果体向对侧移位，偶可见囊壁钙化。产气杆菌所致的脓肿可见气泡面，外伤性脓肿可见颅内碎骨片或金属异物，同时 X 线平片可发现原发性感染病灶，如耳源性脓肿可见颞骨岩部破坏和乳突气房消失，鼻源性脓肿可见鼻旁窦骨质炎性破坏，血源性脓肿胸片有肺脓肿等。

3. 脑血管造影：幕上脓肿行颈动脉造影，小脑脓肿行椎动脉造影，主要发现血管移位。

4. 头部 CT：CT 对脑脓肿的诊断十分有帮助，在 CT 扫描中脓肿呈较均匀的低密度区，增强扫描后脓肿的周围有宽窄不等的环状增强带。

5. MRI：T_1 加权像上呈低信号，边缘模糊，其内可有较小的更低信号，脓壁为等信号，脓壁外可有低信号水肿区，在 T_2 加权像上脓肿及水肿区呈高信号，脓壁为等或低信号。增强扫描囊壁呈环形增强。此外，脓肿壁内缘一般无结节状异常信号向脓腔内突入，即没有附壁结节。增强的厚度一致，内、外缘光整。若做延迟扫描，增强厚度向外进一步扩大。

（四）鉴别诊断

1. 化脓性脑膜炎：一般化脓性脑膜炎起病较急，头痛剧烈，伴体温高、脉搏频数、烦躁明显，脑脊液中白细胞和蛋白增高明显，眼底视盘水肿，脑膜刺激征阳性，无局灶性定位体征。

2. 脑肿瘤：不易与脑脓肿鉴别，但脑肿瘤患者体温正常、血常规正常，血沉不快，脑脊液蛋白增高，无白细胞增加，病史及体检无感染灶。

3. 化脓性迷路炎：患者虽有头痛、眩晕、共济失调、眼球震颤，但患者头痛轻，共济失调为双侧性，无脑膜刺激征，无眼底水肿，脑脊液正常。

4. 血栓性静脉窦炎：全身中毒症状较脑脓肿重，常为败血症表现，如寒战、弛张热、白细胞数增高、中性粒细胞核左移、颅内压增高症状明显，局灶性体征及脑膜刺激征不明显。

5. 流行性乙型脑炎：在流行季节，病程短而发展快，没有感染灶。

6. 耳源性脑积水：有耳部疾病，并有视盘水肿，但全身症状较轻，无局灶性体征。脑脊液压力增高，但脑脊液常规、生化正常，治疗耳病后症状逐渐消退。

7. 结核球：结核球与脑脓肿症状很相似，但患者多有结核病史与结核灶。脑脊液检查可与脑脓肿相似，但糖和氯化物有降低改变，用抗结核治疗有效。

【治疗】

1. 药物治疗：原则上应针对脓肿的致病菌种类来选择药物，由于大多数脑脓肿都为厌氧与需氧菌的混合感染，故治疗中应重点注意抗厌氧菌药物的使用。应用易透过血-脑脊液屏障的药物，如氯霉素、甲硝唑、第三代头孢菌素等，可联合应用，剂量宜足，分次静脉给药；或根据血培养的药敏试验给予相应的抗生素。

2. 对症治疗：对脑水肿和颅压增高症状给予相应治疗。

(1) 20% 甘露醇溶液(mannitol)：每次按 0.5 ~ 1.0g/kg 计算，在 15 ~ 30 分钟内静脉注射，每日 4 次。

(2) 复方甘油注射液：每次 500ml，静脉滴注，每日 1 ~ 2 次。

(3) 甘油果糖：每次 250 ~ 500ml，静脉滴注，每日 2 ~ 4 次。

(4) 地塞米松(dexamethasone)：20 ~ 40mg/d，分 2 ~ 3 次稀释后静脉滴注，可用 6 ~ 9 天，停药应逐渐减量，要与足量抗生素同用。

3. 手术治疗

(1) 穿刺术：适用于 3 个方面。①临床上已诊断为脑脓肿，尤其因颅内压增高致脑疝时,可首先采用此法。②脑深部如丘脑或重要功能区脓肿。③先天性心脏病所致的脓肿,危重患者或小儿脑脓肿不能耐受手术时。穿刺术主要在于抽脓和冲洗,再次穿刺抽脓可根据 CT 复查情况而定,可在数日至 1 周后进行,可反复穿刺冲洗,直到脓肿缩小、消失为止,深部脓肿应在 CT 定向下进行穿刺。穿刺术缺点是排脓不彻底,治疗时间长,对于多房性、多发性脓肿效果不佳,而反复穿刺易造成感染扩散。

(2) 引流术:适用于 4 个方面。①开放性脑脓肿引流不畅或瘘口暂时封闭而颅内压增高者。②脑脓肿位置近运动区,穿刺无效者。③耳源性脓肿在进行乳突根治术时发现硬脑膜坏死,可在乳突部做切开引流。④脓肿切除时,发现切除困难者。

(3) 切除术:适用于 6 个方面。①脑脓肿包膜形成良好,位于非重要功能区,患者一般情况良好者。②反复穿刺抽脓或引流术未能彻底根治者。③多房性或分叶状脓肿。④聚集的多发性脓肿。⑤脓肿已破入脑室或蛛网膜下腔者。⑥外伤性脓肿有异物和碎骨片残留者。切除术能完整地切除脓肿,是目前应用最广泛的治疗方法。

第五节　脑寄生虫病

一、脑血吸虫病

血吸虫虫卵异位于脑部引起的损害称之为脑血吸虫病(cerebalschistosomiasis)。寄居于人体的血吸虫主要有日本血吸虫、曼氏血吸虫、埃及血吸虫,我国流行的是日本血吸虫。它主要寄生于门静脉系统内,阻塞肝及肠系膜静脉系统,引起一系列临床症状,它可异位于全身各脏器和组织内,以异位于肺和脑为主。脑血吸虫病多见于青壮年,国内统计中枢神经系统血吸虫为 1.74%~5.1%。血吸虫病主要流行于长江流域和南方十三省、市,日本、菲律宾等地也有流行。

【病因】

血吸虫患者粪便中排出的活虫卵通过各种方式进入水中,

在适宜的温度下孵出游动的毛蚴。毛蚴侵入血吸虫的唯一宿主钉螺,发育成尾蚴并逸出。人畜通过生产及生活接触疫水而感染。脑血吸虫病主要是大量的虫卵进入脑部,虫卵进入脑组织的途径包括:一种为栓塞学说,即门静脉高压导致虫卵经肺静脉进入左心,沿动脉系统进入脑内;另一种为虫卵逆行至脊椎硬膜外静脉丛,沿静脉系统进入脑内。此外,虫卵亦可由异常迁入脑静脉窦内的成虫直接产卵产生,脑部虫卵分布比较集中而且局限在顶叶附近,这很可能由于成虫寄生在病灶附近产卵沉积所致。

【病理】

虫卵进入脑部,在脑部沉积栓塞血管,诱发宿主产生免疫应答,在病灶区的软脑膜和软脑膜下皮质表现为虫卵肉芽肿、假结核结节及瘢痕结节的形成,非特异性病变为胶质细胞反应、脑软化和脑水肿。虫卵在脊髓也可沉积,病理表现与脑部相似。

临床上有急性脑血吸虫病和慢性脑血吸虫病。急性脑血吸虫病系虫卵可溶性抗原导致的急性炎症反应,虫卵周围大量嗜酸粒细胞浸润,分泌碱性蛋白及过氧化物损伤血管内皮细胞,引起血管炎及小血管栓塞;嗜酸粒细胞亦可直接分泌神经毒素损伤神经组织,引起脑组织广泛中毒和水肿。慢性脑血吸虫病主要为大量虫卵和异物沉积,形成特征性虫卵肉芽肿、瘢痕结节、假结核球,并可见大量非特异性胶质细胞增生、毛细血管增生、以动脉为主的中小型血管炎性改变,以及脑水肿、脑软化。

(一)临床表现

1. 症状:脑血吸虫病早期大部分患者可无临床表现。脑型血吸虫病常合并全身症状。

(1)急性脑血吸虫病:此型占13%~16.9%,多见于疫区或初次进入疫区的青壮年,一般在感染4~6周后出现症状。

1)脑膜脑炎型:轻者有嗜睡、高热、咳嗽、定向力障碍、意识不清、躁动不安;重者抽搐、痉挛、智能障碍、肢体瘫痪、昏迷、大小便失禁等。

2)精神障碍型:出现谵妄状态、定向障碍、不认识家人、兴奋、躁动、冲动行为、牵连观念、非真实感、幻觉、妄想等。

3）脑卒中型：此型占0.8%～3%。起病急骤，突然昏迷、偏瘫、失语等，其发生原因可能为脑血管的急性卵栓所致。临床上青壮年卒中样发作，找不到原因，患者有血吸虫感染史，吡喹酮治疗有效，应考虑本病。

4）急性脊髓炎型：此型占0.8%～4%。与临床上各种病因引起的脊髓炎症状相似。

5）多发性周围神经型：此型少见，临床上会出现四肢疼痛、麻木、肌张力减低、肢体无力等。其原因可能为急性血吸虫病中成虫或虫卵分泌可溶性虫卵抗原及其代谢产物，发生免疫反应所致。

（2）慢性脑血吸虫病：由于虫卵沉积部位和程度不同，表现也不同，大体可分为3型。

1）癫痫型：占慢性血吸虫病大多数，因虫卵沉积于大脑皮质所致，表现为各种类型的癫痫发作，其中以单纯部分性发作和复杂部分性发作多见，表现为一侧肢体、面肌、眼肌抽动，神志清楚，也可由身体某部抽动，遍及全身，出现意识障碍。部分患者表现为全面性发作。

2）肿瘤型：此型表现为逐渐加重的头痛、呕吐、视物模糊、复视等颅内压增高症状。

3）脑卒中型：表现为突发昏迷、偏瘫、失语等局灶性神经症状。

（3）全身症状：可有腹痛、腹泻，晚期患者出现门静脉高压表现，如腹水、贫血、静脉曲张、巨脾。

2. 体征：急性脑血吸虫病可出现荨麻疹、血白细胞增加、肝脾大、肢体瘫痪、四肢感觉减退、腱反射改变、锥体束征阳性、脑膜刺激征阳性。慢性血吸虫病可出现视盘水肿、脑神经损害、肢体单瘫、偏瘫、截瘫、偏身或周围感觉障碍、失语、共济失调、眼球震颤等。

（二）实验室检查

1. 血常规：急性脑血吸虫患者血白细胞和嗜酸粒细胞增多。慢性脑血吸虫患者因脾功能亢进可有贫血，白细胞减少，嗜酸粒细胞增加不明显。

2. 脑脊液检查:白细胞 $10\times10^6/L\sim100\times10^6/L$,以淋巴细胞为主,也可有嗜酸粒细胞增多,蛋白含量正常或轻度增高,有时在脑脊液中可找到虫卵。

3. 粪便检查可找到血吸虫卵,孵化后可发现毛蚴。

4. 直肠黏膜活检,可发现血吸虫的病理改变,阳性率可达 78.3%~90%。

5. 脑脊液和血液免疫学检查:常用的免疫学方法有环卵沉淀试验(COPT)、间接血凝试验(IHA)和酶联免疫吸附试验(ELSA),阳性指示血吸虫感染,ELISA 最常用,脑脊液中血吸虫抗体阳性率低,需多次检测。此外,聚合酶链反应(PCR)具有高度敏感性,并逐渐用于临床检测。

(三) 特殊检查

1. 头部 CT:急性期表现为脑实质内大小不一的低密度水肿区,边界模糊。慢性期呈局限性肉芽肿,高密度,也可高低密度混杂,增强后可见结节状强化或均匀强化。

2. MRI:表现为脑皮质和皮质下多发病灶,以多发结节状病灶最常见。急性期病变呈长 T_1、长 T_2 信号改变;慢性期肉芽肿在 T_1WI 为等、稍低信号,T_2WI 为高或稍高信号。注射造影剂后出现不同程度强化,急性期大部分成斑点状及小斑片状强化,慢性期常呈多个散在或密集的大小不等结节强化。

3. 脑组织活检:在 CT 立体定向下行病灶部位活组织检查可发现血吸虫卵。

(四) 鉴别诊断

本病主要与原发性癫痫、中毒性脑病、脑脓肿、病毒性脑膜脑炎、脑肿瘤、脑血管病鉴别,虽然以上各病均与脑型血吸虫病类似,易误诊,但根据流行病学资料、血吸虫感染症状、外周血及脑脊液中嗜酸粒细胞增高、血吸虫病原学、免疫学检查、头部 CT 及 MRI 等检查可作出诊断。

【治疗】

(一) 病因治疗

1. 吡喹酮(praziquantel):是目前治疗本病的首选药物,具有高效、低毒、疗效短、使用方便等优点。急性血吸虫病：总剂量120mg/kg(体重超60kg，按60kg计算)，分4天12次服完。慢性血吸虫病：总剂量60mg/kg，分2天6次服完。晚期血吸虫病或体弱者：总计量90mg/kg，分6天18次服完。一般用2个疗程，近期有效率99.4%，远期有效率98.4%，以住院治疗为宜。不良反应有头晕、恶心、食欲下降，偶有心悸、胸闷，无须处理，停药即消失。

2. 硝硫氰胺(7505)：本药可部分透过血-脑脊液屏障进入脑组织，疗效可达80%～85%，但其不良反应大，现已少用。现已合成衍生物硝硫苯脂(7720)，毒性低，成人总剂量为20～26mg/kg，等分3次口服，每天1次。

(二) 对症治疗

1. 地塞米松(dexamethasone)5～10mg加入10%葡萄糖液内，静脉滴注，每日1次，或口服地塞米松0.75mg，每日3次。

2. 泼尼松(prednisone)5～10mg，每日3次。

3. 脱水治疗：有颅内压增高、脑水肿明显者，可先采用脱水剂，如20%甘露醇溶液、复方甘油注射液、甘油果糖注射液。颅内压降低后，再给予抗病原治疗。

4. 解痉治疗：有癫痫发作者，在应用吡喹酮的同时，加用抗癫痫药物，如丙戊酸钠，每次0.2g，每日3次；卡马西平，每次0.1～0.2g，每日3次。

5. 对精神障碍型者，给予奋乃静、氟哌啶醇、氯丙嗪、利培酮(维思通)、奥氮平等。

(三) 手术治疗

本病以药物治疗为主，下列情况可考虑手术治疗：

1. 脑内有大的血吸虫肉芽肿，并有明显颅内压增高或神经系统定位症状严重者，需先行手术摘除肉芽肿，再用吡喹酮治疗。

2. 急性颅内压增高或脑疝形成、药物脱水欠佳者，为抢救生命，先行外科手术减压，再行吡喹酮治疗。

3. 慢性血吸虫感染者，因继发频繁癫痫发作，影响大脑功能，吡喹酮治疗无效者，需开颅剥离蛛网膜粘连，消除激惹性病灶。

二、脑囊虫病

脑囊虫病(cerebral cysticercosis)是链状绦虫(猪绦虫)的幼虫寄生于人脑部所引起的疾病。囊虫(即猪囊尾蚴)也可以寄生于身体其他部位,以皮下、肌肉、眼、口腔等处多见;肺、心脏、骨骼也可见到。在神经系统中,囊虫病多见于脑膜、大脑皮质、脑室系统、脑白质,偶见于椎管内,寄生于脑部占 60% ~ 96% 。囊虫病主要流行于我国华北、东北、西北地区,长江以南地区发病率较低。脑囊虫病好发于青壮年,国内报告 14 ~ 50 岁发病占 80% ,男性多于女性,约为 5∶1。

【病因】

囊虫病是一种全身感染性疾病,常为患者误食猪带绦虫的虫卵后,经胃液消化孵化出蚴虫,钻入胃肠壁血管,随血液循环寄生于人体各组织。其感染方式主要有 3 种:

1. 内在自身感染:患有猪带绦虫的患者,由于呕吐或肠道逆蠕动,使绦虫妊娠节片回流至胃内,虫卵在十二指肠内孵化逸出六钩蚴,钻出肠壁进入肠系膜小静脉和淋巴循环至全身,发育成囊尾蚴。

2. 外源自身感染:链状带绦虫患者的手指沾染了虫卵,经口感染。

3. 外源异体感染:患者自身无链状带绦虫病,因生食或半生食感染链状绦虫的肉类,或吞服被链状绦虫卵污染的生水、蔬菜、瓜果等,引起感染;据文献报道,外源异体感染的囊虫对脑部有特殊的亲和力。

【病理】

囊虫进入中枢神经系统有两个途径:一是通过血流进入脑实质,二是由脉络丛进入脑室系统、蛛网膜下腔和脊髓。囊虫的大小、数目不一,可由米粒至豌豆大小,偶有乒乓球大小;可为单个或多个,也可达数百至上千。

根据寄生部位,可将脑囊虫病分为:脑实质型、脑室型、蛛网膜型和混合型,极少数(1% ~ 5%)累及脊髓,称脊髓型。脑实质型最常见,囊虫位于皮质及灰白质交界处;脑室型次之,囊虫多位于第四脑室(53%)、第三脑室(27%)、侧脑室(11%)和中脑导水管(9%)。此型囊虫可黏附于脑室壁或悬浮于脑脊液中,引起脑室变形,囊虫在脑室内移动可阻碍脑脊液循环,产生迅速而严重的高颅压综合征。蛛网膜型囊虫位于蛛网膜下腔、脑底池,脑池内空间大、阻力小,囊虫体积较大或呈串排列如葡萄状,此型常伴发增生性蛛网膜炎。

囊虫可在脑内存活数年至几十年,根据在脑内存活情况分为3期。①存活期:囊虫处于存活状态,不产生免疫活性物质,周围不伴炎性反应及水肿。②变性死亡期:囊虫逐渐死亡,虫体异体蛋白释放,产生强烈的变态反应,虫体周围出现中性粒细胞及嗜酸粒细胞浸润、水肿,继而以浆细胞和淋巴细胞为主,并出现纤维组织增生,虫体被纤维包裹形成包囊。③钙化期:脑组织水肿消退,囊虫逐渐钙化。因囊尾蚴进入脑内的时间及生长周期不同,脑内可有多种病变并存。

【诊断】

(一)临床表现

1. 症状:临床上因囊虫寄生的部位不同、数目不同,症状复杂多样,因囊虫发育、死亡先后不一,症状也可波动不定,有时患者可毫无症状而突然死亡。

(1)头痛:头痛是脑囊虫病患者比较常见的症状之一,头痛的程度轻重不一,可从轻微钝痛到剧烈刺痛,伴呕吐,头痛随病情变化而波动不定,无特殊性。

(2)癫痫发作:脑内刺激症状较缺失症状更为突出,是脑囊虫病的重要特点之一。大脑半球的皮质、灰白质交界处是囊尾蚴最好寄生的部位,而且多在皮质运动区。癫痫发作是脑囊虫病的首发症状,也可为唯一症状,脑囊虫病伴癫发作为50%~70%,全身强直阵挛发作形式最多见,占45%~50%,其次为单纯部分发作、复杂部分发作、失神发作等。癫痫发作有多样性和易变性特点,即同一位患者,可以出现两种以上的不同形式的发作。

(3)颅内压增高症状:颅内压增高约占脑囊虫患者的

45%，主要表现为剧烈头痛、恶心、呕吐、视物不清、视力下降以至于失明，部分患者表现为急性颅内压增高过程，头痛剧烈，呕吐频繁，出现不同程度的意识障碍、表情淡漠、意识蒙眬，甚至昏迷、脑疝形成。

(4) 精神症状和智能障碍：常见的有失眠、头晕、精神错乱、恐怖、错觉、幻觉、抑郁、妄想、注意力不集中、记忆力减退、理解和判断能力下降，有时不主动进食，外出后回家不知家门，随地大小便等。

(5) Brun 征：当囊虫寄生于第四脑室形成囊肿时，可因头位急剧改变，突然引起脑脊液回流障碍，出现急性颅内压增高，患者突然出现眩晕、恶心、呕吐，甚至摔倒，继而出现呼吸、循环功能紊乱或脑干受压症状。

(6) 颅内炎性症状：此类患者多为急性起病，伴有体温升高，体温38℃左右，头痛、呕吐、颈项强直等。

(7) 脑血管炎性改变：由于囊虫异体蛋白和其他毒素刺激，可引起脑血管内皮细胞非特异性炎性改变，使血管变窄，管壁变厚，造成动脉管腔狭窄或闭塞，引起脑局部组织缺血或梗死，出现肢体无力、单瘫、偏瘫、感觉障碍、头晕等。

2. 体征：颅内高压患者可出现视盘水肿、瞳孔不等大，晚期出现继发性视神经萎缩、对光反射迟钝或消失；有的患者出现展神经、动眼神经麻痹，可有体温升高、脑膜刺激征阳性；脑实质受损出现肢体单瘫、偏瘫、截瘫、半身舞蹈、失语、吞咽困难、共济失调、感觉障碍、腱反射不对称、病理征阳性等。

（二）实验室检查

1. 血常规：少数患者白细胞总数可在 $10\times10^9/L$ 以上，多数患者白细胞总数正常，嗜酸粒细胞可高达 15%～50%。

2. 脑脊液：脑脊液压力正常或升高，脑膜炎型白细胞增高，可达 $15\times10^6/L$，以淋巴细胞为主，嗜酸粒细胞可增高，蛋白定量正常或轻度增高，糖、氯化物正常。

3. 免疫学检查：人体被囊虫感染后，可产生相应的抗体，应用囊尾蚴抗原检测人体内特异性抗体，对本病的诊断具有定性价值。

(1) 间接血凝集试验(indirect hemagglutination test):以钝化的囊尾蚴为抗原,致敏于羊红细胞表面,按倍数比例稀释受检查血清进行滴定,滴定度:血为 1∶20 以上阳性,脑脊液为 1∶4 以上阳性。

(2) 补体结合试验:将受检查者血清或脑脊液+囊尾蚴抗原+羊红细胞+兔抗羊红细胞,未见溶血为阳性。

(3) 凝胶扩散沉淀试验:用受检者血清或脑脊液与稀释的囊尾蚴抗原作用,出现白色环形沉淀为阳性。

(4) 酶联免疫法(ELISA)和多聚酶链反应(PCR):检查血中囊虫循环抗原或抗体的存在,阳性率可达 99%~100%。

(三) 特殊检查

1. 脑电图:对癫痫患者有诊断价值,一般可见弥漫性和局灶性异常波,表现为高幅、低幅漫波,尖慢或棘慢复合波。

2. 头颅或肌肉 X 线平片:可发现颅内或肌肉内有钙化点,阳性率可达 4.5%~36%。

3. 头部 CT 扫描:随着 CT 诊断技术的发展,脑囊虫病应用 CT 检查,不仅能确定囊虫的位置、数量、大小、钙化,而且可显示脑水肿、脑积水及脑室形态改变,由此可作出较为准确的定位或定性诊断。CT 主要表现为散在或集中的 0.5~1.0cm 圆形或卵圆形阴影,有高密度、低密度、高低混合密度病灶,增强扫描头节可强化。

4. 磁共振(MRI)检查:可了解囊虫的生存状态,对囊虫病分型、分期诊断及临床治疗有重大意义。

(1) 脑实质囊虫颇具特征性,囊虫呈圆形,大小为 4~20mm,呈囊性病变,其内有偏心的小点状影附在囊壁上,代表囊虫头节,MRI 显示率高。

1) 活动期:T_1 和 T_2 加权图像中小囊呈长 T_1、长 T_2 信号,强度类似于脑脊液,囊壁薄且光滑,少量增强或不增强。行增强扫描后囊内小点状头节影增强。病灶周围多不伴水肿。

2) 退变死亡期:坏死造成头节变小或显示不清,囊液变浑浊,囊壁增厚。T_1 和 T_2 加权像,囊液信号强度均高于脑脊液,囊壁周围长 T_1、长 T_2 信号,显示为较大面积的水肿以及占位效应,占位明显者易与脑转移瘤混淆。增强扫描后囊壁环状强化,变形坏死后期囊壁增厚。

3) 钙化期:呈长 T_1、短 T_2 表现,所谓"黑靶征"(black target appearance),是指在 T_2 加权图像中囊肿内除有一点状高信号之外,其余均呈低信号,此期 CT 诊断由优于 MRI.

(2) 脑池、脑沟、脑室内囊虫:呈不同的表现,多为小圆形、2~8mm 大小的长 T_1、长 T_2 信号,常见不到头节;有的呈多发大囊性病变,分叶状、有间隔,偶可见囊虫头节,多在病变的边缘;亦可见因蛛网膜粘连导致的脑积水改变。

5. 脑组织活检:手术或 CT 立体定向取病灶脑组织进行活检,可发现囊虫。

(四) 鉴别诊断

1. 颅内转移性肿瘤:可有癫痫发作、头痛、呕吐、精神异常等,易与脑囊虫病混淆,但老年人发病率高,头部 CT、MRI 可见单个或多个较大病灶,灶周有明显水肿。

2. 慢性硬膜下血肿:也有头痛、头晕、精神异常、意识障碍、瞳孔不等大等,但 CT 检查硬膜下有月牙形高密度或等密度病灶。

3. 原发性癫痫:原发性癫痫发病年龄多较小,发作形式多为固定不变,CT、MRI、免疫学检查均为正常。

4. 脑动脉硬化或多发性腔隙性脑梗死:表现为头晕、轻度头痛、失眠、多梦、肢体无力、轻瘫等,但多数患者有高血压病史,症状常呈阶梯式进展,头部 CT 皮质下可见低密度小病灶,对造影剂无强化。

5. 各种脑膜炎,如结核性脑膜炎、真菌性脑膜炎、病毒性脑膜炎,很容易与囊虫所致的脑膜炎混淆,但经囊虫免疫学、头部 CT 或 MRI 检查可排除。

【治疗】

(一) 病因治疗

1. 阿苯达唑(albendazole):20mg/(kg·d),分 2 次口服,10 天为 1 个疗程,休息 10~15 天再服第 2 个疗程,通常用 3~5 个疗程,近期有效率为 93%~100%。

2. 吡喹酮(praziquantel):30～45mg/(kg·d),分3次口服,1个疗程总剂量为120～180mg/kg,总有效率为80.1%～100%。

（二）对症治疗

根据不同的临床表现,在病因治疗的同时或前或后,给予相应的治疗,如颅内压增高者,应用20%甘露醇溶液静脉注射,每次0.5～1.0g/kg,每日2～4次,或甘油果糖注射液250～500ml,静脉滴注,每日1～2次。对严重的难以控制的颅内压增加,可先行颞肌下去骨瓣减压手术。另外,在抗囊虫过程中,由于囊虫的死亡,可产生异性蛋白反应,使颅内压进一步增高,可用地塞米松10～20mg/d,静脉滴注或推注;或泼尼松5～10mg,口服,每日2～3次。有癫痫发作者,应同时行抗癫痫治疗,如丙戊酸钠0.2g,每日3次;卡马西平0.1～0.2g,每日3次;或其他抗癫痫药,维持2～3年。有精神症状者合并用抗精神病药物,如氟哌啶醇、奋乃静、氯丙嗪、利培酮、奥氮平等。

（三）支持疗法

对病程长、体质差或长期头痛、呕吐、进食较少者,治疗期间要保证足够的营养,必要时给予血浆、人血白蛋白、氨基酸等。

三、脑包虫病

脑包虫病(cerebral echinococcosis)也称脑棘球蚴病,是人体感染细粒棘绦虫(犬绦虫)的幼虫(棘球蚴)所致的疾病。脑(棘球蚴)包虫病发病率较低,为1%～2%。我国以西北地区发病率高。

【病因】

犬为细粒棘绦虫的终宿主,羊、马、猪、猫等为中间宿主,细粒棘绦虫主要寄生于犬的小肠内,虫卵随粪便排出体外,污染地面、水草、蔬菜等。羊或人等中间宿主吞食后,虫卵在十二指肠孵化出六钩蚴(棘球蚴),穿过肠壁进入血液循环,大多数在肝脏和肺脏内沉积下来,发育成肝包虫和肺包虫。幼虫可经肝、肺至心脏,再由心脏向外传播至体内各处,引起全身多系统感染。至颅内发育成脑包虫，脑内以顶叶、额叶最多见，小脑、脑室、颅底少见。脑包虫病分为两型：①原发型，系幼虫经肝、肺、心、颈内动脉至颅内者，多为一囊，偶有两囊，或一囊在脑、另一囊在肝。此型脑包虫病以顶叶多见，儿童为主。②继发型，系原发型包虫破裂至左心房或左心室，囊内内容物中的头节等有60%～70%经颈内动脉达颅内，此型脑包虫为多发性。以青年和成年多见。

【病理】

包虫囊为微白色半透明包膜，其中充满无色透明液体，容积可达数毫升。包虫囊有三层组成：外层为致密纤维层；中层为层叠的膜，允许营养物质通过；内层为生发层，生发层可发育，分裂出许多育囊、子囊，在邻近组织形成新囊肿。包虫囊在脑内引起压迫或阻碍脑脊液循环，导致颅内压增高。

【诊断】

（一）临床表现

1. 症状：因脑组织柔软、阻力小、血运旺盛，故脑包虫在脑部增长速度较快，出现症状较早，包虫在脑组织内呈占位性扩张膨大，推移、挤压脑组织，阻塞脑脊液循环，而产生脑刺激症状及颅内压增高症状。患者可出现各种类型的癫痫发作、肢体无力、偏瘫、截瘫、麻木、复视、共济运动障碍。因颅内压增高，患者出现头痛、恶心、呕吐、头昏、头晕、视力下降等。脑包虫可合并破裂，而发生严重过敏性休克。

2. 体征：颅内压增高在儿童可使颅围增大，儿童大脑半球巨大包虫，可使患侧头颅增大而不对称。眼底检查可见视盘水肿，晚期出现视盘萎缩、脑神经麻痹、腱反射不对称、病理反射阳性等。包虫子囊侵入椎管内可压迫脊髓造成脊髓压迫征，可出现神经根痛或下肢截瘫。

（二）实验室检查

1. 血常规：30%～70%的患者有嗜酸粒细胞增高。

2. 脑脊液：脑脊液压力增高，嗜酸粒细胞增高，蛋白增高，糖、氯化物正常。

3. 免疫学检查:约 80% 患者的血清补体结合试验阳性。包虫囊液皮内试验阳性,阳性率 95% 左右。

(三) 特殊检查

1. X 线检查:病史久者,颅骨平片可见颅骨内板变薄有弧形整齐的脑回或包块的压迹,甚至颅骨内板局限性圆形缺损。儿童患者颅径增大,颅缝增宽。偶可发现钙化。

2. 脑血管造影:包虫囊在脑血管造影上有特殊表现,病变区无血管,围绕包虫囊的血管极度移位、变直,环绕成球形。

3. 头部 CT:包虫头部 CT 表现为一巨大的脑内囊肿,边界清楚锐利,呈类圆形,CT 值与脑脊液相似,占位效应显著,脑室受压并向对侧移位,有脑积水。增强后 CT,一般显示囊壁不强化或仅较度强化。如囊壁钙化则呈完整或不完整的壳状高密度带。

4. 头部 MRI:脑包虫的 MRI 表现与 CT 大致相似,T_2 加权像上表现为同脑脊液密度的类圆形影,囊壁为低密度影,对比增强后囊壁强化,呈薄壁环形影,可显示囊肿大小。囊肿周围可见少量水肿。MRI 还可显示子囊或头节,在 T_2 加权像上表现为高信号影。

(四) 鉴别诊断

脑包虫与脑肿瘤、脑脓肿、脑囊肿等占位性病变的临床症状和体征相似,故单凭症状与体征往往不易鉴别,但脑包虫生长速度较快,症状进行性加重,结合包虫免疫学检查、头部 CT 和 MRI 可作出诊断。

【治疗】

(一) 药物治疗

1. 阿苯达唑和吡喹酮:剂量为 10 ~ 15mg/(kg · d),分 2 次口服,30 天为 1 个疗程。隔半个月后可重复治疗,需 3 ~ 4 个疗程。

2. 甲苯达唑:开始 3 ~ 4 天 0.2g/d,后逐渐加量至 3 ~ 4g/d,疗程 1 个月。

(二) 手术治疗

确诊为脑包虫病后,应早期手术治疗,以防并发破裂,引起过敏性休克。

1. 完整摘除术：凡经确诊者，在病情允许的情况下，以早期进行手术摘除为宜，囊肿越小，完整摘除的概率越大。

2. 穿刺抽液摘除术。

（三）对症治疗

四、脑型卫氏并殖吸虫病

卫氏并殖吸虫病是由卫氏并殖吸虫、斯氏并殖吸虫等寄生于人体所引起的疾病，肺吸虫成虫除寄生于肺部以外，还可在患者体内游行，如腹腔、肝脏、膈肌、皮下、肌肉、心包、眼窝等，如游走至脑部，即为脑型卫氏并殖吸虫病（cerebral paragonimiasis）。国内报道，卫氏并殖吸虫侵犯中枢神经系统的发病率为9.1%~16.7%，青少年多见。卫氏并殖吸虫病分布甚广，亚洲、非洲、美洲均有本病发生。我国有22个省、市、自治区发生本病。

【病因】

病兽、病畜或患者均为本病的传染源。虫卵随宿主粪便排出，入水后在适宜温度下经3~4周发育成毛蚴，钻入第一中间宿主川卷螺或拟钉螺体内，发育成尾蚴，尾蚴从螺体内逸出进入第二中间宿主溪蟹、蝲蛄体内。居民因生吃、腌吃、醉吃溪蟹、蝲蛄而感染，亦可因饮用含囊蚴的生水而感染。囊蚴从口进入人体消化道，蚴虫在小肠内脱囊而出，钻过肠壁进入腹腔，在各脏器间游走。虫体可由腹腔、胸腔上移，沿颈动脉周围软组织进入颅内。两侧大脑或大、小脑可同时受损，以大脑颞叶最多见（占80%）。

【病理】

脑内病变主要是由于虫体在脑内移行时引起脑组织的直接损害，虫体所产生的代谢产物引起组织反应及虫卵大量沉积的异物反应。病变可分3个阶段。

1. 组织破坏期：虫体移行穿破组织而引起线状出血或隧道损伤，虫体在组织中可破坏组织，形成窟穴病灶，周围有少量炎性反应。

2. 肉芽肿或囊肿期：虫卵沉积引起肉芽肿，周围有结缔组织增生和炎细胞浸润，病变中央组织坏死，其中可找到成虫和虫卵。

3. 纤维瘢痕期：见于虫体死亡或游走他处，坏死区的物质逐渐吸收，虫卵死亡、钙化，囊壁逐渐增厚，形成纤维化并有钙沉积。

【诊断】

（一）临床表现

1. 症状

（1）全身症状：短期低热、纳差、倦怠、盗汗、消瘦、皮疹等。

（2）腹部症状：腹痛、腹泻、恶心、便秘等。

（3）胸部症状：咳嗽、咳痰（呈铁锈色）、胸痛、呼吸困难等。

（4）皮肤症状：多在下腹部和大腿之间的皮下可触及大小不等（1cm×2cm、3cm×4cm 或以上）的皮下结节，可引起局部瘙痒或微痛。

（5）脑部症状

1）脑刺激症状：表现为各种类型的癫痫发作。

2）炎性反应症状：表现为发热、畏寒、头痛、嗜睡。

3）脑组织破坏症状：精神异常如精神兴奋、抑郁、谵妄状态、反应迟钝、幻觉、妄想，严重者共济失调、昏迷等。

4）颅内压增高症状：头痛、呕吐、视物不清、头晕等。

2. 体征：患者可出现眼底视盘水肿、脑膜刺激征阳性、肢体单瘫、偏瘫、感觉减退、偏盲、瞳孔不等大、脑神经麻痹等。

3. 临床分型

（1）脑膜脑炎型：多见于本病早期，起病急，剧烈头痛、呕吐、发热及脑膜刺激征，脑脊液蛋白、压力增高，白细胞增高，尤以嗜酸粒细胞增高明显，有时会查出虫卵。其发生可能是由于虫体从陈旧的包囊中穿出形成新的病变所致。

（2）蛛网膜下腔出血型：主要表现为突然剧烈头痛、呕吐、脑膜刺激征阳性、血性脑脊液；发生原因可能是由于幼虫游走，穿破脑组织血管所致。

(3) 颅内压力增高型：其发生多为幼虫侵入脑室，使脑脊液循环受阻所引起；也可由于脑组织充血、炎细胞浸润及脑水肿所致。多在本病早期发生。其临床表现为头痛、呕吐、视盘水肿、表情呆滞及视力减退等。

(4) 肿瘤型：此型由于虫体侵入脑组织已久，在脑组织中已有多房性囊肿形成，表现除有头痛、呕吐等症状外，常有局限性或全身性癫痫发作，偏瘫、偏盲、进行性视力减退，部分患者还可出现视盘水肿、脑脊液压力增高等。

(5) 萎缩型：此型由于病变的纤维化及瘢痕形成所致，多在本病晚期发生，主要表现为智能障碍、精神症状、反复发作的局限性癫痫或全身癫痫发作，还可以发生肢体进行性瘫痪。脑脊液压力不高，细胞、蛋白正常。

(6) 脊髓型：此型是由于成虫在硬脊膜外形成囊肿压迫脊髓所致，或由于成虫进入蛛网膜下腔及脊髓所致。表现为两下肢截瘫、节段性感觉障碍、大小便障碍。

（二）实验室检查

1. 痰液检查：痰液呈铁锈色，可在痰中找到卫氏并殖吸虫卵，也有大量嗜酸粒细胞。

2. 脑脊液检查：脑脊液中白细胞增多，以嗜酸粒细胞为主，脑瘤型患者脑脊液压力增高，蛋白增高，糖降低。蛛网膜下腔出血型则出现血性脑脊液。可找到虫卵。

3. 免疫学检查：血和脑脊液肺吸虫补体结合试验、酶联免疫吸附试验(ELISA)，其中后者敏感性更高、更常用。脑脊液免疫学阳性对本病有特异性诊断价值。

（三）特殊检查

1. 颅骨平片：脑内可见钙化的囊壁。

2. 胸片：可见浸润、囊肿结节的硬结阴影。

3. 头部 CT：头部 CT 平扫表现为等密度或混合密度肿块，病灶周围可见水肿。注入造影剂后病灶呈环形或结节状增强。脑室的卫氏并殖吸虫病在 CT 上表现为同脑脊液密度相似的囊肿，无增强变化。后期，病灶可出现蛋壳状钙化，为多发性圆形或卵圆形囊样高密度环影。

4. MRI：T_1WI 和 T_2WI 均表现为中央高信号或等信号、外周低信号病灶。单侧半球多重环形病灶呈“葡萄串状”或“肥皂泡样”，这对本病有提示诊断意义。

（四）鉴别诊断

本病应与脑蛛网膜下腔出血、脑脓肿、结核性脑膜炎、脑肿瘤、脑囊虫病、散发性脑炎、原发性癫痫等鉴别。

【治疗】

（一）病因治疗

1. 吡喹酮（praziquantel）：总剂量 125 ~ 150mg/kg，每日 3 次，2 ~ 3 天服完。

2. 阿苯达唑：疗效高，疗程短，杀虫作用强且迅速，剂量每次 10mg/kg，口服，3 次/日，共 2 日；或 15 ~ 20mg/kg，口服，3 次/日，共 1 日。

（二）手术治疗

对严重的颅内压增高者、用药治疗病情继续发展者，应考虑手术治疗。

（三）对症治疗

有癫痫发作、颅内压增高者，应采取相应的处理。

五、脑型疟疾

疟疾是由疟原虫寄生于人体内所致的传染性疾病，疟原虫侵入脑部，产生脑部症状者为脑型疟疾（cerebral malaria）。疟疾分布于世界各地，我国南方和北方均可见到，一年四季均可发病，但以夏、秋两季为多，农村发病率高于城市，目前疟疾的年发病率约为 0.3%，男女发病率无差异。

【病因】

寄生于人体的疟原虫共有 4 种，即间日疟原虫、三日疟原虫、恶性疟原虫和卵形疟原虫，其中恶性疟原虫常发生脑型疟疾。恶性疟原虫特别易集中于脑部，引起脑内毛细血管阻塞，当含疟原虫的红细胞发生凝集时，常可使不含疟原虫的红细胞也凝集在一起，最后引起脑部毛细血管内弥散性凝血。由于毛细血管被凝集的红细胞所堵塞，引起脑组织缺血、缺氧，从而产生脑组织灶性坏死及脑水肿，并在脑实质内产生多个小出血灶及细胞浸润，引起颅内压增高。

【病理】

肉眼可见软脑膜明显充血，脑组织高度水肿，脑回变平，双侧大脑半球白质内有散在的针头大小的出血点及蚕食样出血斑。镜下可见脑内毛细血管明显充血，充满大量含疟原虫的红细胞和疟色素。在较大血管中可见含疟原虫的红细胞黏附于血管内皮，并形成血栓。阻塞的微血管供血区脑组织坏死，髓鞘消失，坏死组织外周可见环状出血带，并伴有小胶质细胞增生。

【诊断】

（一）临床表现

1. 症状

（1）寒战、高热：这是大多数脑型疟疾的首发症状，部分患者体温达42℃。长达20～36小时，少数不发热或体温低。

（2）意识障碍：所有脑型疟疾患者均有不同程度的意识障碍，轻者表现为反应迟钝、嗜睡、表情淡漠，重者可呈谵妄、昏迷。昏迷多发生在发病后2～7天。

（3）颅内压增高：多数患者有剧烈头痛、呕吐及视盘水肿，严重时可出现脑疝。

（4）抽搐：多见于儿童，常在疾病早期出现，有时可和昏迷同时发生，如系青壮年，则在病情危重时出现，抽搐可表现为大发作（全面性强直-阵挛发作），也可表现为局限性发作或双侧交替发作。

（5）其他：绝大部分患者有脾大，少数患者肝大，多数患者有不同程度的贫血。

2. 体征：患者可出现视盘水肿，瞳孔不等大或双侧散大、对光反射消失，以及失语、失听、失明、单瘫、偏瘫和脑膜刺激征等。

（二）实验室检查

1. 病原体检查：为了提高血液内检获疟原虫的阳性率，可采用厚血膜片染色检查，一般在发病时取周围血检查。骨髓涂片阳性率高于外周血涂片。

2. 血常规:大部分脑型疟疾患者血中白细胞总数和中性粒细胞偏高,网织红细胞增加,有明显贫血。

3. 脑脊液:部分患者脑脊液压力增高,蛋白定量及细胞数增加,以淋巴细胞为主。

（三）特殊检查

头部 CT 和 MRI:多数患者无异常改变,部分患者显示脑水肿、脑室变小或类似脑梗死病灶。

（四）鉴别诊断

1. 中暑:中暑为高温环境下突然发热及并发中枢神经系统损害,同时有皮肤干燥、无汗。

2. 钩端螺旋体脑膜炎:本病起病急骤,流行季节与疟疾相同,也有寒战、高热、烦躁不安、谵妄、脑膜刺激征,但不同的是:发病前 1～3 周有钩端螺旋体疫水接触史,意识障碍不如脑型疟疾重。全身酸痛、明显腓肠肌压痛及腹股沟淋巴结肿大;血清学检查钩体补体结合试验和显凝试验阳性。

3. 败血症:起病急,无一定的季节性,寒战、高热,躯干和四肢有瘀点、瘀斑,部分患者出现谵妄、昏迷、休克,周围血白细胞总数明显升高($10\times10^9/L \sim 30\times10^9/L$),以中性粒细胞为主,明显核左移,血培养阳性。

4. 流行性乙型脑炎:本病多见于儿童,有头痛、呕吐、意识障碍,但无肝脾大及贫血,反复血涂片及骨髓片检查找不到疟原虫。

【治疗】

由于脑型疟疾病情凶险,病死率高,应及早治疗。

（一）病因治疗

1. 二盐酸奎宁:0.5g 加入 5% 葡萄糖盐水 300～500ml 中,静脉滴注,8 小时后可重复 1 次,24 小时不超过 3 次。儿童剂量每次 5～10mg/kg。也可用 0.5g(以注射用水稀释成 4ml)深部肌内注射。由于此药能抑制心肌,不宜静脉推注。孕妇忌用。患者清醒后即改口服奎宁或氯喹。

2. 磷酸氯喹注射液:0.5g(含氯喹基质 0.3g)加入 5% 葡萄糖盐水 300~500ml 中,静脉滴注。第 1 天内每 6~8 小时可给 1 次,共 3 次,必要时第 2~3 天可各再给 1 次。儿童剂量每次 3~5mg/kg。此药可抑制心肌,不宜静脉注射。患者清醒后即改口服氯喹。

3. 蒿甲醚:第 1 天 320mg,第 2、3 天各 160mg,肌内注射,临床治疗起效迅速,但半衰期短,不易根治。

4. 联合用药:危重患者可选用两种高效抗疟药,一般采用二盐酸奎宁静脉滴注及氯喹鼻饲。

(二) 对症治疗

1. 控制高热:可选用物理降温或冬眠疗法,务必使体温降至 38℃以下。

2. 控制抽搐:可选用地西泮、苯巴比妥钠肌内注射,或水合氯醛灌肠。

3. 控制脑水肿:可选用高渗性脱水剂或地塞米松 10mg,静脉注射,每日 3 次。

4. 其他治疗:包括补充足量的能量、维生素,维持水、电解质及酸碱平衡,保护心、肾功能,预防并发症。

(三) 根据发病机制进行治疗

1. 低分子右旋糖酐:能降低血黏度,疏散黏集的红细胞及改善微循环。用量为每次 10ml/kg,儿童为 10~15ml/kg,每 8~12 小时 1 次,每日最多应用 2 次,有肾衰竭者禁用。

2. 肝素:用法为 1~2mg(100~200U)/kg 加入生理盐水 40ml 中,静脉注射,或加入 10% 葡萄糖溶液 500~1000ml 中,静脉滴注,连用 7 天。

六、脑 丝 虫 病

脑丝虫病(cerebral filariasis)是丝虫之微丝蚴侵入颅内血管,在血管内凝集成栓子阻碍血液循环或大量的蚴虫死亡引起脑组织炎性坏死等产生的疾病。本病流行于全国各地。亚、非、拉和大洋洲、太平洋岛屿亦有流行。青壮年发病率高,男性高于女性。

【病因】

丝虫病是通过蚊虫叮咬而传播，当蚊虫叮咬丝虫病患者时，微丝蚴被吸入胃，然后进入胸肌发育为感染期幼虫，最后移至下唇，当蚊虫吸吮人血时幼虫自唇下进入人体，迅速进入附近淋巴管，并移至大淋巴管及淋巴结发育为成虫。在人体内生成微丝蚴，进入全身血液循环，从而进入颅内。

【病理】

微丝蚴进入颅内血管中凝成栓子阻塞血管或大量微丝蚴被药物杀死后，引起脑组织坏死、炎性反应、脑胶质细胞增生、肉芽肿形成。脑灰质、白质均可受累，肉芽肿内可找到微丝蚴。

【诊断】

（一）临床表现

1. 急性期过敏及炎症反应：急性期淋巴管内膜肿胀、内皮细胞增生、炎细胞浸润，导致管壁增厚，管内形成淋巴栓，患者出现淋巴管炎、淋巴结炎、丹毒样皮炎等。

2. 慢性期淋巴阻塞性病变：由于病情进一步发展，患者的淋巴管曲张和淋巴结肿大，并反复发作，局部出现增生性肉芽肿，最后造成淋巴管部分或完全阻塞，便出现象皮肿、阴囊鞘膜积液或乳糜尿。

3. 脑部症状

(1) 血管阻塞症状：患者可出现头晕、肢体麻木、无力、瘫痪、失语、腱反射不对称、病理反射阳性、肌张力增高等。

(2) 微丝蚴死亡症状：患者出现头痛、兴奋、躁动、谵妄、意识障碍、抽搐、脑膜刺激征阳性等。

（二）实验室检查

周围血中和脑脊液中可找到微丝蚴。

（三）特殊检查

头部 CT：本病若引起脑梗死，其 CT 改变与其他原因的脑梗死类似。如为虫体坏死则表现为脑白质密度降低，也可表现混杂密度的小病灶。

（四）鉴别诊断

本病应与脑血管病、脑炎、癫痫等鉴别，但患者多有肢体的丹毒样改变、象皮肿、乳糜尿等改变。

【治疗】

（一）病因治疗

1. 乙胺嗪（海群生）：对微丝蚴及成虫有杀灭作用，剂量1.0～1.5g，夜间1次服完；或1.5g，分2次服，下午6时服1.0g，次日晨再服0.5g；或每日0.6g，分2～3次口服，连服7天；亦可0.5g，每周1次，连服7周，此法疗效可靠，转阴率高，副作用小。偶有胃肠道症状及药物引起成虫和微丝虫幼死亡所致反应。

2. 呋喃嘧啶：总剂量140mg/kg，分7天口服。

3. 左旋咪唑：对微丝蚴有效，剂量4～5mg/（kg · d），分2次口服，共服5天。副作用同乙胺嗪。

（二）对症治疗

七、脑阿米巴病

脑阿米巴病（cerebral amoebiasis）是由寄生的溶组织阿米巴原虫或营自由生活的阿米巴原虫侵入脑部而引起的疾病。溶组织阿米巴是最常见的一种寄生于人体的阿米巴，一般导致阿米巴肠病和阿米巴肝脓肿、肺脓肿，极少进入中枢神经系统。营自由生活阿米巴一般不致病，少数情况下引起中枢神经系统急慢性炎症。

【病因】

溶组织阿米巴原虫可寄生于大肠内数年无症状，也可侵入肠壁引起各种肠型阿米巴病，还可通过血流或直接蔓延至其他脏器，引起阿米巴脓肿，至脑内可形成阿米巴脑脓肿，有3%出现中枢神经损害。营自由生活的阿米巴原虫在土壤、水、空气中，阿米巴原虫由鼻黏膜通过筛板而达脑部，引起阿米巴脑膜脑炎。

【病理】

阿米巴脑脓肿常是单个的，它可发生于脑的任何部位，但最常见于大脑半球。脓肿内为浅棕色或粉红色乳酪样液体,不易找到阿米巴。脓肿壁界限不清,不规则,主要为坏死组织及炎细胞浸润,可找到阿米巴。脓肿周围脑组织水肿。阿米巴脑膜脑炎表现为脑肿胀,脑膜弥漫性充血,在脑沟和基底池内有脓性渗出液,嗅球和嗅束有出血。镜下显示许多单核细胞和中性粒细胞,大脑皮质有坏死和坏死性血管炎,在坏死灶的血管周围可发现大量的阿米巴。

【诊断】

(一) 临床表现

1. 症状

(1) 阿米巴性脑脓肿:阿米巴脑脓肿常在患阿米巴肠病多年后发生,大多继发于肝、肺阿米巴病,最突出的症状为头痛、呕吐、意识模糊、谵妄、木僵、抽搐、昏迷等。

(2) 阿米巴性脑膜脑炎:表现为急性或亚急性发病,发病前是健康人,一般潜伏 5 ~7 天,早期可能有嗅觉迟钝,由于嗅神经受累所致。阿米巴原虫侵入脑蛛网膜下腔,接着出现剧烈头痛、精神异常、恶心、呕吐、颈项强直,24 ~48 小时可进入昏迷状态,逐渐出现神经系统损害的定位症状,如精神症状、惊厥、昏迷等。

2. 体征:患者可有脑神经损害、偏瘫、失语、共济失调、瞳孔不等大、视盘水肿、脑膜刺激征阳性、生理反射不对称、病理反射阳性、共济失调等。

(二) 实验室检查

1. 脑脊液:一般在普通光镜下即可直接观察到阿米巴原虫,检查的标本尽快观察,防止标本干燥,因阿米巴原虫具有运动的特征,在外界几分钟后即变形,变形后与吞噬细胞不易鉴别。脑脊液红细胞、白细胞增高,蛋白可达 1800mg/L,糖正常或轻度下降。阿米巴脓肿如破溃,脓液破入脑室或蛛网膜下腔,脑脊液单核细胞、吞噬细胞及中性粒细胞增多。脑脊液培养更有价值。

2. 血清学试验:对于急性患者无诊断价值。对于亚急性或慢性患者,间接荧光免疫抗体试验(IHA)后期为阳性。

（三）特殊检查

1. 脑电图：阿米巴脑膜炎患者脑电图一般呈弥漫性慢波，没有局灶性改变。阿米巴脑脓肿脑电图常为局灶性变化。α 波波幅可达到 100μV，有局限性 δ 活动，如同占位性病变。

2. 头部 CT：在急性阿米巴脑膜脑炎，CT 显示脑水肿、脑室变小。阿米巴脑脓肿 CT 常显示脑脓肿影像。

3. MRI：急性阿米巴脑膜脑炎 MRI 与 CT 相似，在阿米巴脑脓肿 MRI 的影像与脑脓肿相同。

（四）鉴别诊断

1. 各种类型脑膜脑炎：起病初期有头痛、发热、恶心、呕吐、颈项强直，但急性阿米巴脑膜脑炎起病更急，病程短，发展快，预后差。

2. 脑脓肿：有脑脓肿的临床表现，CT、MRI 与脑脓肿相同，但阿米巴脑脓肿常伴其他内脏脓肿，病情重、进展快，可于数日内死亡，粪便中可找到病原体。

【治疗】

（一）病因治疗

1. 吐根碱类：依米丁（emetine）1mg/（kg · d），成人一般为 0.03 ~ 0.06g/d，每日 2 次，深部肌内注射，连用 6 天，重症者再继以每日 0.03g，连用 6 天。对肠外阿米巴有效。心、肾疾病及孕妇忌用。

2. 氨基喹啉类：氯喹（chloroquine）成人每日 0.6g，连服 2 天后改为每日 0.3g，2 ~ 3 周为 1 个疗程，小儿每日 10 ~ 15mg/kg。

3. 硝基咪唑类：甲硝唑（metronidazole）0.4 ~ 0.8g，每日 3 次，5 ~ 10 天为 1 个疗程。静脉内用药，以 15mg/kg 注射，之后 7.5mg/kg，每 6 ~ 8 小时重复一次。

4. 两性霉素 B：成人开始 1mg，加入 10% 葡萄糖溶液 250ml 内，静脉缓慢滴注，滴注时间不少于 6 ~ 8 小时，第 2 天和第 3 天各为 2mg 和 5mg，加入 10% 葡萄糖溶液 500ml 中，静脉滴注。若无严重反应，第 4 天将剂量增至 10mg，置于 10% 葡萄糖溶液1000ml中，静脉滴注。若仍无严重反应，则以后每日增加5mg，至每日达30～40mg即可。疗程需3个月以上。此外，四环素、利福平、磺胺嘧啶也有一定效果。

（二）对症治疗

根据患者病情，给予相应治疗。

（三）手术

阿米巴脑脓肿除应用杀原虫药物外，尚需外科手术抽除脓液。

八、脑蛔虫病

脑蛔虫病(cerebral ascariasis)是蛔虫毒素或蛔虫幼虫引起脑部损害而导致的疾病。本病广泛流行，以东亚地区为主，各年龄段均可发病，但以儿童更为严重。

【病因】

有两种类型的蛔虫，即蛔虫和弓首蛔虫。蛔虫是人体寄生最多、最大的线虫之一。虫卵被人吞食后，大部分被胃酸杀死，少数进入小肠脱壳而出，经肠毛细血管到肺，在肺内发育，再上行到咽部而被吞入，在小肠发育为成虫。蛔虫也可移行至身体其他部位，如脑、脑膜、眼部等。弓首蛔虫的虫卵被人吞食后，在肠内脱壳，进入血循环到达全身，不发育为成虫。

【病理】

蛔虫病的病理变化主要是幼虫在各脏器组织中形成多发性嗜酸性肉芽肿或脓肿，在脑部白质、灰质等部位引起局部坏死、炎性反应，虫体周围大量嗜酸粒细胞、浆细胞、单核细胞等形成的肉芽肿。

【诊断】

（一）临床表现

蛔虫幼虫寄生于脑部或蛔虫幼虫栓塞血管，常引起癫痫发作，严重者可出现颅内高压症状、头痛、呕吐、肢体瘫痪、视力下降、共济失调等。成虫毒素和代谢产物常引起中毒反应，出现头痛、头晕、精神异常、烦躁不安、易怒、失眠、惊厥、舞蹈样动作、谵妄,严重时可出现昏迷等。

体征:可有视盘水肿、继发性视神经萎缩、肢体肌力下降、感觉减退、走路不稳、反射不对称、病理征阳性、脑膜刺激征阳性。

（二）实验室检查

1. 粪便:粪便中可找到成虫,或镜检发现蛔虫卵。

2. 血常规:周围血中嗜酸粒细胞增多。

3. 脑脊液:有神经系统异常者,脑脊液中嗜酸粒细胞增多,蛋白增加,压力增高。

4. 蛔虫免疫试验:酶联免疫吸附试验(ELISA)具有特异性。

（三）特殊检查

1. 头部CT:无特异性。可见多发性皮质下、皮质及白质内低密度损伤影。

2. MRI:无特异性,显示为多发的、界限清楚的损伤影,T_2加权像为高信号,对比增强后明显强化;慢性感染显示为界限清楚或弥散损伤混合存在。

（四）鉴别诊断

本病应与其他寄生虫脑病、原发性癫痫、颅内占位性病变鉴别。成虫毒素反应与病毒性脑炎鉴别。

【治疗】

（一）病因治疗

1. 左旋咪唑:成人每次口服150～250mg/kg,儿童2～3mg/kg,睡前一次顿服。

2. 噻嘧啶:成人每次口服10mg/kg,晚间顿服,疗程1～2天。

3. 甲苯达唑:成人每次100～200mg,顿服,疗程1～3天。

4. 噻苯达唑:对蛔蚴移行症有效。成人25mg/kg,每日2次,饭后服,疗程2～3天。

（二）对症治疗

控制癫痫发作、降低颅内压、脑细胞保护治疗等。

九、血管圆线虫病

血管圆线虫病(angiostrongylisis)是由寄生于鼠动脉的广州血管圆线虫的幼虫侵入人体所致的嗜酸粒细胞性脑膜炎。此种蠕虫幼虫移行症主要见于东南亚及太平洋岛屿。我国亦有报道,多见于台湾地区。

【病因】

广州血管圆线虫成虫寄生于太平洋、印度洋地区鼠类的肺动脉,虫卵在肺动脉中孵出第一期幼虫,幼虫向上移行至呼吸道,然后经食管进入肠中,从粪便排出,入中间宿主如虾、蟹、螺等动脉中发育成第二期幼虫。人通过吃被感染的动物和未洗净的蔬菜或饮用被污染的水而感染,幼虫经血液循环移行至脑、脑膜、眼。

【病理】

幼虫主要侵犯中枢神经系统,以小脑、脑桥、延髓和脑膜多见,破坏脑组织,引起脑膜、脑实质炎性反应。在脑组织中可找到幼虫,幼虫在脑内移行可形成脑组织碎片、炎性反应、出血的隧道,隧道非常细小,直径一般小于0.1mm。患者脑组织中可检出活的或死的虫体,其周围有嗜酸粒细胞、单核细胞及异物细胞集聚,死虫周围有组织坏死,脑和脊髓组织中可见到伴有出血的幼虫移行的通道。

【诊断】

(一) 临床表现

1. 一般在感染后2~3周出现剧烈头痛,为本病最常见的症状,约90%的患者出现,疼痛多剧烈,以枕部、颞部或全头痛多见,呈波动性或破裂性疼痛,初期为间歇性,后为持续性;约80%的患者发生恶心、呕吐;发热,约半数患者伴发热,体温多在38~39℃,一般数日可正常,少数可持续数周或数月;视力下降、复视、失明、吞咽困难、四肢无力、瘫痪、麻木,严重者出现嗜睡、精神异常、烦躁不安、昏迷等。

2. 神经系统检查可发现患者有视盘水肿、原发性或继发性视神经萎缩、眼球活动障碍、瞳孔不等大,可有第Ⅸ、Ⅹ对脑神经麻痹,肢体肌力减退,感觉障碍,脑膜刺激征阳性等。有半数患者无任何神经系统阳性体征。

（二）实验室检查

1. 脑脊液:脑脊液压力增高,2/3 的病例白细胞数为 50×10^6/L ~ 200×10^6/L,少数可达数千。75% 的病例嗜酸粒细胞增高。脑脊液中蛋白增高,糖和氯化物正常。脑脊液中 IgG 增高。在脑脊液中可找到幼虫,检出率为 2.5% ~ 10% 。

2. 血常规:周围血中嗜酸粒细胞增高,嗜酸粒细胞的比例超过 10% 。

3. 血管圆线虫免疫试验较敏感,如皮肤试验、酶联免疫吸附试验为阳性。

（三）鉴别诊断

本病应与各类脑膜炎、脑炎及各类型的脑寄生虫病鉴别,特别是脑型蛔虫病、卫氏并殖吸虫病、脑丝虫病及旋毛虫病鉴别。

【治疗】

本病至目前为止,尚无特殊的药物治疗。噻苯达唑或肾上腺皮质激素可试用。

十、锥　虫　病

锥虫病(trypanosomiasis)是由非洲锥虫和美洲锥虫感染人体而引起的全身及中枢神经系统疾病,本病流行于非洲南、北纬 20°之间,以婴儿和儿童发病多见。

【病因】

引起非洲锥虫病的有冈比锥虫和罗得西亚锥虫,引起美洲锥虫病的有枯氏锥虫。野生动物或家畜为本虫宿主,经采蝇和猪蝽科昆虫的叮咬传播给人类,在人体血液和淋巴系统中生长繁殖。

【病理】

非洲锥虫引起的损害主要为脑膜脑炎,伴颅底脑膜血管周围的淋巴细胞、浆细胞浸润,脑和脊髓灰、白质内均有炎性病灶。在脑神经、脊神经均有变性或脱髓鞘改变。美洲锥虫引起脑膜弥漫性白细胞浸润,脑和脊髓的灰、白质有感染性结节,主要见于基底核、脑干、小脑、脊髓。由巨细胞、中性粒细胞、单核细胞组成。在单核细胞和原浆型星形细胞中可找到锥虫。

【诊断】

(一) 临床表现

1. 症状(非洲锥虫)

(1) 初期:被感染罗得西亚锥虫的采蝇叮咬后,1～2 周局部常出现炎性反应,称为锥虫硬性下疳,而冈比亚锥虫病少见。

(2) 血液期(锥虫血症期):被叮咬后 2～3 周,病原播散至全身各处,患者出现淋巴结肿大,特别是颈后淋巴结肿大,弛张型发热,继而以无热期,以后再发热,有头痛、关节痛、肢体无力、心率快、心包炎、心力衰竭等。冈比亚锥虫病一般持续半年至几年,罗得西亚锥虫病不超过几个月。

(3) 昏睡期:此期以神经系统症状为主,开始患者可有白天嗜睡、夜间失眠、激动、淡漠、易疲乏、记忆力减退等,逐渐发展为肢体无力、瘫痪、抽搐、震颤、舞蹈样动作等,随后出现嗜睡、昏睡、昏迷。

美洲锥虫临床上可分急性期与慢性期,急性期可有高热、精神异常,慢性期有言语障碍、抽搐、肢体瘫痪、嗜睡、昏迷等。

2. 体征:皮肤可出现无痛性暗红色硬结、淋巴结肿大、肝脾大、心脏增大等,神经系统可有四肢瘫痪、病理反射阳性、腱反射不对称、肌肉萎缩等。

(二) 实验室检查

1. 血液:用厚血膜或薄血膜涂片可找到锥虫。

2. 淋巴结活检:淋巴结穿刺可找到锥虫。

3. 脑脊液:脑脊液白细胞、蛋白可增高,并可找到锥虫。

4. 血清:血清间接荧光素标记抗体试验阳性。

(三) 鉴别诊断

本病应与结核、梅毒、淋巴瘤、传染性单核细胞增多症鉴别，晚期应与神经梅毒和脑脊液中以单核细胞为主的各型脑膜炎、脑炎鉴别。

【治疗】

（一）病因治疗

1. 苏拉明(suramin)：主要用于早期患者，剂量儿童每次20mg/kg，成人每次不超过1g，分别于疗程第1、3、7、14、21天缓慢静脉推注。本药对早期患者疗效达100%，但不易透过血-脑脊液屏障，对昏迷期患者无效。本药副作用大，少数患者可产生致死性反应，可出现蛋白尿、管型尿等，还可引起恶心、皮疹、药物热、白细胞下降、周围神经炎等。

2. 硫砷密胺(mel B melarsoprol)：采用3.6%本品的丙二醇溶液进行静脉注射，开始3天每日分别注射0.5ml、1.0ml和1.5ml；休息5～7天后，每日注射2.5ml，连用3天；休息7天后，每日注射3～5ml，连用3天；最后休息7天后，每日注射5ml，连用3天，总剂量一般不超过35ml。治疗期间，如出现药物反应，下次注射应予推迟。主要不良反应为“砷剂脑病”。因此，采用本药前宜先用苏拉明钠2次，首次剂量为0.1g，溶于10ml注射用水中，静脉注射，第2次为0.25g，同时服用肾上腺皮质激素。

3. 喷他脒(pentamidine)：用于早期患者，对冈比亚锥虫有效，本药剂量每日为4mg/kg，肌内注射，连用10天。副作用有恶心、呕吐、低血压、心动过速、肝和肾功能不良、白细胞减少、皮疹、低血糖等。

4. 衣氟鸟氨酸(eflornithine)：本药对冈比亚锥虫有效，可迅速清除血和脑脊液中的虫体，剂量为400mg/kg，分4次静脉注射，共14天，而后每日300mg/kg，分4次口服，共30天。副作用有腹泻、贫血、血小板减少、癫痫发作、听力下降等。

5. mel W(melarsonyl potassium，trimelarsan)：对罗得西亚锥虫病效果差，每次剂量为3-4mg/kg，最大剂量不超过200mg，每日1次，肌内注射，疗程3～4天，间歇2周后重复治疗。

（二）对症治疗

十一、弓形体病

弓形体病(toxoplasmosis)是由于弓形属原虫引起的一种人畜共患的传染病。本病全球分布,国内多个省市发现人及动物感染。人感染率为0.1%~3%,女性多于男性。

【病因】

弓形体病有先天性感染和后天获得性感染4种类型:Ⅰ型为正常免疫反应的机体初次感染后的脑膜炎;Ⅱ型为免疫障碍机体感染后的脑炎或脑肿瘤样损害;Ⅲ型为先天性弓形体病,是经生殖道通过胎盘感染胎儿,病变多在脑,特别是脑室周围;Ⅳ型为眼型弓形体病。后天获得性感染是由于食入含有包囊的未煮熟的肉类或饮用污染囊合子的水等,弓形体从入侵部位进入血液后散布全身,也可侵入脑部,引起脑部炎性改变。

【病理】

弓形体进入人体后,在单核-吞噬细胞系统和实质细胞内分裂和芽生增生而引起细胞坏死,引起人体多部位、多脏器炎性改变。可在病变组织中找到原虫。脑组织受损后,伴坏死和炎性带、钙化,脑皮质内有黄色坏死性软化灶,亦有广泛播散的粟粒型肉芽肿。

【诊断】

(一) 临床表现

1. 症状

(1) 先天性弓形体病:弓形体经胎盘感染胎儿,可引起流产、早产、死胎或产后不久即有脑部症状。表现为精神运动障碍、抽搐、头颅增大、小头畸形、双眼肌麻痹、视力障碍、黄疸、智力低下等。

(2) 后天获得性弓形体病

1) 局限性感染:多表现为淋巴结肿大,伴低热、头痛、乏力、咽痛、肌痛等,有的表现为心肌炎、心包炎、肝炎、多发性肌炎、肺炎。眼部症状,常为单侧性,可造成继发性青光眼。

2) 全身性感染:多见于免疫缺损者,表现为高热、皮疹、肌痛、关节痛、头痛、谵妄、抽搐等。

2. 体征:先天性弓形体病多见儿童期,头围增大、眼球活动障碍、眼球震颤、视神经萎缩、肝脾大、皮肤黄染、皮疹等。后天获得性弓形体病,可有视盘水肿或萎缩、脑膜刺激征阳性等。

(二) 实验室检查

1. 血常规:血中嗜酸粒细胞增高。

2. 淋巴结活检:在肿大淋巴结中可找到病原体。

3. 脑脊液:脑脊液中单核细胞增多,蛋白增高,可找到原虫。

4. 免疫学检查:特异性抗体于病期第 7 ~ 14 天开始出现,第 6 ~ 8 周达高峰,可持续多年。外周血和脑脊液血凝试验、补体结合试验、PCR 阳性,特别是脑脊液 PCR 阳性,对脑弓形体病有特殊的诊断价值。

5. 间接荧光素标记抗体试验阳性出现得早,可诊断先天性弓形体病。

(三) 特殊检查

1. X 线摄片:脑内可见钙化灶,在脑皮质内有片状阴影,可发现脑积水。

2. 头部 CT:头部 CT 主要表现为双侧多发性低密度病灶,病变多位于基底核及其附近,增强后一般不强化。

3. MRI:病灶在 T_1 加权像为多发圆形低信号,其内可有或无小斑点状高信号;T_2 加权像为边界不清的低信号,其内有小斑点状高信号,常波及脑膜及室管膜白质。病灶周围可有水肿。

(四) 鉴别诊断

本病应与新生儿溶血性黄疸、脑发育不全、感染性脑部疾病相鉴别,成人应与传染性单核细胞增多症、多种发热性全身性疾病鉴别。

【治疗】

(一) 病原治疗

1. 磺胺嘧啶(sulfadiazine):第一天剂量成人为 100 ~

200mg,幼儿为2mg/kg,婴儿为1mg/kg,分2次口服,以后每日为1mg/kg(最大不超过50mg),婴幼儿可每24天给药一次。该药可产生与剂量相关的、可逆性骨髓抑制。

2. 乙胺嘧啶(pyrimethamine):仅对急性期滋养体有效,磺胺嘧啶成人及年长儿童首次剂量50～75mg,随后每日75～100mg/kg,每日分4次口服。婴幼儿首次剂量5～100mg,以后每日100～150mg/kg,分4次口服。副作用同前。与等量碳酸氢钠同服。用药时给予叶酸5mg,每日3次口服,或叶酸醛5mg,肌内注射,每周2次,并加用干酵母片2片,每日4次,口服,以减少其毒性。

3. 肾上腺皮质激素与磺胺嘧啶和乙胺嘧啶联合,泼尼松成人每日30～40mg,5～10天后减量。

4. 复方磺胺甲噁唑(复方新诺明):成人每次2片,每日2次。

5. 螺旋霉素:对人类弓形体病也有很好的作用,此药口服吸收完全,对中枢神经系统弓形体病更适合。成人剂量每日4～5g,分2～4次口服,20～30天为1个疗程,常与磺胺嘧啶和乙胺嘧啶交替使用。此外,还可用罗红霉素、阿奇霉素、克拉霉素。

(二) 免疫治疗

当慢性弓形体转入隐型时,可采用疫苗治疗,疫苗量是能引起轻的皮肤反应的剂量(虫体液105-109),治疗第1天0.1ml,共皮下注射3处,以后每日增加0.1ml至1.0ml,第8治疗日时同时用照紫外线,以1/4生物剂量开始增至1个生物剂量。

(三) 其他治疗

根据患者的体质及临床表现,给予支持和对症治疗,可采用加强免疫功能的措施,如给予左旋咪唑、转移因子、重组细胞因子、中药黄芪制剂等。

十二、旋毛线虫病

旋毛线虫病(trichinosis)是旋毛线虫寄生在小肠中引起的

寄生虫病，其幼虫寄生在肌肉内，当食用含有活的感染旋毛虫的未熟的肉类后，可引起旋毛虫感染。如侵入脑部，可导致脑部损害，发生率为 5%。全球分布，国内主要流行于云南、西藏、河南、湖北、四川及东北等地。

【病因】

旋毛虫成虫通常寄生于十二指肠及空肠上段的肠壁中，交配后，虫卵在雌虫子宫内孵化为幼虫排出，后者由淋巴管或血管经肝、肺入体循环散布全身，但仅到达横纹肌者能继续生存，其中以膈肌、腓肠肌、颊肌、三角肌、二头肌、腰肌最易受累。

【病理】

旋毛虫感染 1 周后，雌虫所产的幼虫经血管和淋巴管移行，侵犯多个器官，在横纹肌和心肌细胞中发育为成熟的幼虫，可引起肌细胞浑浊、肿胀、坏死。旋毛虫侵入脑部引起脑组织嗜酸性肉芽肿小结节，出现明显的脑组织损害、脑功能障碍，产生局灶性神经症状。

【诊断】

（一）临床表现

1. 症状

(1) 异性蛋白反应症状：旋毛虫的幼虫侵入血液后，可引起明显的异性蛋白反应，临床上出现高热、面部水肿、荨麻疹和丘疹等。

(2) 肌肉疼痛：本病最显著的症状是全身肌肉疼痛，是幼虫引起肌肉炎症所致，全身肌肉都可受累，以三角肌、腓肠肌、膈肌、颊肌最常见，呼吸肌、吞咽肌、胸腹肌、眼肌、臀肌也可侵犯，肌肉疼痛、无力。

(3) 中毒症状：严重感染时，可引起中毒反应，出现高热、虚脱、谵妄、肌肉抽动、意识模糊等。

(4) 脑部症状：感染严重时，经 2～3 周，临床上可出现剧烈头痛、呕吐、意识不清、肢体无力、瘫痪、抽搐、昏迷等。

2. 体征：早期可见面部肿胀、皮疹、肌肉压痛、肌力差、脑膜刺激征阳性、偏瘫、单瘫等。

（二）实验室检查

1. 血常规：血中白细胞总数增高，嗜酸粒细胞显著增高，甚至可高达 80% 以上。

2. 脑脊液：脑脊液压力增高，蛋白增高，白细胞增高，似脑膜炎改变，有时可找到幼虫。

3. 旋毛虫抗体：血和脑脊液免疫抗体阳性。

4. 肌活检：腓肠肌活检发现旋毛虫即可确诊，阳性率为 30%～50%。

（三）特殊检查

1. X 线检查：横纹肌中的幼虫死亡钙化后 X 线可发现。

2. 头部 CT：白质和皮质内多发小的低密度病灶影，可见皮质内梗死灶环形强化。

3. 头部 MRI：病灶在 T_2 加权像为高信号，FLAIR 像可见表观弥散系数减小，无对比增强。

【治疗】

（一）病因治疗

1. 噻苯达唑：剂量为每日 50mg/kg，分 2 次口服，5～7 天为 1 个疗程；必要时，数天后再服 1 个疗程，可引起头晕、恶心、呕吐、腹部不适、皮疹等。

2. 甲苯达唑：剂量为 100mg，每日 3 次，7～10 天为 1 个疗程，副作用比噻苯达唑轻，但杀虫作用稍差。

（二）对症治疗

抗过敏、降颅压、止痉、神经营养、支持等治疗。

（唐荣华）

第六节 神经梅毒

神经梅毒（neurosyphilis）系由苍白密螺旋体侵犯中枢神经系统所致，多属三期梅毒。其传播方式有 3 种：性接触传播；通过胎盘进入胎儿体内的垂直传播；输血、手术、便器等传播。

【发病机制及病理损害】

梅毒螺旋体侵犯中枢神经系统可致相应部位的病理损害，侵犯脑脊膜，引起炎性反应，脑膜增厚，以脑底的病变最明显。累及脑血管、脊髓动脉，可致相应的动脉血栓形成，发生脑或脊髓梗死。它还可直接侵犯脑和脊髓组织，引起神经细胞变性坏死、脑萎缩。尤其易侵犯脊髓后索及后根，导致其发生变性、萎缩。

【诊断】

（一）临床表现

因病理和病程不同可分为以下常见类型：

1. 脑膜及血管梅毒：急性梅毒性脑膜炎起病急，有明显头痛、呕吐及脑膜刺激征。晚期神经梅毒脑膜炎常呈急性或慢性起病，以颅底脑膜炎多见，脑神经常受累，脑表面脑膜炎可见癫痫发作，多为部分性发作，并可继发全身强直阵挛发作。脑血管梅毒多在感染后 2 ~ 10 年发病，可侵犯任何动脉，表现为受累动脉供血区的急性神经功能缺失。

2. 脊膜脊髓炎及脊髓血管梅毒：主要表现为急性或亚急性横贯性脊髓损害。

3. 脊髓结核：主要影响脊神经后根及脊髓后索，表现为下肢闪电样痛、深感觉障碍、感觉性共济失调及膀胱直肠功能障碍。

4. 麻痹性痴呆：临床特征为进行性痴呆，早期表现为性格改变，随后出现近事记忆力减退，判断与计算力降低，缺乏自知力，逐渐进入痴呆。

5. 先天性神经梅毒：梅毒螺旋体在妊娠期 4 ~ 7 个月由母体传播给胎儿，临床可表现为除脊髓结核以外的所有临床类型。

（二）辅助检查

脑脊液检查常见以淋巴细胞为主的白细胞增多，一般在 100×10^6/L 以下，蛋白质增高，为 0.5 ~ 1.5g/L，糖正常，IgG 及 IgM 可增高。常用的血清和脑脊液梅毒诊断试验：①VDRL (vene-real disease research laboratory)试验,约 70% 的阳性率。②荧光密梅毒螺旋体抗体吸附试验(FTA-ABS),特异性及敏感性更高,98% 为阳性。

（三）诊断依据

神经梅毒的诊断依据:①有先天或后天感染梅毒的来源;②有上述的神经系统临床表现(如有阿-罗瞳孔,则对诊断很有帮助);③血清和脑脊液梅毒诊断试验阳性。三者同时具备才能诊断。

【治疗】

神经梅毒的治疗首选静脉应用青霉素,需大剂量治疗,1800 万 ~2400 万 U,分 4 次静脉给药(每 6 小时 1 次),连用 14 天。之后给予苄星青霉素(长效)每日 240 万 U/周,连用 3 周,10 天为 1 个疗程,间隔 2 周,再重复 1 个疗程。普鲁卡因青霉素,每日肌内注射 80 万 U,连续 15 天,同时服用丙磺舒 0.5g/次,每日 4 次,以增加药物浓度。在治疗过程中,由于大量螺旋体死亡,可致过敏反应。甚至 Herxheimer 反应,可在青霉素治疗前开始口服泼尼松 5 ~ 10mg/次,每日 3 次,连续 3 天以预防之。对有青霉素过敏者,可用多西环素 300mg/d,口服,每日 3 次,连续 30 天;亦可用红霉素 500mg,每日 4 次,口服,连用 30 天;多西环素 100mg,口服,每日 3 次,连续 30 天。近年来也有报道对青霉素过敏者,可采用头孢曲松治疗:2g,静脉滴注,每日 2 次,或 250 ~ 500mg 每日 1 次肌内注射,连用 14 天。在治疗后第 1、3、6、12、18、24 个月以及 2 年后每年复查血及脑脊液,如有阳性发现,则应重复治疗。3 年后若病情稳定且血清及脑脊液梅毒试验正常,可停止治疗。对症治疗:对脊髓结核的闪电样疼痛可服卡马西平 100 ~ 200mg/次,每日 3 次;加巴喷丁 200 ~ 300mg/次,每日 2 ~ 3 次;普瑞巴林 75 ~ 150mg/次,每日 2 ~ 3 次。有癫痫发作者,按发作类型给予抗癫痫治疗。有精神症状者,给予抗精神病药物。

(康慧聪　朱遂强　方思羽)

第七节 艾滋病神经系统损害

艾滋病是获得性免疫缺陷综合征(acquired immunodeficiency syndrome,AIDS)的英文缩写 AIDS 的音译。本病患者中 40%~50% 有神经系统受累,且 10%~27% 为其首发症状。

【病因及发病机制】

艾滋病的病原为一种 C 型 RNA 病毒、反转录病毒(HIV),它选择性地感染并破坏宿主辅助性 T 淋巴细胞,引起严重的细胞免疫缺陷,导致对许多机会性感染及某些肿瘤的易感性增高。受感染的淋巴细胞可进入中枢神经系统引起直接感染,长期存活造成多种脑损害。其传播方式为通过密切接触患者的血液、精液等排泄物,以及黏膜、组织等。

【诊断】

(一) 临床表现

艾滋病的临床表现多种多样,神经系统的损害可分原发性和继发性两大类。

1. HIV 原发感染神经系统疾病

(1) 血清转化疾病:多数在血清转化阶段末出现症状,部分表现为流感样或腺热样病,伴发热、淋巴结肿大、关节疼痛等,以轻度流感样症状多见。中枢神经系统损害少见。偶见自限性脑膜炎、脑炎、脊髓炎、脊神经根炎等。

(2) 亚急性或慢性脑炎(AIDS 痴呆综合征):最常见,常为艾滋病的首发症状,临床表现为进行性痴呆,少数病例有局灶性体征。

(3) 急性脑膜脑炎:表现为急性精神症状和意识障碍,常可有全身强直-阵挛发作,症状可在数周内消失,以后可发展为亚急性或慢性脑炎。

(4) 慢性脑膜炎:表现为慢性头痛和脑膜刺激征阳性,并可累及多组脑神经。

(5) 空泡样脊髓病:为 AIDS 尸检时常见病变,主要侵犯侧索及后索,引起进行性痉挛性截瘫,感觉性共济失调,颇似亚急性联合变性。部分患者合并有亚急性或慢性脑炎。

(6) 周围神经病:常表现为远端对称性感觉运动性神经病,也有表现为慢性吉兰-巴雷型神经病者。部分病例伴亚急性或慢性脑炎。

(7) 肌病:临床少见,为炎性肌病,表现为亚急性起病的近端无力及肌萎缩,血清肌酶升高。肌活检示血管周围、肌膜或间质有炎性细胞浸润。

2. 继发于 AIDS 的中枢神经系统机会感染

(1) 脑弓形体病:为常见并发症,多为亚急性起病。临床表现为持久发热,不同程度的意识障碍或精神症状;可表现为偏瘫、失语、癫痫发作。

(2) 真菌感染:以新型隐球菌脑膜炎常见,临床表现为类似新型隐球菌脑膜炎的症状、体征,有时可伴有真菌性肉芽肿。

(3) 病毒感染:以病毒性脑膜炎较常见。常为反复发作的慢性状态,部分病例可并有脑神经麻痹或远端感觉运动性周围神经病。

(4) 细菌-螺旋体感染:神经梅毒发病率较高,诊断完全依赖于血清学检查;细菌感染,如分枝杆菌、金黄色葡萄球菌等可引起各种脑膜炎。

3. 继发于 AIDS 的中枢神经系统肿瘤

(1) 淋巴瘤:可为原发性或继发于系统性淋巴瘤。临床表现为人格改变、意识模糊、头痛、视觉障碍、局灶性神经功能障碍。脑膜转移者可有脑神经及多发性神经根损害。

(2) Kaposi 肉瘤:中枢神经受累时,多已伴有其他内脏受累及肺部广泛转移。临床上表现为中枢神经系统受损的局灶性体征,常合并有中枢神经系统感染。

4. 继发性脑血管意外:脑梗死很少见,仅发生于死亡前,由于急性肉芽肿性血管炎所致。脑出血者极少,常由血小板减少所致。

5. 抗 AIDS 药物诱导的神经系统疾病:用齐多夫定长期治疗可引起有肌纤维破坏的肌病,多在停药后症状改善;2,3-双脱氧核苷等核苷抗反转录病毒药可引起剂量相关的严重感觉性神经病，减量或停药后症状改善；不能改善，提示已发生 HIV 相关神经系统病变；B 族维生素、叶酸等营养缺陷可导致脑病、痴呆、神经元病、脊髓疾病。

（二）辅助检查

血常规可有白细胞减少，腰穿检查 CSF 可以正常或有淋巴细胞及蛋白水平轻度增高，脑电图和头颅 CT 检查均可有不同程度异常。脑电图检查，AIDS 脑病有背景电活动减慢，若同时有记忆力、注意力和人格改变则有诊断意义。弓形体脑病除局灶性改变外，还有弥漫性改变，而脑部淋巴瘤以局灶性改变为主。CT 及 MRI 均为重要的诊断方法，尤其是 MRI 对早期脑部病变灵敏度很高，但二者改变均非特异性。脑脊液检查对明确是否有隐球菌脑膜脑炎有帮助。

艾滋病的实验室诊断，包括从患者的血液、精液、阴道液、唾液、泪液及乳汁中检出 HIV 病毒颗粒；在艾滋病患者的血清中，抗 HIV 抗体阳体。

【治疗】

艾滋病的治疗原则为：杀灭或抑制 HIV；增强细胞免疫功能和处理其继发性机会感染及肿瘤等。目前，尚未研究出一种肯定有效的能杀死 HIV 的药物，已试用于临床的药物有齐多夫定、利巴韦林、α-干扰素、阿昔洛韦等。增强免疫功能的药物有白细胞介素-2、胸腺刺激素、异丙肌酐等。对症治疗包括：治疗机会性感染，如弓形体病，用乙胺嘧啶和磺胺嘧啶；病毒感染用阿昔洛韦或阿糖腺苷；真菌感染用氟康唑（大扶康）、两性霉素、伊曲康唑等；治疗 Kaposi 肉瘤，可用长春新碱、多柔比星、α-干扰素。中医中药治疗。

（康慧聪　朱遂强　方思羽）

第八节　prion 病

朊蛋白病（prion disease）是一组朊蛋白病毒所导致的中枢神经系统变性性疾病，为一组人畜共患性疾病，也被称为感染性海绵状脑病(TSEs)。自1920～1986年全世界范围内相继发现了克-雅病(CJD)、GSS、KURU病和家族性致死性失眠症(FFI)4种类型。克雅病是4种中最常见的朊蛋白病。

【病因及发病机制】

朊蛋白病是由于朊蛋白基因(the prion protein gene, PRNP)突变所致。朊蛋白疾病根据传播类型分为遗传性、散发性和感染获得性。CJD、KURU病多为感染获得性。外源性PrP^{Sc}进入人体,在淋巴组织中增生,迁移至神经系统,在神经系统中不断累积,并最终导致神经退行性变。GSS、FFI多为散发性或遗传性,为常染色体显性遗传,为PRNP基因突变所致。

【诊断】

1. 克雅病

(1) 快速进展性痴呆、肌阵挛、共济失调及其他运动异常。

(2) 病理可见海绵状变性。

(3) MRI可见皮质或枕叶异常改变、脑脊液存在14-3-3蛋白、脑电图可见三相波。

2. GSS

(1) 多发生于55岁以下人群,病程2～6年不等。

(2) 病理可见PrP斑块、神经胶质增多、海绵状变性。

(3) 共济失调、痴呆。

3. KURU病

(1) 多发生于29～60岁人群,病程3个月至2年。

(2) 病理可见Kuru斑。

(3) 共济失调、痴呆。

4. FFI

(1) 多发生于45岁左右人群,病程1年以内。

(2) 病理可见丘脑及下橄榄体萎缩,神经元丢失和星形胶质细胞增生。

(3) 失眠、自主神经功能紊乱、共济失调、痴呆。

家族史及感染接触史为一有价值的诊断依据。朊蛋白病的确诊需要在组织的病理活检中(脑组织活检、尸检)检测到朊病毒。

【治疗】

朊蛋白疾病尚无特异性治疗。预后差，死亡率高，诊断为朊蛋白病后，平均生存时间为5年。

镇静药物以及抗病毒、抗真菌、抗凝药物等治疗被认为非有效治疗。已有实验研究，在体外细胞培养及动物模型中，通过阻断 PrP^c 向 PrP^{sc} 转化，提高自身免疫力，加速 PrP^{sc} 清除，减少 PrP^{sc} 形成，被认为是未来可能攻克朊蛋白病治疗的靶点。对于遗传性朊蛋白病，基因咨询也是重要的一个环节。

（李　悦　卜碧涛）

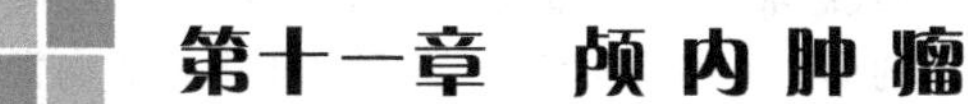

第十一章 颅内肿瘤

颅内肿瘤是指颅内正常组织或胚胎残留组织出现无限制的增生而形成的肿瘤组织,可分为源于颅内各种组织的原发性肿瘤和由身体他处转移到颅内的继发性肿瘤两大类。颅内肿瘤有很多种,以胶质细胞瘤最为常见,其次常见的在成人为脑膜瘤、垂体瘤、听神经瘤,在小儿为颅咽管瘤、畸胎瘤。胆脂瘤、脊索瘤虽起源于胚胎残留组织,但多于成年后发病。颅内的继发性肿瘤或转移性肿瘤主要见于老年人。常见的转移性肿瘤为肺癌、乳腺癌、消化道癌、肾癌、黑色素瘤,多位于灰质和白质交界处,多以血行播散而来,单发和多发各占半数,大部分分布于双侧大脑半球。位于小脑幕以上的肿瘤称为幕上肿瘤,位于小脑幕以下的肿瘤称为幕下肿瘤。成人的颅内肿瘤以幕上者为多,而 12 岁以下的儿童以幕下者为多。其发病率为 3.2 ~ 3.4/(10 万 · 年)。

【发病机制及病理改变】

颅内肿瘤的确切病因及发病机制尚未完全明确,近年来分子生物学的研究表明,细胞染色体组上的基因与肿瘤的发生有密切关系,它把过去认为肿瘤的“自然”发生机制与生物、化学、物理等慢性刺激学说结合起来。

依据瘤细胞的生长速度和生物学特征,其生长形式可呈扩张性、浸润性、弥漫性。在肿瘤生长过程中,可发生继发性病变、坏死、出血等。

【诊断】

(一) 临床表现

1. 颅内肿瘤患者以男性稍多于女性,随年龄的增长有不断加大的趋势。总的说来以大脑半球的发病机会最多,其后依次为蝶鞍及鞍周区、桥小脑角、小脑、脑室及脑干。

2. 颅内压增高的症状

（1）头痛：开始时为间歇性，以早晨及夜间明显，多在额部、后枕及双颞部，以后头痛逐渐加重呈持续性。咳嗽、用力等增加腹压的动作可加剧头痛，小儿和老年患者头痛常不明显，只诉头晕。

（2）呕吐：剧烈头痛时常伴恶心、呕吐，呈喷射性，幕下肿瘤出现呕吐比幕上早。儿童患者可只有反复发作的呕吐，并为其唯一症状。

（3）眼底和视力变化：可见双侧视盘水肿，是颅内压增高的最重要体征，幕下及中线部位肿瘤较早出现。幕上良性肿瘤则出现较晚，甚至不出现。视盘水肿早期无视觉障碍，头痛剧烈时可出现一过性黑矇。晚期因继发性视神经萎缩，可有视力减退，甚至失明。

（4）复视和眼球运动障碍：颅内压增高时，因展神经在颅底行程较长，容易受压或牵拉所致。常为双侧展神经麻痹，也可一侧展神经麻痹，导致眼球外展障碍。

（5）精神症状：慢性颅内压增高可有反应迟钝、情感淡漠等。急性颅内压增高或脑疝时，开始出现烦躁不安、谵妄，后意识水平逐渐下降至昏迷，或突然意识丧失。

（6）癫痫发作：颅内肿瘤患者可出现癫痫发作，发作类型多为单纯部分性发作、复杂部分性发作或部分继发全面性强直阵挛发作，与肿瘤生长的部位、性质和是否伴颅内高压有关。

（7）脑疝：颅内压增高可导致脑组织向压力相对较低的部位移位，形成脑疝。常见者有 3 种：

1）小脑幕切迹疝：通常由一侧大脑半球占位性病变所致，颞叶海马钩回疝入小脑幕切迹孔，压迫同侧动眼神经，早期为同侧瞳孔扩大，同时伴有进行性意识障碍。

2）枕骨大孔疝：主要见于颅后窝占位性病变，此时小脑扁桃体疝入枕骨大孔，延髓受压，出现突然昏迷、呼吸停止、双瞳孔散大。

3）大脑镰下疝：多见于大脑半球前部的肿瘤，肿瘤将扣带回从大脑镰下挤入对侧，胼胝体受压向下移位。同侧或双侧大脑前动脉的胼周动脉受压和大脑镰压迫导致循环障碍,表现为一侧或双侧下肢不全瘫。

(8) 生命体征改变:急性颅内压增高或脑疝早期,表现为血压升高,脉搏慢而有力,呼吸慢而深度加大。脑疝晚期血压下降需升压药维持,脉搏细弱,心律不齐,呼吸节律不齐,间歇延长至呼吸停止。

3. 局部症状:脑肿瘤所在部位不同,可有不同的临床表现,癫痫发作为大脑半球肿瘤的常见表现。另外,还可有肢体无力、麻木等症状。而幕下肿瘤,常表现为各脑神经的功能障碍,同时伴有共济失调。

(1) 大脑半球肿瘤:因部位不同而异,可表现为对侧偏瘫或单瘫、局灶性癫痫、失语、精神症状、一侧嗅觉丧失、幻嗅、视野缺失等。

(2) 蝶鞍区肿瘤:内分泌功能障碍,可表现为性功能低下、阴毛和腋毛脱落、闭经、非哺乳期妇女泌乳、男性乳房发育等;视交叉受压症状,可表现为双颞侧偏盲、视力下降、原发性视神经萎缩等。

(3) 松果体区肿瘤:可表现为上视不能、瞳孔对光反射迟钝,侵犯小脑上极可表现为眼球震颤和共济失调,侵犯双内侧膝状体可使听觉减退等。

(4) 小脑肿瘤:可表现为眼球震颤和共济失调等。

(5) 脑干肿瘤:可从一侧发生,早期为交叉性麻痹。中脑部表现为一侧瞳孔散大和眼球活动受限;脑桥部表现为半面部麻木,颞肌和咀嚼肌萎缩,同侧面肌麻痹,听力下降;延髓部可表现为声嘶、呛咳、舌肌一侧萎缩等。

4. 颅内继发性肿瘤的原发性肿瘤的症状:对于颅内的继发性肿瘤除可以表现为以上症状外,还有其原发性肿瘤的症状,具体表现取决于原发性肿瘤所在的部位、性质、生长速度及对邻近组织的侵犯程度。尽管有部分患者发现脑转移瘤时并未能同时发现原发性肿瘤的存在。

(二) 辅助检查

1. 脑脊液检查:对有颅内高压的患者应谨慎。检查包括压力、常规、生化及细胞学检查。大多数颅内肿瘤脑脊液检查正常，脑室内或脑表面肿瘤及神经鞘瘤脑脊液可呈细胞数正常而蛋白含量增高。髓母细胞瘤、室管膜瘤及脑膜转移癌，对脑脊液行离心沉淀细胞学检查可发现肿瘤细胞。

2. 脑电图：大脑半球较表浅的肿瘤可出现局灶性慢波有定位价值。

3. 头颅平片：可提示颅内肿瘤的间接征象，颅缝有无裂开，蝶鞍有无扩大，有无床突及鞍背的骨质吸收、破坏等。

4. CT 扫描：为目前应用最广的无损伤脑成像技术，能显示肿瘤的密度、范围、有无囊性变及水肿反应。

5. 磁共振成像：因其不出现颅骨伪影，因此，对 CT 不易检出的脑干和颅后窝肿瘤能清楚显示，且为三维图像显示，对肿瘤的空间定位更准确。

6. 脑组织活检：检查材料来自于手术切除的标本，亦可是立体定向技术获得。

【鉴别诊断】

颅内肿瘤应与下列疾病相鉴别：

1. 视盘炎：常被误认为视盘水肿而误诊为脑肿瘤，但视力障碍出现早而明显且常为单侧，视盘充血更明显为其特点。

2. 特发性癫痫：癫痫为脑肿瘤常见症状，需与特发性癫痫鉴别。后者发病年龄早，无神经系统体征，脑电图的痫样放电为双侧对称性，但对于临床可疑者，尤其是迟发性癫痫，应行各种特殊检查来鉴别。

3. 脑脓肿：此类患者常有身体其他部位的局部感染灶，伴发热，外周血象增高，脑脊液内可有炎性细胞，CT 影像呈均匀环状强化。

4. 脑寄生虫病：此类患者也有癫痫发作和颅内压增高，但常来自疫区和有感染源接触史，血清及脑脊液的虫体免疫学检查可协助诊断。

5. 慢性硬膜下血肿：常有颅内压增高，并伴神经系统局灶体征，与颅内肿瘤相似，但结合外伤史及 CT 扫描检查可鉴别之。

【治疗】

1. 对症治疗:只适用于有颅内压增高但因定性或定位诊断尚未明确或其他原因一时不能手术的患者。目的在于暂时降低颅内压,可应用各种脱水药;有癫痫发作者,给予抗癫痫治疗。

2. 手术治疗:治疗颅内肿瘤应以手术切除为首选,应争取行全切术,全切有困难时,可行部分切除,残留部分便于术后进行放疗、化疗及γ刀治疗。对于生长在不能行手术切除部位的肿瘤,但脑积水明显时,可考虑行脑室腹腔分流术。

3. 放疗:其对多形胶质母细胞瘤疗效欠佳。对少突胶质细胞瘤及星形胶质细胞瘤尚敏感,可采用深度X线机,^{60}Co治疗机或直线加速器来照射。

4. γ刀治疗:适用于直径<3cm的各种深浅及组织病理类型的肿瘤,也可用于术后残留肿瘤。

5. 化疗:化学治疗因许多抗癌制剂不能透过血-脑脊液屏障而归于无效。目前,常用的化疗药物有:①双氯乙基亚硝脲(卡莫司汀)(BCNU),用量为80～120mg/m^2,计算每日总量不超过250mg,静脉滴注,连续3天为1个疗程;②洛莫司汀(CCNU),为胶囊粉剂,口服剂量按体表面积120～140mg/m^{2}计算,一般成人给药140～200mg/次,每6～8周口服一次;③甲基苄肼(procarbazine,丙卡巴肼),是治疗恶性肿瘤的有效药物,可以替代BCNU,口服剂量为150mg/(m^2·d),共服28天。

6. 颅内的继发性肿瘤的原发性肿瘤的治疗:对于颅内的继发性肿瘤的治疗,除以上治疗外,还应对其原发性肿瘤进行治疗。

(康慧聪　朱遂强　方思羽)

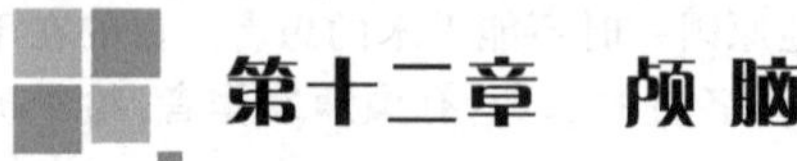

第十二章　颅脑损伤

颅脑损伤是一种常见的外伤。无论和平时期或战时，皆占全身各部位损伤总数的20%左右，该病发生率仅次于四肢损伤，居第二位，而病死率居首位。

颅脑损伤的常见原因为失足跌倒、高处坠下、交通事故、工伤事故、产伤。外伤均为外界暴力所致，依其作用于头部的方式，有直接和间接作用两种。直接暴力是指外力直接作用于头部所致。间接暴力是指作用于身体其他部位的暴力，通过传递而达头部所致。脑损伤的病理过程中有两类不同性质的病变：一类为原发性病变，是脑损伤造成的直接脑损害，包括脑震荡和脑挫裂伤，在受伤的当时就出现，并立即出现临床症状。另一类为继发性病变，是指在原发性病变基础上产生的脑水肿、脑肿胀、颅内血肿。本章重点介绍脑损伤，系指脑震荡、脑挫裂伤以及因此而继发的颅内压过高的疾病(脑水肿、硬膜外血肿、硬膜下血肿、脑内血肿）之总称，同时介绍脑损伤的并发症和后遗症的诊治。脑水肿见其他有关章节。

第一节　脑　震　荡

头部外伤后即刻发生的一时性脑功能障碍称脑震荡。病理解剖无明显变化，神经系统无阳性体征。

【诊断】

（一）症状

1. 意识障碍：一般程度轻，时间短，昏迷时间不超过半小时，四肢松弛无力，腱反射消失。

2. 近事遗忘：醒后不能叙述受伤经过，伤前不久之事不能回忆，但往事仍能清楚回忆。

3. 其他症状:醒后感头痛、头晕、恶心、呕吐、健忘。一般程度轻,多在数日内恢复。

(二)神经系统检查

无阳性体征,生命体征稳定。

(三)辅助检查

腰穿检查无异常,神经影像学检查(头颅CT、MRI)均正常。

【治疗】

1. 卧床休息2~7天。

2. 镇静及对症治疗:对烦躁、忧虑失眠者可服用镇静剂,如阿普唑仑(佳静安定),0.4g,每日3次,或艾司唑仑(舒乐安定)2mg,每日1~2次。诉头痛者,可给予止痛药。有恶心、呕吐者,可给予异丙嗪,每次12.5mg,每日3次。

第二节 脑挫裂伤

脑外伤后造成脑组织的器质性损伤如坏死及出血,称脑挫裂伤。临床表现与脑震荡相似,而程度较为严重。

【诊断】

1. 脑震荡出现严重的症状,临床症状长期迁延,甚至数周。程度也更重,甚至出现局灶性癫痫发作。

2. 损伤除位于"哑区"者外,可有神经系统局灶性体征,如偏瘫、失语、锥体束征及脑膜刺激征。

3. 生命体征变化,如软瘫、瞳孔散大、脉搏细速、血压低、呼吸缓慢、瞳孔对光反射消失、去皮质强直等,提示脑干受损。

4. 脑挫裂伤患者常伴蛛网膜下腔出血,腰穿脑脊液呈血性。

5. 神经影像学检查头颅CT及MRI均有阳性改变。

【治疗】

1. 轻症者可以按脑震荡处理;重症者应卧位头部抬高约15°。昏迷患者应定期翻身拍背,防止误吸及压疮,并给予氧气吸入。

2. 肌内注射破伤风抗毒素1500U(皮试后),并适当应用止血药及抗生素,高热者予以物理降温。

3. 有颅内高压者应予脱水降颅压治疗。

4. 烦躁不安者可予镇静或亚冬眠疗法,但禁用吗啡。

5. 维持营养,纠正水、电解质紊乱。

6. 少数挫裂伤广泛、脑水肿严重、脱水疗法效果不好者,可施行减压手术。一般无须手术治疗。

第三节 硬膜外血肿

外伤造成脑膜中动脉破裂或伴有硬脑膜静脉窦或板障静脉损伤,导致血肿积聚于颅骨与硬脑膜之间,称为硬膜外血肿。血肿以颞部最常见。

【诊断】

1. 意识障碍,以较明确的中间意识清醒期为其特点,即受伤当时因原发性脑损伤致昏迷,即原发性昏迷,可以很短暂甚至缺如。继而因硬膜外血肿使脑组织受压导致意识障碍加重,再度昏迷。

2. 出现对侧肢体锥体束征。

3. 往往合并颅骨骨折和头皮损伤,且血肿大多发生在颅骨骨折或头皮损伤部位。

4. 头颅CT可见受伤处骨板下呈梭形的高密度影。

【治疗】

只要早期诊断,及时手术清除血肿,预后多良好。

第四节 硬膜下血肿

硬膜下血肿是指受伤后发生于硬脑膜与脑表面之间的出血,它常常会合并有严重的脑挫裂伤,特别是对冲性脑挫裂伤。按症状出现的时间可分3种类型:①急性硬脑膜下血肿;②亚急性硬脑膜下血肿;③慢性硬脑膜下血肿。

【诊断】

（一）临床表现

1. 急性硬膜下血肿：急性硬膜下血肿是指伤后3天内出现症状者。临床表现分两种情况：

（1）由伴有蛛网膜破裂的脑挫伤灶出血引起。发生部位常与脑挫裂伤灶一致。血肿大小视血管损伤情况而定。因血肿继发于脑挫裂伤，所以血肿发生后首先使原来的神经症状加重，进而出现急性颅内压增高及脑疝征象。患者伤后意识障碍严重，常无典型的中间清醒期或只表现意识短暂好转，继而迅速恶化，一般表现为持续性昏迷或意识障碍程度进行性加重。由于病情进展迅速，多很快出现血肿侧瞳孔散大，不久对侧瞳孔亦散大，肌张力增高，呈去皮质强直状态。

（2）由大血管破裂引起的血肿，系颅骨骨折累及静脉窦所致或由其他大血管破裂引起。血肿并发于颅盖或颅底骨折，由于在其同一损伤机制下，既可能引起硬膜下血肿，也可能引起其他类型的血肿。临床为急性颅内血肿的表现，但难断定血肿一定位于硬脑膜下腔。

2. 亚急性硬膜下血肿：亚急性硬膜下血肿是指伤后3～14天出现症状者。症状与急性硬膜下血肿相似，临床进展相对较慢，常在脑挫裂伤的基础上，逐渐出现颅内压增高症状，出现新的神经体征或原有体征加重，甚至出现脑疝。

3. 慢性硬膜下血肿：慢性硬膜下血肿指伤后2周以上出现症状者。这类血肿来自轻微头部损伤，有的外伤史不清楚。多数患者年龄较大。当头部受伤后，使引流至上矢状窦的桥静脉被撕裂出血所致，而由脑表面其他小静脉或小动脉破裂出血少见。临床表现一般可归纳为4类：①颅内压增高症状；②认知功能障碍及精神症状，如记忆力和理解力减退、反应迟钝、精神失常；③局灶性症状，如偏瘫、失语、偏侧感觉障碍等，但均较轻；④婴幼儿患者，前囟膨隆、头颅增大，可误诊为先天性脑积水。

（二）实验室检查

头颅CT可见受伤骨板下呈新月形高密度影，并可见邻近脑组织出现脑挫裂伤改变。

【治疗】

及时手术清除血肿及坏死脑组织，必要时可施行减压术。

第五节 脑内血肿

脑外伤后在脑实质内形成的血肿为脑内血肿。出血均来自脑挫裂伤灶，血肿部位多数与脑挫裂伤好发部位一致，少数发生在凹陷骨折处。一般可分为：①深部血肿，较少见，位于白质深部，如基底核、胼胝体、内囊、脑干等，脑表面无明显伤痕。少数可自行吸收，或分解、液化后形成囊肿。②浅部血肿，较多见，多由脑挫裂伤区皮质血管破裂所致，常与急性硬脑膜下血肿并存。根据血肿症状出现时间分为：①急性血肿，伤后 72 小时内出现症状；②亚急性血肿，伤后 3 天至 3 周出现症状；③慢性血肿，伤后 3 周以上出现症状。

【诊断】

（一）临床表现

血肿都位于脑挫裂伤区，故使原有神经功能缺损症状和体征加重，并可出现颅内压增高及脑疝症状和体征。特别应注意伤后意识改变，如意识障碍加深或出现“中间清醒期”。临床表现难与其他血肿或局部继发脑水肿相区别。

（二）辅助检查

头颅 CT 可见圆形或不规则形均一高密度影，CT 值为 50 ~ 90Hu，周围有低密度水肿带，可伴有脑室形态改变，中线结构移位等。

【治疗】

(1) 手术治疗为主。

(2) 对症治疗。

第六节 颅脑损伤并发症及后遗症的防治

（一）脑外伤后综合征

脑外伤后综合征是指脑损伤经 3 个月治疗后患者仍有头

痛、头晕、癔病样发作等自主神经功能失调或精神症状,但神经系统检查未见异常发现,分为功能性和器质性。临床表现:

1. 头痛,最常见多为闷痛、胀痛或搏动性痛。

2. 注意力难以集中,记忆力下降。

3. 头晕、恶心、厌食、疲劳、易激动、耳鸣、多汗、心悸、精神委靡、失眠。

4. 性功能减退、月经失调等。

5. 症状时轻时重,与精神情绪状态有一定关系。

6. 患者主诉常多于神经系统阳性体征。有时虽查出一些轻微征象,也难以定位。

7. 辅助检查:脑电图可能轻度或中度异常,CT 脑扫描可有轻度脑萎缩等。

处理:预防和治疗同等重要。对脑外伤急性期临床症状明显者给予适当的镇静和镇痛剂,解除紧张和忧虑;脑外伤后综合征症状明显者可给予对症治疗,如抗焦虑药物、抗抑郁药物、镇静安神药物等治疗。

（二）脑神经损伤

脑神经损伤多见于颅底骨折,也可见于脑挫裂伤和颅内血肿。常见的有嗅神经、视神经、动眼神经、滑车神经、面神经、听神经损伤。除因骨折压迫造成的视神经损伤需尽早手术外,其他的脑神经损伤多仅需一般内科治疗。

（三）脑外伤性癫痫

常好发于额顶叶脑损伤,且以局限性发作多见。各种颅脑损伤后均有癫痫发作,以首次发作时间可分为:①早期癫痫,脑外伤后 3 ~4 天发作;②延期癫痫,脑外伤后 4 天至 3 个月发作;③晚期癫痫,脑外伤后 3 个月后发作。早期癫痫多为强直阵挛性发作,延期癫痫及晚期癫痫多为部分性发作。

治疗:①对脑外伤治疗;②抗癫痫治疗。

（四）颈内动脉海绵窦瘘

颈内动脉海绵窦瘘是指发生于蝶鞍区的颅底骨折或异物直接损伤颈内动脉海绵窦段及其分支,使动脉血由破口直接注入海绵窦内。典型临床表现:①搏动性突眼;②眼球及额眶部吹风样杂音,压迫颈动脉杂音减弱或消失;③眼球运动神经麻痹导致眼球运动障碍;④球结膜血管怒张、水肿或瘀斑等改变,可于伤后即刻出现,也可数小时或数天后出现,常需手术治疗。

(康慧聪　朱遂强　方思羽)

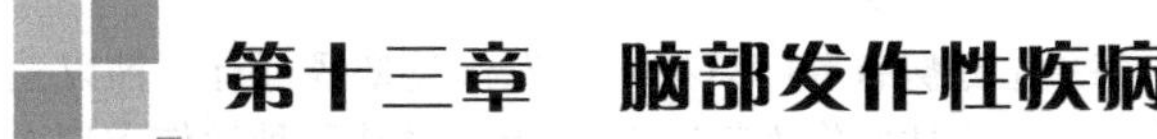

第十三章 脑部发作性疾病

第一节 癫 痫

癫痫(epilepsy)是一种脑部疾患,特点是持续存在能产生癫痫发作的易感性,并出现相应的神经生物学、认知、心理学及社会等方面的后果。诊断癫痫至少需要一次癫痫发作。

【病因】

癫痫的病因十分复杂,临床上按照病因可分为:

1. 特发性癫痫:与遗传因素有较密切的关系,脑部无可以解释症状的结构变化或代谢异常,常在某一特殊年龄阶段起病,具有特征性临床及脑电图表现,有较明确的诊断标准。并非临床上找不到原因就是特发性癫痫。

2. 症状性癫痫及癫痫综合征:是各种明确或可能的中枢神经系统病变所致,如脑炎、脑膜炎、脑脓肿、炎性肉芽肿等中枢神经系统感染性疾病,以及颅内肿瘤、颅脑外伤、脑血管病、脑发育异常、脑萎缩等。

3. 状态关联性癫痫发作:这类癫痫发作与特殊状态有关,如高热、缺氧、内分泌改变、电解质失调、药物过量、长期饮酒戒断、睡眠剥夺等,这类发作一旦去除有关状态即不再发作。

4. 隐源性癫痫:临床表现提示为症状性癫痫,但未找到明确病因,也可能在特殊年龄阶段起病,但无特定的临床和脑电图特征。

【病理】

特发性癫痫脑部无明显结构变化,而症状性癫痫病理改变则视其原发疾病的不同而各异。在症状性癫痫和实验动物癫痫模型病灶中,其中心部位有神经元坏死、缺失,而邻近部位神经元群结构紊乱,胶质增生,并可有血供障碍。受损神经元的树突缩短,其分支和棘突减少。

【诊断】

(一) 临床表现

每一位癫痫患者可只有一种发作类型或可有一种以上的发作类型。痫性发作为临床表现,有一种或数种发作类型而且反复发作者即为癫痫症。痫性发作的国际分类如下:

1. 部分性发作:部分性发作系指痫性发作起始的异常放电仅限于一侧大脑半球的局部。再根据其发作过程是否伴有意识障碍及进一步扩展为继发性全身性发作,可分为:

(1) 单纯部分性发作:不伴意识障碍。痫性发作的起始症状提示病灶在对侧脑部皮质的相应区域。可再分为以下亚型:

1) 部分性运动性发作:表现为局部肢体的重复抽动,多见于一侧口角、眼睑、手指或足趾、或一侧面部、或一个肢体的抽动。部分性运动性发作后遗留短暂的局部肢体无力以至于瘫痪,称为 Todd 瘫痪。

2) 杰克逊(Jackson) 发作:发作自一处开始,后按大脑皮质运动区的分布缓慢地移动,例如自一侧拇指沿手指、腕部、肘、肩部扩展,不应扩展至全身。

3) 扭转发作:双眼及头部向一侧偏斜,接着躯干亦向一侧扭转。

4) 体感性发作:表现为一侧或双侧肢体的针刺感、麻木感、触电感或肢体的本体感觉异常。

5) 特殊感觉发作:其中包括视觉性发作(简单的或较复杂的幻觉)、听觉性发作(幻听)、嗅觉性发作(幻嗅)、味觉性发作(幻味) 及眩晕发作。

6) 自主神经发作:如上腹疼痛、胃气上升、呕吐、多汗、苍白、潮红、竖毛、瞳孔扩大、尿失禁等。

7) 精神性发作:包括有各种遗忘症(如似曾相识症、旧事如新症、快速回忆往事)、识别障碍(如梦样状态、不真实感、人格解体)、情感异常(发作性抑郁、欣快、恐惧等)、错觉(视物变大或变小) 及结构性幻觉等发作。

(2) 复杂部分性发作:发作中伴不同程度的意识障碍,有 3

种表现。①自动症：患者呈部分性或完全性对环境接触不良，做出一些表面上似有目的的动作，如搓手、抚面、解扣、脱衣或吸吮、咀嚼、舔唇，甚至游走、奔跑等，发作后有遗忘。②上述单纯部分性发作的同时，伴有不同程度的意识障碍。③仅有发作性意识障碍，但无其他症状。

(3) 部分性发作继发为全身性发作：①单纯部分性发作继发；②复杂部分性发作继发。

2. 全身性发作：痫性发作起始的异常放电为双侧大脑半球同时受累，意识障碍是最早的表现。

(1) 失神发作：表现为突然发生和突然停止的意识丧失，一般仅持续 2～15 秒，发作时患者停止原来的活动，呼之不应，不倒地，双眼瞪视前方，手持物落地，可伴有眼睑、口角和上肢的 3 次/秒颤抖或简单的自动症，每日可发作数次至数百次，事后立即清醒，可继续原来的动作，对发作无记忆。发作时，EEG 呈双侧对称 3 周/秒棘-慢或多棘-慢波，背景波形正常。

(2) 不典型失神发作：意识障碍的发生和停止均较典型失神发作缓慢，而肌张力改变较明显，常见于 Lennox-Gastaut 综合征。EEG 呈慢而不规则的棘-慢波或尖-慢波，背景活动正常，持续时间常超过 30 秒。

(3) 肌阵挛发作：突然、短暂、快速的肌收缩，可局限于面部、躯干、肢体的单块肌肉或肌群，也可遍及全身。可仅单个发生，但常见的为快速重复多次发作。一般不伴有意识障碍。

(4) 强直性发作：为全身强烈的强直性痉挛，无阵挛。肢体直伸，头、眼偏向一侧，躯干呈角弓反张。伴短暂意识障碍、呼吸暂停、瞳孔扩大、颜面苍白、发绀等。

(5) 阵挛性发作：为全身重复性阵挛发作，无强直。

(6) 全身强直-阵挛性发作：过去称之为大发作，以意识丧失和全身抽搐为特征。半数患者可有各种先兆。发作分为 3 期：

1) 强直期：全身骨骼肌呈强直性持续性收缩，上睑上牵、眼球上翻、喉部痉挛发出尖叫声、四肢伸直、颈及躯干反张、瞳孔散大、对光反应消失。起初皮肤和结膜充血，血压升高，继之呼吸肌强直收缩，呼吸暂停而全身缺氧，面唇和肢体发绀。此期历时 10 ~ 30 秒后,肢端出现微细的震颤。

2) 阵挛期:肢端震颤幅度增大并延及全身,成为间歇的痉挛即进入阵挛期。阵挛频率逐渐减慢,最后在一次强烈痉挛后,抽搐突然停止。此期一般持续 1 ~ 3 分钟,少有超过 5 分钟。此期内可有大小便失禁,口吐泡沫。

3) 惊厥后期:阵挛期后,患者仍昏迷不醒,继而昏睡,历时十多分钟至数小时不等,醒后自觉头痛、全身肌肉酸痛、疲乏,对发作过程无记忆。

全身强直-阵挛性发作若在短期内频繁而持续地出现,形成一种固定而持久的状态,发作间歇期意识不完全恢复,或一次癫痫发作持续 30 分钟以上,称之癫痫持续状态,常伴高热、脱水及酸中毒。

(7) 失张力性发作:部分肌群或全身肌肉的肌张力突然降低,以致头下垂、肢体下垂或跌倒。

3. 不能分类的发作:包括一些资料不足、难以分类的发作(如婴儿的多种发作多属此类)。

4. 常见的癫痫综合征

(1) 婴儿痉挛症(West 综合征):是婴幼儿时期一种特有的癫痫,多在出生后一年内发病,3 ~ 8 个月为发病高峰。男:女为 2:1。典型的发作表现为快速点头样痉挛,双上肢外展,下肢和躯干屈曲。偶可表现为伸展性肌痉挛或二者合并存在。本病可分为原发性与继发性婴儿痉挛症两类,以后者多见。可由脑炎、产伤、脑外伤、宫内感染和缺氧等多种病因引起,故预后不佳,约 90% 的患儿有精神运动发育落后。脑电图呈特征性高峰节律失常。

(2) Lennox-Gastaut 综合征:又称小发作变异型。它是由多种病因引起的综合征,如各种脑病、中枢神经系统感染、脑外伤、代谢变性病等,发作形式多样,有失张力性发作、肌阵挛性发作、不典型失神发作、全身强直-阵挛发作或数种形式混合存在。发作次数频繁,较难控制,预后不良,多有智能障碍。脑电图呈不同步的非典型 2 ~ 2.5 次/秒的棘-慢波,双侧不对称。

(3) 良性儿童中央-颞区棘波癫痫:或称良性儿童局限性癫

痫,或良性中央区癫痫,占儿童癫痫的15%~20%,好发于3~13岁(9~10岁为发病高峰),在15岁以后发作自行停止。多数在夜间入睡后前2小时或清晨睡眠的最后1小时(或刚醒时)发作;白天很少发作。发作稀疏。发作时表现为一侧口角及一侧面部抽搐或强直,伴言语困难,抽搐可累及同侧上下肢,历时短暂,意识保持清楚,但可发展为全身性发作。脑电图可见一侧或两侧中央区高波幅棘波。

(4) 良性儿童枕叶癫痫:儿童期发病(平均发病年龄为6岁) 多数在19岁自行停止发作,常有癫痫家族史,表现为发作性视觉症状如黑曚、闪光、视幻觉、错觉、视物变小等,历时短暂。有的在发作后出现头痛或自动症或一侧阵挛性抽搐。脑电图:在闭目时出现一侧或两侧枕区或颞区阵发性高波幅棘-慢波或尖波,睁眼时消失。

(二) 实验室检查

对于特发性癫痫,一般实验室检查多无异常;而症状性癫痫则视其原发疾病的不同而各异。

(三) 辅助检查

1. 脑电图检查:脑电图检查对癫痫的诊断及分型具有十分重要的意义。脑电图记录可以发现棘波、尖波、棘-慢综合波及爆发活动等癫痫样波。但是常规脑电图检查由于记录时间短,阳性率较低,必须结合多种诱发试验、特殊的电极(如蝶骨电极、皮质电极、深部电极等),以及各种新的监测技术,如24小时磁带记录脑电图、有线电视录像等监测可使脑电图的阳性率达90%以上。

2. 电子计算机断层扫描(CT)及磁共振成像(MRI):对癫痫的诊断无特殊意义,但对发现癫痫的病因有较大意义,如可发现颅内占位性病变、脑血管疾病(包括血管畸形)、脑穿通畸形、皮质异位、结节性硬化等疾病。

3. 单光子发射计算机断层扫描(SPECT):能测定脑局部血流,间接反映脑代谢。在癫痫发作期,癫痫灶局部血流灌注明显增加,而在发作间期,癫痫灶局部血流灌注降低。故在癫痫灶定位阳性率方面,SPECT较脑电图、CT、MRI为高。

4. 正电子断层扫描(PET):癫痫发作间歇期,癫痫灶有局部代谢率降低,而发作期则增高。分辨率优于SPECT,对海马硬化敏感性可高达100%。

(四) 诊断要点

传统观念主张将癫痫的诊断分为三步:首先明确是否为癫痫,在明确是癫痫的情况下,继续分清是原发性或是症状性癫痫,最后明确癫痫的病因。最近国际抗癫痫联盟提出了癫痫国际诊断新方案,要求将癫痫的诊断分为五步:首先对发作现象进行标准化的术语描述→根据发作现象的标准化描述对发作现象进行分类→根据分类和伴随症状判断是否是特殊的癫痫综合征→进一步寻找患者可能的病因→按世界卫生组织制定的《国际损伤、功能和残障》分类标准评定患者残损程度。传统的诊断方法过于简单,新的诊断步骤有待进一步完善和发展,将二者结合起来用于临床更有利于癫痫的诊断与治疗。

1. 首先确定是否为癫痫

(1) 有无癫痫的两个主要特征,即癫痫的临床发作和脑电图上的痫样放电。详尽、完善、准确的病史是诊断癫痫的主要依据,包括首发症状,发作时的姿态、面色,有无意识障碍、倒地、跌伤,有无肢体抽搐及其发作顺序,有无大小便失禁、舌咬伤等。同时脑电图检查对癫痫的诊断具有十分重要的意义,结合多种诱发方法以及特殊电极,至少80%的癫痫患者可发现脑电图异常,如果采用视频脑电图,则更有利于提高癫痫诊断正确率;脑电图的检查还有助于痫性发作的分类,如全面强直性阵挛发作的典型EEG为双侧对称的尖-慢波、棘-慢波,肌阵挛发作典型改变为多棘波、多棘-慢波,失神发作主要表现为每秒3Hz的棘-慢波等;另外,脑电图检查有助于确定致痫灶。但必须强调的是,只有脑电图上的痫样放电而无临床发作者不能诊断为癫痫,因为部分正常人及非痫性发作的患者如偏头痛也可能有脑电图上的痫样放电。

(2) 发作是否具有癫痫的共性和个性,癫痫发作的共性与不同发作类型的个性共同组成了癫痫最为重要的诊断依据。共性是指所有癫痫发作都有的共同特征,即发作性、短暂性、重复性、刻板性。发作性指癫痫突发发生，突然停止；短暂性指患者发作持续时间都非常短，数秒钟或数分钟，很少超过10分钟；重复性指癫痫都有反复多次发作；刻板性指患者的临床表现及每次发作的症状相对一致。个性，即不同类型癫痫所具有的特征。这是癫痫的一种类型区别于另一种类型的主要依据。如全身强直-阵挛发作的特征是意识丧失、全身抽搐，如仅有全身抽搐而无意识丧失则考虑为假性发作或低钙性抽搐；失神发作的特征是突然发生、突然终止的意识丧失，一般不出现跌倒，如意识丧失时伴有跌倒，则晕厥的可能性比失神发作的可能性大；自动症的特征是意识模糊，看似有目的、实际无目的的异常行为，如发作后能复述发作的细节也不支持癫痫自动症的诊断。当患者的发作具备了癫痫的共性和不同类型发作的特征时，需进行脑电图检查以寻找诊断的佐证，另外尚需排除其他非痫性发作性疾病。

2. 明确癫痫发作的类型或癫痫综合征：在明确癫痫诊断后还需仔细区别癫痫发作的类型及明确是否是癫痫综合征。癫痫发作类型是一种由独特的病理生理机制和解剖基础所决定的发作性事件，是一个具有病因、治疗和预后含义的诊断。不同类型的癫痫需用不同的方法进行治疗，发作类型诊断错误，可能导致药物治疗失败。如将自动症诊断为失神发作选用卡马西平治疗就可能加重病情。癫痫综合征则是由一组体征和症状组成的特定癫痫现象，它所涉及的不仅仅是发作类型，还包括其特殊的病因、病理预后、转归，选药上也与其他癫痫不同，需仔细鉴别。

3. 明确癫痫的病因：明确了诊断，还需确定癫痫的病因。癫痫都是有病因的，由于对癫痫认识的局限性，有些病因为我们所知，有些则在研究探讨之中。特发性癫痫的病因目前尚不清楚，但临床上更倾向于由基因突变和某些先天因素所致，有明显的遗传倾向。继发性癫痫的病因很多，且与年龄有着很大的关联性。

为进一步探讨癫痫病因的性质，可以从以下几个方面入手：①详细的病史，包括出生史、生长发育史、热性惊厥史、家族史、发作史、其他病史等,可对病因及性质提供依据。②全面的体检,特别重视神经系统的检查,原发性癫痫常无阳性体征,而继发性癫痫可出现阳性体征。③辅助检查,如 EEG、头颅 CT、磁共振及功能影像学检查等。④其他实验室检查,如血液学检查、尿常规及遗传代谢病的筛查、脑脊液检查等。

(五) 鉴别诊断

近年来国际上许多学者提出痫性发作与非痫性发作的概念,所谓非痫性发作是指不伴有脑电图痫样放电的阵发性临床发作;而癫痫的鉴别诊断实际上是痫性发作与非痫性发作的鉴别。

1. 神经症性发作,又称癔症,假性发作(表 12-1)。

表 12-1　癔症与癫痫鉴别

	癔症	癫痫
性别年龄	多见于青年女性	各年龄段
发作场合	常有精神创伤诱因、转换障碍	任何情况下
发作形式	多样化、表演性	刻板
意识障碍	无	有
瞳孔	正常,对光反应存在	散大,对光反应消失
伴随症状	双眼紧闭,眼球乱动,无摔伤、舌咬伤、小便失禁	双眼上翻或斜向一侧,可有摔伤、舌咬伤、小便失禁
持续时间	长,可达数小时	多短暂,数分钟
终止方式	安慰、暗示	多自行缓解
EEG	多正常	可见痫样放电

2. TIA:一般表现为神经功能的缺失症状,症状迅速达到高峰,然后逐渐缓解。失语性发作,短暂全面性遗忘(TGA)与复杂部分性发作,尤其需鉴别抖动型 TIA 与局灶性癫痫发作。

3. 偏头痛:发作前多有闪光、暗点等视觉先兆,发作期持续时间长,可达数天。多无意识障碍,肢体抽搐,EEG 有助于鉴别。

4. 晕厥：为各种原因引起的脑血流灌注不足而发生的一种短暂而突发的意识丧失，多有精神紧张、焦虑、疼痛等诱因，体位多为站立或坐位，发作前常有先兆，如头晕、双眼发黑、心悸等，发作时常伴大量冷汗、面色苍白，两眼微睁或闭着，一般无肢体抽搐，数秒及数分钟清醒，醒后不能回忆，感全身酸软，嗜睡。发作时 EEG 为非特异性慢波，发作间期 EEG 多正常，可有慢波。

5. 发作性睡病：多见于青少年，临床特点为发作性睡眠（不分时间、场合的不可抗拒的睡眠），猝倒症（常为情感因素诱导的猝倒，为肌张力丧失所致，意识常保存），睡眠麻痹（入睡前幻觉），EEG 监测正常。

6. 梦游症（睡行症）：最常见于学龄前儿童，临床表现为睡眠中突然起床，下地走动，意识处于朦胧状态，可有一些较复杂的动作，持续时间较长，对外界无反应，或答非所问，事后不能回忆。EEG 监测正常。

7. 夜惊（睡惊症）：常见于学龄前儿童，为睡眠中突然出现的一种惊恐症状，表现为深睡中突然坐起尖叫、哭喊，表现惊恐，常伴自主神经症状，意识呈朦胧状态，事后不能回忆，睡眠 EEG 监测无痫样放电。

8. 屏气发作：5 岁以内发病，尤以 6 ~ 18 个月多见，多在清醒时发作，病前常有疼痛及惊吓或发怒等精神因素，继而出现呼吸暂停，面色青紫或苍白；先发绀后惊厥，角弓反张较常见，少部分患儿伴意识丧失及全身强直，甚至肢体抽动。可有尿失禁。一般发作不超过 1 分钟。EEG 监测正常。

9. 情感性交叉腿发作：常见于 1 ~ 3 岁的女性患儿，发作时双大腿交叉夹紧，伴有摩擦动作，面部涨红，双眼凝视，但意识始终清楚。一般 1 ~ 2 分钟可缓解，可被外界强行制止。与癫痫的鉴别是发作时意识清楚，转移注意力可终止发作，脑电图正常。

10. 非痫性强直发作：常见于婴儿期，清醒期发病，发作多局限在眼、嘴及头颈部，表现为凝视、咬牙、头颈部伸缩及左右摆动,无意识丧失。

【癫痫的治疗】

癫痫治疗可以参考以下流程(图 12-1):

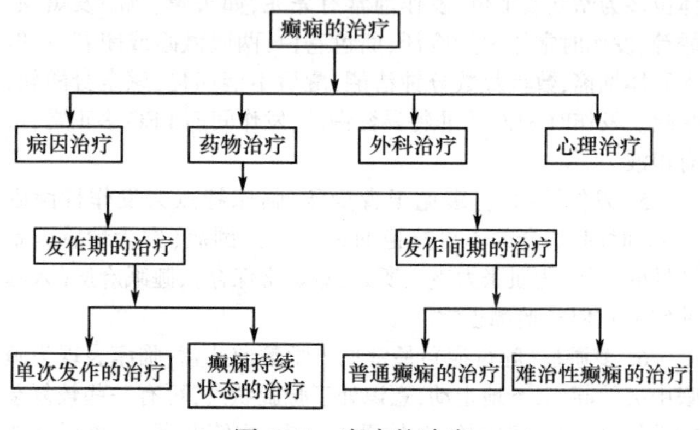

图 12-1　癫痫的治疗

（一）癫痫治疗的目标

完全控制癫痫发作,提高患者生活质量。

（二）病因治疗

有明确病因的癫痫,应针对病因进行治疗。如对脑寄生虫病所引起的癫痫,应给予驱虫治疗,对颅内占位性病变包括脑肿瘤、脑脓肿等应予手术治疗,针对低血糖、低血钙、尿毒症等代谢紊乱病因有目的治疗。

（三）药物治疗

目前对绝大多数癫痫患者来说,药物治疗仍是主要的治疗措施。20 世纪 80 年代以来,新型抗癫痫药物相继问世,与传统的抗癫痫药物相比,有许多优点:抗癫痫谱广,安全性高,不良反应少,线性药代动力学,很少与血浆蛋白结合,不诱导肝酶代谢,与其他抗癫痫药物无或很少相互作用。新型药物的出现为癫痫的药物治疗提供了更好的选择。

1. 发作间期的治疗:原则上癫痫的诊断一旦成立,应及时、规律服用抗癫痫药物治疗。对首次发作可暂不进行治疗,对此观点，还有争议，因为仅有 1/3 的患者会有第二次发作。对于一年或数年发作一次者，可暂不服药；但对有家族史或高热惊厥史而脑电图不正常者，应开始服药。长期服药并定期进行药物不良反应监测。避免随意换药、减量或停药，否则会使发作加重或发生癫痫持续状态。

(1) 药物的选择：有人提出最理想的抗癫痫药物应是在不引起镇静或其他中枢神经系统不良反应的剂量下控制发作；要能口服、价廉和长效的；不产生耐药性；没有全身性毒副作用（包括皮肤或骨髓的特异性反应）；更理想的是对所有发作均有效，且最好直接作用于发作灶。在目前所有的抗癫痫药物中，完全符合上述要求的理想药物还没有，因此根据发作类型选药是一个很重要的原则。各型癫痫发作选药的次序：

1) 部分性发作（单纯及复杂部分性发作，部分性继发全身强直-阵挛发作）：首选卡马西平、苯妥英、丙戊酸、苯巴比妥，其次为拉莫三嗪、托吡酯、加巴喷丁、左乙拉西坦。

2) 全身强直-阵挛发作：首选丙戊酸、卡马西平、苯妥英、苯巴比妥，其次为拉莫三嗪、托吡酯、加巴喷丁、氯硝西泮

3) 典型失神发作：首选乙琥胺，其次为丙戊酸、氯硝西泮。

4) 肌阵挛发作：首选丙戊酸，其次为乙琥胺、氯硝西泮。

5) 失张力性发作：首选丙戊酸，其次为氯硝西泮。

6) 婴儿痉挛症：首选 ACTH，其次为丙戊酸、氯硝西泮、托吡酯。

(2) 传统抗癫痫药物：均经肝脏代谢，多数易与血浆蛋白结合，药物相互作用复杂，使用时应注意其不良反应。

卡马西平（carbamazapine，CBZ）：是部分性发作（单纯及复杂部分性发作，部分性继发全身强直-阵挛发作）的首选药，为肝酶诱导剂。常见不良反应有头晕嗜睡、乏力、恶心、皮疹、呕吐、偶见粒细胞减少，可逆性血小板减少，甚至引起再生障碍性贫血和中毒性肝炎等应定期检查血象。偶见过敏反应，应抗过敏治疗。

丙戊酸钠（valproate，VPA）：是一种广谱的抗癫痫药物。胃肠吸收迅速而完全，与血浆蛋白结合率高；主要分布在细胞外

液和肝、肾、肠和脑组织等;大部分由肝脏代谢,使用时应注意对肝脏的影响;可作为 GTCS 的首选药物。

苯妥英钠(phenytoin,PHT):对 GTCS 和部分性发作有效,可加重失神和肌阵挛发作。不良反应为剂量相关的神经毒性反应,如皮疹、牙龈增生、毛发增多及面容粗糙,另外还干扰叶酸的代谢。

苯巴比妥(phenobarbital,PB):适应证与苯妥英钠相同。临床常作为小儿癫痫的首选药物,对 GTCS 疗效好,也可用于单纯及复杂部分性发作,对少数失神发作或肌阵挛发作也有效。镇静的不良反应常见,可致儿童兴奋多动和认知障碍,应尽量少用。

(3) 单药治疗还是多药治疗:单药治疗是应遵守的基本原则。一般认为大多数类型的癫痫开始都应用单药治疗。

在以下情况下可考虑多药治疗:①有多种发作类型。②对难治性癫痫单药治疗无效者以及小发作变异型,也可考虑多药治疗。③针对药物的副作用,如用苯妥英钠治疗部分性发作时出现的失神发作,除选用广谱抗癫痫药物外,也可合用氯硝西泮。④针对患者的特殊情况,如月经性癫痫患者在月经前可加用乙酰唑胺,以提高治疗效果。联合药物治疗时应注意以下几点:①选择药理作用机制不同的药物联合应用;②尽量避开具有相同副作用的药物合用;③不能将多种药物联合作广谱抗癫痫药物应用;④合并用药时要注意药物的相互作用,如一种药物的肝酶诱导作用可加速另一种药物的代谢。

然而,长期服用多种抗痫药物也有弊端:①容易发生药物慢性中毒;②药物之间的相互作用,拮抗作用可降低疗效或增强作用导致中毒;③不能对各个抗痫药的疗效作出正确的评价;④有时可使发作增多;⑤缩小了以后选择药物的余地;⑥加重患者经济负担。

(4) 服药、撤换药与停药:应从小剂量开始服药,逐渐调整药物剂量,并要坚持长期服药。在按以上正规治疗过程中,偶尔出现一些发作并不意味着治疗无效,不应急于换药或另加用药,如果第一种药物产生部分疗效,可适当增加剂量,但应观察有无副作用。若第一种药物剂量已稍高于一般治疗剂量仍不能控制发作,则可考虑换药。

当要撤换某种抗癫痫药物时,不能采取突然停止,马上改换新药的方法,而是递减拟撤换的药物,同时递增第二种药物,否则会引起癫痫发作或癫痫持续状态。

关于停药问题,一般说来,全身强直-阵挛性发作、强直性发作、阵挛性发作完全控制4~5年后,失神发作停止半年后可考虑停药。但停药前应有一个缓慢减量的过程,这个时期一般不少于12~18个月。有自动症的患者可能需要长期服药。停药与否主要依据发作情况,脑电图作为参考,不是决定条件,因为有的患者脑电图仍然异常,停药以后亦无复发,但如果脑电图有发展倾向,则不应停药。

(5)难治性癫痫的治疗:癫痫患者中70%~80%用药物治疗可以得到很好的控制,仍有约30%的患者长期反复发作成为慢性或难治性癫痫。目前对难治性癫痫,国内外学者尚未给出统一的定义,美国抗癫痫联盟认为难治性癫痫是指用目前的治疗方法仍不能阻止其继续发作的癫痫,一般认为难治性癫痫是指用一线药物仍不能阻止其继续发作的癫痫或被临床实践证实是难治的癫痫或癫痫综合征。我国学者吴逊等认为难治性癫痫是指临床经过迁延,癫痫频繁发作,至少每月4次以上,应用适当的一线抗癫痫药物正规治疗,血中的药物浓度在有效范围内,无严重的药物不良反应,至少观察2年仍不能控制发作,影响日常生活,同时并无进行性中枢神经系统疾病或占位性病变者,目前国内对难治性癫痫的诊断多以此为标准。对难治性癫痫的抗癫痫药治疗,多数学者倾向于遵循以下原则:

1)先按发作类型选用一种抗痫药,逐渐增加剂量至发作控制同时不出现药物的副作用。

2)第一种药物无效时,根据患者情况,换用第二种药物或添加治疗,再无效,可再换第三种药物或添加药物治疗,剂量均需加至足够量。

3)在联合用药时应注意各药物之间的相互作用。

新型抗癫痫药物也是治疗难治性癫痫的主要手段,国内常用新型抗痫药有托吡酯(topiramate,TMP)、拉莫三嗪(lamotrigine,LTG)、加巴喷丁(gabapentin,GBP)、左乙拉西坦(levetiracetam,LEV)、奥卡西平(oxcarbazepine,OXC)等。

2. 发作期的治疗

(1) 单次发作的治疗:癫痫发作有自限性,发作短暂,多数患者不需特殊处理。强直-阵挛发作时,可让患者平卧,防止跌伤;解开衣领及腰带,头偏向一侧,有利于分泌物流出,防止窒息,以利于保持呼吸通畅;用压舌板(外裹纱布)或手帕塞入齿间,防止咬破舌头;正当抽搐时,给患者背后垫一软枕且不宜用力压住肢体,以免发生骨折或脱臼。对多次发作者,可予以肌内注射苯巴比妥0.2或氯硝西泮1~2mg。如抽搐频繁、发作间期意识一直不能恢复,则应按癫痫持续状态抢救处理。

(2) 癫痫持续状态的治疗

1) 治疗原则

ⅰ. 治疗应强调综合治疗,首先应从速终止癫痫发作:选择起效快、作用强、不良反应小的药物静脉给药及时控制癫痫发作。

ⅱ. 抽搐控制后,应立即给予维持剂量,清醒后改为口服抗癫痫药物。

ⅲ. 维持生命体征稳定,预防及治疗并发症,避免发生脑水肿、酸中毒、肺部感染、呼吸循环衰竭等。

ⅳ. 寻找病因,进行病因治疗。

2) 药物选择:控制癫痫持续状态的理想药物应具备4个条件。①抗惊厥能力强;②能静脉给药;③起效快,能迅速进入大脑,作用时间长;④对呼吸循环系统无抑制作用,对意识影响较小及无明显全身副作用。但目前无这样理想的药物。较为合适的药物如下:

ⅰ. 地西泮(diazepam,DZP):是治疗癫痫持续状态最有效的药物,不论成人或儿童均为目前公认的首选药物。其特点是起效作用快,但静脉注射地西泮后半衰期短,停药后易复发。为了维持疗效,有时可用地西泮50~100mg,稀释于生理盐水500ml中缓慢滴注。另外为了弥补地西泮失效快的缺点,我们常常补以长效药物，如苯巴比妥0.2肌内注射以延长疗效。地西泮有呼吸抑制、血压降低及呼吸道分泌物增加之不良反应，使用中应特别注意。用法及用量：成人剂量10～20mg，单次最大剂量不超过20mg，每分钟2～5mg；儿童用量为0.3～0.5mg/kg，最大剂量婴儿不超过2～5mg，儿童不超过5～10mg，最大10mg，注射速度每分钟1mg，可重复应用，日总量以不超过120mg为宜；另外可用地西泮100～200mg稀释于生理盐水或5%糖盐水中，于12小时内缓慢静脉滴注。

ⅱ. 劳拉西泮（lorazepam，LZP）：其抗惊厥作用较地西泮强5倍，其作用时间亦是地西泮的3～4倍，半衰期长达12～16小时，用量为0.1mg/kg，以每分钟1～2mg的速度静脉注射。首次治疗最大剂量不超过5mg。一般注射后2～3分钟内可控制发作。其缺点亦是对呼吸有抑制作用，使用时应注意患者呼吸情况。劳拉西泮是较为理想的抗惊厥药物，但国内尚未有厂家生产。

ⅲ. 氯硝西泮（clonazepam）：其抗惊厥疗效是地西泮的5倍，半衰期长，为22～32小时，一次静脉注射1～4mg，对各型癫痫持续状态疗效俱佳，对呼吸与心脏的抑制作用与地西泮相近，是较为理想的抗惊厥药物。

ⅳ. 咪达唑仑（midazolam，MID）：是一种新型的水溶性苯二氮䓬类药物，其特点是水溶性稳定，刺激性小，吸收快，代谢迅速，代谢产物无活性，因而作用时间短，在中枢神经系统作用的时间较长。它不仅可用于静脉，也可以肌内注射和口腔黏膜给药。用法及用量常为先0.2mg/kg静脉注射，后以每小时0.1～0.6mg/kg维持静脉滴注。

ⅴ. 苯巴比妥钠（phenobarbital，PB）：该药起效缓慢，肌内注射20～30分钟才起作用，需1～12小时才可以达到最高血药浓度。主要用于地西泮控制癫痫发作后作为长效抗癫痫药使用。成人每次0.2～0.38g，儿童每次4～7mg/kg，肌内注射，每隔4～6小时注射1次。静脉给药时用生理盐水稀释，按5mg/kg、每小时1～4mg/kg的速度静脉滴注。此药对脑水肿、脑缺氧有保护作用，但剂量过大时可以抑制呼吸，并对肝、肾功能可能有影响。

ⅵ. 丙戊酸钠(valproate, VPA):成人首次剂量 400 ~ 800mg,静脉缓慢推注 3 ~ 5 分钟。根据病情首次剂量可用至 15mg/kg,以后按每小时 0.5 ~ 1.0mg/kg 持续滴注。总量 20 ~ 30mg/kg,日剂量最大不超过 2500mg。它具有广谱、耐受性好、无呼吸抑制及降压的不良反应。使用时注意患者的肝肾功能。

ⅶ. 磷苯妥英(fosphenytoin, FPHT):商品名为 Cerebyx,为苯妥英钠的前体,是目前最为理想的急救新药。具有水溶性,可以肌内注射。吸收完全,达脑峰浓度需 37 分钟,半衰期为 7.5 分钟。据报道,本药与劳拉西泮联合应用是抗癫痫持续状态最好的配伍组合。

ⅷ. 10% 水合氯醛:成人 25 ~ 30ml,小儿 0.5 ~ 0.8ml/kg,加等量植物油保留灌肠,每 8 ~ 12 小时灌肠 1 次,适用于肝功能不全或不宜使用苯巴比妥类者。

ⅸ. 氯甲噻唑:对顽固性癫痫持续状态有效。该药半衰期很短(仅 46 分钟),因此以静脉连续滴注为宜。成人以 0.8% 溶液、每小时滴入 0.5 ~ 0.7g,可在数小时内控制发作,但尚需维持滴注数日以免复发。其副作用为高热、血栓性静脉炎。

ⅹ. 难治性癫痫持续状态(refractory status epilepticus, RSE):是指若足量、规范使用一线及二线抗癫痫药物,1 小时后仍不能控制癫痫发作,则为难治性癫痫持续状态,治疗应考虑使用全身麻醉,应在 ICU 监护下进行,并持续监测脑电图和脑功能,随时观察麻醉下癫痫控制的情况,在癫痫发作控制后,至少维持 2 小时,再缓慢撤药。

常用药物有 3 种。①硫喷妥钠:为快作用巴比妥类药物,在其他药物无效时试用。静脉注射或肌内注射,开始缓慢静脉注射,每次剂量 4mg/kg,少数可为 8mg/kg,最大不超过 10mg/kg,静脉注射速度 2 ~ 8mg/min(或 1ml/min)。之后将硫喷妥钠用 10% 葡萄糖溶液稀释成 1% ~ 2% 溶液,2mg/min 滴注,至发作停止。本药有较强的中枢性呼吸抑制的不良反应,事先备好气管插管或呼吸机,随时准备呼吸的抢救。治疗成功与否取决于癫痫的潜在病因及癫痫持续时间。②异丙酚(propofol):自20世纪90年代后期开始用于控制难治性癫痫,其疗效逐渐得到重视,目前欧美的几个癫痫治疗指南中已经推荐其用于治疗难治性癫痫。用法:首先以100mg静脉缓推,至少5分钟,然后以2mg/(kg·h)静脉滴注维持。使用前必须做好呼吸、循环支持的准备。若药物治疗仍不能控制癫痫发作,可考虑手术切除致痫灶以挽救患者生命。致痫灶定位需结合临床症状、脑电图、结构成像(MRI)及功能成像(SPECT或PET)结果进行综合分析。手术后仍需进行脑电图监测,如脑电图监测无痫样放电,亦无临床发作,仍需口服抗癫痫药1年以上。③利多卡因(lidocaine):对苯巴比妥治疗无效的新生儿癫痫持续状态有效,中止发作的首次负荷剂量为1~3mg/kg,大多数患者发作停止后仍需静脉维持给药。虽在控制癫痫发作的1.5~2.0mg/kg范围内很少有毒副作用发生,但在应用利多卡因的过程中仍应注意其常见的不良反应,如烦躁、谵妄、精神异常、心律失常及过敏反应等。

3)一般治疗

ⅰ.吸氧,保持呼吸道通畅,必要时气管插管或气管切开。

ⅱ.立即使用血压、呼吸、脉搏、心电全套监护。

ⅲ.常规鼻饲,防止误吸,及时口服抗癫痫药物。

ⅳ.注意电解质紊乱,及时纠正酸中毒,治疗呼吸循环衰竭、高热、感染,纠正水、电解质失调等,以维持生命体征稳定。

ⅴ.静脉滴注20%甘露醇及地塞米松,防治脑水肿。

ⅵ.使用广谱抗生素,预防继发性感染。

ⅶ.加强营养支持治疗。

4)外科治疗:对药物治疗无效的难治性癫痫,可考虑手术治疗。颞叶内侧癫痫的外科治疗开展得最多,疗效最确切。半球切除术、软脑膜下横断术、病灶切除术、胼胝体切开术都是目前常用的方法,可根据病情酌情选用。

5)心理治疗:癫痫患者一般都伴有各种各样的心理或行为方面的改变,这可能是多种因素作用的结果,包括脑部结构的改变、抗癫痫药物的副作用及存在的心理社会问题。针对患者出现的心理或行为方面的改变进行及时的卫生宣教、心理疏导和针对性的治疗可以提高患者的生活质量。

（朱遂强　王芙蓉）

第二节　偏　头　痛

偏头痛(migraine)是一种反复发作的血管性头痛。其特点为位于一侧(少数为双侧)头部的搏动性疼痛,常伴恶心、呕吐;发作时,对光、声音刺激敏感;少数典型偏头痛患者发作前有视觉、感觉及运动先兆;部分患者有家族史。成年人中偏头痛患病率为7.7%~18.7%,平均成年男性为1%~19%,成年女性为3%~29%;男性儿童为6.6%,女性儿童为14.1%。部分女性发作与月经周期相关。部分患者在不良环境、特殊气味、特殊食物影响下发病。

【病因】

偏头痛的确切发病机制目前尚不完全清楚。遗传因素在偏头痛的发病机制上占有重要地位,从家族成员患病分布上看,可能属于常染色体显性遗传伴有不完全性的外显率。

【发病机制】

发病机制尚不清楚,可能与多种因素作用相关。发作时中枢神经系统出现阵发性功能紊乱,发作期间出现脑血流量降低相和颅外血管扩张。一系列证据表明,无论是末梢还是中枢,5-羟色胺、脑啡肽、去甲肾上腺素等神经介质在此病的发生中起重要作用。

【诊断】

（一）偏头痛的分类

根据2004年的第二版头痛疾患的国际分类(ICHD-Ⅱ),偏头痛可分为以下几类:

1. 有先兆的偏头痛:又称典型偏头痛,显著的临床特点是头痛发作之前有先兆症状。

(1) 视觉先兆

1) 闪光幻觉:占视觉先兆的 75% ,表现为双侧视野出现视幻觉,有的无一定形状,有的有形状,如星状、斑点状、环形、多角形等。

2) 黑矇:短暂性黑矇,表现为视力障碍,由两侧开始逐渐进展累及两鼻侧视野,部分患者由中心暗点扩大至整个视野。黑矇区域常出现锯齿状闪光图案。

3) 视物变形:表现为视小症或巨视症,部分患者感到环境倾斜或颠倒。

4) 城堡样光谱:10% 患者的先兆症状表现为城堡样光谱。

(2) 感觉异常:偏头痛先兆的感觉异常分布多选择面部和手,表现为刺痛和麻木感,多持续数秒钟至数十分钟,偶见数小时至数天。

(3) 其他先兆症状:可出现运动性先兆,一过性失语或精神症状。

2. 无先兆的偏头痛:又称普通偏头痛,是偏头痛最常见的类型。

3. 常为偏头痛前驱的儿童周期综合征:临床少见,包括腹型偏头痛、周期性呕吐、儿童良性阵发性眩晕等。

4. 视网膜性偏头痛。

5. 偏头痛并发症:包括慢性偏头痛,偏头痛持续状态,无梗死的持续先兆,偏头痛性脑梗死,偏头痛诱发的痫样发作等。

6. 很可能的偏头痛。

(二) 偏头痛发作的临床表现

偏头痛发作通常在白天,少数夜间发作,但应是患者从睡眠中醒后才发生。半数以上患者头痛局限于头的一侧,少数表现为全头痛。头痛发生后逐渐加重,数分钟至数小时达高峰,持续数小时至数天后逐渐减弱至消失。头痛呈搏动性或敲打性,程度中到重度,行走、咳嗽、打喷嚏等简单活动均可加重头痛。压迫头痛部位的动脉或病侧颈动脉或痛侧眼球可使头痛减轻,解除压迫 3 ~ 5 秒后疼痛又恢复至原来程度。头痛发作时常伴有恶心、呕吐、腹泻等胃肠道症状；伴视觉症状、神经功能障碍、自主神经功能紊乱症状及高级神经功能障碍。

（三）实验室检查

大约85%的偏头痛患者头痛发作期尿内5-羟色胺及5-羟色氨酸增加；血小板结合性及血浆游离的5-羟色胺降低，并出现血浆5-羟色胺释放因子。偏头痛患者脑脊液常规和生化通常正常，少数患者淋巴细胞轻度增高。偏头痛先兆期血小板聚集性增加，头痛期下降。

（四）辅助检查

1. 脑电图：偏头痛患者的脑电图可有轻度改变，但不具备特异性。

2. 经颅多普勒超声：偏头痛患者在发作期或间歇期经颅多普勒超声的主要改变是两侧血流不对称，一侧偏高或一侧偏低。

3. 腰椎穿刺：主要用来排除蛛网膜下腔出血、颅内感染、脑膜癌病及异常颅内压所导致的头痛。

4. 脑血管造影：一般情况下，偏头痛患者不需进行脑血管造影，当偏头痛合并眼肌麻痹和（或）长束体征时，需与颅内动脉瘤、动静脉畸形和颅内占位性病变鉴别时才进行脑血管造影。无疑偏头痛患者的脑血管造影绝大多数是正常的。

（五）鉴别诊断

1. 局部脑功能损害的先兆症状显著而头痛轻微者，需与癫痫的局限性发作鉴别。

2. 头痛伴有腹痛、恶心、呕吐的腹型偏头痛在头痛轻微时，需与消化系统疾病鉴别。

3. 颅内肿瘤早期，脑血管畸形及颅内动脉瘤也可出现与偏头痛类似的头痛表现，疾病初期鉴别困难，但肿瘤、血管疾病引起的头痛常固定于一侧，随病程进展时可出现颅内压增高、癫痫、蛛网膜下腔出血及感觉运动障碍。

【治疗】

（一）一般治疗

偏头痛发作急性期，应使患者保持安静，解除心理上的紧张和恐惧，证患者在光线较暗的房间卧下，保持适度睡眠。同时尽可能从各方面寻找头痛发作的诱因。有偏头痛的患者尽量避免服用硝酸甘油、肼屈嗪、利舍平、维生素A、氯米芬、甲状腺素和吲哚美辛。避免食用可诱发偏头痛的含酪胺的食物。

（二）偏头痛发作期的治疗

偏头痛的发作期治疗药物分为非特异性药物和特异性药物两类。

1. 非特异性药物

（1）巴比妥类及苯二氮䓬类镇静药。可使患者进入睡眠状态，如地西泮10mg，肌内注射；苯巴比妥钠100mg，肌内注射。

（2）口服非甾体抗炎药，如对乙酰氨基酚、阿司匹林、布洛芬、萘普生等药物。

（3）剧烈头痛可应用可待因、吗啡等阿片类镇痛药及曲马朵。

2. 特异性药物

（1）曲坦类药物：曲坦类药物为5-羟色胺受体激动剂，能特异性地控制偏头痛的发作，包括舒马曲坦（英明格）、佐米曲坦、利扎曲坦等。舒马普坦25～50mg口服，或者6mg皮下注射能有效缓解发作，每日最大剂量不超过300mg。

（2）麦角碱类药物：包括酒石酸麦角胺、双氢麦角胺等，多用于发作期重症患者的治疗。常用复方制剂为麦角胺咖啡因（每片含麦角胺1mg、咖啡因100mg），先兆或头痛发生时服用1～2片，半小时无效再服1片，每天用量不超过4片，每周总量不超过12片。本品不宜长期或过量应用，少数对麦角胺高度敏感患者，短期中等剂量用药后可出现心肌梗死、脑梗死和肾动脉狭窄。

（三）偏头痛的预防性治疗

中等或严重偏头痛每月发作3次以上者，可考虑使用预防性治疗药物。

1. 5-羟色胺受体拮抗剂

(1) 甲基麦角酰胺(methysergide):主要通过其代谢产物发挥作用,对抗5-羟色胺的致痛作用。用法:每日2~6mg,连续用药不应超过半年,以免出现腹膜后及肺的纤维化。

(2) 苯噻啶(pizotifen):本药具有末梢性5-羟色胺拮抗作用,预防偏头痛的有效率达70%。用法:每次0.5mg,开始每晚服用;逐渐增至每日3次,每次1mg,最大量每日6mg。连续服用2~3个月。不良反应为嗜睡、体重增加。

2. 抗癫痫药物:丙戊酸(至少每日600mg)的随机对照试验结果证实其对偏头痛预防有效。需定时检测血常规、肝功能和淀粉酶,对于女性患者更需注意体重增加及卵巢功能异常(如多囊卵巢综合征)。托吡酯(每日25~100mg)是另一个有试验证据支持的抗癫痫药物,且对慢性偏头痛有效。

3. β-受体阻滞剂:普萘洛尔预防偏头痛发作与其β-受体阻滞作用关系不大,主要是其可阻断颈外动脉系统的血管扩张,干扰血小板对5-羟色胺摄取;此外,普萘洛尔对脑5-羟色胺受体有立体特异亲和力,抑制血栓烷的合成及抑制血小板集聚等作用。用法:一般从小剂量开始,20mg,每日2次,每周增加剂量,直到获得最好疗效,剂量范围40~320mg/d。不良反应:疲乏、胃肠道不适、直立性头晕。心力衰竭及房室传导阻滞者禁用。

4. 钙通道阻滞剂

(1) 盐酸氟桂利嗪(西比林,sibelium):本药能有效通过血-脑脊液屏障,具有对抗血管平滑肌收缩,减少血小板积聚及释放5-羟色胺的作用。预防偏头痛发作有效率达80%。用法:5~10mg,每晚睡前顿服。常见不良反应有嗜睡、疲乏、体重增加。

(2) 尼莫地平(nimodipin):具有抗缺血及抗血管收缩作用,能抑制和解除各种血管活性物质如5-羟色胺、去甲肾上腺素、前列腺素引起的血管收缩。用法:20~40mg,每日3次。不良反应较少,偶有消化道不适、头晕、血压下降。

5. 抗焦虑、抗抑郁药：阿米替林（amitriptyline）能阻断中枢和外周神经系统儿茶酚胺和5-羟色胺作用防治偏头痛。用法：每晚25～50mg。不良反应为嗜睡、心律失常。充血性心力衰竭患者禁用。

6. 其他：如活血素（vasobral），本药为α-二氢麦角隐亭的水溶液，可改善脑血管张力和微循环，促进神经系统的代谢及功能。口服吸收较快，约0.5小时达到血药浓度峰值，血浆半衰期为5.5～18小时。用于偏头痛治疗，每日2次，每次2～4ml，坚持用药1～3个月，多数偏头痛患者发作明显减少或消失。

7. 偏头痛的中医治疗：祖国医学认为偏头痛属“头风”范畴，对于发病机制，各家论述不同，辨证常以肝经见证，一般认为系肝虚痰火郁结、肝阳上亢、肝血不足等。治法上多用平肝潜阳、活血化瘀、调气养血之法。目前，预防和治疗偏头痛的方剂甚多，据临床报道都有一定的疗效，可根据辨证施治原则选用。常用预防和治疗偏头痛中成药有正天丸、太极口服液、天麻钩藤丸。

（王宏毅 朱文浩）

第三节 发作性睡病

发作性睡病（narcolepsy）是一种原因不明的睡眠障碍，主要表现为在白天突然发生一种不可抗拒的睡眠。多数患者伴有一种或数种其他症状，如猝倒症、睡眠瘫痪症、入睡幻觉，统称为发作性睡病四联症。

【病因及发病机制】

原发性发作性睡病找不到确切病因，个别病例有家族史。症状性发作性睡病常有脑炎或颅脑损伤史，也可出现在脑炎的急性期。此外，也可见于丘脑下部或脑干头端肿瘤、脑动脉硬化、蛛网膜下腔出血后及多发性硬化。

本病是REM相关的异常睡眠。睡眠时没有经过NREM过程,REM 的突然插入所导致的睡眠发作。脑干附近蓝斑的去甲肾上腺能神经元和中缝背核的 5-羟色胺能神经元调节 REM 的“开”与“关”,二者的平衡失调导致了 REM 的突然插入。临床上丘脑下部、中脑灰质被盖网状结构受累者可表现为睡眠发作和猝倒发作。

【诊断】

(一) 临床表现

1. 睡眠发作

(1) 好发于儿童及青年,以 10~20 岁最多。

(2) 在任何环境下均可入睡,每次发作持续数分钟至数小时,大多数 10~20 分钟。睡眠程度不深,易唤醒,醒后一段时间内保持清醒。每日可发作数次。

(3) 脑电图:患者夜间入睡时,快速眼动期(REM)提早出现,日间发作时也如此。

(4) 神经系统检查无阳性体征。

2. 猝倒发作

(1) 约 70% 的发作性睡病患者伴猝倒发作,多在患病后 1 年至数十年发生。

(2) 常在强烈的情感刺激下发生,尤其是大笑或过度激动时。

(3) 患者突发短暂全身肌张力减退和运动抑制,严重时猝然倒地,意识清醒,历时数秒钟至数分钟缓解。

3. 睡眠瘫痪

(1) 见于 20%~30% 的发作性睡病病例,也可单独出现。

(2) 入睡时或睡醒后短时间出现全身弛缓性瘫痪,四肢不能活动,但可睁眼和讲话。历时数分钟,偶可长达数小时,自行缓解;或他人触及,剧烈振动患者身体可中止发作。

4. 入睡幻觉

(1) 约 30% 的发作性睡病患者有之,也常与睡眠瘫痪症并见。

(2) 表现为嗜睡和睡眠之间出现的视、听幻觉,以视幻觉多见,内容鲜明,多为日常经历,常伴恐惧感。

(3) 体检无异常,少数呈现肥胖和低血压。

(二) 诊断要点

主要依据发作性睡病临床四联症诊断,临床诊断可依据一下症状表现。

1. 白天突然进入睡眠或频繁小睡,症状持续 3 个月以上。

2. 猝倒发作。

3. 嗜睡或突然的全身无力感觉发作。

4. 睡眠瘫痪、睡眠幻觉、夜间自动行为或频繁觉醒。

5. 多导睡眠图提示以下至少 1 项:睡眠潜伏期<10 分钟;REM 潜伏期<20 分钟;MSLT 平均潜伏期<5 分钟,出现两次以上的 REM 直接入侵睡眠。

6. 遗传学检出 HLA-DQB1 * 0602 等易感基因。

7. 可伴有其他睡眠障碍。

8. 临床表现不能用其他的躯体或精神疾病解释。

符合 1、2 两项即可诊断,符合 3、4、5 项亦可诊断。目前认为多导睡眠图的 MSLT 的各项指标是诊断本病的客观标准,但必须结合临床症状,提倡多次 MSLT,排除影响多导睡眠图阳性的其他因素。

(三) 鉴别诊断

1. 癫痫失神发作:好发于学龄前及低龄儿童,为极短暂的意识丧失,无入睡及猝倒发生,脑电图可见 3 周/秒的棘-慢波综合。

2. 周期性睡眠综合征:又称周期性睡眠饥饿综合征,是一组呈周期性发作,睡眠过多,合并有严重的饥饿感、运动不安、易激惹和轻度意识障碍的病症。

3. 肥胖性呼吸困难嗜睡综合征:表现为高度肥胖、嗜睡、周期性呼吸、每周期呼吸时将睡眠打断,脑电图见入睡至深睡变化时间短,出现觉醒的同时,周期性呼吸即已开始。

【治疗】

本症的发病机制尚未明了,治疗以对症为主,通常采用以药物治疗为主,辅以精神心理治疗的综合疗法。

药物治疗主要是中枢兴奋药的应用。常用的中枢兴奋药物有:哌甲酯(利他林),10 ~ 20mg,每日 2 ~ 4 次;莫达非尼,200 ~ 400mg/d。

另外,三环类抗抑郁剂以及 5-羟色胺再摄取抑制剂(如氟西汀等)对该病亦有治疗效果。盐酸米帕明:25 ~ 50mg,每日 3 次;盐酸地昔帕明(盐酸去甲丙米嗪):25 ~ 50mg,每日 3 次;盐酸氯米帕明:50 ~ 100mg/d,晨顿服或分 2 ~ 3 次服用。

同时应加强对患者的心理治疗,消除对疾病的紧张恐惧,并且要加强患者及家属的宣教,避免从事危险工作,以防意外发生。

(王宏毅　刘登华)

第十四章 锥体外系疾病

第一节 帕金森病

帕金森病(Parkinson disease,PD)又称震颤麻痹(paralysisagitans),是一种常见的锥体外系疾病,临床症状主要表现为静止性震颤、肌强直、运动减少和姿势步态异常,病程缓慢进展,目前缺乏病因治疗。帕金森病好发于中老年人,患病率为1.7%,我国现有的帕金森病患者人数达200万。

【病因与分类】

原发性PD的发病机制复杂,病因尚未完全查明,除明确与年龄老化和遗传因素相关外,目前多认为与环境因素相关,尤其是与MPTP中毒及自由基作用有关。MPTP(1-甲基-4-苯基-1,2,3,6四氢吡啶)是海洛因毒品中含有的一种副产品,本身无毒性,但在体内被氧化为MPP^+时,后者对黑质多巴胺(DA)能神经元有选择性破坏作用,可能是影响其线粒体中电子传递系统酶蛋白复合体I;MPTP在氧化过程中还可产生大量的过氧化氢与氧自由基,而PD患者原已有黑质的谷胱甘肽减少,清除自由基能力降低,因此过多的自由基使脂质产生过氧化作用,破坏细胞膜的完整性,亦促进细胞死亡。继发性PD系由脑炎、颅脑外伤、动脉硬化、中毒(汞、一氧化碳、锰、二硫化碳)、药物(利血平、酚噻嗪类药物、抗抑郁剂)等引起,称为帕金森综合征,症状、体征及病理改变与原发性PD相似。PD除分为原发性和继发性两类外,临床上还有些疾病亦有PD症状,有些作者将其归入PD,如遗传变性帕金森综合征(包括橄榄脑桥小脑萎缩及脊髓小脑变性引起的帕金森综合征)、多系统变性(帕金森)叠加综合征(包括Shy-Drager综合征所引起的帕金森症状)。

【病理及发病机制】

原发性 PD 的主要病理改变在黑质和黑质纹状体通路，其次为纹状体和蓝斑；丘脑底核、下丘脑、迷走神经背核、大脑皮质和交感神经节亦可受损。其病理特点除黑质致密区含黑色素的 DA 神经元严重丧失外，还有胞质内出现 Lewy 体。临床表现主要是由于纹状体中的 DA 含量减少，乙酰胆碱对纹状体的兴奋作用相对加强，以及其他十多种神经递质和肽的功能发生紊乱（如纹状体中 5-HT 减少，组胺作用相对加强，去甲肾上腺素亦稍减少）引起的肢体震颤、肌强直、运动减少等症状。

【诊断】

（一）临床表现

1. 症状：一侧或两侧肢体缓慢出现震颤、发紧发硬感，动作缓慢、笨拙，走路下肢沉重，出现慌张步态。

2. 体征

（1）静止性震颤：这是本病的三大体征之一，震颤常由一侧上肢远端尤其是手部开始，继之扩展至同侧下肢及对侧上下肢；头、下颌、口唇及舌亦可受累。震颤在静止休息时出现，故称为静止性震颤，随意运动时减少或消失，情绪激动或精神紧张时明显，睡眠时消失。疾病晚期震颤变为经常性，随意运动时亦不减轻或停止。震颤是由于促动肌与拮抗肌有节律地交替性收缩的结果，频率为 3～6Hz，手部震颤以拇指、食指及中指为主，尤以拇指的掌指关节最明显，呈搓丸样动作。下肢的震颤以踝关节最明显，表现为屈曲及伸直运动。疾病早期震颤轻，间断出现，疾病晚期变为持续性。

（2）肌强直：多自一侧上肢近端开始，以后扩展至全身（包括四肢、躯干、颈部及面部），强直是呈锥体外系性肌张力增高：伸肌与屈肌、促动肌与拮抗肌张力都增高所致。当做被动运动时，因增高的肌张力始终保持一致，所遇阻力均匀，故称为铅管样强直；若患者伴有震颤，则可感到在均匀阻力的基础上出现断续的停顿，如两个齿轮在转动一样，称为齿轮样强直。

（3）运动迟缓：这是由肌强直及姿势反射障碍所致。表现为：①随意运动缓慢，动作始动困难，动作减少、幅度变小，上肢不能做精细动作,书写困难,字越写越小,称为写字过小症。②姿势和步态异常。站立时头、躯干向前俯屈,四肢微屈,行走时上肢正常的前后摆动消失,起步困难,步伐小,但迈步后,由于身体前倾、重心前移而越走越快,不能立即停步或转弯,而是向前冲,呈特殊的“慌张步态”,转弯时采取连续小步,使躯干和头部一起转弯。③面部表情肌运动减少,瞬目动作减少,呈“面具脸”。④说话缓慢、语音单调、低沉或含糊不清,由于少动引起的构音障碍、重复语言、口吃被称为“慌张语言”。

(4) 自主神经功能紊乱:患者肠道平滑肌低张力,易出现顽固性便秘;有时发生自主神经危象,如大汗淋漓、面部充血、心跳加快、情绪紧张及震颤加重。自主神经障碍是由于下丘脑及迷走神经背核受损所致。流涎、皮肤溢脂和出汗增多以前被归为自主神经功能紊乱,目前认为是继发症状。流涎与口、舌、腭及咽部等肌肉运动障碍、吞咽减少、唾液积聚于口咽部有关;皮肤溢脂是由于不能彻底清洗面部的缘故;出汗增多是持续性肌肉运动活动的结果。

(5) 眼部体征:部分患者出现瞳孔对光反射及辐辏反射减弱或消失,会聚麻痹、上视受限,个别患者有动眼危象,表现为发作性眼球固定上视或向下,并向一侧,眼睛睁开,瞳孔散大,全身不能活动,持续约数分钟至数小时。

(6) 精神及智能障碍:患者可有抑郁、焦虑及不同程度的智能障碍等非运动障碍症状。

(7) 临床类型:根据静止性震颤、肌强直、运动迟缓三大症状、体征的不同程度可分为4型。

1) 混合型:最常见,约占75%,震颤与强直并存。又可分为2型,即震颤-强直型,表现为震颤重于强直;强直-震颤型,强直重于震颤。

2) 震颤型:少见,约占10%,表现为强烈的持续性震颤,肌张力增高不明显。

3) 强直型:约占10%,震颤不存在或轻,强直明显,影响患者活动。

4) 肌静止型:很少见,表现为运动障碍重,其程度与震颤及强直不相适应。

(二) 实验室检查

1. 脑脊液:脑脊液压力正常,常规检查亦多为正常。

2. 尿液:尿中 DA 及 HVA 含量降低。

(三) 辅助检查

颅脑 CT 扫描:可为正常或有不同程度的脑萎缩改变,表现为蛛网膜下腔及脑沟增宽,脑室扩大。

功能显像诊断:采用 PET 扫描,可显示脑内多巴胺转运体功能降低、多巴胺递质合成减少,对患者的诊断、鉴别诊断及监测病情均有一定的价值,未常规应用于临床。

(四) 鉴别诊断

1. 老年性震颤:具有可与 PD 鉴别的下列特点,即震颤幅度小、频率快;震颤出现于随意运动中;肌张力不高;用苯海索等药无效。

2. 家族性或良性震颤与 PD 的鉴别点:①震颤在随意运动时加重,静止时减轻;②有家族史;③肌张力正常;④饮酒或用普萘洛尔治疗,可使震颤显著减轻;⑤用苯海索等抗帕金森病药无效。

3. 甲状腺功能亢进:特点为患者多为年轻人;震颤幅度小、频率快;肌张力正常;有甲状腺功能亢进的症状和体征。

4. 帕金森综合征、继发性 PD:特点为有明确的病因,如脑炎、中毒、颅脑外伤、应用药物史;有相应原发病的症状、体征。

5. 橄榄-脑桥-小脑萎缩:特点为发病年龄多在 30 岁左右;多有家族史;疾病早期即有小脑共济失调,晚期才出现 PD 症状、体征。

6. Shy-Drager 综合征:本病除伴有 PD 症状、体征外,还有 4 个特点。①直立性低血压:患者卧位时血压正常,站立时收缩压及舒张压显著下降,收缩压下降超过 50mmHg,并可出现头晕、视物模糊、全身无力和晕厥。②直肠、膀胱功能失调:可出现尿频、尿急、尿潴留或尿失禁、腹泻和便秘交替、阳痿。③霍纳综合征。④共济失调。⑤锥体束征。

【治疗】

帕金森病的治疗原则:综合治疗、药物为主、改善症状、延缓病程、提高患者生活质量。目前尚无根治本病的特殊有效方法,综合治疗方案中药物治疗最为有效,但是仅可改善症状,并且可能产生不良反应。因此,对轻症患者,应尽量推迟用药。当症状影响患者的日常生活和工作能力,需要用药物治疗时,一般先选用抗胆碱能药和金刚烷胺。对于70岁以上高龄患者,为提高其生活质量以及防止抗胆碱能药影响记忆功能和发生精神症状,可在疾病早期使用复方多巴及其受体激动剂。帕金森病的具体治疗方法如下:

（一）抗胆碱能药物

苯海索有中枢抗胆碱作用,但对周围胆碱能神经的拮抗作用较弱。主要对震颤有效,对强直及运动迟缓疗效较差。用法:3～6mg/d,分3次口服。不良反应:中枢症状(中枢性抗胆碱作用所致)有不安、妄想、幻觉、精神错乱、记忆减退;周围症状有视物模糊(瞳孔扩大及睫状肌功能差引起)、口干(唾液分泌减少所致)、便秘、小便排出困难(括约肌功能障碍)和血管扩张。禁忌证:青光眼及前列腺肥大等。

（二）金刚烷胺(amantadine)

此药对强直、运动减少均有效,对震颤疗效较差。作用机制可能与下列因素有关:①加强突触前合成与释放多巴胺;②减少及延迟突触囊泡对多巴胺的再摄取;③直接激动多巴胺受体;④抗胆碱能作用。金刚烷胺与抗胆碱能药或左旋多巴合用有协同作用。服药后48～72小时可使症状改善。用法为200mg/d,分2次口服。不良反应:长期用药可出现下肢皮肤网状青斑,踝部和小腿水肿,可能与儿茶酚胺释放引起局部血管收缩和血管通透性改变有关。有癫痫、严重胃溃疡者慎用。美金刚(memantine)为金刚烷胺衍生物,也有治疗作用。

（三）苯海拉明(benadryl,diphenhydramine)

本药是抗组胺药,兼有轻度抗胆碱作用,可作为其他抗帕金森药物的辅助药。用法:37.5～75mg/d,分3次口服,老年患者兼有失眠者,晚上睡前服 25mg。

(四) 多巴胺替代疗法

此疗法系通过补充黑质纹状体系统的多巴胺不足,使乙酰胆碱与多巴胺系统重获平衡而改善症状,对震颤、肌强直、运动迟缓等症状均有疗效,是药物治疗中最为有效的治疗方法。但多巴胺本身不通过血-脑脊液屏障,故需应用其前体——左旋多巴,后者进入脑内后,在黑质细胞脱羧为多巴胺而起治疗作用。目前,用于这种疗法的制剂为:

1. 复方左旋多巴:由左旋巴与脑外多巴脱羧酶抑制剂按不同比例配制而成,其适应证为帕金森病病情影响患者的工作、生活或抗胆碱能药物不能控制症状者。目前,常用的药物有两类:①苄丝肼多巴(美多巴,madopar),是苄丝肼与左旋多巴按 1∶4 混合配制而成。有两种片剂:美多巴 125mg (含苄丝肼 25mg、左旋多巴 100mg);美多巴 250mg(含苄丝肼 50mg、左旋多巴 200mg)。用法:可先用美多巴 125mg,第 1 周 3 片/天,分 3 次口服,以后每隔 1 周,增加 1 片/天,一般剂量不超过 8 片/天。若用美多巴 250mg,上述片数减半,当达适当治疗量后维持服用。②有息宁控释片(sinemet CR),这种药物剂型与普通复方多巴相比具有可获平稳的左旋多巴血药浓度,减少血药浓度处于波谷、药效消失出现的症状,并改善患者夜间的运动功能及减少服药次数的优点。存在的问题为服药后起效慢,为此患者需在每天第一次服药之前或同时服用普通复方多巴一次。适应证:基本上与复方多巴相似,特别适用于以前用左旋多巴或普通复方多巴而出现剂末现象、多动症的患者。剂量和用法:由于西宁控释片中的左旋多巴生物利用度为普通西宁片的 70%,美多巴缓释剂为普通美多巴的 60%,因此用药剂量要比普通复方多巴相应增加 30%,用药次数比普通复方多巴减少 1/3。

复方左旋多巴药量大易出现很多不良反应,如恶心、呕吐、心动过速、心律失常、低血压、精神症状(不安、幻觉、妄想),长期应用左旋多巴制剂更容易发生下列不良反应:①剂末现象,又称剂末运动不能,剂量末恶化,表现为服药后有效时间缩短至小于4小时,在下一次服药前1~2小时症状恶化,再服药恶化的症状消失。②开关现象(on off phenomenon),是一种症状波动现象,“开”时症状减轻伴有多动,“关”时症状加重,持续10分钟至3~4小时。③多动症,表现为头面部不自主运动、躯干扭转、四肢呈舞蹈样或手足徐动样多动,常出现在服药2~3小时后。

2. 儿茶酚-氧-甲基转移酶(COMT)抑制剂:安托卡朋(entacapone)是这类药物中较有效和不良反应少的一种,此药与左旋多巴合用,可抑制左旋多巴转化为3-氧-甲基多巴,增加游离型左旋多巴浓度,使更多的左旋多巴进入脑内,从而加强和延长左旋多巴的治疗作用。常用剂量为50~200mg,每日3次,口服。

（五）多巴胺能受体激动剂

1. 吡贝地尔缓释片(piribedil SR,泰舒达缓释片,trastalSR,氯烯雌醚):其活性代谢产物化学结构与多巴胺相似,为多巴胺替代物,在黑质纹状体通路刺激D1和突触后D2受体,可作为单一用药治疗以震颤为主要症状的患者,亦可与左旋多巴类合用治疗帕金森病,减轻左旋多巴的用量和不良反应,并提高疗效。用法:起始剂量为50mg/d,以后每周增加50mg/d,单独治疗维持量为150~250mg/d,分次在饭后服用,与左旋多巴类合用,一般维持量为50~150mg/d。

2. 普拉克索(pramipexole):为非麦角类D2和D3受体激动剂,此药与复方多巴合用有协同作用,可显著改善疾病后期的“关”状态。不良反应为口干、恶心、便秘、异动症、幻觉和嗜睡,平均治疗量为1.5~4.5mg/d,分3次口服,初始剂量要小,第1周剂量为0.375mg/d,每周增加0.75mg/d,至第7周剂量达4.5mg/d,分3次口服。

（六）DATATOP预防性治疗

用法为左旋丙炔苯丙胺(司来吉兰)10mg/d,分2次口服(晚上勿用此药,以免夜间失眠),同时服用维生素E 2000IU/d。司来吉兰是单胺氧化酶B型抑制剂,可阻止MPP^+的生成与自由基的产生,还具有阻滞多巴胺的氧化、延长多巴胺的作用时间、阻滞多巴胺的再摄取、促进释放多巴胺的作用。维生素 E 属抗氧化剂类药物，实验研究证实这类药可以抑制 MPP^+ 的产生和清除自由基。

（七）手术治疗

1. 立体定向手术：以往常用的方法为丘脑腹外侧核或苍白球立体定向破坏术，借此阻断来自苍白球、红核、前庭神经核和小脑的纤维投向大脑运动区及运动前区发出的冲动，减轻对侧肢体的肌强直和震颤，临床观察提示丘脑破坏术对震颤有效，苍白球破坏术对强直较好。但手术仍不能阻止疾病继续发展，并有复发和引起偏瘫等并发症的可能。近几年来，由于立体定向准确性的提高，破坏一侧苍白球后部及腹侧（中间）部分获得的临床效果比以前较好。最近又把手术的目标转向丘脑底核。

2. 深部脑刺激（deep brain stimulation，DBS）疗法：其机制是利用低电压高频刺激（100 ~ 180 次/秒）丘脑的腹中间核（VIN）、丘脑底核（STN）和苍白球内侧部（GPi），通过高频电刺激所产生的电压和频率高于病变神经元的电压和频率，从而起到抑制病变神经元活动，减轻 PD 症状的作用。方法为将高频微电极刺激装置植入 PD 患者 VIN、STN 或 GPi 中的一处，外端与刺激器（起搏器）连接。起搏器安放在胸部皮下组织，其位置与心脏起搏器相同。起搏器的电压与频率可随意调节，不用时可关闭。

（薛 峥 朱遂强 方思羽）

第二节 舞 蹈 病

一、小舞蹈病

小舞蹈病（chorea minor）又称风湿性舞蹈病或 Sydenham 舞蹈病，是风湿热中枢神经系统损害的常见表现，以不自主舞蹈样动作和肌张力降低为临床特征。

【病因与发病机制】

本病与链球菌A感染密切相关,往往是风湿热的一种表现。在风湿热患者中,有50%~75%于幼年时有过舞蹈病的病史,约有20%的风湿热患者在住院时发生舞蹈病。在首次发生的小舞蹈病患者中,70%~75%的人证实有心肌炎,在剩余的小舞蹈病患者中有60%~70%最后亦显示有风湿性心脏病的证据。本病病理损害涉及大脑皮质、基底核、脑干和小脑,镜检可见散在的动脉炎,伴有血管周围炎细胞浸润、点状出血和少量神经元缺失。用免疫荧光技术可发现小舞蹈病患者丘脑底核、尾状核等部位有抗链球菌A荚膜的抗体沉积,证明小舞蹈病是链球菌A感染后诱发的自身免疫性疾病。

【诊断】

(一)临床表现

1. 发病年龄多在5~15岁,男:女约为1:2。

2. 大多数患者为亚急性和慢性起病,约75%的小舞蹈病患者在发病前或发病时有急性扁桃腺炎或风湿热的临床表现。

3. 早期症状常不明显,不易被察觉。患儿表现为易激动、注意力分散、学习成绩下降、动作笨拙、步态不稳、手中物品时常坠落等。

4. 舞蹈样动作常常不规则,变幻不定,突发骤止。双上肢各关节交替伸直、屈曲、扭转,伸手时腕关节屈曲,掌指关节过伸,手臂旋前。下肢的舞蹈样动作常致走路颠簸,经常跌跤。颜面肌群的舞蹈样动作表现为挤眉弄眼、努嘴伸舌,形似装鬼脸。头颈部的舞蹈样动作表现为摇头耸肩或头部左右扭转。上述舞蹈样动作因情绪激动和做自主运动时加剧,安静休息和睡眠时减轻或消失。

(二)辅助检查

1. 外周血液检查可见白细胞计数和血沉、抗链“O”(AS“O”)增高。

2. 55%~75%的小舞蹈病患者脑电图可见轻至中度异常,表现为双侧顶枕区出现弥漫性高幅慢波,α波减少。

（三）鉴别诊断

1. 抽动秽语综合征：该病亦多见于学龄期儿童，主要为面部和头颈部多组肌肉的重复快速性抽动，表现为挤眉弄眼、摇头耸肩，常伴有喉部不规则发声或讲脏话。此类病患儿常常伴多动，学习困难和心理发育障碍。

2. 遗传性进行性舞蹈病：即 Huntington 舞蹈病或大舞蹈病。本病多在中年以后发病，可有阳性家族史。除肢体舞蹈动作外，常伴有进行性痴呆。本病偶可在儿童期发病，但常伴有强直性肌张力增高和癫痫发作。

3. 先天性舞蹈症：一般为脑性瘫痪或其脑病的一种症状，多见于2 岁以内的婴幼儿，伴有智能障碍、手足徐动、震颤或痉挛性瘫痪等症状。

【治疗】

1. 急性期应卧床休息，避免声、光刺激，床沿需加置软垫和护栏，以防外伤。

2. 药物治疗首选氟哌啶醇（haloperidol ；氟哌丁苯，氟哌醇，serenase），0.5mg 开始，每日口服 2～3 次，以后逐渐加量至舞蹈样动作控制为止。每日剂量大于 2mg 时应用等剂量的苯海索（artane）。新一代抗精神病药物，如阿立哌唑和利培酮亦有较好效果，并且副作用较少。

3. 还可选用氯丙嗪（chlorpromazin），12.5～25mg，或丙戊酸钠（sod valproate），0.2g，氯硝西泮（clonazepam），1～2mg，泰必利（tiapride，硫必利），0.05～0.1g，口服，每日 3 次。

4. 病因治疗：抗链球菌治疗或风湿热治疗。

【预后】

本病预后良好，约 50% 的患者经 3～10 周后可恢复。但有 1/5 的患者可复发，故应定期随访或复诊。

二、慢性进行性舞蹈病

慢性进行性舞蹈病（chronic progressive chorea）又称遗传性进行性舞蹈病或 Huntington 舞蹈病。临床特征为慢性进行性舞蹈样动作和进行性痴呆，故国外有学者主张命名为 Huntington 病。

【发病机制】

慢性进行性舞蹈病是一种常染色体显性遗传性疾病。本病主要损害在尾状核、壳核和大脑皮质。尾状核皱缩并发生脱髓鞘改变，病变区域内小神经节细胞严重破坏，常伴有明显胶质细胞增生。壳核、苍白球和双侧丘脑也可见神经元凋亡，全大脑萎缩，神经细胞数目减少。神经生化研究发现，尾状核内多巴胺过多或纹状体突触后多巴胺受体敏感性过高是造成舞蹈样动作的原因，精神症状的出现则与隔核多巴胺活性增高有关。胆碱乙酰化酶活性降低，导致乙酰胆碱合成减少，则打破了纹状体系统乙酰胆碱和多巴胺的平衡，亦可引起多动现象。亦有学者认为，本病发病与基底核区 γ- 氨基丁酸（GABA）减少有关。

【诊断】

（一）临床表现

1. 多在 20～50 岁起病，故又名大舞蹈病。男、女均可患病，部分患者有家族史。

2. 缓慢起病，进行性加重，病程一般为 10～20 年。

3. 舞蹈样动作往往出现较早。最初表现为动作笨拙，挤眉弄眼、摇头耸肩，随后可出现四肢和躯干快速多变的舞蹈样动作，并因情绪紧张而加重。躯干的不自主扭动常导致患者端坐、站立、行走困难，且常常突然跌跤。喉肌和舌肌受累常发生构音障碍和吞咽困难。

4. 精神衰退和智能障碍出现较晚，但几乎见于每一位患者。表现为记忆力减退、注意力不集中、情绪不稳、猜疑、妄想等。疾病晚期则表现为痴呆。

（二）辅助检查

1. 脑电图可见弥漫性慢波，一般无特异性。

2. 脑 CT 扫描或 MRI 显示脑萎缩，双侧尾状核萎缩尤其明显，双侧脑室呈特征性蝴蝶状外观。

【治疗】

1. 多巴胺受体拮抗剂：常用氟哌啶醇(haloperidol)2 ~ 4mg 口服，每日 3 次。亦可用泰必利(tiapride) 0.1 ~ 0.2g，口服，每日 3 次。氯丙嗪、奋乃静或三氟拉嗪也有相似的效果。

2. 拟胆碱能药物：毒扁豆碱(physostigmine) 可抑制胆碱酯酶活性，阻止乙酰胆碱降解，从而提高纹状体系统突触间隙乙酰胆碱的浓度。一般为 1 ~ 2mg 口服，每日 3 次。

3. 增加脑内 GABA 含量制剂：既可直接口服 GABA 0.25 ~ 0.5g，每日 3 次，亦可口服维生素 B_6 或丙戊酸钠(sod valproate)，间接增加脑内 GABA 的浓度。

4. 石杉碱甲(哈伯因，huperzine)：系中枢胆碱酯酶抑制剂，能通过血-脑脊液屏障进入脑内，阻止乙酰胆碱的水解，对改善智能、阻止进行性痴呆尤其有效。一般每次 50 ~ 150μg 口服，每日 3 次。

5. 精神异常多为反应性抑郁，可用三环类抗抑郁药，如阿米替林、丙米嗪等，亦可选用选择性 5-羟色胺再摄取抑制剂(SSRIs)，如盐酸氟西汀(百优解，prozac) 等。

6. 近年来有学者报道，用碳酸锂治疗该病亦可收到较好疗效，其作用可能是通过调节脑内 GABA 与多巴胺能神经元的不平衡而实现的。

三、老年性舞蹈病

老年性舞蹈病(senile chorea) 是发生于老年人的慢性进行性舞蹈病。本病病情较轻，舞蹈样动作大多局限于头面部，无家族史，无精神衰退和痴呆。本病病理改变与慢性进行性舞蹈病极为相似，但无大脑皮质的变性。本病的治疗同慢性进行性舞蹈病。

四、妊娠舞蹈病

妊娠舞蹈病(chorea gravidarum) 是一种少见的妊娠并发症，见于初次怀孕年轻妇女的妊娠早期。因部分患者既往有风湿热病史，故有学者认为本病系晚发的小舞蹈病，将其列为小舞蹈病的一个亚型。也有学者认为本病发病与妊娠期毒血症有关，而将其视为一个独立的疾病。

【病因与发病机制】

妊娠舞蹈病的确切病因和发病机制尚不清楚。大多数学者认为，本病发病与患者既往患风湿热有关。还有学者认为本病与妊娠毒血症或妊娠期感染有关。少数学者认为本病系胎儿的变态反应所致。

【诊断】

（一）临床表现

1. 多见于17～23岁的初次妊娠妇女，再次妊娠可能复发；30岁以上的孕妇发病极少。

2. 多于妊娠的前3个月发病，部分患者可同时伴有妊娠高血压症。

3. 在出现舞蹈样动作前数周常有头痛和性格改变。

4. 症状、体征与小舞蹈病相似，但程度较重，病死率较高。中止妊娠后，本病症状、体征可立即消失。

（二）辅助检查

血常规和抗"O"、血沉检查对判断有否感染和风湿热活动必不可少；肝、肾功能和血生化检查有利于尽早发现妊娠毒血症，必要时可结合胎儿B超结果决定是否中止妊娠。

【治疗】

本病的治疗原则与小舞蹈病相同。由于本病病情往往较小舞蹈病为重，故在进行病因和对症治疗的同时，应加强全身支持疗法。在患者全身情况较差，以及有可能发生胎儿畸形时，应尽早中止妊娠。

（高波廷）

第三节　肝豆状核变性

肝豆状核变性又名Wilson病，为一种常染色体隐性遗传性疾病，是由于铜不能从肝脏排泄到胆管所致大量铜沉积在肝、脑、角膜、肾等器官而引起的相应器官功能障碍。其典型临床表现为肝功能异常、精神智能障碍和运动障碍，以及血清铜蓝蛋白降低。发病率为 1 ∶ 3000，无明显种族和地区差异。Wilson 病基因于 1993 年被克隆，编码着 1411 个氨基酸的 P 型 ATP 酶，此酶参与铜跨膜转运的代谢过程，但其具体的功能仍不清楚。已发现欧洲人基因突变点在 14 和 18 号外显子，中国人突变区主要在 8 号外显子。基因突变后其编码的 P 型 ATP 酶氨基酸序列及空间构象发生变化，导致铜代谢障碍。

【病理特点】

关于铜沉积异常的机制仍不清楚，可能涉及胆道排铜障碍。铜首先在肝脏沉积，肝细胞坏死后铜进入血浆，再累及肝外器官。主要的病理变化为肝、脑、角膜及肾有大量铜沉积。肝脏可见多个结节及肝硬化样改变并含有铜颗粒。脑部以纹状体受累为主，主要表现为壳核、苍白球及尾核等结构萎缩及空腔形成。显微镜下见大量神经元消失，残余神经元变性、萎缩，胞质中含有棕黄色的铜沉积颗粒，胶质细胞增生、肥大。皮质下白质可见脱髓鞘性改变。角膜边缘后弹力层内及内皮细胞质内有细小的铜颗粒沉积。铜离子可沉积在近段肾小管及肾小球，导致肾小管重吸收功能障碍。

【诊断】

（一）临床表现

1. 发病年龄：多为青少年起病，少数可至成年才出现症状。男女发病概率均等。

2. 首发症状：10 岁以前以肝脏损害多见。大部分患者以神经系统损害为首发表现，少数以骨关节损害或肾脏损害为首发症状。

3. 家族史：部分患者有家族史（为常染色体隐性遗传），或者其父母为近亲婚配。

4. 病程：多数起病缓慢，少数可急性起病。若不经治疗，症状缓慢进展。

5. 肝脏损害：肝脏是本病首先累及的部位。大多表现为非特异性的慢性肝病综合征以及肝脏损害所致激素代谢异常等。少数患者可能以暴发性肝损害为首发症状。

6. 神经系统损害:12 岁以前较少出现。首先出现的神经系统症状几乎都是锥体外系症状。可表现为多种多样的不自主运动和小脑损害的症状,如粗大震颤、动作性震颤、静止性震颤、肌张力增高、动作步态异常、主动运动减少、面具脸、构音困难、流涎、吞咽困难、扭转痉挛、舞蹈样动作及共济失调等。少数病例可有锥体系统表现,如腱反射亢进或病理反射等。

7. 精神症状:精神症状可表现为情感障碍、智能障碍、人格改变及精神分裂症样症状群等。学龄前儿童可首先表现为学习困难。

8. Kayser-Fleischer 环:是本病的特征性表现,见于几乎所有已有神经系统症状的患者。此环宽 1~3mm,呈黄棕色或黄绿色,位于角膜边缘,明显时肉眼可见,早期需借助裂隙灯才能发现。

9. 肾脏损害:因肾小管重吸收功能障碍,可出现肾性糖尿、氨基酸尿、肾小管性酸中毒及蛋白尿等。

10. 关节病变:少数患者还可发生骨关节病,如骨质疏松、骨软化、骨关节炎等。

11. 血液系统:部分患者可发生溶血性贫血及皮下出血等。

12. 其他:大部分患者有皮肤色素沉着,女性患者可有月经不调及流产等。

（二）实验室检查

1. 血液生化检查

(1) 血清铜蓝蛋白:大部分患者明显降低,但其血清水平与疾病的严重程度不成正比,且治疗后也不随病情的好转而升高,故其仅作为诊断指标,不能作为病情或疗效的监测指标。

(2) 铜氧化酶活性:大部分患者的酶活性降低。

(3) 血清铜:大多数患者的血清总铜降低(通常为 3~10μmol/L,正常为 11~24μmol/L),但直接反应铜升高。

(4) 尿铜:24 小时尿铜含量明显增加,往往大于 100mg/d,使用排铜药物后尿铜进一步增加,待体内铜大量排除后尿铜含量又逐渐降低，可作为临床排铜药物剂量调整的参考指标。

(5) 肝功能：可有转氨酶升高。

2. 肝组织铜：对可疑病例可行肝穿刺取肝组织测定铜含量，大部分患者肝含铜量>250μg/g 干重（正常<50μg/g 干重）。

3. 离体培养成纤维细胞内铜含量：可用于早期诊断及症状前诊断。

4. 骨关节 X 线检查：绝大部分患者都有骨关节 X 线改变，如骨质溶解或增生肥大。

5. 脑 MRI ：T_2 图像可显示对称性的基底核、丘脑、小脑齿状核和小脑白质的异常高信号，还可发现脑室扩大及脑萎缩。治疗后，上述神经影像学改变可获得一定程度的改善。

6. MR 质子波谱分析：白质及灰质内肌醇（myoinositol）/肌苷（creatinine）比值（M/Cr）降低有助于诊断。

7. 基因诊断：现可使用直接基因诊断的方法检测基因突变，并有可能用于症状前诊断及产前诊断。

8. 铜血浆清除试验：放射性核素标记铜。本病时铜清除明显受阻。

【鉴别诊断】

因运动异常和认知功能障碍是本病的主要临床表现，需和导致这些症状的其他遗传代谢性疾病及脱髓鞘性疾病进行鉴别。

【治疗】

早期治疗效果较好。理想的治疗应在神经系统症状出现之前开始。

(一) 减少铜的摄入

推荐每天铜的摄入量成人不多于 1mg/d，儿童不多于 0.5mg/d。对于确诊或症状前的病例，应尽量避免进食含铜量高的食物，如豆类、玉米、软体动物、动物肝脏、花菜、猪瘦肉、巧克力及坚果等。进食高氨基酸、高糖、高蛋白及低脂饮食有利于恢复。

(二) 减少肠道对铜的吸收

口服锌剂可减少对铜的吸收，但其显效较慢。常用的锌剂有硫酸锌、乙酸锌和葡萄糖酸锌,剂量为锌元素100mg/d,分3次口服。孕妇可使用。

（三）促进铜的排泄

选用多种重金属络合剂。这类药物能和血液中的铜离子络合形成无毒性的络合物从尿中排出,从而使组织中的铜含量降至正常范围。

1. D-青霉胺(D-penicillamine):系青霉素衍生物。目前是首选药物,必须空腹服用。从小剂量开始,逐渐加量至成人1～2g/d,小儿20～30mg/(kg·d),分3～4次口服。至症状明显改善或24小时尿铜含量明显降低后改维持量,成人为0.75～1g/d,小儿0.5～0.75g/d。常见的不良反应包括恶心、呕吐、上腹部不适、发热、过敏、骨髓抑制及维生素缺乏等。首次使用前,应做青霉素皮试。同时,补充维生素 B_6 30～50mg/d。约20%的患者可能出现皮疹、发热或关节痛等过敏性反应,需要减量或使用小剂量泼尼松。如果仍有严重过敏反应或出现SLE样症状,应停用本品,改用其他驱铜药物。如果增加剂量过快,患者的神经系统症状有可能快速恶化。此外,本品尚有致畸作用。其禁忌证包括过敏及肾功能不全。

2. 二巯丙醇(dimercaprol,BAL):该药有两个巯基,与金属络合力大,能通过血-脑脊液屏障。缺点是该药能迅速产生耐药性,可能与肝酶改变有关。剂量:无固定标准,一般为1.25～2.5mg/(kg·次),肌内注射,每日2次,10天为1个疗程。间隔1～2周,可重复3～4个疗程。不良反应有消化道症状、血压升高及损害肝、肾功能等。

3. 二巯基丙磺酸钠(sodium dimercapto-sulphonate):同BAL,但不良反应较少。剂量:成人15mg/(kg·次),溶入5%葡萄糖溶液500ml中,静脉滴注,每天1次,连用1周,间隔1周后重复使用,7～8次为1个疗程。常见的不良反应有皮疹、发热、头痛、粒细胞减少及剥脱性皮炎等。

（四）对症治疗

对震颤等不自主运动和肌张力增高,可选用苯海索2mg,每日3次;或东莨菪碱0.2mg,每日3次。

（五）肝脏移植

肝功能衰竭及内科治疗无效的严重病例，可考虑进行肝脏移植。尽管对无肝功能衰竭而神经精神症状明显的患者是否实施肝脏移植尚有争议，但该方法确能改善神经系统表现。

【预后】

患者往往终身需进行适当的药物治疗。尽管有报道经驱铜治疗后可获长达 30 年的无症状期，但一般说来已失去的神经功能恢复难度大。

（卜碧涛　唐颖馨　王　晶）

第四节　其他锥体外系疾病

一、扭转痉挛

扭转痉挛（torsion spasm）亦称扭转性肌张力障碍。临床上以肌张力障碍和四肢、躯干甚至全身剧烈而不随意的扭转为特征。

【病因与发病机制】

扭转痉挛依病因不同可分为原发性扭转痉挛和继发性扭转痉挛两型。原发性扭转痉挛又名变形性肌张力障碍，病因不明，多为散发，但少数病例有家族遗传史，呈常染色体显性或隐性遗传。继发性或症状性扭转痉挛见于累及基底核的各种疾病和情况，如脑炎、胆红素脑病、肝豆状核变性、一氧化碳或某些药物中毒、基底核肿瘤、颅脑外伤或产伤等。病检可见壳核、丘脑及尾状核的小神经元变性消失，基底核的脂质及脂褐素增多等。迄今尚未发现特异性神经生化和递质-受体通路的异常改变。

【诊断】

1. 原发性扭转痉挛呈常染色体显性或隐性遗传，故多为散发，多见于 7～25 岁的儿童和少年。继发性扭转痉挛则继发于累及基底核的各种疾病，发病年龄和性别不一。

2. 通常从一侧或双侧下肢的轻度运动障碍开始，呈足内翻、跖屈，站立和行走时足跟不着地。随后躯干、四肢出现不自主的扭动，可伴有挤眉弄眼、痉挛性斜颈、构音障碍、脊椎和骨盆畸形。

3. 在精神紧张和做自主运动时加重，入睡后症状可完全消失。扭转痉挛发作时肌张力增高，扭转痉挛中止后肌张力正常或减低，故亦名变形性肌张力障碍。

4. 严重的扭转痉挛患者因不自主的扭转痉挛常不能独立自理生活，晚期病例因肌肉挛缩、骨骼畸形常发生严重残疾，但一般无智能损害。

5. 病情呈缓慢进行性发展，大多预后不良，但偶有长期不进展甚至自行缓解的患者。

【治疗】

1. 镇静剂：镇静剂能有效地缓解扭转痉挛，并能降低肌张力，为本病的首选药物。地西泮 5～10mg 或硝西泮 5～7.5mg，或氯硝西泮 2～4mg，口服，每日 3 次。

2. 多巴胺阻滞剂：有效地控制扭转痉挛和其他多动症状，但不能降低肌张力。氯丙嗪 12.5～25mg 或氟哌啶醇 2～4mg，或泰必利 0.1～0.2g，口服，每日 3 次。

3. 抗帕金森药物：苯海索降低患者肌张力，2～4mg 口服，每日 3 次。有学者认为，左旋多巴也有效，尤其是与氟哌啶醇合用效果更好，但也有使病情加重的报道。

4. 手术：立体定向手术或 γ 刀选择性破坏丘脑腹外侧核，部分病例有效，但常复发。

5. 症状性扭转痉挛除上述治疗外，尚需进行病因治疗。

二、痉挛性斜颈

痉挛性斜颈(spasmodic torticollis) 系由颈肌阵发性不自主收缩，引起头向一侧扭转或阵发性倾斜，是锥体外系器质性疾病之一。少数痉挛性斜颈属精神性(心因性、癔症性)斜颈。

【病因与发病机制】

本病病因和发病机制不明。先天性痉挛性斜颈见于短颈畸形(Klippel-Feil) 综合征,因颈椎缺如或融合等先天性脊椎异常所致。后天性痉挛性斜颈中有少部分由精神刺激而发病,是为癔症性斜颈;大部分病因不明,可能与感染(如脑炎)、变性等因素有关。动物实验发现,破坏脑干结合臂交叉部、内侧纵束及内侧网状结构可出现斜颈症状。病检资料极少,尚未发现基底核病变。

【诊断】

1. 本病可见于任何年龄组,但以中年人最为多见,无性别差异。

2. 起病多缓慢(癔症性斜颈例外),颈部深、浅肌群均可受累,但以一侧胸锁乳突肌和斜方肌受损症状较突出。患肌因痉挛触诊有坚硬感,久之可发生肥大。

3. 一侧胸锁乳突肌受累,头颈偏转向健侧;双侧胸锁乳突肌病变,则头颈前屈;双侧斜方肌病变,则头后仰。症状可因情绪激动而加重,睡眠中症状消失。

4. 癔症性斜颈常在受精神刺激后突然起病,症状多变,经暗示治疗后可迅速好转。

5. 先天性斜颈患者年龄较小,系由颈椎先天缺如或融合、胸锁乳突肌血肿、炎性变纤维化所致。

【治疗】

(一) 药物治疗

痉挛性斜颈的药物治疗与扭转痉挛相同,可选用镇静剂(西泮类)、多巴胺受体拮抗剂(氟哌啶醇等) 和抗胆碱能制剂(苯海索等),也可进行肉毒杆菌毒素局部注射。

(二) 手术治疗

对重症病例和药物治疗无效的患者,可采用手术治疗。主要手术方式包括副神经根在内的颈神经根离断术、立体定向丘脑电凝术、副神经显微血管减压术等。

(三) 特殊治疗

1. 生物反馈疗法:对药物疗效欠佳而又不宜手术的患者,

可应用生物反馈疗法辅助治疗。嘱患者按音乐节奏用手触压鼻、颊或下颌，可使胸锁乳突肌和斜方肌松弛，达到缓解痉挛性斜颈的目的。

2. 心理疗法：对癔症性斜颈患者采用心理疗法或暗示治疗，可收到较好效果。方法是给患者适当的开导和安慰。必要时，可同时肌内注射适量的镇静、催眠剂，效果尤佳。

3. 物理疗法：可采用针灸、按摩等物理疗法手段，个别重症患者可借助机械支架（颈托）矫正斜颈。

三、手足徐动症

手足徐动症（athetosis）又称指划运动，为一种临床综合征，并非一个独立的疾病。其临床特征为肌肉强硬和手足发生缓慢而不规则的扭转运动。

【病因及发病机制】

本病可见于多种疾病引起的脑损害，如基底核大理石样变性、脑炎、产后窒息、早产、胆红素脑病、肝豆状核变性等。基底核大理石样变性是本病最常见的病因。推测在上述各种病理状况下，基底核神经元因缺氧而变性，有鞘纤维则发生髓鞘过度增生，而个别情况下则出现髓鞘形成障碍。丘脑、苍白球、黑质、内囊及大脑皮质亦可发生变性，经常见到脑发育不良和脑回变小。肝性脑病，酚噻嗪、氟哌啶醇和左旋多巴过量亦可导致成人出现手足徐动症。

【诊断】

1. 手足徐动症多于婴儿期起病，缓慢进展，至学龄前一般症状较为突出。

2. 典型的症状是手足不断做缓慢的、弯弯曲曲的类似蚯蚓爬行的、奇形怪状的不自主运动，肢体远端尤为明显。四肢肌张力高低变化无常，精神紧张时症状加重，入睡时消失。

3. 患儿常伴有发育迟缓，开始起坐、行走和讲话的时间推迟。约有半数患儿因锥体束受损出现双侧偏瘫或双下肢痉挛性瘫，另有半数患儿伴有智能障碍。

【治疗】

（一）药物治疗

1. 镇静剂：可选用苯巴比妥 15～30mg，地西泮 2.5～5mg 或氯硝西泮 1～2mg 口服，每日 3 次。

2. 抗胆碱能药物：苯海索 2～4mg 或开马君（kemadrin，丙环定）5～10mg 口服，每日 3 次。

3. 多巴胺受体拮抗剂：可选用泰必利 0.1～0.2g 或氟哌啶醇 2～4mg 口服，每日 3 次。

（二）手术治疗

单侧手足徐动症患者用脑立体定向手术或 γ 刀治疗，可取得较好疗效。病损累及四肢或伴有截瘫、智能障碍者，不宜手术治疗。

（三）康复治疗

在疾病早期坚持做按摩、理疗对缓解症状、阻止病情进展有帮助。

四、特发性震颤

特发性震颤（essential tremor）是一种较常见的运动障碍性疾病，表现为头颈及四肢有节律性震颤。本病系慢性进行性疾病，亦有长期稳定不进展的病例。

【发病机制】

本病系常染色体显性遗传性疾病，但确切的病理损害机制并不十分清楚。因其中一部分患者后来发展成帕金森病或小脑变性，故推测本病系变性疾病。

【诊断】

1. 本病多在 30 岁以后缓慢起病，部分患者进行性加重。因本病系常染色体显性遗传性疾病，故男、女两性均可发病，部分患者有阳性家族史。

2. 震颤常从一侧手臂开始，逐渐扩展到双上肢及头颈部；躯干及双下肢一般很少受累。

3. 特发性震颤属姿势性震颤，频率在 5～8 次/秒，振幅可大可小;精神紧张时,症状加重,部分患者在饮酒后可暂时缓解。

4. 除震颤外无其他神经系统阳性体征,借此可与帕金森病、甲状腺功能亢进和小脑疾病相鉴别。

【治疗】

1. 镇静剂:各种镇静剂均有效,其中以氯硝西泮效果较好,一般1~2mg口服,每日1~3次。

2. 肾上腺素能阻滞剂:用得较多的β-肾上腺素能阻滞剂为普萘洛尔,一般从每次10mg口服、每日3次开始,逐渐加量至120~180mg/d,绝大多数患者可见效。选择性β-受体阻滞剂阿罗洛尔也有良好的效果,常用剂量为10~20mg/d,分2次服用。有支气管哮喘、心动过缓和心功能不全者应禁用。

3. 格鲁米特(导眠能,glutethimide,doriden):已不再用于镇静、催眠,但有学者认为该药治疗特发性震颤疗效独特,0.25g口服,每日1~2次即可,每日总剂量不超过1.0g。

五、抽动秽语综合征

抽动秽语综合征(Tourette syndrome)或称全身性抽搐合并秽语病(generalized tics with coprolalia),由法国医生Gills de la-Tourette于1885年首先描述报道,故后人常简称此病为Tourette综合征。本病主要见于儿童,以挤眉弄眼、摇头耸肩、面部肌肉和四肢肌肉不自主抽动伴不自主发声为临床特征。

【病因与发病机制】

本病病因与发病机制不明。临床观察发现,部分患儿曾有产前、产中或产后窒息史;少部分患儿有脑炎史;10%~40%的患儿有阳性家族史。实验研究发现,本病患者24小时尿多巴胺排泄量增加,脑脊液中多巴胺更新率加快,因而推断该病系锥体外系多巴胺神经元功能亢进所致。

【诊断】

1. 多见于3~13岁儿童,男孩较多见。

2. 慢性起病,进行性加重,但少数患者成年后可自愈。

3. 典型表现为头面部及四肢肌肉反复出现迅速而不规则的抽动，如挤眉弄眼、努嘴伸舌、摇头耸肩、捶胸顿足等。

4. 常于全身抽动后2～4年出现各种怪异的叫声，如喉鸣、哼唧、咳嗽或犬吠样发声等，60%的患儿有秽语。

5. 脑电图正常或轻度非特异性异常。血沉、抗“O”正常以鉴别于小舞蹈病。

6. 24小时尿高香草酸（HVA）排泄量高于正常。

【治疗】

1. 多巴胺受体阻滞剂：首选氟哌啶醇（haloperidol），一般0.5mg口服，每日3次开始，逐渐加量，完全控制症状往往需8～12mg/d。每日剂量超过2mg时，常需加用同等剂量的苯海索口服，以拮抗锥体外系不良反应。症状控制后逐渐减量，一般2～6mg/d需维持治疗1～2年。泰必利也可选用。

2. 镇静剂：地西泮、硝西泮能缓解本病症状，单用常难以达到完全控制抽搐的目的。近来，有学者报道用硝西泮与氟哌啶醇合用，效果较好。

3. 石杉碱甲（huperzine）：本品能通过血-脑屏障，抑制胆碱酯酶活性，使脑内乙酰胆碱浓度升高，从而帮助患者克服学习困难综合征，提高学习成绩。

4. 心理治疗：心理治疗对本病有一定的疗效，但效果不能持久。

六、迟发性运动障碍

迟发性运动障碍（tardive dyskinesia）是由抗精神病药物诱发的一种持久性异常的不自主运动，多由酚噻嗪类（如氯丙嗪）及丁酰苯类（如氟哌啶醇）药物所引起。

【发病机制】

抗精神病药物所致迟发性运动障碍的发病机制尚不十分明了。大多数学者认为，长时间大剂量服用酚噻嗪和丁酰苯类药物，可导致黑质纹状体红核间多巴胺递质兴奋通路阻滞，而局部通路中乙酰胆碱受体功能亢进，故表现为肌张力增高、运动减少两大类临床症候。但这一学说不能解释所有的迟发性运动障碍。

【诊断】

迟发性运动障碍的诊断主要依据服药史和特征性临床表现来确定。临床表现如下：

1. 急性静坐不能：属急性特异性肌张力障碍，主要见于儿童和青年，常于服用抗精神病药物2天内发生或在增加药物剂量的过程中出现。患者表现为坐立不安、来回踱步，常伴有口、面、舌、躯干和四肢戏剧性变化性抽动。

2. 帕金森综合征：可因抗精神病药物过量或中毒引起，症状、体征与帕金森病完全相同。

3. 动眼危象：动眼危象是肌张力障碍的一种类型，可发生在抗精神病治疗的任何时期。患者两眼球向一个方向凝视（多为向上或向下）的固定姿势可持续数分钟乃至数小时。

4. 恶性综合征：以发热、自主神经功能障碍（如面色苍白、大汗、血压不稳、心动过速、呼吸急促、肺充血等）和运动障碍（如静坐不能、肌张力增高、多动等）三主征为特征，预后不佳。

5. 迟发性反应：包括迟发性运动障碍、迟发性静坐不能和戒断综合征等。多见于长期大剂量服用抗精神病药物的老年女性患者，有时在停用抗精神病药物后，上述症状仍持续存在。

【治疗】

1. 治疗原则：预防迟发性运动障碍的首要办法是慎重应用抗精神病药物。应从小剂量开始，缓慢加量，一旦症状控制即应缓慢减量至撤药。一旦出现典型的迟发性运动障碍，应立即停用抗精神病药物。

2. 急性静坐不能：肌内注射苯海拉明50mg或地西泮10mg可迅速缓解。抗胆碱能药物有时亦能奏效。

3. 帕金森综合征：口服抗胆碱能药物有效，但左旋多巴制剂往往无效。

4. 动眼危象：治疗同“急性静坐不能”。

5. 恶性综合征：一旦出现恶性综合征应立即停用抗精神病药物，加强支持疗法。

6. 迟发性反应：迟发性反应的治疗较为棘手。停用抗精神病药物后症状仍持续存在或继续加重者，可用利舍平耗竭体内多巴胺，有时可奏效。从0.25mg口服，每日3次开始，逐渐加量至6mg/d左右。

七、基底核钙化

随着脑CT扫描的广泛应用，基底核钙化的病例逐年增多。正常人脑CT扫描有时亦可见双侧基底核苍白球钙化，但一般无临床症状。病理性基底核钙化包括家族性基底核钙化（亦名Fahr病）和继发性基底核钙化。

【发病机制】

双侧基底核钙化是血钙质在基底核的沉积所致。甲状旁腺功能减退，常致血钙、磷代谢紊乱，患者血钙持续性增高，造成大量钙质在基底核沉积。Fahr病是一种常染色体显性或隐性遗传性疾病，大多数患者并无恒定的血钙增高。近年来，人们长期补充钙剂和大量的维生素D，亦可能导致基底核钙化的增多。

【诊断】

1. 多在青春期起病，部分病例有阳性家族史或伴有甲状旁腺功能减退。

2. 临床症状多样化，可表现为扭转痉挛，亦可表现为手足徐动、震颤或共济失调。有相当一部分患者伴有不同程度的智能减退。

3. 脑CT扫描显示双侧基底核对称性钙化，部分患者还可有小脑齿状核钙化。

4. 部分患者有钙、磷代谢异常。

【治疗】

1. 病因治疗：纠正钙磷代谢紊乱。

2. 对症治疗：同“帕金森病和手足徐动症”。

八、苍白球黑质红核变性

苍白球黑质红核变性亦名 Hallervorden-Spatz 病，或称苍白球黑质红核色素变性。苍白球黑质色素变性，是由于铁盐沉积于苍白球、黑质和红核所引起的一种罕见疾病。

【发病机制】

本病为一种常染色体显性遗传性疾病，多在儿童期开始发病。病变特点是苍白球和黑质的色泽明显加深，呈铁锈色，可能是铁代谢障碍，导致铁在脑内沉积所致。镜检可见神经节细胞、胶质细胞及小血管壁内含铁色素增加，神经元坏死，胶质增生。

【诊断】

1. 多于 6～12 岁起病，男女均可患病，可有阳性家族史。

2. 症状差异较大，有的表现为手足徐动，有的表现为震颤麻痹综合征或肌张力异常。

3. 一般先从下肢出现锥体外系症状、体征，如肌强直、舞蹈样动作等，然后，逐渐扩展至上肢和头面部，可见手足徐动、构音障碍和吞咽困难。病情常进行性加重，多在 30 岁前后死于肺部感染等各种并发症。

4. 部分患者伴有情绪不稳、智能障碍或视网膜色素变性。

5. 脑 CT 扫描可见豆状核区显示与肝豆状核变性相似的低密度病灶。

【治疗】

本病尚无特殊治疗方法。抗震颤麻痹药物（包括抗胆碱能制剂和左旋多巴类制剂）和络合剂可缓解部分患者的病情。亦可试用促脑代谢药物，延缓病情的进展。

九、进行性核上性麻痹

进行性核上性麻痹（progressive supranuclear palsy）又名 Steele-Richardson-Olzewski 综合征，其主要临床症状包括核上性眼外肌麻痹、锥体外系性肌强直、延髓性麻痹等。由于本病有头部过伸和眼球运动障碍，故曾一度被命名为眼颈肌张力障碍（oculocervical dystonia）。

【发病机制】

本病病因尚不十分明了，神经元变性可见于黑质、脑桥被盖区、中脑导水管周围灰质和苍白球，小脑和脊髓前角细胞亦可受累，大脑皮质不受累。病变区域内可出现神经原纤维缠结、颗粒空泡样变性、胶质增生和脱髓鞘改变。

【诊断】

（一）临床表现

1. 多在中老年期发病，男性居多，病程呈进行性发展。

2. 常以步态不协调、姿势不稳起病。患者常反复跌倒，且多为仰天而倒。以后逐步出现双手静止性震颤、头颈过伸、复视、吞咽困难、吐词不清、情感失常、痴呆。一般数年后卧床不起，最后大多死于并发症。

3. 体检可见四肢肌张力增高，双眼会聚不能、垂直凝视（尤其是下视）麻痹。晚期患者可见水平凝视麻痹、假性延髓性麻痹和腱反射亢进、病理征阳性等锥体束征。

（二）特殊检查

脑电图可见不规则慢波。脑 CT 扫描或 MRI 可见脑桥和中脑萎缩。

（三）鉴别诊断

1. 本病早期需与帕金森病鉴别。根据本病有特征性的眼外肌麻痹和头颈过伸，一般不难鉴别。

2. 本病还要与有眼外肌麻痹的橄榄-脑桥-小脑萎缩（OPCA）鉴别。前者有特征性头颈过伸；后者有阳性家族史及共济失调，脑 MRI 可见小脑萎缩。

【治疗】

1. 本病尚无特效治疗方法。

2. 左旋多巴制剂对肌强直、震颤及动作徐缓有效。

3. 抗胆碱能药物（如苯海索）对头颈过伸、流涎有帮助。

4. 三环类抗抑郁制剂及选择性 5-羟色胺再摄取抑制剂可

改善患者的精神抑郁状态。

5. 脑通(sermion)10～20mg 口服,每日 3 次,对智能障碍及吞咽困难有效。

6. 吞咽困难严重者,可采用鼻饲或行环咽肌切开术。

(胡　琦　朱遂强)

第十五章　脱髓鞘性疾病

第一节　多发性硬化

多发性硬化(multiple sclerosis,MS)是人类中枢神经系统最常见的一种以炎性脱髓鞘为主要病理损害的自身免疫性疾病。MS主要损害脑、脊髓和视神经。过去的研究提示MS在高纬度地区的白种人中多发,但是,因为工业化和环境污染、广泛的预防接种、人口密集和病毒感染流行,以及转基因食品的增多,中国的MS患者亦有逐年增多的趋势。MS因东、西方人种等因素的差异,临床表现有所不同。西方人经典的多发性硬化(conventional multiple sclerosis,CMS / western-type MS)主要损害大脑、小脑和脑干。东方亚裔人的多发性硬化除损害大脑、小脑和脑干外,常见视神经和脊髓的损害。因此,许多东方学者将这一类多发性硬化称之为视神经脊髓型多发性硬化(opticospinal multiple sclerosis,OSMS)。

【发病机制与病理】

本病病因尚不十分明了,可能与麻疹病毒、风疹病毒、流行性腮腺炎病毒等RNA病毒感染,通过分子模拟机制,启动自身细胞免疫反应,导致中枢神经系统损害有关。MS的病理损害包括炎性脱髓鞘、胶质增生和硬化斑形成。近年来有研究表明,MS还可造成神经元变性和原发性轴索损害,表现为大脑灰质,尤其是大脑深部灰质损害;在临床上极易误诊为多发性脑梗死、脑寄生虫病和脑干脑炎。急性期病灶充血、水肿、髓鞘崩解、血管周围形成袖套状淋巴细胞浸润。随着病情的演进,充血、水肿逐步消退,代之以星形细胞增生和神经胶质形成,构成晚期不规则的硬化斑块。

【诊断】

(一) 临床表现

1. 发病年龄大多在 10 ~ 60 岁,好发年龄 20 ~ 40 岁,男女性别之比约为 2 : 3。

2. 不同部位损害的症状和体征

(1) 大脑损害:情绪抑郁或欣快、激动;有记忆减退,反应迟钝,晚期可见痴呆;还可有言语、运动、感觉功能障碍。

(2) 视神经损害:球后视神经炎和视神经视盘炎引起单眼或双眼视力下降,甚至完全失明。

(3) 脑干损害:内侧纵束常首当其冲,受损症状为核间性眼外肌麻痹(内侧纵束综合征上/前型、内侧纵束综合征下/后型、一个半综合征),患者自觉症状为复视。前庭损害多表现为发作性眩晕,并常伴呕吐和眼震。此外,还可见延髓麻痹、复发性或左右交替性周围性面瘫和三叉神经痛。

(4) 小脑损害:典型表现为 Charcot 三联征,即意向性震颤、吟诗样语言和眼球震颤。

(5) 脊髓损害:病灶多见于颈、胸髓,可出现各种各样的感觉障碍和运动障碍。感觉性共济失调也较常见。如颈髓病变累及后索与背根,可出现 Lhermitte 征,即屈颈时出现自后颈部向下放射或向双上肢放射的触电样异常感觉。部分患者可有痛性痉挛或痉挛性双下肢瘫。

(6) 自主神经系统损害:部分患者早期有尿频、尿急、尿不尽感觉,后期常有尿潴留或尿失禁。大便干结也较常见但常不为患者重视,亦可有阳痿与性欲减退。局部出汗异常和 Horner 综合征亦经常见到。

3. 多发性硬化的起病形式与临床分型

(1) 缓解-复发型多发性硬化(RRMS),每次发作时间超过 24 小时,两次发作间隔在 1 个月以上;RRMS 一般缓解-复发 5 ~ 7 年后,病情波动趋缓而进展明显加重,再也见不到明显的缓慢;此时即表明疾病已进入继发进展期(SPMS)。

(2) 少数病例急性起病或暴发性起病,首次发病者常被诊断为急性播散性脑脊髓炎,常常在第二次发病时才被诊断为多发性硬化。

(3) 原发进展型多发性硬化(PPMS)起病一般较缓,但病情一直进行性发展,病程在6个月以上。

(4) 少数病例复发次数少且进展极慢,神经系统功能无明显损害者,是为良性型多发性硬化(BMS)。

亚裔人的多发性硬化除损害大脑、小脑和脑干外,常见视神经和脊髓的损害。且平均发病年龄较轻,女性居多,临床症状较重,平均复发次数多,预后较差。许多东方学者主张,将这一类型的多发性硬化称之为视神经脊髓型多发性硬化(optico-spinal multiple sclerosis,OSMS)。目前,有些亚洲学者还主张,把复发性视神经脊髓炎(多相 NMO)和脑 MRI 显示有大脑、小脑和脑干损害,而无明显脑损害症状的视神经脊髓炎患者,亦归入视神经脊髓型多发性硬化。

(二) 辅助检查

多发性硬化的辅助检查,主要包括脑脊髓磁共振成像,神经电生理检查和脑脊液检查。有条件的医院应多做立体定向脑穿刺,取脑组织活检,进行普通病理学、免疫病理学和超微免疫病理学研究。

1. 脑脊髓磁共振成像(MRI):多发性硬化初次发病或复发时,MRI 扫描除做 T_1、T_2、Flair 外,都应做 MRI 增强扫描,目的是发现有无新病灶和活动性病灶。有条件的医院还可做 T_1 质子像、视神经扫描、DTI 和旁正中矢状位扫描。所有患者在治疗后3个月、半年、1年、2年,都有必要重复上述 MRI 扫描各一次,并据此计算某一位患者的疾病负担(burden of disease,BOD)。MS 脑 MRI 扫描,双侧大脑半球(双侧脑室旁白质、皮质下、胼胝体)、双侧小脑半球和脑干(多在脑桥和延髓)内可见多发性点状或片状长 T_1、长 T_2 病灶,在 Flair 像上显示得更清晰。新生代病灶和活动性病灶表现为结节性或环形强化。陈旧性病灶显示为短或等 T_1、长 T_2 不规则片状影(硬化斑块)或“黑洞”。脊髓 MRI 扫描,在颈、胸段脊髓内可见单个或多个长节段(超过3个脊椎长度)的长 T_1、长 T_2 病灶,相应节段脊髓可见肿胀,有时还可见脊髓中央管扩张。大多数多发性硬化患者均可见明显的脑萎缩(一般认为 MS 发病 3 个月后脑萎缩即开始出现)。少数多发性硬化患者可见大脑深部灰质损害,应加 MRI 增强扫描(脑梗死病灶一般不强化,MS 病灶有时强化)、DWI(diffusion-weighted imaging)和 DTI(diffusion tensor imaging),以鉴别于多发性脑梗死。

2. 神经电生理学检查:有视力损害或脊髓病变的多发性硬化患者,都要做双侧视觉诱发电位(VEP)检查。有听觉损害或脑干病变的多发性硬化患者,都要做双侧听觉诱发电位(BAEP)。怀疑有感觉通路病变者应做体感诱发电位(SEP)。VEP 异常多表现为双侧 P100 不对称性延长或一侧 P100 明显延长。

3. 脑脊液检查:脑脊液压力一般正常,细胞数大部分患者正常,少数患者轻度或中度增高,通常在 $50\times10^6/L$ 以下,个别病例可达 $50\times10^6/L\sim100\times10^6/L$,主要是淋巴细胞。CSF 总蛋白量大多正常或轻度增高,一般不超过 1.0g/L;以白蛋白和免疫球蛋白 IgG 增高为主;IgG 增高被认为是鞘内合成所致。因此,可用等电聚焦免疫电泳法来检测 IgG 寡克隆带(OB)。用 CSF IgG/血清 IgG,乘以 CSF 白蛋白/血清白蛋白来计算 IgG 指数(正常小于 0.7)。欧洲白种人经典型 MS 患者脑脊液 IgG 指数和 OB 的阳性率可达 90% 以上,而亚裔人视神经脊髓型多发性硬化患者脑脊液 IgG 指数和 OB 的阳性率只有 20%~40%。

(三) 诊断标准

1. Schumacher 标准(1965)

(1) 同时存在两个或两个以上的病灶。

(2) 两次以上的发作,每次持续 24 小时以上,两次发作的间隔至少 1 个月;或缓慢进展病程在 6 个月以上。

(3) 起病年龄在 10~60 岁。

(4) 可排除其他病因。

临床确诊:以上 4 项均符合。

临床可能:(1)、(2)中缺少一项。

临床可疑:首次发作,仅一个好发部位。

2. 国际新诊断标准见表 15-1。

表 15-1 多发性硬化的新诊断标准(Poser,1984)

诊断	发作次数	临床病灶数	亚临床证据	脑脊液 OB/IgG
临床确诊				
1	2	2		
2	2	1	及 1	
实验支持确诊				
1	2	1	或 1	+
2	1	2		+
3	0	1	及 1	+
临床可能				
1	2	1		
2	1	2		
3	1	1	及 1	
实验支持可能	2			+

注:OB/ IgG 代表电泳寡克隆区带/ IgG 指数或 24 小时鞘内合成率。

除上述两个大家比较熟悉的诊断标准外,McDonald 等(2001、2005、2010)多次发布了新的 MS 诊断标准;McDonald 等的诊断标准最大的特点是突出了磁共振等影像学资料的重要性。目前国内大多采用根据 Poser(1984)标准修订的 MS 诊断标准;一些大医院已开始采用 McDonald (2005、2010)修订的 MS 诊断标准,使多发性硬化的诊断更及时、更准确。

(四) 鉴别诊断

1. 急性播散性脑脊髓炎(ADEM):ADEM 多呈急性或暴发性起病,病程短。重症者高热、抽搐、昏迷,1 ~ 2 周内死亡;轻者 1 个月左右恢复,绝大多数治愈后不再复发。MRI 显示在脑脊髓白质内有大量播散性点状或片状长 T_1、长 T_2 病灶,且病灶都是同一时期形成,无新旧病灶累积现象。暴发性 ADEM 患者可见脑脊髓肿胀、坏死、出血、脑疝形成。

2. 多发性脑梗死和基底动脉尖综合征：多发性硬化患者初次发病时在基层医院易被误诊为多发性脑梗死，因为二者在脑CT影像上都呈多个低密度病灶。病灶集中在脑干和小脑的MS患者易误诊为基底动脉尖综合征，如果做卒中危险因素排查和CSF检查，二者还是可以鉴别的。

3. 脑寄生虫病：首次发病的多发性硬化在临床上经常被误诊为脑寄生虫病。究其原因不外乎：①多发性硬化的症状体征大多无特异性，与脑血吸虫病、脑囊虫病相似；②MS和脑寄生虫病在MRI影像上都呈多灶损害，且二者有时会有结节性强化和环形强化；③现今国内大多用ELISA做脑寄生虫免疫学检测，此检测方法假阳性率极高，常常误导医生作出错误的诊断。

4. 进行性多灶性白质脑病（progressive multifocal leucoencephalopathy，PML）：PML与MS在脑MRI影像学上容易混淆。PML常常是淋巴瘤、慢性淋巴性白血病、HIV等免疫力低下疾病的伴发病，亦常见于吸毒者。PML一般呈缓慢进展过程，很少有自然缓解病例，很少有视神经和脊髓损害，血清乳多空病毒SV-40抗体检测呈阳性反应。

5. 大脑原发性淋巴瘤：此病虽不多见，但早期诊断十分困难，有时被误诊为多发性硬化。该病进展快，缓解期不明显，脑内病灶多连成片，有时可见占位效应，尽管激素、硫唑嘌呤有效，但最终难逃快速恶化之结局。早期脑活检有利于鉴别诊断。

【治疗】

多发性硬化的治疗包括急性发作期的基础治疗和缓解期的各种添加治疗。MS急性发作期的基础治疗应该为住院治疗，做到系统正规、疗程足够。切切实实为MS的后续治疗打下坚实的基础。

（一）急性发作期基础治疗

1. 激素：推荐首选甲强龙，冲击期每日0.5～1.0g静脉滴注，连用3～5天，巩固期每日160～200mg静脉滴注，连用5～7天，减量维持期每日24～40mg口服，每周减量1次，至每日

4mg,1 周后停药。经济困难者亦可选用地塞米松和泼尼松,整个疗程以不超过 3 个月为宜。大剂量激素应用期间应使用适量的抗生素和制酸剂,整个激素治疗期间都应补充钾、钙制剂。

2. 大剂量人血丙种球蛋白(IVIG):每日每千克体重 0.1 ~ 0.4g 静脉滴注,连用 3 ~5 天。

3. B 族维生素:对有脑干、脊髓和视神经损害者使用维生素 B_1 和 B_{12} 尤为重要。弥可保静脉滴注效果更好。

4. 脑保护剂:脑、脊髓病灶较多,神经功能损害较重者,可加用脑保护剂,如神经节苷脂(GM-1)、胞二磷胆碱等。视神经损害较重者,可加用鼠神经生长因子肌内注射。

5. 对症治疗:有颅内压增高者应给予脱水剂,痛性痉挛可使用卡马西平,痉挛性瘫痪可使用巴氯芬,震颤可使用氯硝西泮,伴发抑郁者要及时使用 SSRI 等抗抑郁制剂。

6. 康复治疗和功能锻炼:重点是保护患者的运动功能、视力和排便功能,应请康复师协助治疗。

7. 急性起病或复发的多发性硬化患者,如果临床症状较重,甲强龙和 IVIG 冲击治疗效果不佳者,可考虑使用血浆交换疗法。

(二)缓解期添加治疗

1. β-干扰素:目前在临床上使用较多的 β-干扰素有三种,即利比(Rebif, β-干扰素-1a)、Avenox (β-干扰素-1a)和 Betaferon (β-干扰素 1b),其中以利比的疗效最好,不良反应最小,因而使用最广泛。

2. 免疫抑制剂:用于治疗 MS 的免疫抑制剂有硫唑嘌呤(进口品名依木兰,Imuran)、环磷酰胺和米托蒽醌(mitoxantrone)等。依木兰的临床研究报告较多。

3. 免疫调节剂:乙酸格拉替雷(glatiramer acetate, GA, Copolymer I, Copaxone) 系人工合成,亲和力高于天然髓鞘碱性蛋白(MBP)的无毒性化合物。可模拟抗原 MBP 进行免疫耐受治疗,可作为 β-干扰素的替代品用于治疗 RRMS。

4. 辛伐它汀、雌激素、钙尔奇 D、转移因子、胎盘多肽、灵芝糖肽制剂等,对预防 RRMS 复发亦有一定作用。

【预后】

多发性硬化的预后与临床类型和损害部位密切相关。良性型多发性硬化和缓解-复发型多发性硬化预后较好,原发进展型和继发进展型多发性硬化预后较差。以感觉损害为主的多发性硬化预后较好,以运动和(或)共济运动损害为主的多发性硬化预后较差。单纯脑损害的多发性硬化(CMS)预后较好,视神经脊髓型多发性硬化(OSMS)预后较差。

第二节　视神经脊髓炎

视神经脊髓炎(neuromyelitis optica,NMO)亦称 Devic 病或 Devic 综合征,是一种同时或先后累及视神经和脊髓的炎性脱髓鞘疾病。NMO 一般很少复发(单相病程经过),很少累及大脑、小脑和脑干。目前有许多亚洲学者主张,把复发性 NMO(多相病程经过)与累及大脑、小脑和脑干(脑 MRI 扫描阳性,但无明显脑损害表现)的 NMO 归入视神经脊髓型多发性硬化(opticospinal multiple sclerosis,OSMS)。因此,单纯的和单相的 NMO 并不多见。

【发病机制与病理】

视神经脊髓炎(NMO)的病因和发病机制尚不清楚。过去有许多人一直认为 NMO 是 MS 的一个变异型,或者是 MS 第一次发作的临床经过。的确,约 25% 的 MS 患者的首发症状是球后视神经炎(optic neuritis,ON)。鉴于 NMO 发病之前也多有病毒感染史,大多数学者认为 NMO 的病因和发病机制与 MS 相似。近年来对 EAE 动物模型发病机制的研究发现,EAE 动物不仅有脑脊髓的病理损害,而且可见视神经的损害;并且其损害与 NMO、MS 的病理损害相似。有学者认为 NMO 和 OSMS 的发病机制与水通道蛋白-4(AQP4)密切相关,因为中脑导水管、第四脑室、脊髓中央管周边都是 AQP4 抗体高表达区。NMO 患者脑脊液中检测出来的 NMO-IgG 可能就是 AQP4 抗体。

【诊断】

（一）临床表现

视神经脊髓炎好发于女性,视神经脊髓炎发病的平均年龄约为 40 岁,比 MS 大约晚 10 年。

1. 前驱症状:部分患者在发病前数日至数周可有低热、头痛、咽痛、眩晕、全身不适、恶心、腹泻等症状。

2. 起病形式:大多为急性或亚急性起病,少数为慢性进行性起病。一部分患者先出现视神经损害的症状,后出现脊髓损害的症状;另一部分患者则同时出现视神经和脊髓损害的表现。一部分患者双侧视神经先后受累,另一部分患者则双侧视神经同时受累。

3. 眼部症状、体征:多数患者起病初有眼眶或眼球疼痛,继之单眼或双眼视力进行性下降,严重者可完全失明。检查可见不同程度的视力下降、生理盲点扩大、视盘炎、继发性视盘萎缩、球后视神经炎、原发性视盘萎缩等表现。

4. 脊髓症状、体征:脊髓损害的常见部位为胸髓,其次为颈髓,腰段脊髓较少见。临床上可表现为播散性、半横贯性、不全横贯性或上升性脊髓炎的症状和体征。除感觉、运动和括约肌功能障碍外,常有痛性痉挛发作。颈髓病变可见 Horner 综合征。颈髓后柱病变可出现 Lhermitte 征阳性。

（二）特殊检查

眼底照相可见视盘水肿或视盘萎缩,VEP 可见 P100 显著延长。CSF 蛋白增高(主要是 NMO-IgG),CSF 细胞数大于 $50\times10^6/L$,寡克隆带阳性率较低(20%~40%)。MRI 可见视神经水肿,颈、胸段脊髓内显示单个或多个长节段(3 个椎体以上)长 T_1、长 T_2 异常信号,有时可见脊髓肿胀。

（三）诊断标准

视神经脊髓炎的诊断尚无通行的诊断标准。一般认为,诊断视神经脊髓炎要具备 3 个必需条件:①视神经炎;②急性脊髓炎;③无视神经脊髓以外的损害。同时必须具备一个以上的支持条件:①脑 MRI 阴性(或损害轻微,不符合 MS 表现);②脊髓 MRI 有一个以上长节段长 T_2 病灶;③CSF 白细胞计数为 $50\times10^6/L \sim 100\times10^6/L$。可参考 Wingerchuk 等制定的 NMO 诊断标准(2006 年修订版本)。

【治疗】

视神经脊髓炎的治疗同多发性硬化。

第三节　急性播散性脑脊髓炎

急性播散性脑脊髓炎(acute disseminated encephalomyelitis, ADEM)是一种(或一组)急性起病,广泛累及脑和脊髓,尤其是脑白质的急性炎性脱髓鞘疾病。ADEM 若发生于疫苗接种后(如狂犬病疫苗、破伤风疫苗等),称之为疫苗接种后急性播散性脑脊髓炎。ADEM 也可发生于某些出皮疹的病毒感染性疾患(如麻疹、水痘-带状疱疹、风疹、腮腺炎等)之后,则称之为感染后急性播散性脑脊髓炎。有的 ADEM 发病前无明显特异性感染或预防接种史,称之为特发性急性播散性脑脊髓炎;有的 ADEM 可有 2～4 次复发(Cohen 等,2001,5/21 例),称之为复发性急性播散性脑脊髓炎;按照 McDonald 2005 年修订的多发性硬化诊断标准,此二类 ADEM 亦可诊断为多发性硬化。

【发病机制与病理】

急性播散性脑脊髓炎的确切病因和发病机制尚不清楚,可能与免疫接种和病毒感染诱发机体自身免疫功能紊乱有关。用 Theiler 病毒诱发的实验性自身免疫性脑脊髓炎(EAE)动物模型研究发现,动物脑和脊髓的病理损害与 ADEM 非常相似。免疫学研究发现,ADEM 患者和 EAE 鼠外周血 $CD4^+$ 和 $CD8^+$ 细胞都明显增高,推测系免疫接种和病毒感染诱发机体细胞免疫功能亢进(可能亦有体液免疫和补体系统参与),导致脑、脊髓广泛性炎性脱髓鞘所致。在大脑、脑干、小脑和脊髓白质中有散在的直径 1mm 左右的炎性脱髓鞘病灶,也可见多个小病灶融合成片的炎性病灶。暴发性 ADEM(急性出血坏死性脑脊髓炎,acute hemorrhagic necrotizing encephalomyelitis)可见全脑充血、水肿,局部脑组织坏死、出血,甚至可见脑疝形成。炎性脱髓鞘脑组织中小静脉周围有大量淋巴细胞、单核细胞浸润,呈袖套样改变。病变多属于同一时相,与多发性硬化不同。

【诊断】

(一)临床表现

1. 多在发热出疹或疫苗接种后1~2周急性起病,多数病情凶险,预后不良。麻疹感染后ADEM和个别疫苗接种后ADEM病情危重,死亡率在30%~50%,致残率在25%~40%。

2. 症状、体征与损害部位有关。脑炎型患者突发头痛、呕吐、嗜睡、谵妄、抽搐、昏迷。脊髓炎型患者突发四肢弛缓性瘫痪或截瘫,有传导束性感觉障碍及大小便障碍。体检可见偏瘫、四肢瘫、去皮质状态或去大脑强直、视盘水肿等颅内高压表现和脑膜刺激征。

3. 视神经损害者,视力下降甚至失明。如果脑干受累,还有脑神经损害的症状体征和呼吸循环功能紊乱。

(二)实验室检查

1. 多数患者急性期周围血象中白细胞增高,以单核细胞为主,但很少超过25×10^9/L。

2. 腰穿脑脊液压力正常或轻至中度增高,白细胞和蛋白亦可轻度增高。CSF蛋白电泳主要成分为IgG,部分患者CSF IgG指数和寡克隆带(OB)阳性。

(三)特殊检查

1. 脑电图呈弥漫性慢波增多,常为高波幅的4~6Hz的Q波。

2. 脑CT或MRI检查:脑CT可发现双侧大脑半球点、片状低密度病灶,脑组织出血、坏死者表现为混杂高密度影,但脑CT扫描的阳性率较低。脑MRI的阳性率远高于脑CT扫描。脑MRI能发现脑、脊髓白质内直径1mm以下的病灶,病灶在T_1像呈低信号、T_2像呈高信号改变。如果加做磁共振压水试验(Flair像),则病灶显示得更清楚。

【治疗】

参见"病毒性脑炎、急性脊髓炎和多发型硬化"。

第四节　弥漫性硬化

弥漫性硬化(diffuse sclerosis)又称弥漫性轴周性脑炎或希尔德病(Schilder disease),是儿童大脑白质脱髓鞘疾病。因其脱髓鞘硬化斑与多发性硬化相同,故有学者视本病为多发性硬化的过渡型,而称之为过渡型硬化。

【发病机制与病理】

本病病因和发病机制不明。有学者认为,本病发病机制与多发性硬化相同,是因为二者的病理损害相似;但也有学者认为,二者的发病机制不同,是因为肾上腺皮质激素和免疫抑制剂对多发性硬化有效,而对弥漫性硬化似无明显疗效。大脑白质内脱髓鞘病灶与正常脑组织界限分明,从一侧枕叶开始,逐渐扩展至双侧枕叶和顶叶、颞叶。新鲜病灶可见吞噬细胞和淋巴细胞浸润,可伴有脑水肿,晚期则为胶质增生。

【诊断】

(一)临床表现

1. 多在5~12岁起病,常为亚急性进展性经过。多数为散发,少数患儿有阳性家族史。

2. 常以视力减退、癫痫发作和痉挛性偏瘫或双偏瘫为主要临床表现,还可有复视、皮质聋、失语、精神衰退等症状。

3. 除上述症状外,体检还可发现眼球震颤、共济失调、视野缺损、同向偏盲和智能障碍。

(二)特殊检查

1. 脑CT扫描可见大脑半球,特别是枕叶、顶叶和颞叶内有成片的、边界清楚的、左右不完全对称的低密度病灶,注射造影剂后多数无强化,少数病灶周边强化(呈镶花边状改变)。脑MRI的T_1加权像为低、等或高信号,T_2加权像上则为高信号。晚期患者可见脑萎缩。

2. 脑电图和脑脊液检查对诊断意义不大。

【治疗】

目前尚无有效疗法，主要是对症和支持疗法，参见多发性硬化。

第五节　Balo 同心圆性硬化

Balo 同心圆性硬化（concentric sclerosis of Balo）又称 Balo（巴洛）病，可能是弥漫性硬化的一种变异型。我国 20 世纪 80 年代诊断为“散发性脑炎”的病例中曾有部分尸检证实为本病，故同心圆性硬化亦属于急性多发性硬化的一种特殊病理类型。

【病理】

本病的病因和发病机制尚不清楚。病理特征是大脑白质内散在多个树轮状或大理石花纹状脱髓鞘病灶，大小在 0.2 ~ 5.0cm，呈圆形、椭圆形或扇形，也有呈条索状或波浪状等不规则形状的。病灶为灰色或灰黄色，常以血管为中心，轮纹由脱髓鞘层与正常髓鞘相间而成。

【诊断】

（一）临床表现

1. 青壮年女性多见，亚急性起病，进行性加重，病程多在数周至数月。

2. 首发症状多为精神症状，如沉默寡言、表情淡漠、反应迟钝、哭笑无常等。

3. 随后出现失语、肢体瘫痪、假性延髓性麻痹、不自主运动等脑实质损害症状和体征。

4. 随病情进展，可出现意识障碍甚至呈去皮质状态，最后多死于脑疝或肺部感染。

（二）特殊检查

1. 脑电图显示中高度弥漫性异常，脑脊液常规大多正常。

2. 脑 CT 扫描和 MRI 可显示典型的同心圆形层状排列的

脱髓鞘斑块。确诊本病需行脑组织活检或尸检。

【治疗】

参见“多发性硬化”。

第六节　急性出血性白质脑炎

急性出血性白质脑炎(acute hemorrhagic leukoencephalitis)亦名急性出血坏死性白质脑病(acute hemorrhagic necrotizing leukoencephalopathy)。目前大多数学者认为急性出血性白质脑炎是急性播散性脑脊髓炎的一种病理类型。

【发病机制与病理】

病因和发病机制尚不十分清楚。在感染和预防接种后发生的急性播散性脑脊髓炎中,少数病例呈暴发性起病,病情凶险,血管壁严重受损,血管周围有大量纤维蛋白和炎细胞浸润。白质内可见片状出血、坏死灶。常伴有弥漫性脑肿胀,脑膜炎性反应剧烈。根据其病理特点,诊断为急性出血性白质脑炎。

【诊断】

(一)临床表现

1. 本病可发生在任何年龄组,但以儿童和青壮年期多见。

2. 急性暴发性起病,通常在感染后 7～14 天或疫苗接种后 10～12 天出现临床症状。

3. 起病初有发热、头痛、呕吐、精神错乱与木僵,并有不同程度的意识障碍、偏瘫或四肢瘫、局限性癫痫发作,颈项强直明显。大部分病例迅速陷入昏迷,出现颅内高压和脑干损害征象。10%～30% 的病例在病后 2～4 天死于中枢性呼吸衰竭。

(二)实验室检查

1. 周围血象常见白细胞增高,有时可高达 $30\times10^9/L$。

2. 腰穿脑脊液压力明显增高,白细胞和蛋白均可增高,以淋巴细胞和单核细胞为主,有时可超过 $1000\times10^6/L$,并可见红细胞增多。

（三）特殊检查

脑 CT 扫描可见弥漫性脑肿胀、白质内高低密度混杂的大片出血、水肿和坏死灶，并可见大脑镰下疝、颞叶钩回疝或枕骨大孔疝。

【治疗】

参见“病毒性脑炎、急性播散性脑脊髓炎和多发性硬化”。

第七节 脑桥中央髓鞘溶解症

脑桥中央髓鞘溶解症（central pontine myelinolysis）病因未明，病理表现为脑桥基底部髓鞘对称性破坏。

【诊断】

（一）临床表现

1. 多见于青壮年，常有酗酒和营养不良史，也常伴发于尿毒症、糖尿病、肝硬化、白血病等病症。

2. 有双侧皮质脊髓束和皮质脑干束损害的症状，如四肢瘫，面、舌瘫，咽、喉肌麻痹，典型者呈“闭锁综合征”状态。

3. 本病进展迅速，多数于数日或数周内死亡。

（二）特殊检查

脑 MRI 可在脑桥基底部发现对称分布的长 T_1、长 T_2 信号的脱髓鞘病灶。

【治疗】

本病尚无特效治疗方法。伴有低钠血症和尿毒症者，应纠正之，但不宜用高渗盐水；有颅内内高压者，可用甘露醇、呋塞米或甘油果糖脱水、降低颅内压，肾上腺皮质激素可能对部分患者有效。

第八节 脑白质营养不良

脑白质营养不良（leukodystrophy）是一大类以髓鞘形成异

常为特征的遗传性疾病。主要有肾上腺脑白质营养不良、异染性脑白质营养不良、亚历山大(Alexander)病等8种临床类型。

【发病机制】

脑白质营养不良是由于某些酶(如硫酸酯酶A等)的先天性缺陷或缺乏,导致髓鞘的酯类成分——神经鞘磷脂的代谢障碍,使之不能形成完整的神经髓鞘而积存在脑白质内。

【诊断】

(一)临床表现

1. 多在婴儿期和儿童期起病,亦可见于中青年人。发病愈早,病情愈重。

2. 患儿多有发育滞缓和进行性智能减退。

3. 常见症状为强直-阵挛性发作或肌阵挛发作和进行性痉挛性瘫痪,还可有皮质感音性耳聋,少数患者有肾上腺功能不全和头痛、巨颅(脑)症等颅内高压表现。

4. 神经系统检查可发现四肢肌张力增高、共济失调、眼球震颤、视神经萎缩等体征。

5. 临床类型:8种临床类型的病名、发病年龄及遗传方式见表15-2。

(二)实验室检查

部分患儿脑脊液蛋白质量增高。

表15-2　8种脑白质营养不良的发病年龄及遗传方式

脑白质营养不良	发病年龄			遗传方式		
	婴儿期	儿童期	青春期	成年期	常染色体隐性	性连锁
1. 异染性脑白质营养不良	++	+	+	+	+	
2. 球样细胞脑白质营养不良(Krabbe病)	++	+	+	+	+	
3. 嗜苏丹脑白质营养不良	+	++			+	
4. 肾上腺脑白质营养不良	++	+			+	

续表

脑白质营养不良	发病年龄				遗传方式	
	婴儿期	儿童期	青春期	成年期	常染色体隐性	性连锁
5. 佩-梅病	++	+				+
6. 中枢神经系统海绵状变性(Canavan 病)	++					+
7. 亚历山大(Alexan-der)病	++				+	
8. 柯喀内斯(Cockaynes)综合征		++			+	

（三）特殊检查

脑 CT 扫描见双侧脑室三角部周围大片对称性低密度区，其内可见钙化灶;增强扫描可见病灶周边出现带状或环状强化。脑 MRI T_1 加权像上述病灶为低信号，T_2 加权像为高信号，多无强化改变。

【治疗】

本病目前尚无特效疗法，主要为对症和支持治疗。

（高波廷）

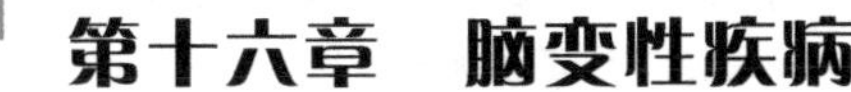

第十六章　脑变性疾病

第一节　Alzheimer 病

Alzheimer 病(Alzheimer disease,AD)可译为阿尔茨海默病,因首先由德国的神经病学家兼神经病理学家 Alois Alzheimer(1907)所报道而得名。痴呆为该病的主要表现。发病年龄在 50~65 岁者又称为早老性痴呆,65 岁以上发病则称为 Alzheimer 型老年性痴呆,二者的临床、病理、生物化学改变相同,实为同一种疾病。65 岁以上的人口中约 5% 患有 AD,且患病率随年龄的增加而增高,85 岁以上的患者可占该年龄组的 1/3~1/2。痴呆患者中,以 AD 为病因者占半数之多,另有 15% 为血管性痴呆,15% 兼有上述两种疾病(混合性痴呆),剩余的 20% 继发于其他疾病。不同性别、不同种族均可罹病,无明显差异,也有报道女性患者为男性患者的 2~3 倍。

【病因与发病机制】

本病的病因及发病机制尚未确定,可能与多种因素有关:

1. 遗传学说:AD 患者一级亲属中发生 AD 的危险性较一般人群高,40% 的 AD 患者有家族史。家族性 AD(familial AD,FAD)可存在 1、6、14、19 号染色体的异常,早老素 1(PS1)和早老素 2(PS2)两种基因突变分别位于第 14 和第 1 号染色体上。β-淀粉样(Aβ)前体蛋白(amyloid precursor protein,APP)基因位于 21 号染色体上,APP 基因突变是早发性 FAD 的原因;迟发性 AD 可能是多遗传性起因或具有多种因素,遗传性与外源因素相互作用导致发病,载脂蛋白 E(Apo E)有重要意义,Apo Eε4 等位基因携带者是迟发性 FAD 和散发 AD 发病的危险因素。

2. 外伤:反复发生头部外伤可能是产生 AD 的危险因素,

如从事拳击运动可产生拳击性痴呆，患者脑部可观察到 AD 常见的病理变化。

3. 铝中毒：铝肯定具有神经毒性，饮水中铝的摄入可引起认知缺陷及增加 AD 的发病率。

4. 感染：AD 与亚急性海绵状脑病的病灶内存在淀粉样物质；将家族性 AD 患者的脑细胞接种到猴脑内，猴子可发生亚急性海绵状脑病。由此推测，AD 可能为慢病毒感染所致。

5. 细胞骨架改变：病理变化察见的神经原纤维缠结是细胞骨架的异常改变。正常情况下，tau 蛋白是细胞骨架的主要成分，参与微管组装和稳定；而 AD 患者的 tau 蛋白被异常磷酸化，失去正常功能，导致神经细胞受损。

6. 其他：免疫功能障碍、某种物质缺乏（如维生素 B_{12} 缺乏）、代谢紊乱（蛋白质或脂肪代谢紊乱）以及神经递质改变等都可能是本病的发病因素。

【病理】

1. 肉眼观：脑萎缩伴脑沟增宽、脑室扩大，以额、顶、颞叶尤为严重。

2. 显微镜观察：皮质的神经元与神经纤维网丧失，皮质下白质可出现继发性脱髓鞘。神经原纤维缠结、老年斑、颗粒空泡变性及平野小体为特征性的变化，具有诊断意义。神经原纤维缠结：是神经细胞体、树突和轴突、突触终端的纤丝样结构，AD 患者的这些结构变得扭曲、交错、缠绕，在受累神经元的蛋白质中，存在 β-A4 淀粉样蛋白和 tau 蛋白（一种微管蛋白），神经原纤维缠结最先见于海马 CA1 区与下脚区，随后见于大脑皮质；老年斑（又名神经炎性斑）：由异常的嗜银轴突和突触末端、异常的树突、细胞外淀粉样物质以及星形胶质和小胶质所组成，淀粉样物质的主要蛋白是 β-A4 肽，来源于 APP，老年斑的分布同神经原纤维缠结；颗粒空泡变性：神经细胞内出现含有颗粒残片的充填液体的小腔，以海马的锥体神经元最易受累；平野小体（Hirano body）：HE 染色呈桃红色，位于海马锥体细胞的胞质内。

3. 神经递质改变：AD 患者脑内的神经递质改变也很显著

和广泛。最恒定的改变是乙酰胆碱转换酶活性降低50%~90%，以致乙酰胆碱的合成减少，主要发生于神经原纤维缠结和老年斑最为密集的海马和新皮质内，胆碱能神经元也呈选择性丧失。其他的神经递质均有不同程度的变化，如在老年斑的变性神经轴突中还可发现促肾上腺皮质激素释放因子与生长抑素等肽类物质含量减少；嗅皮质和海马内谷氨酸能神经元发生变性，谷氨酸水平降低；大脑皮质与脑干中缝核5-羟色胺能神经元数量减少；脑干的蓝斑神经元数量可大为减少，去甲肾上腺素浓度明显下降。

【诊断】

（一）临床表现

痴呆是一种临床综合征，是由多种脑部疾病引起的、获得性的、不伴意识水平紊乱的智能（包括记忆力和认知功能）减退或丧失，学习新事物、解决问题、言语能力、计算力、抽象思维、视和空间关系的识别力都属于认知的范畴。AD是一种隐袭发生、缓慢进展、以痴呆为主要症状的疾病。首发症状常为记忆力（尤其是近事记忆）减退，随后所有的皮质功能均可受损，引起定向力障碍、判断力障碍及注意力不集中，出现失语、失用、失认、失写，情绪改变呈抑郁、淡漠、易激惹、多疑，在疾病早期人格相对保持完好，至疾病晚期，大小便失去控制，生活完全不能自理，智能达到丧失的地步，食量减少，体重下降，因合并吸入性肺炎和感染而死亡。整个病期一般在5年以上。

体征：疾病早期神经系统检查无异常发现，疾病进展到一定时期，易引出抓握反射和吸吮反射，活动明显减少或缄默，步履不稳与步幅减小，可查及强直（肌张力增高）、运动减少等锥体外系受累的征象，偶见肌阵挛和舞蹈指痉样多动，晚期患者立行不能，四肢蜷曲，卧床不起。

（二）辅助检查

1. 一般性化验：血象、血糖、血沉、血电解质、肝功能、肾功能、脑脊液常规及生化等均正常。

2. 神经影像学检查CT或MRI：脑室扩大与脑沟增宽，为脑萎缩改变，以额颞区明显，应行追踪观察，疾病晚期脑萎缩尤为显著。病理性萎缩需与生理性老化相区别,至少可通过这些检查排除脑梗死、脑积水及硬脑膜下血肿等可引起痴呆的疾病。萎缩的测定(线性指数或容积指数)能鉴别痴呆患者组和正常人组,但不能仅凭CT或MRI所见的萎缩而确诊某一患者患有AD。SPECT或PET:CT与MRI为结构性影像技术;SPECT和PET则是功能性影像技术。SPECT显示双侧颞顶区血流灌注减少;PET可证明AD患者脑代谢普遍下降,颞顶枕联合皮质的下降尤为明显,95%的患者葡萄糖代谢下降率与痴呆的严重程度一致。

3. 神经心理学检查:认知试验可以评定患者是否存在痴呆,试验的种类很多,常用者有简易精神状态检查(MMSE)、长谷川痴呆量表(HDS)、Blessed痴呆量表等。此外,据报道画钟面试验对诊断AD的准确率可达90%,方法是在空白钟面的正确位置标上数字,标记错误就可能为AD患者。

4. 神经电生理学检查:脑电图(EEG),正常或呈弥漫性慢波,但无特异性;诱发电位,事件相关电位P300的测定是判断痴呆程度客观和灵敏的指征。

(三)诊断标准

AD的确诊只能通过组织病理学的方法,即脑组织活检或尸检而得到证实,但一般不主张采用损伤性的活检。目前,较通用美国国立神经病、语言交流障碍和卒中研究所-阿尔茨海默病及相关疾病协会(NINCDS-ADRDA)的标准:

1. 很可能为AD的临床诊断标准

(1)通过临床检查、痴呆量表(MMSE、Blessed)或某些相似检查以及神经心理学检查证实的痴呆。

(2)至少两项认知功能的恶化。

(3)进行性记忆或其他认知功能的恶化。

(4)没有意识障碍。

(5)40~90岁发病,最常见于65岁以后。

(6)没有可引起进行性缺陷的全身性疾患或其他脑部疾病。

2. 可能是 AD 诊断的支持点

(1) 特殊认知功能的进行性恶化。

(2) 日常生活活动出现障碍。

(3) 类似疾病的家族史。

(4) 实验室检查有如下结果:腰椎穿刺正常,脑电图正常或呈非特异性改变,系列 CT 显示进行性脑萎缩的征象。

3. 可能为 AD 的临床征象

(1) 以痴呆综合征作为基础,但不存在足以引起痴呆的其他神经系统的、精神病学的或全身性疾病,且在发病、临床表现与临床病程中存在变异性。

(2) 存在另一种足以引起痴呆的全身性疾病或脑部疾病,但并不认为这种病是痴呆的原因。

4. 肯定性 AD 的诊断标准:很可能是 AD 的临床诊断标准加上从活检或尸检所获得的组织病理学证据。

(四) 鉴别诊断

AD 需与其他可引起痴呆的疾病相鉴别。

1. 血管性痴呆:由于脑血管疾病引起的痴呆可称为血管性痴呆,多次缺血性卒中引起大脑半球多发性梗死是血管性痴呆的常见原因,又称多梗死性痴呆(MID)。血管性痴呆具有起病急,智能呈阶梯状恶化,病情波动,可查及局限性神经系统受损体征,影像学(CT、MRI) 检查发现梗死等病灶的特点。常用 Hachinski 缺血量表(表 16-1)与 AD 区分,小于 4 分者 AD 可能性大,大于 7 分者多为血管性痴呆。

表 16-1　Hachinski 评分法

特点	评分
1. 突然发病	2
2. 阶梯状恶化	1
3. 波动性病程	2
4. 夜间精神错乱	1
5. 人格保持良好	1

续表

特点	评分
6. 抑郁	1
7. 躯体疾患	1
8. 情感不稳定	1
9. 高血压史	1
10. 卒中史	2
11. 伴动脉硬化	1
12. 局灶性神经系统症状	2
13. 局灶性神经系统体征	2

2. 正常颅压脑积水：此综合征可继发于颅内出血、头部外伤或脑膜炎之后，但有1/3病例不能查明病因。除痴呆的表现外，还有慢性进行性步态障碍与尿失禁。应将交通性脑积水与由于脑萎缩引起的脑室扩大相鉴别。

3. 假性痴呆：老年抑郁症患者在接受精神智能状态检查时可能显示认知功能障碍，但其记忆力改变较痴呆患者突然，且程度较轻，不再发展，按抑郁症治疗可获改善。

4. 其他：AD尚应与其他可引起痴呆的疾病相鉴别，包括混合性痴呆、路易小体痴呆（Lewy body disease）、额颞性痴呆（FTD）、慢性进行性舞蹈病（Huntington 病）、帕金森病、亚急性海绵状脑病（CJD）、获得性免疫缺陷综合征（AIDS）、神经梅毒等，可参阅有关章节或其他书刊。

【治疗】

迄今无特效治疗，通过药物治疗可能延缓有些患者的病情进展及改善认知功能。

（一）药物治疗

1. 乙酰胆碱酯酶抑制剂（AChEI）：这类药物能抑制神经元突触内乙酰胆碱的降解，使乙酰胆碱能到达突触后神经元。

（1）他克林（tacrine）：不良反应严重，目前已较少应用。

(2) 多奈哌齐(donepezil,安理申,Aricept,E2020):起始量为睡前口服 5mg,6 周后可增至 10mg,不良反应较少,胃肠道不适仅见于 10% 的患者,也不必监测肝功能。

(3) 重酒石酸卡巴拉汀(revastigmine hydrogen tartrate,艾斯能,exelon):起始量 1 ~ 5mg,每日 2 次,可逐渐增至 3 ~ 6mg,每日 2 次。

(4) 毒扁豆碱(physostigmine):每次 2 ~ 2.5mg,每日 4 ~ 5 次,进食后服用,有胃十二指肠溃疡者忌用;庚烯毒扁豆碱(eptastigmine)为长效毒扁豆碱,在试用中。

(5) 石杉碱甲(哈伯因,huperzine A):每次 100μg,每日 3 次,或每次 150μg,每日 2 次。

(6) 加兰他敏(galanthamine):每日 30 ~ 60mg。

(7) 美曲磷脂(metrifonate,美曲丰,敌百虫):每日 40 ~ 300mg。

2. 抗炎药物:鉴于 AD 患者脑内的老年斑周围有炎性反应的病理变化,有的学者主张应用非甾体类镇痛抗炎药物(NSAIDs),如布洛芬、阿司匹林、萘普生与吲哚美欣等。

3. 雌激素替代疗法(ERT):可用于绝经后妇女患 AD 时,雌激素可作为乙酰胆碱的营养因子。

4. 单胺氧化酶抑制剂(MAOI):司来吉兰(selegiline,eldepryl),应用此类药物的原因是单胺氧化酶随年龄趋向老年化有所增加,不能与 SSRIs 药物联用。

5. 抗氧化剂:如维生素 E 可减缓 AD 的进展,国外推荐剂量 2000IU/d,此外,还有褪黑素(melatonin)、银杏制剂(EGB761)等。

6. 毒蕈碱受体激动剂:可直接激活突触后胆碱能受体,药品有 xanomeline、milameline、SB202026 等。

7. 神经营养因子:神经生长因子(NGF)不能透过血-脑脊液屏障,需经脑室内导管或安装注射泵给药,或刺激中枢神经系统内其他细胞的间接作用来产生 NGF,如 AIT-082 等。

8. 钙通道阻滞剂:防止细胞内钙超载,制剂有尼莫地平(尼莫同)。

9. 兴奋性氨基酸:*N*-甲基-D-天门冬氨酸(NMDA)受体是谷氨酸受体的亚型,能改善学习和记忆。

10. 膜稳定剂:神经节苷脂 GM-1 能增进神经细胞的可塑性和改善细胞膜的稳定性,抑制 Aβ 引起的细胞激肽释放。

11. 基因治疗与细胞移植(包括神经干细胞移植):有待探索。

(二) 对症支持治疗

维持足够的营养,有精神行为异常或在疾病晚期出现抽搐的患者,可应用抗精神病或抗抑郁的药物,每种药物需采用合理剂量,试用数周仍然无效再行更换。

(史庭慧)

第二节 多系统萎缩

多系统萎缩(multiple systemic atrophy, MSA)是累及中枢神经系统和自主神经系统的散发性、进展性神经变性疾病。于 1969 年由 Graham 和 Oppenheimer 命名,是将纹状体黑质变性(striatonigral degeneration, SND)、Shy-Drager 综合征和橄榄脑桥小脑萎缩(olivopontocerebellar atrophy, OPCA)三种疾病整合后所提出的疾病实体。患病率为 1.9 ~4.9/ 100 000。

【病因和发病机制】

本病的病因目前尚不清楚,研究显示 α-共核蛋白(α-synuclein)在少突胶质细胞内沉积形成包涵体、神经元的凋亡、酶代谢异常等因素可能参与了神经元的变性和死亡。

【病理】

患者的新纹状体、黑质、苍白球、小脑、下橄榄核、脑桥基底核、脊髓等多个部位均可见神经元脱失和胶质增生。胶质细胞,尤其是少突胶质细胞胞质内出现由 α-共核蛋白和变性的微管组成的包涵体。

【临床表现】

本病多见于50~60岁的人群，男性多于女性。缓慢起病，逐渐进展。主要包括以下综合征：

1. 自主神经功能障碍：直立性低血压，可导致晕厥；二便障碍，包括排便无力、尿频、尿急和尿失禁；排汗异常；疾病早期即可出现性功能障碍如性欲减退和勃起障碍等。

2. 帕金森综合征：以帕金森综合征为主要表现的临床类型称为MSA-P。表现为僵硬、姿势障碍和步态障碍，症状体征多双侧对称，进展较帕金森病患者快，震颤不明显，左旋多巴治疗效果差，且容易诱发异动症。

3. 小脑损害症候群：以此为主要表现的临床类型称为MSA-C。表现为共济失调性构音障碍、步态和或肢体共济失调。

4. 锥体束征：腱反射亢进、出现Babinski征。

5. 其他锥体外系症状：肌张力障碍、肌阵挛等。

6. 神经精神症状和睡眠障碍：抑郁、幻觉、痴呆、失眠、不宁腿等。

【辅助检查】

1. MRI和CT：可见小脑和脑干的萎缩，相应的桥池、小脑延髓池及第四脑室扩大。MRI可在脑桥基底部出现高信号的“十字征”。

2. FDG-PET：壳核、脑干或小脑的代谢减低。

3. PET或SPECT：突触前的黑质纹状体多巴胺能失支配。

4. 肛门括约肌肌电图：可出现失神经征象。

【诊断】

2008年更新的MSA诊断标准如下：

1. 确定的MSA(definite MSA)：神经病理检查见纹状体黑质或橄榄脑桥小脑结构中出现α-共核蛋白阳性的胞质内包涵体，伴有神经元变性。

2. 很可能的MSA(probable MSA)

(1) 散发性、进展性、成年期起病(>30岁)。

(2) 自主神经功能障碍，包括尿失禁(伴有男性阳痿)或直立性低血压(由卧位转为立位3分钟内收缩压降低至少30mmHg或舒张压降低至少15mmHg)。

(3) 左旋多巴反应不良的帕金森综合征表现或小脑损害表现。

3. 可能的MSA(possible MSA)

(1) 散发性、进展性、成年期起病(>30岁)。

(2) 帕金森综合征或小脑损害表现。

(3) 至少出现以下中的一项自主神经损害表现:尿急或排尿不尽、男性阳痿或直立性低血压(但未达到很可能MSA标准)。

(4) 至少出现以下附加特征中的一项

1) 可能的MSA-P或MSA-C:Babinski征伴有反射亢进;喘鸣。

2) 可能的MSA-P:快速进展的帕金森综合征;对左旋多巴治疗反应差;运动症状开始3年内出现姿势不稳;共济失调、小脑性构音障碍、小脑性眼球活动障碍;运动症状开始5年内出现吞咽障碍;FDG-PET上出现壳核、脑干或小脑的代谢减低。

3) 可能的MSA-C:帕金森综合征;MRI上壳核、小脑中脚或脑桥的萎缩;PET或SPECT上显示突触前的黑质纹状体多巴胺能失支配。

【鉴别诊断】

1. 帕金森病:MSA患者震颤不明显、对左旋多巴治疗反应差、可伴有小脑症状有助于二者的鉴别。

2. 其他原因导致的共济失调:遗传性共济失调、乙醇中毒性小脑变性、癌性相关的亚急性小脑变性、维生素E缺乏及药物中毒(如苯妥英钠)等均可能引起小脑性共济失调的症状和体征,在询问病史及进行体检时需注意鉴别。

【治疗】

目前无有效治疗方法,仅能针对帕金森综合征和自主神经功能障碍进行对症治疗。

1. 运动障碍:可试用美多巴,但疗效多不理想,也可试用多巴胺受体激动剂或单胺氧化酶抑制剂治疗,但疗效有限。

2. 自主神经功能障碍:直立性低血压可以使用 α1-肾上腺受体激动剂米多君治疗,起始剂量为 2.5mg,每天 2～3 次,口服,同时建议患者高盐饮食、穿弹力袜、平卧时头位抬高。

(张　旻)

第三节　遗传性痉挛性截瘫

遗传性痉挛性截瘫(hereditary spastic paraplegia,HSP)是一组在基因和临床上均有异质性的遗传性神经系统变性病,以进行性加重的双下肢痉挛和无力为核心临床表现,患病率为 3～10/100 000。根据痉挛性截瘫以外的临床特点分为单纯型和复杂型。

【病因和发病机制】

HSP 的发病与遗传因素有关,目前已经发现 38 个致病性的基因位点,其中 19 个已经被克隆。最常见的类型为 SPG4(致病基因为 spastin)和 SPG3A(致病基因为 atlastin)。按照遗传方式,本病可以分为常染色体显性遗传、常染色体隐性遗传和 X 连锁隐性遗传三种,其中常染色体显性遗传的 HSP 占 70%。HSP 的发病机制可能与基因突变导致的神经元轴突中的大分子物质和细胞器转运障碍、线粒体功能损伤和轴突发育异常有关。

【病理】

脊髓内的皮质脊髓束和背柱中出现轴索变性和脱髓鞘,以胸髓明显,有时也伴有脊髓小脑束的变性和运动皮质第Ⅴ层大 Betz 细胞的脱失。

【临床表现】

1. 儿童期到青年期起病,常有阳性家族史。

2. 儿童期运动发育多较同龄人落后。

3. 单纯型:随病情进展,出现缓慢加重的双下肢无力、僵硬,行走时呈剪刀步态,可伴有尿频、尿急和尿失禁。体检发现双下肢腱反射亢进、肌张力增高,病理征阳性,可发现踝阵挛。

随病情进展,双上肢反射也增高。可伴有轻度的下肢振动觉减退和远端肌肉萎缩。部分患者中可见弓形足。

4. 复杂型:除上述表现外,还伴有脊髓外神经系统受累的症状和体征,按照不同的伴发症状分为多个亚型和综合征。其中除 Ferguson-Cristchley 综合征为常染色体显性遗传外,其余亚型均为常染色体隐性遗传。具体亚型见下:

(1) Ferguson-Cristchley 综合征:中年起病,除痉挛性截瘫外,还伴有面具脸、不自主运动等锥体外系症状和体征,体检可发现水平性眼震和眼球侧视和垂直注视受限。

(2) Sjögren-Larsson 综合征:幼儿期发病,身材矮小,除痉挛性截瘫外,还伴有鱼鳞病样的皮肤损害,可伴有癫痫、精神发育迟滞、视网膜色素变性和视神经萎缩。

(3) Kjellin 综合征:痉挛性截瘫伴有智能减退及双手和腿部小肌肉萎缩和中心视网膜变性。

(4) Behr 综合征:又名视神经萎缩共济失调综合征。10 岁前出现视力下降、视神经萎缩,以后出现痉挛性截瘫、远端肌肉萎缩和共济失调,可伴畸形足和腭裂。

(5) Charlevoix-Sayeunay 综合征:幼儿期起病,痉挛性截瘫、共济失调、智力低下,可伴有二尖瓣脱垂、眼震和条纹状视网膜。

(6) 肾上腺脊髓周围神经病:痉挛性截瘫伴有感觉运动性周围神经病和肾上腺功能不全。

【辅助检查】

1. 脑脊液检查:脑脊液多半正常或仅有蛋白含量轻度增高。

2. 影像学检查:部分患者 MRI 上可发现颈段和(或)胸段脊髓萎缩。某些复杂型 HSP 患者可出现小脑萎缩和胼胝体变薄。

3. 神经电生理检查:运动诱发电位可发现下肢诱发电位的波幅降低或消失。2/3 患者可检出双下肢体感诱发电位波幅和中枢传导速度下降。

4. 生化检测:Sjögren-Larsson 综合征患者可检出氨基酸尿。

血清和脑脊液中谷氨酰胺增高。

5. 基因检测:部分类型可发现相应的基因异常。

【诊断】

根据以下要点诊断:

1. 儿童期到青春期起病。

2. 部分患者有阳性家族史。

3. 以缓慢进展的双下肢痉挛性截瘫为核心临床表现,可伴有锥体外系、共济失调、周围神经、视神经、皮肤和认知损害。

4. MRI 正常或仅显示脊髓萎缩。

5. 运动和体感诱发电位异常。

6. 基因检测有助于亚型的诊断。

【鉴别诊断】

1. 脑性瘫痪:多有围生期相应病史。出生时即出现症状,随年龄增长症状逐渐稳定或好转,无家族史。

2. 脊髓小脑共济失调:小脑性共济失调表现突出,可伴有小脑萎缩,基因诊断可助鉴别。

3. 肌萎缩侧索硬化症:起病年龄较 HSP 大,进展较快,伴有下运动神经元损伤的症状和体征,肌电图提示广泛神经源性损害。

4. 热带痉挛性截瘫:多伴有深感觉为主的感觉障碍,血清 HTLV1 抗体阳性可资鉴别。

5. 其他:影像学检查可帮助本病与脊髓压迫症、Arnold-Chiari 畸形和脑白质营养不良、多发性硬化鉴别。

【治疗】

本病无特殊治疗,目前多采用对症治疗缓解临床症状:

1. 巴氯芬、妙纳(盐酸乙哌立松)或替扎尼定等肌松剂有助于缓解痉挛。

2. 物理治疗可帮助部分改善肢体功能。

3. 矫形治疗可纠正痉挛造成的畸形。

（张　昊）

第四节 脊髓小脑共济失调

脊髓小脑共济失调(spinocerebellar ataxia)是遗传性共济失调的主要类型,绝大多数为常染色体显性遗传,患病率为 8 ~ 12/100 000。在临床和遗传上具有高度的异质性。

【发病机制】

根据基因突变位点及蛋白质产物不同进行分类,至今共发现 29 型,常见亚型包括 SCA1、2、3、6、7、8。多数为三核苷酸 CAG 或 CTG 重复序列动态突变。CAG 重复异常扩增导致编码的多聚谷氨酰胺链延长,在蛋白水解过程中释放出毒性片段而致病。具体如表 16-2:

表 16-2 脊髓小脑共济失调的遗传学类型

类型	突变位点及基因	蛋白质产物	三核苷酸重复次数
SCA1	6p23, Ataxin-1	ATXN1	$(CAG)_{39\sim93}$
SCA2	12q24.1, Ataxin-2	ATXN2	$(CAG)_{34\sim400}$
SCA3 (Joseph 病)	14q21, Ataxin-3	ATXN3	$(CAG)_{53\sim86}$
SCA6	CACNA1A	电压依赖性钙离子通道 a-1A 亚基	$(CAG)_{20\sim33}$
SCA7	3p14.1—p12, Ataxin-7	ATXN7	$(CAG)_{37\sim300}$
SCA8	KLHL1AS	未明	$(CTG)_{100\sim250}$

【病理】

主要表现为小脑、脑干和脊髓颈段、上胸段萎缩、神经元脱失伴有胶质增生。SCA7 可见视网膜神经细胞变性。部分患者伴有基底核区神经元受累。

【临床症状】

多在 30 ~ 40 岁起病,缓慢进展。首发症状为走路不稳,继而动作笨拙、言语不清。体检可发现眼震、眼球运动障碍、意向

性震颤及共济失调征。家系中有遗传早现现象。除了上述共同特征外,不同亚型的SCA又具有各自独特的临床特点:

SCA1:伴有扫视过度,腱反射亢进和执行功能障碍。

SCA2:伴有慢眼动,腱反射减弱,肌阵挛或动作性震颤,蹒跚步态及帕金森综合征。

SCA3:可由凝视诱发眼震,伴有眼睑后退(突眼征),面舌肌束颤,锥体束征和周围神经病,小于35岁发病者以共济失调和锥体束征为核心表现,大于45岁发病者则在共济失调基础上伴有周围神经病。

SCA6:发病较晚,纯小脑共济失调,可伴有偏瘫型偏头痛。部分患者表现为发作性共济失调。

SCA7:出现视网膜色素变性导致的视力丧失,同时有眼肌麻痹、言语不清、锥体束征和锥体外系症状,深感觉可受累,部分患者出现听力下降。

SCA8:初期表现为构音障碍及步态不稳,体检时可发现平滑跟踪障碍和水平性眼震、共济失调和锥体束征,可伴有深感觉减退。先天性患者可出现肌阵挛癫痫和智力发育迟滞。

SCA17:智力衰退明显,可伴有舞蹈。

【辅助检查】

1. 影像学:头部CT或MRI可见小脑和脑干萎缩。

2. 脑脊液检查正常。

3. 基因检测可发现三核苷酸重复次数的异常增多。

【诊断】

根据患者病史、家族史、临床症状、体征及影像学检查可行临床诊断,基因检查有助于确诊。

【治疗】

尚无特效治疗方法。对症治疗有助于缓解症状。左旋多巴可用于改善帕金森综合征,丁螺环酮、金刚烷胺有助于减轻共济失调。可试用胞二磷胆碱、B族维生素、ATP等药物营养神经。康复、理疗及辅助行走有助于改善生活质量。

(张　旻)

第五节　Hallervorden-Spatz 病

Hallervorden-Spatz 病(HSD) 又称苍白球黑质红核色素变性,是一种罕见的遗传性神经系统变性病,1922 年由 Hallervorden 和 Spatz 首先报道。

【病因及发病机制】

属于常染色体隐性遗传病,致病基因定位于染色体 20p13。该病的主要致病基因为泛酸盐激酶 2 基因(panthothenate kinase 2,PANK 2),编码的泛酸激酶为辅酶 A 生物合成的关键酶,突变后 PANK 2 活性减低而导致神经元变性和铁沉积。

【病理】

可在苍白球的中央部发现金黄色斑点状变色,黑质的网状区和红核也可受累。主要由神经元和增生的胶质细胞内外出现含铁的脂褐素沉积所致。受累脑组织中出现轴突球状体(axonal spheroid)以及锌、铜和钙的含量增加。

【临床表现】

多于青少年期起病,临床表现复杂多样,可分为经典型和非经典型。经典型发病多在 6 岁以前,进展迅速。非经典型发病年龄较晚(>13 岁),进展相对缓慢。

1. 锥体外系受累为主,表现为步态异常、不灵活,手臂僵硬伴手指过伸,肌张力增高,痉挛性笑表情,构音障碍。

2. 锥体束也可受累,出现反射亢进和病理征。

3. 可合并智能减退,视网膜病变,共济失调。

4. 非经典型常出现言语障碍(包括语句重复和构音障碍)和精神异常(抑郁、情绪行为冲动或暴力倾向)。

【辅助检查】

1. 头颅 CT 可见纹状体低密度影。

2. 头颅 MRI T_2 加权像上表现为“虎眼征”——双侧苍白球对称性的周边区域信号减低,而中央内侧区域信号增高。

【诊断】

主要根据:儿童或青少年期起病,以缓慢进展的锥体外系症状为临床核心表现，MRI 出现“虎眼征”。

【鉴别诊断】

1. 肝豆状核变性：根据角膜 K-F 环，血清铜和铜蓝蛋白降低，尿铜增加，影像学提示的双侧豆状核异常信号可与本病 HSD 鉴别。

2. 其他：Farh 病、一氧化碳中毒后迟发性脑病等可根据病史和影像学特点与本病鉴别。

【治疗】

本病无特殊治疗，主要采用对症治疗。对于肌张力增高和运动迟缓者，左旋多巴有一定效果；铁络合剂治疗尚未证实有效。

（张　旻）

第六节　Friedreich 共济失调

Friedreich 共济失调是由 Nikolaus Friedreich 于 1863 年首次描述的常染色体隐性遗传性神经系统变性病。白种人中的发病率约为 4.9/100 000，携带者频率为 1/ 70 ~ 110，在亚洲和非洲较为罕见。

【病因及发病机制】

致病基因 FXN（以前称之为 X25 或 FRDA）定位于 9q13—q21.1。98% 的患者体内存在该基因 1 号内含子中 GAA 的重复扩展（正常重复次数为 6 ~ 36 次，患者为 70 ~ 1700 次）。这种动态突变促进三螺旋结构和“sticky DNA”构象的形成，干扰转录而导致 Frataxin 蛋白表达减少。2% 的患者为 $(GAA)_n$ 动态突变与点突变的杂合子，通过干扰 Frataxin 蛋白的折叠或功能残基而引起发病。Frataxin 属于线粒体蛋白，参与了线粒体的铁转运。其缺乏导致了铁-硫簇酶的功能异常，线粒体铁超载，增加了对氧化应激损伤的敏感性。因此，主要依赖有氧代谢的器官如心脏和中枢神经系统易受累。

【病理】

脊髓变细，胸段明显。胶质增生。脊髓后索病变明显，轴索断裂伴有广泛胶质增生，可累及皮质脊髓侧束和脊髓小脑束。脑干和小脑可有轻度受累，周围神经可有脱髓鞘改变。心脏扩大、心肌肥厚。

【临床表现】

1. 多在青春期结束前起病（发病年龄通常<25岁）。

2. 缓慢起病、进行性加重的肢体和躯干共济失调、步态不稳、言语不清，可伴有视听觉损害，心脏受累时可出现心悸、心绞痛和心衰。部分患者可伴发糖尿病。

3. 体检可发现眼震，构音障碍，双下肢无力，膝腱反射和跟腱反射减低，病理征（+），跟膝胫试验和Romberg征（+）。下肢深感觉减退明显。部分患者心脏听诊可发现心律失常和心脏杂音。可伴有脊柱侧弯、弓形足或马蹄内翻足。

4. 通常发病10～15年后不能行走，多于40岁左右死亡。

【辅助检查】

1. 血糖增高或糖耐量异常。

2. 心电图：可见T波倒置、电轴左偏、复极异常、心律失常。

3. 心脏彩超：心室肥大。

4. X线片：可见骨骼畸形，如脊柱侧弯。

5. 神经电生理检查：感觉神经传导速度减慢、视觉诱发电位波幅下降。

6. CT或MRI：脊髓变细、萎缩。

7. 基因检测：FXN基因1内含子内GAA重复序列扩展，次数>66次。

【诊断】

Geoffroy等和Harding等先后制定了本病的诊断标准：

1. 青春期发病，一般多在20岁前起病。

2. 进行性躯干及四肢共济失调。

3. 膝踝反射消失。

4. 晚期渐出现构音障碍、锥体束征、震动觉及关节位置觉明显减退和四肢无力。

5. 2/3患者出现脊柱侧凸和弓形足等骨骼畸形，以及肥厚型心肌病。

6. 少数患者出现远端肌萎缩、视神经萎缩、白内障和眼震等。

7. 10% 的患者可伴发糖尿病。

其中 1 ~4 为必要诊断条件,5 ~7 为次要诊断条件。

【鉴别诊断】

1. 维生素 E 缺乏的共济失调:除共济失调外,可有头颈运动缓慢、肌张力障碍、视网膜色素变性。心肌病少见,无糖尿病或糖耐量异常。血清维生素 E 缺乏,用维生素 E 治疗有效。

2. 棘红细胞增多症:除共济失调外,可伴有舞蹈样不自主运动。周围血中形态异常,棘状红细胞比例增多,β 脂蛋白缺失。

3. 共济失调性毛细血管扩张症:多在婴幼儿其起病,结膜毛细血管扩张。伴有免疫缺陷,易患恶性病。90% 的患者出现舞蹈手足徐动和(或)张力障碍。

4. 腓骨肌萎缩症:本病无明显共济失调。

【治疗】

本病无特效治疗,多采用对症支持治疗。可试用辅酶 Q_{10}、艾地苯醌改善线粒体功能,胞二磷胆碱营养神经。必要时采用手术矫正马蹄内翻足等骨骼畸形。

（张　旻）

第十七章　神经系统先天性、遗传性疾病

第一节　先天性疾病

一、先天性脑积水

先天性脑积水(congenital hydrocephalus)是由于脑脊液分泌过多、循环受阻或吸收障碍而致脑脊液在脑室系统及蛛网膜下腔积聚过多并不断增长,继发脑室扩大、颅内压增高和脑实质萎缩的总称。在婴幼儿,由于颅缝未闭,头颅因颅内压增高而明显增大。

【分类和病因】

临床上又分交通性和阻塞性脑积水两类,以后者居多。

(一)交通性脑积水病因

1. 脑脊液回吸收功能障碍:常因脑膜炎、蛛网膜下腔出血及脑室内出血引起蛛网膜粘连,使蛛网膜下腔、蛛网膜颗粒及其他表浅的血管间隙、神经根周围的间隙发生闭塞而致脑脊液回吸收障碍。

2. 脑池发育不良和静脉闭塞:先天性脑池发育不全,双侧横窦或乙状窦闭塞、狭窄,导致脑脊液回吸收障碍。

3. 脑脊液分泌过多:如脉络丛乳头状瘤,由于分泌细胞的增生和肥大而使脑脊液分泌量增加。脑膜的各种炎症,可使脑表面静脉怒张和脉络丛充血而产生液体增多。单纯性脑脊液分泌过多的病理因素还不完全清楚。

(二)阻塞性脑积水病因

1. 先天畸形:如室间孔闭锁、中脑导水管狭窄、第四脑室正中孔和侧孔闭塞、颅底凹陷症、脑膜脑膨出及脊膜脊髓膨出伴脑积水、小脑扁桃体下疝畸形、先天性小脑蚓部发育不全、无脑性脑积水等。

2. 炎症粘连:如先天性弓形体病以及病毒性、细菌性等感染性疾病可引起脑蛛网膜炎、室管膜炎、阻塞中脑导水管形成脑积水。

3. 颅内占位性病变:如肿瘤、寄生虫、囊肿等阻塞脑脊液的循环通道而引起继发性脑积水。常见有颅后窝肿瘤、第四脑室区的肿瘤(颅咽管瘤、脑室内蛛网膜囊肿、下丘脑神经胶质瘤)。Galen 大静脉畸形压迫中脑导水管和第四脑室后部而发生脑积水等。

【病理】

病理变化主要为脑室扩大、脑实质变薄、脑回平坦、脑沟变浅,胼胝体、锥体束、基底核、四叠体、脉络丛等因长期受压而萎缩,第三脑室底向下凸出,压迫视神经和脑垂体。

【诊断】

(一) 临床表现

1. 症状

(1) 头颅形态的改变:婴儿出生后数周或数月内头颅快速、进行性地增大,前囟也随之扩大和膨隆。因头颅过大而重以致垂落胸前。

(2) 颅内压增高表现:进展迅速者有烦躁不安、呕吐、抓头、摇头等头痛表现,严重时有嗜睡、昏睡表现。

(3) 神经功能障碍:智力及运动功能发育障碍,肢体挛缩、抽搐发作等。

2. 体征

(1) 头围增大:正常新生儿头围 33~35cm,出生后 6 个月中头围每月增加 1.2~1.3cm,在患儿则可为正常的 2~3 倍。伴有前囟扩大,颅缝分离(尤其可摸到裂开的鳞状缝),头皮静脉怒张。

(2) 头与脸面不对称:头大面小,前额耸突。头部叩诊时呈“破壶音”。

(3) 表情呆滞,智力低下,展神经麻痹,双眼下视呈“落日征”，视神经萎缩或视盘水肿，痉挛性瘫痪，去皮质强直等。

（4）头颅透光试验可见广泛的透光区。

（二）辅助检查

1. 头颅平片：颅腔扩大，颅骨变薄，颅缝分离，前囟增宽，蝶鞍加深，颅与面比例增大。

2. 超声波检查：侧脑室波明显增高、增宽，中线波大于15mm，但无移位。

3. 酚红试验：脑室及腰椎双重穿刺做 CSF 酚红试验可鉴别堵塞性或交通性脑积水，但自 CT 问世后已少用。

4. 脑室造影：经前囟穿刺注入 Omipaque 造影，可明确脑室扩大的程度及其阻塞的部位，目前已少用。

5. 脑 CT 或 MRI：可见到脑室系统扩大，脑皮质变薄。MRI 能更好地明确阻塞部位及病因。

（三）诊断要点

1. 患儿出生后数周或数月内头颅快速增大。

2. 头围增大，前囟扩大，头大面小，眼下斜呈“落日征”，头颅叩诊呈“破壶音”。

3. 头颅平片有颅内压增高表现。

4. 脑 CT 或 MRI：见脑室明显扩大，脑皮质变薄。

（四）鉴别诊断

1. 巨脑症：头大，但无脑积水征及眼“落日征”，脑 CT 见脑实质增大，脑室不扩大。

2. 佝偻病：方颅，前囟张力不高，有其他骨骼异常。

3. 婴儿硬膜下血肿：常有产伤史，多有视盘水肿，脑 CT 可资鉴别。

【治疗】

（一）药物治疗

仅用于症状较轻且稳定者，也可作为手术的辅助治疗。

1. 减少 CSF 分泌：乙酰唑胺（acetazolamid）20～50mg/（kg · d），分3次口服。

2. 脱水降颅压：选用甘露醇、氢氯噻嗪、氨苯蝶啶、呋塞米等。

3. 若有颅内感染则做相应的治疗。

（二）手术治疗

本病应以手术治疗为主,尤其是进展性的脑积水更应手术治疗。

1. 解除阻塞病因:如中脑导水管成形术或扩张术、第四脑室正中孔切开或成形术、枕大孔先天畸形者做颅后窝及上颈椎椎板切除减压术等。如有颅内占位病变则应做相应的切除术。

2. 脑脊液通路改道术

(1) 颅内分流术:如侧脑室-枕大池分流术、中脑导水管内置管术、第三脑室造瘘术,适用于脑室系统阻塞的病例,手术指征受到一定的限制。

(2) 颅外分流术:如脑室-颈静脉分流术、脑室-心房分流术、脑室-胸膜腔分流术、脑室-腹腔分流术,其中常用的是脑室-腹腔分流术。

二、颅颈区畸形

颅颈区畸形指颅底、枕骨大孔附近及上颈椎区域的畸形,包括扁平颅底、颅底凹陷症、小脑扁桃体下疝畸形、寰椎枕化、寰枢椎脱位、颈椎融合等,可单独存在,亦可2或3种畸形并存。除单纯扁平颅底和颈椎融合无症状外,临床上均表现为枕骨大孔区综合征。

三、颅底凹陷症

颅底凹陷症(basilar invagination)为颅颈区畸形中最为常见者,主要是以枕大孔为中心的颅底骨组织及寰、枢椎骨质发育畸形,颅底骨向颅腔内翻,寰椎向颅内陷入,枢椎齿状突向前、向上突出进入枕骨大孔,因延髓、小脑、颈髓受压和局部神经根被牵拉而产生症状。

【病理生理】

在上述骨性畸形的基础上,可逐渐引起枕骨大孔区的筋膜、韧带、硬脑膜、蛛网膜的增厚和粘连，使后组脑神经、颈神经受到牵拉或压迫，以及上颈段脊髓、延髓、小脑受压迫发生功能障碍而产生症状，如脑脊液循环受阻，可出现颅内压增高征。

【诊断】

（一）临床表现

1. 一般表现：绝大多数在成年后起病，病情多进展缓慢，但多呈进行性加重，尤在头颈损伤或颈椎退行性变时，可使症状加快显示出来。常有特殊的体貌如身材短小、颈短、颈蹼、后发际低等。

2. 枕骨大孔区综合征的表现

（1）后组脑神经症状：表现为声音嘶哑、言语不清、吞咽困难、舌肌萎缩。

（2）颈神经根症状：系畸形骨质和局部软组织增厚压迫与刺激所致。表现为枕项部疼痛、活动受限，上肢麻木、肌萎缩、腱反射减低等。

（3）上颈髓及延髓症状：系局部病变压迫延髓、上颈髓所致，表现为四肢无力或瘫痪、感觉障碍、锥体束征阳性，吞咽及呼吸困难等。

（4）小脑症状：常见有眼球震颤，共济运动失调较轻。

（5）椎-基底动脉供血不足症状：发作性眩晕、恶心、呕吐。

（6）颅内压增高症状：表现为头痛、呕吐、视盘水肿，严重时可发生枕骨大孔疝而致死。

（二）辅助检查

1. 枕骨大孔区 X 线摄片：可见枕大孔边缘内翻、上翘、枢椎齿状突上移。

2. MRI：可清楚地见到枕骨大孔区的骨性畸形、增厚的软组织，以及神经组织受牵拉、受压迫的表现，亦可有脑积水之表现。

（三）诊断要点

1. 缓慢起病，进行性加重，可有短颈、后发际低、颈部活动受限。

2. 主要表现为枕骨大孔区综合征。

3. 头颅拍片及 MRI 表现。

(四) 鉴别诊断

1. 枕骨大孔区及上颈段肿瘤:进行性脊髓损害症状为主,可有后组脑神经及上颈神经根症状,MRI 检查可发现该区域内占位性病变。

2. 肌萎缩侧索硬化:上、下运动神经元损害症状并存,并无枕骨大孔区骨性畸形。

3. 遗传性共济失调:有小脑、脊髓受损征,但 MRI 可见有小脑萎缩。

【治疗】

1. 无明显临床症状仅有骨质畸形者不需特殊治疗,但应防止头、颈部外伤。

2. 手术治疗

(1) 手术适应证

1) 延髓、上颈髓受压,症状进行性加重。

2) 小脑及脑神经症状进行性加重。

3) 脑脊液循环障碍致脑积水、颅内压增高。

(2) 手术的目的和方法

1) 解除骨质畸形对神经组织的压迫,主要为枕骨部分切除以扩大枕骨大孔,以及上颈段椎板减压术。

2) 重建脑脊液循环通路,如分离粘连的脑脊膜、扩张闭塞的第四脑室正中孔,必要时行脑室分流术。

小脑扁桃体下疝畸形

小脑扁桃体下疝畸形又称 Arnold-Chiari 畸形,为枕骨大孔区发育异常使颅后窝容积变小,中线结构发育异常,小脑扁桃体异常延长,或结合延髓下部疝入枕骨大孔而达颈椎椎管内,造成枕大池变小或闭塞、蛛网膜粘连、肥厚等改变的先天性发育异常,多为胚胎后期颅后窝发育不良所致。

【病理】

其病理改变包括：小脑扁桃体经枕骨大孔下疝到椎管内，有时充满整个小脑延髓池；延髓与第四脑室下部一起疝入椎管内，延髓、上颈髓受压变扁；第四脑室正中孔与导水管粘连致脑积水；后组脑神经及颈神经根受牵拉。此畸形可合并其他颅颈区畸形、脑膜脑膨出、脊髓空洞症等多种畸形。

依畸形的轻重分为四型：Ⅰ型，小脑扁桃体及下蚓部疝到椎管内，延髓与第四脑室位置正常或轻度下移。Ⅱ型，小脑、延髓、第四脑室下移疝入椎管内，可有梗阻性脑积水。Ⅲ型，除Ⅱ型特点外，常合并高颈、枕部脑膜脑膨出。Ⅳ型，表现为小脑发育不全，不向下方移位。

【诊断】

（一）临床表现

1. 一般表现：本畸形女性多于男性。Ⅰ型多见于儿童与成人，最为多见；Ⅱ型多见于婴儿；Ⅲ型及Ⅳ型罕见，在新生儿及婴儿期发病。大多出现头部或颈枕部疼痛，向肩部放射，有局部压痛及强迫头位。

2. 枕骨大孔区综合征表现

（1）延髓、上颈段脊髓受压征：表现为偏侧或四肢运动与感觉不同程度的障碍、锥体束征阳性、呼吸困难、括约肌功能障碍等。

（2）脑神经、颈神经根症状：发音及吞咽困难、复视、耳鸣、枕下部疼痛、手部麻木无力、手肌萎缩等。

（3）小脑症状：眼球震颤、步态不稳等。

（4）颅内压增高症状。

（二）辅助检查

1. X线摄片：可发现枕大孔区、头颅、颈椎骨畸形异常。

2. CT：可发现相应的骨畸形、脑积水等。

3. MRI：可见延髓下段、小脑扁桃体下移进入椎管及脑积水改变，并可发现其他颅颈区畸形、脑脊膜膨出、脊髓空洞症等。

（三）诊断要点

1. 有枕骨大孔区综合征之表现。

2. 根据头颅、颈椎摄片及 MRI，可明确诊断。

（四）鉴别诊断

同“颅底凹陷症”。

【治疗】

同“颅底凹陷症”。

寰枢椎脱位

寰枢椎脱位，可使延髓及高颈段脊髓在颈椎伸屈活动时受压，也可因血运障碍而导致损害，从而出现四肢瘫痪、呼吸困难，甚至造成生命危险。

【病因】

可有先天性、外伤性和自发性。先天性是由于发育异常致寰椎在枢椎上不稳定，使寰椎向前、枢椎向后脱位，形成该处椎管管腔变窄。常由于头颈部过伸、过屈活动、轻微外伤而使脱位加重。

【诊断】

（一）临床表现

1. 颈项部疼痛、颈部肌肉痉挛，使头部活动受限。

2. 吞咽困难：由于寰椎前脱位时，寰椎前弓突向咽后壁所致。

3. 头部姿势异常：由于单侧前脱位时，头颈偏向脱位侧而下颌转向对侧。

4. 颈髓受压症状：由于脱位使椎管前后径狭窄而压迫颈髓时，可出现四肢无力，甚至瘫痪、呼吸困难等。

5. 椎动脉供血不足症状：当椎动脉受压时，可出现眩晕症状。

（二）辅助检查

1. X 线摄片：正位开口摄片，齿状突与寰椎两侧块间距离不对称，两侧块与枢椎体关节不对称或一侧关节间隙消失。X 线侧位摄片，寰椎前弓与齿状突前面距离：成人超出 25mm，儿童超出 45mm。

2. CT 或 MRI：可明确寰枢椎脱位的存在以及观察到神经组织受压的情况。

（三）诊断

根据其临床表现及影像学检查，可以确诊。

（四）鉴别诊断

本病应与其他枕大孔区畸形相鉴别，以便选择手术方法。

【治疗】

本病治疗主要进行枕骨和颈椎融合术。

四、脊 柱 裂

脊柱裂（spina bifida）是脊椎管闭合不全的先天性发育畸形。临床常见的是部分性脊柱裂，又可将其分为隐性脊柱裂和囊性脊柱裂。

隐性脊柱裂

隐性脊柱裂（spina bifida occulta）最为多见，发生率约占人口的 1‰。

【病理】

多见于腰骶部，有一个或数个椎骨的椎板未全闭合，椎管内容没有膨出。偶有腰骶部皮肤异常如脐形陷窝、异常毛发等，可有纤维索通过椎板裂隙附着于硬脊膜、神经根甚至脊髓，可以使脊髓固定在椎管上，从而限制了脊髓在发育过程中的上移。

【诊断】

（一）临床表现

1. 症状：大多数无症状，少数有轻度尿失禁、遗尿或慢性腰痛。

2. 体征

（1）少数有局部皮肤色素沉着、血管痣、脐形陷窝或异常毛发等。

（2）若有脊髓神经发育异常，可出现下肢的感觉障碍、肌力减弱、肌肉萎缩、踝反射消失或足部畸形等。

（二）辅助检查

1. X 线检查：脊柱平片可见病变椎体棘突缺损和椎板闭合不全，以腰 5、骶 1 为多见。

2. CT 及 MRI：可见局部骨质缺损，可能有脊髓发育异常。

【治疗】

1. 无症状者不需治疗。

2. 药物治疗：有遗尿者可用甲氯芬酯（meclofenoxanum）0.1g，每日 3 次，口服。

3. 手术治疗：神经症状进行性加重者，需切除其纤维索和松解脊髓的粘连。

囊性脊柱裂

囊性脊柱裂（spina bifida cystica）指椎板缺损处有囊性突出，多伴有神经症状。

【病理】

多见于腰骶部，少数位于颈部及胸部、背部中线。硬脊膜或脊髓通过缺损的椎板向外膨出到达皮下，形成囊肿，其内有脑脊液，其外仅覆盖薄层表皮。

【诊断】

（一）临床表现

1. 出生时即见有背侧中线部位的囊性肿块突出，以腰骶部为多见，随年龄的增长逐渐长大，啼哭及用力时肿物增大、张力增高，按压肿物时前囟可触到波动感，肿物透光试验阳性。

2. 脊膜膨出时可无神经症状，但其囊肿可很大、根蒂较细。囊肿破溃可造成脑脊液外漏。

3. 脊膜脊髓膨出产生相应节段的神经损害症状，如腰骶段畸形产生下肢的无力及肌萎缩，感觉障碍及括约肌功能障碍；颈段畸形产生上肢的弛缓性瘫痪、下肢的痉挛性瘫痪。其膨出的肿物基底较宽，覆盖的膜样表皮面易破溃造成脑脊液外漏及脑膜炎。

4. 可伴有其他先天畸形，如脑积水、颅骨裂、唇裂等。

（二）辅助检查

1. 脊柱 X 线平片：病变部位椎板缺损，并见膨出物软组织阴影。

2. CT 及 MRI：可显示骨质缺损及膨出的囊肿，如有脊髓膨出，则见囊肿内软组织影。

【治疗】

以手术治疗为主。

1. 手术时机：若囊壁很薄、囊肿增大迅速、随时有可能破溃或已破溃尚无感染者，应尽早手术；其他病例以在出生后 1 ~ 3 个月内手术较好，以防病变加重。

2. 手术方法：将膨出的神经组织游离回纳到椎管内，切除囊壁，严密修复椎管缺损处。

【预后】

出生后双下肢已完全瘫痪、大小便不能自行控制者，术后通常不能恢复，其余一般预后较好。

五、脑 性 瘫 痪

脑性瘫痪（cerebral palsy）又名 Littie 病，是指先天性或围生期由多种不同原因造成的中枢神经系统损害，以非进行性的中枢性运动障碍为主的一组疾病。

【病因】

1. 出生前因素：如胚胎发育异常、宫内窒息、胎儿期的感染和中毒等。

2. 出生时因素：如早产、产伤、窒息、产程过长、颅内出血等。

3. 出生后因素：如感染、中毒、出血、外伤、持续惊厥、呼吸循环功能障碍、胆红素脑病等。

4. 遗传性因素：部分有家族遗传史，或近亲结婚出生的婴儿发病率较高。

5. 其他因素：低出生体重者患病率高。

【病理】

常见为弥散的不同程度的大脑皮质发育不良或萎缩性脑叶硬化,其次为局部的白质硬化,甚至巨大的脑穿通畸形,锥体束呈现弥散的变性。

【诊断】

（一）临床表现

1. 起病于婴幼儿期,严重者出生后数日即被发现肌肉强直、角弓反张。大多在数个月后家人试图扶起时发现异常,主要为运动发育迟缓。

2. 临床分型

(1) 先天性痉挛性双侧瘫痪:最为多见,表现为坐、站立及行走均迟缓,严重者不能走,多数呈剪刀形步态,双下肢或四肢痉挛性瘫痪,肌张力增高,腱反射亢进。

(2) 先天性弛缓性双侧瘫痪:肌张力降低,关节活动的幅度增加,扶起时不能维持体位,甚至不能竖颈,并无肌萎缩。

(3) 舞蹈徐动症型脑瘫:面、舌、唇及躯体各部位可见不同程度之舞蹈样或徐动样动作,伴有运动障碍、肌张力增高,其主要病因为胆红素脑病、新生儿窒息。

(4) 共济失调型脑瘫:表现为小脑性共济失调、肌张力低、自发性活动少,由于小脑发育不全所致。

(5) 混合型:兼具以上各型的某些特点。

3. 脑性瘫痪常伴智力低下、癫痫发作、精神和行为异常、视听及言语障碍等,这些症状随年龄增长有所改善。

（二）辅助检查

1. 脑电图:对于是否合并癫痫及其风险有重要意义。

2. CT 或 MRI:可见脑发育不良、脑室旁白质软化症及其他脑组织异常等改变。

（三）诊断依据

1. 围生期内(出生前至出生后 1 个月内)有致脑损伤的高危因素。

2. 出生后、数个月至 1 年内出现双侧运动障碍,常伴有智力低下、言语障碍等其他异常。

3. 病程经过平稳，为非进行性。

4. 双下肢或四肢瘫痪一般为痉挛性，典型的剪刀形步态。

5. 影像学检查所见如上所述。

（四）鉴别诊断

1. 遗传性痉挛性截瘫：①多有家族史；②缓慢进行性的双下肢瘫痪；③无智力低下。

2. 某些先天代谢性疾病如类脂质沉积病、糖原沉积病等可在婴儿期起病，但有明显进行性的病程可资鉴别。

【治疗】

（一）药物治疗

1. 降低肌张力如巴氯芬、A 型肉毒毒素等药物的应用。

2. 抗癫痫药物治疗用于有癫痫发作者。

3. 促进脑细胞代谢药物如吡拉西坦（脑复康）等。

（二）手术治疗

1. 脊神经后根切断术：用于保守治疗无效的肢体痉挛。

2. 矫形手术：用于关节囊挛缩畸形及肢体痉挛者。

（三）康复治疗

加强言语、智能及运动功能的训练，可做医疗体操、针灸、按摩等以改善肢体运动功能。

六、先天愚型

先天愚型（Down 综合征，唐氏综合征）属先天遗传性疾病，临床上以明显的智力和生长发育障碍、特殊面容和多种畸形为特征。其发病率在 0.58‰ 左右，男女患者之比为 1.65∶1。

【病因】

因染色体畸变，主要为第 21 号染色体三体所致。

【病理】

脑重常低于正常，小脑、脑干及颞上回尤为明显，神经细胞的数目也较少。

【诊断】

（一）临床表现

1. 智力低下：程度不一，多为中重度智力减退，智商（IQ）多为25～49，学语晚，口齿不清，只能使用一些简单的单词，计数不能，简单的生活需人帮助才能完成。

2. 生长发育迟缓：体格短小，发育缓慢，肌张力低，肌发育不良，体力差，多数可行走而无明显活动障碍。

3. 特殊面容：头小、宽而圆，枕骨扁平，面部平坦，眼裂窄、眼外角上翘、内眦赘皮、眼距增宽，鼻短、鼻根低平，口半张，舌大常伸出口外、可有特征性舌裂纹，还有发际低、耳小、耳位低、颈蹼等。

4. 眼部改变：可有眼外角上斜、内眦赘皮、近视、晶状体混浊、内斜视、眼球震颤、上睑下垂、小角膜等改变。

5. 其他发育畸形

（1）指趾畸形：手宽、厚、指短，小指内弯且通常只有一条皮肤折纹。脚宽、厚，第1、2趾间距增宽。

（2）男性生殖器发育差，常有隐睾。女性性成熟较晚，月经初潮年龄延迟。

（3）皮纹异常：常为通贯手，atd角大于60°，十指尺箕等。

（4）可合并有先天性心脏病、先天性胃肠道畸形等。

（二）辅助检查

1. 染色体核型分析可确诊，多为47，XY（XX），+21。

2. 智力测验：智商低于70。

3. 脑电图：多有弥漫性慢波增多。

4. 听觉、视觉诱发电位：可有异常。

5. 脑CT及MRI：可见脑发育异常。

（三）诊断要点

1. 先天愚型面容。

2. 智力低下。

3. 生长发育迟滞。

4. 皮纹特征。

5. 染色体核型分析。

(四) 鉴别诊断

1. 克汀病:身材矮小,智力低下,血清 T_4 降低、TSH 增高。

2. 其他原因所致的智力低下:根据其特殊面容及染色体检查可资鉴别。

【防治】

1. 预防:本病重在预防,对高危患儿应做产前诊断,如父母的染色体检查,必要时做妊娠 3 个月羊水细胞的染色体检查。

2. 药物治疗:可用 B 族维生素、叶酸、γ-氨酪酸、吡拉西坦、甲状腺素、苯丙酸诺龙等治疗。

3. 进行适当的教育和训练,以增强其体力、生活自理能力及社会适应能力。

七、精神发育迟滞

精神发育迟滞(mental retardation) 是指 18 岁以前发育阶段,由于遗传因素、环境因素或社会心理因素等各种原因所引起,临床表现为智力明显低下和社会适应能力缺陷为主要特征的一组疾病。儿童患病率约为 10.7‰,其中以轻度精神发育迟滞占多数。

【病因】

(一) 产前因素

1. 遗传因素:其中以染色体异常如唐氏综合征、脆性 X 综合征为常见,其他如先天性代谢障碍、脑畸形均可引起精神发育迟滞。

2. 感染:如母孕期头 3 个月受到病毒感染对婴儿影响最为严重。

3. 中毒:母孕期用药、孕期乙醇中毒等。

4. 营养不良:孕妇较长时间营养不良,严重缺乏某些微量元素、缺碘等。

5. 物理和化学因素:孕妇受到 X 线照射、电离辐射、环境污染、接触某些毒性化学物质等。

（二）产时因素

包括窒息、产伤、颅内出血、感染、早产儿及胆红素脑病等。

（三）产后损害

新生儿和婴幼儿时期的中枢神经系统严重感染、颅脑外伤，以及各种原因造成的缺氧、缺血和中毒等可导致神经系统损害及精神发育迟滞。其他如社会心理因素对智力发育影响也很大。

【诊断】

（一）临床表现

1. 病史及症状

(1) 出生后智力发育较正常为差，言语发育迟缓。

(2) 学习困难，注意力不集中，记忆力差，思维能力差。

(3) 不能适应社会及生活。

(4) 母孕期及分娩时的异常情况。

(5) 出生后的疾病史。

(6) 家族遗传史。

2. 躯体特征：产前受损害和严重精神发育迟滞者可伴有先天性异常体征，如小头、面部畸形、耳低位、唇裂、腭裂，四肢和生殖器官畸形、先天性心脏病、皮肤及毛发的异常、运动不协调等。

3. 特殊类型：由染色体异常及先天性代谢障碍所致者

(1) 唐氏综合征，又称21三体综合征、先天愚型，特征为生长发育迟缓，智力低下，头小，眼距宽、两眼外角上斜，舌肥大、常伸出口外。

(2) 脆性X综合征(fragile X syndrome)：为一种X连锁智力缺陷的疾病，大多数为男性，表现为智力低下，语言及行为障碍(孤独、多动等)，特殊面容(头大、长脸、前额及下颌突出、耳大)，手大、足大、睾丸巨大等。

(3) 结节性硬化(tuberous sclerosis)：常染色体显性遗传，以面部皮脂腺瘤、癫痫发作、智力低下为特征。

(4) 苯丙酮尿症(phenylketonuria，PKU)：由先天性苯丙氨

酸代谢障碍所致，以智力低下、皮肤及毛发颜色变淡、癫痫发作、身体的异常臭味为特征。

(5) 半乳糖血症：常染色体隐性遗传，先天性半乳糖代谢障碍，婴儿拒食、呕吐、腹泻、智力低下、生长发育迟缓。

(6) 先天性甲状腺功能减低症(克汀病)：由于胎儿甲状腺素合成不足，引起脑和体格发育不良，身材矮小，智力低下，血清 T_4 增高、TSH 降低。

(二) 辅助检查

1. 血生化检验和遗传细胞学检查：可能有代谢障碍和染色体异常。

2. 脑电图：可能有正常 α 节律形成较迟。

3. CT 或 MRI：可见到脑发育不良等改变。

(三) 心理学检查

包括智力测验、发育评估、社会适应能力评定。

(四) 诊断标准

1. 精神发育迟滞诊断标准

(1) 起病于 18 岁以前。

(2) 智商低于 70。

(3) 有不同程度的社会适应困难。

2. 轻度精神发育迟滞诊断标准

(1) 智商 50～70。

(2) 无明显言语障碍。

(3) 学习能力较低，不能顺利完成小学教育；能学会一定的谋生技能。

3. 中度精神发育迟滞诊断标准

(1) 智商 35～49。

(2) 能掌握日常生活用语，但词汇贫乏。

(3) 不能适应普通学校学习，但可学会生活自理与简单劳动。

4. 重度精神发育迟滞诊断标准

(1) 智商 20～34。

(2) 语言功能严重受损，不能进行有效的语言交流。

(3) 生活不能自理。

5. 极重度精神发育迟滞诊断标准

(1) 智商低于20。

(2) 言语功能缺乏。

(3) 生活完全不能自理。

(五) 鉴别诊断

1. 儿童孤独症：以严重的内向性孤独、与人缺乏情感联系及言语发育不良为特征。

2. 儿童精神分裂症：具有情感淡漠、行为异常、幻觉妄想、思维障碍等症状。

【治疗】

(一) 病因治疗

1. 苯丙酮尿症：采用低苯丙氨酸饮食疗法。

2. 半乳糖血症：停食乳类食物，用谷类喂养，加用维生素和无机盐。

3. 克汀病：甲状腺素治疗。

(二) 药物治疗

有精神症状者选用小剂量抗精神病药物，有癫痫发作者选用抗癫痫药治疗，选用促进或改善脑细胞功能的药物如多种氨基酸、GABA、吡拉西坦等。

(三) 教育和训练

应为主要治疗措施，病情轻者应进入学校学习。通过教育和训练，培养其生活自理能力和卫生习惯，训练其简单的劳动技能，以提高他们适应社会生活的基本能力和发展其智力水平。

第二节　遗传性疾病

一、类脂质沉积病

类脂质沉积病(lipoidosis)是一组类脂质代谢障碍引起类脂质于体内细胞中沉积而致的遗传性疾病，大多为常染色体隐性遗传。

【病因】

由鞘磷脂降解过程中不同酶的缺陷所致的不同代谢产物于组织内沉积而产生不同的疾病。主要有:①脑苷脂沉积病(Gaucher disease,戈谢病),由于葡萄糖脑苷酶缺乏所致葡萄糖脑苷脂在肝、脾、骨髓、中枢神经等组织中的沉积。②神经鞘磷脂沉积病(Niemann-Pick 病),由于神经鞘磷脂酶缺乏而致的鞘磷脂沉积。③半乳糖脑苷类脂沉积病(Krabbe 病),由半乳糖脑苷-β-半乳糖苷酶缺乏而致的鞘磷脂在中枢神经系统白质内的沉积。④ 异染色性白质脑病(metachromatic leukoencephalopathy,MLD),由芳基硫酯酶 A 缺乏引起硫酸脑苷脂的沉积。⑤ 神经节苷脂沉积病(gonglio-sidosis),酸性 β-半乳糖苷酶缺乏引起单涎脑酰胺四己糖苷沉积(GM_1 沉积)。氨基己糖酶缺乏引起单涎脑酰胺三己糖苷沉积(GM_2 沉积)。⑥ Farber 病,由脑酰胺酶缺乏引起脑酰胺于体内沉积。

【病理】

此类疾病的神经系统病变大致分为 3 种情况:①主要损害脑白质,如 MLD 及 Krabbe 病,引起脑白质的髓鞘脱失和类脂质于全身组织异常沉积。②白质和灰质同时受累,如戈谢病和 Niemann-Pick 病,引起脑和内脏器官的严重病变,脑的病变既有神经元的肿胀、空泡形成,又有广泛的髓鞘脱失。③主要损害脑灰质,如神经节苷脂沉积病,有广泛的神经元脂质沉积、节细胞肿胀等。

【诊断】

(一) 临床表现

1. 大都在婴儿期发病,少数在少年或成年期发病。

2. 主要表现为运动和智力发育迟缓,伴有反复惊厥、肌张力改变及共济失调等。

3. 可有肝脾大,戈谢病可有病理性骨折等。

(二) 实验室检查

1. 白细胞或皮肤成纤维细胞中相应的酶活性降低。孕期羊水中成纤维细胞的酶活性降低,或组织活检证实有大量脂质沉积物。

2. 戈谢病之血清酸性磷酸酶活性增高，骨髓中发现大量戈谢细胞。

3. Niemann-Pick 病之骨髓涂片见到泡沫细胞。

（三）特殊检查

1. 骨骼 X 线摄片：在戈谢病可见戈谢细胞浸润之改变。

2. 脑 CT 或 MRI ：可有脑发育不良或白质营养不良之改变。

【治疗】

主要是对症治疗，酶的补充疗法尚在研究中。

二、肾上腺脑白质营养不良

肾上腺脑白质营养不良（adrenoleukodystrophy，ALD）是一种过氧化物酶体病，主要见于男性，临床以进行性神经症状为特征。

【病因病理】

该病有两种遗传方式，新生儿型为常染色体隐性遗传，儿童或青年期发病为 X 性连锁隐性遗传，突变基因定位在 Xq28。本病由于溶酶体过氧化物酶的遗传缺陷，体内多种氧化酶活力缺乏，导致饱和极长链脂肪酸（very long chain fatty acids，VLCFA），特别是二十六烷酸（C_{26}）代谢障碍，引起 VLCFA 在脑白质和肾上腺中异常沉积。主要病变为大脑白质广泛的脱髓鞘，由枕部向额部蔓延，以顶、颞叶最为明显，病变呈对称性分布，常侵犯胼胝体压部，可累及脑干、小脑、视神经。可有肾上腺皮质萎缩。

【诊断】

（一）临床表现

1. 好发于儿童，几乎均为男性。

2. 神经系统症状：表现为智力减退、视力减退、听力障碍、行为异常、共济失调、肢体瘫痪、抽搐发作等，晚期出现痴呆、去皮质强直等。

3. 部分患儿有肾上腺皮质功能不全症状,如皮肤色素沉着、疲劳、食欲下降等。

（二）实验室检查

1. 24 小时尿 17-羟、17-酮皮质类固醇含量降低。

2. 血清皮质类固醇水平下降,ACTH 升高。

3. 血浆及培养的皮肤成纤维细胞 VLCFA 水平的含量增高。

（三）特殊检查

1. 诱发电位:视觉诱发电位(VEP)、脑干听觉诱发电位(BAEP)、体感诱发电位(SEP) 均可有异常。

2. 脑 CT :顶、枕叶白质内对称性低密度区,并向颞叶、额叶发展,晚期有脑萎缩。

3. 脑 MRI :双侧对称的白质异常信号,主要位于枕、顶、颞叶、视放射和胼胝体压部,T_1 加权像为低信号,T_2 加权像为高信号,病灶呈蝶形分布为其特征。晚期有脑萎缩。

4. SPECT :显示脑白质和灰质的血流量均下降。

5. 质子磁共振光谱学分析:早期脑白质内 *N*-乙酰天门冬氨酸和磷酸肌酐含量降低,胆碱和乳酸升高,晚期则所有代谢产物均降低。

【治疗】

1. 对症治疗:如癫痫发作者给予抗癫痫治疗。

2. Lorenzo 油(三芥酸甘油酯和三油酸甘油酯以 4∶1 的比例混合而成),在 ALD 患者出现症状之前服用可以减轻以后的神经系统损害。

3. 骨髓移植:可重建酶的活力,改善症状。

4. 基因治疗:尚在研究中。

三、糖原沉积病

糖原沉积病是因遗传性酶缺陷引起糖代谢障碍而使糖原沉积于各种组织的一组疾病。按其酶的缺陷及糖原沉积的部位不同,可分为 11 个亚型。基本上为常染色体隐性方式遗传。

其中部分类型(Ⅰa、Ⅰb、Ⅲ、Ⅳ、Ⅵ、Ⅷ型)以肝脏损害症状为主,称为肝糖原沉积病;另一部分类型(Ⅱ、Ⅴ、Ⅶ、Ⅹ、Ⅺ型)以肌病表现为主,又称为肌糖原沉积病。以下列举几种较常见的类型。

Ⅰ型糖原沉积病

Ⅰ型糖原沉积病(von Gierke 病)系由葡萄糖-6-磷酸酶缺乏,糖原分解调节血糖水平的过程发生障碍所致。糖原主要沉积在肝、肾、胃肠道。

【诊断】

(一) 临床表现

1. 婴儿多见,亦可见于儿童及成年人。

2. 主要症状

(1) 低血糖表现:反复发生低血糖、惊厥、昏迷,继发智能障碍,可有酮症酸中毒。

(2) 生长发育迟滞、肥胖。

(3) 肢体极易疲劳、步履困难。

(4) 肝、肾肿大,出血倾向。

(5) 高脂血症,高尿酸血症而致痛风。

(二) 辅助检查

1. 空腹血糖极低。

2. 果糖耐量试验,血糖不升高而乳酸升高。

3. 血脂升高,血尿酸升高。

4. B 超检查:肝、肾肿大。

【治疗】

1. 维持血糖水平,少量多餐进食。

2. 限制半乳糖摄入,少进食牛奶及水果。

3. 肠外营养疗法,寡多糖氨基酸和维生素混合饮食疗法。

Ⅱ型糖原沉积病

Ⅱ型糖原沉积病(Pompe 病,庞贝病)由酸性麦芽糖酶缺陷引起,糖原在溶酶体内沉积,累及全身,主要是心脏、肌肉、神经系统。

【诊断】

（一）临床表现

1. 可见于婴儿、儿童和成人。

2. 主要症状为肌肉无力，四肢无力或全身无力，半数早期出现呼吸肌无力。可有肌张力降低、肌肉萎缩。可出现心脏肥大、肝大等。最终死于心力衰竭或呼吸衰竭。易误诊为重症肌炎。

（二）辅助检查

1. 心电图异常：可出现 P-R 缩短、S-T 段抬高、T 波倒置、心律失常等。

2. 血 CK 升高。

3. 周围血白细胞糖原染色阳性。

4. 成纤维细胞培养及肌肉活检中酸性麦芽糖酶活力降低。

5. 超声检查：发现肝、脾肿大。

6. 肌肉活检：HE 染色显示肌纤维内出现大量空泡样变性和坏死，电镜下见肌原纤维间隙有大量糖原颗粒堆积。

（三）鉴别诊断

通过肌肉活检，可与多发性肌炎、脊髓性肌萎缩、肌营养不良相鉴别。

【治疗】

本病尚无特效治疗。可试用纯化的 α 糖苷酶治疗，使肝内糖原减少。

V 型糖原沉积病

V 型糖原沉积病（Mc Ardle 病）由于磷酸化酶缺乏，致使供应肌肉能量的糖原无氧分解过程发生障碍，糖原主要沉积在肌肉。

【诊断】

（一）临床表现

1. 可见于儿童、少年或成年。

2. 症状

（1）运动性肌痉挛：表现为剧烈运动后肌肉疼痛，以下肢为明显,持续数分钟至数小时,休息后好转。

(2) 肌疲劳和肌无力:在运动后出现,严重时瘫痪,可有眼外肌无力。

(3) 运动后肌红蛋白尿:剧烈运动后数小时出现,且可持续24小时。

(4) 肌肉萎缩和肌肉肥大:半数以上有小腿肌肉肥大,晚期出现肌肉萎缩。

(二) 实验室检查

1. 血、尿中肌红蛋白升高。

2. 肌电图:正常或有肌源性损害。

3. 肌肉活检:电镜下可见肌膜下、肌纤维间、肌丝间有许多糖原颗粒沉积;肌纤维组化染色可见磷酸化酶缺乏。

(三) 鉴别诊断

重症肌无力:有晨轻晚重现象,血中乙酰胆碱受体抗体升高,新斯的明试验阳性可资鉴别。

【治疗】

1. 避免剧烈运动和肌肉剧烈收缩。

2. 在进行运动前服用少量葡萄糖、果糖和乳糖可预防或减轻症状。

四、苯丙酮尿症

苯丙酮尿症(phenylketonuria,PKU)又称苯丙氨酸羟化酶缺乏症,是一种氨基酸代谢病,主要临床特征为智力低下、精神运动发育迟缓、癫痫发作,属常染色体隐性遗传。以近亲婚配的子代为多见。

【病因与病理】

苯丙氨酸(phenylalamine,PA)是一种人体必需氨基酸,正常情况下,摄入的PA部分用于合成各种成分的蛋白质,其余部分被PA羟化酶羟化,转变为酪氨酸而进一步代谢。而当PA羟化酶缺乏时,PA就会在血浆内贮积,并沉积于全身各组织(包括脑)。PA的主要代谢途径(羟化)受阻后,其次要的代谢途径则增强，使 PA 转化为苯丙酮酸等代谢产物，这些代谢产物异常增高，蓄积于组织、血浆和脑脊液中，并大量从尿中排出，产生苯丙酮尿症。该病的脑部病理改变为非特异性变化，有下列几种情况：①脑成熟障碍，脑发育异常，脑的白质、灰质分层不清楚。②髓鞘生成障碍，以视束、皮质脊髓束、皮质-脑桥-小脑束纤维的髓鞘形成不全为最明显。③灰质和白质囊样变性。

【诊断】

（一）临床表现

1. 出生时通常正常。

2. 智能障碍：出生 1～6 个月后逐渐发生智力减退，智商（IQ）下降，IQ 很少>50。

3. 癫痫发作：常在 1 岁左右发病，表现为婴儿痉挛症、屈肌痉挛、失神发作、全面性强直-阵挛发作等。

4. 运动发育落后，生长发育迟缓，起坐、行走较正常晚，语言障碍突出。

5. 部分患者有多动、震颤、肌张力增高、共济失调、腱反射亢进，严重者出现脑性瘫痪。

6. 黑色素缺乏，毛发、皮肤、虹膜的颜色变淡。身体有特殊气味如霉味或鼠味。

（二）辅助检查

1. 尿中苯丙酮酸测定（三氯化铁试验）阳性，多用于较大儿童的初筛。

2. 2,4-二硝基苯肼试验阳性。

3. 血清苯丙氨酸含量增高，正常者在 0.1mmol/L 左右，患者可升高至 1.2mmol/L 以上。现已开展的新生儿苯丙酮尿症筛查，对早发现、早治疗和预防智力低下非常重要。

4. 当疑为非典型苯丙酮尿症时，应进一步做尿蝶呤分析，或采用外周血或皮肤成纤维细胞测定有关四氢生物蝶呤代谢的其他三种酶的活性。

5. 典型苯丙酮尿症患儿及其父母可通过 DNA 分析，以检查苯丙氨酸羟化酶的突变基因，并依此做下一步的产前诊断。

6. 脑电图可有异常,主要是棘慢波。

7. CT 或 MRI:可见到脑发育不良。

(三) 诊断要点

1. 乳儿期以后出现智力低下、智商降低。

2. 毛发及皮肤色淡。

3. 运动发育迟缓,抽搐发作。

4. 实验室检查血浆内苯丙氨酸升高,尿三氯化铁试验阳性。

【治疗】

1. 限制苯丙氨酸摄入:幼乳期供给低或无苯丙氨酸奶粉(苯丙酮尿症治疗奶粉),应尽早从 3 个月前开始治疗,超过 1 岁后可改善抽风症状,但智力低下是不可逆转的。使苯丙氨酸降到 0.3 ~ 0.6mmol/L 为宜。断奶后要限制蛋白质饮食,限制饮食应持续到 6 ~ 10 岁。

2. 对症治疗:如抗癫痫治疗等。

五、遗传性共济失调

遗传性共济失调(hereditary ataxia, HA)是指由遗传因素所致的以共济运动障碍为主要临床表现的一大类中枢神经系统变性疾病,其临床表现复杂,分类繁多,各种类型又多有重叠交叉的症状,其基因型与临床表型的研究也显示出本组疾病具有极大的遗传异质性。HA 的共同特征:一是具有世代相传的遗传背景;二是共济失调的临床表现;三是以脊髓、小脑、脑干损害为主的病理改变。其遗传方式主要呈常染色体显性遗传,也可呈常染色体隐性遗传和 X 性连锁遗传,也有散发病例。常染色体显性小脑共济失调(autosomal dominant cerebellar ataxia, ADCA)又称脊髓小脑性共济失调(spinocerebellar ataxia, SCA),根据临床特点和基因定位可分为不同的亚型。

脊髓小脑性共济失调

脊髓小脑性共济失调(SCA)是 HA 的主要类型,包括 SCA1 ~ 21。其共同特征是中年发病、常染色体显性遗传和共济失调。发病机制与多聚谷氨酰胺选择性损害小脑、脊髓和脑干有关。目前大部分SCA亚型有了明确的基因定位和克隆,有20余种基因型,我国以SCA3/MJD最常见。各亚型的基因位于不同的染色体,有不同的突变部位,如SCA1基因位于6p22—p23,编码组成ataxia-1蛋白,该蛋白位于细胞核,CAG突变位于第8号外显子;SCA3基因位于14q24.3—q32,编码ataxia3蛋白,分布在细胞质中,CAG突变位于第4号外显子。测序发现SCA多为基因内编码谷氨酰胺的CAG重复顺序扩增而致病。SCA共同的突变机制是外显子中CAG异常扩增,产生多聚谷氨酰胺链,获得新的毒性功能,共同的突变机制造成各亚型的临床表现雷同。但各亚型的临床表现仍有差异,如有的伴有眼肌麻痹,有的伴有视网膜色素变性等,提示除了上述机制之外,可能还有其他发病因素参与。

【病理】

可见小脑、脑干和脊髓变性和萎缩。镜下见小脑浦肯野细胞脱失,颗粒细胞减少,白质及小脑脚髓鞘脱失,轴索变性,小脑皮质及白质萎缩。基底核及脑神经运动核(Ⅲ、Ⅳ、Ⅵ、Ⅶ、Ⅻ)细胞变性脱失。同时累及脑桥、延髓、橄榄体、脊髓和视神经等。

【诊断】

(一) 临床表现

1. SCA是高度遗传异质性疾病,各亚型的症状相似,其共同表现如下:

(1) 大多发生于20~55岁,隐袭起病,进展缓慢。

(2) 首发症状为下肢共济失调,步态不稳,走路易跌倒。继而两手动作笨拙,意向性震颤而不能做精细动作。可有眼震、眼慢扫视运动和远端肌萎缩。构音障碍、言语不清、停顿中断或爆发性语言。可有吞咽困难、智能减退等。

(3) 查体见四肢及躯干共济运动异常,包括指鼻试验、跟膝胫试验、Romberg征均为异常,痉挛步态、肌张力增高、腱反射亢进、病理反射阳性,深感觉障碍。可有动眼神经麻痹、眼震、视神经萎缩等。

(4) 均有遗传早现现象,即在同一 SCA 家系中发病年龄逐代提前,症状逐代加重。

2. SCA 各亚型的特点:SCA1 的眼肌麻痹尤其上视不能;SCA2 的上肢腱反射消失,眼慢扫视运动明显;SCA3 的肌萎缩、肌阵挛、凸眼等;SCA4 的深浅感觉障碍,跟腱反射消失;SCA7 的视力减退、心脏损害等;SCA8、SCA9、SCA10 均可有癫痫发作等。

(二) 辅助检查

1. 脑脊液基本正常,少数可有蛋白定量轻度增高。

2. 诱发电位包括 VEP、BAEP、SEP、MEP 可有异常。肌电图示周围神经损害。

3. CT 及 MRI 显示小脑及脑干萎缩。

4. 基因检测:用外周血白细胞进行 PCR 分析检测可见相应基因 CAG 异常扩增。

(三) 鉴别诊断

1. 多发性硬化:病程中有缓解与复发,无家族史,脑 CT 及 MRI 可能见到大脑或脑干、脊髓内的脱髓鞘病灶,激素治疗可获好转。

2. 恶性肿瘤所致的亚急性小脑变性:起病呈亚急性、无家族史,可找到身体其他部位的肿瘤病灶。

3. 乙醇中毒性小脑变性:有长期大量饮酒史,以躯干及下肢共济失调为主,禁酒及用 B 族维生素治疗可缓解。

【治疗】

1. 药物治疗

(1) 毒扁豆碱(physostigmine):开始 1mg,每天 1 次,口服,3 天后增至 1mg,每日 3 次,2~3 天后增至 1mg,每日 4 次,也可逐渐增至 2mg,每日 3 次,连用半年至 1 年。不良反应有头晕、流涎、瞳孔缩小、出汗、支气管痉挛、胃痉挛等。禁用于支气管哮喘、机械性肠梗阻患者。

(2) 胞磷胆碱(cyscholin):400~500mg 加入 5% 葡萄糖溶液 500ml 中,静脉滴注,每日 1 次,10 天为 1 天疗程,连用 2~3 个疗程。

(3) 减轻肢体痉挛可用氯苯胺丁酸(baclofen)。

(4) 神经营养药 ATP、辅酶 A、细胞色素 c、肌苷、吡拉西坦、吡硫醇、脑活素等。

(5) 血管扩张药,如尼莫地平、活血素等。

2. 康复治疗如医疗体操、按摩、理疗等可改善平衡动作。

3. 高压氧治疗可能有某种程度的近期疗效。

4. 手术治疗:可行视丘毁损术。

六、橄榄-脑桥-小脑萎缩

橄榄-脑桥-小脑萎缩(olivopontocerebellar atrophy, OPCA)为常染色体显性或隐性遗传,又分遗传性和散发性两种类型,其中前者归入遗传性共济失调,后者归入多系统萎缩,参见第十章。

少年脊髓型共济失调

少年脊髓型共济失调(Friedreich ataxia, FRDA)为常染色体隐性遗传,近亲婚配子代发病率高。病因为位于 9 号染色体长臂(9q13—q21.1)的 FRDA 基因缺陷所致,当 FRDA 基因中的 GAA 重复次数超过 66 次时,影响了基因的转录而使其蛋白产物减少及在脊髓、小脑和心脏等部位的细胞分化、代谢障碍而发病。

【病理】

主要累及脊髓后索及侧索,表现为薄束、楔束、皮质脊髓束、脊髓小脑束变性,轴突断裂,髓鞘脱失。脊髓萎缩变性,胶质增生。脑干神经核和传导束也变性萎缩。小脑齿状核可见轻至中度细胞脱失。

【诊断】

(一) 临床表现

1. 多在儿童及少年期(5~18 岁) 隐袭起病。

2. 进展缓慢,首发症状为下肢共济失调,行走不稳、步态蹒跚、易于跌倒,继而发展到上肢,动作笨拙、取物不准、意向性震颤。

3. 言语不清或爆发性语言。

4. 可伴有视力障碍、听力障碍,智能障碍,可出现心悸气短、心律失常、心力衰竭等。

5. 体检可见眼球震颤,四肢及躯干共济失调,肌无力、肌张力低,下肢腱反射消失,深感觉障碍。可有心律失常,有弓形足、爪形趾、脊柱侧弯与前凸等畸形。

(二) 实验室检查

血清、周围血白细胞、皮肤成纤维细胞培养检测,可见丙酮酸脱氢酶活性降低,血丙酮酸升高,血糖增高。

(三) 特殊检查

1. 脊柱 X 线摄片可见骨骼畸形。

2. 心电图可有异常,心脏 B 超可见心脏扩大。

3. 神经电生理检查:感觉神经传导速度减慢,VEP、BAEP、SEP 均可有异常发现。

4. CT 或 MRI :可见脊髓变细、萎缩,小脑及脑干有不同程度的萎缩。

5. 基因检测:用 PCR 扩增技术或 DNA 测序分析 FRDA 基因 18 号内含子,GAA 异常扩增。

(四) 诊断依据

1. 起病于儿童及少年。

2. 进展缓慢,从下肢向上肢发展,进行性共济失调、深感觉障碍、腱反射消失。

3. 骨骼系统畸形。

4. 心脏损害。

5. CT 及 MRI 改变。

6. FRDA 基因 GAA 异常扩增。

(五) 鉴别诊断

1. 脑性瘫痪:起病年龄更小,随年龄增长而症状改善。

2. 小脑肿瘤:逐渐加重的共济失调,有明显的头痛、呕吐等颅内压增高征,MRI 可发现小脑占位病变。

【治疗】

1. 严重畸形者手术矫治。

2. 药物治疗:参照 SCA 治疗。

七、神经皮肤综合征

神经皮肤综合征是一组原因不明的遗传性疾病,由起源于外胚层组织的器官发育异常所致,病变不仅累及神经系统、皮肤和眼,还可累及中胚层、内胚层的器官如心、肺、骨、肾等,多为常染色体显性遗传,常见的有神经纤维瘤病、结节性硬化症、脑面血管瘤病等。

神经纤维瘤病

神经纤维瘤病(neurofibromatosis,NF)亦称 von Recklinghausen 病,是由于基因缺陷导致神经嵴细胞发育异常而引起多系统损害的常染色体显性遗传病。又将 NF 分为神经纤维瘤病Ⅰ型(NFⅠ)和Ⅱ型(NFⅡ),NFⅠ型基因位于染色体 17q11.2,编码组成神经纤维素蛋白,具有控制神经细胞分化的功能,该基因为一肿瘤抑制基因,其有缺陷时,导致肿瘤抑制功能丧失而致病;NFⅡ基因位于染色体 22q,该基因的产物为 Merlin 或施万细胞素,具有调节细胞生长的功能,其突变会使得细胞分化、生长失控而引起施万细胞瘤和脑膜瘤。

NFⅠ型的主要特征是皮肤牛奶咖啡斑和周围神经的多发性神经纤维瘤,可有家族遗传史,也可散发。NFⅡ型的特征是双侧听神经瘤。

【病理】

主要特征为外胚层结构的神经组织过度增生和肿瘤形成。NFⅠ型神经纤维瘤分布于脊神经和脑神经,脊神经以肢体远端周围神经、脊神经根或马尾部多见,脑神经以听神经、视神经、三叉神经多见,神经纤维瘤由梭形细胞排列组成。皮肤纤维瘤和纤维软瘤系由纤维组织增生所形成。本病常有其他神经系统肿瘤,如胶质细胞瘤、室管膜瘤、视神经胶质瘤等。NFⅡ型以双侧听神经瘤和多发性脑膜瘤多见,瘤细胞排列松散,常有巨核细胞。

【诊断】

（一）临床表现

1. 皮肤症状

（1）皮肤色素沉着：即牛奶咖啡斑，出生时即存在，或多或少，大小不等，有随年龄而长大、增多的趋势，好发于躯干不暴露部位，若直径>5mm 的牛奶咖啡斑超过 6 个，即可考虑本病的诊断，腋窝雀斑也是特征之一。

（2）大而黑的色素沉着如位于中线部位提示有脊髓肿瘤。

（3）皮肤和皮下肿瘤：①皮肤纤维瘤及纤维软瘤，分布于躯干，质软，数目较多，大小不一，常呈粉红色。②浅表皮神经上的神经纤维瘤，为能移动的珠样结节，可引起疼痛、压痛及放射痛。③丛状神经纤维瘤，可引起病变部位或肢体皮下组织的弥漫性肥大。

2. 神经系统症状

（1）颅内肿瘤：①累及脑神经的肿瘤，如单侧或双侧听神经瘤，也可累及三叉神经、视神经、后组脑神经。②可伴发多发性脑膜瘤、神经胶质瘤等。

（2）椎管内肿瘤：椎管内神经纤维瘤可发生在脊髓的各个水平，可单发，也可多发，特别多见于马尾神经根上，少数可伴发脊膜瘤及髓内肿瘤，椎管内肿瘤表现为根痛及脊髓受损症状。

（3）周围神经肿瘤：可累及任何周围神经，以马尾好发，肿瘤沿神经干分布，可长至很大而无明显症状，若出现剧烈疼痛或突然快速长大，提示可能发生恶变。

3. 骨骼异常：可合并脊柱侧凸、前凸或后凸，脊膜膨出，隐性脊柱裂，颅底凹陷等。

4. 内脏症状：神经纤维瘤可生长在胸腔、腹腔、盆腔内和腹膜后，如肾上腺、心、肺、消化道及纵隔等均可发生肿瘤而引起相应的症状。

5. 眼部症状：上睑可见纤维软瘤或丛状神经纤维瘤，眼眶内可有肿瘤，裂隙灯可见虹膜错构瘤（Lisch 结节）。

（二）辅助检查

1. X线摄片：可发现各种骨骼畸形。

2. CT、MRI：可发现中枢神经系统肿瘤。

3. 皮肤、皮下、神经干包块活检可确诊。

4. 基因检测可明确突变类型。

（三）诊断

参考美国NIH（1987年制定）的诊断标准：

NFⅠ型诊断标准：①6个或6个以上牛奶咖啡斑；②腋窝或腹股沟区雀斑；③2个或2个以上神经纤维瘤或丛状神经纤维瘤；④视神经胶质瘤；⑤一级亲属中有NFⅠ患者；⑥2个或2个以上Lisch结节；⑦骨畸形。此外，结合病理检查及基因检测。

NFⅡ型诊断标准：影像学确诊为双侧听神经瘤；一级亲属患NFⅡ伴一侧听神经瘤，或伴发下列肿瘤中的两种——神经纤维瘤、脑脊膜瘤、胶质瘤、施万细胞瘤。

【治疗】

1. 皮肤色素斑、皮下结节可不做特殊处理。

2. 手术治疗适应证：①位于颅内的肿瘤；②位于椎管内的肿瘤；③生长迅速而且疼痛的肿瘤，以及巨大的神经纤维瘤，应手术切除。

3. 对症治疗。

结节性硬化症

结节性硬化症（tuberous sclerosis，TS）的主要临床特征为面部皮脂腺瘤、癫痫发作和智能减退。多数呈常染色体显性遗传，也有散发性。TS基因是一种肿瘤抑制基因，其突变可导致外胚层、中胚层和内胚层细胞生长和分化异常而致病。

【病理】

病理改变为神经胶质增生性硬化结节，呈黄白色，质坚硬，其数目和大小不一，分布于大脑半球灰质和白质，亦见于基底核、丘脑、小脑、脑干、脊髓、脑室室管膜下，可伴有钙化，可突入脑室内甚至引起脑积水。皮脂腺瘤由皮肤神经末梢、增生的结缔组织和血管组成。

【诊断】

(一) 临床表现

1. 皮肤损害:4～5 岁开始出现,皮脂腺瘤分布于口鼻三角区,呈对称蝶形分布,为粉红色或淡棕色坚硬蜡状丘疹,尤以青春期发展更快而融合成片。

2. 神经系统症状

(1) 癫痫发作:早自婴幼儿期开始,发作形式多样,可表现为婴儿痉挛,以后转为全面性发作、复杂部分性发作或简单部分性发作。

(2) 智能减退:常伴有人格改变、行为紊乱。

(3) 其他神经症状:少数出现神经系统定位体征,若有脑脊液循环障碍可有颅内压增高征。

3. 全身其他系统表现:如伴发视网膜晶体瘤、视神经胶质瘤、青光眼、眼球突出,眼底检查可见钙化结节、视神经萎缩等;可有肾肿瘤或囊肿,心、肺和甲状腺肿瘤;可有骨骼病变,如骨质硬化、多指畸形等。

(二) 辅助检查

1. X 线摄片:可见到颅内钙化和脑室壁上钙化。

2. CT :可见到大脑半球、小脑、脑干多灶性结节改变,可有钙化,病灶可突入脑室。

3. MRI :大脑、脑干、小脑等部位可见散在的多灶性高信号灶。

4. 基因分析可确定突变类型。

(三) 诊断要点

1. 典型的面部皮脂腺瘤。

2. 有癫痫发作和智能减退。

3. 影像学检查。

(四) 鉴别诊断

根据典型的皮肤损害,可与其他原因所致的癫痫发作相鉴别。

【治疗】

（一）控制癫痫发作

1. 药物治疗：根据其发作形式而选用抗癫痫药。

2. 手术切除病灶。

3. 放射治疗。

（二）面部整容

可采用冷冻疗法治疗皮脂腺瘤。

脑面血管瘤病

脑面血管瘤病(Sturge-Weber 综合征）是脑血管畸形的一种特殊形式，以面部皮肤血管瘤、癫痫发作、智力低下为其临床特征。多为散发病例，部分为常染色体显性和隐性遗传。发病机制可能为先天性外胚层、中胚层发育障碍所致。

【病理】

主要病理改变为脑软膜血管瘤和毛细血管畸形，常见于枕叶，也可见于颞、顶叶。血管瘤下的脑皮质，特别是顶枕叶皮质萎缩、钙化，可有局限性脑室扩大。皮肤组织病理改变为毛细血管扩张。

【诊断】

（一）临床表现

1. 面部皮肤血管瘤：出生即有，多位于一侧三叉神经分布区，为暗红色、扁平状的不规则血管斑痣。当血管痣累及前额和上睑时会伴发青光眼和神经系统并发症。

2. 神经系统症状

（1）癫痫发作：1 岁左右发病，多为面部血管瘤对侧肢体的局限性抽搐，较少为大发作，多次发作可遗留偏瘫，可以发生癫痫持续状态。

（2）血管瘤对侧可有偏瘫和偏身萎缩。

（3）智能减退、精神障碍、言语障碍及行为改变。

（4）眼部症状：可有青光眼、眼球突出、偏盲，还可有晶状体混浊、视力减退、视神经萎缩等。

3. 可伴有其他先天畸形，如隐睾、脊柱裂等。

（二）辅助检查

1. X 线摄片：2 岁后头颅 X 线片可显示与脑回外形一致的双轨状钙化。

2. CT、MRI：可见到脑回状钙化、脑回状强化，局限性脑萎缩及脉络丛血管瘤。

3. DSA：可发现软脑膜上血管畸形。

（三）鉴别诊断

根据典型的面部血管瘤，可与其他原因所致的癫痫发作相鉴别。

【治疗】

1. 控制癫痫发作。

2. 面部血管瘤可行整容手术或激光治疗。

3. 手术治疗：对于难治性癫痫可手术治疗。

八、腓骨肌萎缩症

腓骨肌萎缩症又称 Charcot-Marie-Tooth 病（CMT），亦称为遗传性运动感觉性周围神经病，是遗传性周围神经病中最常见的类型，多数呈常染色体显性遗传，少数为常染色体隐性及 X-连锁遗传方式。CMT 又分为 1 型（脱髓鞘型）和 2 型（轴索型），基因定位后进一步将此二型各分为 4 个亚型，以 CMT1A 型最常见。CMT1 型是本病的标准型，其基因定位：①CMT1A，基因位于 17 号染色体短臂 17p11.2—p12，编码周围神经髓鞘蛋白 22（PMP22），其突变导致施万细胞的增殖失调、髓鞘脱失和髓鞘再生；②CMT1B，基因 1q22—q23，编码周围神经髓鞘蛋白 0（PMP0），其突变导致髓鞘形成障碍及施万细胞增殖失调。CMT2 型，与其有关的基因至少有 5 个位点，其中 8p21（CMT2E）为神经丝轻链（NF-L），该基因突变可引起 NF-L 蛋白减少而导致轴突的结构和功能障碍。

【病理】

主要病理改变：①周围神经髓鞘和轴突变性，以下肢为严重，远端重于近端。CMT1 型神经纤维呈对称性节段性脱髓鞘，施万细胞增生与修复形成“洋葱头”样结构;CMT2 型主要为轴突变性和有髓纤维减少。②脊神经节中神经细胞缺乏。脊髓后索变性,以薄束为明显。腰膨大的脊髓前角细胞亦可消失和变性。

【诊断】

(一) 临床表现

1. CMT1 型(脱髓鞘型)

(1) 儿童或青春期起病,男性多于女性,可有家族史。

(2) 神经症状

1) 肌萎缩:首先累及腓骨肌、伸趾肌、足部小肌肉,继之累及胫前肌,并逐步向上发展,不超过大腿的下 1/3,肌萎缩使下肢呈倒立酒瓶状,称“鹤腿”。可出现弓形足、爪形趾、马蹄内翻足。由于肌无力而呈垂足、跨阈步态。数年后可发展至手及前臂肌,形成“猿手”畸形。腱反射消失。

2) 感觉及自主神经功能障碍:可有四肢末梢型深浅感觉障碍,皮肤营养改变等。

3) 病程缓慢,脑神经通常不受累,部分患者无肌无力及肌萎缩,仅有弓形足或神经传导速度减慢。

2. CMT2 型(轴索型):发病晚,成年开始出现肌萎缩,症状与 CMT1 型相似,但程度较轻。

(二) 辅助检查

1. 电生理检查

(1) 肌电图:可见萎缩肌肉的失神经电位;神经传导速度(NCV)对于分型至关重要,CMT1 型正中神经运动 NCV 减慢至 38m/s 以下;CMT2 型 NCV 接近正常。

(2) 诱发电位:VEP、BAEP、SEP 均可有异常。

2. 神经活检:CMT1 型受累的周围神经有脱髓鞘和施万细胞增生形成“洋葱头”样改变。CMT2 型主要是轴突变性。

(三) 诊断要点

1. 青少年,隐袭起病的进行性下肢远端肌肉萎缩,呈现“鹤腿”、垂足、脊柱侧弯。

2. 病程进展缓慢,即使已有明显肌萎缩仍能坚持走路和适当强度的劳动。

3. 伴有弓形足,腱反射消失。

4. 有或无末梢型感觉障碍和远端皮肤营养障碍。

5. 肌电图改变,周围神经传导速度减慢。

6. 周围神经活检有“洋葱头”样改变等。

7. 基因诊断:CMT1 型中的 CMT1A 为(17p11.2)PMP22 基因的点突变;CMT2 型中的 CMT2E 为 NF-L 基因的点突变。

（四）鉴别诊断

1. 进行性脊肌萎缩症:无家族史,无感觉障碍,无骨骼畸形。

2. 远端型肌营养不良:肌电图为肌源性损害,无骨骼畸形,血中 CK 和 LDH 增高。

【治疗】

1. 药物治疗:可应用 B 族维生素、烟酰胺、维生素 E、ATP、肌苷、胞二磷胆碱、加兰他敏等治疗。

2. 康复治疗:可以理疗、按摩、针灸及穿矫形鞋等。

3. 矫形手术:已有畸形者可行矫形手术或行关节固定。

（孙昌兰）

第十八章 神经肌肉接头疾病

常见的神经肌肉接头疾病包括重症肌无力和肌无力综合征。

第一节 重症肌无力

重症肌无力(myasthenia gravis,MG)是一种神经肌肉接头间传递功能障碍,以骨骼肌无力和异常疲劳为特征的疾病,多侵犯眼外肌、咀嚼肌、吞咽肌、颈肌、肢带肌和呼吸肌,运动时无力加重,休息或应用胆碱酯酶抑制剂后症状减轻,具有缓解与复发倾向。

【病因和发病机制】

1. 神经肌肉传递过程:当神经冲动传到神经末梢时,在动作电位除极相的影响下,将大量突触前膜游离的乙酰胆碱(ACh)释放到突触间隙中,被释放的ACh至突触后膜,与乙酰胆碱受体(AChR)结合,引起肌肉收缩。为了避免过剩的ACh持续作用于终板膜引起持续除极,分布于突触后膜的胆碱酯酶又将ACh分解为胆碱与乙酰,因此,ACh就不断地合成与分解。

2. 血清中有致病的乙酰胆碱受体抗体(AChR-ab),AChRab与突触后膜的AChR结合,而竞争性地抑制ACh与AChR的结合,因而导致肌肉不能收缩而出现症状。

3. 其他致病性抗体:部分患者AChR-ab阴性,可能存在其他类型的致病性抗体,如MuSK-ab、Titin-ab或RyR-ab等。

【诊断】

(一) 临床表现

1. 症状:眼外肌受累时表现为一侧或双侧眼睑下垂、复视,重者眼球活动明显障碍甚至固定。面部表情肌受累时表现为面部表情困难、闭目示齿无力。咀嚼和吞咽肌受累时表现为咀嚼和进食费力、讲话带鼻音、吞咽缓慢,甚至完全不能进食。颈肌受累时表现为抬头和竖颈困难。四肢肌群受累以近端肌无力为主,表现为抬臂或抬腿困难。呼吸肌受累(肋间肌及膈肌)时表现为咳嗽无力、呼吸困难。心肌偶可受累,可引起猝死。

2. 体征:依照受累肌肉有上述相应体征,偶有肌肉萎缩。

3. 临床类型

(1) 传统临床分型,对临床医师而言使用方便和容易掌握。

1) 眼肌型:表现起病两年后仍局限为眼外肌麻痹,少部分患者可自行缓解,预后较好。

2) 延髓肌型:主要为构音障碍和吞咽困难,此型患者比较严重。

3) 全身型:表现为四肢和躯干肌无力,可能发生呼吸肌麻痹而死亡。

(2) 按发病年龄分型

(3) 改良 Osserman 临床分型法

Ⅰ型(眼肌型):单纯眼外肌受累,但无其他肌群受累之临床和电生理所见,也不向其他肌群发展,肾上腺皮质激素有效,预后好。

ⅡA 型(轻度全身型):四肢肌群轻度受累,常伴眼外肌无力,一般无咀嚼和构音困难,生活能自理,对药物治疗有效,预后较好。

ⅡB 型(中度全身型):四肢肌群中度受累,常伴眼外肌无力,一般有咀嚼、吞咽和构音困难,生活自理困难,对药物治疗反应及预后一般。

Ⅲ型(严重激进型):急性起病、进展较快,多于起病数周或数个月内出现延髓性麻痹,常伴眼肌受累,生活不能自理,多在半年内出现呼吸肌麻痹,对药物治疗反应差,预后差。

Ⅳ型(迟发重症型):隐袭性起病、进展较慢,多于 2 年内逐渐由Ⅰ、ⅡA 或ⅡB 型发展到延髓性麻痹和呼吸肌麻痹。对药物反应差,预后差。

Ⅴ型(肌萎缩型):指重症肌无力患者于起病后半年即出现肌肉萎缩者,因长期肌无力而出现继发性肌萎缩者不属此型。

Osserman 分级:

1 级:无症状。

2 级:重复运动后出现轻度无力。

3 级:轻度无力,稍事活动就受限。

4 级:日常活动受限,休息时就有明显症状。

5 级:日常生活完全依赖于别人的料理。

(4) MGFA 临床分型见表 18-1。

表 18-1 MGFA 临床分型

分型	临床表现
Ⅰ型	任何眼肌无力,可伴有眼闭合无力,其他肌群肌力正常
Ⅱ型	无论眼肌无力的程度,其他肌群轻度无力
Ⅱa 型	主要累及四肢肌和(或)躯干肌,可有同等程度以下的咽喉肌受累
Ⅱb 型	主要累及咽喉肌和(或)呼吸肌,可有同等程度以下的四肢肌和(或)躯干肌受累
Ⅲ型	无论眼肌无力的程度,其他肌群中度无力
Ⅲa 型	主要累及四肢肌和(或)躯干肌,可有同等程度以下的咽喉肌受累
Ⅲb 型	主要累及咽喉肌和(或)呼吸肌,可有同等程度以下的四肢肌和(或)躯干肌受累
Ⅳ型	无论眼肌无力的程度,其他肌群重度无力
Ⅳa 型	主要累及四肢肌和(或)躯干肌,可有同等程度以下的咽喉肌受累
Ⅳb 型	主要累及咽喉肌和(或)呼吸肌,可有同等程度以下的四肢肌和(或)躯干肌受累。无插管的鼻饲病例为Ⅳb 型
Ⅴ型	气管插管伴或不伴机械通气(除外术后常规使用)

(5) 特殊临床类型

1) 新生儿一时性重症肌无力:患重症肌无力的母亲所生的婴儿,于出生后几小时至1天内出现症状,表现为精神不振、全身无力、自主运动少、哭声低微、吞咽及呼吸困难、拥抱反射及深反射减弱或消失,症状一般持续2～7周,不超过12周。如果经适当喂养及护理,以及胆碱酯酶抑制剂治疗,大多数患者可以痊愈。

2) 新生儿持续性重症肌无力或称新生儿先天性重症肌无力:在出生后发病,患儿母亲并无重症肌无力,但同家族中的兄弟姐妹可有同样患者。主要表现为眼睑下垂、眼球活动障碍,亦可有面肌无力、哭声低微、吞咽困难和肢体无力,很少发生重症肌无力危象。本病病程较长,胆碱酯酶抑制剂疗效差,尤其是眼外肌麻痹很难得到完全缓解。

3) 家族性重症肌无力:由非重症肌无力母亲所生的孩子患重症肌无力,有家族史,即兄弟姐妹中有类似患者,多为常染色体隐性遗传,有时可询问出隔代遗传家族史。

4. 重症肌无力危象:如果急骤发生呼吸肌无力以致不能维持换气功能时,称为危象,如不及时抢救,即可危及患者生命。

(1) 肌无力危象:重症肌无力患者由于胆碱酯酶抑制剂用量不足或突然停药,发生呼吸肌无力以致不能维持换气功能,需要辅助呼吸。在全身感染、孕妇分娩、手术创伤和应用神经肌肉阻滞剂后,更易发生危象。依酚氯铵(腾喜龙)试验阳性,在重症肌无力危象中约占95%。

(2) 胆碱能危象:在重症肌无力治疗过程中,若胆碱酯酶抑制剂用量过大使突触后膜持续除极、复极过程受阻而致呼吸肌无力。有毒蕈碱样不良反应和烟碱样不良反应的表现。在重症肌无力危象中占4%。

(3) 反拗性危象:见于暴发型或胸腺瘤手术后数天,不能用胆碱酯酶抑制剂减轻或控制危象,在重症肌无力危象中约占1%。

（二）实验室检查

1. 血清 AChR-ab：90% 的全身型和 70% 的眼肌型患者可检测到该抗体滴度升高。然而目前的抗体测定仅为研究使用。

2. 其他重症肌无力相关抗体测定：包括 MuSK-ab、titin-ab 及 RyR-ab 抗体测定，可对 MG 可能存在的亚型进行进一步分析。

3. 甲状腺功能检查。

4. 结缔组织疾病的探查：其他自身免疫性疾病应进行排查。

（三）特殊检查

1. 影像学检查：纵隔 CT 或 MRI 能帮助发现有无胸腺肿瘤或胸腺增生。

2. 重复神经刺激（RNS）：主要出现低频刺激波幅渐减有诊断意义。

3. 单纤维肌电图：是敏感的电生理手段，重症肌无力患者检测的阳性率为 91%～94%，不仅可用作重症肌无力的诊断，也有助于疗效判断。

（四）诊断要点

1. 临床特点：某些受累骨骼肌异常容易疲劳，肌无力在活动后加重、休息后减轻，有晨轻晚重的特点。病程中症状波动。

2. 药物试验

（1）腾喜龙试验：先静脉注射腾喜龙 2mg 观察 30 秒钟，如无肌无力加重的表现，再注射 8mg，1 分钟开始好转，4～5 分钟后又恢复原状。

（2）甲基硫酸新斯的明试验：新斯的明 1～1.5mg，阿托品 0.5mg，肌内注射，观察 60 分钟，症状明显好转为阳性。

3. 电生理试验

（1）RNS 示有渐减波现象。

（2）单纤维肌电图：颤抖明显宽，严重时出现阻滞。

4. AChR-ab 测定为阳性。

（五）鉴别诊断

应与慢性进行性眼肌麻痹、线粒体肌病、先天性肌无力综合征、多发性肌炎、吉兰-巴雷综合征鉴别。延髓肌型患者应与脑干病变鉴别。

【治疗】

（一）胆碱酯酶抑制剂

1. 溴化新斯的明（neostigmine bromide），每次 15～30mg，3 次/日。

2. 溴吡斯的明（pyridostigmine bromide），每次 60～90mg，3～4 次/日。

3. 甲基硫酸新斯的明（neostigmine methylsulfate injection）：1～1.5mg 肌内注射，用于诊断或抢救肌无力危象。心脏病、支气管哮喘、青光眼和机械性肠梗阻禁用。

（二）肾上腺皮质激素

1. 大剂量短程疗法：甲泼尼龙 1000mg/d 静脉滴注，3～5 天后递减，逐渐过渡到用泼尼松口服维持。需注意肌无力加重反应。

2. 泼尼松中剂量冲击小剂量维持疗法：泼尼松口服，开始量为 1mg/（kg·d），持续 6～8 周，待症状改善后改为维持量，逐渐为 5～20mg/d 维持。

3. 小剂量递增疗法：以小剂量泼尼松 15～20mg/d 开始，以后每 3～5 天增加 5mg 至 1mg/（kg·d），维持 6～8 周，症状稳定后再逐渐减量维持。

（三）其他免疫抑制剂

1. 环磷酰胺：无固定用法。可每次 200mg+维生素 B_6 100mg 溶于生理盐水 500ml 静脉注射，每日 1 次。总量 1000mg。可每 1～3 个月一次，或硫唑嘌呤序贯治疗。

2. 环孢素（cyclosporine A）：每日 6mg/kg，口服，12 个月为 1 个疗程。

3. 硫唑嘌呤（azathioprine）：每日 150mg，分次口服。注意定期检查肝、肾功能和血常规。

4. 他可莫司（tacrolimus）：新型免疫抑制剂，安全性较高。用法为 3mg/d，每日一次顿服。注意血糖及肝功能。

5. 麦考酚酸酯(mycophenolate mofetil;商品名骁悉,CellCept):新型免疫抑制剂。用法为1.0g,每日2次。注意肝、肾功能。

(四) 血浆交换疗法

用于重症患者的抢救。

(五) 大剂量丙种球蛋白静脉滴注疗法

用于重症患者的抢救。

(六) 纵隔放疗

用于恶性胸腺瘤术后辅助治疗。

(七) 胸腺摘除

适用于:①胸腺瘤患者(A级推荐);②全身型患者(18~50岁);③儿童(6~10岁)患者是否适用尚有争议。不推荐用于MuSK-ab阳性和MuSK-ab及AChR-ab双抗体阴性患者。

(八) 其他辅助治疗

1. 氯化钾:在应用肾上腺皮质激素治疗时应口服或静脉补钾。

2. 极化液(又称三联液):成人每次10%葡萄糖溶液1000ml+10%氯化钾30ml+胰岛素16~20U,静脉滴注,每日1次,可连用14~20天。

(九) 避免加重病情的因素

避免过劳、感染、情绪过度波动和饮酒。慎用阻滞神经-肌肉接头处传递功能的药物,迫不得已使用时,应相应调节胆碱酯酶抑制剂的剂量,警惕危象的发生。肾上腺皮质激素可使病情一过性恶化,在使用初期应小心。

重症肌无力患者禁用和慎用的药物如下:

1. 抗生素类药物

(1) 氨基苷类抗生素:如庆大霉素、链霉素、卡拉霉素、妥布霉素等。

(2) 多黏菌素类抗生素:如多黏菌素B和黏菌素。

(3) 四环素类抗生素:如多西环素、四环素和金霉素眼膏。

(4) 喹诺酮类抗生素:如环丙沙星、氧氟沙星等。

(5) 大环内酯类抗生素：如红霉素、吉他霉素、阿奇霉素、交沙霉素等。

(6) 其他：如林可霉素、克林霉素、万古霉素、杆菌肽和磺胺类药物。

2. 其他类需慎用的药物：镁盐、麻醉药、肌肉松弛剂、安眠药、镇静药、三环类抗抑郁药、青霉胺、普萘洛尔、苯妥英钠、卡马西平、氯丙嗪、奎宁、蛇毒制剂、肉毒毒素和破伤风抗毒素等。

3. 可以考虑应用的抗生素

(1) 青霉素类抗生素：青霉素、羧苄西林。但也有报道氨苄西林导致症状加重的个案。

(2) 头孢菌素类抗生素：如头孢哌酮、头孢曲松、头孢噻肟钠等。

(3) 氯霉素。

(4) 碳青霉烯类抗生素：如亚胺培南、美洛培南、帕尼培南等。

【重症肌无力危象的抢救】

1. 及时识别危象并保证有效通气是抢救危象的关键。

2. 需在重症监护病房进行抢救和观察。

3. 胆碱酯酶抑制剂：当确诊为肌无力危象时，立即肌内注射新斯的明 1.0～1.5mg+阿托品 0.5mg。如果心率明显加快，则可不注射阿托品。密切观察呼吸道变化，如果无明显二氧化碳储留，可使用 BiPaP 呼吸机保证氧气供给。

4. 气管插管和辅助通气：当注射新斯的明不能完全缓解危象或反复发生危象者，应进行气管插管并连接呼吸机进行辅助呼吸。有条件的医疗机构应采用经鼻腔气管插管，这样可以保持 2 周左右不必进行气管切开。

5. 干涸疗法：在人工辅助呼吸保证下，停用胆碱酯酶抑制剂 72 小时以上，再从小剂量开始给药。

6. 控制肺部感染：应用足量的、有针对性的、对神经肌肉接头无阻滞作用的抗生素。

7. 肾上腺皮质激素：肾上腺皮质激素不是抢救危象的药物，而且会加重肺部感染，但使用激素能抑制抗体的产生，是使危象缓解恢复的重要方法。根据情况可选择中小剂量开始用药,逐渐加量。也有报道大剂量使用甲泼尼龙能加速恢复的小规模研究。同时也可以使用免疫抑制剂。

8. 血浆交换疗法或 IVIG:是缩短带机时间的重要手段,二者疗效相似,可选择一种。

9. 脱离呼吸机 经过上述处理后,大部分患者在 2 周左右能逐渐脱离呼吸机。但需注意,严重的肺部感染往往是延长带机时间的重要因素。长时间不能脱离呼吸机有可能导致呼吸肌萎缩。

10. 缓解期的治疗:症状缓解后继续按计划使用胆碱酯酶抑制剂、激素和免疫抑制剂治疗。如果条件许可,可进行胸腺切除治疗。

【预后】

追求正常的生活质量是治疗的目标。约 80% 的患者能有基本正常的生活,但需警惕复发。约 15% 的患者会有较明显的肌无力和疲劳症状,而且生活质量及工作能力受到影响。本病的死亡率为 4% ~ 6% ,与危象或心脏异常有关。

(卜碧涛　杨明山)

第二节　Lambert-Eaton 肌无力综合征

Lambert-Eaton 肌无力综合征(Lambert-Eaton myasthenic Syndrome,LEMS)是一种神经-肌肉接头处传递障碍性疾病。大部分患者血清中可发现 P/Q 型电压门控钙通道(voltage-gated calcium channels,VGCC)抗体,往往与恶性肿瘤有关,少部分患者与自身免疫性疾病相关。

【病因】

本病的发生与突触前膜中量子释放减少有关,由 VGCC 抗体介导。抗体直接作用于突触前的钙离子通道,造成神经冲动引起的含乙酰胆碱的量子释放量减少,导致神经肌肉传递障碍而出现临床症状。用钾离子通道阻滞剂可使量子释放量增加而改善症状。肌无力综合征常伴发癌肿、甲状腺功能亢进、甲状腺功能减退、干燥综合征等其他自身免疫疾病。

【诊断】

（一）临床表现

1. 症状：40 岁以上男性发病居多，男女之比为 4.7∶1。2/3 的患者伴发肺癌，以燕麦细胞型肺癌最多见。也可见于乳癌、胃癌、前列腺癌、直肠癌、网状细胞肉瘤等。癌肿可发生于肌无力症状之前，亦可在肌无力症状数年之后才发现癌肿。有 10%～15% 的患者不伴发癌肿。非癌性 LEMS 可发生于任何年龄，甚至儿童。可同时伴发甲状腺功能亢进、甲状腺功能减退、Sjögren 综合征、青年型糖尿病、恶性贫血等，某些非癌性 LEMS 的患者生长发育迟缓。有报道，本病与重症肌无力合并发生。

（1）四肢及躯干肌无力，近端重于远端，下肢重于上肢，脑神经支配肌群很少受累。但报道有眼肌无力，眼睑下垂。而构音和吞咽障碍少见。

（2）活动后症状减轻，暂时用力收缩后肌力反而增加。继续用力时肌力则减退，行抗胆碱酯酶药物治疗时，肌力改善不明显。

（3）约 80% 的患者伴有自主神经症状，如唾液、泪液、汗液分泌减少，以及口干、食欲缺乏、便秘、阳痿、体位性低血压、瞳孔反应异常等。

2. 体征：神经系统检查可见腱反射减弱或消失，但多次叩击后，腱反射可短时间内转为正常，以后又明显减退。但无肌萎缩及其他神经系统体征。

（二）实验室检查

1. 新斯的明试验可阳性，但不如重症肌无力敏感。

2. 肌电图：静息肌肉用单个电刺激时诱发电位振幅减小，肌肉最大活动后几秒钟内或强直性刺激时振幅可增加。低频（3Hz）重复电刺激时，波幅变化不大，高频（10Hz 以上）刺激时，波幅增高达 200% 以上。

3. 血清 VGCC 抗体 IgG 滴度增高，而 AChR-Ab 阴性。

（三）鉴别诊断

肌无力综合征需与镁中毒、锰中毒、重症肌无力、吉兰-巴雷综合征、周围神经病、多发性肌炎或肉毒中毒等病相鉴别。

【治疗】

1. 安贝氯铵：60～90mg，每日 3～4 次口服。部分患者可取得一定程度的肌力改善。

2. 3,4-二氨基吡啶（3,4-diaminopyridine）：自 5mg 开始逐渐增加剂量，每天 10～20mg，分 4 次口服，此药不良反应少，相对无毒性，有时服药后约 1 小时发生口周或更广泛的感觉异常。病情严重时，可将乙酰胆碱酯酶抑制剂、免疫抑制剂与此药联合应用疗效更好。

3. 盐酸胍乙啶（guanidine hydrochloride）：10mg/（kg·d）分 3 次口服。此药不良反应较大。

4. 硫唑嘌呤（azathioprine）：2mg/（kg·d）分次口服和泼尼松（prednisone）隔日 50～60mg 一次顿服，对非肿瘤性患者有效。待疗效稳定后逐渐减量维持。

5. 血浆置换疗法，此疗法与硫唑嘌呤或泼尼松联合应用效果最好。一般交换 5～15 次，效果较明显。

6. 避免应用钙离子通道阻滞剂及 β-受体阻滞剂，能影响神经肌肉接头传递的药物也应禁用。

7. IVIG 也可试用。

8. 合并有肿瘤时，依据病情选择相应治疗。

肌肉疾病

肌肉疾病简称肌病（myopathies），是原发于肌肉的疾病或系统性疾病累及肌肉，表现为肌肉无力、疲劳、疼痛、萎缩、肥大、痉挛、抽搐、僵硬或运动不耐受等。有时人们把周围神经病变和神经肌肉接头处病变所导致的疾病与肌病一起统称为神经肌肉疾病（neuromuscular diseases）。

本节主要介绍肌病。

按照病因学，临床上把肌病基本分为遗传性肌病（inherited

forms）和获得性肌病（acquired myopathies）（表 18-2）。

表 18-2　肌病分类

分类	基本特征
遗传性肌病	
1. 肌营养不良	一组肌肉退变性疾病，肌肉再生能力缺乏，导致进行性肌肉退变、坏死。表现为肌肉无力及萎缩，最终导致生活能力丧失或早亡
2. 肌强直症	属于离子通道病。表现为肌肉不能放松和肥大。需与神经性肌强直进行鉴别
3. 先天性肌病	出生时往往有肌无力症状，还包括疲劳、身材矮小、运动不耐受及疼痛等。往往为非进行性。不是由于炎症或肌肉坏死所致，一些光镜下可见的改变所致肌肉收缩能力下降
4. 线粒体肌病	一组由于线粒体能量代谢受损所致的细胞病，以肌肉和其他高代谢器官受累为表现（包括心脏、大脑、周围神经、视神经等）
5. 家族性周期性麻痹	离子通道病。周期性发作的四肢或肌群无力，伴有 K^+ 浓度改变。可合并持续性肌无力和肌强直
6. 代谢性肌病	为糖原或脂质代谢异常所致的系统性疾病，可以合并大脑、心脏、肝脾等器官病变。肌肉无力可以为持续性或发作性。也是横纹肌溶解症的一个常见原因
7. 包涵体肌炎（病）	进行性肌肉无力、萎缩。病理学上肌纤维有镶边空泡形成及包涵体沉积
获得性肌病	
1. 外来物质所致肌病	如药物、类固醇、乙醇及毒素等

续表

分类	基本特征
2. 特发性炎症性肌病	病因不明,包括多发性肌炎和皮肌炎,属于自身免疫性疾病
3. 感染性肌炎	细菌、病毒、寄生虫等感染所致
4. 横纹肌溶解症	多种原因所致急性广泛性横纹肌坏死,表现为广泛性肌痛、无力、极度升高的肌酶和肌红蛋白。重症患者会导致肾功能不全
5. 骨化性肌炎	因外伤或遗传因素所致局部性或广泛性骨骼肌异常钙化和肌肉萎缩
6. 系统性疾病所致肌病	内分泌病、结缔组织疾病、感染、肿瘤、营养障碍或重症系统性疾病所致肌病

周期性麻痹

周期性麻痹(periodic paralysis)是以反复发作的骨骼肌弛缓性瘫痪或无力为特征、与钾离子代谢异常有关的一组离子通道病(channelopathies)。发作时大多伴有血清钾含量的变化,以低血钾型最多见,也可高血钾型或正常血钾型。可合并甲状腺功能亢进、肾衰竭和代谢性疾病。部分患者家族遗传性,散发性也比较多见。

【家族性周期性麻痹】

本病是一组具有不同外显率的常染色体显性遗传性疾病,包括以下类型:

1. 低血钾型周期性麻痹:血钾从血液中流入肌细胞导致低血钾。55%~70%的病例为CACNA1S基因突变所致,8%~10%为SCN4A突变。

2. 高血钾型周期性麻痹:血钾从肌纤维流入血液中导致血钾升高,发作间歇期可有肌强直,为SCN4A基因突变所致。高龄患者可进展为慢性进行性肌病。

3. 先天性副肌强直:常为高钾性周期性麻痹的伴随症状,或独立存在。多为SCN4A基因的1313位和1448位密码子突变所致。

4. Andersen-Tawil 综合征：症状包括周期性麻痹、心律失常、晕厥及猝死等。发作时血钾可以降低、增高或正常。此外，患者还可以有脊柱异常、手指或足趾发育异常、下颌发育不良及低耳垂等。Ⅰ型由 KCNJ2 基因突变所致，Ⅱ型的致病基因还未明确。

【发病机制】

本病的发病机制不清楚，大多数学者认为与钾离子浓度在细胞内外的波动有关。其肌膜电位的改变，引起钾钠离子的运转障碍而发病。

【诊断】

（一）临床表现

1. 症状：任何年龄均可发病，往往从青少年开始发病，男性多于女性。随年龄增长发作次数渐减少。多次发作后部分患者会发生持续性肌无力和肌肉萎缩。疲劳、受凉、酗酒、饱餐、剧烈运动、外伤、妊娠、精神刺激常诱发本病。亦可见使用肾上腺皮质激素、甲状腺素、葡萄糖或胰岛素的静脉注射时诱发。

（1）常于夜间睡眠或清晨起床时，肢体肌肉对称性无力或完全瘫痪，可伴有肢体酸胀、针刺感等。发生无力前，可有激动、恐惧、关节酸痛、口干、出汗等前驱症状。瘫痪的肢体近端重于远端，下肢重于上肢；可以从下肢逐渐累及上肢，数小时至 1 ~ 2 天达高峰。部分患者可能仅有一些肌群无力、痉挛或肌肉强直。

（2）膈肌较少受累，少数严重者可发生呼吸肌麻痹。心律失常较常见，往往是猝死的原因之一。脑神经支配肌一般不受影响，括约肌不受累，感觉正常。

（3）发作经数分钟、数小时至数日逐渐恢复。瘫痪最早的肌肉先恢复。发作频率不等，多为数周或数月 1 次。个别病例每天发作，也有数年 1 次或终身仅发作 1 次。发作间歇期基本正常。少数发作频繁的患者在长期疾病后出现持久性无力。如持久性无力加重时，可出现肢体远端的肌萎缩，类似“缓慢性进行性肌病”。

(4) 根据发作时血清钾水平,可分为低钾型、高钾型和正常血钾型三种。以低钾型为多见。甲状腺功能亢进伴发的周期性麻痹属低钾型,其发作频率高,每次持续时间较短,数小时至1天之内,甲状腺功能亢进控制后发作次数减少。高钾性周期性麻痹发作次数多,持续时间短。症状往往较轻,局部肌群受累常见,可合并肌强直。正常血钾型周期性麻痹可能属于高钾性周期性麻痹的一种特殊类型,无力症状往往较重,而且持续时间较长,达数天或数周。

2. 体征:患者吞咽、咀嚼、发音、眼球活动及感觉往往正常。瘫痪肢体肌张力低,腱反射减低或消失。部分肌群可有叩击性肌强直。

（二）辅助检查

1. 低钾性周期性麻痹发作时,血清钾低于3.5mmol/L。

2. 心电图可见心律失常、T波低平倒置,出现U波、ST段下降等表现。

3. 伴有甲状腺功能亢进者,血清T_3、T_4、TSH增高。

4. 高血钾性周期性麻痹发作时,血清钾增高,心电图呈高钾表现。

5. 肌电图(EMG)检查提示电兴奋阈明显增高,电位幅度降低,数量减少。完全瘫痪时,运动单位电位消失,电刺激无反应,静息膜电位低于正常。部分患者可以发现肌强直发电。长期持续性肌无力和肌萎缩患者可有肌源性改变。

6. 对低血钾性周期性麻痹诊断有困难时,可结合EMG检查和葡萄糖诱发试验来作诊断。即口服葡萄糖100g或静脉注射50%葡萄糖溶液100ml,半小时左右出现四肢无力或瘫痪为阳性。EMG示动作电位间期增宽,波幅降低。做葡萄糖诱发试验有风险,一般不要轻易使用。

（三）鉴别诊断

应与急性感染性多发性神经炎、多发性肌炎及其他各种能引起低钾瘫痪的疾病相鉴别,如低血钾软病、原发性醛固酮增多症、失钾性肾炎、肾小管酸中毒、糖尿病性酸中毒、甲状腺功能亢进、腹泻、药源性低钾麻痹(氢氯噻嗪等利尿剂及甘草中毒等)。

肌红蛋白尿症也可表现为急性下运动神经元麻痹，在几天内恢复，其肌肉疼痛，尿呈棕红色可与周期性麻痹鉴别。癔症性瘫痪无腱反射和肌电反应性的改变可与正钾性周期性麻痹鉴别。高血钾性周期性麻痹应与肾功能不全、肾上腺皮质功能减退、醛固酮缺乏症及服用螺内酯等药物所致高血钾性麻痹相鉴别。

【基因突变与基因诊断】

由于还有没能被识别的基因导致本病，故发现了基因突变能明确诊断，没有发现基因异常却不能排除诊断。中国散发病例居多，即使患者没有类似疾病家族史，有条件的医疗机构也需进行基因诊断。可以预期，会有越来越多的与本病的发生有关的突变基因被鉴定出来。

【治疗】

1. 避免各种诱发因素，如受冻、饱餐、酗酒、精神刺激、外伤等，可减少复发。

2. 低血钾性周期性麻痹发作时，口服 10% 氯化钾溶液或 10% 枸橼酸钾溶液 30～40ml。24 小时内再分次口服，总量不超过 10g。病情严重者可用 10% 氯化钾溶液 30ml 加至 5% 葡萄糖溶液或生理盐水 500ml 中，缓慢静脉滴注，每小时输入不超过 1g。每使用一个剂量后，密切观察肌力、EKG 及血钾的变化，因患者体内总钾并不缺乏，过量极易导致高血钾。

3. 对发作频繁者，发作间歇期可选用钾盐 1g，每日 3 次口服；螺内酯 200mg，每日 2 次；或乙酰唑胺 250mg，每日 3～4 次口服，以预防发作。

4. 伴有甲状腺功能亢进者，应同时治疗甲状腺功能亢进。对继发性周期性麻痹者，应行原发病的病因治疗。

5. 高血钾性周期性麻痹发作时，以 10% 葡萄糖酸钙溶液 10～20ml，静脉注射或口服葡萄糖溶液 2g/kg 和皮下注射胰岛素 10～20U；或给 10% 葡萄糖溶液 500ml 加胰岛素 10～20U，静脉滴注；或高血糖素（glucagon）0.5～1mg，皮下或肌内注射。发作频繁者，可用乙酰唑胺 250mg，每日 2～4 次口服，或氢氯噻嗪 25mg，每日 2～3 次口服，或二氯苯二磺胺 25mg，每日 2～4 次口服，可预防发作。对伴有肌强直的高钾性周期性麻痹，可用美西律(mexiletine)50mg,每日3次口服进行预防。

6. 正常血钾性周期性瘫痪发作时,用大剂量生理盐水静脉滴注可使瘫痪恢复。伴有心律失常引起的正常血钾性周期性麻痹时,用钾盐治疗有效;加入葡萄糖和胰岛素时疗效增加。乙酰唑胺250mg,每日2~4次口服,可预防发作。

7. 对各型周期性麻痹的治疗,要迅速纠正电解质紊乱,反复做心电图检查,以防呼吸肌麻痹和心律失常所致死亡。

(卜碧涛　王　晶　唐颖馨　徐金枝)

第三节　代谢性肌病

代谢性肌病是一组基因缺陷所致的酶缺陷性遗传性肌肉疾病。提供肌肉能量的物质来源为脂肪酸和葡萄糖,其中任何一种物质的代谢异常均会导致肌肉能量代谢异常而发生肌肉疾病,产生的症状包括急性或慢性的肌肉疼痛、疲劳、横纹肌溶解症、肌红蛋白尿症和类似于肌营养不良的进行性肌无力和萎缩等。线粒体是能量代谢的场所,线粒体基因组缺陷也会导致肌肉及其他器官(如心脏、大脑、视神经或周围神经等)的损害。

根据能量代谢异常的种类把累及肌肉的代谢性异常划分为脂质沉积性肌病、糖原病性肌病及线粒体肌病。

一、脂质沉积性肌病

持续的肌肉活动依赖于脂肪代谢提供的能量。在线粒体内发生的脂肪氧化磷酸化是关键性环节。肉碱(carnitine)活化脂肪酸转运至线粒体进行β氧化,其缺乏或肉碱酯酰转移酶Ⅰ或Ⅱ(CPTⅠ、CPTⅡ)会导致脂肪酸不能在线粒体内有效代谢而发生肌肉疾病及其他重要器官病变。

从病理生理的角度,可以把脂质沉积性肌病分为以下三类:

1. 脂肪酸氧化障碍:主要为肉碱缺乏症及CPT缺陷。
2. 三酰甘油代谢缺陷。
3. 三酰甘油及细胞膜磷脂生物合成缺陷。

脂质沉积在肌肉活检切片 ORO 染色和 Sudan Black 染色光镜下能显示脂质呈油滴状颗粒(图 18-1),电镜能进一步明确其聚集。

原发性肉碱缺乏症(primary carnitine deficiency,PCD)是 OCTN2 基因突变所致的肉碱转运载体蛋白缺乏症,常常表现为进行性肌肉无力和萎缩,运动、饥饿、感染或呕吐后会导致肌肉尤其是肢带肌疼痛和痉挛。部分患者为发作性肢带肌无力而萎缩不明显。严重病例可能出现心、肝、肾等重要器官病变。肌酶和肌红蛋白一般均升高,急性发作时会显著升高甚至导致横纹肌溶解症和肌红蛋白尿症。发作时测定血浆肉碱水平可以确诊。肌肉活检可以发现肌纤维内明显脂质沉积(图 18-1)。口服 L-肉碱[100 ~ 200mg/(kg · d)]能使多数患者获益,能显著改善肌力和心脏病变。

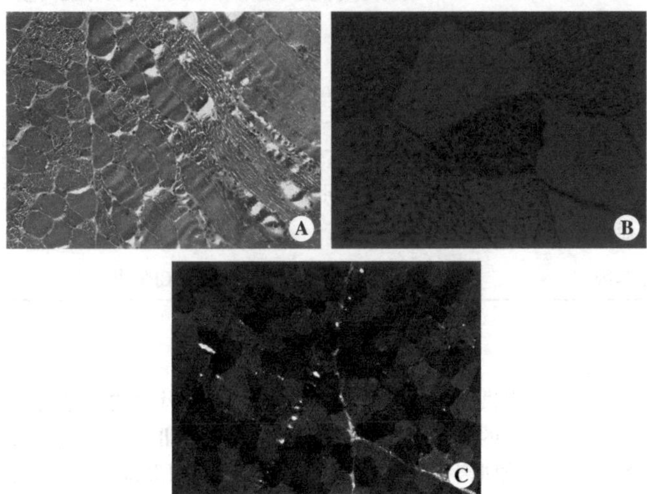

图 18-1　HE 染色(A,×20)显示部分肌纤维有大量空泡,为脂质流失后的空泡。ORO(B,×40)及 Sudan Black 染色(C,×20)显示聚集的脂滴

CPT 缺乏症为常染色体隐性遗传性疾病,是发作性肌无力和肌红蛋白尿症的常见原因。男性较易受累,往往青春期后开始发病。在剧烈运动或饥饿后出现肌肉疼痛、僵直、痉挛和无

力，严重时因横纹肌溶解导致肌红蛋白尿(深咖啡色)和肾功能不全。发作时血 CK 及肌红蛋白显著升高。发作间歇期患者肌力及 CK 往往正常。其诊断依赖于测定肌肉 CPTⅡ活性或皮肤成纤维细胞培养测定 CPTⅡ水平。本病主要与 V 型糖原病(McArdle 病)进行鉴别(表 18-3)。目前无特效治疗，主要是预防性的，包括不进行长时间的剧烈运动和饥饿，补充糖类能提高肌肉耐力。

表 18-3　CPT 缺乏与 V 型糖原病的鉴别

	McArdle 病	CPT 缺乏
运动	短时剧烈运动往往导致肌肉痉挛及疼痛	长时间运动后导致肌痛和压痛而没有肌肉痉挛，饥饿后加重
第二次风暴现象	存在	缺乏
发作肌红蛋白尿	50% 左右	常见
间歇期血钾	升高	正常
前臂缺血试验	缺乏正常的乳酸升高	正常
肌肉活检	糖原沉积	可能正常
基因	11q13	1p32（CPT Ⅱ）

二、糖原病性肌病

糖原是提供肌肉能量的主要物质之一，其代谢异常会导致多种细胞组织的异常，包括肌肉。其中糖原病Ⅱ、Ⅲ、Ⅴ、Ⅶ、Ⅻ及ⅩⅣ型会导致肌肉病变，主要表现为肌无力、肌萎缩、运动后疼痛、肌肉痉挛、僵硬、疲劳或肌红蛋白尿症等。这类疾病往往从儿童或婴儿期开始，可以合并肝脏肿大、心肌病变及中枢神经系统异常等。CK 往往持续性升高。肌肉活检能提示各种形式的糖原沉积，电镜检查发现大量糖原颗粒聚集，免疫组织化学检测能提示糖代谢酶的缺陷。结合糖代谢筛查及基因诊断，能区分各种亚型。常见的几种累及肌肉的糖原病的酶缺陷及临床特征小结如表 18-4。

表 18-4　糖原病性肌病特征一览表

糖原病	通用名	缺陷酶	肌肉症状	其他特征
糖原病Ⅱ	Pompe 病	酸性 α-糖苷酶	肌肉无力,患者往往于 2 岁前死亡。偶有成人型	肝重大,心脏异常
糖原病Ⅲ	Cori-Forbes 病	糖原脱分支酶	肌病	
糖原病Ⅴ	McArdle 病	糖原分支酶	运动性肌肉痉挛,肌红蛋白尿	肌红蛋白尿可导致肾功能不全
糖原病Ⅶ	Tauri 病	肌磷酸果糖激酶	运动性肌肉无力和痉挛	生长发育迟滞,溶血性贫血
糖原病Ⅻ	无	醛缩酶 A	运动不耐受,肌肉痉挛	
糖原病ⅩⅣ	无	β-烯醇化酶	运动不耐受,肌肉痉挛	

三、线粒体脑肌病

线粒体脑肌病是一组因线粒体代谢酶缺陷而导致线粒体能量代谢障碍的多系统疾病。若临床上以骨骼肌受损为主,则称“线粒体肌病”;若同时侵犯中枢神经系统,则称“线粒体脑肌病”。

【病因】

线粒体是生物体获取能量来源的生化装置。本病由于线粒体 DNA(mtDNA)突变造成线粒体 ATP 产生减少,以致不能满足需要高能量供应的器官(脑、周围神经、视神经、心肌、骨骼肌、肝和肾)行使正常功能的需要而产生相应的临床症状。

【病理】

肌肉活检新鲜冰冻切片,在 Gomori、NADH、SDH 或 COX 染色后呈现大量线粒体积聚于肌纤维周边,呈“破碎红纤维”(ragged red-fiber,RRF)样外观。电镜见线粒体数目明显增多,形态发生改变,并可见脂肪堆积及结晶样包涵体或嗜锇酸包涵体,线粒体嵴排列紊乱(图 18-2)。

【诊断】

(一) 临床表现

1. 慢性进行性眼外肌麻痹

(1) Kearns-Sayre 综合征:由固定的三联征组成,即 20 岁以前发病;慢性进行眼肌麻痹;眼色素视网膜病变。除此以外,尚具备下列症状之一:心脏传导阻滞、小脑性共济失调、脑脊液蛋白含量超过 100mg/L。几乎所有病例在肌肉组织化学染色时发现“破碎红纤维”。

(2) 线粒体周围神经病胃肠型脑病(mitochondrial neuropathy gastro-intestinal encephalopathy,MEGIE)或称线粒体脑肌病伴多发周围神经病、眼肌麻痹和假性肠梗阻(mitochondrial polyneuropathy ophthalmoplegia and pseudo-obstruction,MEPOP):此综合征见于儿童期,临床表现为终身营养吸收障碍,后期可出现假性胃肠道梗阻和营养不良,另有感觉运动性多发性神经炎和眼外肌麻痹。

2. 无眼肌麻痹的多系统神经综合征

(1) 线粒体脑肌病伴乳酸中毒和卒中样发作(mitochondrial

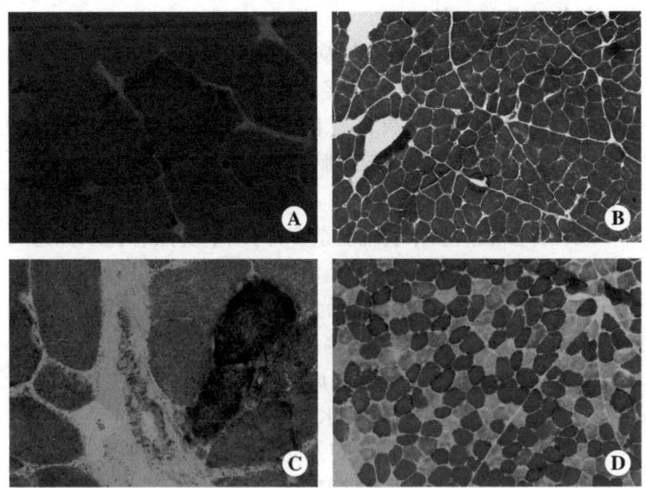

图 18-2　HE（A，×40）、Gomori（B，×20）、SDH（C，×40）及COX（D，×20）染色示破碎红纤维（RRF）。SDH 染色还显示血管染色（SDH-stained vessels，SSV）

encephalomyopathy lactic acidosis and stroke-like episodes，MELAS）：40 岁以前发病，儿童及青少年多见。临床表现有癫痫发作、卒中样发作所造成的亚急性脑功能障碍，可致精神衰退和痴呆。也可有乳酸中毒及近端肌无力性肌病等其他异常。CT 和 MRI 显示的脑内病变范围和主要血管分布不一致，脑内病灶与局部代谢障碍有关。

（2）肌阵挛癫痫伴肌肉“破碎红纤维”综合征（myoclonic epilepsy with ragged red fibers，MERRF）：临床特征为儿童和青年期发病的肌阵挛、小脑性共济失调、肌阵挛样癫痫发作和线粒体脑疾病常见的神经系统与生化代谢异常。CT 和 MRI 可见小脑萎缩、白质脑病。

3. 其他伴有 mtDNA 缺陷的疾病

（1）Leigh 综合征（Leigh syndrome）：多在婴儿出生后数月开始出现呼吸困难、进食困难、哭声低微、四肢肌张力低下；以后出现视力、听力减退，眼球震颤，共济失调，智能减退和抽搐。生化检查可在不同组织中或培养的成纤维细胞中测出细胞色素 c 氧化酶及其亚基缺乏。

(2) Leber 遗传性视神经病(Leber's hereditary optic neuropathy, LHON):主要侵犯年轻男性,临床表现为亚急性无痛性、双侧视力减退,伴中央盲点和视神经萎缩。双眼可同时和先后受累。本征和其他线粒体脑肌病很少有相似之处。

(二) 诊断要点

线粒体脑肌病临床表现复杂多样,以下要点有提示性意义(表 18-5):

1. 四肢近端为主的肌肉无力、肌萎缩和疲劳,可有眼外肌麻痹、心脏异常或视神经损害等。

2. 中枢神经系统病变的临床表现。

3. 往往有血乳酸、丙酮酸水平增高。

4. 肌电图多呈肌源性改变,部分病例可合并轴索病变(如 NARP)或脱髓鞘改变(如 MNGIE)。

5. 肌肉活检可查到大量 RRF,电镜可见多种形式的线粒体形态及内部结构异常。

6. MRI 及 MRS 对脑及肌肉进行影像学及代谢产物分析,有助于发现代谢异常。

7. 基因诊断。

(三) 鉴别诊断

临床表现方面需与重症肌无力、先天性肌病、代谢性肌病及进行性肌营养不良等疾病鉴别。肌肉活检能提供有用的信息,基因分型可确诊。

【治疗】

对本组疾病的治疗从根本上讲应为基因治疗,国内外对此症尚缺乏成熟的治疗经验。有报道,静脉滴注 ATP 80 ~ 120mg 及辅酶 A 100 ~ 200U,每日 1 次,持续 10 ~ 20 天,以后改为口服,多数患者的症状可得到改善。给予辅酶 Q_{10} 可能有益。经验性使用皮质激素也可能有所帮助。若发现酶复合体活性降低,可用维生素 K_3、维生素 C 及大剂量 B 族维生素治疗。

表 18-5　常见线粒体肌病的临床特征及基因诊断

疾病种类	临床特征	基因
CPEO(包括 KSS)	慢性进行性眼外肌麻痹	mtDNA deletion
MELAS	运动不耐受、身材矮小、卒中样发作的脑功能障碍、乳酸血症等	mtDNA(3243)(AG mutation) mtDNA(3271)(TC mutation)
MERRF	进行性肌阵挛性癫痫、身材矮小、听力障碍、乳酸血症、运动不耐受及破碎红肌纤维	mtDNA(8344)(AG mutation) mtDNA(8356)(TC mutation)
Leigh(亚急性硬化性脑病)	多为发生于儿童早期的全脑功能衰退,如智力减退、意识障碍、抽搐及运动障碍等	ATPase8(8993)(TG mutation)
MNGIE	胃肠功能异常(假性肠梗阻)及周围神经病	mutations inTYMP
Pearson 综合征	主要症状为贫血及胰腺外分泌功能异常,可合并肌肉无力及神经系统功能异常,在婴儿期往往是致命性的	mtDNA deletion
LHON(Leber 遗传性视神经病)	发生于儿童期的进行性视神经退行性变所致视力减退	mtDNA(11778)(GA mutation) (3460)(14484)……
NARP	进行性发生的周围神经病、共济失调、色素性视网膜炎及眼睑下垂和痴呆	ATPase6(8993)
Alpers 病(进行性硬化性灰质营养不良)	婴儿期发病的精神运动发育迟缓、难治性癫痫、视力障碍及运动障碍等	POLG

剧烈运动会加重能量代谢障碍，应予避免。

（卜碧涛　陈　博　王宏毅）

第四节　进行性肌营养不良症

进行性肌营养不良症（progressive muscular dystrophies）是一组有遗传因素的慢性进行性肌肉无力和萎缩，是原发于肌肉组织的变性疾病，表现为不同程度和不同分布的骨骼肌进行性无力与萎缩，亦可累及心肌。

【发病机制】

本组疾病大部分与基因异常有关。

【临床类型】

见表 18-6。

【实验室检查】

1. 血清酶学检查：如肌酸磷酸激酶（CK）、乳酸脱氢酶（LDH）及醛缩酶等酶活性均升高，尤以 CK 最敏感。

2. 肌电图：可见肌源性损害的表现，但各型略有差异。强直性肌营养不良可见强直放电。

3. 肌肉 MRI：对肌肉受损分布情况进行确定。

4. 肌肉活检：对识别肌肉病变有较大意义。宜选择中度受损的肌肉进行活检。主要特征为不同程度的肌纤维坏死、变性、再生及结缔组织增生。部分坏死肌纤维内部或周围可有少许炎性细胞浸润。

5. 基因诊断：对于肌肉活检提示的病理改变和临床类型，初步确定候选基因后进行基因诊断，而对于基因缺陷明显的 DMD、BMD 及肌强直性肌营养不良症可不必进行肌肉活检而直接进行基因诊断。

6. 其他检查：包括评价心脏、骨骼、大脑等器官，可选择相应的检查方法。

【治疗】

本病目前尚无根治方法。以支持治疗为主，做一些力所能及的事情，鼓励患者尽可能保持乐观和质量较高的生活。饮食以高动物蛋白质、低糖类和低脂肪为主，以避免肥胖。避免过

表 18-6　肌营养不良症的临床类型

疾病类型	致病基因	临床特征
Becker 型肌营养不良	DMD	Becker 型肌营养不良(BMD)是 Duchenne 型肌营养不良(DMD)的一个变异型,病情较轻。它主要是由于抗肌萎缩蛋白(dystrophin)缩短导致其功能部分缺失而致病。一般只发生于男孩,存活期较长
Duchenne 型肌营养不良	DMD	Duchenne 型肌营养不良(DMD)是最常见的儿童型肌营养不良。通常为男孩发病,当患儿开始走路时表现出明显的临床症状。10 岁左右需拐杖帮助行走,多数患儿 12 岁时不能行走,需坐轮椅。通常于 25 岁左右死亡,但因人而异。抗肌萎缩基因缺失时可导致 DMD。抗肌萎缩蛋白越少,症状越重。该基因位于 X 染色体上,主要影响男性,而女性作为致病基因携带者,可有轻微症状。该基因散在突变也经常发生,这类患者占总患者数的 1/3,其余 2/3 为隐性遗传
先天性肌营养不良	多样	出生时即起病,症状包括全身肌无力及骨关节畸形,疾病进展较慢,存活期缩短。先天性肌营养不良症状多样。肌肉病变可轻可重。病变可以仅局限于骨骼肌,也可以同时伴有脑及其他器官损害。许多类型的先天性肌营养不良病因为蛋白缺陷,这种缺陷被认为与抗肌萎缩蛋白-糖蛋白复合物以及肌细胞周围的微孔结构之间的连接有关。一些类型的先天性肌营养不良表现为严重脑畸形,如无脑回畸形和脑积水

续表

疾病类型	致病基因	临床特征
远端型肌营养不良	DYSF	远端型肌营养不良的发病年龄为20～60岁。症状包括手、前臂和小腿无力及萎缩;进展较慢,寿命不受影响。Miyoshi远端肌病是远端型肌营养不良的一种,最先出现腓肠肌无力。其致病基因与其中一种肢带型肌营养不良的致病基因相同。Nonaka型为常染色体隐性遗传性包涵体肌病,往往从下肢远端肌肉开始发病,逐渐累及肢体近端和躯干。病理性特征为退变坏死肌纤维出现大量镶边空泡,但不含炎症细胞
强直性肌营养不良	DMPK,ZNF9	强直性肌营养不良是常染色体显性遗传疾病,表现为肌强直、肌萎缩和肌无力。发病年龄多为年少年或中年,呈进展性病程。患者个体的临床表现和严重程度差异较大,可累及心脏、内分泌器官、眼睛和胃肠道等。强直性肌营养不良1型(DM1)也被称为Steinert病,是最常见的类型,由强直性肌营养不良蛋白(DMPK)DNA序列中短重复序列(CTG)异常扩增引起。强直性肌营养不良2型(DM2)较少见,由ZNF9(锌指蛋白9)基因的CCTG序列扩增引起
Emery-Dreifuss型肌营养不良	EMD,LMNA	Emery-Dreifuss型肌营养不良患者通常于儿童及青少年早期起病,伴有挛缩。临床表现包括肌无力和萎缩,开始于四肢远端肌肉,逐渐进展累及肢带肌。很多患者伴有心脏传导功能障碍和心律失常,有增加卒中和猝死的风险。根据遗传模式不同可分为3个亚型:X-连锁型、常染色体显性遗传型和常染色体隐性遗传型,其中X-连锁型最常见。每种亚型在其流行和症状方面都有所不同。该病由LMNA或EMD基因突变引起,其中EMD基因突变更常见,两种基因都编码核膜蛋白。但是这种突变的机制还不清楚

续表

疾病类型	致病基因	临床特征
面肩肱型肌营养不良(FSHD)	DUX4	面肩肱型肌营养不良最先累及面部、肩部及上臂肌肉,呈进行性肌无力。通常青少年期起病。一些患者呈严重肌无力症状。部分患者肌肉活检可发现炎性细胞浸润,注意和炎性肌病进行鉴别。其遗传模式为常染色体显性遗传,但也有相当一部分患者为自发突变。D4Z4 重复序列缺失及 DUX4 基因异常导致 FSHD 发病。男女均发病
肢带型肌营养不良(LGMD)	多样	LGMD 主要为儿童发病,性别无差异。累及上臂和大腿肌肉。LGMD 有很多类型,表现为不同的遗传模式(常染色体隐性遗传和常染色体显性遗传)。常染色体隐性遗传的患者有两份缺陷基因,分别来自于父亲和母亲。常染色体隐性遗传的 LGMD 比常染色体显性遗传者更常见,通常在儿童或青少年期起病。常染色体显性遗传者,通常成年期起病。一些隐性遗传类型与组成抗肌萎缩蛋白-糖蛋白复合物的蛋白缺陷有关。一些症状较轻的患者可以在某些帮助下过基本正常的生活,而一些症状严重的患者往往死于心肺并发症
眼咽型肌营养不良	PABPN1	发病年龄为 40 ~ 70 岁,表现为眼睑、面部及咽喉部肌肉无力,逐渐累及骨盆及肩部肌肉。发病与 PABPN1 扩增有关,其作用是控制一些功能性基因的蛋白翻译
肌原纤维性肌病(myofibrillar myopathy)	多样,包括 desmin、myotilin、flamin 等蛋白基因突变	为一组异质性的在病理性上表现为肌原纤维结构破坏和肌纤维蛋白(Desmin)异常聚集的肌病。临床表现各异,多在中青年发病,肢体近端、远端等肌肉受累。部分患者有心脏异常
遗传性包涵体肌病	GNE 基因突变	多为常染色体隐性遗传。多为肢带肌或远端肌肉受累,眼外肌和咽喉部肌肉一般不受累。组织学特征为肌病象合并镶边空泡,但缺乏肌内炎及非坏死性肌纤维内的炎性细胞浸润

度劳累，防止继发感染。要做好遗传咨询、产前检查，携带者的家谱分析和检查对预防本病的发生有重要意义。

1. 泼尼松：有研究认为激素治疗对 DMD 可能有短时帮助。

2. 可选用维生素 E、辅酶 Q_{10}、甘氨酸、核苷酸或 ATP 等。

3. 对于肌强直性肌营养不良，可选用苯妥英钠或卡马西平治疗。

4. 适当参加体育活动，按摩、体疗、被动运动等有助于改善肢体功能，延缓残疾时间。

5. 卧床者应预防压疮和肺部感染。

6. 外科手术矫形治疗：若挛缩已形成而患者仍可行走，可行筋膜切开术或肌腱延长术。脊柱侧凸影响肺通气障碍时，行脊柱固定术。

（卜碧涛　徐金枝）

第五节　先天性肌病

先天性肌病(congenital myopathies)是一组病因各异的在婴儿出生时即存在的、与肌营养不良有显著不同的肌病，是肌纤维细胞膜的异常，受累患儿往往在出生时即表现为肌无力和肌张力低下，但部分患者可能早期症状不明显，而在发育过程中甚至在成年早期才有明显表现。尽管曾认为本组肌病为非进行性，但有明确证据表明部分患者为进展性肌无力。临床上，其遗传方式可能是常染色体显性、隐性或 X 伴性遗传，而且已发现一些基因突变与本组疾病有关，故认为本组肌病是遗传性疾病。

在病理学上，主要的几种肌纤维结构的变化包括杆状体形成、中央核、轴空及肌纤维大小和类型的改变，以这些主要改变把先天性肌病命名和分类为杆状体肌病、中央轴空病、中央核肌病及先天性肌纤维类型不均衡等。

其临床诊断依赖于早期发生的肌无力、肌肉发育不良或萎缩、肌肉疲劳、疼痛、肌张力降低及可能合并骨骼或心肌异常等。肌电图及 CK 测定能提示肌肉病变，然而其确诊主要依靠肌肉病理学检查(表 18-7)。

表 18-7　先天性肌病小结

肌病种类	临床特征	病理特征	基因诊断
杆状体肌病	为常染色体隐性遗传，典型病例面部、颈部及肢体的无力	GT 染色示肌纤维周边呈红染杆状体	ACTA1、CFL2、NEB、TPM2、TPM3、TNNT1
中央轴空病	大部分患者表现为轻度肌无力，而且不随年龄增大而恶化，故识别率较低。易伴发肥厚型心肌病及恶性高热等	NADH、SDH、CCO 或 ATP 染色示肌纤维中心异常圆形淡染、I 型纤维优势	RYR1
多轴空或微轴空病	类似于中央轴空病，约半数患者为非进行性病程	肌纤维内有多个小轴空及 I 型肌纤维优势	
先天性肌纤维类型比例失调症	典型表现为肩胛、上肢、大腿及骨盆带肌无力，大部分患者为非进行性病程，能维持日常生活，但耐力差，一般不随年龄增长而恶化。偶见重症病例	I 型肌纤维直径小于 II 型肌纤维直径 12% 以上，I 型肌纤维优势	ACTA1、SEPN1
中央核肌病（肌管性肌病）	开始表现为运动后肌痛及行走困难，眼外肌受累，有周围神经受累及认知功能障碍，典型病例在中年时不能行走需坐轮椅	肌纤维中心，核成链状排列	DNM2、RYR1

本组疾病缺乏有效的治疗。然而，帮助患者缓解疼痛、康复治疗、必要的矫形和预防肺部感染或呼吸麻痹是临床医生的基本任务。

（卜碧涛　李　悦　王　晶　唐颖馨）

第六节　肌强直症

先天性肌强直（congenital myotonia）是发生在儿童早期的以骨骼肌用力收缩后放松困难为特征的疾病。症状自婴儿期或儿童期开始，逐渐进行性加重，至成人期趋于稳定。临床上有两种类型，即 Thomsen 病和 Becker 型。Becker 型发病年龄较早，症状较重，往往导致轻度肌无力。

【病因】

本病系常染色体显性和隐性遗传，多数为显性遗传，为氯离子通道基因 CLCN1 突变所致。

【诊断】

（一）临床表现

1. 男女均可发病，有家族史，一般在婴幼儿期发病。

2. 肌强直症状常至青春期才发现，表现为肢体僵硬，动作笨拙，静止休息后或寒冷环境中运动不能的症状加重。

3. 常有咀嚼后张口不能，久坐后不能站起，静坐后不能步行，握手后不能松手，打喷嚏后眼睛不能睁开等肌强直的表现，严重时似门板样跌倒。发笑后表情肌不能立即松弛和恢复正常面貌，呈现“强笑”状。

4. 上述症状在冬天和静息后初次运动较重，重复运动后症状减轻。在妊娠、激动、劳累、过度运动后强直症状加重。

5. 全身肌肉肥大，酷似“运动员”，叩击肌肉可见肌球形成，或持久性凹陷收缩。叩击大鱼际时，因肌强直而造成拇指的对掌活动受限。

6. 肌电图可见典型肌强直电位。

7. 肌酶往往正常。

8. 肌活检往往缺乏特征性改变。

9. 基因诊断:Thomsen 病只有一个 CLCN1 基因拷贝突变,而 Becker 型两个 CLCN1 基因拷贝均发生突变,故后者症状较重,发病年龄较早。

(二) 鉴别诊断

1. 强直性肌营养不良症:常伴有肌肉萎缩、脱发、白内障和内分泌功能障碍等。肌酶往往升高。

2. 周期性麻痹:往往有发作性肌无力和血钾异常。

【治疗】

抗肌强直症的药物可以缓解肌强直症状,包括苯妥英钠、奎宁、普鲁卡因胺、卡马西平及美西律等。

【预后】

本病一般不影响寿命。

(卜碧涛　王　晶)

第七节　内分泌性肌病

一、突眼性肌病

突眼性肌病是以眼外肌无力、麻痹及突眼为主要表现的肌病,又称为 Graves 病。最常并发于甲状腺功能亢进。5% 的甲状腺炎可伴发,小部分患者甲状腺功能可正常,其发病可能与免疫机制有关。

【发病机制】

本病的发病机制不清楚。其突眼的原因是眼眶内容物体积增加及眼外肌、泪腺和结缔组织内淋巴细胞、浆细胞浸润,细胞间液内黏多糖、黏蛋白增加而致肌纤维萎缩及功能障碍。

【诊断】

(一) 临床表现

1. 本病亚急性起病,缓慢进展,常在数年后稳定。

2. 一侧或双侧的眼外肌无力,眼肌麻痹,伴眼球突出、眼球疼痛、复视。

3. 体检可见眼睑下垂、眼球活动受限、视力下降、角膜溃疡、视神经萎缩，严重时球结膜水肿，角膜坏死、形成白斑，失明。

4. 大多数患者有甲状腺功能亢进的症状、体征及实验室检查异常。少数患者甲状腺功能正常，但可有 T_3 抑制试验异常、甲状腺释放激素刺激试验异常及多种甲状腺免疫检测的异常。

5. 球后 B 超、眼眶 CT 扫描和 MRI 检查，可发现眼肌肥厚、眼后组织增生，并能排除肿瘤。

（二）鉴别诊断

1. 重症肌无力：其眼肌型为眼外肌麻痹，通常在活动后加重，休息后减轻，但无突眼，新斯的明试验阳性可与之鉴别。

2. 眼肌营养不良症：本病无突眼及球后眼肌肥厚，甲状腺功能正常，并可通过血清酶活性、肌电图等与之鉴别。

【治疗】

本病无特殊治疗，伴有甲状腺功能亢进者，应积极治疗甲状腺功能亢进。部分患者给予激素及抗胆碱酯酶药物，可使眼肌麻痹有改善。有报道，用硫唑嘌呤、环磷酰胺、环孢素等治疗，疗效难以肯定。血浆置换、眼眶部放射治疗，也未能完全解决本病的治疗。为防止视神经受压失明，有学者提出行眶内减压术。

二、类固醇肌病

类固醇肌病是长期应用类固醇激素治疗后出现的肌肉无力、疼痛、萎缩，周身肌肉均可受累。在肾上腺皮质类固醇中，以含氟类皮质可的松最易引发肌病。诱发肌病的类固醇剂量因人而异，大多数在长期服用泼尼松 40mg/d 后易发生。少数服用 10mg/d 短期后也可发生。

【发病机制】

其发病与类固醇治疗剂量和时间无明显相关，故发病机制不清楚。肌肉活检示选择性Ⅱ型肌纤维萎缩。

【诊断】

（一）临床表现

1. 应用类固醇治疗后，出现对称性肌肉无力、疼痛和萎缩。

类固醇激素减量或停服后,上述症状减轻或消失。

2. 全身肌肉可累及,但以下肢最常见,肌无力从近端逐渐向远端发展,常伴有肩胛带、骨盆带和大腿肌肉疼痛、萎缩;上肢上举无力,下蹲坐起困难;偶有报道伴吞咽困难、膈肌无力致呼吸困难。一般来说,脑神经支配肌不受影响。

3. 可伴有类固醇激素治疗的不良反应,如 Cushing 综合征、骨质疏松、高血压、高血糖等。

4. 血清酶活性轻度增高,尿肌酸增高。

5. 肌电图检查可发现肌源性损害。

6. 肌肉活检示选择性Ⅱ型肌纤维萎缩。

(二)鉴别诊断

1. 多发性肌炎:多发性肌炎是以对称性四肢近端肌无力、肌肉压痛、血清酶增高为特征的弥漫性炎性肌病,其激素治疗有效。可根据体征、实验室检查、肌电图等与之鉴别。

2. 应与类风湿关节炎性肌病鉴别。

【治疗】

1. 激素减量至 10mg/d 以后多数症状消失。

2. 应用大剂量 B 族维生素。

3. ATP 40mg,每日 3 次,口服。

4. 按摩、体疗等康复训练。

三、甲状腺功能障碍与肌病

甲状腺功能障碍有甲状腺功能亢进症(hyperthyroidism,简称甲亢)和甲状腺功能减退症(hypothyroidism,简称甲减)。甲亢所致肌病包括急性甲亢性肌病、慢性甲亢性肌病、甲亢合并重症肌无力、甲亢合并周期性麻痹和甲状腺突眼性眼肌麻痹等。甲减所致肌病称甲减性肌病,还可并发重症肌无力。

急性甲亢性肌病

【概述】

本病较为罕见,一般急性起病,常在数周内出现咽喉肌无力,表现为构音障碍和吞咽困难,少数患者有眼外肌麻痹和四肢无力、震颤，急速出现的意识障碍；严重者发生呼吸肌麻痹而死亡。本病亦可合并甲状腺危象。

【临床表现】

常见症状包括眼球突出、眼肌麻痹、四肢震颤及肌束纤维，同时伴发展迅速的延髓性麻痹症状。患者出现吞咽困难、呛咳、声音嘶哑、构音障碍和四肢无力。少数患者还可出现失语、失用、舞蹈样指画动作，精神错乱、嗜睡甚至昏迷，故有人称之为甲状腺毒性脑肌病。

【诊断与鉴别诊断】

（一）诊断

1. 有明显的甲亢临床表现。

2. 有延髓性麻痹表现。少数患者有眼外肌麻痹和四肢无力。严重者可有呼吸肌麻痹。

3. FT_3、FT_4 水平增高，TSH 减低。

（二）鉴别诊断

主要与重症肌无力相鉴别，新斯的明试验及低频重复电刺激有鉴别意义。

【治疗】

应用抗甲亢药物，必要时使用碘剂可减轻甲状腺素过多的症状。对症治疗：有精神症状者可适当选用镇静剂如地西泮等；对吞咽困难者应注意补液纠正水与电解质紊乱；有呼吸肌麻痹者应及早使用辅助呼吸设备。

慢性甲亢性肌病

【概述】

本病是甲亢肌病中最常见的临床类型。患者多有轻重程度不等的肌无力或肌萎缩。本病多见于 40 岁以上的男性，这与甲状腺功能亢进症好发于女性正好相反。肌病的症状常与甲状腺疾病同时或先后出现。

【临床表现】

患者主要表现为逐渐加重的肌无力和肌肉萎缩，侵犯近端肌肉，肩胛带较骨盆带更易受累。患者从卧位、坐位起立时大腿活动困难。偶尔同时侵犯远端肌肉，也可出现吞咽困难、构音障碍，少数患者有肌肉痛、肌束颤动、腱反射活跃或亢进，肌萎缩程度不一，轻重不等，肌力减退与肌萎缩程度不平行，可伴有程度不等的肌痛。

【诊断】

1. 甲亢诊断成立。

2. 有逐渐发展的进行性肌萎缩或肌无力。

3. FT_3、FT_4 高于正常；肌酶往往轻度升高。

4. 肌电图示肌源性改变.

5. 肌活检无特征性改变。

6. 针对甲亢治疗有效，肌病随甲亢好转而好转。

【治疗】

本病的治疗关键是在于治疗甲亢，病情随甲亢控制而改善，但肌电图和肌萎缩恢复较迟。

甲亢合并重症肌无力

甲亢者约有 1% 合并重症肌无力，而重症肌无力的患者中有 6%～15% 伴有甲亢，其中先表现出甲亢症状者占 1/3，先表现重症肌无力症状者占 1/3。

【临床表现】

有甲亢和重症肌无力两病的表现。起病缓慢，各种年龄均可发病，以青壮年女性多见。重症肌无力的主要症状以眼肌型为主，其次为延髓肌型，全身型比较少见，偶有肌无力危象。甲亢和重症肌无力的症状可以同时出现或在几个月内相继出现，偶有相隔几年后出现另一疾病症状的。

【鉴别诊断】

主要与 Lambert-Eaton 肌无力综合征鉴别，此病 2/3 的患者伴肿瘤，最多见为小细胞肺癌，高频重复电刺激波幅明显增高，新斯的明试验阴性，可资鉴别。

【治疗】

多数学者主张两病同时治疗。

甲亢以内科治疗为主，如他巴唑（甲巯咪唑）和丙基硫氧嘧啶，口服他巴唑每次 10mg，每日 3 次，最大剂量每日不超过 40mg，直至甲亢症状缓解，FT_3、FT_4 恢复正常即可减量，待症状完全消失后改用维持量，每日 5mg，连用 1～2 年。此处推荐的剂量为一般原则，患者个体日剂量应根据实验室检查以及临床检查的结果来确定。

针对重症肌无力的治疗遵循相关原则。

甲亢伴周期性瘫痪

甲亢合并周期性瘫痪的频率为 1.9%～8.3%；在周期性瘫痪的患者中合并甲亢的有 10%～29.3%。甲亢合并周期性瘫痪的发病年龄以 20～40 岁多见，绝大多数为男性。本病在欧美少见，日本和中国为多发地区。发病时多数伴有血清钾暂时性减低，发病诱因为高糖类饮食、劳累、精神紧张、寒冷、注射葡萄糖、合用胰岛素或肾上腺皮质激素等。一般在抗甲状腺药物和补钾治疗后，病情可以缓解，但也有死于阿-斯综合征和呼吸肌麻痹的报道。

【临床表现】

患者既有甲亢的临床表现又有周期性瘫痪的临床表现。

周期性瘫痪一般于过度运动后休息时发病，尤其在过度饮酒摄取糖类饮食之后发病，发作时对称性弛缓性瘫痪，以肢体近端为主。颜面肌肉一般不受累，重症者可累及呼吸肌。发作较轻者数小时恢复，重症瘫痪会持续数日，一般 5～12 小时恢复。

【辅助检查】

1. 血清钾降低。

2. 心电图示 ST 段及 T 波低下，Q-T 间期延长及高大 U 波等低钾改变。

【治疗】

遵循两病同治原则。

甲减性肌病

【临床表现】

（一）症状与体征

可发生于任何年龄。肌无力症状一般与甲状腺减退的程度密切相关。主要表现为四肢近端肌无力，50% 患者有肌肉痛，40% 有肌肉痉挛，25% 表现为痛性痉挛。有许多成年患者以痛性痉挛为主要症状，少数患者有肌肉萎缩和肌蠕动（myokymia），肌肉局部受压后出现肿胀，持续不长时间后自行消退。2/3 的患者跟腱反射放松后恢复时间延长。

（二）临床类型

1. 成人型（Hoffman 综合征）：除四肢近端肌无力、动作缓慢和肌肉肥大外，还有痛性痉挛和假性肌强直。

2. 儿童型（Kocher-Debre-Semelaigne 综合征）：主要症状为四肢近端肌无力、动作缓慢和肌肉肥大等。

【辅助检查】

1. 甲状腺免疫学检查提示原发性甲减。

2. 肌电图检查提示肌源性损害。

3. 血清 CPK、LDH 和 ALT 正常或升高。

4. 肌肉活检无特征性改变。

【鉴别诊断】

需和进行性肌营养不良、脂质沉积性肌病、糖原病性肌病、线粒体肌病等鉴别。

【治疗】

积极治疗甲减，肌无力症状可以迅速改善。

内分泌性肌病总结如表 18-8。

表 18-8　内分泌性肌病一览表

内分泌疾病	肌肉受累症状	辅助检查
甲状腺功能减退	肢体近端肌肉无力、疼痛、肌肉僵硬及痉挛等。肌肉收缩及放松缓慢，腱反射延迟，可见肌肉肥大	CK 常升高
甲状腺功能亢进	Graves 眼病，重症肌无力，周期性麻痹。急性中毒性肌病表现为肢带肌无力、疼痛和萎缩	CK 正常。肌肉组织学提示肌纤维萎缩

续表

内分泌疾病	肌肉受累症状	辅助检查
甲状旁腺功能亢进	肢带肌无力、萎缩	CK 正常或轻度升高
甲状旁腺功能减退	局部或广泛的肌肉抽搐或痉挛,腱反射降低或消失	CK 可升高
类固醇肌病	肢带肌无痛性肌无力、疲劳和明显萎缩	CK 轻度升高。选择性Ⅱ型肌纤维萎缩
原发性醛固酮增多症	低钾性持续性肢带肌无力	CK 可升高
维生素 D 缺乏症	慢性肌肉无力及疼痛,骨质疏松	低血钙、低血磷
维生素 E 缺乏症	肢带肌空泡性肌病,眼外肌麻痹,共济失调,听力减退及多发性周围神经病	CK 升高

(卜碧涛　杨明山　徐金枝)

第八节　炎症性肌病

特发性炎症性肌病(idiopathic inflammatory myopathy,IIM)是一组异质性、自身免疫介导的系统性结缔组织病。以骨骼肌炎症细胞浸润和肌纤维坏死、变性与再生为主要病理特点,临床上主要表现为对称性四肢近端肌肉、肢带肌、颈肌和咽喉部肌肉无力,常累及多脏器,可伴发其他结缔组织病。主要有多发性肌炎(polymyositis,PM)、皮肌炎(dermatomyositis,DM)和包涵体肌炎(inclusion body myositis,IBM)。

【发病机制】

1. DM 是以体液免疫为主的自身免疫性疾病,其靶抗原主要是肌内膜毛细血管内皮细胞。DM 的炎细胞浸润以 B 淋巴细胞和 $CD4^+T$ 淋巴细胞为主,多分布在肌束膜、肌外膜及血管周围,肌纤维破坏呈束周分布或灶性坏死,尤其在束周肌纤维明显,是 DM 特征性的肌活检病理改变。

2. 在 PM 中,$CD8^+T$ 淋巴细胞介导的胞毒作用在 PM 发病机制中占重要地位。激活的 $CD8^+T$ 淋巴细胞穿出血管壁选择性迁移至炎性肌肉,黏附在肌原纤维并在肌纤维表面释放穿孔素和颗粒酶导致肌细胞坏死。

3. IBM 发病机制目前尚不确定,主要可能机制包括:环境和基因共同作用的结果;泛素突变导致 IBM 肌肉组织中 26S 蛋白酶小体活性受到抑制,使异常折叠蛋白分解受阻并在细胞内集聚,形成包涵体。

IBM 的一个显著病理特点是肌纤维内含有镶边空泡和 18～23nm 的细丝包涵体。空泡内包涵淀粉样相关蛋白、β 淀粉前体蛋白(β-App)、磷酸化 tau、早衰蛋白 1 及参与氧化应激的蛋白,其形成过程和阿尔茨海默病相似。

【临床表现】

1. 两性均可受累,中年女性病例较多,其他年龄组也可发病,但 PM 儿童少见。多为亚急性起病,部分患者可能呈急性发病。一般无发热。全身症状还包括乏力、食欲缺乏、体重减轻等。

2. 肌肉损害:表现为慢性或亚急性发展的对称性四肢近端无力。往往从下肢开始,表现为上下楼梯困难和起蹲困难,上肢受累是表现为上举费力。半数患者颈肌受累表现为卧位抬头困难或坐位无力仰头。咽喉肌受累也常见,表现为吞咽困难、构音障碍。重症患者呼吸肌受累,表现为呼吸困难、胸闷或呼吸肌麻痹。眼外肌受累罕见。肌肉疼痛见于约 1/3 的患者。

3. 心脏损害:心脏异常并不少见,包括心律失常、充血性心力衰竭或心肌炎等,往往是猝死的原因之一。

4. 肺部损害:间质性肺炎在 PM/DM 中肺部受累较常见,还有肺间质纤维化、吸入性肺炎等。

5. 皮肤损害:DM 和 PM 均可合并皮肤损害,但 DM 的皮肤损害见于近 90% 的病例，其表现往往早于其他症状，甚至出现在肌无力症状之前。DM 典型皮疹改变是水肿性紫红斑，最常见于眼睑部的皮肤，逐渐扩大蔓延至前额、头皮、颊部及耳前下方等部位，呈蝶形分布。此外，尚可出现面部和上胸部的红丘疹，眉弓、指关节和膝盖皮肤上的鳞状淡紫斑等。甲床基底部的毛细血管扩张也是特征性的。某些患者仅有特征性皮疹而无肌肉损害称为无肌病性皮肌炎（amyopathic DM）。

6. 合并结缔组织疾病（connective tissue disease，CTD）：儿童或中青年患者可能合并 CTD，如 SLE、Sjögren 综合征或硬皮病等。可见 Raynaud 现象。

7. 其他症状：胃肠道也可因为相应肌肉受累出现症状，如反酸、腹胀甚至胃肠出血穿孔等。某些患者伴有关节痛及滑膜炎，肾脏受累少见。体重减轻多是由于吞咽肌功能障碍导致饮食摄入减少所致，但持续严重的消瘦要考虑合并恶性肿瘤的可能。

8. 合并肿瘤：中年或以上年龄患者往往有较高的肿瘤发生率，尤其是 DM 患者，罹患恶性肿瘤的可能性是普通人群的 3 ~ 13 倍。合并的肿瘤可能先于肌肉损害发生，但也可能在肌肉损害后数年才发现。常见类型包括肺癌、消化道肿瘤、妇科肿瘤、血液系统恶性疾病或鼻咽癌等。

9. 儿童型 PM 与成人型 PM 相似，但有更多的病例合并血管炎和低热，并可见急性血管栓塞所致急性胃肠穿孔。

10. IBM 一般累及中年或中年以上人群，主要表现为不对称性的四肢无力和肌肉萎缩，至少 50% 的病例远端重于近端。肌无力进展非常缓慢，病程长，可选择性累及部分肌群，上肢主要累及肩带肌、肱二头肌、肱三头肌、前臂屈肌，下肢累及骨盆带肌、股四头肌及胫前肌。

【诊断】

（一）典型临床表现

（二）血清肌酶

当肌纤维受到损害时，可释放多种肌酶进入血液，使血清肌酶水平明显升高，尤其是肌酸磷酸激酶（creatine kinase，CK）

可升高数倍或数十倍,可反映炎性肌病早中期肌肉受损的严重程度,或表明疾病处于活动期。但是,当疾病进展至晚期或出现严重肌肉萎缩时,血清肌酶水平反而升高不明显甚至可在正常值范围,此时应结合神经系统专科检查结果进行判断。

（三）肌电图检查

显示肌源性损害,对 IIM 诊断无特异性,有 10%～15% 的患者肌电图可完全正常。

（四）MRI

对诊断有提示意义,并能指导进行肌肉活检。STIR 图像显示肌组织内弥漫或片状信号增强。

（五）自身抗体

应作为常规检查。抗核抗体(ANA)最常见。有 1/3 患者的自身抗体具诊断意义,称为肌炎特异性抗体(myositis-specific antibodies,MSA)。抗氨酰 tRNA 合成酶抗体;80% 为抗 Jo-1 抗体,在 PM/DM 中的阳性率为 20%～30%,但在伴有间质性肺病的患者中阳性率高,为 60%～70%;抗信号识别颗粒(SRP)抗体阳性率为 4%～5%,其存在往往提示预后不良;抗 Mi-2 抗体:诊断 IIM 的敏感性为 4%～20%,特异性为 98%～100%,与 DM 高度相关。此外,抗 CADM-140 抗体可能为临床无肌病性皮肌炎的新标志物,且和迅速进展的肺间质病变有联系。

（六）肌肉活检

这是决定性的诊断方法。除了前述的炎性肌病的改变之外,还有一些特征性的改变。如 PM 有 $CD8^{+}$T 淋巴细胞环绕在非坏死的肌纤维周围。非坏死的肌纤维上有 MHC-Ⅰ类分子表达。而束周萎缩和束周毛细血管上 MAC 沉积是 DM 的特征性改变。IBM 有淀粉样物的空泡变性(表 18-3)。

（七）肿瘤探查

对于确诊的 PM/DM 病例,尤其是中年以上的患者,均应常规进行肿瘤学探查,包括脏器扫描和标志物的检测。

（八）心脏或肺功能检查

部分患者合并心脏异常,EKG 和心脏彩超可以协助了解心

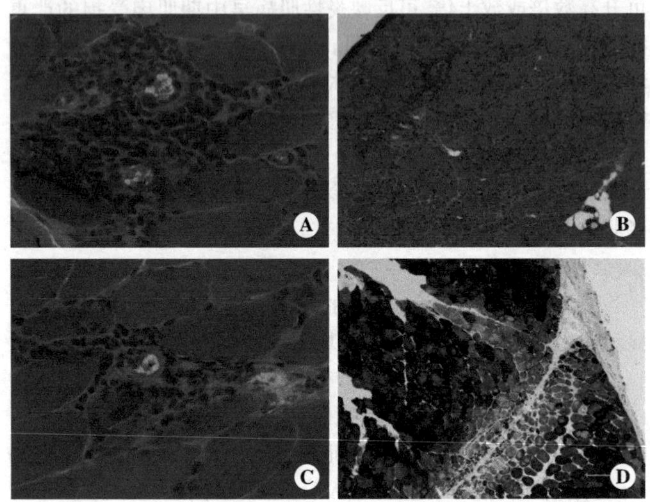

图 18-3 肌肉组织学发现有肌纤维散在分布的坏死和再生、广泛炎性细胞浸润(B 和 C,HE)、血管周围炎(A,HE)及束周萎缩(D,NADH)

脏情况。胸片和 CT 能帮助确定是否存在间质性肺炎。

【治疗】

PM/DM 治疗的主要目的在于阻止肌肉进一步损害和肌无力进一步加重,改善肌肉功能,消除不适症状和防治并发症。

(一) 一般治疗

急性期应卧床休息,适当进行一些肌肉活动和锻炼以防止肌肉挛缩,并有助于已损害肌肉的自身修复。DM 的皮肤病必须避免直接日光照射。对重叠综合征患者应加强对全身症状的治疗。

(二) 激素

糖皮质激素为一线治疗药物,但其给药方式和剂量目前尚无统一标准。一般开始剂量为每天泼尼松 1mg/kg 或等效剂量的其他糖皮质激素,每日早晨一次顿服,也可采用隔日双倍剂量服用以减少其副作用。常在用药 1～4 周症状开始改善，病情最大程度改善需 1～6 个月，平均为 2～3 个月。一般认为初始治疗时较大剂量的泼尼松应该持续应用到 CK 恢复正常及临床肌力改善后，才开始逐渐减少激素用量。激素的减量也无统一的方法，应遵循个体化原则，有学者主张每 2～3 周减 5mg，减至每日 7.5～20mg 的剂量时作为维持量，维持治疗需 1 年左右，总疗程约 2 年。在治疗过程中应检测血清酶的改变和评估肌力恢复的情况。注意不能过早停药，否则可能导致复发，而复发比首次发病时更难以治疗。在急性或病情危重的病例，首次大剂量甲泼尼龙冲击治疗，即 500～1000mg/d 静脉滴注，每日一次，连用 3～5 天。在急性期激素静滴一段时间后，改为口服用药。长期皮质类固醇激素治疗应预防其副作用，给予低糖、低盐和高蛋白饮食，用抗酸剂保护胃黏膜，注意补充钾和维生素 D。DM 的皮肤病变可局部应用皮质激素。

(三) 免疫抑制剂

如果单用激素治疗效果不佳、无效，或有激素治疗的禁忌证，或为复发性、难治性等，可使用或在激素治疗的基础上加用甲氨蝶呤、硫唑嘌呤、环磷酰胺或环孢素等免疫抑制剂。其中甲氨蝶呤和硫唑嘌呤是治疗 PM/DM 最常用的二线药。甲氨蝶呤用法一般为口服 7.5～25mg/周，不仅对控制肌肉的炎症有帮助，而且对改善皮肤症状也有好处，且起效比硫唑嘌呤快，一般较常用。硫唑嘌呤每天口服 1.5～2mg/kg，起效时间较慢，通常应在用药 6 个月后才能判断是否有明显的治疗效果，至少应连续用 2 年。在应用免疫抑制剂药物之前必须做白细胞和血小板及肝、肾功能检查。治疗初期每周监测 2 次血常规，达到相对稳定的剂量后可以 1 周或 2 周监测 1 次。肝、肾功能应每月检查 1 次。环磷酰胺不如甲氨蝶呤、硫唑嘌呤常用，多见于伴有肺间质病变的病例。新型免疫抑制剂如他可莫司(tacrolimus)或麦考酚酸酯(mycophenolate mofetil)也可选用。

(四) 静脉注射免疫球蛋白

少数患者对激素和免疫抑制药产生抗药性或者不能耐受，可试用大剂量静脉滴注人免疫球蛋白，每天 0.4g/kg，连续 5 天为1个疗程,每个月可进行1个疗程。有双盲试验表明患者的肌力有明显改善,但这种改善能够维持多久尚不能确定。常见的不良反应:偶可并发脑梗死、血管舒缩障碍、头痛、皮疹、白细胞减少和发热等。

(五)血浆置换疗法

有临床研究表明血浆置换对PM/DM治疗无明显效果,可能只有“生化的改善”,即短暂的肌酶下降而对整体病程无明显的作用。

(六)新的治疗方法

近年来,许多新的免疫调节剂正逐渐被用于IIM的试验治疗,主要包括TNF-α拮抗剂(infliximab和etanercept)、抗补体成分的抗体(eculizumab)以及抗B淋巴细胞抗体(rituximab)等。这些药物多用于难治性病例的治疗。

目前所有的常规治疗模式对IBM均无效。激素治疗虽可使IBM患者血清CK水平下降,减轻肌组织内炎性细胞的浸润,但对肌细胞内淀粉样物的沉积无改善,也不能缓解患者肌无力的进展。免疫抑制剂药物亦未证明有效,大剂量免疫球蛋白静脉滴注及血浆置换疗法,疗效均不确定。

【预后】

炎性肌病的5年生存率可达80%以上,但我国缺乏统计学数据。合并间质性肺炎、心脏损害或SRP抗体阳性者预后较差。导致死亡的原因包括呼吸肌麻痹、心脏异常、血管炎性消化道出血或肺栓塞等。

(卜碧涛　贾复敏　王　晶)

第九节　其他肌病

一、旋毛虫性肌炎

旋毛虫性肌炎(trichinous myositis)系由于旋毛虫直接侵入肌肉引起的炎性肌病。据报道,本病在我国的湖北、云南、西藏等地有流行。

【病因】

本病常常是因食用了未煮熟的感染有旋毛虫病的猪肉而发病。其幼虫经消化道、肠黏膜、淋巴管、血液到达全身的肌肉,在其肌肉内发育成成虫,存活的幼虫形成梭形囊包,其长轴与肌纤维平行。受累肌纤维的胞质呈嗜酸性,有大量的淋巴细胞和浆细胞浸润,还可见坏死的肌纤维和死亡的幼虫。

【诊断】

(一)临床表现

1. 食用未煮熟感染有旋毛虫病的猪肉后,早期有轻度胃肠道症状,1～4周后出现发热、全身肌肉疼痛、无力和压痛。

2. 受累肌肉以腓肠肌、三角肌、肱三头肌、股四头肌、眼肌最为常见,吞咽肌、呼吸肌受累较少。

3. 幼虫血行播散期,可发生心、脑血管栓塞而出现相应的症状和体征。

4. 急性症状一般在6～7个月后消失。轻型感染者可无症状。

(二)辅助检查

1. 周围血嗜酸粒细胞和淋巴细胞增高,旋毛虫抗原皮肤试验阳性,血清抗体沉淀试验阳性,间接荧光素标记抗体试验阳性等。旋毛虫病的血清学试验在感染后2～4周才呈阳性反应。

2. 肌肉活检可见到旋毛虫。感染后6个月在肌肉X线片中可有钙化灶。

(三)鉴别诊断

本病应与其他寄生虫(弓形体、猪囊尾蚴、棘球蚴、血吸虫、锥虫)、细菌、病毒、真菌等感染所致的肌炎鉴别。

【治疗】

1. 急性期应卧床休息,防止心力衰竭和其他并发症。

2. 阿苯达唑(abendazole):50mg/(kg·d),分2次口服,5～7天为1个疗程。必要时,停药数天后再给第2个疗程。

3. 地塞米松(dexamethasone):10～20mg,每日1次,静脉滴注。或泼尼松10mg,每日3次口服,可抑制肌肉中的抗原-抗体反应,减轻治疗中的不良反应及肌肉的疼痛,也可加用止痛剂。

4. 合并有心脏栓塞或脑栓塞等并发症时,应给予相应的治疗。

二、嗜酸性肌炎

嗜酸性肌炎(eosinophilic myositis)极为少见,是多发性肌炎中的一种特殊形成,临床表现为全身肌肉或四肢近端肌肉无力、疼痛,往往是寄生虫感染所致。

【诊断】

(一)临床表现

1. 任何年龄均可发病,多为急性或亚急性起病。

2. 全身肌肉或四肢近端肌肉无力、胀痛不适,多见于双侧腓肠肌、股四头肌等。少数患者有周围神经和内脏的损害。

(二)辅助检查

1. 血清CPK、LDH增高。周围血嗜酸粒细胞增高。

2. 肌肉活检可见散在性肌纤维坏死、萎缩,大量嗜酸粒细胞、淋巴细胞、浆细胞等炎细胞浸润。

(三)鉴别诊断

本病应与寄生虫性肌炎相鉴别,后者还有其他的表现及相应的实验室阳性发现。

【治疗】

1. 参考多发性肌炎的治疗。

2. 伴随其他疾病时,应同时给予相应的治疗。

三、急性横纹肌溶解症

急性横纹肌溶解症(acute rhabdomyolysis,RM)是指各种原因引起的横纹肌受损、溶解,细胞膜被破坏进而肌细胞内容物(如酶类、钾、磷酸盐、肌酐和肌红蛋白等)释放入细胞外液及血液循环并可致死的一组临床综合征。临床表现为急性起病的肌痛、肿胀、肌无力、棕色尿或少尿等。主要特征是血清肌酸激酶(CK)和肌红蛋白显著升高，导致肌红蛋白尿或急性肾衰竭(ARF)以及电解质紊乱等一系列并发症。有时病情凶险预后差。

【病因及发病机制】

引起横纹肌溶解症的病因很多，各种病因的致病机制可能相互重叠。常见的病因及其发病机制如下：

(一) 酗酒

目前认为乙醇本身对肌肉有毒性作用，在饥饿、低血钾及低磷酸盐血症等状态下更易造成能量合成障碍；同时由于醉酒后长时间昏睡造成肌肉的直接压迫，导致肌肉缺血、水肿、筋膜腔压力升高，从而导致肌肉坏死溶解。

(二) 药物和毒性物质

化学物质是导致急性横纹肌溶解症的常见原因。能够引起横纹肌溶解症的药物分成六类：①抗精神病药和抗抑郁药；②镇静催眠药；③抗组胺剂；④降脂药，如羟甲戊二酰辅酶A(HMG-CoA)还原酶抑制剂(他汀类等)；⑤成瘾药，如可卡因、阿片等；⑥其他，如环孢素、水杨酸类、苯妥英钠、两性霉素B、苯丙醇胺、硫唑嘌呤、奎尼丁、噻嗪类利尿药、秋水仙碱、复方新诺明等。

(三) 劳累性RM

剧烈运动也是导致急性横纹肌溶解症的常见原因。马拉松比赛、未经训练的人突然的过量运动、病理性肌肉用力、着厚重的运动装备或在比较潮湿的环境中训练等，会增加横纹肌溶解的危险度。镰状细胞贫血患者运动过度也可能引起横纹肌溶解。

(四) 热相关性横纹肌溶解症

如中暑、恶性高热或抗精神病药物的恶性综合征等也常导致急性横纹肌溶解。

(五) 感染

许多细菌、病毒、真菌或原虫感染均可导致RM的发生，其中病毒感染尤其是流感病毒 A 和 B 最易导致 RM。另外,单纯疱疹病毒、EB 病毒、柯萨奇病毒及 HIV 感染也会引起 RM。细菌中军团杆菌是引起 RM 的最常见细菌,链球菌属、弗朗西斯菌属、沙门菌属、曲霉菌属、疟疾、衣原体等也能引起横纹肌溶解症。

(六) 炎症

急性横纹肌溶解也可见于多发性肌炎、皮肌炎、毛细血管渗漏综合征或毒蛇咬伤等。

(七) 代谢性或内分泌性疾病

电解质紊乱(低钠血症、高钠血症、低钾血症、低钙血症、低磷血症)、非酮症高渗性综合征、甲状腺功能减退、甲状腺毒症和糖尿病酮症酸中毒等也常导致 RM。

(八) 遗传性疾病

脂类代谢障碍,如肉毒碱棕榈酰基转移酶缺乏症(CPT 缺乏症)。糖类代谢障碍,如肌磷酸化酶缺乏症(糖原贮积病 V 型,McArdle 病)。嘌呤代谢障碍,如嘌呤核苷酸脱氨酶缺乏症等。

(九) 创伤性横纹肌溶解

外伤性原因包括电击、大面积Ⅲ°烧伤和挤压伤。局部缺血性因素有局部缺血性肢体外伤、长期固定制动及长时间肌肉受压等。

RM 最严重的并发症是急性肾衰竭,其发病机制主要有:①肌损伤后大量液体积聚于损伤的肌肉组织中,使有效循环血量减少,导致肾缺血。②肌损伤后细胞坏死,其内容物如钾、磷酸盐、肌红蛋白、肌酸激酶及尿酸释放入血造成高钾血症、酸中毒、肌红蛋白血症等。肌红蛋白可阻塞肾小管,形成肌红蛋白管型。正常生理环境下肌红蛋白的血浆浓度很低(0 ~ 0.003mg/dl),如果超过 100g 骨骼肌受损,血清触珠蛋白的结合容量即达到饱和,循环中的游离肌红蛋白经肾脏滤过,在肾脏内肾小球滤过液中的肌红蛋白可以沉淀并形成肾小管管型,从而引起肾小管阻塞。③肌损伤后血管活性物质的变化引起肾缺血，降低肾小球滤过率。上述病理过程均与急性肾衰竭的发生有关。

【临床表现】

1. RM 的局部症状和体征：包括肌肉疼痛、无力、挛缩、肿胀及肌肉触痛，可累及特定肌群（如小腿及下背），也可累及全身。创伤性 RM 可见肌肉损伤。

2. 全身症状和体征：包括棕色尿（常作为首发表现）、发热、全身不适、恶心、呕吐、精神错乱、精神激动、谵妄、少尿或无尿。

3. 昏迷患者的肢体变硬，此表现预示也许有横纹肌溶解。

4. 并发症

(1) 早期主要表现为低血容量休克、电解质紊乱。大量肌肉破坏可继发严重的高钾血症，引起心律失常，甚至可能导致心搏骤停；溶解的肌肉细胞释放出大量磷酸盐，形成了磷酸钙盐沉着，同时伴有血磷升高，导致低钙血症。大约 25% 的横纹肌溶解患者会发生肝功能异常，损伤的肌肉释放的蛋白酶可引起肝脏的炎症反应。

(2) 间腔综合征（compartment syndrome）：主要发生于肌肉损伤或过度肌肉活动者，可以发生在 RM 早期或晚期。当间隔的压力大于 30mmHg 时应考虑筋膜切开减压术。

(3) 急性肾衰竭和弥散性血管内凝血：是晚期、严重的并发症。弥散性血管内凝血常发生在出现横纹肌溶解后的第 3～5 天。

【诊断】

（一）血清肌酸激酶

尤其是 CK-MM 是反映肌肉损伤最敏感的指标。RM 早期即出现肌酸激酶（CK）升高，CK 高于正常值 5 倍以上时提示肌肉损伤。CK 水平的持续升高预示着肌肉继续受损和筋膜室综合征的形成。

（二）血、尿肌红蛋白

正常生理环境下肌红蛋白的血浆浓度很低（0～0.003mg/dl），

肌损伤后肌细胞坏死,肌红蛋白释放入血造成肌红蛋白血症。肌红蛋白尿是诊断 RM 的一个重要依据,但尿肌红蛋白阴性不能排除 RM。需要与血红蛋白尿进行鉴别,肌红蛋白尿时尿离心沉淀没有红细胞,而尿潜血阳性。因肌红蛋白尿往往出现在发病几天后,故不能以此作为观察疗效的指标。

(三) 肌肉影像学

MRI 能协助明确病变肌肉的范围,由于坏死及炎症反应 MRI 呈长 T_1 和长 T_2 信号。对指导肌肉活检的部位有意义。

(四) 肌肉活检

对病因的诊断有重要的意义。对于病因明确、症状典型的 RM,可根据临床表现及实验室检查作出诊断,不必强求肌肉病理检查,以免耽误治疗。

(五) 电解质

在 RM 早期可有血钾、血磷进行性增高,血清钙降低。

(六) 肾功能变化

肌肉损害释放的大量肌酸在血液中转变为肌酐,故 RM 时肌酐的增高多大于尿素的增高,还可出现高尿酸血症等。并发急性肾衰竭时出现肌酐升高。

(七) 其他

血气分析及 pH 测定提示有无酸中毒;测定血小板、出凝血时间,可提示机体凝血、纤溶机制的异常;血常规检查包括血红蛋白、红细胞计数、红细胞比容,以估计创伤性 RM 中失血、血浆成分的丢失,贫血和少尿期尿潴留的程度。

(八) 心电图检查

检查高血钾对心肌的损害。

【治疗】

基本原则是尽快去除病因,同时及早给予治疗,防止急性肾衰竭、DIC 及间隔综合征的发生,并纠正低血容量、预防感染和保护肾功能。

1. 尽早开始静脉补液:恢复血容量及排尿量,至少维持 200ml/h 的尿量,直到肌红蛋白尿已经停止。为了避免容量超载，建议500ml的生理盐水和5%的葡萄糖溶液交替应用，同时每2～3L溶液中加入50mmol的碳酸氢钠，维持尿液的pH>6.5，但碳酸氢钠的应用可能加重低钙血症或使磷酸钙沉淀于各种组织。大量静脉补液应至少持续到CK水平降至1000U/L或以下。

2. 渗透性利尿及碱化尿液：有人建议应用甘露醇，可碱化尿液，但其应用仍存在部分争议。利尿剂利尿作用迅速可靠兼有排钾作用，且使用不受尿量限制，可优先选用，但亦可加重低钙血症。

3. 透析：对已经发展成为急性肾衰竭的患者，需要人工肾治疗以纠正体液、电解质失调。尽管早期透析似乎不保护肾功能，但能治疗早期重症高钾血症，起到挽救生命的作用。

4. 初期的低钙血症一般不需纠正，除非有明显的症状。避免在横纹肌溶解症的恢复期发展成更严重的高钙血症是非常重要的。一旦钙沉着于受损肌肉，即被动员到细胞外液，从而加重钙超载。

5. 间隔综合征应立即请骨科医生行筋膜切开术。失血性休克可立即应用血小板、维生素K和新鲜冰冻血浆。

6. 针对发病机制进行治疗：去除病因，控制肌肉继续破坏。一些炎症或自身免疫性肌肉破坏，可考虑大剂量激素短程冲击疗法。

【预后】

其预后取决于病因及是否合并肾障碍。如合并肾功能衰竭，则死亡率可高达20%。

【预防】

剧烈运动后适量饮水，以保证肌肉有足够的水分及对肾脏的冲洗作用是有用的。

（卜碧涛　李　悦　贾复敏）

四、骨化性肌炎

骨化性肌炎（myositis ossificans）是少见的以进行性骨质结

构沉积于骨骼肌和结缔组织内为特征的肌病，引起受累肌肉的肿胀、硬化及关节畸形的疾病。进行性骨化性纤维发育不良(fibrodysplasia ossificans progressiva)与基因异常有关，呈常染色体显性遗传特征。更常见的类型为非遗传性，往往与外伤有关，又称外“伤性骨化性肌炎”。

【诊断】

（一）临床表现

1. 任何年龄均可患病，但以儿童或青年较常见。

2. 疾病早期受累的肌肉肿胀、触痛，伴有关节肿胀、发热等，类似急性风湿病。

3. 全身骨骼肌均可受累，但以颈肌、背肌、肩胛带肌、骨盆带肌肉受累较重。

4. 受累的肌肉组织肿胀，逐渐变硬呈骨质状，可出现大块骨骼肌肉的硬化而显露出肌肉的外形。关节肌肉硬化可致关节畸形、斜颈、头扭转等。

5. 肋间肌骨化可致呼吸困难、肺活量不足、肺功能衰竭等。

（二）辅助检查

血常规正常，血清 CPK、LDH 正常，肌电图正常。肿胀硬化的肌肉拍片，可见羽毛状钙化斑。

（三）鉴别诊断

本病应与多发性肌炎、寄生虫性肌炎相鉴别。

【治疗】

1. 本病无特殊治疗方法。有报道可用类固醇激素，但效果不肯定。

2. 本病主要的处理措施是预防关节挛缩和骨折。

五、中毒性肌病

临床并不少见，通常指乙醇中毒性肌病和药物中毒性肌病，而以乙醇中毒性肌病为最常见。某些药物如选择性影响Ⅱ型肌纤维，有时可损害心肌。

【诊断】

1. 长期饮酒或误服甲醇所致的肌病，在急性期可见肌肉水肿、无力、压痛或疼痛，严重时可发生肌肉坏死导致肌红蛋白尿或急性肾衰竭。慢性期以近端肌无力、萎缩为主，有 CPK 增高。EMG 示肌源性损害。

2. 注射药物可致肌病，如奎宁、氯霉素、氯丙嗪、油剂青霉素或头孢菌素等，可引起局部肌肉肌纤维化、硬块、肿胀、挛缩等，亦称为局灶性肌病。

3. 口服或静脉注射某些药物可引起急性或亚急性的近端肢体无力、疼痛及肌萎缩。血清 CPK 增高。停药后上述症状可好转。

4. 急性横纹肌溶解症：急性广泛性肌痛、无力、肌红蛋白尿或急性肾功能不全。CK 和肌红蛋白急剧上升。

5. 恶性综合征：某些抗精神病药物或麻醉药所致的危及生命的一种状态，表现为急性发生的肌肉震颤、痉挛、疼痛，以及高热、自主神经功能障碍、意识模糊、CK 急剧升高。

【治疗】

1. 病因治疗：乙醇中毒性肌病，应劝其戒酒。药物中毒性肌病，应及时停用该药物。

2. 局灶性肌病可行物理治疗；挛缩致关节活动障碍时，行手术治疗。

3. 支持治疗。

4. 横纹肌溶解症和恶性综合征的处理参见有关章节。

六、僵人综合征

僵人综合征（stiff-man syndrome）是一种特殊类型的自身免疫性疾病，影响脊髓 γ 运动神经元，导致躯干、下肢肌肉进行性或波动性强直和痛性痉挛。

【诊断】

（一）临床表现

1. 症状

（1）隐袭性起病，症状缓慢进展，病程常有波动。发病年龄 13～60 岁，平均 34 岁，男性较多见。

(2) 躯干中轴(颈、脊柱旁、腹部)及下肢肌肉对称性发紧、僵硬和强直,逐渐波及近端肢体,远端肢体及面部肌肉一般不受累。

(3) 因肌强直,常出现弯腰、步行等随意运动困难,胸部肌肉受累时不能游泳,严重时呼吸困难;颈肌强直时,转头困难;翻身时,有角弓反张的表现;咽喉肌群受累时,出现言语不清、吞咽困难。

(4) 受累肌群可因突然运动、噪声、触碰、恐惧等因素促发间歇性肌阵挛,持续几分钟;刺激中止后消失;可伴剧烈的疼痛或钝痛、惊叫、出汗、心律不齐等。入睡后肌僵硬消失。

2. 体征

(1) 脊柱前凸,步行缓慢,受累肌肉有发紧、发硬、板样感或呈石头样坚实。

(2) 神经系统检查,腱反射常增高(僵直发作间歇期)。

(二) 辅助检查

1. 血常规正常,脑脊液正常。部分患者存在针对谷氨酸脱羧酶(glutamic acid decarboxylase,GAD) 抗体。

2. 肌电图可见强直电位。

3. 胸肌受累时,可有肺功能异常。心肌受累时,可有 ECG 异常。

(三) 鉴别诊断

1. 破伤风可有连续的运动单元活动,但其发病迅速,出现牙关紧闭、面部肌肉发紧,而无躯干中轴肌强直。根据症状、体征可与僵人综合征鉴别。

2. 获得性神经性肌强直(Isaacs 综合征),以进行性肌强直为特征,其肌电图与僵人综合征相似,故应与之鉴别,苯妥英钠对其有效而对僵人综合征则无效。

3. 本病还应与帕金森综合征、进行性核上性麻痹、先天性肌强直、肌阵挛等疾病相鉴别。

【治疗】

1. 对症治疗:缓解肌肉痉挛可选择地西泮、氯硝西泮、丙戊酸钠或卡马西平等。

2. 免疫治疗：可以试用血浆交换疗法或 IVIG。

3. 单克隆抗体(rituxim-ab)也可以考虑。

4. 理疗有助于缓解肌肉痉挛，如放松治疗、水疗、超声治疗等。

（卜碧涛）

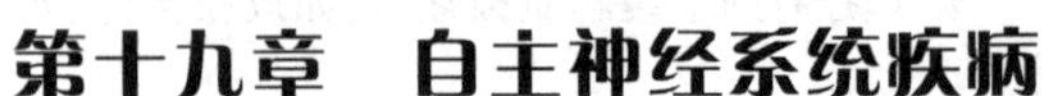

第十九章　自主神经系统疾病

第一节　间 脑 病 变

间脑位于中脑和大脑半球之间，由丘脑、底丘脑、下丘脑和三脑室周围结构组成，是大脑皮质与各低级部位联系的重要结构。所谓间脑病变(diencephalic disorder)，临床上系指与间脑有关的自主神经功能障碍、精神症状和躯体方面的变化，如体重变化、水潴留，以及体温调节、睡眠-觉醒节律、性功能、皮肤等异常和反复发作性的综合征。主要病因为肿瘤，其次是感染、损伤、中毒和血管疾患。

【诊断】

(一) 定位性症状

1. 睡眠障碍：除少部分下丘脑前部损害的患者表现为睡眠减少外，大部分下丘脑后部的损害引起睡眠增多。常见的临床类型为：

(1) 发作性睡病(narcolepsy)：表现为发作性不可克制的睡眠，持续数分钟至数小时，睡眠性质与正常人相似。

(2) 异常睡眠症(parasomnia)：发作性睡眠过多，持续数天至数周，睡眠性质与正常人相似。发作期间患者可被唤醒吃饭、大小便，而后又继续睡眠。

(3) 发作性嗜睡-强食症(Klein-Levin 综合征)：患者表现为不能控制的发作性睡眠，每次持续数小时至数天，醒后暴饮暴食，食量数倍于常人，但无明显的内分泌异常。

2. 体温调节障碍：体温高低不稳定是间脑病变的特征之一。丘脑下部病变时，常表现为体温倒错(上午体温较下午高)或低热；下丘脑视前区病变时，散热功能障碍，则表现为高热。高热对解热镇痛药无效，而对体表冷敷和氯丙嗪效果较好。

3. 内分泌及代谢障碍：下丘脑病变时，可表现多种形式的内分泌及代谢障碍，如抗利尿激素分泌过少引起尿崩症，性激素分泌障碍引起性功能障碍和月经紊乱，糖和脂肪代谢障碍表现为血糖升高或降低，肥胖或消瘦。

4. 胃十二指肠溃疡和出血：下丘脑前方及其下行通路的任何部位有急性刺激性病变时，可伴有胃、十二指肠溃疡和出血，其产生机制不清楚，有学者认为系由于交感神经缩血管纤维麻痹而致黏膜下血管扩张的结果。另也有学者认为是由于迷走神经活动过度，胃及肠道肌肉收缩，导致局部缺血所致。

5. 情绪改变：下丘脑的情绪反应不仅决定于丘脑与皮质的关系上，而且当皮质完整时，在刺激乳头体、破坏下丘脑的后腹外核及视前核有病变时，均可表现为兴奋、病理性哭笑、定向力障碍、幻觉及激怒等情绪改变及精神症状。

6. 自主神经症状：视病变部位可表现出多种形式的自主神经症状。如血压偏低或波动、心率过快或减慢、心律不齐、呼吸浅慢、瞳孔散大或大小不一，少数患者可出现排尿障碍，常有心脏、胃肠及膀胱区不适感。

（二）发作性症状（间脑性癫痫）

间脑性癫痫即下丘脑病变引起的阵发性自主神经系统功能紊乱综合征。表现为发作性恐惧、心悸、尿频、血压升高、瞳孔散大或缩小、皮肤潮红或苍白、出汗、肠蠕动增快、体温改变、内脏不适等。每次发作有固定的症状和刻板的顺序，每次发作持续数分钟到数小时，严重者可伴有意识障碍。部分患者可表现出两侧肢体血压不等和两侧躯干皮温不等。

【辅助检查】

1. 脑脊液检查一般均为正常，视原发病变不同也可有相应的改变，如颅内占位病变有颅内压增高，炎性病变有白细胞增多。

2. 头颅 X 线片、CT 或 MRI 偶可发现鞍上钙化点，蝶鞍扩大或后床突破坏。

3. 脑电图上出现 14Hz 的单向正相棘波或弥漫性异常，阵发性发放的、左右交替的高波幅放电有助于诊断。

【治疗】

（一）病因治疗

针对不同的病因和病变性质予以相应的治疗。如病因为感染或肿瘤，则分别给予抗感染或手术治疗。

（二）药物治疗

1. 颅内压增高：选用脱水剂如氨苯蝶啶 50mg，每日 3 次，口服；氢氯噻嗪 25mg，每日 3 次，口服。20% 甘露醇溶液 125～250ml，静脉注射，根据病情酌情调整次数。

2. 尿崩症：采用抗利尿激素替代疗法，常用的抗利尿激素有 3 种。

（1）垂体加压素：以鞣酸盐油剂（又名长效尿崩停注射剂）的作用时间为最长，每次肌内注射 0.5～1ml，可维持 7～10 天。

（2）垂体后叶粉剂：可由鼻道给药，成人每次 30～40mg，作用时间 6～8 小时。

（3）氢氯噻嗪：对垂体后叶粉类药物有抗药、过敏或不能耐受者，可以用本品代替。

3. 病变引起腺垂体功能减退者，可用合并激素疗法补偿周围内分泌腺（肾上腺、甲状腺、性腺）的分泌不足。例如，甲状腺制剂合并氢化可的松适量口服，丙酸睾酮 25mg，每周 1～3 次，肌内注射，高蛋白饮食。

4. 下丘脑病变，若以嗜睡现象为主者，则选用中枢兴奋药物口服。如苯丙胺 5～10mg，每日 2～3 次；哌甲酯（ritalin）5～10mg，每日 2～3 次；盐酸丙米嗪 25mg，每日 3 次，若与哌甲酯合用，效果更好。

5. 间脑性癫痫：慎用苯妥因钠、地西泮或苯巴比妥钠。

6. 对症治疗：合并有血压升高、心悸者，可给适当降压药或口服适量的普萘洛尔。发热者可予以物理降温治疗或中枢退热药物，如阿司匹林、氯丙嗪。伴有消化道出血者，应用相应的止血药。自主神经症状明显者，可加强身体锻炼，建立正常的生活规律，配合适当休息，必要时加用少量镇静剂。

（王 伟 田代实）

第二节　特发性直立性低血压

特发性直立性低血压(idiopathic orthostatic hypotension)又称单纯性自主神经功能衰竭(pure autonomic failure,PAF),1925年由Bradbury和Eggleston首次报道,因而又称布拉德伯里-埃格尔斯顿综合征(Bradbury-Eggleston syndrome)。它是一种少见的广泛累及自主神经系统而无其他神经系统损害的散发性疾病,临床表现主要为直立性低血压、少汗或无汗、神经源性膀胱和阳痿等。仰卧位血浆去甲肾上腺素水平降低是其特征性表现。

既往曾将单纯性自主功能衰竭、伴自主神经功能障碍的帕金森病和Shy-Drager综合征(已归为多系统萎缩)均称为原发性直立性低血压。

【病因及病理】

本病罕见,相关研究少。目前认为其是所谓路易体疾病(Lewy body disorder)之中的一种罕见临床表现型。路易体疾病的主要病理特征是选择性神经元胞质之中出现神经炎性包涵体,是以磷酸化α-突触核蛋白为主要成分的纤丝状聚集体(fibrillar aggregates),即出现路易体。帕金森病主要累及黑质纹状体,路易体痴呆主要累及皮质,而特发性直立性低血压则选择性累及交感神经节后神经元,还可能累及交感神经节,是一种突触核蛋白病,属于神经变性疾病。副交感神经通常不受累,中枢神经系统不会累及。特发性直立性低血压,是否最终会发展成为帕金森病或路易体痴呆目前尚无定论,需要大样本长期随访研究。

【诊断】

(一)临床表现

中老年起病,隐袭起病,呈慢性病程,可因直立性低血压而反复出现站起后头晕、视物模糊、声带麻痹、晕厥。早期常症状较轻,需站立较长时间才会出现前述症状。其他临床表现有:相对缓慢固定的心率、出汗减少或无汗、热耐受不良、膀胱失张力、便秘、阳痿、嗅觉减退、梦呓等。

（二）检查

安静平卧5分钟后，直立3分钟之内如果测得收缩压降低20mmHg和(或)舒张压降低10mmHg以上，则为直立性低血压。无法直立的患者或怀疑直立性低血压但是主动直立检查阴性者，可以行被动倾斜试验(head-up tilt testing)，即将患者所仰卧的检查桌缓慢倾斜60°～80°，然后在3分钟之内反复测血压。

24小时心电图监测可发现R-R间期变异系数减小，即相对缓慢固定的心率。

仰卧位血浆去甲肾上腺素水平降低，直立后血浆去甲肾上腺素水平不升高，输注去甲肾上腺素后表现为去神经增敏状态。

患者皮肤交感神经纤维中发现以磷酸化α-突触核蛋白为主要成分的神经炎性包涵体，对于诊断特发性直立性低血压具有重要参考意义。

【鉴别诊断】

需排除其他各种病因所致的直立性低血压，临床上常常是多种因素综合作用导致直立性低血压，可导致直立性低血压的因素有：糖尿病等所致周围神经病、帕金森病、药物(利尿剂、α受体-阻滞剂、β受体-阻滞剂、钙通道阻滞剂、血管扩张剂、抗组胺药、三环类抗抑郁剂、硝酸盐类药、乙酰胆碱酯酶抑制剂、多巴胺能药、抗精神病药、麻醉药)、饮酒、脱水、失血、贫血、进食过少、电解质紊乱、透析、烧伤、下肢静脉曲张、长期卧床、脑卒中、动脉硬化、心律失常、充血性心衰、主动脉狭窄、肥厚型心肌病、二尖瓣脱垂、慢性阻塞性肺病、肺动脉高压、阻塞性睡眠呼吸暂停、颈动脉内膜切除术、妊娠、肾功能不全、醛固酮减少症、嗜铬细胞瘤、肾上腺功能减退、尿崩症、多系统萎缩、阿尔茨海默病、淀粉样变性、路易体痴呆、卟啉病等。

严格诊断需随访5年未见自主神经系统之外的其他神经系统受累及未发现导致自主神经系统受累的具体病因。长期随访发现，部分患者最终会进展为帕金森病、多系统萎缩或路易体痴呆等其他神经变性疾病，但是也有许多患者长期随访仍只局限于自主神经系统受累。

【治疗】

治疗原则是缓解症状且不致仰卧位高血压，首先积极非药物治疗，必要时才考虑药物治疗。

（一）一般处理

患者学会自我定时监测血压，尤其是仰卧位高血压的患者。仰卧位高血压患者在下午 6 点钟之后应避免服用升压药，必要时可考虑服用短效降压药（如舌下含服硝酸甘油）。

告诉患者直立性低血压发生机制，告诉患者避免各种导致低血压的诱因：避免环境温度过高以免导致静脉血液潴留，不要用热水泡澡、淋浴及桑拿，天热时避免站立过久；避免日间卧位过久、突然坐起或站起（尤其是晨起时，因为夜间血压较低）；避免大量进食，尤其是富含糖类的食物，以免进食后血液进入内脏血管而导致低血压，可考虑增加钠摄入和多饮水；不饮酒；适度锻炼某些对抗动作，可能通过增加外周血管阻力和减少血容量，从而减少直立性低血压的发生。这些动作有：下蹲、下肢交叉压腿、原地高抬腿踏步、垫脚尖等。

睡眠时，将床头抬高 20～30cm；坐起和站立动作要缓慢，在床边坐几分钟后再站起。使用弹性长袜和腹部绷带，以压迫下肢和下腹部静脉，促进静脉血液回流。

（二）药物治疗

小剂量氟氢可的松是首选药物（0.1～0.3mg/d，一次服用或分两次服用），同时应配合高钠饮食和多饮水（2～2.5L/d），必要时可服用盐片及补钾。

当以上治疗疗效欠佳时，可以考虑使用 α-受体激动药。

米多君，可单药治疗，也可与氟氢可的松联用。起始剂量为 2.5mg，每日 2 次，可逐渐增至 10mg，每日 3 次。为避免仰卧位高血压，最后一次服药应于睡前至少 4 小时服用。服用米多君时应监测血压。

麻黄碱，其疗效和安全性可能均不如米多君，目前少用。

如果疗效仍欠佳，还可尝试使用屈昔多巴，每天 200 ~ 600mg。溴吡斯的明、奥曲肽等也可谨慎试用。

（王　伟　徐沙贝）

第三节　自主神经功能紊乱

一、红斑性肢痛症

红斑性肢痛症（erythromelagia）是一种病因未明确且较为少见的阵发性血管扩张性疾病，多在青年时发病。可能是由于自主神经系统功能紊乱、血管舒缩功能障碍，使小动脉极度扩张，表现为局部红、肿、热、痛，多见于肢端，足比手更常见，偶见于面部和耳部。有学者认为本症与前列腺素或 5-羟色胺代谢异常有关。遗传性红斑肢痛症的致病基因是为编码外周神经钠离子通道 1.7α 亚单位蛋白的 SCN9A 基因。

【病因及病理】

本病病因尚不十分清楚，可能是由于中枢神经、自主神经功能紊乱，使末梢血管运动功能失调而导致肢端末梢血管扩张所致。也有学者认为是由于末梢性 5-羟色胺被激活或前列腺素代谢障碍而引起。近期有学者认为与肢端皮肤和血管对热反应过度有关。营养不良与严寒气候为其主要诱因。

【临床表现】

1. 相对少见，年发病率约为 1/10 万，青壮年多见。

2. 主要表现为肢端尤其是足底、足趾阵发性、剧烈的烧灼痛或刺痛，发作间歇期仍有持续性钝痛。温暖、行动、肢端下垂或长时间站立可引起或加重肢痛，而用冷水浸足、休息或抬高肢体则可使疼痛减轻。

3. 肢端小动脉或毛细血管扩张可使肢端的皮肤发红，皮温增高。轻压皮肤可使红色暂时消退。受累肢体有轻微凹陷性水肿。

4. 皮肤往往痛觉过敏，反复发作者可有皮肤和指（趾）甲的营养障碍。

【诊断与鉴别诊断】

肢端阵发性红、肿、热、痛,遇热加重,遇冷缓解,一般无运动及感觉障碍。大多数病例临床诊断并不困难。注意与闭塞性脉管炎、周围神经炎和雷诺病等疾病鉴别诊断。动脉阻塞或周围神经炎时,受累的肢端皮肤温度不高或下降。雷诺病通常受累肢端皮肤苍白或发绀,指(趾)寒冷、麻木或感觉减退。

【治疗】

1. 一般治疗:注意营养,发作时将肢体抬高或冷敷,患者应穿透气的鞋子,避免受热和任何足以引起血管扩张的局部刺激。

2. 加温脱敏疗法:将患肢浸入临界温度(诱发疼痛的温度)以下的水中,然后逐步升高水温,直到出现轻度不适。每天重复该过程,并逐步升高水温,直到达临界水温肢体仍不出现疼痛为止。

3. 对症止痛:阿司匹林口服,0.3g,每日1~2次,可使症状显著减轻,具有鉴别诊断价值;其他止痛剂如索密痛、可待因等均可使用,暂时止痛。5-羟色胺拮抗剂,如二甲麦角新碱(methysergide),每次2mg,每日3次;或苯噻啶(pizotifeni)每次0.5mg,每日1~3次,口服,可使部分患者完全缓解。

钙通道拮抗剂、静注利多卡因、前列腺素类似物、5-羟色胺再摄取抑制剂、文拉法辛、阿片类药物、美西律、加巴喷丁、β受体阻滞剂等也可选用。

4. 患肢普鲁卡因环封,骶部硬膜外局部封闭或行交感神经阻滞术。

5. 手术疗法:以上疗法无效且病情严重者,可考虑行交感神经切除手术,如腰交感神经节切除术,或胫后神经、腓神经或腓肠神经切断术。

二、雷　诺　病

雷诺病(Raynaud disease)是由小血管痉挛性或功能性闭塞

而引起肢端局部缺血所致。患者通常在寒冷或情绪激动的情况下发病,表现为肢端皮肤色泽的间歇性苍白及发绀改变,伴有疼痛及感觉异常。

【病因及病理】

病因尚不十分清楚,可能由于交感神经功能紊乱,引起肢端血管痉挛及局部缺血。也有学者认为与动脉本身对寒冷的敏感性增加或血管壁结构改变所致。此外,该病与遗传因素也有一定的关系。

【临床表现】

1. 好发于青年女性,多因寒冷、情绪紧张等诱发。

2. 多为双手受累,呈对称性。

3. 间歇性肢端血管痉挛伴有疼痛及感觉障碍,每次发作可分为3期:

(1) 缺血期:发作性双手指、足趾肤色苍白、僵冷、出汗,常伴蚁走感、麻木感及疼痛。桡动脉及足背动脉搏动正常或消失。发作常持续数分钟至数小时。

(2) 缺氧期:肢端青紫或呈蜡状,有疼痛。延续数小时至数日,然后消退或转入充血期。

(3) 充血期:皮肤温度升高、发红、疼痛,然后恢复正常。

4. 病情严重者,反复发作后指(趾)端出现溃疡或对称性坏疽。

5. 偶可伴发肢端硬化症与硬指症。

【辅助检查】

微循环检查仪和多普勒检查可发现肢端血管舒缩功能障碍。重者X线检查可发现骨质吸收或萎缩现象。

【鉴别诊断】

雷诺病应与雷诺征(又名雷诺现象,Raynaud phenomenon)鉴别。二者的临床特征相似,但雷诺征可找到原发病,如血栓闭塞性脉管炎、闭塞性动脉硬化、硬皮病、气锤病、遗传性冷指病及冻疮等。此外,还应与手足发绀症、红斑肢痛等疾病鉴别。

【治疗】

（一）一般治疗

1. 注意保暖,减少肢体在寒冷中的暴露机会,避免外伤。

2. 忌烟。

3. 避免情绪激动。

（二）药物治疗

1. 扩血管治疗,如盐酸妥拉唑林 25～50mg 口服,每日 3 次,或 25～100mg,肌内注射,每日 1 次。烟酸 100～200mg,口服,每日 3 次,或静脉滴注。罂粟碱 30～60mg,口服,每日 3 次,或 60～90mg 加入低分子右旋糖酐溶液 250～500ml 中,静脉滴注。

2. 钙离子拮抗剂可扩张血管、增加血流量。通常选用维拉帕米 40～90mg,口服,每日 3 次。尼莫地平 20mg,口服,每日 3 次。或选用硝苯地平及氟桂嗪等钙离子拮抗剂口服。

3. 其他药物,如巴比妥类镇静剂及小剂量甲状腺素能减轻血管痉挛。利血平 0.25mg,口服,每日 3 次,或加用利福平 0.1g,口服,每日 3 次。有报道盐酸丁洛地尔、己酮可可碱等药物有一定的疗效,可选用。

（三）物理治疗

冷热交替水疗、光疗、直流电疗、按摩等。

（四）神经阻滞疗法及手术治疗

根据病变部位不同选用神经阻滞疗法。上肢受累可选用星状神经节、臂丛神经阻滞或胸 2～3 双侧交感神经节切除术。下肢受累者行腰 2～4 交感神经节阻滞或切除术。

三、肢端麻木症

肢端麻木症(acroparesthesia)病因尚不清楚,可能是由于血管舒缩功能障碍,引起肢端血管痉挛所致。多见于绝经期妇女、贫血、瘦弱及洗涤工作者。

【诊断要点】

1. 慢性隐匿性起病,发作性、双侧对称性指(趾)端麻木或过敏,每次持续数分钟至数小时。发作期间局部寒冷、苍白、多汗,或手指僵硬、肿胀,偶可影响手臂、舌、唇及下肢。

2. 多发生在夜间及早晨睡眠后。

3. 神经系统检查正常。

【鉴别诊断】

1. 颈椎病:颈椎病多为急性或亚急性起病,颈部疼痛、强直,可放射至肩部和前臂,可有神经系统体征。颈椎X线摄片及CT等检查可有异常发现。

2. 胸廓上口综合征:胸廓上口综合征系由于颈肋、前斜角肌综合征、胸肋及肋骨-锁骨压迫症,压迫了臂丛和锁骨下动脉。疼痛可放射至正中神经及尺神经支配区,可有局部针刺样感觉障碍和上肢反射减退。X线检查有助于诊断。

【治疗】

1. 血管扩张剂:烟酸100~200mg,口服,每日3次,或静脉滴注。罂粟碱30~60mg,口服,每日3次。可试用盐酸丁洛地尔、必来循宁及复方丹参等。

2. 安定剂:如巴比妥、氯丙嗪,必要时用小量止痛剂。

3. B族维生素及小量甲状腺素。绝经期妇女可加用小剂量雌激素替代疗法。

四、进行性面偏侧萎缩症

进行性面偏侧萎缩症(progressive facial hemiatrophy)又称Parry-Romberg综合征,是一种单侧面部组织的营养障碍性疾病,其临床特征为一侧面部皮肤、皮下组织、肌肉和骨骼等各种组织的缓慢进行性萎缩,面部下部尤其明显,常伴有皮肤的色素过度沉着,而皮肤硬化轻微。通常在10~20岁起病。

【病因及病理】

病因尚不十分清楚,一般认为与自主神经系统的中枢性或周围性损伤有关。也有学者认为与局部或全身性感染、损伤、三叉神经炎以及结缔组织疾病有关。起病一般在10~20岁,但无绝对年限。女性患者多见。面部病变部位的皮下脂肪、结缔组织、皮肤、皮下组织、毛发、脂腺依次受累,重者可侵犯软骨和骨骼。但肌纤维并不受累,可保存其收缩能力。部分患者伴有同侧、对侧或双侧的大脑半球萎缩。少数患者伴发偏侧萎缩症。通常无家族史,曾有同卵双生子只有一人发病的报道,提示其发病可能与基因无关。

【临床表现】

1. 隐袭起病,慢性病程,起病多在儿童、少年期,女性多见。

2. 萎缩多起自一侧眶上部、颧部。起始点常呈条状,略与中线平行,皮肤皱缩、毛发脱落,称"刀痕"。病变缓慢发展至半个面部,甚至身体的其他部位。

3. 病变侧皮肤萎缩、变薄、色素沉着、脱发、毛细血管扩张、皮下脂肪消退,部分患者有眼症状,如霍纳综合征、虹膜色素减少、继发性青光眼等。

4. 偶伴有癫痫发作和偏头痛。

【治疗】

目前尚无有效治疗。病情稳定患者如果萎缩非常严重,可以考虑整形手术。

以对症治疗为主,加强营养。可选用维生素、强壮剂,早期可用类固醇激素、胰岛素、垂体激素治疗。

五、出汗异常症

出汗异常症不包括生理情况下排汗过多,可表现为多汗或少(无)汗症(hyperhidrosis or hypohidrosis)。病因多数不明确。

多汗症

(一) 临床表现

多表现为阵发性,气候炎热、剧烈运动或情绪波动时加重。可见于传染病、中毒、外伤后,或在中枢、周围及自主神经病变时。依多汗的形式可分为以下几种:

1. 全身性多汗:表现周身易出汗,皮肤容易出现汗疹、毛囊炎或擦烂等并发症。见于甲状腺功能亢进、脑炎后遗症、下丘脑损害后等病变时。

2. 局限性多汗:好发于头、颈、腋及肢体的远端,尤以掌、跖部最易发生。两侧通常对称发生。部分患者手足部除皮肤湿冷以外，可呈苍白色或青紫色。腋部、阴部容易多汗，并可同时发生臭汗症。

3. 偏身多汗：表现为身体一侧多汗，除卒中后遗偏瘫患者偏瘫肢体多汗外，多无明显神经系统体征。自主神经系统检查可见多汗侧皮温偏低，皮肤划纹试验可呈阳性。

（二）治疗

以病因治疗为主，一般不做特殊治疗，必要时可考虑以下对症治疗：

1. 全身性多汗可用口服抗胆碱能药物，如阿托品、颠茄合剂或山莨菪碱等。局部多汗可选用 3%～5% 甲醛溶液局部擦拭，0.5% 乙酸铝溶液浸泡以及 3%～25% 氯化铝溶液或 5%～10% 明矾溶液局部敷用。

2. 情绪紧张患者，可给氯丙嗪、地西泮等镇静剂。

3. 手、足多汗者，可试用深部 X 线治疗，每次 100R（1R = 2.58×10^{-4} C/kg），每周 1～2 次，总量 800～1000R。

4. 全身性多汗者，可试用水疗、体疗及电睡眠等治疗。

少汗症或无汗症

全身性无汗患者多为汗腺发育缺陷，非常少见。局部无汗多见于某些神经系统疾病。

（一）临床表现

1. 病侧肢体、躯干、颜面少汗或无汗。

2. 局部无汗多有相应部位神经系统原发疾病，如横贯性脊髓炎病变水平以下区域、脊髓空洞症相应区域、多发性神经炎四肢远端以及脑干病变面部等处无汗或少汗。

3. 出汗试验证实少汗或无汗。

（二）治疗

1. 原发病治疗。

2. 大剂量 B 族维生素、维生素 C。

3. 可试用毛果云香碱或麻黄碱。

六、进行性脂肪营养不良症

进行性脂肪营养不良症(progressive lipodystrophy)是一种罕见病变,临床上表现为进行性、边界清楚且两侧对称的皮下脂肪组织消失或消瘦,偶可合并有局限的脂肪组织增生和肥大。

【病因及病理】

病因不明,本病属脂肪代谢障碍。大多数学者认为自主神经节后交感神经障碍,或可能与自主神经中枢下丘脑的病变有关。发病前可有急性发热病史,内分泌缺陷。损伤、精神因素、月经初潮或妊娠可为其诱因。

【临床表现】

1. 多在青少年期发病,慢性起病,进行性发展。

2. 多以面部、上肢脂肪组织消失或消瘦开始,呈特殊早老面容,以后发展到颈、肩、背、胸或腹部,常呈对称性。手、足常不受影响。

3. 可合并皮肤发汗异常及内分泌障碍。

4. 病情一般经 2 ~ 6 年进展自行停止,少数达 10 年而静止。

【鉴别诊断】

1. 面偏侧萎缩症:可表现为一侧面部的进行性萎缩,但皮肤、皮下组织及骨骼均可受累。

2. 局限性肌营养不良(面-肩-肱型):以面肌消瘦伴肌力软弱为主,而皮下脂肪仍有保留。

【治疗】

目前尚无特殊治疗方法。有报道用纯胰岛素针剂注入萎缩区可使局部脂肪组织增长,恢复正常形态。强壮剂、各种维生素均可试用。

(王 伟 徐沙贝)

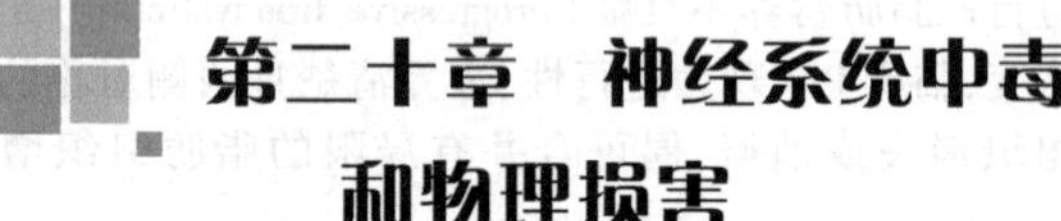

第二十章 神经系统中毒和物理损害

第一节 食 物 中 毒

一、肉 毒 中 毒

肉毒中毒是由于进食污染有肉毒梭状芽孢杆菌外毒素的食物引起，如罐头、腊肠、火腿、家制霉酵豆制品等，发病率虽不高，但病死率很高。

【发病机制】

外毒素自肠道吸收后主要作用于神经系统，可阻断突触前膜乙酰胆碱的释放，其中以神经肌肉接头及自主神经末梢为主。

【诊断】

（一）临床表现

1. 可于进食毒素后 4～6 小时出现急性胃肠道症状，迟者于 12～36 小时出现症状。

2. 主要表现

（1）脑神经对称性损害，首先表现为视物模糊和复视，可以出现眼睑下垂、瞳孔散大、张口困难、咀嚼困难、声音嘶哑、吞咽困难等。

（2）以近端肌群为主的骨骼肌无力，表现为头下垂、平卧位屈颈困难等。常随病情进展而加重。严重者可发生呼吸肌麻痹而死亡。

（3）因自主神经受累出现严重的便秘。

（4）无感觉受累及意识障碍。

（二）实验室检查

1. 电生理检查：肌肉动作电位波幅降低，给予重复神经电刺激后波幅递增。

2. 细菌培养可分离到肉毒杆菌。

【治疗】

1. 及早应用抗毒素：国产抗毒素分A、B及AB(E)型三种。已知中毒类型者，应选用相应抗毒素品种。毒型未明者用多价肉毒抗毒血清(A、B及E型)注射治疗。皮试阳性者按说明书上的脱敏注射法给药。皮试阴性者，首剂1万U静脉注射，以后每天5万U肌内注射，病情好转后逐步减量。呼吸及吞咽功能基本正常后停药。总剂量轻症为1万～5万U，中度病例5万～20万U，重症为20万～50万U。

2. 清除胃肠道毒素：进食毒物24小时以内者可用1∶(2000～5000)高锰酸钾溶液洗胃，超过24小时者予番泻叶导泻或灌肠，以加速残存毒素的排出。

3. 盐酸胍15～30mg/(kg·d)分2次口服，可改善眼外肌及四肢无力。

4. 对症支持治疗

（1）保持呼吸道通，有呼吸困难者，可行气管切开、给氧及人工辅助呼吸。

（2）有吞咽困难及呛咳者，采用鼻饲饮食。

（3）保持水、电解质平衡。

（4）观察及防止心肌损害。

（5）加强护理，预防肺部感染、压疮等并发症。

二、毒蕈中毒

因误食有毒蘑菇引起，我国所见毒蕈有80余种，毒性成分有毒蕈碱、毒蕈溶血毒素、精神症状毒素、毒肽和毒伞肽等。

【发病机制】

毒蕈碱能激活M胆碱受体引起副交感神经系统的兴奋；毒蕈溶血毒素能使红细胞溶解，同时出现胃肠道症状；精神症状毒素作用于中枢神经系统，引起幻觉及精神异常；毒肽和毒伞肽可损害肝、肾、心、神经系统，使细胞变性、坏死。

【诊断】

1. 多于夏秋季节发病，有采食蕈史或进食干蕈史，一般经数分钟至数小时的潜伏期后出现全身中毒症状，早期多为胃肠道症状，包括为恶心、呕吐、腹部绞痛及腹泻等。

2. 神经精神型：由于误食捕蝇蕈引起。主要表现为为副交感神经刺激症状，如流泪、瞳孔缩小、出汗、流涎、哮喘、心率减慢、血压降低等，严重病例可有震颤、抽搐，并出现意识模糊、谵妄、幻觉等精神症状。

3. 胃肠炎型：因误食白帽蕈、绿帽蕈引起，主要表现为恶心、呕吐、腹泻、头晕、头痛等。严重病例可有抽搐、昏迷、失水、休克。

4. 溶血型：因误食马鞍蕈引起。除胃肠道症状外，可有溶血性黄疸、贫血、血红蛋白尿等。

5. 中毒性肝炎型：由于误食白帽蕈、绿帽蕈等引起。除胃肠道症状外，可出现肝大或缩小、黄疸、出血倾向等中毒性肝炎表现，并伴有心、脑、肾等脏器损害，病死率极高。

【治疗】

1. 加快毒物排出

（1）催吐：进食毒蕈10小时左右者，无呕吐或呕吐不多者，应人工刺激咽部或口服1%硫酸铜溶液催吐。

（2）洗胃：1∶5000高锰酸钾溶液、0.3%～0.5%鞣酸溶液及浓茶等反复洗胃。洗胃后可由胃管灌入活性炭。

（3）硫酸钠或硫酸镁溶液导泻，如有严重呕吐及腹泻，则不必导泻。

（4）中毒超过8小时者，可采用高位结肠灌洗，以清理肠道。

2. 出现副交感神经症状者给予阿托品治疗，轻者0.5～1.0mg，儿童0.03～0.05mg/kg皮下注射，每15～30分钟一次；重者1～2mg静脉注射，每15～30分钟一次，或5～10mg加入5%葡萄糖溶液500ml中，静脉滴注，直至出现阿托品化时减量,维持至症状缓解。如同时有阿托品样症状者,如牛肝蕈中毒者应禁用阿托品。

3. 溶血型患者宜用5%碳酸氢钠溶液250ml,静脉滴注,每日1~2次,以碱化尿液,防止肾衰竭。

4. 中毒性肝炎者,给予二巯基丁二钠0.5~1g,稀释后静脉注射,每6小时一次,共1~2天,症状缓解后,每日1~2次,共5~7天为1个程。或用二巯基丙磺钠5%溶液5ml,第1天每6小时一次,肌内注射,以后每日1~2次,共5~7天为1个程。同时用护肝药及B族维生素、高渗葡萄糖液、葡萄糖醛酸内酯、细胞色素c、ATP、辅酶A治疗。

5. 严重毒蕈中毒者,可给予氢化可的松100~400mg或地塞米松10~30mg加入输液中,每日分两次静脉滴注(尤其是马鞍蕈引起的溶血反应)。

6. 有出血症状者,根据出血机制障碍情况,给予凝血因子或输新鲜血等。

7. 对症治疗。

三、亚硝酸盐中毒

因大量食用含较多亚硝酸盐的蔬菜、新腌制的咸菜、变质的残菜或大量饮用苦井水引起。亚硝酸盐与人体血红蛋白结合成高铁血红蛋白,使之失去输氧能力,导致组织缺氧而发病。

【诊断】

(一)临床表现

1. 有进食毒物史,如硝酸盐加工的香肠、午餐肉、鲜肉,腐烂的青菜,或误食亚硝酸盐等。

2. 一般进食后0.5~3小时出现症状,轻者口唇发绀、头晕、腹胀、倦怠、反应迟钝,重者全身发绀、头痛、恶心、呕吐、心悸、抽搐、昏迷、呼吸衰竭。

(二)实验室检查

血中高铁血红蛋白含量显著增高。

【治疗】

1. 保持呼吸道通畅，防止误吸。

2. 中毒后立即催吐及用清水洗胃并导泻，中毒时间较长时，可配合高位灌肠以清理毒物。

3. 小剂量亚甲蓝或甲苯胺蓝可使高铁血红蛋白还原为低铁血红蛋白，从而改善缺氧状态。常用亚甲蓝 1～2mg/kg 以葡萄糖溶液稀释后，在 10～15 分钟内缓慢静脉注射，2 小时后如症状仍不缓解，可重复 1 次；甲苯胺蓝可用 5mg/kg，稀释后缓慢静脉注射。为了防止亚甲蓝过量的毒副作用，可给予辅助解毒剂维生素 E 注射液。

4. 吸氧，严重病例可输血，必要时做换血治疗。

5. 可用肾上腺皮质激素以减轻中毒性反应。

四、霉变甘蔗中毒

由进食霉变甘蔗所致。霉变甘蔗所含的节菱孢霉菌能产生名为 3-硝基丙酸的毒素，引起临床中毒症状。

【诊断】

（一）临床表现

1. 急性期

(1) 起病急骤，潜伏期 10 分钟至 10 小时不等。

(2) 胃肠道症状：病初出现恶心、呕吐、腹胀，继之出现乏力、抽搐发作、表情淡漠，严重者昏迷。

根据症状轻重可将病情分为三型：

轻型：起病急，食后 2～3 小时出现恶心、呕吐、腹痛，无神经系统症状、体征。

中型：除上述表现外，有嗜睡、脑局灶性损害的症状。体征：凝视、失语、锥体束征等。

重型：除上述症状外，迅速发展至昏迷、抽搐等严重脑损害。

2. 慢性期：重症病例于中毒后 2 周至 2 个月可出现迟发性锥体外系受损症状，如扭转痉挛、手足徐动、行走困难等。

（二）辅助检查

1. 急性期脑电图检查,呈弥漫性节律失调。

2. 头部CT,急性期可见双侧豆状核区密度减低,提示为缺血性软化灶;慢性期可见基底核区(尤其是苍白球及豆状核区)有对称性形态相似的低密度灶。

【治疗】

1. 及早洗胃。

2. 静脉输注大量葡萄糖及维生素C,同时给予能量合剂以增强神经组织代谢活力。

3. 肾上腺皮质激素减轻毒素反应。

4. 有局灶性、全脑症状者,可给予脱水剂及吸氧。

5. 慢性期病例可采用康复治疗并加强功能锻炼。

（张　旻）

第二节　药物中毒

一、苯妥英钠中毒

苯妥英钠是有效的抗癫痫药及抗心律失常药。常因长期应用或大剂量误服、治疗过程中剂量增加过快而引起中毒。毒性反应主要涉及神经系统、心血管、胃肠道、肝脏、骨髓、皮肤等。

【诊断】

（一）神经系统

1. 前庭小脑系统损害:共济失调、眼球震颤、构音障碍等。

2. 运动紊乱:手足徐动、震颤等。

3. 周围神经损害:少见而且症状轻。

4. 严重者或有昏迷、精神错乱、幻觉等。

（二）心血管系统

大剂量静脉注射苯妥英钠可致严重心动过缓、低血压、晕厥。

（三）消化系统

如恶心、呕吐、腹痛、牙龈增生，少数可有中毒性肝炎、黄疸。

（四）皮肤损害

可出现各种皮疹，严重者可有剥脱性皮炎。

（五）其他

如间质性肺炎、呼吸衰竭、间质性肾炎、出血、瘀斑、粒细胞减少等。

【治疗】

1. 口服过量苯妥英钠，立即探咽催吐，再用温水或生理盐水反复洗胃，而后用硫酸镁导泻。

2. 静脉滴注高渗糖，促进药物排泄。

3. 重度中毒用丙烯吗啡减轻呼吸抑制，先静脉注射 5～10mg，10～15 分钟如通气量仍未增加，可重复使用，成人总量不超过 40mg。

4. 如有出血、粒细胞减少等表现时，可用维生素 B_6、鲨肝醇、利血生及激素，必要时输血。

5. 长期应用者应注意药物减量或换用其他药物治疗。

6. 对症支持治疗。

二、异烟肼中毒

异烟肼是治疗结核病最常用的药物之一，主要因误服或用量过大而致中毒，偶见过敏反应。

【发病机制】

由于本品与维生素 B_6 化学结构相似，二者竞争同一酶系统，影响了维生素 B_6 的利用，或二者互相结合经尿排泄，致体内维生素 B_6 缺乏，损害中枢及末梢神经。由于其在肝脏内代谢产生有强烈酰化作用的乙酰肼，故常引起肝脏损害。

【诊断】

1. 周围神经病：常发生于治疗后第 3 周，症状常自下肢开始。先有感觉异常、肌力减退、反射减退，继之发生疼痛，严重者有肌肉萎缩及共济失调。

2. 中枢神经系统受损表现：眩晕、头痛、不安、欣快感、失眠、球后视神经炎、抽搐、昏迷等。

3. 肝脏损害：药物性肝炎、脂肪肝、黄疸或转氨酶升高。

4. 血液系统损害：血小板减少、粒细胞减少、再生障碍性贫血或出血倾向。

5. 其他：皮疹、哮喘、高热、低血压、尿潴留、呼吸加速或抑制等。

【治疗】

1. 大量口服异烟肼者立即催吐，并用温水洗胃，继之用硫酸镁导泻。长期大量用药者减少用量或换用其他药物。

2. 大量维生素 B_6 加入 10% 葡萄糖溶液中静脉滴注或口服烟酰胺、谷氨酸或氨酪酸。

3. 静脉滴注葡萄糖生理盐水，适当补充碳酸氢钠，维持水、电解质平衡，促进药物排泄。

4. 过敏时用抗组胺药或肾上腺皮质激素。

5. 口服维生素 C，肌内注射维生素 B_1、维生素 B_{12}。

6. 对症支持治疗。

三、链霉素中毒

本品中毒多由以下三种因素所致：①误用大剂量或短期内连续使用；②长期使用；③对本品过敏。

【诊断】

（一）急性中毒

1. 唇周、面部及四肢麻木感，头痛、头晕，耳鸣，共济失调等。

2. 重者可有大汗、呕吐、发绀、二便失禁、抽搐、呼吸抑制、心脏停搏。

3. 链霉素鞘内注射可致脑膜刺激征、眼震、共济失调、下肢瘫痪、排尿障碍及昏迷。

4. 链霉素大量腹腔注射可致四肢瘫痪和呼吸衰竭。

（二）慢性中毒

1. 神经系统损害

（1）对第Ⅷ对脑神经的毒性：一般前庭损害先出现，停药12～18个月可恢复，耳蜗损害出现较晚，但不易完全恢复。主要表现为眩晕、耳鸣、耳聋、共济失调等。

（2）视神经炎。

（3）周围神经损害。

2. 肾毒性：蛋白尿、管型尿。

3. 骨髓抑制：白细胞、血小板减少。

（三）过敏反应

1. 一般反应：发热、各型皮疹、血管神经性水肿、急性肾衰竭等。

2. 过敏性休克：血压下降、面色发绀、昏迷、抽搐等。

【治疗】

（一）急性中毒

1. 立即停药。

2. 静脉滴注高渗糖，促进药物排泄。

3. 10%葡萄糖酸钙溶液10～20ml加入10%葡萄糖溶液中，缓慢静脉滴注。

4. 呼吸困难、瘫痪时，可用新斯的明，同时给氧或人工呼吸。

（二）慢性中毒

1. 停用链霉素。

2. 神经系统损害者可用维生素B_1、维生素B_{12}、加兰他敏等。

3. 对症支持治疗。

（三）过敏性休克的治疗

1. 立即将患者平卧，头略低，足略高。

2. 1∶1000肾上腺素溶液0.5～1ml肌内注射或皮内注射。

3. 血压下降时用升压药。

4. 静脉注射激素，如地塞米松等。

5. 应用钙剂或抗组胺药。

6. 有喉头水肿时，行气管切开。

7. 对症支持治疗。

四、呋喃唑酮中毒

呋喃唑酮又名痢特灵，曾在临床广泛应用。常因大量或长期应用而中毒，主要表现为周围神经损害。

【诊断】

1. 常在服药后数日至数周发生。

2. 感觉障碍：以肢体远端为重的疼痛、感觉异常、感觉减退等。

3. 运动障碍：以手部为明显的肌无力等。

4. 腱反射减弱或消失。

5. 自主神经功能障碍：肢端多汗、皮肤营养改变等。

【治疗】

1. 及时停药。

2. 给予大量维生素 B_1、维生素 B_{12} 治疗。

3. 疼痛严重者，可应用肾上腺皮质激素。

（张　旻）

第三节　农药中毒

一、有机磷中毒

有机磷类化合物可由呼吸道及皮肤侵入体内，也可因误服中毒。中毒时，有机磷与体内胆碱酯酶结合成磷酰化胆碱酯酶，使其失去活性，造成组织中乙酰胆碱过量积蓄而使胆碱能神经过度兴奋，而后转入抑制和衰竭。

【诊断】

（一）急性中毒

1. 发病时间与毒物品种剂量和侵入途径有关，经皮肤吸收者 2 ~ 6 小时发病,口服中毒可在 10 分钟至 2 小时内出现症状。

2. 毒蕈碱样症状:主要是副交感神经末梢兴奋表现。平滑肌收缩、腺体分泌增加,表现为恶心、呕吐、腹痛、多汗、流泪、流涎、腹泻、大小便失禁、心跳减慢、瞳孔缩小、肺水肿等。

3. 烟碱样症状:面、眼睑、舌、四肢和全身横纹肌纤维束发生颤动,甚至全身肌肉强直痉挛,呼吸肌麻痹可致呼吸衰竭。

4. 中枢神经系统症状:头痛、头晕、共济失调、谵妄、抽搐、昏迷。

(二) 迟发性神经病

少数重度患者于临床症状消失后 2 ~ 5 周出现。主要累及肢体末端,可发生下肢瘫痪、四肢肌肉萎缩等。

(三) 中间型综合征

在临床症状消失后和迟发性神经病出现之前发病。多在急性中毒后 2 ~ 4 天出现。主要表现为肌无力,主要受累肌肉为肢体近端肌肉和屈颈肌,第Ⅲ ~ Ⅶ和Ⅹ对脑神经运动支支配的肌肉也常累及,引起抬头不能、睁眼困难、眼球活动受限、声嘶、吞咽困难等,可累及呼吸肌而导致死亡。

(四) 慢性中毒

头晕、乏力、多汗、震颤等,还可出现周围神经损害及中枢神经系统脱髓鞘病变。

【治疗】

1. 立即将患者移离中毒现场,更衣,肥皂水清洗污染皮肤。

2. 经口中毒者立即催吐、洗胃,美曲膦酯(敌百虫)中毒用 1∶5000 高锰酸钾溶液或生理盐水洗胃。其他有机磷农药中毒用 2% ~ 5% 碳酸氢钠或生理盐水洗胃。

3. 迅速给予解毒药物

(1) 轻度中毒

1) 氯磷定:首剂 0.25 ~ 0.5g,肌内注射,必要时 2 小时后重复一次。

2) 解磷定:首剂 0.4g 稀释后缓慢静脉注射,必要时 2 小时后重复一次。

3）阿托品：开始1～2mg皮下注射，每1～2小时1次，阿托品化后0.5mg皮下注射，每4～6小时1次。

（2）中度中毒

1）氯磷定：首剂0.5～0.75g肌内注射，以后0.5g肌内注射，每2小时1次，共3次。

2）解磷定：首剂0.8～1.2g缓慢静脉注射，以后0.4g，每小时静脉滴注，共4～6小时。

3）阿托品：开始1～2mg静脉注射，以后1～2mg每半小时1次静脉注射，阿托品化后0.5～1mg皮下注射，每4～6小时1次。

（3）重度中毒

1）氯磷定：首剂0.75～1g稀释后缓慢静脉注射，半小时可重复一次，以后0.25g每小时静脉滴注，6小时后如病情显著好转可停药。

2）解磷定：首剂1.2～1.6g稀释后缓慢静脉注射，半小时后可视情况重复一次，以后0.4g每小时静脉滴注，6小时好转可停药。

3）阿托品：开始3～4mg静脉注射，以后2～5mg静脉注射，每10～30分钟1次，阿托品化后0.5～1mg皮下注射，每2～6小时1次。

（4）严重中毒者可用糖皮质激素及输新鲜血，并需防治脑水肿、肺水肿及心跳呼吸停止。

（5）慢性中毒者应脱离接触进行治疗，主要采用支持疗法。

二、有机氯中毒

最常见的有机氯剂为六氯化苯（六六六）和氯苯乙烷（二二三，DDT），可由呼吸道、胃肠道或皮肤进入人体。大量摄入可导致神经组织和肝、肾、心脏等的损害及贫血，长期蓄积可致慢性中毒。

【诊断】

1. 口服中毒经1～2小时或更长时间的潜伏期出现症状。

2. 轻度中毒有头痛、头晕、乏力、恶心、呕吐、上腹不适或疼痛，口腔、咽部充血疼痛。

3. 中度中毒有剧烈呕吐、出汗、流涎、视物模糊、肌肉震颤、抽搐、心悸、发绀。

4. 重度中毒有癫痫样抽搐发作、共济失调、昏迷、体温升高、血压下降、心律失常、肝及肾功能损害，常因呼吸衰竭、心搏骤停、肺水肿、肾衰竭而死亡。

【治疗】

1. 口服中毒者，尽快用清水或2%碳酸氢钠洗胃，洗净后灌入5%硫酸镁溶液30～40ml导泻，禁用油性泻药。

2. 吸入或皮肤侵入中毒者，立即撤离现场。脱去污染衣服，用清水或2%碳酸氢钠溶液冲洗污染皮肤和结膜。

3. 缺氧时，给予吸氧；必要时，人工辅助呼吸。

4. 目前尚无特效解毒剂，主要采用对症治疗。

（1）5%～10%葡萄糖溶液静脉滴注和呋塞米20mg每6～8小时1次肌内注射，促进毒物排泄。

（2）保护肝脏：选用葡醛内酯400～600mg加入液体中，静脉滴注，同时使用维生素C、B族维生素、ATP等。

（3）抽搐发作者，可用地西泮肌内注射或静脉注射，成人每次10～15mg，小儿每次0.1～0.3mg/kg，抑或用10%水合氯醛溶液保留灌肠，成人每次15～20ml，小儿每次0.3～0.4ml/kg；必要时，可采用冬眠或亚冬眠，禁用吗啡。

（4）补充钙剂。

（5）禁用肾上腺素及其他交感神经兴奋药，以免引起心室纤颤。

（张　旻）

第四节　工业中毒

一、铅　中　毒

铅属蓄积性毒物，对全身各组织都有毒性作用，尤以神经系统、造血系统、血管和消化系统为著。

【诊断】

(一) 临床表现

1. 急性中毒:少见,严重者引起急性脑病而出现抽搐、谵妄、木僵、昏迷。

2. 慢性中毒

(1) 神经系统症状

1) 神经衰弱综合征表现:头晕、头痛、乏力、记忆力下降、失眠等。

2) 周围神经损害:对称性或单一性。运动障碍显著,形成铅麻痹腕下垂、垂足等。

3) 进行性肌萎缩:可仅限于手部小肌肉,可有肌束颤动。

4) 中毒性脑病:头痛、精神异常、癫痫发作或昏迷等。

(2) 贫血。

(3) 铅绞痛。

(二) 辅助检查

1. 周围血液点彩红细胞增多(>300 个/10^6 红细胞)。

2. 血铅增高(>0.4mg/L)

3. 红细胞 δ-氨基乙酰丙酸脱水酶(ALA-D)活性降低。

4. 尿中粪卟啉阳性、尿铅增高、尿 ALA 增多。

5. EDTA 驱铅试验:尿铅 ≥ 4.8μmol/24h,或尿铅 ≥ 3.86μmol/L。

6. 尿 β_2 微球蛋白增高。

(三) 特殊检查

1. 儿童 X 线片可见长骨皮质边缘有带状密度增加的“铅线”。

2. 电生理检查可见周围神经传导速度减慢。

【治疗】

(一) 急性中毒

可按一般急救原则处理:口服毒物可催吐、洗胃、导泻,一旦急性症状有所缓解,需立即予驱铅治疗。

（二）慢性中毒

主要用驱铅治疗。

1. 一般治疗

（1）依地酸二钠钙（$CaNa_2$-EDTA）:0.25～0.5g 加 2% 普鲁卡因溶液 1.0ml，肌内注射，每日 2 次；或每日 1g 加入 5% 葡萄糖溶液 500ml 中，静脉滴注，3 天为 1 个疗程，间隔 3～4 天后重复使用，视治疗中尿铅排泄情况决定疗程数。

（2）二巯基丁乙酸钠（Na-DMS）：每日 1g，分 2 次肌内注射或 1 次静脉注射，疗程安排同 EDTA。

（3）青霉胺：效果较差。0.3g 口服，每日 3～4 次，同时服用维生素 B_6，10 天为 1 个疗程，间隔 1 周后可重复使用。

（4）二乙烯三胺五乙酸三钠钙（$CaNa_3$-DTPA）：每日 0.1～1.0g，分 2 次肌内注射，隔日治疗，总量可至 3～15g。

2. 铅绞痛

（1）$CaNa_2$-EDTA1g + 5% 葡萄糖溶液 500ml，静脉滴注，每日 1～2 次，直至腹绞痛缓解后改为 $CaNa_2$-EDTA1g + 5% 葡萄糖溶液 500ml，静脉滴注，每日 1 次，用药 3 天停 4 天为 1 个疗程，共用 4～6 个疗程。

（2）阿托品：0.5～1mg，肌内注射。

（3）10% 葡萄糖酸钙溶液 10ml，静脉缓慢注射。

（4）局部热敷。

3. 周围神经病变：用 B 族维生素，如维生素 B_1、B_6、B_{12} 等治疗。

4. 急性铅中毒脑病：先用二巯丙醇 2.5mg/kg，肌内注射，第 1～2 天每 4～6 小时 1 次，以后每日 1～2 次，共用 5～7 天。接着用 $CaNa_2$-EDTA 治疗 1～2 个疗程，然后用青霉胺 250mg 口服，每日 4 次，用药约 1 个月。

二、锰　中　毒

锰主要以蒸气、烟雾或粉尘的形式由呼吸道进入体内，引起以纹状体、苍白球、黑质为主的大脑、小脑、脊髓、周围神经和肌肉的病变。

【诊断】

（一）临床表现

1. 多于接触锰数年后发病。

2. 神经衰弱综合征的表现：头痛、头晕、记忆力差、睡眠障碍等。

3. 自主神经功能紊乱症状：流涎、多汗、便秘等。

4. 精神症状：情感淡漠、不自主哭笑、强迫行为、幻觉、错觉等。

5. 帕金森综合征的表现：手指搓丸样震颤、躯干及下肢肌张力增高、慌张步态等。

6. 小脑损害：言语讷吃、意向性震颤等。

7. 锥体束病变。

（二）鉴别诊断

本病应与神经症、帕金森病、肝豆状核变性和多发性硬化等鉴别。

【治疗】

1. 依地酸二钠钙驱锰治疗对轻症早期患者有效，重症无效。

2. 口服高锰酸钾中毒者，立即用温水洗胃，随后口服牛奶或浓豆汁、氢氧化铝凝胶。

3. 有神经衰弱和自主神经功能紊乱者，可服用地西泮、谷维素、脑复康（吡拉西坦）等。

4. 对帕金森综合征者，可用美多巴、苯海索等药。

三、汞中毒

从事汞作业的工人可由于长期吸入超标浓度的有机汞蒸气而中毒，多以慢性形式出现。

【诊断】

（一）临床表现

1. 急性中毒者有恶心、呕吐、腹泻、里急后重、金属味口臭等。

2. 慢性中毒呈隐袭性起病，渐进性发展；早期表现为神经衰弱症候群，如头痛、头晕、乏力、食欲缺乏、失眠等；2周后出现严重厌食、倦怠、嗜睡，并陆续出现神经精神症状。

(1) 脑神经损害：视野向心性缩小、眼肌瘫痪、听力下降、吞咽困难等。

(2) 运动障碍：瘫痪、肌肉萎缩、震颤、共济失调等。

(3) 感觉障碍：周围型感觉障碍，位置觉、实体觉缺失等。

(4) 自主神经受累表现：血压、心率、瞳孔大小的改变，多汗、发热等。

(5) 精神症状：淡漠、抑郁、谵妄、昏迷、木僵等。汞中毒除上述症状、体征外，还可有肾功能、肝功能、心肌受损等表现。

（二）实验室检查

1. 尿汞定量> 0.01mg/kg。

2. 驱汞试验：5%二巯基丙烷磺酸钠5mg肌内注射或二巯基丁乙酸钠1.0g静脉注射后，24小时尿汞量显著增加且经1~2个疗程治疗后，症状有所好转。

【治疗】

（一）减少毒物吸收

急性口服中毒应洗胃，并灌牛奶、蛋白以沉淀未吸收的汞，保护胃黏膜。

（二）解毒剂应用

1. 二巯基丙烷磺酸钠

(1) 急性中毒：首次剂量为肌内注射5%溶液2~3ml，以后每4~6小时1次，每次1~3ml，1~2天后减为每日1~2次，每次2.5ml，持续1周左右停药。

(2) 慢性中毒：5%溶液2.5ml，每日2次，或5ml每日1次，肌内注射，用药3天，停药4天为1个疗程，以后疗程依病情而定。

2. 二巯基丁乙酸：每克用生理盐水或5%葡萄糖溶液配成5%~10%溶液，在10~15分钟内缓慢静脉注射，每1~3天注射1次,每日1～2g,3天为1个疗程,间隔4天后再根据需要做第2个疗程治疗。

3. 二巯丙醇:用于急性中毒者,成人2.5～4mg/kg,每4～6小时肌内注射1次,第2～4天改为每6小时1次,以后改为每日2次,一般10天为1个疗程,肾功能不良者慎用。

(三) 对症治疗

保护心肌及肝、肾功能,预防感染等。

(张　旻)

第五节　醇　中　毒

一、甲醇中毒

甲醇别名木醇或木酒精,为无色透明的液体,高挥发性,易燃。绝大多数甲醇中毒系误服掺有甲醇的酒类所致,少数系经呼吸道吸入和经皮肤吸收中毒。急性中毒主要表现为中枢神经系统损害、眼部损害和代谢性酸中毒。口服中毒最低剂量约为0.1g/kg,经口摄入0.3～1.0g可致死。

【诊断】

(一) 临床表现

1. 潜伏期一般为2～24小时,少数长达2～3天。

2. 中枢神经系统损害有头痛、眩晕、乏力、嗜睡和意识混浊等。重者出现昏迷和癫痫样抽搐。少数患者可出现精神症状、锥体外系受损表现。

3. 眼部损害有眼前出现黑影、飞雪感、闪光感、视物模糊、眼球疼痛、畏光、幻视等。重者视力急剧下降,甚至失明。眼科检查多数患者瞳孔扩大、少数缩小,眼底早期可见视盘充血和视网膜水肿,视神经损害严重者1～2个月后可出现视神经萎缩。视野呈中心或旁中心暗点改变。

4. 代谢性酸中毒轻者无症状，重者出现呼吸困难、Kussmaul 呼吸等。

5. 口服中毒者，恶心、呕吐和上腹部疼痛等较多见，并发急性胰腺炎的比例较高，严重病例有肝脏损害。

6. 吸入中毒者有眼和上呼吸道黏膜刺激症状。

7. 其他少数患者可伴有心脏和肾脏损害。

8. 慢性甲醇中毒较为少见。

（二）辅助检查

1. 血液甲醇和甲酸浓度增高。正常人血中甲醇浓度 <0.015mmol/L(0.05mg/L)。

2. 血气分析或血二氧化碳结合力测定示代谢性酸中毒。

3. 严重中毒时，血白细胞计数和血细胞比容增高，并可有肝、肾功能异常。个别患者出现肌红蛋白尿。

4. 心电图可见 ST 段和 T 波改变、室性期前收缩等。

5. 严重中毒者，脑 CT 检查可见白质和基底核密度减低，豆状核梗死、软化病灶等。

【治疗】

1. 口服中毒者，视病情采用催吐或洗胃。

2. 吸入或经皮吸收中毒者，立即脱离现场，除去被污染的衣物，并清洗污染的皮肤。

3. 严重中毒患者(血甲醇>15.6mmol/L 或甲酸>4.34mmol/L)及早采用血液或腹膜透析治疗。

4. 解毒剂的应用。口服乙醇或将乙醇混溶于 5% 葡萄糖溶液中，配成 10% 浓度静脉滴注，使血液中乙醇浓度维持在 21.7 ~ 32.6mmol/L。严重中毒者可连用数天。应用肝醇脱氢酶抑制剂 4-甲基吡唑可阻止甲醇代谢成甲酸，较乙醇疗效确定，作用时间长，不引起中枢神经系统抑制。

5. 叶酸每次 50mg 静脉注射，每 4 小时 1 次，连用数天。

6. 对接触高浓度的甲醛者，可给予 0.1% 淡氨溶液吸入；早期、足量、短程使用糖皮质激素。

7. 保持呼吸道通畅，给予支气管解痉剂、去泡沫剂，必要时行气管切开术。

8. 对症和支持治疗，预防感染，防治并发症。

（李志军）

二、乙醇中毒

人们对酒的耐受性个体差异很大，不耐酒者即使少量饮酒也可出现明显反应。乙醇中毒多由于一次大量饮酒或长期过量饮酒所致。乙醇及其代谢产物可对神经系统产生直接毒害作用，同时可抑制心脏及呼吸。由于长期饮酒者摄食减少，加之乙醇损害胃黏膜后导致胃肠道营养吸收障碍，致使以 B 族维生素为主的营养素严重缺乏，引起神经组织结构和功能上的异常。

【诊断】

（一）临床表现

1. 急性中毒：一般可分为三期。

（1）兴奋期：面色潮红、欣快感，有时说话滔滔不绝，有时寂静入睡。

（2）共济失调期：兴奋期后出现动作笨拙、身体平衡障碍，说话含糊不清、步态不稳、中毒性脑病。

（3）昏迷期：呕吐、大小便失禁、昏迷、皮肤发凉、心动过速、呼吸抑制等。

2. 慢性中毒

（1）皮质及皮质下损害：主要表现为智能衰退，理解力、记忆力、计算力、判断力及定向力障碍，虚构、遗忘、人格障碍。可表现为：

1）Wernicke 脑病和 Korsa-Koff 综合征：突然发作的眼球运动障碍、小脑性共济失调和精神障碍等。

2）癫痫发作。

（2）脑干损害：以眼球运动障碍为多见的脑神经损害，亦可出现脑桥中央髓鞘溶解症，主要表现为迅速发生的双下肢轻瘫痪或四肢瘫痪，伴有明显的假性延髓性麻痹症状、闭锁综合征等，但感觉系统功能无异常。

(3) 小脑变性:宽基底步态、躯干性共济失调,下肢受累较上肢多,可伴有眼球震颤、构音障碍和肢体震颤,经数月或数年缓慢进展。

(4) 脊髓损害:最常见的是自主神经功能损害及运动功能和感觉功能障碍。自主神经功能障碍:胃肠道功能失调、直立性低血压、阳痿、大小便障碍等;运动障碍:行走困难、肌肉萎缩等;感觉障碍:深浅感觉减退或丧失、感觉性共济失调。

(5) 乙醇中毒性周围神经病:早期表现同一般的多发性神经病,肢体远端麻木、无力,病情缓慢进展,可出现对称性远端运动功能障碍、肌肉萎缩、自主神经功能障碍。

(6) 皮肤及肌肉病变:外露皮肤发红、色素沉着、粗糙,甚至溃疡。以近端肌肉为主的肌无力、萎缩、肌肉疼痛等。

(7) 胼胝体变性:早期智能减退、记忆力下降、肢体不自主抖动,甚至癫痫发作,后期完全痴呆、四肢强直、肌肉萎缩、完全不能行走。

(二) 实验室检查

累及肌肉者,血清肌酶谱尤其 CPK(磷酸肌酸激酶)升高明显。

(三) 辅助检查

1. 脑干损害者,诱发电位检查可见脑干听觉传导速度减慢,MRI 可见脑干部位 T_2 加权像呈高信号改变。

2. 小脑损害者,颅脑 CT、MRI 可见小脑萎缩表现。

3. 周围神经病者,肌电图可见感觉及运动神经传导速度减慢甚至消失,神经活检可见远端神经轴索变性及继发性节段性脱髓鞘改变。

4. 肌肉病变者,肌电图可见运动单位减少,有短程低幅的多相电位。肌肉活检可见肌纤维坏死、萎缩、空泡变等。

5. 胼胝体变性者,MRI 可见胼胝体变窄、局限性萎缩,胼胝体体部可见低信号片状影。

【治疗】

(一) 急性中毒

1. 探咽催吐,用温水或 1% 碳酸氢钠溶液反复洗胃。

2. 静脉滴注50%葡萄糖溶液加维生素B_6。

3. 早期兴奋者,可用地西泮或水合氯醛。

4. 严重抑制状态,可用哌甲酯、回苏林等。

5. 呼吸抑制者,可用人工辅助呼吸。

6. 脑水肿者,可用20%甘露醇溶液脱水。

7. 对症支持治疗。

(二) 慢性中毒

1. 立即戒酒。

2. 使用大剂量B族维生素及维生素C与高糖、高蛋白、低脂肪饮食。

3. 对症支持治疗。

(张　旻)

第六节　一氧化碳中毒

急性一氧化碳中毒(acute carbon minoxide poisoning)是指吸入较高浓度的一氧化碳(CO)后与血红蛋白结合形成碳氧血红蛋白,致使红细胞携氧能力下降而引起的急性脑缺氧性疾病。少数患者可有迟发性的神经精神症状。部分患者亦可有其他脏器的缺氧改变。一氧化碳是含碳物质燃烧不全的产物,当空气中一氧化碳浓度超过$30mg/m^3$时即可发生中毒。而中枢神经系统对缺氧最为敏感,故中枢神经系统的功能首先受损。

【病因和病理】

冬季门窗密闭、火炉取暖,工业中的炼钢、炼焦以及以一氧化碳为原料的化学工业部门,矿井坑道爆破,汽车排出的废气,长期吸烟和消防人员救火等场所易发生一氧化碳中毒。神经系统病理改变以大脑皮质的白质、苍白球、海马区等处最严重,小脑较轻。脑血管广泛痉挛、出血。脑缺血和脑水肿可继发脑循环障碍,引起血栓形成、缺血性软化灶、广泛的脱髓鞘等病变。

【诊断】

（一）临床表现

1. 有吸入较高浓度一氧化碳的接触史。

2. 现场卫生学调查及空气中一氧化碳浓度测定资料，并排除其他病因。

3. 急性发生的中枢神经系统损害的症状和体征，临床症状产生与空气中的一氧化碳浓度及其接触时间长短有关。血中碳氧血红蛋白的多少和症状轻重成正比。

（1）接触反应：出现头痛、头晕、心悸、恶心等症状，吸入新鲜空气后症状可消失。

（2）轻度中毒：出现剧烈的头痛、头晕、眼花、耳鸣、恶心、呕吐、四肢无力，轻度至中度意识障碍，但无昏迷。血中碳氧血红蛋白可高于 10 %。

（3）中度中毒：除上述症状外，颜面潮红、口唇樱桃红色、全身多汗、血压先升后降、心跳呼吸加快，偶有心律不齐、共济失调、烦躁不安、浅至中度昏迷。血碳氧血红蛋白浓度高于 30 %。

（4）重度中毒：意识障碍程度达到深昏迷或呈去大脑皮质状态，瞳孔散大，光反射迟钝，阵发性抽搐，肌张力和腱反射增高或降低，锥体系或锥体外系损害体征阳性，可出现休克或严重的心肌损害、肺水肿、呼吸衰竭、上消化道出血、高热等。血中碳氧血红蛋白浓度高于 50 %。

（5）少数患者，清醒后出现遗忘症，经数日或 2 ~ 3 周可痊愈。

（6）急性 CO 中毒患者在意识障碍恢复后，经过 2 ~ 60 天的“假愈期”，可出现远期神经系统并发症：

1）自主神经功能紊乱：发作性头痛、出汗、血压波动，瞳孔、脉搏改变和内耳眩晕等。

2）精神障碍：常见有遗忘综合征、谵妄状态，有时有木僵、痴呆、幻觉、妄想等。

3）锥体外系症状：常见为帕金森综合征，个别患者可表现为舞蹈症或手足徐动症。

4）周围神经炎：可出现股外侧皮神经、正中神经、尺神经、胫前神经等单神经炎或多发神经炎，有时出现球后视神经炎或其他脑神经麻痹。

5）还可有单瘫、偏瘫、截瘫、四肢瘫、失语、延髓麻痹、去皮质强直、癫痫和偏盲、皮质性失明、失听等表现。

（二）辅助检查

1. 血碳氧血红蛋白测定：血中碳氧血红蛋白测定必须及时，脱离一氧化碳接触 8 小时后碳氧血红蛋白即可降至正常，与临床症状可不平行

2. 尿、脑脊液常规化验：周围血血红蛋白、白细胞总数及中性粒细胞增高，重度中毒时白细胞高于 $18\times10^{9}/L$ 者预后严重。1/5 的患者可出现尿糖，40% 的患者尿蛋白阳性。脑脊液压力及常规多数正常，可有蛋白增高。

3. 动脉血气分析：低氧血症及酸碱平衡失衡。

4. 酶学测定：磷酸肌酸激酶、乳酸脱氢酶、谷丙转氨酶、谷草转氨酶在 CO 中毒时可达正常值的 10～1000 倍，增高程度远远超过急性心梗。

5. 脑电图：无特异性改变，轻度 CO 中毒可见局部(额叶多见)θ、δ 慢波增多为主，中重度患者慢波弥漫性增多，呈广泛中度或重度异常。

6. 心电图：部分患者出现 ST-T 改变，亦可见到室性期前收缩、传导阻滞或一过性窦性心动过速。

7. 头颅 CT 及 MRI：颅脑 CT 检查可见双侧大脑皮质下白质及苍白球或内囊出现大致对称的密度减低区，后期可见脑室扩大或脑沟增宽。颅脑 MRI 示早期双侧苍白球长 T_1、长 T_2，双侧大脑半球等 T_1、稍长 T_2，DWI 及 Flair 为稍高信号或高信号。偶见内囊、大脑脚、黑质、海马异常信号。晚期半卵圆中心、侧脑室周围长 T_1、T_2，Flair 高信号脑室扩大，脑沟增宽脑萎缩征象。

（三）鉴别诊断

慢性一氧化碳中毒应与脑部损伤、感染和血管疾病以及代谢障碍等鉴别。

【治疗】

1. 迅速将患者移离中毒现场至通风处，解开领口，保持呼吸道通畅。注意保暖，密切观察意识状态。一般轻度中毒患者吸入新鲜空气或氧气后即可好转。

2. 高压氧治疗：昏迷或有昏迷史的患者应及早应用高压氧治疗，以改善缺氧并促使一氧化碳排出。采用多人舱加压至0.125～0.13MPa，缓慢升压30分钟，稳压戴面罩吸氧60分钟，减压30分钟，根据病情轻重每天1～2次，以10天为1个疗程。

3. 呼吸衰竭时，可使用呼吸兴奋剂，如洛贝林、尼可刹米等。呼吸已停止者，应立即施行人工呼吸，或气管插管人工辅助呼吸，直至出现自主呼吸。如有血压降低，应立即进行抗休克治疗。

4. 冬眠疗法：对高热、抽搐者，可使用地西泮等镇静剂，必要时用哌替啶100mg、氯丙嗪50mg、异丙嗪50mg 3种药物总量的1/5～1/3肌内注射，每4～6小时1次；同时给予冰枕，使人体处于保护性抑制状态，有助于提高脑组织对缺氧的耐受性。

5. 地塞米松10～20mg静脉注射；氢化可的松或琥珀酰可的松200～600mg静脉滴注。

6. 防止脑水肿：20%甘露醇溶液125ml～250ml，快速静脉滴注，每6～8小时1次；或甘油果糖250ml，静脉滴注，每日2次。

7. 辅助药物治疗：服用脑细胞活化药物如辅酶A、细胞色素c、胞二磷胆碱、维生素C、维生素E、地塞米松等。

8. 其他：防止继发性感染，注意水、电解质平衡，注意营养，改善脑循环和脑细胞代谢药物，防止脑血管痉挛等。

9. 迟发性神经系统症状的治疗

(1) 应用B族维生素、地巴唑、加兰他敏、糖皮质激素等治疗。

(2) 高压氧治疗。

(3) 针灸、按摩、推拿、理疗。

(4) 抗帕金森药物治疗。

(5) 注意自动和被动锻炼以及心理治疗。

第七节　生物毒素中毒

生物毒素中毒系指人被毒虫或毒蛇咬伤时，生物毒素进入人体而引起的中毒。不少生物毒素以侵犯神经系统为主，而造成神经系统功能的损害。

一、蛇毒中毒

蛇毒中毒系指人被毒蛇咬伤时，蛇毒进入人体，而引起的局部和全身中毒症状。在我国危害人类的毒蛇较多，有50余种，主要有眼镜蛇、金环蛇、银环蛇、蝰蛇、蝮蛇、五步蛇、竹叶青等，野外作业人员易被毒蛇咬伤，咬伤以手、臂、足、腿常见，且常发生在夏、秋季，各种毒蛇的毒液成分不一致，但主要为神经毒和血液毒两种。

【病因和病理】

神经毒作用于神经系统，血液毒作用于循环系统。蛇毒中毒的病因是毒蛇咬伤，神经毒作用于神经系统，引起惊厥，使呼吸中枢和横纹肌瘫痪；血液毒使血细胞凝集、溶解，血管收缩，管壁损伤而出血。

【诊断】

1. 有被毒蛇咬伤的病史。

2. 毒液由伤口直接进入血循环，患者可短时间内死亡。

3. 局部症状：由血液毒引起，咬伤局部明显肿胀，出现水疱或坏死，肿胀可迅速蔓延至整个肢体，伴局部淋巴结肿痛，伤口渗血不止，继发感染。神经毒引起，咬伤局部的麻木感，疼痛较轻，不伴局部红肿。

4. 全身症状：先有头痛、恶心、呕吐、腹痛、腹泻等，以后根据毒作用出现神经毒、血液和（或）混合毒症状。

（1）神经毒症状：局部症状不明显，1～3小时后出现全身中毒症状，视物模糊、眼睑下垂、声音嘶哑、言语和吞咽困难、流涎、共济失调和牙关紧闭等。严重者有肢体弛缓性瘫痪、呼吸困难、昏迷、惊厥、休克,甚至呼吸麻痹而死亡。

(2) 血液毒症状:除局部症状外,有畏寒、发热、恶心、呕吐、心悸、烦躁不安、谵妄、便血、血尿、血压下降、少尿或无尿等;皮肤出现瘀点、瘀斑、黄疸、心律失常等。可因肺出血、颅内出血、肾衰竭或循环衰竭而死亡。

(3) 混合毒症状:患者兼有神经毒和血液混合毒的症状。

【预防】

勤加捕杀毒蛇是最根本的预防办法,了解当地毒蛇的生活规律,减少毒蛇咬伤。在毒蛇分布地区夜间外出时应做好防护工作。

【治疗】

1. 被咬伤者保持安静,不要惊慌奔走,以免加速毒液吸收和扩散。

2. 伤口局部处理

(1) 立刻在伤口的近心端部位结扎,每隔 15 分钟放松 1 ~ 2 分钟,切开伤口,冲洗和吸毒、排毒。

(2) 烧灼排毒:将火柴点燃,置于伤口上烧灼,以破坏浅表残留的蛇毒。因蛇毒为多肽和酶组成的毒性蛋白质,遇高温即凝固而失去原有的活性。

(3) 根据局部反应大小,用胰蛋白酶 2000 ~ 5000U 加入 0. 25% ~ 0. 5% 蒸馏水稀释后,做局部环形封闭。胰蛋白酶是一种广谱解毒剂,宜早用,可反复局部应用。使用过程中出现荨麻疹等变态反应,可用抗过敏药物治疗。

3. 特效解毒:抗蛇毒血清应用越早效果越好。单价抗蛇毒血清只对同类毒蛇咬伤有效,多价则含多种抗蛇毒血清,抗毒谱相应扩大,但疗效略差。应用抗蛇毒血清前要做皮试,反应阴性才可应用。过敏试验方法:取抗毒血清 1ml 加生理盐水稀释到 2ml,取 1ml 于前臂掌面皮内注射,20 ~ 30 分钟后注射部位皮丘在 2cm 以内,且周围无红晕和蜘蛛足为阴性。阳性者应按常规脱敏后再使用。监测血小板评估抗蛇毒血清使用量是否足够。国产抗蛇毒血清一次注射量:抗腹蛇毒血清 8000U;

抗五步蛇毒血清16 000U;抗银环蛇毒血清10 000U;抗眼镜蛇毒血清10 000U;抗金环蛇毒血清5000U;抗蝰蛇毒血清5000U。用法:溶于5%葡萄糖盐水中,缓慢静脉注射或静脉滴注。病情严重者可重复1次。

4. 血液灌流:活性炭和合成树脂均为广谱吸附剂,对蛇毒有较好的吸附作用。

5. 中医中药:季得胜蛇药、南通蛇药、上海蛇药、群生蛇药及蛇伤解毒药、湛江蛇药、红卫蛇药等局部敷或口服。

6. 对症处理

(1) 糖皮质激素可减轻毒血症和组织损害。

(2) 溶血时,给予低分子右旋糖酐、碳酸氢钠等。

(3) 呼吸衰竭时,及早做气管切开,给予人工呼吸或呼吸机辅助呼吸。

(4) 休克的处理,心搏骤停、急性肾衰竭的对症处理。

(5) 防止继发性感染,避免应用肾毒性的抗菌药物。

(6) 控制抽搐,维持水、电解质平衡,防止酸碱平衡失调等。

(7) 抢救过程中,禁忌使用中枢抑制剂(如吗啡、氯丙嗪等)及横纹肌松弛剂。

二、蝎毒中毒

蝎尾毒刺刺伤皮肤后,其毒素进入皮内引起局部和(或)全身毒性反应,称蝎毒中毒。

【诊断】

1. 有被蝎子刺伤的病史。

2. 主要表现为局部症状和全身毒性反应。

(1) 局部症状:蝎刺伤部位大片红肿、瘀斑和皮肤变色,局部有剧烈的疼痛和烧灼感。

(2) 全身症状:可有流涎、流泪、恶心、呕吐、头痛、嗜睡、多汗、高热、寒战、心悸、抽搐、肺水肿、呼吸中枢麻痹等。

【预防】

消灭蝎子是预防的最根本办法，了解蝎子的分布和生活规律，野外作业时做好防护工作。

【治疗】

1. 被蝎子刺伤时，应尽早在伤口近心端进行结扎并减少患肢活动以限制蝎毒的吸收，冲洗伤口清除毒液，吸毒、排毒。

2. 局部剧痛者，可用1%普鲁卡因液注入痛点处，亦可用1%盐酸依米丁水溶液3ml在皮损下或伤口近心端注射。

3. 抗毒治疗：可用抗蝎毒血清，上海蛇药15ml，每日口服4次，亦可外涂伤口；全身症状较重者，可给予抗组胺剂或糖皮质激素。

4. 对症支持疗法：对肌肉抽搐者，可用钙剂注射，有高热者给予物理降温，呼吸肌麻痹者行气管插管或气管切开、呼吸机辅助呼吸，预防肺部感染，维持水、电解质平衡等对症处理。

5. 中草药：有消炎、止痛作用。方法：①取鲜马齿苋或大青叶捣烂后，外敷伤口处。②用鲜猫眼草折断其枝取其白汁外搽患处。③用雄黄、枯矾研末敷于患口处。④将鲜椿树嫩叶捣烂调蛋清外敷。

第八节　热　损　伤

人体所需热量除由新陈代谢产生外，还从周围环境中获取，维持正常体温必须使热量的获取与散热均衡。身体散热是由表面血管扩张与收缩所控制，而血管舒缩功能受自主神经系统调节。当环境温度高于体温时，蒸发是身体散热的唯一方式。由于衣着不当、居住场所不通风或汗腺分泌障碍都能使散热过程受阻，同时脂肪组织也妨碍散热，导致体温升高。而体温越升高，下丘脑的体温调节中枢神经元受到的刺激越强烈，最后导致体温调节中枢衰竭。皮肤干燥灼热，体温不断升高。由于体温异常升高，组织代谢、酶的活动以及氧的交换都发生障碍而造成的一系列损伤，称热损伤。

一、中　　暑

中暑系长时间在烈日下暴晒或高温环境下重体力劳动引起的人体体温调节功能紊乱,汗腺功能衰竭,水、电解质丧失过多为特征的一组内科急症。根据发病机制和临床表现不同,通常将中暑分为热痉挛(heat cramp)、热衰竭(heat exhaustion)和热射病(heat stroke)。上述三种情况可顺序发展,也可交叉重叠。热射病是一种致命性疾病,病死率较高。根据发患者群,中毒可分为劳力型和非劳力型。

【病因和发病机制】

其病因多为在高湿或强辐射热环境中、气温不高而湿度较高和通风不良环境中从事重体力劳动,先天性汗腺缺乏,年老、体弱、疲劳、糖尿病、穿衣不当、服用抗胆碱能药物等,夏季易诱发中暑,其发病机制是由于体温调节功能紊乱所致。

【诊断】

（一）临床表现

1. 存在诱发中暑的环境因素和体质。

2. 轻度中暑:在高温环境下待一定时间后,出现口干、乏力、出汗、心悸、胸闷、恶心、面色苍白及站立不稳。若病情继续加重,可致体温升高、大汗、面红、皮肤灼热、血压下降、脉弱细数。离开高温环境休息数小时恢复正常。

3. 重型中暑:若持续在高温环境下,病情可发展为重型中暑。本型分为:

(1) 热痉挛:常发生在高温环境中强体力劳动后,多见于青壮年。其特点为短暂、间歇的四肢肌群抽搐和痛性痉挛、阵发性发作,数分钟后缓解。当腹肌、肠平滑肌和膈肌受影响时,可类似急腹症表现。可伴明显脱水,体温正常或低热。

(2) 热衰竭:多见于老年体弱或有慢性病及儿童人群,对热不适应,体内常无过量热蓄积。以心功能不全为主要症状,表现为血压下降、面色苍白、脉细、口渴、虚弱、烦躁及判断力差,手足抽搐、共济失调;软弱无力、恶心、呕吐、腹泻及肌肉痛性痉挛。体温轻度升高,无明显中枢神经系统损伤表现。热衰竭可以是热痉挛和热射病的中间过程,若治疗不及时,可发展为热射病。

(3) 热射病:高温环境中工作数小时者或老年人,心功能不全、慢性病患者等。以高热为突出表现,体温可达41～43℃,皮肤灼热、干燥无汗,呼吸弱而快、脉速、谵妄、惊厥甚至昏迷,重者可出现DIC、各脏器功能损害等并发症而死亡。热射病患者预后严重,死亡率达5%～30%。

(二) 辅助检查

血清谷丙转氨酶、谷草转氨酶增高,乳酸脱氢酶活性增高,白细胞增高,低钠、低钾,尿中可见蛋白和管型。

(三) 鉴别诊断

热衰竭应与消化道出血或宫外孕、低血糖等鉴别;热痉挛伴腹痛应与各种急腹症鉴别。老年人发生昏迷要与脑卒中、糖尿病昏迷鉴别。

(四) 并发症

如脑水肿、心力衰竭、呼吸衰竭、急性肾衰竭、休克,以及水、电解质和酸碱失衡。

【治疗】

(一) 一般处理

离开高温环境,将患者移至阴凉通风处休息;口服凉盐水或含盐清凉饮料、仁丹,并涂擦清凉油。亦可针刺合谷、风池、足三里等穴。有周围循环衰竭者应静脉补给生理盐水、葡萄糖溶液和氯化钾。一般患者经治疗后30分钟到数小时内即可恢复。

(二) 降温

1. 物理降温:冰袋冷敷、温水擦浴以及冰盐水灌肠等,力争在发病1小时内将肛温降至38℃左右。

2. 药物降温:与物理降温同时进行效果更好。氯丙嗪25～50mg加入5%葡萄糖液或0.9%氯化钠溶液中,静脉滴注1～2小时,2小时后无效可重复1次。用药过程中监测血压,血压下降时，应减慢滴速或停药。

3. 动脉内冷液快速输入：在短时间内从股动脉输入4℃的5%葡萄糖盐水1000ml降温。

（三）维持循环功能

循环衰竭者，可先用血管活性药物维持血压；纠正酸中毒及水、电解质平衡；吸氧；激素如地塞米松首次5～10mg静脉注射或肌内注射，之后视病情每日给予5～10mg，每日2次，持续3～5天。如患者心肌酶、肝功能、肾功能等结果明显异常，则适当延长用药时间。用药时间超过1周者，应逐渐减量，减至每日5mg，继续应用3～7天，之后予泼尼松20～25mg口服，每日1次。亦需逐渐减量。

（四）对症疗法

1. 保持呼吸道通畅，改善缺氧。

2. 中暑痉挛性疼痛较重者，可缓慢静脉注射10%葡萄糖酸钙溶液10～20ml。

3. 脑水肿者，静脉注射20%甘露醇溶液250ml、糖皮质激素等。

4. 烦躁和抽搐时，用地西泮和氯丙嗪。

二、热　晕　厥

热晕厥的表现类似于单纯性晕厥，是由于周围静脉扩张、血压降低，造成脑组织缺氧所致。

【诊断】

1. 存在发病的环境因素。

2. 主要临床表现为血压降低、舒张压和收缩压同时降低、脉搏增快、出汗、体温升高可达39℃以上、面色苍白、肌肉松弛，同时伴有意识丧失。

【治疗】

1. 将患者移离高温环境，让其平卧休息后可自愈。

2. 病情较重者可行降温疗法、抗休克、保持呼吸道通畅等对症治疗。

三、热 痉 挛

在高温环境中,工作人员大量出汗后仅饮取大量水分而未补给足够的盐分时可发生热痉挛,是单独由电解质平衡失调所引起。

【诊断】

1. 存在高温工作环境,多见于身体健康的男性。

2. 主要临床表现为在没有任何前驱症状的情况下出现随意肌的肌束颤动、肌痉挛,伴有剧痛,腹壁肌肉与四肢肌肉常被累及。

3. 本病通常发生在上班工作的后阶段或工作停止、肌肉放松后。

4. 补充盐分后,症状迅速解除。

【治疗】

补充盐分,严重病例可静脉输入等渗盐分,劳动时多喝加盐饮料或吃加盐的食物来预防。

第九节 电 击 伤

电击伤亦称触电,指一定量的电流通过人体致使局部性和全身损伤或功能障碍。尤其是高压交流电危险性更大,常为致命性损伤。触电时间越长,损伤越严重。雷电是极强的静电电击。高温、高湿和出汗使皮肤表皮电阻降低,易被电击。

【诊断】

(一) 临床表现

1. 有触电或被雷、电击伤史。

2. 局部表现:局部皮肤电灼伤,常为焦化或炭化,伴组织坏死。

3. 全身表现:轻者心悸、惊恐不安、头晕、乏力、面色苍白、肌肉收缩。重者出现心律失常、意识丧失、休克、全身抽搐、心脏停搏和呼吸停止。严重电击可发生猝死或仅有极其微弱的心跳和呼吸的假死状态。软组织大块烧伤后可出现肌红蛋白，并发急性肾衰竭。

4. 并发症：有外伤性骨折、肢体瘫痪、出血或血供障碍、局部感染、失明、耳聋、精神异常、肢体坏死、周围神经炎、上升性或横断性脊髓病变等。

（二）辅助检查

1. 心电图：有心肌损伤 ST-T 改变，心动过速，期前收缩，甚至出现室颤及停搏。

2. 尿液检查：肌红蛋白尿和隐血。

【治疗】

1. 立即脱离电源：迅速切断电源或用绝缘物体使患者脱离电源。

2. 轻者宜休息，严密观察，防止迟发性假死状态。可给予小剂量镇静药。

3. 对心跳、呼吸停止者，取仰卧位，立即行心肺复苏，如口对口人工呼吸及胸外心脏按压等。有条件者，行气管插管正压呼吸以及电除颤、起搏等。配合药物治疗，如中枢兴奋剂、肾上腺素等。

4. 对症及支持疗法：纠正酸中毒；休克时，用间羟胺和多巴胺升压，输液、输血补充血容量；防止急性肾衰竭；脑水肿时，应给予甘露醇及肾上腺皮质激素脱水治疗；纠正水、电解质紊乱，防止继发性感染。

5. 外科处理：局部创面注意消毒包扎，必要时切除坏死组织，可肌内注射破伤风抗毒素 1500U。同时处理其他外伤和骨折等。坏死肢体可行截肢术。

第十节　减　压　病

减压病是指在潜水等高气压环境下工作相当长时间后，氧气和氮气在血液及其他体液、组织内溶解量增多，当人体快速脱离该环境时，由于气压迅速降低，多溶解的氮气就迅速形成气泡，在血管内形成气栓，造成一系列临床症候，称减压病。飞行员在座舱密封不严的情况下迅速升入高空，也可发生上述症状，称航空减压病。

【病因和病理】

本病主要见于从事高气压环境下工作的人员，如潜水员或沉箱工，以及飞行员突然暴露在较低压环境。在高压环境下血液中氧和氮溶解增多，因突然离开高压环境、其血液中的气体不易及时排出而形成气泡，在血管内形成气栓，造成各组织器官损害，在中枢神经系统易造成梗死，形成软化灶及周边水肿。

【诊断】

（一）临床表现

1. 有高气压环境下作业或飞行史。

2. 临床表现分急性和慢性两种类型

（1）急性减压病：多在减压后1～3小时内发病。轻者表现为皮肤瘙痒、蚁走感、灼热感、出汗、丘疹、大理石样斑纹、皮下出血、水肿等。典型表现除皮肤症状外，主要是四肢大关节及其附近的肌肉关节疼痛，呈酸胀、撕扯、钻刺样疼痛，疼痛剧烈时迫使患肢取屈位，称屈肢症，但局部无红、肿、热及压痛。重者有神经系统受损症状，站立或步行困难，感觉障碍，偏瘫、截瘫，大小便失禁或潴留，视觉障碍表现为失明、视物模糊、视野缩小；听觉障碍表现为耳鸣、听力下降；前庭功能紊乱表现为眩晕、恶心、呕吐，严重者可有昏迷、猝死；冠脉栓塞可致心肌梗死、传导阻滞等；呼吸系统表现为胸骨后吸气痛及呼吸困难，称为气梗。

（2）慢性减压病：由于长期少量氮气气泡栓塞，引起关节缺血或坏死，多见于肱骨头和股骨头处，而致肢体活动障碍或跛行。还可有周期性偏头痛。

（二）辅助检查

1. X线片及骨扫描可及早发现减压性骨坏死。

2. 采用多普勒气泡检测仪能在症状未发生前就及时在心前区大血管内发现流动气泡，称为“超声监视”。

3. 磁共振检查可见到脊髓损害的部位。

【治疗】

1. 加压治疗是本病唯一有效的根治方法,应迅速将患者移入高压氧舱内加压治疗,减少因组织损伤而产生的后遗症。加压所需时间一般不得少于2～3小时。加压治疗愈早愈好,以免时间过长,导致组织严重损害,而产生持久后遗症。若无上述设备,可在有关人员陪护下,重新潜入水中加压治疗,然后缓慢上升,治疗时间要长。

2. 药物治疗:予抗凝治疗,如静脉滴注肝素或低分子右旋糖酐,口服小剂量阿司匹林和地塞米松5～10mg静脉注射或肌内注射,氢化可的松100～200mg静脉注射。

3. 对症及支持疗法:给予中枢兴奋剂、升压药,纠正水、电解质紊乱,防止感染,给予吸氧、地西泮、理疗和按摩等。在加压过程中,保证营养供应。

(潘邓记)

第二十一章　某些系统疾病的神经系统并发症

第一节　急性心源性脑缺血综合征

急性心源性脑缺血综合征(acute cardio-cerebral ischemic syndrome)是临床上常见的最危险的急症,它的发作是由于心搏骤停或严重心律失常导致大脑急性供血不足,甚至中断所引起的晕厥和抽搐发作,又称急性心源性脑缺氧综合征,即所谓的阿-斯综合征。

【发病机制】

导致本征的病因很多,可见于各种严重的器质性心脏病,如风湿性心脏病、冠心病、病窦综合征和心肌广泛性退行性改变等;也可发生在麻醉、手术过程及手术后或应用某些药物治疗后,以上病因可通过4种机制发生本综合征:①心脏停搏;②心室率过缓,少于20次/分;③阵发性室性心动过速;④心室扑动和心室纤颤。

【诊断】

(一) 临床表现

突然出现短暂的头晕、黑朦、意识模糊,严重时可出现晕厥、抽搐、昏迷、呼吸暂停、口唇发绀、瞳孔散大及大小便失禁,合并有脉搏消失或极为缓慢。一般认为,心脏停搏大于15秒时可出现晕厥、抽搐和发绀。

(二) 辅助检查

1. 心电图或长程心电图检查:可发现R-R间期延长大于3秒,或者平时有窦房、房室传导阻滞,极少数患者可记录到阵发性心室扑动、心室纤颤、尖端扭转型室速,某些患者可发生在快速心律失常终止时，继之以长时间的心室停搏。

2. 心脏彩超和超声心动图检查：有助于心血管病及其性质的诊断。

（三）鉴别诊断

由于急性心源性脑缺血综合征主要表现为晕厥和抽搐，故往往被误诊为癫痫，但癫痫发作持续时间较长，发作时脉搏和心跳均存在，既往有癫痫发作史可资鉴别。若仅有晕厥者，应与体质性、直立性晕厥相鉴别，多见于青年女性，与体位改变有关。

【治疗】

1. 病因治疗：应采取积极措施控制和防止发作，并针对心律失常和传导阻滞等病因进行治疗。对急性心源性脑缺血发作时，应立即捶击胸前区，给予胸外心脏按压，并按心脏复苏的办法处理。争取尽早安装人工心脏起搏器。可予异丙肾上腺素静脉滴注，以防止再发。也可口服阿托品（atropine）1～8mg/d，分6次口服，或氨茶碱（amiophylline）0～3g/d，分3次口服，以提高心率，减少发作。若为快速心律失常所致者，长期预防可选用胺碘酮（amiodarone，cordarone）0～6g/d，分3次口服，其他用药请参阅心律失常有关章节。

2. 脑细胞营养剂治疗：根据脑缺血时间的长短、脑损害的程度，选择脑细胞营养剂以改善脑循环，减轻脑缺氧，常见有都可喜（duxil），2片/日，分2次口服，吡拉西坦（piracetam），2～4g/d，分3次口服。

第二节　肺性脑病

肺性脑病（pulmonary encephalopathy）是指慢性肺胸疾病伴有呼吸功能衰竭，造成低氧血症和高碳酸血症，而引起中枢神经系统功能紊乱所出现的神经精神症状的一种综合征。

【发病机制】

引起肺性脑病的原因可分为两方面：①慢性肺部疾病，如慢性支气管炎、哮喘伴发肺气肿、重症肺结核、胸廓畸形等；

②神经系统疾病，如急性感染性多发性神经炎、重症肌无力、进行性延髓麻痹、高颈段脊髓病等。肺性脑病时出现的精神、神经系统症状主要由缺氧、二氧化碳储留产生高碳酸血症以及酸碱平衡失调和电解质紊乱所引起。

【诊断】

（一）临床表现

1. 一般症状：常见于肺性脑病的早期，患者诉头痛、头晕、精神怠倦、记忆力减退、乏力等慢性脑功能不全的症状。

2. 神经精神症状：主要表现为兴奋、烦躁不安、胡言乱语、抑郁，有时出现幻觉、妄想，定向力和判断力障碍，约 30% 的患者出现抽搐或各种不自主运动、瘫痪。严重时出现意识障碍、嗜睡、昏迷、颅内压增高、脑疝、血压下降而死亡。

（二）实验室检查

1. 血常规：红细胞增多，血红蛋白也相应增高。

2. 血气分析：急性呼吸衰竭一般以动脉血氧分压在 8kPa (60mmHg) 以下作为诊断指标，慢性呼吸衰竭氧分压 7.3 ~ 6.6kPa(55 ~ 50mmHg)，二氧化碳分压>7.3kPa(55mmHg) 为诊断指标。

3. 脑脊液：常见压力增高在 1.93kPa(200mmH_2O) 以上，常规、生化可正常。

（三）辅助检查

1. 脑电图：可有额、顶叶弥漫性 θ 和 δ 波改变，其异常程度与脑缺氧的程度相一致。

2. 经颅多普勒超声检查：为收缩峰高尖，舒张峰低平，PI 值增高，平均血流速度降低改变。

（四）鉴别诊断

主要应与脑动脉硬化症、严重电解质紊乱、感染中毒性脑病等相鉴别，请参照有关章节。

【治疗】

（一）建立通畅的气道

在给氧改善通气之前，应保持呼吸道通畅。用导管通过口腔、鼻腔、咽喉部将分泌物和胃内反流物吸出。必要时行气管插管或气管切开,以建立人工气道。

(二) 药物治疗

1. 控制呼吸道感染:根据细菌及药敏试验选择有效的药物控制呼吸道感染,可用苄星青霉素 480 万~1000 万 U/d,静脉滴注,每天 1 次,连用 2 周。

2. 纠正酸碱平衡和水、电解质紊乱:常用 5% 碳酸氢钠溶液 150~200ml/次,静脉滴注(0~5ml/kg),或 11.2% 乳酸钠溶液,静脉滴注(1~3ml/kg)。根据血钾浓度的降低,可用 10% 氯化钾 10~20ml 加入 5% 葡萄糖溶液中缓慢静脉滴注,或口服氯化钾。

3. 呼吸中枢兴奋剂的应用:尼可刹米 0.375~0.75g/次静脉注射,或洛贝林 3~10mg/次静脉注射或静脉滴注,以增加肺通气量和减轻二氧化碳储留。

4. 镇静剂:原则上不用,对于合并抽搐者可用苯妥英钠 0~3g/d,分 3 次口服,若患者出现精神症状可给氟哌啶醇 6~10mg/d,分 2~3 次口服。

5. 治疗脑水肿:对颅内压增高者,用 20% 甘露醇溶液 250~500ml/d,分 2~7 次静脉注射。呋塞米 20~40mg 静脉注射,或地塞米松 10~20mg/d 静脉滴注。由于肺性脑病患者大多存在右心功能不全及胃肠淤血,应用肾上腺皮质激素同时应给予制酸药物如奥美拉唑 40~80mg/d,静脉或口服给药进行预防。

6. 脑细胞营养剂:请参阅有关章节。

(三) 特殊治疗

高压氧治疗。

第三节 肝性脑病

肝性脑病(hepatic encephalopathy)又称肝性昏迷,是严重的急性或慢性肝病引起的以代谢紊乱为基础的中枢神经系统功能紊乱,以意识障碍、行为改变和昏迷为主要临床表现的一种综合征。

【发病机制】

肝性脑病的发病机制至今未完全阐明。一般认为产生肝性脑病的病理生理基础是肝细胞功能衰竭和门静脉之间有手术造成的或自然形成的侧支分流，使主要来自肠道的许多毒性代谢产物未经肝脏解毒和清除，经侧支进入体循环，透过血-脑脊液屏障而至脑部，引起大脑功能紊乱。

【诊断】

（一）临床表现

1. 肝病症状：若为急性重症肝炎，患者表现黄疸加深、消化道症状明显、肝脏缩小、肝功能衰竭、血清转氨酶增高等。若为慢性肝病，则常有乏力、食欲缺乏、腹胀、恶心、肝脾大、肝掌、蜘蛛痣、黄疸、腹壁静脉曲张等肝病固有症状。

2. 神经精神症状：头痛、呕吐、兴奋、躁动、神志恍惚、情绪低落、讲话缓慢或滔滔不绝、理解力减退、睡眠障碍、木僵，昏迷前期常出现特殊的“扑翼样震颤”。病情进一步加重，进入昏睡期以昏睡和精神错乱为主，最后为昏迷期，患者意识完全丧失，各种反射消失，肌张力降低，瞳孔散大。

（二）实验室检查

1. 血氨：慢性肝性脑病，尤其是门体分流性脑病患者多有血氨增高，动脉血氨浓度增高比静脉血氨浓度增高更有意义。

2. 血清氨基酸的测定：在严重肝功能损害时，由于芳香氨基酸的大量增加，而支链氨基酸变化不大，故支/芳比值可明显降低，如下降至 1～1.5 以下时，提示病情严重，不久将出现肝昏迷。

3. 血浆蛋氨酸：蛋氨酸之释放与肝细胞坏死相关，特别是浓度>100nmol/ml 时，提示急性肝性脑病。

4. 脑脊液氨基酸谱分析：对肝性脑病的诊断与鉴别诊断独具意义。

（三）特殊检查

1. 脑电图检查：典型的改变为节律变慢，主要出现普遍性

4～7Hz 的 θ 波，有的也出现 1～3Hz 的 δ 波，在 θ 波和 δ 波之间可有三相波。昏迷时两侧同时出现对称的高波幅 δ 波。

2. 简易智力测验：目前认为，智力测验对于诊断早期肝性脑病有一定的价值。

3. 诱发电位：视觉诱发电位和听觉诱发电位检测对与评估肝性脑病时大脑功能紊乱具有独特意义，在隐性脑病时即可显示而作为早期诊断的手段。

（四）诊断要点

肝性脑病的主要诊断要点为：①严重肝病和(或)广泛门体侧支循环；②精神紊乱、昏睡或昏迷；③有肝性脑病的诱因；④明显肝功能损害或血氨增高，扑翼样震颤和典型的脑电图改变等。

（五）鉴别诊断

主要应与精神病、糖尿病昏迷、尿毒症、脑血管意外、颅内占位性病变及镇静剂过量等鉴别。

【治疗】

（一）去除诱因

很多诱因可促发或加剧肝性脑病，在慢性肝病时尤为显著，故应力争去除和治疗诱因，如感染、消化道出血、大量放腹水、大量排钾利尿、安眠药和麻醉药使用等。

（二）药物治疗

1. 减少氨的产生：肝性脑病患者蛋白质的摄入在昏迷期不予口服蛋白，予静脉滴注葡萄糖、复合支链氨基酸制剂和新鲜血。清洁肠道控制肠道菌群，是快速有效的办法，灌肠或导泻清除肠内积食、积血或其他含氮物质。口服抗生素抑制细菌 RNA 的合成，如利福昔明 600mg，分 3 次口服。

2. 促进氨代谢：尿氨酸-L-天门冬氨酸(OA)是通过刺激谷氨酰胺合成而降氨。OA 20mg 溶于 250ml 的 50% 葡萄糖溶液中，静脉滴注 4 小时，每日 1 次，连用 7 天。苯甲酸盐 10g，分 2 次口服。γ-氨酪酸 3g/d，分 3 次口服或 1～4g/d 静脉滴注，或乙酰谷酰胺 0.75g/d 静脉滴注。支链氨基酸：支链氨基酸(肝脑清、肝醒)250～500ml/d,静脉滴注,支链氨基酸比一般蛋白质致昏迷作用小,如果患者不能耐受蛋白质食物,摄入足量富含支链氨基酸的混合液对恢复正氮平衡是有效和安全的。

(三) 手术治疗

对于许多目前尚无其他满意治疗方法可以逆转的慢性肝病,肝移植是一种公认有效的治疗手段,手术成功率较高,但供体不易解决。

(四) 对症治疗

在消除诱发和加重肝性脑病诱因的同时,应尽量减少肠内毒物的生成和吸收。每日供给热量5.0～6.7MJ和足量维生素,以糖类为主要食物,注意水、电解质平衡。保护脑细胞功能,可用冰帽降低颅内温度,防治脑水肿可用20%甘露醇溶液250～500ml/d,分2次静脉滴注。

【预后】

诱因明确且容易消除者(例如出血、缺钾等)的预后较好。肝功能较好,做过分流手术,由于进食高蛋白而引起的门体分流性脑病预后较好;有腹水、黄疸、出血倾向的患者提示肝功能很差,其预后也差;暴发性肝衰竭所致的肝性脑病预后最差。

第四节　肝性脊髓病

肝性脊髓病(hepatic myelopathy)是指急慢性肝炎、肝硬化、肝坏死等严重肝脏损害时所合并的一种以脊髓后索与侧索受损为主的综合征。

【发病机制】

其发病机制尚未完全明确,多见于肝硬化患者,故肝硬化是本病的发病基础,可能与蛋白质代谢障碍、血氨增高及营养吸收不良、B族维生素缺乏及体内毒性代谢产物的积存等多种因素的综合作用有关。

【诊断】

1. 临床表现:发病缓慢,进行性加重,双下肢无力、走路不稳、沉重或僵硬感，直至双下肢瘫痪，可伴有括约肌功能障碍，体检见肌张力增高，腱反射亢进，常有阵挛，音叉震动觉及关节位置觉减退，痛触觉正常，无明显的感觉缺失水平，少数可伴有末梢神经病变。

2. 实验室检查：脑脊液正常，血氨常升高，肝功能异常。

3. 鉴别诊断：具备脊髓受损和严重肝脏损害的典型病例诊断无困难。需要与脊髓肿瘤、颈椎骨关节病、亚急性联合变性、多发性硬化等鉴别。脊髓压迫症多有一个明确的感觉障碍水平及脑脊液改变。多发性硬化症常反复发生的肢体无力及脑神经障碍是其特征。

【治疗】

（一）药物治疗

1. 护肝治疗：葡醛内酯(glucurone，肝泰乐)0.3～0.6g/d，分3次口服。肌苷0～6g/d，分3次口服。三磷酸腺苷60～120mg/d，分3次口服。齐墩果酸60～120mg/d，分3次口服。γ-氨酪酸3.0g/d，分3次口服。乳果糖30～150ml，分3次口服。

2. 神经细胞营养剂：乙酰谷酰胺0.75g/d，静脉滴注，连用2周。胞二磷胆碱0.75g/d，静脉滴注，连用2周。维生素B_1 100mg/d，肌内注射，每天1次，连用2周。维生素B_{12} 100μg/d，肌内注射，连用2周。

3. 激素治疗：急性横贯性脊髓炎，可用地塞米松10mg/d，静脉滴注，根据病情转归考虑减量或停用激素。

（二）康复治疗

被动运动、按摩、针灸等治疗可帮助瘫痪肢体康复。

第五节　尿毒症性神经系统并发症

尿毒症性神经系统并发症是由于急性或慢性肾衰竭，代谢产物不能排出，在体内储留中毒引起的神经病，常见的有尿毒症性周围神经病、尿毒症性脑病、尿毒症性肌病等。

【发病机制】

发病机制尚未完全清楚,在肾功能不全时,由于代谢产物排泄障碍及肾脏对水盐、酸碱平衡调节功能障碍等引起体内代谢产物储留、酸中毒、渗透压改变、电解质紊乱以及高血压、贫血等都可导致神经系统病变。

【诊断】

(一) 临床表现

1. 尿毒症性周围神经病:可有脑神经损害和多发性周围神经病,表现为嗅觉丧失,嗅觉倒错,尿毒症性黑矇,瞳孔缩小或轻度不对称,眼球震颤,以暂时性和可变性为特点。周围神经损害可表现为不宁腿综合征,晚间重,以致需行走才能缓解其不适感,继之出现肢体远端的感觉异常,烧灼痛、手套样感觉障碍,两下肢无力、肌肉萎缩、腱反射减弱或消失。

2. 尿毒症性脑病:早期表现为乏力,轻度迟钝及注意力不集中,而后出现淡漠、呆滞,定向、感知、记忆障碍,或有欣快、幻觉、抑郁等精神症状,或健忘、昏睡等意识障碍,也可震颤、抽搐或癫痫发作。肌张力增高,腱反射亢进,锥体束征,最终可表现为偏瘫,去皮质状态及昏迷。

3. 尿毒症性肌病:肌肉痉挛、疼痛,常以腓肠肌为主,夜间疼痛明显,肌无力近端重于远端,部分也可表现为肌肉兴奋性增高,有肌束震颤、肢体跳动。

(二) 实验室检查

血尿素氮超过7.0mmol/L(20mg/dl),血肌酐超过177μmol/L(2mg/dl)。二氧化碳结合率及血pH降低,血钾、镁、磷增高等。

(三) 辅助检查

脑电图表现为弥漫性异常。

【治疗】

1. 药物治疗:氮质血症和尿毒症患者应予以低蛋白饮食,供应的蛋白质既要含有必需氨基酸、又可降低氮质血症,如肾必需氨基酸100~150ml/d,静脉滴注。肾灵片6g/d,分3次口服。肾安干糖浆 14.5g/d，分 3 次口服，包醛氨化淀粉（CAO）1.0～1.5g/d，分 2～3 次口服，三黄片 9～15g/d，分 2～3 次口服。

2. 透析治疗：根据病情可选择胃肠透析、血液透析或腹膜透析。

3. 对症治疗：要谨慎用药，对兴奋不安、谵妄状态，可选用奋乃静 6～12mg/d，分 3 次口服，抽搐可用地西泮 10～20mg/次，静脉注射。随后用苯巴比妥钠 0.1g/次，肌内注射，周围神经损害可用 B 族维生素或其他神经细胞营养剂，请参阅周围神经病章节。

第六节　透析性脑病

透析性脑病（dialysis encephalopathy）是肾衰竭患者在透析过程中或透析结束后出现的以神经系统为主的综合征，总称为透析性脑病。

【发病机制】

发病机制可能与脑组织中微量金属元素铝浓度增高有关。铝是一种神经毒剂，铝和脑组织有较大的亲和力，易于在脑内储积而不易被清除。

【诊断】

1. 临床表现：多见于透析 14～36 个月以后，呈亚急性起病、进行性发展、周期性波动。最初为言语迟钝和停顿，表达能力减退，每次透析后加重，以后有痴呆、肌阵挛及癫痫发作、行为失常等。也可见于急性肾衰竭进行快速透析和最初几次维持性透析的患者。

2. 辅助检查：脑电图为弥漫性慢波及双侧同步性棘-慢波。血铝水平明显升高（100μg/L）。

【治疗】

1. 手术治疗：同种异体肾移植是目前治疗晚期肾衰竭的最有效方法。

2. 对症治疗：首次透析时间应缩短至 3～4 小时，用高钠透析液超过滤脱水不可过多过快。若出现严重的失调综合征应停止透析。为减轻脑水肿,可用50%葡萄糖溶液40~60ml或20%甘露醇溶液125~250ml/d,静脉注射。对透析中出现的精神症状,可用氯丙嗪25~50mg/d或氟哌啶醇2~4mg/d,分2次口服。因该药从肾脏排出,故剂量应减半。若出现抽搐,可用地西泮10~20mg/d静脉推注。一旦发生透析性痴呆,在治疗上并无特殊的方法。

第七节 白血病神经系统并发症

白血病是一种原因不明的恶性病,有造血系统恶性肿瘤之称。神经系统并发症的发生率为8.6%~52.4%,它可累及神经系统的任何部位,而产生脑、脑膜、脊髓及周围神经受损的临床表现。

【发病机制】

白血病神经症状的产生,可由于:①白血病细胞的淤滞和浸润;②血管壁的破坏、血液成分改变和血小板减少而致颅内、脑内出血;③绿色瘤压迫神经;④继发性颅内感染;⑤变性和髓鞘脱失等。

【诊断】

(一)临床表现

1. 脑的损害:颅内出血是白血病损害的主要表现,以脑内出血较多,蛛网膜下腔出血次之。出血灶位于白质,常呈散发点状。临床表现与出血部位有关,弥漫性脑组织白细胞浸润,可伴明显的脑水肿而无明显的定位症状,常表现头痛、精神异常、兴奋躁动等弥漫症状,少数患者有血管内血栓形成。

2. 脑膜浸润:常发生在白血病中,特别以儿童的急性淋巴细胞性白血病多见。临床表现为恶心、厌食、头痛、呕吐、惊厥、嗜睡、昏迷和视盘水肿等颅内压增高症状以及颈项强直和脑神经麻痹。

3. 脊髓损害:临床表现酷似急性脊髓炎,常突然出现肢体麻木、瘫痪、膀胱和直肠功能障碍。亦可表现为缓慢进行性截瘫，伴脊神经根损害。

4. 周围神经损害：脑神经和脊神经均可受累，前者以第Ⅵ、Ⅶ对为最多见，后者单神经麻痹较多，偶尔类似吉兰-巴雷综合征。

5. 绿色瘤：绿色瘤为儿童白血病的特殊表现，临床可有颅骨损害、脊髓压迫，可继发颅内压增高、突眼和脑神经麻痹，极少直接侵犯神经组织。

此外，白血病可浸润神经节而出现带状疱疹，自主神经受侵出现呃逆、心动过速等。极少数患者有肌肉损害，出现重症肌无力或肌强直、肌营养不良症样表现。

（二）辅助检查

1. 血常规：多数有贫血，且进行性发展，外周血白细胞异常增高，分类示原始和幼稚细胞百分比显著增高，骨髓象可确诊。

2. 脑脊液：脑脊液检查常有压力增高，细胞增多，蛋白质增多和糖降低，脑脊液细胞离心，然后用 Wright 或 Giemsa 染色可发现异常白细胞。

3. 脑电图：呈弥漫性异常改变。

4. CT 或 MR：可帮助脑或脊髓病变定位。

（三）鉴别诊断

本病需与脊髓脊膜炎、脊髓压迫症、吉兰-巴雷综合征、脑膜炎、颅内出血等鉴别。当早期有不规则发热和出现神经系统症状、出血倾向者，应警惕本病的可能。

【治疗】

1. 药物治疗：能较好地通过血-脑屏障的药物不多，目前常用氯乙环亚硝脲（CCNU）100～130mg/m^2，每4～6周1次；甲氨蝶呤60～100mg/d，静脉滴注，或10～15mg/d，鞘内注射，每周2～3次；阿糖胞苷100～300mg/(kg·d)，静脉滴注，或50mg/d，鞘内注射，每周2～3次。

2. 放射治疗。

3. 对症治疗：白血病出现神经症状时多数已属晚期。以治疗原发病为主，如出现颅内压增高可用甘露醇、激素等脱水降颅压，同时加强支持疗法，防治并发症，预后多不良。

第八节 恶性淋巴-网状细胞增生症的神经系统并发症

恶性淋巴-网状细胞增生症简称恶性淋巴瘤,是原发于淋巴-网状组织的恶性增生性疾病。可见于任何年龄,男性多于女性。神经系统并发症发生率约为25%。各型淋巴瘤均可侵犯脊髓、颅内、脑脊膜、脑神经和脊神经等,出现相应的症状。

【发病机制】

神经系统并发症是由于肿瘤的直接压迫或神经组织的血供受到影响、肿瘤直接浸润或播散、神经组织变性等引起。

【诊断】

(一)临床表现

1. 脊髓损害:脊髓损害系由椎旁淋巴结的肿瘤浸润破坏脊柱,或直接压迫脊髓、神经或影响血供所致,表现为背痛、神经根痛、进行性截瘫、脊髓腔阻塞。

2. 颅内侵犯:颅内侵犯少见。肿瘤先侵犯硬脑膜及软脑膜,然后沿着神经或脑血管进入脑内形成病灶。患者表现为不同程度的意识障碍、局灶性和弥漫性脑损害,酷似颅内占位性病变或脑炎、脱髓鞘病变。肿瘤侵犯颅底常引起脑神经麻痹,以第Ⅴ、Ⅵ、Ⅶ对脑神经最常受累。

3. 多发性周围神经病:多发性周围神经病是少见的并发症,主要是肿瘤广泛浸润引起。临床表现为典型的急性感染性多发性神经病综合征。神经丛的影响大多是由于邻近肿大淋巴结压迫所致。

此外,恶性淋巴瘤伴发皮肌炎或多发性肌炎、中枢神经系统感染、缺血性血管病、静脉窦梗死、脑出血、蛛网膜下腔出血、硬膜下或硬膜外出血等也可发生。

(二)辅助检查

1. 脑脊液蛋白质含量可增高,淋巴细胞增高,椎管内可有阻塞。

2. CT或MR检查均可发现相应部位的病损征象，如溶骨性损害、脊髓压迫以及脑白质内大小不一的软化灶呈粟粒状或融合在一起。

（三）鉴别诊断

根据全身表浅淋巴结肿大、肝脾大及各脏器受累，以及神经系统并发症，诊断并不困难。若血液病的症状尚不典型，则诊断颇为困难，需与脊髓肿瘤、脑炎、多发性周围神经病等鉴别。

【治疗】

恶性淋巴-网状细胞增生症的神经系统并发症可按不同情况选择外科手术、放射治疗、化疗或对症治疗，以治疗原发病为主，辅以支持疗法，加强护理，防止并发症。恶性淋巴瘤出现神经症状者多数预后不良。

（姜亚平　张　萍）

第九节　POEMS综合征

POEMS综合征是指以多发性神经病变、脏器肿大、内分泌病变、M蛋白、皮肤损害为主要临床表现的一种多系统受累的疾病。1984年，日本文献将本病命名为CrowFukase综合征；欧美文献称本病为POEMS综合征。发病平均年龄为46岁，约25%在40岁以下。男女比例为2∶1。本病起病隐袭，进展缓慢，临床表现复杂多样。

【发病机制】

病因不明，目前多认为本病实质在于B淋巴-浆细胞的异常增生，可能与浆细胞分泌的淋巴毒素对周围神经、内分泌腺、骨骼、单核-吞噬细胞系统、造血系统和自身免疫系统的毒性作用有关。多发性骨髓瘤与本综合征的关系，有学者认为它们是属于浆细胞病范畴内两种不同的疾病；亦有学者认为本征主要见于多发性骨髓瘤、巨球蛋白血症等疾病，可作为多发性骨髓瘤的一种特殊类型。

【诊断】

（一）临床表现

1. 慢性进行性感觉运动性多神经病：四肢远端感觉障碍和无力，逐渐向近端发展。可见四肢远端肌肉萎缩，腱反射减低或消失，下肢较上肢重，脑神经正常。

2. 水肿和积液：视盘水肿，胸腔积液及腹水，肢体远端可出现指凹性水肿。

3. 皮肤改变：色素沉着，变厚，多毛，毛黑而硬，多汗。

4. 内分泌改变：男性出现阳痿，女性化乳房；女性出现闭经。尚可合并糖尿病。

5. 内脏肿大：肝、脾大，周围淋巴结肿大。

6. 异常球蛋白血症：血清蛋白电泳可呈现 M 蛋白，但其增高不显著，M 蛋白多为 IgG，少数为 IgA。

7. 其他：低热、多汗、杵状指、骨骼损害。

（二）实验室检查

可有贫血、血沉增快，尿内可测出本-周（Bence-Jones）蛋白。血清蛋白电泳可呈现 M 蛋白阳性，75% 为 IgG 和 IgM。脑脊液蛋白含量绝大多数在 500mg/L 以上。骨髓穿刺可见浆细胞增多或骨髓瘤，淋巴结活检可见浆细胞增多或发现浆细胞瘤。

（三）特殊检查

1. 骨骼 X 线检查：常见局灶性损害，包括骨硬化性改变、溶骨性改变或二者并存。

2. 肌电图检查：受累肌肉呈神经源性损害。

3. 腓肠神经活检：主要为轴索变性及节段性脱髓鞘。

4. 皮肤活检：色素细胞增生，真皮层结缔组织变性、增厚，小血管周围淋巴细胞浸润。

5. 肌肉活检：肌纤维呈群组性萎缩，可见靶样细胞，提示失神经支配，间质内亦可见淋巴细胞和浆细胞浸润。

（四）诊断要点

本病的诊断应具备临床症状中的三组以上，其中多神经病及浆细胞增生出现频度最高。

2003年提出新的诊断标准：

1. 主要标准：①多发性神经病变；②单克隆浆细胞增殖性异常。

2. 次要标准：①硬化性骨病变；②Castleman病；③脏器肿大；④水肿；⑤内分泌病变；⑥皮肤改变；⑦视盘水肿。

符合2条主要标准和至少1条次要标准即可诊断为POEMS综合征。

（五）鉴别诊断

主要应与慢性吉兰-巴雷综合征鉴别，后者表现为多发性周围神经病及脑脊液蛋白增高，一般不出现皮肤及内分泌功能障碍，也无骨骼损害及M蛋白、浆细胞浸润等。还应与多发性骨髓瘤、结缔组织病、癌性神经病等鉴别。

【治疗】

本病尚无特效治疗方法，有报道用肾上腺皮质激素、环磷酰胺、硫唑嘌呤等免疫抑制剂可缓解症状，丙种球蛋白静脉滴注也有一定的效果，也可利用血浆置换法去除M蛋白。

（姜亚平　李　悦）

第十节　血卟啉病

卟啉是亚铁血红素以及某些酶和色素的前体，血卟啉病为一种罕见的原因不明的新陈代谢疾病，临床上分为：红细胞生成性血卟啉病，属先天性；肝性血卟啉病，常有家族遗传史。后者可再分为：①有腹部和（或）神经精神症状者，称急性间歇型。②仅有感光过敏，且发病年龄较迟者，称迟发性皮肤型。③感光过敏并有腹部或神经精神症状者，称混合型。④遗传性粪卟啉型，粪便排出粪卟啉增多。卟啉病的神经精神症状见于急性间歇型及混合型，可作为首发症状或唯一症状。

【病理机制】

卟啉病是一大类由于酶的活力缺乏所致的疾病，其中急性间歇性卟啉症可出现明显的神经症状，是由于羟甲基胆色烷合成酶(HMB-S)活力缺乏所引起。主要病理变化为体内卟啉代谢紊乱，有过多的卟啉产生，排出增多，并积聚在组织中。病理上可见中枢和周围神经系统中散在的脱髓鞘斑块，伴有神经元消失或空泡形成等非特异性变化。自主神经节和纤维也常有类似的病变。

【诊断】

（一）临床表现

1. 脑部症状：弥漫性脑部症状，有情绪不稳、表情怪异、骚动不安、意识模糊，有的出现幻觉、妄想、猜疑、奔跑、喊叫、傻笑、毁物、伤人等酷似精神分裂症、狂躁抑郁性精神病和感染中毒性精神病。这些精神症状多在发生腹痛的同时或稍后发作，持续时间比较短，症状消失后多有完整的内省力及判断力。局限性脑症状可有癫痫发作、偏瘫、偏盲、失语等。少数患者有震颤、多动、共济失调及颈部强直。下视丘受损时，抗利尿激素释放过多，呈低钠血症和水中毒，导致脑水肿，有颅内压增高和视盘水肿。

2. 周围神经症状：四肢肌力减弱，严重者完全瘫痪、肌张力降低、腱反射减退或消失。病程长者肌肉萎缩，急性期肌肉可有压痛。可有肢体麻木酸痛，但客观感觉障碍多不明显。少数患者有神经干压痛及牵引痛，偶见括约肌障碍。脑神经症状有面肌瘫痪、眼肌麻痹、视力减退，严重者出现吞咽困难、声嘶，甚至呼吸麻痹等。

（二）实验室检查

有些患者尿呈红色，有些排出的尿颜色无特殊，但经暴晒、加酸或加热后即呈红色，检出尿卟胆原阳性即可确诊。脑脊液多数正常，少数患者蛋白质及细胞略有增加。应用分子探针，能测出基因携带者。

（三）特殊检查

脑电图无特殊改变，少数急性发作时见高电压慢波或短阵慢波发放。

(四) 诊断要点

遇有急性腹痛伴有周围运动神经元瘫痪、神经精神症状的患者,都应考虑血卟啉病的可能,但确诊要靠实验室检查证实。

【治疗】

本病目前无特殊疗法。主要为对症治疗,急性腹痛时可使用氯丙嗪类药物。避免诱因可防止发作,如精神刺激、饥饿、感染、饮酒、药物(磺胺、巴比妥盐等)可诱发。少数急性血卟啉病发作与月经周期有明显关系,应用雄激素、雌激素或口服避孕药可获得良好效果。

(姜亚平　王　敏)

第十一节　系统性红斑狼疮的神经系统并发症

系统性红斑狼疮(SLE)是一种自身免疫性疾病,好发于青年女性,临床上分为局限性的盘状红斑狼疮和系统性红斑狼疮,后者可累及人体多数器官和组织,如皮肤、肾、脾、心、肝、肺、小血管、中枢神经系统和周围神经;中枢神经系统症状往往在急性期或终末期出现,少数可作为首发症状表现。SLE 神经精神病变的发病率为 20%~75%,表现多样,具体分为神经系统损害和精神障碍两大类。

【发病机制】

确切的病因尚不明确,一般认为是多因性的,遗传、环境和性激素等多种因素相互作用造成机体免疫功能紊乱与本病发病有关。其基本病理变化是结缔组织的黏液样水肿、纤维蛋白样变性和坏死性血管炎,血管腔闭塞导致脑组织坏死和软化,脊髓血管亦有类似损害。

【诊断】

(一) 临床表现

1. 脑部损害的表现:偏瘫、失语可以逐渐发生或突然发生,多为局灶性脑梗死或脑出血所致，若脑干部位血管闭塞或出血可出现脑神经麻痹、锥体束征，出现癫痫、疼痛性痉挛发作、多动、舞蹈样和投掷样等不自主动作。也可表现为头痛、呕吐、视盘水肿等脑膜脑炎样症状。精神症状表现为思维障碍、定向力障碍、记忆丧失、躁狂、抑郁和其他精神病症状。严重时出现意识障碍，甚至死亡。

2. 脊髓损害症状：常见为横贯性脊髓损害，其表现与一般脊髓炎相似，系脊髓血管损害，造成脊髓缺血、水肿、坏死和软化。

3. 周围神经损害：表现为多发性神经炎或多发性脊神经和脑神经麻痹。

（二）实验室检查

1. 蛋白尿（>0.5g/d）或尿细胞管型。

2. 溶血性贫血或白细胞、淋巴细胞减少，网织红细胞增多。

3. 抗dsDNA抗体、抗Sm抗体、LE细胞或梅毒血清反应阳性。

4. 荧光抗核抗体阳性。

（三）特殊检查

脑或脊髓CT或MR检查有局灶性损害改变。

（四）诊断要点

诊断应结合详细病史与实验室检查，有皮肤、关节及神经系统损害等表现应考虑本病。

（五）鉴别诊断

主要应与缺血性或出血性脑血管病、急性脊髓炎、多发性神经炎等疾病鉴别，尤其是神经系统并发症作为系统性红斑狼疮的首发症状表现时。

【治疗】

（一）药物治疗

1. 激素治疗：泼尼松，轻型病例15～20mg/d，重型病例40～60mg/d；亦可给地塞米松10～20mg/d静脉注射，待症状稳定后渐减，维持量为5～15mg/d。

2. 免疫抑制药：环磷酰胺1～4mg/(kg·d)，1次口服，或0.2g/d静脉滴注，或0.4～0.6g/m^2静脉滴注，每周1次。硫唑嘌呤1～4mg/(kg·d)，分2次口服。

3. 大剂量免疫球蛋白静脉冲击治疗：常用剂量为200～400mg/kg静脉注射，输注时间应大于1小时，每日1次，连续3～5天，必要时每3～4周重复治疗1次。

（二）对症治疗

对并发癫痫、精神障碍、颅内压增高及周围经损害者，需对症处理，请参阅有关章节。

（姜亚平　李　悦）

第十二节　糖尿病神经系统并发症

糖尿病合并神经系统损害称为糖尿病性神经病，占糖尿病的4%～5%，因诊断标准不同，并发神经损害率报告不一，有报告高达49.5%。常见于中年以上、血糖未能很好控制或未经治疗、病程较长的轻症糖尿病患者。无明显性别差异，症状的程度与血糖水平、病程长短、糖尿病的治疗等情况不一定平行。

【发病机制】

糖尿病神经病变的病因和发病机制尚不清楚，可能与代谢障碍和微血管病变有关，遗传因素、自身免疫等因素也在探索中。神经系统损害较广泛，主要见于周围神经及自主神经系统，神经纤维节段性髓鞘脱失或轴索变性。脊髓、脑部及脑血管也有相应的非特异性病理改变。

【诊断】

（一）临床表现

1. 周围神经症状：最为常见。可发生于1型依赖胰岛素型和2型非依赖胰岛素型以及其他原因的糖尿病，为对称性糖尿病性多发性神经病，见于四肢远端特别是下肢疼痛、感觉异常、腱反射减弱或消失、肌力减退、肌肉萎缩或皮肤干燥等，也可为非对称性单神经病变，受累神经支配区域疼痛、感觉障碍、肌力减退，坐骨神经、臂丛神经、腓神经均可受累。

2. 自主神经症状：有四肢发冷、胃肠功能紊乱、泌尿生殖系统症状，可有阳痿、早泄、性欲减退和排尿障碍、发汗异常等。

3. 脊髓症状：感觉性共济失调，主要为后索变性，类似脊髓结核的症状，深感觉障碍突出，走路不稳，有踩棉花样感觉。也可表现为以肌肉萎缩及肌力减退为主要症状，多数不伴感觉及营养障碍，而腱反射亢进、病理反射阳性，提示病变在脊髓。

4. 脑症状：因并发血管病变，可发生脑梗死或脑出血。糖尿病还可发生癫痫、焦虑或抑郁等精神症状。血糖逐渐增高和发生酸中毒时，还可出现嗜睡、昏迷等。

（二）实验室检查

脑脊液：细胞数多正常，蛋白、糖增高，球蛋白与白蛋白比例增高显著，其中以 α_2-球蛋白、γ-球蛋白增高为主。

（三）特殊检查

肌电图：受累肌肉肌电图示失神经支配。

诱发电位：运动传导速度减慢。

（四）鉴别诊断

糖尿病性周围神经病作为糖尿病首发症状时，需与其他原因引起的周围神经损害相鉴别，如多发性神经炎、维生素缺乏神经损害等。

【治疗】

一般讲，疾病的治疗包括病因治疗和症状治疗两部分。由于糖尿病神经病变的病因目前尚不十分明确，故针对病因的治疗措施疗效并不是十分肯定，主要包括纠正高血糖及其造成的代谢紊乱、神经营养和改善循环三个方面。

1. 糖尿病基础治疗：控制糖尿病非常重要，有利于减缓和防止糖尿病合并症的发生。

2. 神经病变的病因治疗

（1）神经营养剂：周围神经病者可服用维生素类药，维生素 B_1 和 B_6、泛酸等。维生素 B_{12}（甲钴胺弥可保）1500μg/d，分

3次口服或500μg/次，肌内或静脉注射，每周3次。胞二磷胆碱0.25～0.75g/d，肌内注射或静脉滴注，连用2周。神经节苷脂40mg/d，肌内注射，连用2～4周。

（2）改善微循环：血管扩张和活血化瘀药，如必来循宁片400mg/d，分2次口服；培达片50～100 mg，分2次口服。胰激肽原酶336U，分3次口服。糖尿病并脑梗死治疗请参照“缺血性脑血管疾病”。

3. 对症治疗：疼痛症状明显的可用卡马西平0.3g/d，分3次口服。苯妥英钠0.3g/d，分3次口服。奋乃静6mg/d，分3次口服。丙米嗪，每日剂量25～150mg，分3次口服。帕罗西汀20～40mg，每日1次口服。曲马朵，为阿片受体激动剂，无呼吸抑制作用，依赖性小，镇痛作用显著；初用可为每晚50～100mg，口服或肌内注射，必要时300mg，分3次口服。

4. 康复治疗：理疗、体疗、针灸等方法均可促使其恢复。通过积极治疗，大多数患者病情稳定和好转。

（姜亚平　王　敏）

第十三节　维生素缺乏神经损害

维生素是人体细胞活动酶系统的重要组成部分，有些是正常细胞代谢不能缺少的辅酶。由于摄入不足、吸收障碍、排泄增加或药物与金属影响、激素失调等因素，可引起维生素缺乏。一旦缺乏，可引起一系列神经系统症状。常见的维生素缺乏神经损害有维生素B_1缺乏症、烟酸缺乏病、维生素C缺乏病、维生素D缺乏病等。

一、维生素B_1缺乏病（脚气病）

维生素B_1即硫胺素中硫胺素焦磷酸盐（TPP）的前体。TPP是三羧酸循环中丙酮酸与α-酮戊二酸脱羧反应的重要辅酶，也是红细胞酮醇基转移酶的辅酶；此外，对脑细胞活性与神经冲动传导亦有一定的关系，缺乏时可引起神经系统与循环系统症状，称之为维生素 B_1 缺乏病（脚气病，beriberi）。

【发病机制】

本病起因于膳食中维生素 B_1（硫胺）的缺乏或不足。另一方面，在某些特殊条件下，如肠道对维生素的吸收不足（慢性腹泻、小肠吸收不良、肠道手术后）或机体对维生素 B_1 的需要量增多（如长期高热、妇女妊娠或哺乳期、慢性消耗病等）也可造成相对的维生素 B_1 缺乏。长期酗酒或严重营养不良、胃癌或胃大部分切除后、持续妊娠呕吐、长期血透等亦可诱发本病。

【诊断】

（一）临床表现

早期维生素 B_1 缺乏可表现为食欲减退、乏力、头痛、肌肉酸痛、体重减轻等。随着病情加重，可出现典型的心血管与神经系统症状。

1. 神经系统：一般脚气病起病比较缓慢，但婴儿型则起病急骤。以神经症状为主的患者通称为干性脚气病，表现为多发性神经病，典型为对称性运动、感觉及反射异常，且感觉异常更明显，如麻木、烧灼感、蚁走感、疼痛或痛、触觉减低或消失。同时，肢体远端肌群无力，以后肌肉可逐渐消瘦以致萎缩，由肢体远端开始向近端发展出现足下垂、腕下垂、反射减弱或消失。晚期则全身骨骼肌都可受累，并可影响呼吸肌而致命，但不常见。

2. 心血管系统：伴有水肿的脚气病称为湿性脚气病，特点是全身水肿、心脏扩大、肝大、周围血管扩张、静止时心动过速、气短、胸痛、心力衰竭，如不及时治疗可致急性心力衰竭。

（二）辅助检查

血丙酮酸含量明显增高；血清及尿维生素 B_1 浓度降低；必要时，测定红细胞中转酮基酶活性（正常值 94 ~ 111U）。脑脊液蛋白轻度增高或正常；肌电图检查示较多正锐波、纤颤波等失神经电位。

【治疗】

大剂量维生素 B_1 100mg/d，肌内注射，以后用 30～60mg/d，分 3 次口服，直至能进食足够的食物。应治疗酗酒和肠道病变。

二、韦尼克脑病（Wernicke 脑病）

【发病机制】

本病是一种营养缺乏病，尤其是维生素 B_1 的缺乏，但是否单纯由于维生素 B_1 缺乏，尚未十分肯定，其发病机制与脚气病相同。

【诊断】

（一）临床表现

本病是维生素 B_1 缺乏导致的急症，呕吐和眼部症状是最早出现的症状之一。眼肌麻痹、凝视麻痹、眼球震颤甚至眼球固定都可发生，而瞳孔通常不受影响。共济运动障碍常在眼症状以后出现，以躯干和下肢为主，初起时较严重，几天之内可发展到不能步行和站立，还可出现言语含糊、构音不全等现象。此外，在本病患者中，有 60%～70% 出现精神症状，轻者仅有表情淡漠、注意力不集中、对周围环境无兴趣、记忆力下降等，重者可有精神错乱、谵妄、虚构、严重的记忆力和定向力缺失等。以上的各种症状可迅速同时出现，也可逐渐地先后出现。

（二）诊断要点

诊断主要根据临床的三部分（眼外肌麻痹、共济失调、精神异常）特异性表现，辅以血中丙酮酸和转酮基酶活性的测定。如果不出现眼部或共济症状，而仅仅出现精神异常，特别以遗忘和虚构为特点者，则称为 Korsakoff 综合征或与 Wernicke 脑病并称为 Wernicke-Korsakoff 综合征。

【治疗】

治疗与维生素 B_1 缺乏病相同，并主张加用维生素 B_2 和烟酰胺等其他 B 族维生素，疗效可能更好。

三、烟酸缺乏病

烟酸缺乏病又叫尼克酸缺乏病(nicotinic acid deficiency),也称糙皮病。临床上以皮肤、胃肠道、神经系统症状为主要表现,常见的原因有:①摄入过少;②乙醇中毒;③胃肠道疾患;④药物干扰烟酸代谢;⑤先天性遗传性 Hartnup 病;⑥类癌综合征,由于大量色氨酸转变为5-羟色胺,不能作为合成烟酸的前体等。

【诊断】

(一) 临床表现

1. 皮肤:皮炎为本病最典型的症状,常在肢体暴露部位对称出现,以手背、足背、腕、前臂、手指、踝部等最多,其次为肢体受摩擦处。皮损初起时颜色绯红、发痒,甚似晒斑,但与周围皮肤有一清晰界限,边缘略高起,中心部病损较著;其后肤色迅速转变为红褐色,有明显水肿,可伴有疱疹及表皮破裂,形成渗出创面,病情好转时水肿及红色渐退,可有大块脱皮,慢性病例色素沉着更深,皮肤增厚,呈过度角化、干燥,有鱼鳞样皮肤变化。

2. 消化系统:以舌炎及腹泻最为显著。早期舌尖及边缘充血发红,蕈状乳头增大。其后全舌、口腔黏膜、咽部及食管均可红肿,上皮脱落,并出现表浅溃疡,引起舌痛及进食下咽困难。患病较久后,舌萎缩,全舌光滑、干燥。粪便呈水样或糊状,量多而有恶臭,可带血。

3. 神经精神系统:早期神经精神症状较轻,可有头晕、眼花、烦躁、焦虑、健忘、失眠及感觉异常等表现,以后可出现精神异常、定向障碍、癫痫发作、幻觉、意识模糊、谵妄,甚至导致死亡。周围神经炎的症状如四肢麻木、烧灼感、腓肠肌压痛及反射异常均可出现,可有亚急性脊髓后侧柱联合变性症状。可能与其他 B 族维生素缺乏有关。

(二) 实验室检查

1. 烟酸的尿代谢产物 *N*-甲基烟酰胺过低为诊断烟酸缺乏的重要证据。

2. 红细胞 NAD 的浓度可作为烟酸缺乏的敏感指标。

3. 贫血程度依病情轻重而有不同。

4. 胃酸常低下。

5. 尿检查有时可发现蛋白及管型,并可有血卟啉尿。

6. 胃肠道 X 线检查可发现小肠功能及黏膜形态的改变。

【治疗】

增加膳食中此营养素的含量为防治本病的主要措施。禁酒,大量补充 B 族维生素、烟酸、泛酸钙等。常用烟酸或烟酰胺 250 ~ 500mg/d,分 3 次口服,严重病例需增加到每日 1000 ~ 1500mg,或同时肌内或静脉注射。通常治疗后反应甚显著,治疗几天后就可有明显改善,然后给维持量,同时注意饮食中的补充。

对症治疗:有口腔炎者,应注意口腔卫生,经常漱口,避免继发感染可予维生素 B_2 口服。腹泻剧烈时,可予止泻剂;如有感染,应同时应用抗生素治疗;有精神症状者,可对症治疗。

第十四节　破　伤　风

破伤风(tetanus)是由破伤风梭状芽孢杆菌侵入人体伤口生长繁殖、产生毒素进入体内所引起的一种全身性疾病。神经系统症状表现最突出,能引起肌肉痉挛、肌强直及中枢神经功能紊乱等。

【发病机制】

目前认为,细菌外毒素经伤口周围的运动终板沿轴突经脊神经进入脊髓、延髓和大脑,亦可经淋巴管而进入血流到达全身。近年来,有学者在动物实验中发现,破伤风毒素选择性地作用于中枢神经系统突触,导致突触进行性肿胀,尤以树突更为明显。痉挛毒素是引起症状的主要毒素,对神经有特殊的亲和力,能引起肌肉痉挛;溶血毒素能引起组织局部坏死和心肌损害。

【诊断】

(一) 临床表现

1. 潜伏期:因伤口的部位、感染情况和免疫状态而异,一般 1 ~ 2 周,可短至 1 ~ 2 天,或长达 2 个月余,新生儿的潜伏期为

5～7天。

2. 神经肌肉接头阻断症状：早期可有全身不适、头痛、肢痛、咀嚼不便等。继而出现肌强直和肌痉挛。表现为张口困难和牙关紧闭、腹肌坚如木板、角弓反张等，肌痉挛系阵发性，自每天数次小发作至频繁发作，全身肌群均可受累，可自发，也可由外界刺激而引起。面肌痉挛时，出现特征性苦笑面容，说话不清，咽肌和胸肌痉挛导致吞咽困难、饮水呛咳、喉头痉挛、发绀，可出现窒息、心力衰竭等。

3. 自主神经失调表现：血压不稳定、心动过速、心律不齐、周围血管收缩、大汗及发热等。除重症外，患者神志始终清醒。

（二）鉴别诊断

根据外伤感染史、肌强直、抽搐的症状，可以做出破伤风的诊断。主要应与化脓性脑膜炎引起的颈项强直、角弓反张、全身性痉挛抽搐鉴别，以及狂犬病、马钱子碱中毒、子痫、癔症、脑干病变等区别。

【治疗】

1. 及时清创，去除坏死组织和异物，应用过氧化氢或高锰酸钾液湿敷。

2. 药物治疗：尽早给予破伤风抗毒素（TAT）。①预防剂量：通常用1500～3000U先行肌内注射或皮下注射，无异常反应可静脉注射。②治疗剂量：通常用5万～20万U静脉注射，以后视病情决定间隔时间和用量。注射马血清前应询问过敏史并做过敏试验，阳性者应经脱敏法后才应用。如用人体破伤风免疫球蛋白则较安全，不必进行过敏试验。若伤口未愈，可用青霉素、氨苄西林等与抗毒素或HTIG同时应用，以杀灭伤口内可能存在的破伤风杆菌的繁殖体。

3. 对症治疗：气管切开的指征有4个。①抽搐频繁不易控制者；②喉头痉挛者；③肺部杆菌感染痰液黏稠不易咳出者；④呼吸肌持续痉挛、呼吸表浅、发绀较严重者，应随时准备气管插管或切开。控制肌肉痉挛，要根据病情使用和调整镇静药和肌肉松弛剂的剂量和用药时间，可用地西泮、氯丙嗪、水合氯醛、巴比妥类等。

4. 加强支持治疗，保持呼吸道通畅及口腔卫生，防止肺部感染等并发症。

第十五节　白　　喉

白喉(diphtheria)引起的神经系统并发症系由白喉杆菌在上呼吸道黏膜繁殖产生的外毒素直接作用于神经的结果，其发生率与白喉杆菌感染的严重程度有关，通常在白喉起病后3～4周出现，以周围神经损害为主，病理表现为节段性脱髓鞘性改变。

【诊断】

（一）临床表现

1. 多发性周围神经炎：多见于中毒症状严重的病例，周围神经炎下肢重于上肢，远端重于近端，弛缓性瘫痪、腱反射消失、神经根牵引痛，常有手套袜套样感觉减退、感觉性共济失调。

2. 脑神经损害：软腭麻痹为最早症状，语言呈鼻音，易呛，咽反射消失，眼肌活动受损，瞳孔扩大，近视力障碍，也可发生面神经麻痹。

3. 单发性神经炎：可单独侵犯尺神经、腓神经，引起感觉障碍、手部肌肉萎缩、足下垂等。

4. 脑部损害：白喉性脑膜炎在重型白喉的急性期并不罕见，颈项强直或角弓反张可与肢体的僵硬并存，称为“强直”型白喉。白喉性偏瘫颇为罕见。

（二）诊断要点

白喉的神经系统并发症，根据有白喉感染的病史，在恢复后出现的后组脑神经麻痹或周围神经损害症状，可诊断本病。

【治疗】

重点应放在预防并发症的发生，尽早应用白喉抗毒素、大剂量青霉素，抗毒素应用越迟，则神经系统并发症的发病率越高。对有多组脑神经损害、吞咽困难者，应给予鼻饲，保证营养和能量供给，提倡早期康复治疗，周围神经炎治疗请参照有关章节。

【预后】

白喉神经系统并发症预后良好，一般经3～6周后软腭麻痹消失，数月后肢体瘫痪可完全恢复，极少数残留软腭麻痹后遗症。

第十六节 低血糖性脑病

低血糖性脑病不是一种独立的疾病，而是多种病因引起的综合征。一般以血浆葡萄糖浓度低于2.5mmol/L(45mg/dl)作为低血糖症的标准。临床上以交感神经兴奋及高级神经功能失常为主要症状。初次发病时常误诊为癫痫、精神分裂症、癔症、晕厥或低血压等。

【发病机制】

低血糖的发病原因很多：①胰岛素分泌过多，如肿瘤；②饮食中摄入不足；③消化道吸收不良；④消耗过多，如甲状腺功能亢进；⑤肝性与肾性低血糖；⑥内分泌功能紊乱；⑦原发性婴儿低血糖症等。根据临床症状可分为有症状的低血糖及无症状的低血糖，前者又分为空腹低血糖症和餐后低血糖症（又称反应性低血糖症）。

【诊断】

（一）临床表现

1. 交感神经兴奋和肾上腺素增多：早期轻症大多以自主神经尤其是交感神经兴奋为主；有心悸、软弱无力、饥饿感、出汗、手足震颤、面色苍白及呕吐、恶心等。

2. 意识障碍：初期表现为大脑皮质抑制，继而皮质下结构受损，发生不可逆损害，有意识朦胧、昏睡、昏迷、肢体瘫痪、锥体束损害。

3. 精神症状：情绪不稳定、性格改变、精神错乱、木僵、痴呆，常见于久病反复发作者。

4. 抽搐发作：可表现为强直阵挛发作或复杂部分性发作。

如昏迷时间较长，抢救恢复后可遗留智力、感知障碍直至去皮质状态等弥散性脑损伤后遗症。

（二）实验室检查

血糖在发作时低至2.5mmol/L。

（三）诊断要点

1. 发作性意识障碍或精神失常，饥饿、心悸、面色苍白等临床表现。

2. 血糖低于2.5mmol/L。

3. 补糖后低血糖症状迅速缓解。

（四）鉴别诊断

主要与癫痫、精神病、脑血管意外、晕厥、脑肿瘤等鉴别。诊断本病的关键为血糖低于正常。

【治疗】

1. 对症治疗：低血糖发作时，立即给予50%葡萄糖溶液50～100ml静脉注射，而后10%葡萄糖盐水静脉滴注至症状缓解。如补充葡萄糖后患者意识恢复延迟，提示中枢神经系统损害严重，应给予吸氧、脱水、脑保护等治疗，必要时给予高压氧治疗。如有精神症状者，可用氯丙嗪50～100mg/d，分3次口服；或奥氮平5～10mg/d；兴奋躁动者，可给予氟哌啶醇6～12mg/d，分3次口服。

2. 病因治疗：针对病因治疗以期根治，如手术摘除胰岛B细胞瘤。

（姜亚平　刘晓艳）

第十七节　缺氧性脑病

缺氧性脑病（anoxic encephalopathy）系因氧的供应或利用不能达到脑组织代谢需要而造成的弥散性脑损害。一般为急性全身性缺氧，多因气道堵塞、溺水、呼吸肌麻痹、肺部的气体交换严重不足、麻醉过程意外、高原病、严重贫血、一氧化碳中毒、心搏骤停、心室纤颤、严重失血、氰化物中毒等引起。

【诊断】

（一）临床表现

1. 脑部症状：因缺氧的严重程度和时间的长短不同，临床表现各异。轻者出现头痛、头晕、注意力分散、反应迟钝、定向力、判断力减弱、全身乏力等；重者烦躁不安、意识模糊、共济失调、昏迷、惊厥、去皮质强直、瞳孔散大及各种脑干反射迟钝或消失，直至呼吸麻痹，最后呈脑死亡。患者常可因心搏、呼吸骤停而死亡。经抢救轻者可渐转清醒，不遗留或仅遗留轻微后遗症；重者多遗留不同程度的认知功能障碍和神经功能缺失，甚至长期处于植物状态。

2. 其他脏器症状及缺氧原因：本病属全身性缺氧，多伴有其他脏器缺氧和找到缺氧的原因。

（二）辅助检查

1. EEG：可见 α 节律抑制或消失以及出现对称弥漫性慢波等改变。

2. 头部 CT：可表现为脑实质密度降低、脑水肿改变，对脑出血敏感。

3. 头颅 MRI：无论发病早期还是晚期，均是对缺氧性脑病最敏感的影像学方法。可见脑白质弥漫性水肿，双侧基底核区对称性病灶，还可见继发性颅内出血、脑梗死等。晚期可见白质脱髓鞘改变。

（三）诊断要点

有弥散性脑缺氧的临床表现及引起缺氧的原因。

【治疗】

（一）去除病因

首先要纠正缺氧状态，如吸氧、心脏复苏、人工呼吸、升血压等。

（二）药物治疗

1. 防治脑水肿：脑组织缺氧后数小时即可出现脑水肿，2～3 天达高峰，5 天以后逐渐消退。可使用 20% 甘露醇溶液

500～1000ml 静脉注射,分 2～4 次,如脑水肿伴心功能不全可用呋塞米 40～80mg/d,静脉注射。还可使用甘油果糖、白蛋白等。激素对防治脑水肿也有一定的价值。

2. 脑细胞营养剂:都可喜 2 片/日,分 2 次口服;吡拉西坦 1.2～2.4g/d,分 3 次口服;脑通 30mg/d,分 3 次口服。奥拉西坦 4.0～6.0/d,静脉滴注,连用 2 周;爱维治 800mg/d,静脉滴注,连用 2 周。巴比妥类的应用亦可降低耗氧量,提高氧的利用率,请参阅有关章节。

3. 控制癫痫发作。

(三) 辅助治疗

1. 高压氧疗法。

2. 亚低温疗法:可用冰枕或冰帽物理降温,必要时用冰水灌肠。

(姜亚平　朱文浩)

第十八节　药物所致神经系统损害

在临床上有许多药物可引发神经系统损害,主要为药物的直接毒性或变态反应所致,主要临床表现为急性脑病综合征、周围神经病、脊髓病变、肌病和卒中样综合征等。药物引起的神经系统损害多发生于:①服药的早期,药量剧增或骤停,更换药物时;②长期大剂量治疗;③高龄、器质性脑病、酒或药物依赖、手术及合并严重躯体疾病。

【致神经系统损害的常见药物】

1. 抗生素类:如 β-内酰胺类、喹诺酮类、氨基糖苷类抗生素等。

2. 抗结核药:如异烟肼和利福平等。

3. 麻醉镇痛药:如吗啡类及阿片类。

4. 抗癫痫药:如苯妥英钠、卡马西平、苯巴比妥和丙戊酸钠等。

5. 降血压药:如利血平、利尿剂等。

6. 降糖药：如胰岛素、磺脲类和双胍类降糖药等。

7. 抗肿瘤药：如长春新碱、甲氨蝶呤、门冬酸氨酶和氟尿嘧啶等。

8. 抗胆碱能药物：如阿托品、莨菪碱、颠茄和苯海索等。

9. 肾上腺皮质激素类药物：如地塞米松、氢化可的松和泼尼松等。

10. 抗心律失常药：如利多卡因、普萘洛尔、强心苷等。

11. 镇痛抗风湿药：如水杨酸类。

12. 抗帕金森病药物：如左旋多巴、金刚烷胺、多巴胺能受体激动剂等。

13. 抗精神病药：如氯丙嗪、奋乃静、氟哌啶醇、三氟拉嗪、氟奋乃静及碳酸锂等。

下面介绍几种常见药物引起的神经系统损害。

（一）抗生素类

抗菌药物致急性脑病综合征在慢性肾功能不全、肾衰竭及尿毒症患者中频率较高，临床表现如烦躁不安、情绪容易激惹、言语动作增多、意识障碍，严重者有抽搐发作，易误诊为尿毒症脑病或脑血管病，甚至认为精神崩溃而引发的精神病，应引起高度重视。抗菌药物中以β-内酰胺类和喹诺酮类抗菌药物引起的急性脑病综合征最为多见。

第3代头孢菌素除头孢哌酮外都能显著透过血-脑脊液屏障，在脑脊液中达到较高浓度，抑制中枢神经系统的 Na^{+}-K^{+}-ATP 酶等，使神经兴奋性增加而出现精神症状，从而出现中枢神经系统症状。喹诺酮类，特别是环丙沙星，能很好地进入脑组织，可能一过性抑制γ-氨基丁酸与其受体结合而产生中枢兴奋作用，并对脑功能有一过性的损害作用。

另外，抗病毒药物如阿昔洛韦能抑制机体脑细胞的 DNA 聚合酶，从而干扰了正常神经精神活动，也能引起急性脑病综合征。

（二）异烟肼

大剂量、长疗程异烟肼疗法，易发生异烟肼所致周围神经病变。发病机制可能是烟酸、维生素 B_6 的化学结构与异烟肼相似，竞争机制引起B族维生素，特别是烟酸和维生素 B_6 缺乏所致。烟酸是构成体内辅酶Ⅰ及Ⅱ的必要成分，烟酸量相应减少时，这种辅酶Ⅰ及Ⅱ性能已发生改变，不能辅助细胞完成氧化还原反应。另一方面，异烟肼还可以与维生素 B_6 中的吡哆醛结合成异烟腙，后者从尿液排出体外，导致维生素 B_6 在体内缺乏，因而发生周围神经病。

(三) 肾上腺皮质激素类药物

肾上腺皮质激素过量可引起脑功能障碍，目前机制不明，有学者认为与肾上腺皮质激素引起电解质平衡失调或代谢障碍有关。另外，垂体-肾上腺素系统和儿茶酚胺代谢有内在联系，内分泌障碍可导致抑郁状态，抑郁状态又可引起的内分泌障碍，二者互为因果。研究认为，血内肾上腺素浓度增高可激活色氨酸酶，使脑内5-羟色胺减少，造成恶性循环。使用皮质激素导致的神经系统临床表现包括：

1. 精神障碍

(1) 抑郁状态：60%～80%有程度不同的抑郁性症状，与内因性抑郁症相似。也有表现为焦虑性抑郁和妄想性抑郁。

(2) 性格改变：多以持续性的情绪不稳为主，易怒、易激惹、易伤感或哭泣。

(3) 幻觉状态：多为幻听、幻视和错觉。

(4) 痴呆状态：常常有记忆不良、领悟困难、类似脑动脉硬化性痴呆和老年性痴呆的表现。

(5) 意识障碍：有的呈现嗜睡状态。

2. 肌病：四肢肌无力或萎缩，以近端型肌病常见，严重者不能站立行走和举臂。

3. 震颤、癫痫、痉挛发作。

(四) 肿瘤化疗药物

肿瘤化疗药物可致各种神经系统损害，包括脑病、脊髓损伤、周围神经病、肌病和卒中样综合征等。一方面，这类药物有直接的神经毒性，另一方面，药物能诱发代谢紊乱和凝血机制异常，从而间接引起神经系统损伤。

（五）麻醉镇痛药

镇痛药除引起药物依赖外，吗啡类及阿片类药物可引起镇静、反应迟钝、烦躁不安、情感改变、精神病态及谵妄。硬膜外应用吗啡可引起幻觉和焦虑。连续应用2周后可引起戒断综合征。苯二氮䓬类、唑吡坦和佐匹克隆等镇静药物在老年人和肝肾功能不全患者也能引起不安、药源性意识障碍和谵妄。而阿片受体拮抗剂（纳洛酮，尤其是纳曲酮）也可引起烦躁不安、困倦、睡眠障碍、自杀、幻觉及谵妄。

ICU患者的谵妄发生率高，可能与ICU患者常用镇痛药物及精神活性物质有关，需要和电解质紊乱、低血糖及内脏器质性疾病所致急性脑病综合征相鉴别。

（六）抗胆碱能药

抗胆碱能药包括阿托品、颠茄、莨菪碱、苯海索、654-2等均属此类药物。这些药物属节后抗胆碱药，有阻断乙酰胆碱的作用，因此中毒时表现为交感神经兴奋、副交感神经抑制的症状，如口干，皮肤、黏膜发红，视物模糊，瞳孔散大，头痛，发热，心跳加快和血压升高等。同时，乙酰胆碱作为重要的神经递质，阻断乙酰胆碱也可表现为中枢神经功能紊乱，如烦躁不安，情绪容易激惹，言语、动作增多，精神错乱，幻觉，近事遗忘，严重者有抽搐发作甚至昏迷。

（七）抗精神病药物

抗精神病药物所致药源性精神障碍，以高效价的含氟药及氯氮平为最多，其次为氯丙嗪、奋乃静、舒必利、利培酮，绝大多数患者发生在用药后1～3个月。表现为用药后原有的精神症状加重，或出现新的精神症状。精神药物所致急性脑病综合征误诊率高，往往临床医生治疗时误以为药量不足，精神症状没有得到有效控制而加大药量，导致症状进一步加重，除可引起严重的中枢抑制外，还可出现体温下降、呼吸抑制、血压下降，甚至危及生命。

常见临床症状为突然出现的逐渐加重的锥体外系症状，如静坐不能、全身肌张力增高、表情呆板、流涎、肢体震颤、吞咽困难、思维迟缓、迟发性运动障碍等；精神运动性兴奋，如兴奋、言语多、行为紊乱、喊叫、无自控力、冲动攻击行为，多数有意识障碍，包括朦胧、谵妄等状态。

抗精神病药物所致的药源性精神障碍与原有的精神症状的鉴别较为复杂，作为医生要反复询问病史，详细了解患者既往的用药史及是否有过此类症状出现。一般在无意识障碍的情况下，患者自知力存在，能诉说躯体不适，有求治要求。因此，应根据患者具体情况给予减量或停用，做进一步观察。如果症状在1周内消失或缓解，可考虑系药物所致，应给予积极处理，同时要排除器质性疾病的可能。

药源性精神障碍的发生机制可能与以下因素有关：①多巴胺受体超敏，抗精神病药物引起多巴胺 D_2 受体的兴奋和超敏。在使用抗精神病药物治疗期间，如患者出现催乳素水平下降或身体不自主运动，则预示中枢神经系统的多巴胺超敏，此时撤药会出现超敏性精神病，如分裂样症状、幻觉、妄想，精神运动行性兴奋等。②抗精神病药物长期服用会引起多巴胺/乙酰胆碱平衡失调，为迟发性运动障碍的原因之一。③多巴胺的黑质纹状体通路长期严重受阻，导致锥体外系反应。

（八）抗癫痫药物

苯妥因钠的作用可能与其稳定细胞膜，影响离子透过细胞膜、增加脑中抑制性递质的含量有关。剂量过大时抑制中枢神经系统，致小脑功能障碍，主要表现为小脑和前庭系统症状，如眩晕、震颤、视力障碍、发音及咽下困难或共济失调等；还可出现恶心、呕吐、头痛、精神错乱及意识障碍等急性脑病综合征症状；并可引起周围神经病变。苯妥因钠还能抑制胰岛素释放，引起高血糖，甚至酮症酸中毒或高渗性非酮症昏迷。

卡马西平的化学结构与三环类抗抑郁药相似，可能会激发潜在精神病如躁狂发作以及老年人的精神紊乱或谵妄。卡马西平能诱发抗利尿激素释放，可引起水潴留，导致稀释性低钠血症，表现为患者出现嗜睡、软弱无力、恶心、呕吐、精神和（或）神经异常、木僵或惊厥。

【防治】

1. 立即停用导致神经系统损害的药物,并予以相应药物的拮抗剂。老年患者或有肝肾功能障碍时要注意用药剂量和疗程。

2. 对于大剂量药物中毒的患者,可采取以下措施。

(1) 清除消化道内尚未吸收的药物,包括:①催吐;②洗胃,反复用温水或1∶5000高锰酸钾溶液洗胃;③导泻,如硫酸镁导泻。

(2) 促排泄:①输液、利尿;②严重者行血液透析。

3. 针对精神症状治疗,对于兴奋冲动、幻觉妄想可酌情应用小剂量抗精神病药物或镇静药。

4. 减轻和控制脑水肿,无使用禁忌的情况下,可用地塞米松,成人10~20mg/d,静脉注射或静脉滴注;20%甘露醇,每次125~250ml,静脉注射或滴注。

5. 针对癫痫发作,一般抗癫痫药物效果不好,可用地西泮10~20mg静脉注射,仍不能完全控制癫痫发作,可继续给地西泮50~100mg加10%葡萄糖500ml缓慢静脉滴注。

6. 药物所致周围神经病给予针对病因治疗,异烟肼所致给予维生素B_6,化疗药物所致给予维生素B_1、维生素B_{12}。神经痛患者给予卡马西平、加巴喷丁等。

(朱　舟)

第十九节　药物依赖与戒断综合征

药物依赖诊断依据ICD-10和参考中国精神疾病分类及诊断标准(CCMD-3),符合依赖标准诊断:过去一年的某些时间内体验过或表现出下列至少3条:①对使用物质的强烈渴望或冲动感;②对使用行为的开始、结束及剂量难以控制;③具有耐受逐渐增加的依赖;④终止或减少出现生理戒断反应;⑤因使用这种物质而忽视其他的快乐或兴趣;⑥固执使用其物质,不顾其明显的危害性后果。允许曾出现过有害使用;慢性中毒或急性中毒症状；允许合并其他精神障碍或躯体疾病。躯体疾病以相关临床专业诊断为准。

（一）安眠镇静类药物依赖

苯二氮䓬类药物即使在治疗剂量的范围内，并以数种药物交叉使用，仍有发生依赖的可能，所以不宜长期使用，也不宜同类药物交叉连续使用。苯二氮䓬类药物催眠作用主要通过抑制大脑边缘系统的功能而导致睡眠作用。在大脑边缘系统有苯二氮䓬类 ω_1、ω_2-受体，其中 ω_1-受体与镇静、催眠作用有关，ω_2-受体与记忆、情绪有关。苯二氮䓬类对该部位的 ω-受体均有一定的亲和力，选择性不高，因而除了镇静催眠作用外，容易引起记忆力和情绪障碍。苯二氮䓬类药物戒断症状包括厌食、焦虑、失眠、震颤、恶心、呕吐、直立性低血压、心搏过速、出汗、运动性不安、癫痫大发作甚至癫痫连续状态，部分患者停药 4 ~ 7 天出现谵妄状态，此外幻觉、妄想也常出现。另外，传统镇静催眠药物苯巴比妥及第三代非苯二氮䓬类催眠药如唑吡坦、佐匹克隆等均能导致药物依赖和戒断综合征。能够替换此类药物的主要有三环类抗抑郁药及五羟色胺再摄取抑制剂。有戒断症状者可先恢复用药，同时加用三环类抗抑郁药或五羟色胺再摄取抑制剂，几日后两药逐步替代，直至将原药物停用。也可采用半衰期长的同类药物逐步替代原药物，然后逐渐减少剂量至停药。

（二）抗抑郁药依赖

抗抑郁药物是否能产生依赖目前存在争议，Dilsaver 等认为缓慢或骤停 TCA 均能产生许多特征性的临床症状和体征，主要分为四类：①全身及胃肠道不适，常伴有轻至中度的焦虑或激越；②睡眠障碍，以早中段失眠或过多的内容生动而恐怖的梦为特征；③运动障碍，以静坐不能及帕金森；④轻躁狂或躁狂发作。这些症状多出现在停药 48 小时至 2 周，目前大多数学者认为这些症状属于停药综合征或撤药反应，而非戒断综合征。抗抑郁药撤药综合征机制至今未明。研究认为，可能与此类药物的抗胆碱能作用有关，长期服用此类药物的患者胆碱能受体被阻滞，使乙酰胆碱递质聚集在突触间隙，如果在长期维持治疗过程中撤药会引起胆碱能系统的反跳，产生一系列中枢和周围胆碱能系统功能亢进的症状和体征。这也解释了为何SSRI中抗胆碱能效果强的帕罗西汀撤药反应最强。同时撤药反应也和药物半衰期相关，半衰期长的药物如氟西汀撤药反应低。为了减少撤药反应，抗抑郁药物减药要慢，停药困难者可加用抗胆碱能药物或换用半衰期长的药物再减用。

（三）解热镇痛类药物依赖

长期服用解热镇痛药停服主要表现为头痛、头昏、精神委靡、周身不适、情绪低落、注意力不集中、乏力、食欲缺乏等，有较强的用药欲望。但无毒瘾发作时的流泪、流涕、出汗、烦躁、浑身发抖等症状。这类患者初始服药原因有头痛、头昏、全身不适、全身酸痛、腰腿痛、关节痛、胃痛、痛经等。神经内科门诊常有血管性头痛患者因长期服用解热镇痛类药物后变成药物依赖性头痛。治疗此类药物依赖可用三环类抗抑郁药及SNRI类药物替代，直至将原药物停用。

（四）中枢神经系统兴奋剂依赖

苯丙胺类兴奋剂包括哌甲酯、匹莫林、苯丙胺，在临床上常用于注意力缺陷障碍、发作性睡病等疾病的治疗，此类药物具有强烈的中枢神经兴奋作用和致欣快作用。一般认为，苯丙胺类药物较难产生躯体依赖而更容易产生精神依赖。

药物依赖的生物学基础主要是成瘾记忆，该记忆在脑内表现为神经元适应性改变和突触可塑性性改变，涉及兴奋性氨基酸、五羟色胺、多巴胺、去甲肾上腺素等多种神经递质系统，与腹侧被盖区、伏核、杏仁核等多个中枢神经核团及复杂的信号转导系统等有关。药物依赖作为一种复杂的行为疾病，它受社会环境因素和个体遗传因素的综合作用。有研究认为药物依赖与性格有关，如个性优柔寡断、意志薄弱、依赖性强，易冲动、自制力差，易于焦虑紧张者较易发生药物依赖。对于有药物依赖倾向的患者，应谨慎处方用药。

（朱　舟）

第二十二章 神 经 症

第一节 焦 虑 症

焦虑症(anxiety)是以情绪障碍为特点,如焦虑、紧张、恐惧,伴有运动不安、多种躯体不适的主诉及自主神经系统症状的疾病。临床上分为广泛性焦虑和惊恐发作。本病女性多于男性,约2∶1,发病年龄多在20~40岁,患者因难以忍受又无法解脱而感到痛苦。其焦虑并非实际威胁所引起,紧张程度与现实情况很不相称。

【病因】

焦虑症的发病与机体的素质、所处的环境有关。近年来,这方面的研究很多,认为与心理社会因素、遗传、血乳酸盐增高、去甲肾上腺素增高、五羟色胺释放增加和γ-氨基丁酸的功能不足以及苯二氮䓬类受体缺乏等生物因素有关。

【诊断】

(一)临床表现

1. 广泛性焦虑发作时,具有担心、紧张、害怕等心理障碍,表现为紧张不安、心烦意乱、缺乏耐心、惊慌失措、六神无主、惶惶不可终日,伴有运动不安,如静坐不能、来回踱步、两手颤抖等。

2. 躯体症状为交感神经活动过度的表现,如面色苍白、出汗、口干、上腹部不适、恶心、心悸、胸闷、呼吸困难、便秘、腹泻、尿频、尿急、皮肤潮红、性功能障碍、月经不调等。

3. 运动症状有紧张性头痛、肌肉紧张或强直,精神紧张时双手发抖,舌、唇、指肌震颤,全身肉跳,坐立不安,搓拳顿足等。

4. 常伴有睡眠障碍,如不易入睡、噩梦、夜惊、醒后很恐惧,但不知为何害怕。

5. 惊恐发作多为突然的强烈的恐惧体验,仿佛窒息将至、死亡将至,患者惊恐万分、四处呼救、奔走、惊叫等。伴有自主神经症状,如胸痛、心动过速、呼吸困难、头晕、头痛、晕厥、大汗、腹痛等,还可见全身发抖、四肢无力、感觉异常等。历时不超过1小时,常迅速终止,每日至少发作3次,发作时意识清楚,事后能回忆发作经过。

6. 需排除器质性躯体疾病:实验室检查及体格检查无阳性发现。

（二）鉴别诊断

1. 本病要与恐怖性神经症、抑郁症及精神病等继发的惊恐发作鉴别。

2. 本病还要与躯体疾病所伴发的焦虑症状鉴别,如冠心病、急性心肌梗死、二尖瓣脱垂、阵发性心动过速、高血压、自发性低血糖、甲状腺功能亢进、嗜铬细胞瘤、长期大量使用激素、兴奋剂过量等。

【治疗】

1. 心理治疗:讲明疾病的性质,消除疑虑,去除诱发焦虑发作的精神因素;增强患者的信心。放松治疗,不仅有生理效应,而且有心理效应。当个体全身放松时,生理警醒水平全面降低,心率、呼吸、脉搏、血压、肌电、皮电等生理指标出现与焦虑状态逆向的变化,故今广为应用。也可选用生物反馈疗法、音乐疗法、瑜伽、气功、太极拳等。精神分析和认知疗法也有助于焦虑状态的消除。

2. 药物治疗:发作时可选用阿普唑仑0.4mg,或丁螺环酮5mg,或劳拉西泮0.5mg,或地西泮2.5mg,每日2~3次。抗抑郁药TCA_SSSRIS如多塞平、阿米替林、马普替林、盐酸氟西汀(百忧解)、赛乐特(帕罗西汀)、SNRISNa曲唑酮类、瑞美隆、马来酸氟伏沙明、盐酸文拉法辛(博乐欣、怡诺思)、盐酸曲唑酮(美抒玉)等均有抗焦虑作用,根据患者的情况,均可选用。β-肾上腺素能阻断剂普萘洛尔对广泛焦虑或惊恐发作均有效,剂量因人而异,一般10~20mg,每日3次口服。文献报道,γ-氨基丁酸激动剂氯苯氨丁酸(巴氯芬)10mg,每日3次口服,对惊恐发作有特效。钙通道阻滞剂维拉帕米对惊恐发作也有效。中药乌灵胶囊对广泛性焦虑亦有辅助治疗作用。

第二节 强迫性神经症

强迫性神经症(obsessive-compulsive neurosis)是一种以强迫观念和强迫动作为特点的疾病。有意识的自我强迫和反强迫并存。患者体验到观念或冲动来源于自我,且违反自己的意愿,也能意识到强迫症状的异常性。患者明知不对,但又不能以主观意志控制,感到苦恼和焦虑不安。患者积极要求治疗,其自知力完好。本病发病年龄为16~30岁,性别无差异,以脑力劳动者居多。

【病因】

本病常与生物化学因素、遗传因素、脑器质性因素、心理社会因素等有关。部分患者其发病与自身性格特点有关,如胆小怕事、优柔寡断、遇事过于细致严肃、古板、井井有条、反复推敲、小心多疑、要求完美、严于律己、苛求别人等强迫人格。精神分析学家认为,这类患者的性心理发展停滞于幼儿的恋肛期。凭借心理上的防卫机制,在道德观念、仪式行为与反社会意识之间保持某种平衡,因而产生强迫症。行为医学家认为强迫症状是一种拘泥于固定的习惯模式的思维与行为。

【诊断】

(一)临床表现

1. 强迫观念:如强迫性怀疑、强迫性回忆、脑内反复呈现以往的某种经历,自知不必,却欲罢不能。强迫性担心、焦虑、怕自己会疯、怕家人遇到车祸、强迫性穷思竭虑、强迫性对立思维等。

2. 强迫意向及动作:如强迫性洗涤、强迫性计数、强迫性仪式。患者企图通过更多地重复这种行为,或增加新的仪式动作来缓解紧张不安,久而久之便逐渐演变成一系列复杂的操作规程,使患者整天纠缠于强迫行为的模式之中,稍有违反就焦虑不安。

3. 常伴有焦虑不安、情绪抑郁等,病程需大于3个月,社会功能受损。

4. 缓慢起病,病程迁延,约3/4的患者长达数年或数十年之久。病情呈波动性或间歇性发作,其发作多与生活事件有关。如强迫症状严重或伴有强迫人格及遭遇较多的生活事件时预后不好。

(二)鉴别诊断

1. 焦虑症:强迫症患者常由于强迫症状而继发焦虑,而焦虑症者则无强迫症状,可资鉴别。

2. 恐惧症:恐惧来自外界,对其恐惧对象采取回避措施。而强迫症患者的强迫症状来自于自身,且尽力去控制。

3. 精神分裂症:其有强迫症状时,患者不感到痛苦,也不去克服之,且其症状内容荒谬离奇。患者与环境、现实不能保持一致,无自知力。

4. 抑郁症患者可出现强迫症状,而强迫症患者也可有抑郁情绪,鉴别时要看症状是否占主要地位而定。

【治疗】

1. 心理治疗:心理治疗的重要意义是使患者对自己的个性特点和所患疾病有正确客观的认识,对周围环境、现时状况有正确客观的判断。医生应对患者解释本疾病的性质,分析患者的人格缺陷,减少精神上的负担和焦虑,鼓励患者,学习合理的应激方法,树立战胜疾病的信心。建议患者积极参与体育、文娱、社交活动,使其能逐渐从穷思竭虑的境地中解脱出来。

2. 行为治疗:对其强迫行为进行分析,找出内外刺激及行为结果,再进行行为矫正治疗。系统脱敏疗法、满灌疗法、森田疗法、放松训练等均有效。

3. 药物治疗:氯米帕明或安那芬尼25mg,每日3次,口服。伴有焦虑、抑郁时,可选用氯硝西泮2mg,每日2次口服。盐酸氟西汀(百忧解,prozac)或赛乐特(帕罗西汀,seroxat)20mg,每日早饭后口服。日量可增至40~60mg,舍曲林100~150mg,每日1次,口服。兰释150~300mg,每晚睡前口服。非经典抗精神病药亦可选用。

4. 精神外科治疗:有报道对严重强迫症患者,其药物、行为治疗效果不好时,可行次尾神经束切断,或边缘性脑白质切断,部分患者近期疗效显著,但对远期效果仍缺乏前瞻性研究。

第三节 抑郁性神经症

抑郁性神经症(depressive neurosis)又称心境恶劣障碍。其特点是持久性的情绪低落,伴有焦虑、躯体不适和睡眠障碍。患者有自知力,主动要求治疗,不伴明显的精神运动性抑郁且不符合任何一型抑郁症的诊断标准,无躁狂症状,无抑郁性人格障碍,无精神病性症状。病程缓慢迁延,长达2年以上,但不影响社交和工作能力。其患病率可达31%,女性发病多于男性。

【病因】

本病常由社会心理因素诱发,如人际关系紧张、夫妻不和、亲人死亡、意外事故、工作不顺、经济窘迫等,造成患者缺乏自信,悲观失望。部分患者的发病与神经生化方面的改变有关,如脑内的去甲肾上腺素或五羟色胺水平下降等。某些患者的发病与其自身的个性特点有关。如易于伤感、惯于忧愁等,具有易感素质的人常发病。

【诊断】

(一)临床表现

1. 情绪低落、消沉、沮丧,对外界活动无兴趣,即使是以往特别喜欢的活动,也无法从享受和消遣中体验到乐趣,缺乏信心,常回忆过去而谴责自己。三分之一的患者有自卑感,过低评价自我、妄自菲薄、自惭形秽、逢人退避三分、遇事踌躇不前、前途灰暗渺茫。患者渴望成功,但看不到目标在何处,也试图努力,但没有勇气与毅力付诸实践,感到失望和无助。常伴有焦虑、心烦、易激惹等。病程大于2年。

2. 常感精神不振,疲乏无力,对复杂的思考也力不从心,睡眠障碍。

3. 常伴躯体不适感,如头痛、四肢酸痛、胃部不适、腹泻或便秘,但相应的体格检查及实验室检查无阳性发现。

4. 部分患者有疑病倾向,自杀念头。但运动性抑制不明显,不愿主动与人交往,但被动接触良好,能接受别人的同情。无早醒,情绪无昼夜节律改变,无体重下降等表现。

(二) 鉴别诊断

1. 情感性精神障碍时的抑郁发作:情绪低落严重,常昼轻夜重,伴有明显的精神运动性抑制、自杀企图、体重减轻、早醒等。有时鉴别极其困难,因情感性精神病抑郁发作时也可有心理因素和抑郁个性特点,但其抑郁程度较抑郁性神经症严重一些。

2. 神经衰弱:其特征表现为易于兴奋与疲劳,有时伴抑郁,但非持久性,且程度较轻。

3. 躯体疾病:许多躯体疾病伴有情绪低落,如甲状腺功能减退、产后感染、肝炎、消化性溃疡、贫血、癌肿、慢性结核病,老年人有躯体疾病和脑退行性变时均可有不同程度的抑郁,要依据各疾病的体征和实验室检查结果来鉴别。

【治疗】

1. 心理治疗:解释疾病的特征,消除患者的焦虑,鼓励患者正确对待心理、社会因素与危机。重要的是设法让患者发现并证实自身存在,以往并未意识到和运用的能力与才能,回忆以往成功的例子,使患者感到自己曾有过成功,改变其负性的认知功能。

2. 药物治疗:可用抗抑郁剂,但剂量不宜过大,如多塞平、阿米替林每日 50~100mg,分 2 次口服。盐酸氟西汀或赛乐特 20mg,或来士普(艾司西酞普兰),早饭后口服。博乐欣 75mg,或舍曲林 100mg,怡诺思 75mg,每日 2 次口服;或黛安神(deanxit)2 片,每早 1 次口服。如有失眠者可选用艾司唑仑 2mg,每晚口服;或阿普唑仑 0.8mg,每晚口服。文献报道,药物远没有心理治疗重要,有时达不到预期效果,药物的不良反应就出现,医生事先应向患者解释清楚,否则治疗的依从性不好。

第四节 癔 症

癔症(hysteria)是指一种以分离症状和转换症状为主的精神障碍。其中,分离是指患者完全或部分丧失对过去的记忆和自我身份的识别。转换是指患者遭遇精神刺激后引起的不快情绪以躯体症状的形式表现出来。临床上又称歇斯底里。是由于心理因素、内心冲突、强烈的情感体验、暗示和自我暗示等引起的一组病症。临床表现复杂多样,但缺乏相应的器质性病变的基础。症状具有做作、夸大、富有情感色彩等特点。有反复发作的倾向。发病年龄多在16~35岁,40岁以后初发者少见,临床上女性发病多于男性。除癔症性精神病或癔症性意识障碍有自知力障碍外,其自知力基本完整。

【病因】

心理因素是最常见的重要因素,如家庭、工作、人际关系等,使患者感到委屈、气愤、悲伤等。具有癔症性格的人,在精神因素的影响下,易发生癔症。癔症的症状、疾病过程也与性格有关。癔症的性格特点是情感丰富,暗示性高,以自我为中心,富于幻想。文献报道,癔症的发生也与遗传因素、社会文化因素、素质、人格类型及躯体器质性因素有关。

【诊断】

(一) 临床表现

1. 多在受精神刺激时突然发病,以后可通过触景生情、联想或自我暗示而发病。

2. 表现为分离型障碍时,即癔症性精神病,具有不同程度的意识障碍、情感爆发、遗忘、神游、癔症性痴呆(假性痴呆)、身份识别障碍(双重或多重人格)、癔症性附体障碍、癔症性木僵等。

3. 表现为转换型障碍时,即癔症性躯体功能障碍,有感觉障碍(疼痛、失明、失聪、感觉麻木及缺失等)、运动障碍(瘫痪、失音、缄默、抽搐、震颤、步行不稳、共济失调等)。

4. 表现为躯体性障碍,有心血管、呼吸、消化、生殖、内分泌等各系统的躯体症状，如腹痛、呕吐、四肢痛、头痛及性功能障碍等。

5. 多数初发者恢复迅速，一般预后良好。分离型症状持续时间短，易复发；转换型症状持续时间长，复发少。

6. 上述症状可由暗示诱发，也可由暗示而消失，但表情生动、丰富。有反复发作的倾向，症状随处境、周围人的态度有明显变化，且对症状漠不关心，缺乏康复的愿望或行动，社会功能受到影响。

（二）鉴别诊断

1. 癫痫大发作：癔症性痉挛发作应与之鉴别。癫痫大发作常有意识丧失，双瞳孔散大、对光反射消失，四肢强直、痉挛性地有规律性地抽搐，伴舌咬伤、大小便失禁、脑电图异常等。

2. 反应性精神病：急性反应性精神病，如反应性木僵、反应性朦胧状态、神游样反应与癔症的某些发作形式不易鉴别，特别是第一次发作时更困难，必须分析全部临床资料，结合病前性格、病程转归等方面作出鉴别。反应性精神病患者不具有癔症性格特征、无表演及夸大的特点，缺乏暗示性，无反复发作史，病程持续时间较长。

3. 精神分裂症：癔症的情感爆发和幼稚动作等表现易与急性发作的精神分裂症相混淆，必须依据纵向的观察资料及精神分裂症时的思维、情感、意志和行为三者之间的互不协调和脱离现实环境等特征作鉴别。

4. 躯体疾病：癔症的躯体化症状主诉多，症状变化多，累及的脏器多，常常难以用某种内部疾病进行一元化解释，亦缺乏相应的阳性体征和实验室的阳性发现。

5. 诈病：癔症的某些症状，由于带有夸张和表演的色彩，给人以一种伪装的感觉，故应与诈病鉴别。诈病有目的性，症状因人、因时、因地而变化，受主观意志的控制。目的一旦达到，“症状”也就不治自愈。

【治疗】

1. 心理治疗：建立良好的医患关系，给予适当的保证，忌过多讨论发病原因。讲明疾病性质，消除患者疑虑，稳定情绪，调动其主动性,配合医生来战胜疾病。常选用个别心理治疗,让患者尽量疏泄内心的痛苦、积怨和愤怒,从中找出当前患者所遭遇的社会心理因素和困境,但不能将医生自己的认识、观点强加于患者。依据患者的性别、年龄、职业、文化等个性特点,与患者共同找问题、分析问题,共同选择解决问题的方法。个别心理治疗常与其他治疗方法并用,以提高疗效。

2. 暗示治疗:是治疗癔症的经典方法。可通过普通催眠暗示和药物催眠暗示。因在催眠状态下,暗示效果更好。也可静脉注射 10% 葡萄糖酸钙溶液 10ml 后,配合言语暗示。

3. 系统脱敏治疗:此法是行为疗法之一。通过系统脱敏,使那些原能诱使癔症发作的精神因素逐渐失去诱发癔症的作用,从而达到减少甚至预防癔症复发的目的。系统脱敏疗洁的近期效果与暗示疗法相似,但远期疗效优于暗示疗法。

4. 药物治疗:癔症性精神发作、激情或兴奋状态、抽搐发作需紧急处理,可用氯丙嗪 25 ~ 50mg,或地西泮 10 ~ 20mg,肌内注射,待患者安静后,再行心理治疗。癔症患者常伴有焦虑、抑郁、疼痛、失眠等症状,这些症状和躯体不适感往往成为诱使患者癔症发作的自我暗示的基础。选用相应的药物有效地控制这些症状,对治疗和预防癔症的发作是有益的。如盐酸丁螺环酮 5 ~ 10mg,或代力新 10. 5mg,劳拉西泮 0. 5mg,每日 2 ~ 3 次口服。情绪抑郁时,可选用抗抑郁剂,如 SSRIS、SNRIS 等药物(盐酸氟西汀 20mg,每日 1 次,口服);伴失眠时,选用氯硝西泮 2mg,或优菲 15mg,或思诺思 10mg,每晚睡前口服。

5. 也可选用理疗,如电针、针灸、生物肌电反馈治疗等,配合言语暗示,可获较好的疗效。文献报道,精神分析、电抽搐、二氧化碳吸入疗法等均有效,但缺乏长期的随访评估。

第五节 神 经 衰 弱

神经衰弱(neurasthenia)是由于长期的情绪紧张和精神压力,使大脑功能轻度障碍所致的精神活动能力减弱,表现为精神易兴奋、脑力易疲劳,伴有自主神经功能紊乱、情绪障碍和睡眠障碍、多种躯体不适等症状。这些症状不是继发于躯体或脑的疾病,也不是其他任何精神障碍的一部分。发病年龄多数在16~40岁,以脑力劳动者占多数。起病缓慢,病程迁延,症状时轻时重。病情波动常与心理社会因素有关。神经衰弱的概念经历了一系列变迁,随着临床医生对神经衰弱认识的变化,各种特殊综合征和亚型的分出,在美国和西欧已不做此诊断。在我国神经衰弱的诊断也明显减少。ICD-10保留了神经衰弱这个诊断类别。

【病因】

病因多为工作、学习负担过重,睡眠不足,负性情绪如亲人死亡、事业挫折、人际关系紧张等心理社会因素,造成大脑内抑制过程弱化,自制力减弱,兴奋性增高,继之出现大脑皮质功能和躯体功能弱化。

【诊断】

(一)临床表现

1. 精神易兴奋:表现为回忆和联想增多、注意力不集中、怕强光和噪声、易激惹等,稍不如意,则发怒、与人争吵,事后又后悔。情感症状常与现实生活中的各种矛盾有关,感到困难重重,难以对付。可伴有焦虑和抑郁,但不占主导地位。

2. 脑力体力易疲劳:有力不从心之感,如脑力迟钝、学习及工作能力下降、记忆力下降,用脑时间稍长就感头胀、头晕、头痛,以致不能坚持工作和学习。

3. 多数患者有入睡困难,难以睡熟或早醒,醒后不易再睡,多梦等。醒后感到不解乏,睡眠感丧失,睡眠-觉醒节律紊乱。躯体症状有头晕、耳鸣、心悸、胸闷、全身肌肉紧张性疼痛、腹胀、消化不良等。自主神经功能紊乱的表现为心动过速、血压不稳定、多汗、肢端发凉、厌食、便秘或腹泻、尿频、月经不调,遗精、早泄或阳痿等。

4. 情绪症状:由于躯体症状和自主神经功能紊乱的影响,影响其社会功能,导致患者痛苦,情绪低落。患者过分关注这些不适,多疑,如心悸疑患心脏病,胃肠不适疑患胃癌等,致使患者焦虑不安,容易烦躁。多次反复求治,疗效不好,这些表现又加重了原有的症状，使病情迁延、症状加剧等继发性病理心理反应。

5. 躯体及神经系统检查，实验室检查均无阳性发现，且病程大于3个月。

（二）鉴别诊断

1. 神经衰弱综合征：在躯体疾病或脑器质性疾病的基础上出现的一组神经衰弱症状，如慢性传染病、职业中毒、高血压、溃疡病、慢性肾炎、维生素缺乏、甲状腺功能亢进等，可根据病史、体征及实验室检查与之鉴别。

2. 精神分裂症：早期可有类似神经衰弱的症状，随着病情发展，往往有思维障碍、人格改变、妄想、幻觉、情感淡漠、意志和行为障碍等，无自知力，不要求诊治。

3. 本病还应与抑郁症、焦虑症鉴别。

【治疗】

1. 心理治疗：以高度关心患者、同情患者的态度与患者建立良好的关系。通过交谈的方式，全面了解病史，根据患者不同的情况进行疏导、行为分析、矫正、催眠等。近几年倡导的认知疗法、森田疗法、放松疗法等均有一定的效果。

2. 合理安排作息制度，坚持体育锻炼，适当参加文体活动等。

3. 药物治疗：包括镇静剂、振奋剂、抗焦虑抑郁剂、止痛剂、促脑代谢及维生素类药物等。如失眠者可给予思诺思、优菲、罗拉等安眠药物（艾司唑仑2mg），每晚口服。情绪障碍者，可选用黛安神2片，早餐后顿服；SSRIS、SNRIS等抗抑郁、抗焦虑剂或中药乌灵胶囊、眩安胶囊、宁神补心片等均可适当选用。

4. 物理治疗：电刺激、理疗、体疗、音乐、体育、劳动、环境治疗等综合实施也有一定的效果。

（徐金枝）

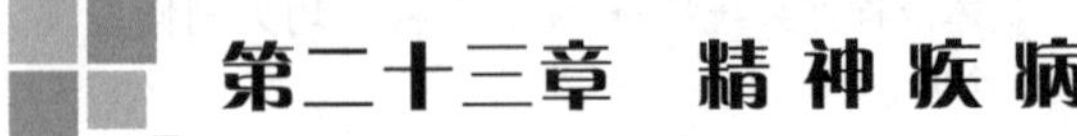

第二十三章 精神疾病

第一节 人格障碍

人格障碍(personality disorder)是指明显偏离正常且根深蒂固的行为方式,具有适应不良的性质,其人格在内容上、质上或整个人格方面异常,由于这个原因,患者遭受痛苦和(或)使他人遭受痛苦,或给个人或社会带来不良影响。人格的异常妨碍了他们的情感和意志活动,破坏了其行为的目的性和统一性,给人以与众不同的特异感觉,在待人接物方面表现尤为突出。人格障碍通常开始于童年、青少年或成年早期,并一直持续到成年乃至终身。部分人格障碍患者在成年后有所缓和。

【病因及发病机制】

1. 生物学因素:人格障碍患者亲属中人格障碍的发生率较高,双亲中脑电图异常率较高。

2. 心理发育影响:童年生活经历对个体人格的形成具有重要的作用。幼儿心理发育过程中重大精神刺激或生活挫折对幼儿人格的发育产生不利影响。如父母离异、父爱或母爱的剥夺,从小没有父亲或缺乏父爱的孩子成年后往往表现出性格上的胆小、畏缩,母爱剥夺可能是反社会性人格的重要成因。

3. 环境因素:不良的生活环境、结交具有品行障碍的"朋友"及经常混迹于大多数成员具有恶习的社交圈子,对人格障碍的形成往往起到重要作用。此外,社会上存在的不正之风、拜金主义等不合理的社会现象、扭曲的价值观念对人格障碍形成的消极作用不可忽视。

【诊断】

(一)人格障碍的共同特征

人格障碍的诊断主要依据病史进行诊断,具有如下共同特征：

1. 人格障碍开始于童年、青少年或成年早期，并一直持续到成年乃至终身。没有明确的起病时间，不具备疾病发生发展的一般过程。

2. 可能存在脑功能损害，但一般没有明显的神经系统形态学病理变化。

3. 人格显著、持久地偏离了所在社会文化环境应有的范围，从而形成与众不同的行为模式。个性上有情绪不稳、自制力差、与人合作能力差和自我超越能力差等特征。

4. 人格障碍主要表现为情感和行为的异常，但其意识状态、智力均无明显缺陷。一般没有幻觉和妄想，可与精神病性障碍相鉴别。

5. 人格障碍者对自身人格缺陷常无自知之明，难以从失败中吸取教训，屡犯同样的错误，因而在人际交往、职业和感情生活中常常受挫，以致害人害己。

6. 人格障碍者一般能应付日常工作和生活，能理解自己行为的后果，也能在一定程度上理解社会对其行为的评价，主观上往往感到痛苦。

7. 各种治疗手段效果欠佳，医疗措施难以奏效，再教育效果亦有限。

(二) 诊断标准

CCMD-3 人格障碍的诊断标准：

1. 症状标准：个人的内心体验与行为特征(不限于精神障碍发作期)在整体上与其文化所期望的和所接受的范围明显偏离。这种偏离是广泛、稳定和长期的，起始于儿童期或青少年期，并至少有下列 1 项：

(1) 认知(感知及解释人和事物，由此形成对自我及他人的态度和行为方式)的异常偏离。

(2) 情感(范围、强度及适切的情感唤起和反应)的异常偏离。

(3) 控制冲动及满足个人需要的异常偏离。

2. 严重标准：特殊行为模式的异常偏离，使患者感到痛苦或社会适应不良。

3. 病程标准：开始于童年、青少年期，现年 18 岁以上已持续 2 年。

4. 排除标准：人格特征的异常偏离并非躯体疾病或精神障碍的表现及后果。躯体疾病及精神障碍所致人格特征偏离正常乃原发疾病的症状称为人格改变。

（三）临床类型

1. 偏执型人格障碍（paranoid personality disorder）：这类人格障碍以猜疑和偏执为特点，始于成年早期，男性多于女性。

2. 分裂样人格障碍（schizoid personality disorder）：以观念、行为和外貌装饰的奇特、情感冷漠及人际关系明显缺陷为特点。男性略多于女性。

3. 反社会性人格障碍（antisocial personality disorder）：以行为不符合社会规范、经常违法乱纪、对人冷酷无情为特点，男性多于女性。这种人无论是在需要、动机、兴趣、理想等个性倾向性以及自我价值观念等方面均与正常人不同，他们往往缺乏正常的人间友爱、骨肉亲情，缺乏焦虑和罪恶感，常有冲动性行为，且不吸取教训，行为放荡，无法无天。

4. 冲动性人格障碍（impulsive personality disorder）：以情感暴发，伴明显行为冲动为特征，男性明显多于女性。

5. 表演性（癔症性）人格障碍（histrionic personality disorder）：以过分的感情用事、夸张言行吸引他人的注意为特点。

6. 强迫型人格障碍（obsessive-compulsive personality disorder）：以过分的谨小慎微、严格要求与完美主义，以及内心的不安全感为特征。男性多于女性 2 倍，约 70% 的强迫症患者病前有强迫性人格障碍。

7. 焦虑性人格障碍（anxious personality disorder）：以一贯感到紧张、提心吊胆、不安全及自卑为特征，总是需要被人喜欢和接纳，对拒绝和批评过分敏感，因习惯性地夸大日常处境中的潜在危险，而有回避某些活动的倾向。

【治疗】

人格障碍治疗效果有限，因此在幼年时期培养健全的人格尤为重要。但有关的治疗手段对行为的矫正仍可发挥一定的作用。

1. 药物治疗:一般而言药物治疗难以改变人格结构,但在出现异常应激和情绪反应时少量用药仍有帮助。可选用情绪稳定剂、少量抗精神病药物、苯二氮䓬类药物或其他抗焦虑药物改善相应的症状。

2. 心理治疗:通过深入接触,与他们建立良好的关系,帮助其认识个性缺陷之所在,鼓励他们改变自己的行为模式并对其出现的积极变化予以鼓励和强化。

3. 教育和训练:人格障碍特别是反社会性人格障碍患者往往有一些程度不等的危害社会的行为,收容于工读学校、劳动教养机构对其行为矫正有一定的帮助。有些人格障碍随年龄的增长也可能逐步缓和,通过积极引导可进一步朝好的方向转化。

(刘登华)

第二节 精神分裂症

精神分裂症(schizophrenia)是一组病因未明的精神病,多见于青壮年,起病缓慢。临床上可表现为思维、情感、意志、行为等多方面的障碍,一般意识清楚,智能正常。其精神活动不协调,脱离现实环境,病程迁延,反复加重或恶化。部分患者最终出现社会功能缺陷和衰退。部分患者经治疗可保持基本痊愈的状态。

【病因】

精神分裂症的真正病因不清,目前研究的结果认为,可能与遗传因素、神经生化 DA 及其复合体的异常,脑结构异常(如脑室扩大等)、心理和社会因素等有关。

【诊断】

(一) 临床表现

1. 感知觉障碍:幻觉最常见,可有评论性幻听、幻视、幻触、幻味、幻嗅、内脏幻觉等，以及各种类型的知觉综合障碍，如视物变形、非真实感等。

2. 思维障碍：思维联想障碍以思维散漫、思维破裂多见。思维云集、思维中断、思维逻辑障碍以病理性象征性思维、语词新等多见。思维内容障碍以妄想为主，其原发性妄想对诊断有特殊意义，妄想性知觉、妄想性心境、妄想性记忆也是精神分裂的特征性症状，由向性思维及被动体验亦常见。

3. 情感障碍：主要有情感不协调、情感倒错、矛盾情感、情感淡漠、缺乏亲情等，部分患者可抑郁情绪。

4. 意志与行为障碍：患者常有意志活动减退、不修边幅、行为退缩、被动、独处、发呆等。少数患者可有紧张性木僵和紧张性兴奋，二者可交替发生，精神分裂症患者中，有 50% 以上的人出现自杀观念，10%～15% 出现自杀行为，临床上要注意防范。

5. 认知功能障碍：约 85% 的患者出现认知功能障碍，如学习、记忆功能损害，智力较病前下降，注意力下降、言语功能下降等。

6. 临床常见的分型有偏执型、紧张型、青春型、单纯型、残留型及精神分裂症后抑郁。

（二）鉴别诊断

本病可与躁狂症、抑郁症、躯体疾病伴发的精神障碍、脏器性等精神障碍、非精神性物质所致精神障碍、急性应激障碍等鉴别。

【治疗】

1. 药物治疗：传统抗精神病药主要通过阻断 D_2 受体起到抗幻觉、妄想的作用，抗胆碱能作用及锥体外系不良反应较大，目前应用较少，临床上多选用非典型抗精神病药物，如利酮 2～6mg/d，奥氮平 10～20mg/d、喹硫平 300～750mg/d、芮达 6～9mg/d 等。从小剂量开始，渐加至治疗量，依据不良反应的情况，可选用苯海索、异丙嗪等药物加以对抗。原则上单一药物治疗，如出现抑郁情绪、睡眠障碍可选用心境稳定剂、镇静剂等。

2. 电痉挛治疗：ECT 是一种有效的治疗方法，适用于兴奋、冲动、木僵、拒食等,应在专科医院进行。

3. 心理治疗:适用于药物治疗的精神症状缓解患者,有助于提高依从性,恢复自知力,改变家庭成员的关系,促进与社会接触,认知行为治疗及精神康复均可选用。

(徐金枝)

第三节 情感性障碍

情感性障碍(affective disorder)又称心境障碍(mood disorder),是以显著而持久的情感或心境改变为主要特征的一组疾病。临床上主要表现为情感高涨或低落,伴有相应的认知和行为改变,可有精神病性症状,如幻觉、妄想。大多数患者有反复发作的倾向,部分可有残留症状或转为慢性。

【病因和发病机制】

1. 遗传因素:心境障碍患者中,有家族史者为30%~41.8%。心境障碍先证者亲属患本病的概率为一般人群的10~30倍,血缘关系越近,患病概率也越高。

2. 神经生化改变:常见的假说有5-羟色胺假说、去甲肾上腺素(NE)假说、多巴胺假说、γ-氨基丁酸假说等。

3. 神经内分泌功能异常:研究发现下丘脑垂体肾上腺轴、下丘脑垂体甲状腺轴、下丘脑垂体生长素轴的功能异常参与了情感障碍的发病。

4. 心理社会因素:应激性生活事件与心境障碍,尤其与抑郁症的关系较为密切。生活事件在抑郁症发生中起促发作用,认为负性生活事件均可导致抑郁症的发生。经济状况差、社会阶层低下者也易患本病。女性应付应激的能力低于男性,更易患本病。

【临床表现】

1. 躁狂发作:典型临床症状是情感高涨、思维奔逸和活动增多。

2. 抑郁发作:临床上是以情感低落、思维迟缓、意志活动减退和躯体症状为主。

3. 双相障碍：临床特点是反复（至少两次）出现心境和活动水平明显紊乱的发作，有时表现为心境高涨、精力充沛和活动增加（躁狂或轻躁狂），有时表现为心境低落、精力减退和活动减少（抑郁）。发作间期通常以完全缓解为特征。

4. 环性心境障碍（cyclothymia）：指情感高涨与低落反复交替出现，但程度较轻，且均不符合躁狂或抑郁发作时的诊断标准。这种心境的波动与生活应激无明显关系，与患者的人格特征有密切关系，过去有人称为“环性人格”。

5. 恶劣心境（dysthymic disorder）：指一种以持久的心境低落状态为主的轻度抑郁，从不出现躁狂。常伴有焦虑、躯体不适感和睡眠障碍，患者有求治要求，但无明显的精神运动性抑制或精神病性症状，生活不受严重影响。

【诊断与鉴别诊断】

心境障碍的诊断主要应根据病史、临床症状、病程及体格检查和实验室检查，典型病例诊断一般不困难。密切的临床观察，把握疾病横断面的主要症状及纵向病程的特点，进行科学的分析是临床诊断的可靠基础。

（一）诊断要点

1. 临床诊断特征

（1）躁狂症和抑郁症分别是以显著而持久的心境高涨或低落为主要表现。躁狂发作时，在情感高涨的背景上，伴有思维奔逸及意志活动的增多；抑郁发作时，在情感低落的背景上，伴有思维迟缓和意志活动减少。大多数患者的思维和行为异常与高涨或低落的心境相协调。

（2）可伴有躯体不适症状。躁狂发作时常伴有食欲增加、性欲亢进、睡眠需要减少；抑郁发作时，躯体症状更为多见，若出现早醒、食欲减退、体重下降、性欲减退及抑郁心境表现为昼重夜轻的节律改变，有助于诊断。

2. 病程特点大多都具有发作性病程，而在发作间歇期精神状态可恢复病前水平。既往有类似的发作，或病程中出现躁狂与抑郁的交替发作，对诊断均有帮助。

3. 家族中特别是一级亲属有较高的同类疾病的阳性家族史，躯体和神经系统检查及实验室检查一般无阳性发现，脑影像学检查和精神生化检查结果可供参考。

（二）鉴别诊断

1. 继发性心境障碍：脑器质性疾病、躯体疾病、某些药物和精神活性物质等均可引起继发性心境障碍，与原发性心境障碍相鉴别

2. 精神分裂症：精神分裂症的早期常出现精神运动性兴奋，或出现抑郁症状，或在精神分裂症恢复期出现抑郁，类似于躁狂或抑郁发作。

3. 心因性精神障碍：心因性精神障碍中创伤后应激障碍常伴有抑郁，应与抑郁症鉴别。

4. 抑郁症与恶劣心境障碍：国内外随访研究表明二者之间无本质的区别，同一患者在不同的发作中可一次表现为典型的抑郁发作，而另一次可为恶劣心境障碍，只是症状的严重程度不同或病期的差异。

5. 躁狂症和抑郁症与环性心境障碍：主要区别在于后者心境障碍的严重程度较轻，均不符合躁狂或抑郁发作的诊断标准，且不会出现精神病性症状。

【治疗】

（一）双相障碍的治疗

双相障碍应遵循长期治疗的原则，由于双相障碍几乎终身以循环方式反复发作，其发作的频率远较抑郁障碍为高。主要用心境稳定剂治疗。

1. 常用的心境稳定剂

（1）碳酸锂（lithium carbonate）：急性躁狂发作时碳酸锂的剂量为600～2000mg/d，一般从小剂量开始，3～5天内逐渐增加至治疗剂量，分2～3次服用。一般在1周后见效。维持治疗剂量为500～1500mg/d。老年及体弱者剂量适当减少，与抗抑郁药或抗精神病药合用时剂量也应减少。由于锂盐的治疗剂量与中毒剂量比较接近，在治疗中除密切观察病情变化和治疗反应外，应对血锂浓度进行动态监测，并根据病情、治疗反应

和血锂浓度调整剂量。急性期治疗血锂浓度应维持在0.8～1.2mmol/L,维持治疗时为0.4～0.8mmol/L,血锂浓度的上限不宜超过1.4mmol/L,以防锂盐中毒。

(2) 抗癫痫药:此类药物主要有卡马西平和丙戊酸盐(valproates,钠盐或镁盐)广泛用于治疗躁狂发作、双相障碍维持治疗及用锂盐治疗无效的快速循环型及混合性发作。

卡马西平应从小剂量开始,逐渐增加至600～1200mg/d,分2～3次口服。也可与碳酸锂联用,但剂量应适当减小。血药浓度为6μg/ml。常见不良反应有镇静、恶心、视物模糊、皮疹、再生障碍性贫血、肝功能异常等。

丙戊酸盐也应从小剂量开始,每次200mg,每日2～3次,逐渐增加至800～1200mg/d,最大剂量不超过1.8g/d。可参考血药浓度调整剂量,有效血药浓度为50～100μg/ml。丙戊酸盐较为安全,常见不良反应为胃肠道症状、震颤、体重增加等。肝、肾功能不全者应减量。白细胞减少及严重肝脏疾病者禁用。

(3) 其他:在常规心境稳定剂疗效不好时,可考虑换用或加用拉莫三嗪、托吡酯、加巴喷丁或第二代抗精神病药等。奥氮平、利培酮与喹硫平和碳酸锂合并可治疗躁狂发作,而氯氮平和碳酸锂合并能治疗难治性躁狂症。抗精神病药物剂量视病情严重程度及药物不良反应而定。

2. 电抽搐治疗和改良电抽搐治疗:电抽搐治疗和改良电抽搐治疗(无抽搐电休克治疗)对急性重症躁狂发作极度兴奋躁动、对锂盐治疗无效或不能耐受的患者有一定的治疗效果,并且起效迅速,可单独应用或合并药物治疗,一般隔日一次,4～10次为1个疗程。合并药物治疗的患者应适当减少药物剂量。

(二) 抑郁症的治疗

1. 常用的抗抑郁药

(1) 选择性5-羟色胺再摄取抑制剂(SSRI):目前已在临床应用的有氟西汀、帕罗西汀、舍曲林、氟伏沙明、西酞普兰。有效治疗剂量氟西汀为20mg/d、帕罗西汀20mg/d、舍曲林50mg/d、氟伏沙明100mg/d、西酞普兰20mg/d。少数疗效欠佳者剂量可加倍,个别病例的剂量可更大一些。由于SSRI的半衰期都较长,大多在18～26小时,每日只需服药一次,见效需2～4周。SSRI不良反应较少而轻微,尤其是抗胆碱能及心脏的不良反应少。常见的不良反应有恶心、呕吐、厌食、便秘、腹泻、口干、震颤、失眠、焦虑及性功能障碍等,偶尔出现皮疹,少数患者能诱发轻躁狂。不能与单胺氧化酶抑制剂(MAOI)合用。

(2)去甲肾上腺素(NE)和5-羟色胺双重摄取抑制剂(SNRI):SNRI疗效肯定,起效较快,有明显的抗抑郁及抗焦虑作用,对难治性病例亦有效。主要有文拉法辛,有效治疗剂量为75～300mg/d,一般为150～200mg/d,速释剂分2～3次服,缓释剂为胶囊,日服1次。常见不良反应有恶心、口干、出汗、乏力、焦虑、震颤、阳痿和射精障碍。不良反应的发生与剂量有关,大剂量时部分患者血压可能轻度升高。无特殊禁忌证,严重肝、肾疾病及高血压、癫痫患者应慎用,不能与MAOI联用。

(3)去甲肾上腺素和特异性5-羟色胺能抗抑郁药(NaSSA):米氮平是代表药,有良好的抗抑郁、抗焦虑及改善睡眠作用,口服吸收快,起效快,抗胆碱能作用小,有镇静作用,对性功能几乎没有影响。起始剂量30mg/d,必要时可增至45mg/d,晚上顿服。常见不良反应为镇静、嗜睡、头晕、疲乏、食欲和体重增加。

(4)三环类及四环类抗抑郁药:米帕明(丙米嗪)、氯米帕明(氯丙米嗪)、阿米替林及多塞平是临床上常用的三环类抗抑郁药,主要用于抑郁症的急性期和维持治疗,总有效率约为70%,对环性心境障碍和恶劣心境障碍疗效较差。临床用药应从小剂量开始,逐渐增加,有效治疗剂量为150～300mg/d,分2次口服,也可以每晚睡前一次服用。一般用药后2～4周起效。若使用治疗剂量4～6周仍无明显疗效应考虑换药。三环类抗抑郁药的不良反应较多,主要是抗胆碱能和心血管等不良反应,常见有口干、嗜睡、便秘、视物模糊、排尿困难、心动过速、直立性低血压和心率改变等。老年和体弱的患者用药剂量要减小,必要时应注意监护。原有心血管疾病的患者不宜使用。

马普替林为四环抗抑郁药,其抗抑郁作用与三环类药物相似,也有明显的镇静作用,但起效较快(4~7天),有效治疗剂量为150~250mg/d,不良反应较少,主要有口干、嗜睡、视物模糊、皮疹、体重增加等,偶可引起癫痫发作。

(5)单胺氧化酶抑制剂(MAOI):新型的单胺氧化酶抑制剂吗氯贝胺(moclobemide)是一种可逆性、选择性单胺氧化酶A抑制剂,它克服了非选择性、非可逆性MAOI的高血压危象、肝脏毒性及直立性低血压等不良反应的缺点,抗抑郁作用与米帕明相当,有效治疗剂量为300~600mg/d,主要不良反应有恶心、口干、便秘、视物模糊及震颤等。

(6)其他抗抑郁药:曲唑酮、噻奈普汀等均有较好的抗抑郁作用。

2. 电抽搐治疗和改良电抽搐治疗:对于有严重消极自杀言行或抑郁性木僵的患者,电抽搐治疗应是首选的治疗;对使用抗抑郁药治疗无效的患者也可采用电抽搐治疗。电抽搐治疗见效快,疗效好。6~10次为1个疗程。电抽搐治疗后仍需用药物维持治疗。改良电抽搐治疗(无抽搐电休克治疗)适用范围较广,除可用于有严重消极自杀、抑郁性木僵等患者外,还可用于患有躯体疾病又不适于抗抑郁药的患者、有骨折史和骨质疏松者、年老体弱患者,甚至部分心血管疾病者也可用。

3. 心理治疗:对有明显心理社会因素作用的抑郁症患者,在药物治疗的同时常需合并心理治疗。支持性心理治疗,通过倾听、解释、指导、鼓励和安慰等帮助患者正确认识和对待自身疾病,主动配合治疗。认知治疗、行为治疗、人际心理治疗、婚姻及家庭治疗等一系列的治疗技术,能帮助患者识别和改变认知歪曲,矫正患者适应不良性行为,改善患者人际交往能力和心理适应功能,提高患者家庭和婚姻生活的满意度,从而能减轻或缓解患者的抑郁症状,调动患者的积极性,纠正其不良人格,提高患者解决问题的能力和应对处理应激的能力,节省患者的医疗费用,促进康复,预防复发。

(杨　渊　刘登华)

第四节 脑器质性精神障碍

一、阿尔茨海默病

阿尔茨海默病(Alzheimer's disease,AD)是一组病因未明的原发性退行性脑变性疾病。多起病于老年期,潜隐起病,病程缓慢且不可逆,临床上以智能损害为主。病理改变主要为皮质弥漫性萎缩,沟回增宽,脑室扩大,神经元大量减少,并可见老年斑(senile plaques,SP)、神经原纤维缠结(neurofibrillary tangles,NFT)等病变,胆碱乙酰化酶及乙酰胆碱含量显著减少。

【病因和发病机制】

1. AD 的神经病理:脑重量常减轻,可有脑萎缩、脑沟回增宽和脑室扩大。SP 和 NFT 大量出现于大脑皮质中,是诊断 AD 的两个主要依据。

2. 神经化学:AD 患者脑部乙酰胆碱(ACh)明显缺乏,乙酰胆碱酯酶和胆碱乙酰转移酶活性降低,特别是海马和颞叶皮质部位。此外,AD 患者脑中亦有其他神经递质的减少,包括去甲肾上腺素、5-羟色胺、谷氨酸等。

3. AD 的分子遗传学:已发现 AD 发病与遗传因素有关。

【临床表现】

AD 的临床症状分为两方面,即认知功能减退症状和非认知性精神症状。根据疾病的发展和认知功能缺损的严重程度,可分为轻度、中度和重度。

1. 轻度:近记忆障碍常为首发及最明显的症状,如经常失落物品,忘记重要的约会及已许诺的事,记不住新来同事的姓名;学习新事物困难,看书读报后不能回忆其中的内容。常有时间定向障碍,患者记不清具体的年月日。计算能力减退,很难完成简单的计算,如 100 减 7、再减 7 的连续运算。思维迟缓,思考问题困难,特别是对新的事物表现出茫然难解。早期患者对自己记忆问题有一定的自知力,并力求弥补和掩饰,例如经常作记录,避免因记忆缺陷对工作和生活带来不良影响,可伴有轻度的焦虑和抑郁。随着记忆力和判断力减退,患者对较复杂之工作不能胜任,例如妥善地管理钱财和为家人准备膳食。尚能完成已熟悉的日常事务或家务。患者的个人生活基本能自理。人格改变往往出现在疾病的早期,患者变得缺乏主动性,活动减少,孤独,自私,对周围环境兴趣减少,对周围人较为冷淡,甚至对亲人漠不关心,情绪不稳,易激惹。对新的环境难以适应。

2. 中度:到此阶段,患者不能独自生活。表现为日益严重的记忆障碍,用过的物品很快就忘记放在哪儿,日常用品丢三落四,甚至遗失贵重物品。刚发生的事情也遗忘。忘记自己的家庭住址及亲友的姓名,但尚能记住自己的名字。有时因记忆减退而出现错构和虚构。远记忆力也受损,不能回忆自己的工作经历,甚至不知道自己的出生年月。除有时间定向障碍外,地点定向也出现障碍,容易迷路走失。甚至不能分辨地点,如学校或医院。言语功能障碍明显,讲话无序,内容空洞,不能列出同类物品的名称;继之,出现命名不能,在命名测验中对少见物品的命名能力丧失,随后对常见物品的命名亦困难。失认以面容认识不能最常见,不认识自己的亲人和朋友,甚至不认识镜子中自己的影像。失用表现为不能正确地以手势表达,无法做出连续的动作,如刷牙动作。患者已不能工作、难以完成家务劳动,甚至洗漱、穿衣等基本的生活料理也需家人督促或帮助。患者的精神和行为障碍也比较突出,情绪波动不稳;或因找不到自己放置的物品,而怀疑被他人偷窃,或因强烈的嫉妒心而怀疑配偶不贞;可伴有片段的幻觉;睡眠障碍,部分患者白天思睡、夜间不宁。行为紊乱,常拾捡破烂、藏污纳垢;乱拿他人之物;亦可表现为本能活动亢进,当众裸体,有时出现攻击行为。

3. 重度:记忆力、思维及其他认知功能皆严重受损。忘记自己的姓名和年龄,不认识亲人。语言表达能力进一步退化,患者只有自发言语,内容单调或反复发出不可理解的声音,最终丧失语言功能。患者活动逐渐减少,并逐渐丧失行走能力,甚至不能站立,最终只能终日卧床,大、小便失禁。晚期患者可出现原始反射如强握、吸吮反射等。最明显的神经系统体征是肌张力增高,肢体屈曲。病程呈进行性,一般经历8~10年,罕见自发缓解或自愈,最后发展为严重痴呆,常因压疮、骨折、肺炎、营养不良等继发躯体疾病或衰竭而死亡。

【诊断与鉴别诊断】

AD病因未明,目前诊断首先主要根据临床表现做出痴呆的诊断,然后对病史、病程的特点、体格检查及神经系统检查、心理测查与辅助检查的资料进行综合分析,排除其他原因引起的痴呆,才能诊断为AD。在我国,心理测查包括一些国际性的测试工具。最常用的有简易智能状态检查(Mini Mental State Examination,MMSE),这是一个非常简单的测试工具。此外,阿尔茨海默病评定量表(Alzheimer's Disease Assessment Scale,ADAS)亦是国际通用的测试工具。

AD患者的脑电图变化无特异性。CT、MRI检查显示皮质性脑萎缩和脑室扩大,伴脑沟裂增宽。SPECT和正电子发射断层成像(PET)可显示AD的顶颞叶联络皮质有明显的代谢紊乱,额叶亦可能有此现象。

在鉴别诊断方面,应注意与血管性、维生素B缺乏、恶性贫血、神经梅毒、正常压力脑积水、脑肿瘤以及其他脑原发性退行性病变如匹克(Pick)病和帕金森病所引起的痴呆相鉴别。此外,亦要注意与抑郁症导致的假性痴呆及谵妄相鉴别。

【治疗】

AD治疗包括药物治疗与非药物治疗。

认知功能障碍的治疗药物较多,但临床疗效均不确切。AChE抑制剂可改善患者的记忆障碍。此类药物如多那培佐(donepezil,商品名为安理申,Aricept),副作用较少,并无明显肝功能异常。约1/3的AD患者治疗有效,可使认知功能改善,但不能痊愈。胆碱酯酶抑制剂石杉碱甲(huperzine A)也能改善患者的记忆,副作用较少。此外,维生素E有抗氧化作用,对AD患者病情亦有帮助。

二、血管性痴呆

血管性痴呆（vascular dementia，VD）是指由于脑血管病变导致的痴呆。过去曾称为多发性梗死型痴呆（multiinfarctdementia），近年来病理形态学研究发现，除了多发性脑梗死性病变外还有其他脑血管病变，故现已改称为血管性痴呆。

【临床表现】

与AD比较，VD的起病相对较急，病程可呈阶梯式恶化且波动较大。VD较多出现夜间精神紊乱，人格改变较少见，早期自知力存在，可伴发抑郁、情绪不稳和情感失控等症状。患者有卒中或短暂性脑缺血发作（TIA）的病史或有脑血管障碍危险因素病史，体格检查可有局灶性神经系统症状和体征。VD认知功能缺损通常较局限，记忆缺损可能不太严重。

【治疗】

首先要控制血压和其他危险因素如高血脂、糖尿病、吸烟、酗酒和肥胖等，注意其他危险因素如房颤和颈动脉狭窄等，华法林可减少卒中伴房颤的危险性。既往有TIA或非出血性疾病致卒中史的患者，使用抗血小板聚集疗法可减少发病的危险性，可使用小剂量阿司匹林。在卒中或TIA患者伴发严重的颈动脉狭窄时，颈动脉内膜切除术是有效的治疗方法。

目前还没有特效药治疗VD。药物如血管舒张剂（如双氯麦角碱）、长春花生物碱、脑代谢药、银杏叶制剂、神经保护剂、钙通道阻滞剂（钙拮抗剂）在临床上的疗效都不甚肯定。此外，对伴发精神症状和行为障碍者应给予相应的治疗。

三、颅脑外伤所致的精神障碍

颅脑外伤甚为常见，虽然医疗服务的迅速发展已大大降低了颅脑外伤的死亡率，但外伤后精神障碍依然十分普遍。

【临床表现】

1. 急性精神障碍

（1）意识障碍：头部外伤轻微者意识障碍较短暂，可持续数秒至数十分钟不等。严重受创者若丧失意识时间超过数小时,完全康复的机会可能降低。

(2) 脑外伤后急性障碍:昏迷患者会经过一段意识模糊和智能下降的阶段,才能完全恢复正常,这类情况亦称外伤后精神混乱状态。除智能障碍外,还可表现易疲劳与精神委靡或行为冲动,亦可出现谵妄状态。

(3) 记忆障碍:脑外伤后遗忘(post traumatic amnesia, PTA)是一种顺行性遗忘,患者对脑外伤当时及其后一段时间的经历发生遗忘,通常由数分钟至数周不等。逆行性遗忘是指患者忘掉受伤前一段时间的经历。其跨度是指由受伤一刻开始,直至受伤前最后一件能清晰回忆的事情为止。

2. 慢性精神障碍

(1) 智能障碍:严重的脑外伤可引起智力受损,出现遗忘综合征甚至痴呆。严重程度与 PTA 的长短有关。

(2) 人格改变:患者的人格改变多伴有智能障碍,一般表现为情绪不稳、焦虑、抑郁、易激惹甚至阵发暴怒,也可变得孤僻、冷漠、自我中心、丧失进取心等。

(3) 脑外伤后精神病性症状:部分头部外伤的患者经过一段时间后会出现精神病性症状,如精神分裂样症状与情感症状等。

(4) 脑震荡后综合征(postconcussionalsyndrome):这是各种脑外伤后最普遍的慢性后遗症。主要表现为头痛、眩晕、注意力不集中、记忆减退、对声光敏感、疲乏、情绪不稳及失眠等。

【治疗】

颅脑外伤急性阶段的治疗主要由神经外科处理。

危险期过后,应积极治疗精神症状。处理外伤性谵妄的原则与其他谵妄相同,但对尚有意识障碍者应慎用精神病药物,对于幻觉、妄想、精神运动性兴奋等症状可给予苯二氮䓬类药物或抗精神病药物口服或注射。智能障碍患者应首先进行神经心理测量,再根据具体情况订出康复训练计划。对人格改变的患者可尝试行为治疗,并帮助患者家属及同事正确认识及接纳患者的行为,尝试让他们参与治疗计划。对于脑外伤后伴发的精神病性症状，可根据情况采用抗精神病药物治疗，其用法与剂量与治疗功能性精神障碍的原则相同。对于外伤后神经症患者应避免不必要的身体检查和反复的病史采集。支持性心理治疗、行为或认知-行为治疗配合适当的药物治疗(如抗抑郁药、抗焦虑药)都是可行的治疗方法。

四、颅内感染所致的精神障碍

病毒性脑炎

【病因】

病毒性脑炎系指由病毒直接感染所致，可分为流行性脑炎(例如日本乙型脑炎)和散发性脑炎(例如腮腺炎病毒脑炎)。其中以单纯疱疹病毒性脑炎最为常见，一般发病无季节性与区域性，故常为散发性病毒性脑炎。

【临床表现】

多为急性或亚急性起病，部分患者病前有上呼吸道或肠道感染史。急性起病者常有头痛、疲惫，可伴脑膜刺激征，部分病例可有轻度或中度发热。精神症状可以是首发症状，也是主要的临床表现。精神运动性抑郁症状较多见，表现为言语减少或缄默不语、情感淡漠、迟钝、呆板甚至不饮不食呈木僵状态。也可表现为精神运动性兴奋，如躁动、言语增多、行为紊乱、欣快、无故哭泣或痴笑等。可有视听幻觉、各种妄想等。记忆、计算、理解能力减退相当常见，多数患者在早期有意识障碍，表现为嗜睡、精神委靡、神志恍惚、定向障碍、大小便失禁，甚至昏迷或呈去皮质状态。癫痫发作相当常见、以全身性发作最多，有的以癫痫持续状态为首发表现。有的可出现肢体上运动神经元性瘫痪、舞蹈样动作、扭转性斜颈、震颤等各种不随意运动。脑神经损害并不少见，如眼球运动障碍、面肌瘫痪、吞咽困难、舌下神经麻痹等。自主神经症状以多汗为常见，伴有面部潮红，呼吸增快等。其他如瞳孔异常、视盘水肿、眼球震颤、共济失调和感觉障碍都可见到。实验室检查可见血白细胞总数增高，脑脊液检查示压力增高，白细胞和(或)蛋白质轻度增高，糖、氯化物正常。血和脑脊液 IgG 可增高,脑电图检查大多呈弥漫性改变或在弥漫性改变的基础上出现局灶性改变,且随临床症状好转而恢复正常,对诊断本病有重要价值。CT 检查可排除脑脓肿和颅内肿瘤,但 MRI 检查能更准确地找出发病初期的变化,从而对症下药。

【治疗】

抗病毒治疗如阿昔洛韦能有效降低脑炎患者(如单纯疱疹病毒性脑炎)的死亡率,但必须在患病初期使用。另外,积极的对症治疗(如降温、脱水)合并激素治疗和支持疗法(如补充液体、加强护理等)十分重要。

脑膜炎

(一) 化脓性脑膜炎

1. 病因:常见病原菌有脑膜炎双球菌、肺炎双球菌、链球菌、葡萄球菌、流感杆菌和大肠杆菌等。

2. 临床表现:起病急,可表现为头痛、发热、呕吐、怕光、易激惹、癫痫发作等。精神症状以急性脑器质性综合征为主,患者可有倦怠,可表现为意识障碍,如嗜睡、昏睡甚至昏迷,可伴有幻觉、精神运动性兴奋等。颈部强直及克氏征(Kernig's sign)阳性是诊断的重要依据。

3. 治疗:以抗生素为主,配合对症治疗和支持疗法。

(二) 结核性脑膜炎

1. 病因:由结核杆菌侵入脑膜引起。

2. 临床表现:在前驱期,以情感症状为主,如情绪不稳,易激惹或缺乏主动性。随后可有发热、头痛、呕吐、意识障碍、脑膜刺激征和脑神经损害等症状。但由于隐匿起病,有时发热较轻微及颈部强直不明显,较易误诊。此外,患者可出现记忆障碍,但大多可在接受治疗后复原。残留的精神症状包括认知障碍与人格改变。

3. 治疗:以抗结核药物为主。

(三) 脑脓肿

1. 病因:主要由葡萄球菌、链球菌、肺炎双球菌或大肠杆菌等引起。可经血液或由头部感染灶直接蔓延至脑。

2. 临床表现：典型症状包括头痛、呕吐和谵妄。脓肿较大者可有颅内高压症状。部分脓肿可潜伏多月才出现病症，此期间患者常仅感到头痛、疲倦、食欲差、体重下降、便秘，偶有发冷、抑郁和易激惹。此外，不同部位的脓肿会有不同的症状，如额叶脓肿会表现为记忆障碍和人格改变，颞叶脓肿可造成言语障碍等。脑脊液检查虽然对诊断有帮助，但由于颅内压较高，腰穿有一定的风险，最好进行 CT 或 MRI 检查。

3. 治疗：以抗生素控制感染、消除颅内高压、治疗原发病灶为主，有时需考虑穿刺抽脓和脓肿切除术。现代治疗能降低患者死亡率，但 70% 的患者康复后会出现癫痫发作，所以病愈后应继续服用抗癫痫药至少 5 年。

五、颅内肿瘤所致精神障碍

颅内肿瘤可损害正常脑组织、压迫邻近脑实质或脑血管，造成颅内压增高，出现神经系统的病理症状、癫痫发作或精神症状。但有部分颅内肿瘤患者早期缺乏神经系统的定位体征而只有精神症状，易导致误诊而延误患者治疗。

【临床表现】

（一）精神症状

1. 智能障碍：颅内肿瘤所致的精神症状中智能障碍最常见。患者可表现为注意力不集中、记忆减退或思维迟缓，严重者可出现类似痴呆的表现。

2. 幻觉：不同部位的肿瘤可产生不同种类的幻觉，如枕叶肿瘤可产生简单的原始性幻视；颞叶肿瘤可出现较复杂的幻视和幻听，亦可产生幻嗅、幻味；而顶叶肿瘤则可产生幻触和运动性幻觉。但不同部位的肿瘤也可产生相同的幻觉，如额叶肿瘤常因影响邻近的颞叶而出现幻视和幻听。

3. 其他精神症状：包括焦虑、抑郁、躁狂、分裂样或神经症性症状。

（二）局限性症状

1. 额叶肿瘤：大部分额叶肿瘤患者会出现精神症状，而且精神症状较其他部位肿瘤多见,症状出现亦较早,容易导致误诊。

精神症状可表现为广泛性智能受损,形成类痴呆样表现,但也有患者出现单纯的记忆力受损而无其他损害。额叶肿瘤患者常见的情感障碍包括易激惹、抑郁、欣快和淡漠。许多患者会出现人格改变,尤以生长缓慢的肿瘤较常见。患者的行为可变得幼稚、轻浮和不负责任,严重者可有性欲脱抑制,如猥琐行为或性欲亢进。部分患者的人格改变与上述相反,表现缺乏主动性、淡漠和对周围事物漠不关心等。

2. 颞叶肿瘤:约一半颞叶肿瘤患者会出现颞叶癫痫。此外,颞叶肿瘤大多没有定位体征。多数颞叶受损患者可伴有智力缺损,也可出现与额叶受损类似的人格改变。常见的情感障碍包括欣快、焦虑、易激惹、抑郁躁狂样症状。小部分患者可出现类精神分裂症样症状,如幻觉、妄想等。

3. 顶叶肿瘤:顶叶肿瘤较少引起精神症状。一般来说,顶叶受损导致的神经系统症状与体征多于精神症状。神经系统体征包括实体觉缺失(astereognosis)及失用症(apraxia)。此外,优势半球的肿瘤可引起 Gerstmann 综合征,表现为手指失认、计算不能、书写不能和左右不分等;而在非优势半球的肿瘤会引起视觉空间知觉障碍、穿衣失用症和地点定向障碍等。

4. 枕叶肿瘤:较少引起精神症状。最特定的症状是视幻觉,通常是原始性视幻觉,也可有比较复杂的视幻觉。偶可出现遗忘、痴呆及其他精神症状。

5. 间脑肿瘤:指发生在间脑,即丘脑、下丘脑和第三脑室邻近结构的肿瘤,比颞叶等部位的肿瘤较少导致精神症状。第三脑室附近的肿瘤导致的典型症状是遗忘综合征,部分患者有类似痴呆的表现。嗜睡亦是间脑肿瘤的特征性症状。因下丘脑和中脑受到影响,部分患者除了嗜睡外,还会出现停经、阳痿、尿崩症、烦渴、贪食等症状。部分下丘脑肿瘤患者的症状与神经性厌食症相似。有些患者可出现运动性缄默症,患者沉默不语或只回答少许单字,静止不动或只有一些缓慢、重复的动作,但双眼往往能注视检查者或移动的对象,情感淡漠,可出现尿失禁情况。

6. 胼胝体肿瘤：胼胝体肿瘤较早亦较多引起精神障碍，尤以生长在胼胝体前部和后部的肿瘤为甚。常见的精神症状为智能障碍与情绪障碍，而且症状在肿瘤生长初期便可出现。

7. 垂体肿瘤：垂体肿瘤引发的精神症状，是由垂体本身的损害、继发性内分泌障碍和垂体肿瘤的扩展共同造成的。垂体肿瘤可造成内分泌障碍（如库欣病等），继而出现相关的精神症状，但更常见的是肿瘤扩展到蝶鞍区以外，例如第三脑室、额叶等区域而造成的各种精神症状。

8. 天幕下肿瘤：天幕下肿瘤比天幕上肿瘤较少产生精神障碍。患者可出现全面性智能障碍，其程度与颅内压成正比。也可产生情绪障碍、人格改变及其他精神症状。

【诊断】

详细准确的病史采集，仔细的躯体及神经系统检查，脑脊液、脑电图、超声、CT、MRI、SPECT 以及脑血管造影等辅助检查，可有助于明确诊断。

【治疗】

确诊颅内肿瘤的患者，应及时转入神经外科进行手术治疗。对于不适宜手术治疗的患者，可以通过放射治疗或化学治疗抑制肿瘤的生长和扩散。此外，若出现精神症状可给予精神药物治疗。另外，对于颅内压升高的患者应及时控制颅内压。

六、癫痫性精神障碍

癫痫是一种常见的神经系统疾病，虽然大部分癫痫患者没有或只有轻微的精神症状，但处理癫痫伴发的精神障碍却较困难，很多情况下，需要精神科、神经内科合作，才能达到理想效果。

【临床表现】

1. 发作前精神障碍表现为先兆或前驱症状。先兆是一种部分发作，在癫痫发作前出现，通常只有数秒，很少超过 1 分钟。不同部位的发作会有不同的表现，但同一患者每次发作前的先兆往往相同。前驱症状发生在癫痫发作前数小时至数天,尤以儿童多见。表现为易激惹、紧张、失眠、坐立不安,甚至极度抑郁,症状通常随着癫痫发作而终止。

2. 发作时精神障碍

(1) 自动症(epileptic automatisms):指发作时或发作刚结束时出现的意识混浊状态,此时患者仍可维持一定的姿势和肌张力,在无意识中完成简单或复杂的动作和行为。

(2) 神游症(fugue):比自动症少见,历时可达数小时、数天甚至数周。意识障碍程度较轻,异常行为较为复杂,对周围环境有一定的感知能力,亦能做出相应的反应。表现为无目的地外出漫游,患者可出远门,亦能从事协调的活动,如购物、简单交谈。发作后遗忘或回忆困难。

(3) 朦胧状态(twilight states):发作突然,通常持续1小时至数小时,有时可长至1周以上。患者表现为意识障碍,伴有情感和感知觉障碍,如恐惧、愤怒等,也可表现情感淡漠、思维及动作迟缓等。

3. 发作后精神障碍患者发作后可出现自动症、朦胧状态,或产生短暂的偏执、幻觉等症状,通常持续数分钟至数小时不等。

4. 发作间精神障碍人格改变较为常见,以左颞叶病灶和大发作的患者较多见,与脑器质性损害、社会心理因素、癫痫发作类型、长期使用抗癫痫药及患者原有人格特征等因素有关,表现为人际关系紧张、敏感多疑、思维黏滞等。少数癫痫患者会出现记忆衰退、注意困难和判断能力下降,可伴有行为障碍。这些症状多见于继发性癫痫和长期、严重的癫痫患者。临床也可见到类精神分裂样症状、以焦虑为主的情感症状等。值得注意的是,癫痫患者的自杀率是常人的4~5倍,因此应注意预防患者自杀。

【诊断和治疗】

除详细收集病史外,躯体和神经系统与脑电图检查十分重要,必要时可做脑部CT、MRI及SPECT等检查。

治疗癫痫的一般原则:尽可能单一用药,鼓励患者遵医嘱服药,定期进行血药浓度监测。依据癫痫的类型来选择药物,同时应考虑到药物的副作用。癫痫性精神障碍的治疗,应在治疗癫痫的基础上根据精神症状选用药物,注意选择致癫痫作用较弱的药物。

七、HIV 感染所致精神障碍

人类免疫缺陷病毒(human immunodeficiency virus,HIV)感染是一种慢性传染病和致死性疾病。HIV 能直接侵犯中枢神经系统、杀死人体的辅助性 T 淋巴细胞和 CD4 阳性细胞。

【临床表现】

HIV 感染者易出现各种不同的精神障碍,可分为原发性或继发性。原发性并发症是由于 HIV 直接侵犯中枢神经系统或 HIV 破坏免疫系统所致;继发性并发症是由机会性感染、肿瘤、HIV 感染导致的脑血管疾病和药物治疗的副作用等引起。患者的心理、社会因素亦可影响精神症状的发生和发展。主要有以下表现:

1. 轻度认知功能障碍患者表现为注意力集中困难、反应迟缓和轻度认知功能缺陷,但日常生活功能并无严重损害。

2. HIV 感染痴呆(HIV dementia):10%~20% 的艾滋病患者可伴发痴呆。痴呆通常出现于疾病晚期,特别是当患者的免疫系统功能受到严重抑制时。HIV 感染伴发痴呆是预后差的标志,50%~75% 的患者在伴发痴呆的 6 个月内死亡。临床表现以皮质下痴呆为主,但在疾病晚期,患者可出现典型的皮质症状,如失语症和失用症,并可伴发运动迟缓、笨拙和步态不稳。

3. 谵妄病因包括脑部 HIV 感染、治疗艾滋病的药物、继发性感染等。

4. 其他患者可表现为焦虑、抑郁,严重者可出现自杀行为,也可能出现躁狂样和分裂样症状。

【治疗】

对于 HIV 痴呆,临床上可使用抗反转录病毒药物,如齐多夫定(AZT)及其他辅助药物;有精神症状者可予对症处理。

(刘登华)

附　　录

附录一　神经系统疾病常用药物

一、中枢兴奋剂(附表1-1)

附表1-1　中枢兴奋剂

药名	剂量及用法	作用	注意事项
尼可刹米(nikethamide,可拉明,coramine)	0.375、0.5g/Amp 0.25～0.5g,iv/im/ih	对延髓呼吸中枢有直接兴奋作用,间接地加强心血管功能	剂量过大可引起惊厥
山梗菜碱(lobeline,洛贝林)	3、5、10mg/Amp 3mg,iv;10mg,im/ih	选择性地刺激颈动脉化学感受器,反射性地引起呼吸中枢的兴奋	
二甲弗林(dimefline,回苏灵)	8mg/Amp 8～24mg,iv,iv drip		
盐酸哌甲酯(methylphenidate,利他林,ritalin)	10mg/Tab 10mg,bid或tid	用于MBD及睡眠性呼吸暂停综合征	有癫痫、高血压者慎用
苯甲酸钠咖啡因(sadium caffeine benzoate,安钠咖)	0.25,0.5g/Amp 0.25～0.5g,hypo,im	小剂量能增强皮质兴奋过程,大剂量有中枢兴奋作用,并有镇痛作用	

二、镇痛药(附表 1-2)

附表 1-2 镇痛药

药名	剂量及用法	作用	注意事项
吗啡(morphine)	5、10mg/ Amp 5 ~ 10mg, ih/im, prn		易成瘾
吗啡控释片(morphine modified-release,美菲康)	30 mg/ Tab 30 ~ 60mg, q8 ~ 12h		
哌替啶(pethidine,度冷丁,dolantin)	50 ~ 100mg/ Amp 25 ~ 100mg, im, prn		
罂粟碱(papaverine)	30mg/ Tab 30 ~ 60mg, prn		
布桂嗪(bucinperazine,强痛定)	100mg/ Amp 30mg/ Tab 60mg, tid; 50 ~ 100mg, im, prn		

三、镇静、催眠及抗惊厥药(附表 1-3)

附表 1-3 镇静、催眠及抗惊厥药

药名	剂量及用法	作用	注意事项
苯巴比妥(phenobarbital,鲁米那,luminal)	15 ~ 30mg/ Tab 15 ~ 30mg, tid, 100mg/ Amp 100 ~ 200 mg, im, q4 ~ 6h	对癫痫大发作、局限性发作有效	有成瘾性
副醛(paraldehyde)	10% sol 10ml, prn		
三溴合剂(mixt tribromide)	10% sol 10ml, prn		

续表

药名	剂量及用法	作用	注意事项
导眠能(格鲁米特,glutethimide,道力顿,doriden)	镇静0.25g,bid或tid,催眠,0.1～0.2g,hs	为中时间作用类催眠药	
甲丙氨二酯(meprobamate,眠尔通,miltown)	镇静0.2g,tid,催眠0.4g,hs	有镇静、抗焦虑和横纹肌松弛作用	
利眠宁(librium)	10mg/Tab 10～20mg,tid	有镇静、抗焦虑和横纹肌松弛作用	
地西泮(安定valium,diazepam)	2.5mg/Tab 2.5～5.0mg hs,10～20mg,im,iv,prn	有镇静、抗焦虑、抗惊厥和横纹肌松弛作用,比利眠宁作用强	往往有残留效应
艾司唑仑(舒乐安定,surazepam)	1mg/Tab 2mg,hs	同上	残留症状较轻
硝西泮(硝基安定,nitrazepam)	5mg/Tab 5～15mg,tid	对失神小发作和肌阵挛癫痫有效	
奥沙西泮(去甲羟基安定,oxazepam,舒宁)	30mg/Tab 30～120mg,qd	同上	
劳拉西泮(氯羟安定,lorazepam,罗拉,lora)	1mg/Tab 2mg,hs	有镇静、抗焦虑、抗惊厥作用	
芬那露(fenarolum,氯美扎酮)	0.2g/Tab 0.2g,bid或tid,或0.4g,hs	有镇静及肌肉松弛作用	
羟嗪(安泰乐,atarax)	25mg/Tab 25～50mg,tid 100mg/Amp 100～200mg,im,prn	有镇静、抗焦虑作用	

续表

药名	剂量及用法	作用	注意事项
氟西泮(氟安定,flurazepam,	10mg/ Tab 10 ~ 30mg,tid	长效制剂	
氯硝西泮(clonazepam)	1mg/ Tab 2 ~ 3mg,tid	对癫痫小发作有效	
三唑仑(三唑苯二氮䓬,triazolam)	0.5mg/ Tab 0.5mg,tid ~ qid	有镇静、抗焦虑和催眠作用,短效	
三唑仑(海乐神,halcion)	0.25mg/ Tab 0.25 ~ 0.5mg,hs	有镇静、抗焦虑和催眠作用,短效,往往无残留症状	
吡嗪哌酯(佐匹克隆,zopiclone,忆梦返,imovane)	7.5mg/ Tab 7.5mg,hs		
唑吡坦(zolpidem,思诺思,stilnox)	10mg/ Tab 5 ~ 10mg,hs	速效、短效安眠药	
咪唑二氮䓬(midazolam,速眠安,dormicum)	15mg/ Tab 15mg,hs		

四、抗癫痫药(附表 1-4)

附表 1-4　抗癫痫药

药名	剂量及用法	作用	注意事项
苯妥英钠(sodium phenytoin,大仑丁,dilantin)	0.1g/ Tab 0.1g,tid 0.25g/ Amp 0.25 ~ 0.5g, iv, iv drip	对大发作、局限性发作有效,对精神运动性发作和肌阵挛小发作有部分效果	长期使用可致容貌及齿龈改变

续表

药名	剂量及用法	作用	注意事项
苯巴比妥(鲁米那,luminal)	见上表	适用于儿童	
丙戊酸钠(sodium valproate)	①0.2g/ Tab 0.2～0.4g,tid ②控释片(德巴金 depakine) 500mg/ Tab 500mg,bid ③德巴金糖浆	对大发作、失神小发作有效,对肌阵挛小发作也有效	2岁以内婴儿慎用
丙戊酸镁(magnesium valproate)	0.2g/ Tab 0.2～0.4g,tid		
丙戊酰胺(valpramide,二丙基乙酰胺,癫健安,丙戊酰胺)	0.1,0.2g/ Tab 0.2～0.4g,tid 0.25/ Pil 0.25g,qd～tid	对各型癫痫都有效	
乙琥胺(ethosuximide)	5% 糖浆 10 ml,bid 或 tid	对小发作有效	
扑痫酮(扑米酮,primidone,密苏林,mysoline)	0.25g/ Tab 0.25g,bid 或 tid	对大发作、局限性发作有效,对精神运动性发作也有部分效果	
硝西泮(nitrazepam)	5 mg/ Tab 5～15mg,tid	对失神小发作和肌阵挛癫痫有效	
地西泮(安定,valium)	2.5mg/ Tab 2.5～5mg,tid,10mg/ Amp 10mg,im,iv	对各型发作有辅助作用。静脉注射是癫痫持续状态的首选药	静脉注射时应缓慢,并注意血压

续表

药名	剂量及用法	作用	注意事项
氯硝西泮(clonazepam,利福全,rivotril)	2 ~ 3mg,tid	对小发作有效	
酰胺咪嗪(卡马西平,carbamazepine 得理多,痛可灵,tegretol)	0.2 ~ 0.4g/d,分次服	对大发作、局限性发作、精神运动性发作都有效	
苯琥胺(milontin)	0.15g/ Tab 0.15 ~ 0.3g,tid	对小发作有效	
三甲双酮(tridione)	0.15g/ Tab 0.15 ~ 0.3g,tid	对小发作有效	
托吡酯(topiramate)	25 ~ 50mg,tid	难治性癫痫的联合治疗	

附录二　意识障碍的评分标准

意识障碍评分多用 Glasgow 昏迷评分量表(Glasgow Coma Scale,GCS),见附表 2-1。

附表 2-1　昏迷评分量表

项目	试验	患者反应	评分
睁眼	自发	自己睁眼	4
	言语刺激	大声向患者提问时,患者睁眼	3
	疼痛刺激	捏患者时,患者能睁眼	2
	疼痛刺激	捏患者时,患者不睁眼	1
运动反应	口令	能执行简单命令	6
	疼痛刺激	患者被捏痛时,拨开医生的手	5

续表

项目	试验	患者反应	评分
	疼痛刺激	患者被捏痛时,撤出被捏的部分	4
	疼痛刺激	患者被捏痛时,出现去皮质强直(上肢屈曲、内收内旋;下肢伸直,内收内旋,踝跖屈)	3
	疼痛刺激	患者被捏痛时,出现去大脑强直(上肢伸直、内收内旋,腕指屈曲;下肢伸直,内收内旋,踝跖屈)	2
	疼痛刺激	捏患者时,患者无反应	1
言语	言语	能正确会话,并告诉医生患者的位置、姓名及时间	5
	言语	言语错乱,定向障碍	4
	言语	说话能被理解,但无意义	3
	言语	发出声音,但不能理解	2
	言语	不发声	1

注:GCS 最小为 3 分,最大为 15 分。≤8 分表示昏迷;≥9 分表示无昏迷;≤8 分表示严重损伤;9 ~ 11 分表示中度损伤;12 ~ 15 分表示轻度损伤。

附录三　肌张力增高评分标准

对肌张力做定量判断十分困难,因为要求肢体完全放松,以利于做被动运动,而肌张力会受温度(寒冷时增高)、被动运动速度及情绪等的影响。尽管可以用神经电生理方法来对肌张力进行判断,但多数方法实质上是判断肌肉屈伸时的阻力。以下是临床上对痉挛的判断方法,它是以被动关节活动范围(passive range of motion,PROM)检查为基础的,可用于对肌张力的评定。

一、被动运动范围评定法(passive range of motion,PROM)

将肌张力增高按轻、中、重度加以分级:

轻度:在肌肉最短位置上开始做 PROM,到运动范围(ROM)后 1/4 即肌肉位置接近最长附近,方出现抵抗和阻力。

中度:同上,但在 PROM 开始中 1/2 处即开始出现抵抗和阻力。

重度:同上,但在 PROM 开始的 1/4,即肌肉处于最短位置时出现抵抗和阻力。

二、Ashworth 分级法

为在 PROM 基础上对肌张力进行分级:

0 级:正常肌张力,即无肌张力增加。

Ⅰ 级:肌张力轻度增加,受累部分被动屈伸时,在 ROM 之末时出现最小阻力或出现突然阻力增加及消失。

Ⅰ +级:肌张力轻度增加,在 ROM 后 50 % 处阻力突然增加,以后均呈现最小阻力。

Ⅱ 级:肌张力明显增加,通过 ROM 大部分时肌张力均明显增加,但受累部分仍能较易被移动。

Ⅲ 级:肌张力严重增高,被动运动困难。

Ⅳ 级:僵直,受累部分被动屈伸时呈现僵直状态而不能动。

附录四　帕金森病病情分级评分标准

帕金森病分级量表一般从帕金森病的症状、体征及每日生活功能来评估。临床上常用的评分方法有:

一、修订的 Hoehn 和 Yahr 分级

0 级= 无症状。

1 级= 单侧疾病。

1.5 级= 单侧+ 躯干受累。

2 级= 双侧疾病,无平衡障碍。

2.5 级= 轻度双侧疾病,后拉试验可恢复。

3 级= 轻至中度双侧疾病,某种姿势不稳,独立生活。

4 级= 严重致残,仍可独立行走或站立。

5 级= 无帮助时,只能坐轮椅或卧床。

二、Schwab 和 England 日常生活活动量表

100% =完全独立,能毫无困难、速度不慢地做各种家务,基本上是正常的,没有意识到有什么困难。

90% =完全独立,能做各种家务,速度稍慢或感觉稍有困难及稍有障碍,可能需要双倍时间,意识到有困难。

80% =能独立完成大部分家务,但需双倍时间,意识到有困难及速度缓慢。

70% =不能完全独立,做某些家务较困难,需 3 ~4 倍时间,做家务需用 1 天的大部分时间。

60% =某种程度依赖,能做大部分家务,但极为缓慢和费力,出错误,某种家务不能做。

50% =更多地依赖他人,半数需要帮助,更慢,任何事情均感困难。

40% =极需依赖他人,在帮助下做各种家务,但很少独立完成。

30% =费力,有时独立做一些家务或开始时独立做,需要更多的帮助。

20% =不能独立做家务,均需在略加帮助下完成某些日常事务,但也困难,严重致残。

10% =完全依赖他人,不能自理,完全致残。

0% =自主功能障碍如吞咽困难,大小便失禁,卧床。

三、Webster 评分量表

国内采用改良的 Webster 评分,共有十大症状(包括双手

动作减少、强直、姿势、行走时上肢摆动、步态、震颤、面容、坐起立运动、言语、自我照顾)，每个症状分为 0 ~ 3 共 4 级，0 级正常，1、2、3 级分别代表轻、中、重度。总分在 10 分以下为轻症患者，10 ~ 20 分为中等程度患者，21 ~ 30 分为重症患者。

四、帕金森病 UPDRS(Unified Parkinson Disease Rating Scale，综合评分量表)

UPDRS 为目前国际上普遍采用的量表，其优点为检查方便(30 分钟可完成检查)、便于理解及描述全面。该表分为五部分：第一部分对 31 项症状、体征指标从精神、行为、情绪、日常生活活动及运动功能方面进行了评定，每项计分值用 0 ~ 4 五个等级，分值越高，症状越重；第二部分包括 11 项定性、定量记录多巴胺治疗并发症的指标；第三部分对体重、血压、脉搏评分。第四部分为 Hoehn 和 Yahr 分级；第五部分为 Schwab 和 England 日常生活活动量表。

附录五　脑卒中患者临床神经功能缺损程度评分标准

一、Glasgow 昏迷评分量表

意识障碍评分多用 Glasgow 昏迷评分量表(Glasgow Coma Scale，GCS)，见附表 2-1。

二、肌张力增高评分标准

见附录三。

三、帕金森病情分级评分标准

见附录四。

四、HAMILTON 焦虑量表

14 条评分标准，见附表 5-1。

附表 5-1　HAMILTON 焦虑量表

1. 焦虑心境:担心、担忧,感到最坏的事情要发生,容易激惹
2. 紧张感:紧张感、易疲劳、不能放松、情绪反应、易哭、颤抖、感到不安
3. 害怕:害怕黑暗、陌生人、一人独处、动物、乘车或旅行及人多的场合
4. 失眠:难以入睡、易醒、睡得不深、多梦、夜惊、醒后感疲劳
5. 认知功能:记忆、注意力不能集中,记忆力差
6. 抑郁心境:丧失兴趣、对以往爱好缺乏快感、抑郁、早醒、昼重夜轻
7. 躯体性焦虑(肌肉系统):肌肉酸痛、活动不灵活、肌肉抽动、肢体抽动、牙齿打战、声音发抖
8. 躯体性焦虑(感觉系统):视物模糊、发冷发热、软弱无力感、浑身刺痛
9. 心血管系统症状:心动过速、心悸、胸痛、血管跳动感、昏倒感、心搏脱落
10. 呼吸系统症状:胸闷、窒息感、叹息、呼吸困难
11. 胃肠道症状:吞咽困难、嗳气、消化不良(进食后腹痛、腹胀、恶心、胃部饱感)、肠动感、肠鸣、腹泻、体重减轻、便秘
12. 生殖泌尿系统症状:尿意频数、尿急、性冷淡、早泄、阳痿
13. 自主神经系统症状:口干、潮红、苍白、易出汗、起鸡皮疙瘩、毛发竖起
14. 会谈时行为表现:①一般表现,如紧张、不能松弛、忐忑不安、咬手指、紧紧握拳、摸弄手帕、面肌抽动、不宁顿足、皱眉、表情僵硬、肌张力高、叹气样呼吸、面色苍白。②生理表现,如吞咽、呃逆、安静时心率快、呼吸快(20 次/分以上),腱反射亢进、瞳孔放大、眼睑跳动、易出汗、眼球突出

注:0 分,无症状;1 分,轻度;2 分,中度;3 分,重度;4 分,极重。总分<7 分为无焦虑,≥7 分为可能有焦虑,≥14 分为中度焦虑,≥24 分为重度焦虑。

五、HAMILTON 抑郁量表

21 项评分标准见附表 5-2。

附表 5-2 HAMILTON 抑郁量表

项目	评分
1. 抑郁心境(感到悲伤、绝望、无依无靠、无用)	
不存在	0-
只有在问到时才诉说这些感觉情况	1-
在谈话中自发地表达这些感觉情况	2-
不用语言也可以通过面部表情、姿势、声音或欲哭中流露这种情绪	3-
患者的自发言语和非言语性表达(表情、动作)几乎完全表现为这种情况	4-
2. 罪恶感	
没有	0-
自我责备,感到自己连人	1-
认为自己犯了罪或反复思考过去的错误或过失	2-
认为现在的病是对自己错误的惩罚,或有罪恶妄想	3-
罪恶妄想伴有指责威胁性妄想	4-
3. 自杀	
不存在	0-
感到活着没意义	1-
希望自己已经死去,或者有自己已经死去的任何想法	2-
自杀念头或表示	3-
企图自杀	4-
4. 失眠(早期)	
没有困难	0-
诉说偶尔入睡有困难,即超过半小时	1-
诉说每夜入睡都有困难	2-

续表

项目	评分
5. 失眠(中期)	
没有困难	0–
诉说在夜晚不安稳和有干扰	1–
夜晚醒来,因为任何原因而起床,除了去厕所	2–
6. 失眠(晚期)	
没有困难	0–
早上起得早但能再入睡	1–
如果患者起床就不能再入睡	2–
7. 工作和活动	
没有困难	0–
与活动、工作或业余爱好有关的能力,疲劳或虚弱的想法和感觉	1–
自发地直接或间接表达对活动、业余爱好或工作失去兴趣如患者感到无精打采、犹豫不决、不能坚持或需要强迫自己去工作或活动	2–
时间减少或成效降低,住院患者除了病房的日常零星工作外,每天花在活动(医院任务或业余爱好)上的时间不到3 小时	3–
由于目前的疾病而停止工作:住院患者除病房的日常事务外没有其他活动,或在没有人帮助下不能完成病房的日常事务	4–
8. 阻滞(指思维和言语缓慢;注意力难以集中,主动性减退)	
正常思维和言语	0–
交谈时稍阻滞	1–
交谈时明显阻滞	2–
交淡困难	3–
完全木僵(不能回答问题)	4–

续表

项目	评分
9. 激越	
没有	0-
坐立不安	1-
玩手、头发等	2-
走来走去不能坐定	3-
搓手、咬指甲、扯头发、咬嘴唇	4-
10. 精神性焦虑	
没有	0-
主观紧张和易激惹	1-
为小事烦恼	2-
从表情或言语中流露出明显忧患	3-
没有疑问地表现出惊恐	4-
11. 躯体性焦虑(焦虑的生理症状,如胃肠道表现为口干、腹胀、不消化、腹泻、胃肠性痉挛、嗳气;心血管系统表现为心悸、头痛;呼吸系统表现为过度换气、叹气;尿频;出汗)	
没有	0-
轻度	1-
中度	2-
严重	3-
失能(严重影响生活和活动)	4-
12. 胃肠道症状	
无	0-
食欲减退,但不需他人鼓励便自行进食	1-
进食需他人催促	2-

续表

项目	评分
13. 全身性躯体症状	
没有	0-
四肢、背部或颈部沉重感、背痛、头痛、肌肉疼痛、没精力、疲劳	1-
存在明显症状	2-
14. 性症状(如性欲丧失、月经紊乱)	
无症状	0-
轻度	1-
重度	2-
15. 疑病症	
不存在	0-
对身体自我关注	1-
对健康的偏见	2-
经常说自己有病,需要帮助	3-
疑病妄想	4-
16. 自知力	
承认有抑郁和有病,或者现在没有抑郁	0-
承认有病,但归咎于食物不好、气候、工作过度、病毒感染、需要休息	1-
根本否认有病	2-
17. 体重减轻(根据病史评分)	
体重未减轻	0-
也许有与现在的病变有关的体重减轻	1-
确实体重减轻(根据患者的报告)	2-
18. 昼夜变化型(白天重、晚上轻)	
不	0-

续表

项目	评分
轻度	1-
严重	2-
19. 现实解体和人格解体	
不存在	0-
远离的感觉	1-
感觉周围的事物不真实	2-
感觉自己不真实	3-
感觉自己不是作为一个人生活在世上	4-
20. 类偏执狂症状	
没有	0-
猜测或有疑心	1-
猜测他人要伤害他/她	2-
妄想他人要伤害他/她并正试图这样做	3-
妄想他人正试图伤害她	4-
21. 强迫症状	
不存在	0-
承认有这些症状	1-
承认本人认为的正确想法与正常的观点和感觉相反	2-

注:总分<8 分为无抑郁;≥8 分为轻度抑郁;≥17 分为中度抑郁;≥24 分为重度抑郁。

六、简易智能精神状态检查量表(MMSE)

简易智能精神状态检查量表(mini-mentalstate examination, MMSE)是 1975 年由美国 Folstein 等设计并用于筛查老年期痴呆的临床量表。评分标准如附表 5-3。

附表 5-3　MMSE 评分标准

项目	评分
定向力	
现在是(哪一年)(几月)(几号)(星期几)(什么季节)	5分
我们现在在哪里(省市)(区或县)(街道或乡)(什么地方)(几楼)	5分
记忆力	
现在我要说三样东西的名称,在我读完之后,请您重复一遍	3分
请您记住这三样东西,因为几分钟后要再问您(仔细讲清,每样东西1分钟)　皮球……国旗……树木	
请您把这三样东西说一遍(以第一次答案计)	
注意力和计算力	
请您算一算100减去7,然后从所得的数目再减去7,如此一直计算下去	5分
请您将每减一个7的答案告诉我,直到我说"停"为止	
(若错了,但下一个答案是对的,那么只计一次错误)	
93……86……79……72……65	
回忆力	
现在请您说出刚才让您记住的那三样东西:皮球……国旗……树木	3分
语言能力	
命名	
(出示手表)这个东西是什么?	1分
(出示铅笔)这个东西是什么?	1分
复述	
现在我说一句话,请您跟我重复一遍	1分
"四十四只石狮子"	
3步指令	

续表

项目	评分
我给您一张纸,请您按我说的去做,现在开始 "用右手拿着这张纸,用两只手对折,放在您的大腿上" (不要重复说明,不要示范)	3分
阅读	
请您念一下这句话,并按上面的意思去做 "闭上您的眼睛"	1分
书写	
请您给我写一个完整的句子(必须有主语、谓语和意义)	1分
复制	
请您在同一张纸上照图画下来	1分

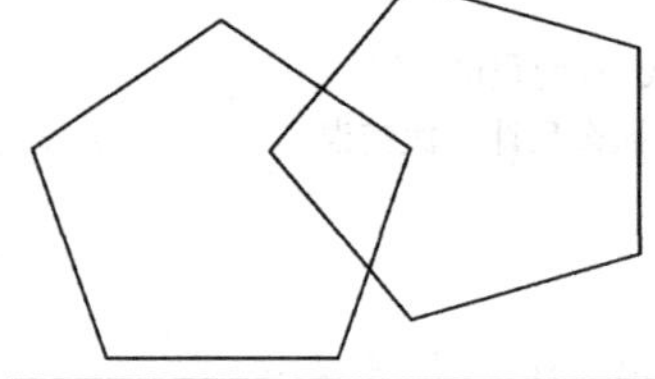

注:划分痴呆的标准为文盲≤17分,小学≤20分,中学≤22分,大学≤23分,凡是达不到此分值的,均认为其有程度不等的认知功能损害。

七、NIHSS量表(附表5-4)

附表5-4 NIHSS量表

项目	评分	表现
1a. 意识水平	0	清醒
	1	嗜睡
	2	昏睡
	3	昏迷

续表

项目	评分	表现	
1b. 意识水平提问(月份、年龄)	0	两项正确	
	1	一项正确(非失语所致的不能言语)	
	2	两项错误(失语、昏睡)	
1c. 意识水平指令(睁闭眼、握拳张开或伸舌)	0	两项正确	
	1	一项正确	
	2	两项错误	
2. 水平眼球运动	0	正常	
	1	部分凝视麻痹(周围神经麻痹)	
	2	完全凝视麻痹	
3. 视野	0	四个视野看到	
	1	一侧部分偏盲(忽视症)	
	2	一侧偏盲	
	3	两侧偏盲	
4. 面瘫(露齿、闭眼)	0	正常	
	1	口角稍歪斜	
	2	无法露齿或闭眼	
	3	无法露齿及闭眼	
5. 上肢平举(坐位90°、卧位45°,闭眼坚持10秒)	0	正常	左
	1	能平举,但不能维持10秒	
	2	能抬起,但不能达到度数	
	3	能动,但不能抬起	右
	4	无法活动	
	9	截肢、骨关节固定(不加分,说明)	

续表

项目	评分	表现	
6. 下肢卧位抬高30°,坚持5秒	0	正常	左
	1	能抬高30°,但不能维持5秒	
	2	能抬起,但不能达到度数	
	3	能动,但不能抬起	右
	4	无法活动	
	9	截肢、骨关节固定(不加分,说明)	
7. 共济失调(双侧指鼻、跟膝胫试验)	0	正常	
	1	一个肢体共济失调	
	2	两个以上肢体共济失调	
	9	截肢、骨关节固定(不加分,说明)	
8. 痛觉(臂、腿、躯干、面两侧对比)	0	正常	
	1	痛觉部分丧失(昏睡)	
	2	痛觉完全丧失(昏迷)	
9. 看图说故事,命名、朗读	0	正常	
	1	轻至中度失语	
	2	重度失语	
	3	不能言语	
10. 构音障碍	0	正常	
	1	部分听懂	
	2	无法听懂	
	9	气管插管等(不加分,说明)	
11. 视、触、听、空间觉或个人的忽视	0	正常	
	1	部分忽视	
	2	完全忽视	

八、巴塞尔指数(Barthel index)(附表5-5)

附表5-5　巴塞尔指数

活动	程度及评分				得分
进食	独立10	需要帮助5	完全不能0		
穿衣	独立10	需要帮助5	完全不能0		
控制大便	控制好10	偶尔失控5	不能控制0		
控制小便	控制好10	偶尔失控5	不能控制0		
上厕所	能独立10	需帮助5	不能0		
洗澡	独立5	不能洗0			
床椅转移	独立15	需一点帮助10	能坐,但要最大帮助5	根本不能0	
行走	独立走45m 15	在帮助下走45m 10	坐椅车5	不能0	
上下楼梯	独立10	需帮助5	不能0		
整洁修饰	能洗脸、梳头、刷牙、剃胡子5	不能0			
总分(0~100)					

九、脑卒中患者临床神经功能缺损程度评分标准(1995年全国第四届脑血管病学术会议通过)(附表5-6)

附表5-6　脑卒中患者临床神经功能缺损程度评分标准

项目	评分
一、意识(最大刺激,最佳反应)	
1. 提问:①年龄;②现在是几月,相差2岁或1个月都算正确	
均正确	0

续表

项目	评分
一项正确	1
都不正确,做以下检查	
2. 指令:①握拳、伸掌②睁眼、闭眼均完成	3
完成一项	4
都不能完成,做以下检查	
3. 强烈局部刺激(健侧肢体)	
定向退让	6
定向肢体回缩	7
肢体伸直	8
无反应	9
二、水平凝视功能	
正常	0
侧视运动受限	2
一侧凝视	4
三、面瘫	
正常	0
轻瘫、可动	1
全瘫	2
四、言语	
正常	0
交谈有一定困难,借助表情表达,或感觉性失语	2
可简单对话,复述困难,言语迂回,命名障碍	5
词不达意	6
五、上肢肌力	

续表

项目	评分
Ⅴ°	0
Ⅳ°	1
Ⅲ°抬臂高于肩	2
Ⅲ°平肩或以下	3
Ⅱ°	4
Ⅰ°	5
六、手肌力	6
Ⅴ°	0
Ⅳ°	1
Ⅲ°握空拳、能伸开	2
Ⅲ°能屈指、不能伸	3
Ⅱ°	4
Ⅰ°	5
七、下肢肌力	
Ⅴ°	0
Ⅳ°	1
Ⅲ°踝或趾可动	2
Ⅲ°踝或趾不能动	3
Ⅱ°	4
Ⅰ°	5
八、步行能力	
正常行走	0
独立行走5m以上,跛行	1
独立行走,需扶杖	2
有人扶持下可行走	3
自己站立,不能走	4
坐不需支持,但不能站立	5
卧床	6

注:最高45分,最低0分;轻型0~15分;中型16~30分;重型31~45分。

十、蛛网膜下腔出血的 Hunt-Hess 分级(附表 5-7)

附表 5-7 蛛网膜下腔出血的 Hunt-Hess 分级

分级	标准
0	动脉瘤未破裂
Ⅰ	无症状,或轻度头痛、轻微颈强
Ⅰa	无急性脑膜/脑反应,但有固定的神经功能缺失体征
Ⅱ	中重度头痛、颈项强直、脑神经麻痹(如Ⅲ、Ⅳ)
Ⅲ	嗜睡、意识混浊、轻度局灶性神经功能缺失体征
Ⅳ	昏迷,中重度偏瘫,可能有早期去皮质强直或自主神经功能紊乱
Ⅴ	深昏迷,去大脑强直,濒死状态

注:适用于非外伤性蛛网膜下腔出血患者;严重全身性疾病(如高血压、糖尿病、严重动脉硬化、慢性阻塞性肺疾病)或血管造影发现重度血管痉挛者,等级加 1 级。

十一、国立医院癫痫发作严重程度量表(NH3)(附表 5-8)

附表 5-8 国立医院癫痫发作严重程度量表(NH3)

项目	各发作类型中的临床表现	得分
全身性惊厥	存在	4
	无	0
摔倒	从来没有	0
	偶尔	2
	经常	3
	几乎总是	4
	总是	0

续表

项目	各发作类型中的临床表现	得分
受伤	无	0
	轻度受伤或轻度头痛	2
	咬到舌头或严重头痛	3
	烧伤、烫伤、切割伤、骨折	4
大小便失禁	从来没有	0
	偶尔	2
	经常	3
	几乎总是	4
	总是	4
意识丧失	无先兆	2
	有时有先兆	1
	几乎总是有先兆	0
	无意识丧失	0
	只在睡眠时发作	0
恢复的时间	<1 分钟	0
	1 ~ 10 分钟	1
	11 ~ 60 分钟	2
	1 ~ 3 小时	3
	>3 小时	4
自动症	无	0
	轻度或局部痉挛	2
	严重分裂	4

注:①上述情况出现频率小于 25% ,则描述为偶尔;②在 25% ~ 50% ,则描述为经常;③若仅有一次癫痫发作且上述情况在此次发作中出现,则描述为几乎总是或总是;④根据最严重的损伤情况对受伤程度进行评分;⑤NHS3 得分 = 所有指标的得分之和+1;⑥最低分为 1,最高分为 27,分数越高,发作程度越严重。

附录六 癫痫发作的分类

【癫痫发作的国际分类】

（一）自限性发作

1. 局灶性发作

（1）局灶性感觉发作

（2）局灶性运动性发作

（3）局灶性癫痫综合征中的反射性发作

2. 全面性发作

（1）强直阵挛性发作

（2）强直性发作

（3）阵挛性发作

（4）典型失神

（5）不典型失神

（6）肌阵挛性失神

（7）肌阵挛性发作

（8）肌阵挛失张力发作

（9）眼睑肌阵挛

（10）负性肌阵挛

（11）失张力发作

（12）痉挛

（13）全面性癫痫综合征中的反射性发作

3. 痴笑发作

4. 偏侧阵挛发作

5. 继发全面性发作

（二）持续性癫痫状态

1. 局灶性癫痫持续状态

（1）Kojevnikow 部分性持续性癫痫

（2）持续性先兆

（3）边缘叶癫痫持续状态

（4）伴有轻偏瘫的偏侧抽搐状态

2. 全面性癫痫持续状态
(1) 全面性强直阵挛性癫痫持续状态
(2) 全面性强直性癫痫持续状态
(3) 全面性阵挛性癫痫持续状态
(4) 全面性肌阵挛性癫痫持续状态
(5) 失神性癫痫持续状态

【癫痫综合征的国际分类】

1. 良性家族性新生儿惊厥
2. 婴儿早期肌阵挛性脑病
3. 大田原综合征
4. 婴儿游走性部分性发作
5. West 综合征
6. 良性婴儿肌阵挛性癫痫
7. 良性家族性婴儿惊厥
8. Dravet 综合征
9. HH 综合征
10. 非进行性脑病中的肌阵挛状态
11. 伴中央颞区棘波的良性儿童癫痫
12. 早发性良性儿童枕叶癫痫
13. 迟发性儿童枕叶癫痫(Gastaut 型)
14. 肌阵挛失神癫痫
15. 肌阵挛站立不能发作性癫痫
16. Lennox-Gastaut 综合征
17. Landau-Kleffner 综合征(LKS)
18. 慢波睡眠中持续棘慢复合波的癫痫(不含 LKS)
19. 儿童失神癫痫
20. 进行性肌阵挛性癫痫
21. 不同表型的特发性全面性癫痫
22. 青少年失神癫痫
23. 青少年肌阵挛癫痫
24. 仅有全面性强直阵挛性发作的癫痫
25. 反射性癫痫

(1) 特发性光敏性枕叶癫痫

(2) 其他视觉敏感性癫痫

(3) 原发性阅读性癫痫

(4) 惊吓性癫痫

26. 常染色体显性遗传夜间额叶癫痫

27. 家族性颞叶癫痫

28. 全面性癫痫伴热性惊厥重叠综合征

29. 病变多变的家族性局灶性癫痫症状性(或可能为症状性)局灶性癫痫

(1)边缘叶癫痫

1) 伴有海马硬化的颞叶内侧癫痫

2) 根据特定病因确定的颞叶内侧癫痫

3) 根据部位和病因确定的其他类型

(2) 新皮质癫痫

1) Rasmussen 综合征

2) 根据部位和病因确定的其他类型

30. 有癫痫样发作但不需诊断为癫痫的情况

(1) 良性新生儿惊厥

(2) 热性惊厥

(3) 反射性发作

(4) 酒精戒断性发作

(5) 药物或其他化学物质诱导的发作

(6) 外伤后即刻或早期性发作

(7) 单次发作或单次簇性发作

(8) 极少发作的重复性发作

【癫痫发作的国内分类】

(1985 年第一届全国癫痫学术会议通过)

(一) 部分性发作

1. 单纯部分性发作:无意识障碍。包括运动[局限性扩展性(Jacksonian)、转动性等]、感觉(躯体及特殊感觉)、自主神经发作。精神症状见复杂部分性发作。

2. 复杂部分性发作(通常称精神运动性发作或颞叶癫

痫）：伴有意识障碍。包括仅有意识障碍、精神症状（感知、情感、记忆、错觉、幻觉等）、自动症。

3. 部分性发作扩展至全身性发作。

（二）全身性发作（普遍性）非局限性开始

1. 全身性强直-阵挛发作（大发作）。

2. 失神发作（小发作）。

3. 其他：如肌阵挛发作、阵挛发作、强直发作、失张力发作。

（三）不能分类

因资料不足或不能归入上述各类的发作。

（四）附录

1. 癫痫持续状态

（1）全身性强直-阵挛发作持续状态。

（2）失神发作持续状态。

（3）复杂部分性发作持续状态。

（4）部分性癫痫连续发作。

2. 在某些情况下发生的发作

（1）反射性发作。

（2）各种诱发因素引起的发作（如饮酒、疲劳、情绪等）。

（3）周期性发作（如月经、觉醒睡眠周期等）。

【癫痫综合征的国内分类】

（一）表现为部分性发作的癫痫

1. 原发性（特发性）

（1）具有中央-颞棘波的小儿良性癫痫。

（2）具有枕区发放的小儿癫痫。

2. 继发性（症状性）或隐源性

（1）儿童慢性进行性局限性连续性癫痫状态（Kojewenikow 综合征）。

（2）额、颞、顶或枕叶癫痫。

（二）表现为全身发作的癫痫

1. 原发性（特发性）

（1）良性家族性新生儿惊厥。

(2) 良性新生儿惊厥。

(3) 良性婴儿肌阵挛性癫痫。

(4) 小儿失神癫痫。

(5) 少年失神癫痫。

(6) 少年肌阵挛性癫痫。

(7) 觉醒时强直-阵挛大发作性癫痫。

2. 继发性(症状性)或隐源性

(1) 小婴儿癫痫性脑病伴暴发性抑制的脑电图(大田原综合征)。

(2) 婴儿痉挛(West 综合征)。

(3) Lennox-Gastaut 综合征。

(4) 肌阵挛站立不稳性癫痫。

(三) 尚不能确定是部分性或全身性发作的癫痫

1. 婴儿期严重肌阵挛型癫痫。

2. 发生于慢波睡眠时有持续性棘慢复合波的癫痫。

3. 获得性失语性癫痫(Landau-Kleffner 综合征)。

(四) 各种诱发因素促发的癫痫及特殊综合征

1. 热性惊厥。

2. 反射性癫痫。

3. 其他。